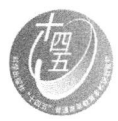科学出版社"十四五"普通高等教育本科规划教材

供麻醉学及相关专业使用

临床麻醉学

主　　审　王天龙　徐军美

主　　编　戴茹萍　郭向阳　曹君利

副 主 编　申　乐　朱　涛　苏殿三

科学出版社

北　京

内 容 简 介

《临床麻醉学》是科学出版社"十四五"普通高等教育本科规划教材，由中国麻醉学界具有丰富临床和教学经验的中青年专家历时近两年精心打造。全书系统构建麻醉学基础与临床应用知识体系，分为总论、专科麻醉和特殊患者麻醉三篇，共48章。与同类教材相比，本书创新性地融入麻醉设备应用、麻醉重症监护、精神疾病患者麻醉管理及罕见病患者麻醉管理等内容，有效填补了麻醉学教育的空白。本教材的数字资源包括课后思考题、思维导图和教学课件，显著提升了学习的互动性和实用性。

本书不仅适合作为麻醉学及相关专业的本科教材使用，也可供相关学科的临床工作人员参考。

图书在版编目（CIP）数据

临床麻醉学 / 戴茹萍，郭向阳，曹君利主编. -- 北京：科学出版社，2025.8. -- （科学出版社"十四五"普通高等教育本科规划教材）.
ISBN 978-7-03-081993-2

Ⅰ．R614

中国国家版本馆 CIP 数据核字第 202560JE42 号

责任编辑：周 园 / 责任校对：宁辉彩
责任印制：赵 博 / 封面设计：陈 敬

科学出版社 出版
北京东黄城根北街16号
邮政编码：100717
http://www.sciencep.com

保定市中画美凯印刷有限公司印刷
科学出版社发行 各地新华书店经销

*

2025年8月第 一 版　开本：787×1092　1/16
2025年9月第二次印刷　印张：32
字数：923 000

定价：128.00 元

（如有印装质量问题，我社负责调换）

《临床麻醉学》编委会

(按姓氏汉语拼音排序)

曹君利(徐州医科大学)
陈万坤(复旦大学附属中山医院)
戴茹萍(中南大学湘雅二医院)
刁玉刚(中国人民解放军北部战区总医院)
高昌俊(空军军医大学第二附属医院)
龚亚红(中国医学科学院北京协和医院)
郭向阳(北京大学第三医院)
韩如泉(首都医科大学附属北京天坛医院)
黑子清(中山大学附属第三医院)
黄　河(重庆医科大学附属第二医院)
拉巴次仁(西藏自治区人民医院)
李　超(河北医科大学第四医院)
李　辉(中南大学湘雅二医院)
李　卉(中南大学湘雅二医院)
李　军(温州医科大学附属第二医院)
李　民(北京大学第三医院)
刘文捷(南华大学附属第二医院)
刘艳红(中国人民解放军总医院第一医学中心)
陆智杰(复旦大学附属闵行医院)
孟庆涛(武汉大学人民医院)
欧阳文(中南大学湘雅三医院)
申　乐(中国医学科学院北京协和医院)

苏殿三(浙江大学医学院附属第一医院)
谭文斐(中国医科大学附属第一医院)
王　云(首都医科大学附属北京友谊医院)
王古岩(首都医科大学附属北京同仁医院)
王海英(遵义医科大学附属医院)
吴镜湘(上海市胸科医院)
肖　玮(首都医科大学宣武医院)
杨　冬(中国医学科学院整形外科医院)
杨旭东(北京大学口腔医院)
易　斌(陆军军医大学第一附属医院)
尹芹芹(四川大学华西医院)
于泳浩(天津医科大学总医院)
袁　素(中国医学科学院阜外医院)
张　兵(哈尔滨医科大学附属第二医院)
张鸿飞(南方医科大学珠江医院)
张加强(河南省人民医院)
张林忠(山西医科大学第二医院)
张燕玲(中南大学湘雅二医院)
郑晓春(福州大学附属省立医院)
朱　涛(四川大学华西医院)
邹小华(贵州医科大学附属医院)

秘　书　曾　昕(中南大学湘雅二医院)　李正迁(北京大学第三医院)

编 者 名 单

(按姓氏汉语拼音排序)

陈　伟（遵义医科大学附属医院）
陈元敬（重庆医科大学附属第二医院）
邓希锦（哈尔滨医科大学附属第二医院）
郭瑞娟（首都医科大学附属北京友谊医院）
韩永正（北京大学第三医院）
胡柏龙（贵州医科大学附属医院）
胡招兰（中南大学湘雅二医院）
黄　灿（南方医科大学珠江医院）
菅敏钰（首都医科大学附属北京天坛医院）
孔萃萃（首都医科大学宣武医院）
李佳佳（温州医科大学附属第二医院）
李云丽（中南大学湘雅三医院）
李正迁（北京大学第三医院）
梁　轩（首都医科大学附属北京同仁医院）
刘程曦（南华大学附属第二医院）
刘慧敏（武汉大学人民医院）
卢向航（中南大学湘雅二医院）
毛奕汀（西藏自治区人民医院）
宵交琳（陆军军医大学第一附属医院）
邱郁薇（上海市胸科医院）
曲音音（北京大学第三医院）
申军梅（河北医科大学第四医院）
孙铭阳（河南省人民医院）
谭胜蓝（中南大学湘雅二医院）
田芳芳（空军军医大学第二附属医院）
王　丽（中国人民解放军北部战区总医院）
王晨旭（天津医科大学总医院）
王剑辉（中国医学科学院阜外医院）
王立宽（北京大学口腔医院）
武江霞（河南省人民医院）
武玉清（徐州医科大学）
徐　瑾（中国医学科学院整形外科医院）
许晓东（河南省人民医院）
杨路加（中国人民解放军总医院第一医学中心）
姚伟锋（中山大学附属第三医院）
岳　维（山西医科大学第二医院）
曾　昺（中南大学湘雅二医院）
张　砡（中国医学科学院北京协和医院）
郑春英（福州大学附属省立医院）
周　阳（北京大学第三医院）
朱　辉（上海交通大学医学院附属仁济医院）
朱慧琛（上海交通大学医学院附属仁济医院）

前　言

现代麻醉学以实现患者安全、舒适、加速术后康复、改善患者的长期预后和转归为目标，逐步构建了翔实的学科理论和独具特色的技术体系。作为现代麻醉学的重要组成部分，临床麻醉学的专业内涵已从单纯临床麻醉、危重症监测和治疗、疼痛诊疗、急救复苏等传统领域拓展到围手术期医学和麻醉治疗学，形成了止痛（relief of pain）、生命机能调控（regulation of life）、急救复苏（rescue and resuscitation）和脏器功能修复（restoration of organ function）等核心技术，成为临床医学理论和诊疗实践的"基石"和关键支撑。

"临床麻醉学"是临床医学专业必修课，《临床麻醉学》是麻醉学专业临床主干课程教材。在本教材的编写过程中，为了使医学生掌握临床麻醉的基本理论、基本知识和基本技能，我们始终贯彻执行教材编写的基本原则，力求涵盖人体各机能系统的麻醉学基础理论、临床常用监测方法和诊疗核心技术。针对疾病谱变化和临床诊疗模式的改变，本教材特别增加了麻醉仪器设备使用、麻醉重症监护、精神疾病患者麻醉管理以及罕见病患者麻醉管理等内容，以期使医学生在基础教育阶段建立起完整的医学理论体系。同时，本教材配有课后思考题、思维导图和教学课件，均以数字资源形式呈现，以更新教学理念和模式，适应数字化和立体化教学的实际需求。

本教材由全国麻醉学界治学严谨、学术造诣较深的中青年专家担任编委和编者，篇章结构合理、总论和各论有机融合、重点突出、各章节知识要点明确、语言简明扼要、逻辑关系清晰，可作为全国高等医学院校麻醉学独立招生、临床医学专业本科生独立开课的教材，也可供接受住院医师规范化培训的麻醉医师、进修医师和相关学科医师参考。

在本教材付梓之际，我们诚挚地感谢全体编委和编者们的辛勤付出，感谢各参编院校和科学出版社的鼎力相助。由于教材涵盖内容广，加之参编人员学识水平、版面篇幅等因素所限，疏漏之处在所难免，恳请广大师生多提宝贵意见，以期日臻完善。

戴茹萍　郭向阳　曹君利
2025 年 7 月

目 录

第一篇 总 论

第1章 绪论 ………………………… 1
　第1节　麻醉学概论 ………………… 1
　第2节　麻醉学内涵与任务 ………… 8
　第3节　如何成为优秀的麻醉科医师 … 10
第2章 麻醉相关设备和信息系统 …… 13
　第1节　手术室气源、电源及环境因素 …………………………… 13
　第2节　麻醉机及麻醉工作站 ……… 14
　第3节　监测设备 …………………… 16
　第4节　超声仪及医用输注设备 …… 20
　第5节　麻醉信息系统 ……………… 22
第3章 常用麻醉药 …………………… 24
　第1节　麻醉药使用时需要关注的重要问题 ……………………… 24
　第2节　全身麻醉药 ………………… 25
　第3节　麻醉镇静药 ………………… 30
　第4节　麻醉镇痛药及其拮抗药 …… 32
第4章 肌肉松弛药 …………………… 36
　第1节　肌肉松弛药的药理学 ……… 36
　第2节　常用肌肉松弛药的分类 …… 38
　第3节　肌肉松弛药的临床应用 …… 39
　第4节　肌肉松弛药的不良反应 …… 41
　第5节　肌肉松弛药的拮抗 ………… 42
第5章 围手术期麻醉相关用药 ……… 46
　第1节　血管活性药 ………………… 46
　第2节　抗心律失常药 ……………… 50
　第3节　抗过敏药 …………………… 52
　第4节　气道管理药物 ……………… 53
　第5节　止吐药 ……………………… 54
　第6节　非甾体抗炎镇痛药 ………… 55
第6章 麻醉前访视和病情评估 ……… 57
　第1节　麻醉前访视中全身情况和各系统的评估 ………………… 57
　第2节　各器官系统的术前用药评估和调整 ……………………… 68
　第3节　手术危险因素评估及医患沟通 ……………………………… 70
　第4节　麻醉方法选择 ……………… 72
第7章 麻醉前准备与麻醉前用药 …… 76
　第1节　术前常规准备 ……………… 76
　第2节　麻醉前用药 ………………… 79
　第3节　麻醉物品和设备准备 ……… 81
第8章 气道管理 ……………………… 84
　第1节　气道评估、气管插管用具及气管插管前麻醉管理 ……… 84
　第2节　气管插管 …………………… 88
　第3节　支气管插管 ………………… 91
　第4节　声门上及其他气道管理工具 … 92
　第5节　气管拔管术 ………………… 95
　第6节　气道相关并发症 …………… 97
　第7节　困难气道与紧急气道 ……… 99
第9章 区域（局部）麻醉 …………… 102
　第1节　区域（局部）麻醉定义及作用机制 ……………………… 102
　第2节　局部麻醉药 ………………… 103
　第3节　区域（局部）麻醉方法 …… 105
　第4节　神经阻滞 …………………… 106
第10章 椎管内麻醉 ………………… 118
　第1节　椎管内麻醉的解剖基础 …… 118
　第2节　脊髓麻醉 …………………… 120
　第3节　硬膜外麻醉 ………………… 124
　第4节　椎管内麻醉的副作用及并发症 …………………………… 128
第11章 全身麻醉 …………………… 132
　第1节　全身麻醉概念、特点及应用 ……………………………… 132
　第2节　全身麻醉的诱导 …………… 133
　第3节　全身麻醉维持 ……………… 137
　第4节　全身麻醉的苏醒 …………… 142
第12章 围手术期麻醉监测 ………… 145
　第1节　呼吸功能监测 ……………… 145
　第2节　循环功能监测 ……………… 147

第 3 节　神经功能监测 ………………… 150
　第 4 节　其他监测 ……………………… 151
第 13 章　围手术期体温管理 ……………… 152
　第 1 节　围手术期的体温调节 ………… 152
　第 2 节　围手术期低体温 ……………… 152
　第 3 节　围手术期体温升高 …………… 154
　第 4 节　目标性体温控制 ……………… 155
第 14 章　控制性降压 ……………………… 157
　第 1 节　控制性降压的生理基础 ……… 157
　第 2 节　控制性降压的适应证和
　　　　　禁忌证 ………………………… 157
　第 3 节　控制性降压的实施 …………… 158
　第 4 节　控制性降压对各系统的
　　　　　影响及并发症预防 …………… 160
第 15 章　围手术期内环境及容量管理 …… 162
　第 1 节　围手术期的内环境管理 ……… 162
　第 2 节　围手术期的容量管理 ………… 168
第 16 章　围手术期血液管理 ……………… 171
　第 1 节　血液管理的方法 ……………… 171
　第 2 节　输血治疗 ……………………… 173
　第 3 节　大量输血 ……………………… 176
第 17 章　围手术期常见并发症与防治 …… 178
　第 1 节　围手术期呼吸系统并发症 …… 178
　第 2 节　围手术期循环系统并发症 …… 183
　第 3 节　围手术期中枢神经系统
　　　　　并发症 ………………………… 187
　第 4 节　术后恶心呕吐 ………………… 189
　第 5 节　围手术期严重过敏反应 ……… 191
　第 6 节　围手术期肺栓塞 ……………… 193
　第 7 节　术中知晓 ……………………… 196
第 18 章　围手术期心肺脑复苏 …………… 198
　第 1 节　心搏骤停的常见原因 ………… 198
　第 2 节　心肺复苏的环节与阶段 ……… 198
　第 3 节　基础生命支持 ………………… 199
　第 4 节　高级生命支持 ………………… 201
　第 5 节　自主循环恢复后治疗与
　　　　　康复 …………………………… 203
　第 6 节　终止复苏 ……………………… 205
第 19 章　围手术期神经认知功能障碍 …… 206
　第 1 节　PND 的临床表现与分类 ……… 206
　第 2 节　术后谵妄 ……………………… 206
　第 3 节　术后神经认知恢复延迟与
　　　　　术后神经认知障碍 …………… 210
　第 4 节　围手术期隐匿性脑卒中 ……… 212

第 20 章　围手术期疼痛管理 ……………… 214
　第 1 节　疼痛概述 ……………………… 214
　第 2 节　急性术后疼痛 ………………… 217
　第 3 节　多模式镇痛 …………………… 218
第 21 章　加速术后康复在临床麻醉中的
　　　　　实施和应用 …………………… 222
　第 1 节　ERAS 的核心项目及措施 …… 222
　第 2 节　多学科协作实施 ERAS ……… 226
第 22 章　麻醉恢复室 ……………………… 230
　第 1 节　麻醉恢复室设置与管理 ……… 230
　第 2 节　麻醉恢复室患者的管理 ……… 232
　第 3 节　麻醉恢复期常见的并发症及
　　　　　处理原则 ……………………… 234
第 23 章　麻醉重症监护与治疗病房 ……… 237
　第 1 节　麻醉重症监护与治疗病房
　　　　　设置和管理 …………………… 237
　第 2 节　麻醉重症监护与治疗病房
　　　　　患者收治范围 ………………… 239
　第 3 节　麻醉重症监护与治疗病房
　　　　　工作内容 ……………………… 239
　第 4 节　麻醉重症监护与治疗病房
　　　　　常见的临床问题 ……………… 243
　第 5 节　麻醉重症监护与治疗病房
　　　　　常用诊疗技术 ………………… 246

第二篇　专科麻醉

第 24 章　普外科手术的麻醉 ……………… 250
　第 1 节　普外科手术的麻醉前评估及
　　　　　麻醉方法 ……………………… 250
　第 2 节　常见普外科手术的麻醉
　　　　　处理 …………………………… 251
　第 3 节　腹腔镜和机器人手术的
　　　　　麻醉特点 ……………………… 258
　第 4 节　肝移植术的麻醉处理 ………… 261
第 25 章　胸科手术的麻醉 ………………… 266
　第 1 节　胸科手术和麻醉对患者
　　　　　生理功能的影响 ……………… 266
　第 2 节　胸科手术麻醉的基本要求 …… 268
　第 3 节　常见胸科手术的麻醉管理 …… 274
　第 4 节　特殊胸科手术的麻醉管理 …… 279
第 26 章　心血管手术的麻醉 ……………… 281
　第 1 节　麻醉前评估、用药和一般
　　　　　管理原则 ……………………… 281
　第 2 节　体外循环 ……………………… 283

第3节 先天性心脏病手术的麻醉管理 ………… 285
第4节 心脏瓣膜病手术的麻醉管理 ………… 287
第5节 冠状动脉旁路移植术的麻醉管理 ………… 291
第6节 主动脉疾病外科手术的麻醉管理 ………… 294
第7节 心包相关疾病手术的麻醉管理 ………… 296
第8节 心脏移植手术的麻醉管理 … 296

第27章 神经外科手术的麻醉 ………… 298
第1节 麻醉对脑血流、脑代谢和颅内压的影响 ………… 298
第2节 颅内压升高的常见原因和处理 ………… 300
第3节 中枢神经系统监测 ………… 301
第4节 神经外科手术麻醉前评估与准备 ………… 304
第5节 常见神经外科手术的麻醉管理 ………… 306

第28章 眼、耳鼻喉科手术的麻醉 ………… 310
第1节 眼科手术麻醉 ………… 310
第2节 耳鼻喉科手术麻醉 ………… 314

第29章 口腔颌面外科手术的麻醉 ………… 318
第1节 口腔颌面外科患者和手术的特点 ………… 318
第2节 口腔颌面外科手术的麻醉选择和围手术期管理 ………… 319
第3节 常见口腔颌面外科手术的麻醉 ………… 321

第30章 泌尿外科手术的麻醉 ………… 324
第1节 经尿道手术的麻醉管理 ………… 324
第2节 肾及肾上腺手术的麻醉管理 ………… 326
第3节 根治性膀胱与前列腺切除手术的麻醉管理 ………… 329
第4节 泌尿系统结石手术的麻醉管理 ………… 331
第5节 肾移植手术的麻醉管理 …… 333

第31章 烧伤外科手术的麻醉 ………… 336
第1节 烧伤患者的病理生理及病情评估 ………… 336
第2节 烧伤患者的麻醉 ………… 339

第32章 整形外科手术的麻醉 ………… 343
第1节 整形外科的特点 ………… 343
第2节 麻醉前评估与术前准备 ………… 344
第3节 整形外科手术的麻醉管理 … 345
第4节 整形外科手术患者的术后管理 ………… 348

第33章 脊柱外科手术的麻醉 ………… 350
第1节 脊柱外科手术概述 ………… 350
第2节 术前评估 ………… 351
第3节 脊柱手术的围手术期管理 … 352
第4节 围手术期常见并发症及处理 ………… 356

第34章 四肢及骨盆手术的麻醉 ………… 357
第1节 麻醉前评估 ………… 357
第2节 四肢及骨盆手术的麻醉管理 ………… 358
第3节 四肢及骨盆手术围手术期并发症 ………… 361

第35章 妇产科手术的麻醉 ………… 365
第1节 妇科手术麻醉管理 ………… 365
第2节 产科麻醉 ………… 366
第3节 分娩镇痛 ………… 372
第4节 新生儿复苏 ………… 375

第36章 介入性诊疗的麻醉 ………… 377
第1节 介入性诊疗麻醉的特殊性 … 377
第2节 麻醉处理原则 ………… 378
第3节 常见介入性诊疗的麻醉 …… 379

第37章 日间手术的麻醉 ………… 386
第1节 麻醉前评估与准备 ………… 386
第2节 日间手术的麻醉选择与术中管理 ………… 389
第3节 日间手术的术后管理 ……… 391

第38章 诊疗性操作的麻醉 ………… 394
第1节 诊疗性操作的麻醉处理原则 ………… 394
第2节 不同诊疗性操作的麻醉 …… 397

第三篇 特殊患者麻醉

第39章 心血管疾病患者非心脏手术的麻醉 ………… 404
第1节 麻醉前的评估与准备 ……… 404
第2节 术前改善措施与实施 ……… 407
第3节 心脏病患者非心脏手术麻醉的基本原则 ………… 409

第 4 节　不同类型心脏病非心脏
　　　　手术麻醉特点 …………… 410
第 40 章　内分泌疾病患者手术的麻醉 …… 413
　第 1 节　甲状腺功能亢进症患者的
　　　　麻醉 ……………………… 413
　第 2 节　甲状腺功能减退患者的
　　　　麻醉 ……………………… 414
　第 3 节　肾上腺皮质功能异常患者的
　　　　麻醉 ……………………… 415
　第 4 节　嗜铬细胞瘤切除术的麻醉
　　　　处理 ……………………… 417
　第 5 节　糖尿病患者的麻醉处理 …… 419
第 41 章　小儿患者手术的麻醉 …………… 422
　第 1 节　小儿解剖与生理发育特点 … 422
　第 2 节　小儿麻醉的药理学特点 …… 424
　第 3 节　小儿麻醉的术前准备 ……… 427
　第 4 节　小儿麻醉的术中管理 ……… 427
　第 5 节　小儿麻醉的术后管理 ……… 431
　第 6 节　肥胖小儿的麻醉 …………… 431
第 42 章　老年患者手术的麻醉 …………… 433
　第 1 节　老年患者的病理生理学
　　　　特点 ……………………… 433
　第 2 节　老年患者药理学特点 ……… 435
　第 3 节　老年患者术前评估与准备 … 437
　第 4 节　老年患者围手术期管理 …… 438
　第 5 节　合并神经系统疾病老年
　　　　患者的麻醉管理 ………… 440
第 43 章　肥胖患者手术的麻醉 …………… 442
　第 1 节　肥胖的生理改变 …………… 442
　第 2 节　肥胖患者的麻醉管理 ……… 443
　第 3 节　肥胖患者减重手术的麻醉 … 447
第 44 章　创伤患者的手术麻醉 …………… 449
　第 1 节　创伤患者概述 ……………… 449
　第 2 节　创伤患者的麻醉前评估与
　　　　救治 ……………………… 451

第 3 节　创伤患者的麻醉管理 ……… 453
第 4 节　常见创伤患者的手术麻醉
　　　　方法 ……………………… 456
第 45 章　血液系统疾病患者手术的麻醉 … 459
　第 1 节　血液系统疾病的病理生理学
　　　　特点 ……………………… 459
　第 2 节　围手术期出、凝血功能的
　　　　监测及常用血制品和药物 … 461
　第 3 节　血液系统疾病的术前评估
　　　　及术前准备 ……………… 463
　第 4 节　血液系统疾病患者手术的
　　　　麻醉选择及管理 ………… 466
第 46 章　高原地区患者手术的麻醉 ……… 469
　第 1 节　高原低氧对机体的影响 …… 469
　第 2 节　常见高原病 ………………… 470
　第 3 节　高原地区手术的麻醉管理 … 472
第 47 章　精神疾病患者手术的麻醉 ……… 475
　第 1 节　常见精神疾病患者的分类
　　　　和治疗 …………………… 475
　第 2 节　常见类型精神疾病患者的
　　　　麻醉管理 ………………… 478
　第 3 节　精神疾病患者药物相关的
　　　　临床综合征 ……………… 480
　第 4 节　电休克治疗的麻醉管理 …… 481
　第 5 节　药物滥用患者的麻醉 ……… 482
第 48 章　罕见病患者手术的麻醉 ………… 485
　第 1 节　罕见病及分类 ……………… 485
　第 2 节　恶性高热 …………………… 486
　第 3 节　重症肌无力 ………………… 490
　第 4 节　肌萎缩侧索硬化 …………… 492
　第 5 节　其他罕见病患者的麻醉
　　　　管理 ……………………… 493
参考文献 ……………………………………… 494
中英文名词对照 ……………………………… 496

第一篇 总 论

第1章 绪 论

本章要点：
- 麻醉学经历了以镇痛为目的的古代麻醉、以药物和技术创新为特征的近代麻醉和以学科体系构建为特征的现代麻醉学三次演变，逐渐发展成为一门研究临床麻醉、生命机能调控、重症监测治疗和疼痛诊疗的学科。
- 乙醚麻醉开启近、现代麻醉学发展历程。
- 夯实医学基础课程，融会贯通医学知识，将基础与临床、理论与实践相结合才能学好临床麻醉学。
- 优秀的麻醉科医师应注重医德修养的沉淀、临床思维能力的养成、科研能力的训练，以及树立学科发展理念。

人类与疼痛斗争的历史，既是科学认知从经验摸索中逐渐剥离玄学的过程，也是医学实践从神权依附走向理性干预的历程。考古学者发现，远古时期的人类已经知道用砭石压迫镇痛，用骨针穿刺镇痛，但这远不能解决某些疾病和创伤带来的剧痛。

麻醉术的出现结束了人们不得不用击昏、捆绑等极其残忍的手段实施手术的历史。在中国，早在公元2世纪，就有神医华佗用"麻沸散"刮骨疗毒、施行剖腹的传奇。西方麻醉术具有划时代意义的事件发生在1846年10月16日，美国波士顿的牙科医生莫顿（Morton）在麻省总医院的圆顶示教室内成功完成了乙醚麻醉下手术的公开演示。这一事件极大地推动了外科学的发展，并被认为是现代麻醉学的开端。

历经约180年的发展，现代麻醉学逐步构建了完整的支撑临床实践的理论和技术体系，成为临床医学的重要分支学科。麻醉学科的医疗服务范畴日趋广泛，从传统的手术麻醉扩展到临床麻醉、危重症监测和治疗、疼痛诊疗、急救复苏等，麻醉与镇痛技术不再局限于传统的外科手术，而是深入到医院的各个科室。近年来，随着"无痛医院"、"围手术期医学"和"麻醉治疗学"等新理念的提出，进一步扩展了麻醉学的理论和实践新内涵，麻醉学正经历着向更加关注病人术后转归的围手术期医学的历史转变。麻醉学科通过借鉴生命科学与医学其他学科的相关理论及技术，创新其自身基础理论和技术，并应用这些新理论与方法/技术去研究和解决麻醉学领域中的重大科学难题，从而推动麻醉学向更高层次发展。

第1节 麻醉学概论

一、麻醉学发展历史及演变历程

从历史的视野看，麻醉学的发展经过了以镇痛为目的的古代麻醉、以药物和技术创新为特征的近代麻醉和以学科体系构建为特征的现代麻醉学三次演变历程。

（一）以镇痛为目的的古代麻醉

在真正的麻醉术出现之前，止痛可视为麻醉的雏形。在人类社会发展的不同阶段，人们一直在寻找和使用不同方法和物质（药物）用于手术止痛，这些方法大致分为两类：非药物止痛和药物止痛。

1. 非药物止痛 据记载,古人使用多种方法进行手术止痛,如在 2400 余年前,亚述人用压迫颈动脉窦的方法让病人暂时失去意识,然后实施包皮环切等一些小手术;也有使用木棍将患者打晕,然后进行手术的记载;人们根据久坐腿麻的生活经验,通过大力压迫手术部位,直到局部发麻,然后快速实施手术,这一方法也逐渐演变为紧扎四肢通过压迫神经血管引起远端肢体麻木来减轻手术疼痛;或在冬天做手术,将冰块放在手术部位,让局部失去知觉以达到止痛的目的;古代欧洲还流行过放血疗法,通过放血让患者处于虚弱、意识模糊的休克状态,然后进行手术;也有使用催眠术让患者在催眠状态下进行截肢手术的记载。总体来说,这些方法简单粗暴,效果有限,有些方法甚至直接导致患者死亡。

针刺镇痛是我国古代对世界医学的重要贡献。长沙马王堆汉墓出土的帛书中记载了早期的针灸镇痛,在相应的经脉上施以砭针或艾灸,就可以消除"心痛、腹痛、齿痛、腰痛、头痛、背痛"等。我国古代医学典籍中记载了先人对疼痛和针灸镇痛更为深入的认识,如多种疼痛的症状(头痛、心痛、胁痛、腹痛、腰痛、四肢痛、筋脉骨皮肤痛等)、疼痛的分类(太阳头痛、阳明头痛、脾心痛、肾心痛等)、特点(痛卒然而止、痛不休、痛不可按、痛按之而止等)、病因机理(虚实不同)及治疗(腧穴、针具选择)等,为后世针刺镇痛研究奠定了基础。较其他非药物镇痛方法,我国古代的针刺镇痛更为文明、有效,且形成完整的诊疗体系,堪称古代医学的瑰宝。

2. 药物止痛 古代东西方都有使用药物止痛的记载,提及最多的药物有曼陀罗、莨菪、罂粟(鸦片)、大麻、酒等。《列子·汤问》记载,早在战国时期,扁鹊以"毒酒"为麻醉药,在患者意识模糊状态下,成功地完成了腹腔手术,这也是我国古代有关外科手术最早的记载。《三国志·魏书·华佗传》中记载,东汉末年名医华佗给患者酒服"麻沸散"后失去知觉,然后施行腹部手术,华佗发明的"麻沸散"是世界上最早的麻醉剂,这也是世界最早应用全身麻醉的记载。尽管"麻沸散"配方失传,但从各种文献记录看,其主要成分可能是曼陀罗花。李时珍的《本草纲目》中记载:"曼陀罗花、火麻花等为末,热酒调服三钱,少顷昏昏如醉。"古希腊医生迪奥斯科里斯(Dioscorides)在《药物论》中提到曼陀罗能导致嗜睡。东汉时期的《神农本草经》中记载了多种具有麻醉止痛作用的中药,如羊踯躅、莨菪子、乌头等。张仲景的《金匮要略》记载了以乌头为主要成分用于止痛的方剂。古埃及人将罂粟和莨菪合用于止痛。现代药理学研究证明了这些中药所含成分具有麻醉作用,如莨菪子所含东莨菪碱和阿托品为胆碱受体阻断药,能够抑制中枢神经系统,具有良好的麻醉作用。大麻在古代常被用于止痛,在古埃及文明、两河流域文明、古印度文明和中国文明的早期文献资料中都有对大麻药用价值的记载,吸食燃烧大麻产生的烟气以发挥其麻醉、致幻作用是较为常用的方式。

(二)以药物和技术创新为特征的近代麻醉

1. 乙醚麻醉开启近、现代麻醉学发展历程 尽管自然界中有麻醉作用的物质非常丰富,18世纪开始的化学革命带来的合成药物让这些古代麻醉物质(药物)黯然失色。英国自然哲学家和化学家普利斯特里(Priestley)于 1772 年首次合成了氧化亚氮(N_2O)气体;18 世纪 90 年代,英国化学家、发明家,电化学的开拓者戴维(Davy)证实并提出,氧化亚氮具有轻微麻醉和止痛的效果,同时又可以保持人的意识清醒,并能引人发笑,他将该气体命名为"笑气"。1844 年,牙科医师韦尔斯(Wells)在哈佛大学观看化学家科尔顿(Colton)课堂示范氧化亚氮吸入令患者神志消失,他意识到氧化亚氮潜在的临床价值,随后以自己作为试验对象验证了吸入氧化亚氮后的镇痛效应,并在自己诊所为多名患者实施了氧化亚氮麻醉下拔牙。1845 年 1 月 20 日,韦尔斯在哈佛大学的麻省总医院公开展示了他的笑气麻醉技术,但病人没有正确吸入笑气,导致这次公开展示失败,从现代药理学角度看,也可能和笑气的麻醉效能不强有关。

笑气麻醉公开展示的失败,把具有划时代意义的麻醉技术留给了乙醚。乙醚最早由德国化学家于 1540 年合成,是一种无色、易挥发、有刺激性气味的液体,因此称为"甜油"。1650 年英国化学家波义耳(Boyle)将其命名为乙醚并沿用至今。1818 年,英国物理学家和化学家法拉第

(Faraday)对乙醚作了进一步研究，发现吸入乙醚后可以让人产生快感，如果吸入足够的量，可以让人变得麻木而失去痛觉，但这一发现并未引起当时医学界的重视。1842年3月30日，美国乡村医生朗(Long)用乙醚成功实施了颈部囊肿切除手术，这也是世界上最早使用乙醚作为麻醉剂的记录。受化学家杰克逊(Jackson)的指导和启发，1846年10月16日波士顿牙科医生莫顿同样在哈佛大学麻省总医院公开展示乙醚麻醉技术，将乙醚雾化器送到患者嘴边，患者很快昏迷，在乙醚麻醉下，外科医生成功为一名颈部血管瘤患者实施了无痛手术。乙醚麻醉手术的成功，在医学发展史上具有里程碑式意义，标志着人类社会文明的进步，极大地推动了外科学的发展，也被认为是现代麻醉学的开端。

2. 麻醉药物体系化发展

（1）吸入麻醉药物：笑气和乙醚麻醉技术的公开演示极大地推动了吸入麻醉药物和吸入麻醉技术的发展。1847年，英国爱丁堡大学助产学教授、维多利亚女王的医生辛普森(Simpson)开始使用氯仿实施分娩镇痛。1853年，麻醉科医师斯诺(Snow)成功为英国维多利亚女王实施氯仿麻醉下分娩，此后该方法广受关注，但氯仿引起致命的心律失常、肝肾毒性以及可能的致癌作用限制了它的应用。辛普森也因氯仿麻醉奠定了他在麻醉学发展中的历史地位，被认为是分娩镇痛和产科麻醉的先驱。之后，还有一些吸入麻醉药物如氯乙烷、乙烯、环乙烷、三氯乙烯等被小范围用于临床。

对吸入麻醉技术产生巨大影响并使其逐步成熟的是氟代类吸入麻醉药物的体系化发展。1951年氟烷研制成功，1956年用于临床，1956年甲氧氟烷合成并于1959年用于临床，1963年恩氟烷合成并于1973年上市用于临床，1965年异氟烷合成并于1981年正式上市，1968年七氟烷合成并于1990年被批准临床使用，地氟烷在1990年初首次在临床试用并得到迅速推广。通过大量的临床实践发现，有些氟代类吸入麻醉药物如氟烷、甲氧氟烷、恩氟烷等有较明显的副作用而逐次退出临床。

（2）静脉麻醉药物：英国生理学家和医生哈维(Harvey)建立的具有划时代意义的血液循环理论和注射针头/注射器的发明奠定了静脉麻醉的基础。17~20世纪初期，一些通过静脉注射药物产生镇静催眠镇痛效应的尝试被认为是静脉麻醉的雏形，如1665年德国医生埃尔肖尔茨(Elsholtz)采用静脉注射鸦片溶液镇痛；1873年，法国医生奥雷(Oré)首先静脉注射水合氯醛(chloral hydrate)产生全身麻醉效应。真正意义上的静脉全麻药物是1903年由德国化学家费歇尔(Fischer)和梅林(Mering)合成了具有镇静催眠作用的长效巴比妥类药物，之后多个巴比妥类药物尝试用于静脉麻醉，如丁溴比妥(butallylonal)、异戊巴比妥钠(amobarbital sodium)、戊巴比妥钠(pentobarbital sodium)、二丙烯巴比妥酸(diallylbarbituric acid)等。1932年合成的环己烯巴比妥(hexobarbital)因其起效快、持续时间短、可控性较好，可很快经肝脏代谢，使环己烯巴比妥静脉麻醉得以普及，使静脉全麻技术又向前发展了一大步；1934年美国医生伦迪(Lundy)首次使用硫喷妥钠行全身麻醉，并提出多种麻醉药联合使用的设想及"平衡麻醉"概念。德国药理学家维斯(Weese)因对环己烯巴比妥静脉麻醉的使用普及和研究上的突出贡献与美国医生伦迪一起被称为静脉麻醉之父。环己烯巴比妥和硫喷妥钠静脉麻醉的普及应用标志着静脉麻醉技术的诞生。20世纪50年代以后，静脉全麻药物有了进一步的发展，地西泮(diazepam)、劳拉西泮(lorazepam)、咪达唑仑(midazolam)等苯二氮䓬类药(benzodiazepine)，羟丁酸钠(sodium hydroxybutyrate)、氯胺酮(ketamine)、依托咪酯(etomidate)、丙泊酚(propofol)等静脉麻醉药物先后在临床应用，进一步完善了静脉麻醉技术。特别是20世纪70年代苏格兰化学家格伦(Glen)发现并研发的静脉全身麻醉药物丙泊酚，因其代谢迅速、脂溶性高和独特的药代动力学等优点，迅速被临床医生广泛接受并使用至今。格伦因此获得2018年美国拉斯克临床医学研究奖。

（3）麻醉性镇痛药：以阿片类药物为代表的麻醉性镇痛药的发展使静脉麻醉乃至全身麻醉技术更趋成熟。1806年德国化学家泽尔蒂纳(Sertürner)首次从鸦片中提取出吗啡，两百多年来吗啡一直是临床治疗中、重度疼痛的主流用药。20世纪60年代，中国科学家邹刚和张昌绍研究发现，将微量的吗啡注射到中脑导水管周围灰质可以产生明显的镇痛效应,这一工作开启内源性阿片镇痛系统和疼痛下行调控系统的两个研究领域,成为自然科学领域内具有里程碑式意义的科学发现,也极大推动了阿片类药物的发展。之后阿片类镇痛药物不断涌现,羟考酮、氢可酮、氢吗啡酮、哌替啶、芬太尼、舒芬太尼、阿芬太尼、瑞芬太尼等麻醉性镇痛药相继应用于临床,为手术和全身麻醉提供了良好的镇痛条件。

(4)肌肉松弛药:肌肉松弛药(简称肌松药)用于临床对麻醉技术和麻醉学发展具有里程碑式的重要意义,使以意识消失、镇痛和肌肉松弛为要素的全麻技术形成。肌松药的发现起源于南美洲大陆印第安人将一种藤蔓植物的汁液涂在用来狩猎的箭或茅上,可让猎物麻痹倒地,因其有毒且附于箭上故称为"箭毒"。1850年,法国生理学家伯纳德(Bernard)证明神经释放的化学物质(神经递质)引起了肌肉收缩,箭毒作用于神经和肌肉之间的连接处,从而导致肌肉麻痹,这一重要发现为肌松药的发展奠定了理论基础。1942年箭毒(curare)被用于临床。1951年,意大利药理学家博韦(Bovet)从美洲箭毒中筛选出胆碱衍生物琥珀胆碱(succinyl choline),并证明其可作为短效肌松药,并取得良好临床效果,博韦也因此获得1957年诺贝尔生理学或医学奖。之后副作用更小、可控性更好的肌松药及其拮抗药如潘库溴铵、维库溴铵、哌库溴铵、阿曲库铵、米库氯铵、罗库溴铵、顺式阿曲库铵、瑞库溴铵、肌松药拮抗剂Sugammadex陆续问世。

(5)局部麻醉药:局部麻醉药发展起源于南美洲生长的古柯树,当地人通过咀嚼古柯树的叶子,吸取汁液用于止痛。1860年,奥地利化学家尼曼(Niemann)从古柯叶中提取了一种白色的生物碱,这种生物碱被命名为"可卡因"。1884年,奥地利眼科专家科勒(Koller)首先将可卡因作为眼外科的表面麻醉用于临床。1905年,德国化学家艾因霍恩(Einhorn)合成新的局部麻醉药普鲁卡因并被广泛使用。之后新型局部麻醉药如地布卡因、丁卡因、利多卡因、氯普鲁卡因、甲哌卡因、丙胺卡因、布比卡因、依替卡因、罗哌卡因相继涌现。钠通道的发现为局部麻醉药的发展提供了理论基础。

3. 技术体系不断完善

(1)气管插管技术:气管插管技术的历史可追溯到比利时著名医生、解剖学家,近代人体解剖学的创始人维萨里(Vesalius)在其发表《人体构造》一书中的描述,他将芦苇插入到一只垂死的动物的气管中并间歇地通过芦苇吹气以保持通气,他称这项技术可以挽救生命。之后很长一段时间人们通过气管切开术挽救生命垂危的患者。1880年,苏格兰外科医生麦克尤恩(MacEwen)报道使用经口气管插管作为气管切开术的替代方法,使患有声门水肿的患者能够呼吸,以及使用氯仿进行全身麻醉。1895年,德国医生基尔施泰因(Kirstein)制成喉镜用作明视气管内插管。之后气管插管工具和技术不断创新发展,如金属导管逐渐演变为橡皮导管、塑料导管,发明带套囊导管和支气管导管,可视喉镜等。1983年,另一种新的通气技术喉罩通气开始应用于临床。

(2)人工通气技术:气管插管技术可视为人工通气技术的早期探索并为其发展提供了技术基础。现代机械通气技术的发展大致经历了以下三个过程:以气管插管为代表的早期探索,以"铁肺"为代表的负压通气和以电子化新型呼吸机为代表的正压通气。

(3)心肺复苏技术:心肺复苏术是现代医学对呼吸心搏骤停患者实施的最为有效的抢救措施,口对口人工呼吸、胸外心脏按压和胸外电击除颤是现代心肺复苏技术的三大要素。1732年,苏格兰外科医生托萨奇使用口对口吹气的方法成功挽救了一名窒息的矿工,被认为是西方医学史上第一个人工呼吸抢救的记录。随着人工通气技术的发展,气管插管、面罩通气等技术被应用于心肺复苏,但在没有辅助通气技术条件的情况下,口对口人工呼吸仍是心肺复苏最有效的方法。1956年美国麻醉科医师沙法(Safar)的人体试验证实了口对口人工呼吸效果,并推广口对口人工呼吸。心肺复苏过程中的心脏按压可建立起人工循环。1955年,我国王源昶教授在世界上首次采用经胸壁外心脏按压法成功抢救了一位硬脊膜外阻滞麻醉出现心搏骤停患者的生命,该方法比临床上公认的开胸心脏按压的方法既争取了宝贵的抢救时间,又减少了患者的创伤;1960年,美国生物工程学家考文霍文(Kouwenhoven)的动物实验证实胸外心脏按压可使骤停后心脏复跳。室颤是引起心搏骤停的主要原因之一，1954年，考文霍文等研制出体外除颤器，电除颤术大大提升了心肺复苏成功率。1961年，沙法在总结前人经验的基础上比较系统地提出了现代心肺复苏的基本程序，即基础生命支持、高级生命支持和后续生命支持，这一现代心肺复苏术沿用至今。

（4）神经阻滞技术：局部麻醉药的发展与神经阻滞技术相辅相成。可卡因用于眼外科表面麻醉开启了神经阻滞技术的发展。1898年，德国外科医生比尔（Bier）将可卡因注射到蛛网膜下隙，为6例下肢手术患者进行蛛网膜下隙阻滞（腰麻）取得成功。1901年，两位法国医生将可卡因注入骶管裂孔实施骶管阻滞，开创了硬膜外麻醉。1920年，西班牙外科医生帕赫斯（Pages）详细描述了腰部硬膜外麻醉，奠定了施行硬膜外麻醉的基础。1931年，多廖蒂（Dogliotti）描述了用装满生理盐水的注射器连接穿刺针，在突破黄韧带时注射器内的压力锐减，这种方法用于鉴定是否进入硬膜外隙。1940年，经硬膜外隙插入细导管行连续硬膜外阻滞开始广泛应用。近年来，超声引导下的区域神经阻滞技术得到迅猛发展，该技术在提高阻滞成功率、缩短起效时间、减少穿刺相关并发症、减少局麻药物用量及降低局麻药物全身毒性反应风险等方面体现了显著优势。

（5）生命体征监测技术发展：人体生命机能的监测和基于监测的调控是临床麻醉过程中的核心工作。人们对人体生命机能的认识和监测是一个漫长的过程，并随着科学技术的进步不断更新完善。世界卫生组织（WHO）将体温、脉搏、呼吸、血压和疼痛列为人类五大生命体征，除疼痛外，其他四大生命体征都能实现精确量化；临床上，体温、动/静脉血压、心电图、脉搏氧饱和度、呼气末二氧化碳分压已是手术麻醉过程中最基础的监测指标，通过这些体征变化判断患者的病情轻重、危急程度及相应处理的效果，这些监测手段极大保障了患者术中的生命安全。

1）循环功能监测：对循环功能的监测经历从无创到有创再到无创的发展过程。从最初无创的脉搏、血压测量、心电监测，到有创的动脉插管直接连续监测平均动脉压、经中心静脉置管测定心排血量、混合静脉血氧饱和度、肺动脉压及肺动脉楔压等，再到脉搏指示连续心排血量监测技术（pulse indicator continuous cardiac output，PiCCO）实现了对左心室收缩力、心脏前负荷容积、容量反应、体循环阻力、血管外肺水等指标的监测；应用经食管超声心动图、体表置电极心电阻抗血流图和多普勒超声等技术实现了对多个循环功能指标的无创监测。这些技术对指导手术麻醉中的循环管理和支持，特别是危重患者的救治发挥重要作用。

2）呼吸功能监测：最初通过视觉观察手术患者的呼吸频率、幅度及皮肤颜色，通过听诊器检查呼吸音是检查呼吸功能最主要的方法，脉搏氧饱和度监测技术实现了对机体整体氧合状况的连续无创监测，而动脉血气分析技术检测血液pH、动脉氧分压、动脉二氧化碳分压等指标为术中的低氧原因分析提供了可靠指标，连续无创呼气末二氧化碳分压监测技术则进一步提高了麻醉过程中的呼吸管理水平，现代麻醉机整合能反映通气功能的气道压、潮气量、呼气末正压以及吸入氧浓度、呼气末二氧化碳分压等，使麻醉管理中呼吸功能的监测更加全面和便捷。

3）肌松监测：肌松药的应用使临床麻醉技术前进了一大步，起初通过观察患者的指令性肢体运动情况来判断肌肉松弛恢复情况。1934年，英国神经科学家戴尔（Dale）等证实了在神经肌肉传导中，运动神经释放的乙酰胆碱可引起肌肉收缩，并明确了箭毒具有阻断运动神经释放乙酰胆碱的作用，从而导致肌肉麻痹，戴尔也因此发现获得1936年的诺贝尔生理学或医学奖，该发现为后来的肌松监测技术的发展提供了坚实的理论基础。临床上，利用刺激器给予外周神经（通常刺激尺神经）一定频率和幅度电刺激，然后观察该神经所支配的肌肉（拇内收肌）部位是否产生收缩反应，通过传感器检测诱发的机械或电反应，以判断神经肌肉阻滞程度。现在肌松监测技术已广泛用于指导气管插管、拔管时机选择，肌松维持，肌松拮抗药应用等。

4）麻醉深度监测：最早的麻醉深度监测是区分经典的乙醚麻醉分期。1937年，美国麻醉科医师古德尔（Guedel）根据乙醚麻醉过程中患者的体征建立了全麻深度分期，他将全身麻醉分为四期，从浅到深依次为遗忘期、兴奋期、外科麻醉期、延髓麻醉期。肌松药应用到麻醉后，血压、脉搏、眼征、呼吸、体动反应、皮肤颜色和温度、吞咽活动、神经反射状况等是判断麻醉深浅的主要依据。基于脑电活动记录和分析技术是现在监测麻醉深度的主要手段，应用计算机技术，从周期、振幅、位相等方面对脑电活动进行综合分析，通过脑电双频指数（bispectral index，BIS）和边缘频率（spectral edge frequency，SEF）等指标判断麻醉镇静深度。

尽管脑电监测技术提高了麻醉深度监测的便利度和准确度，但是该技术仍存在明显缺陷如易受麻醉药物种类、外界干扰、患者年龄等因素影响。利用大数据、人工智能结合创新性脑电采集及分析技术是未来新型麻醉深度监测设备的研发方向。

4. 以意识消失、镇痛和肌肉松弛为要素的全麻技术形成　随着具有良好临床效果的全麻药物、麻醉镇静药物、麻醉镇痛药物和肌松药的发展以及气管插管技术和具有正压通气与吸入麻醉药挥发递送技术的现代麻醉机的出现，应用全麻药物和麻醉镇静药物让患者可逆性的意识消失，应用以阿片药物为代表的麻醉性镇痛药产生强效镇痛效应，应用肌松药产生全身骨骼肌松弛效应，应用气管插管和机械通气维持患者的通气功能，使以意识消失、镇痛和肌肉松弛为要素的全麻技术正式形成。随后，呼吸和循环功能监测、评估和支持为代表的各种技术广泛应用到麻醉手术过程中，使麻醉技术更趋完善，极大地保障了患者的术中生命安全。

（三）以学科体系构建为特征的现代麻醉学

从20世纪50年代末至今，在临床麻醉学发展的基础上，麻醉学的理论知识不断充实提高，麻醉操作技术不断改进完善，麻醉学科进一步发展壮大，形成了相对系统且独立的理论与技术体系，迈入了近现代麻醉学发展的新阶段，麻醉学逐渐发展成为一门研究临床麻醉、生命机能调控、重症监测治疗和疼痛诊疗的科学。

1. 麻醉学理论体系的构建　麻醉学核心任务是保障手术患者生命安全和促进术后康复，其核心手段是对生命机能（涵盖机体的各个系统功能）的调控。因此，麻醉学与其他医学学科有着广泛交叉融合的特点，其他医学学科的理论和实践的进步也为麻醉学提供了更好的调控生命机能的手段。借助人类生命科学和医学的发展成就，麻醉学逐渐构建了自身的理论体系、技术体系和临床体系。麻醉学以解剖学、药理学、生理学、病理生理学等医学知识为基础，研究麻醉药/镇痛药/肌松药的作用机制、药代/药效动力学、副作用、不同药物间相互作用等形成了麻醉药理学；以研究麻醉手术对机体重要脏器功能影响及围手术期重要脏器功能调控/保护等形成了麻醉生理学；麻醉学与神经生物学、细胞和分子生物学、免疫学等结合，研究麻醉学领域的基础科学问题如全麻药物作用机制、疼痛与镇痛机制、围手术期重要脏器功能损伤及保护机制、围手术期并发症发生机制等；近年来，麻醉学研究衍生出多个重要的交叉研究方向，如麻醉与意识、麻醉与睡眠、麻醉与认知、麻醉与免疫、麻醉与肿瘤、麻醉与人工智能、麻醉治疗学等。这些研究逐渐构成了麻醉学的基础理论体系。针对手术患者的术前评估和准备、不同类型手术的专科麻醉特点和管理要求、麻醉与围手术期并发症、围手术期疼痛治疗和管理、危重症监测和治疗等建立了麻醉学的临床理论体系。聚焦基本生命功能的监测、心肺等重要脏器功能支持、舒适化医疗及加速康复策略、麻醉药物递送及药效监测、可视化技术应用、围手术期镇痛、围手术期医疗数据采集及管理等形成了麻醉学较为完善的技术理论体系。

2. 麻醉学学科体系的构建　学科作为一种学术分类，是指具有相对独立的知识体系以及为保证该知识体系生产、传授和转化的组织体系。随着具有系统性、完整性和相对独立特性的麻醉学理论体系构建，具有现代医学特征的麻醉学学科体系逐渐发展成熟，形成了临床医疗（知识转化）、教育教学（知识传授）、科学研究（知识生产）相辅相成的完整的学科组织构架（图1-1）。

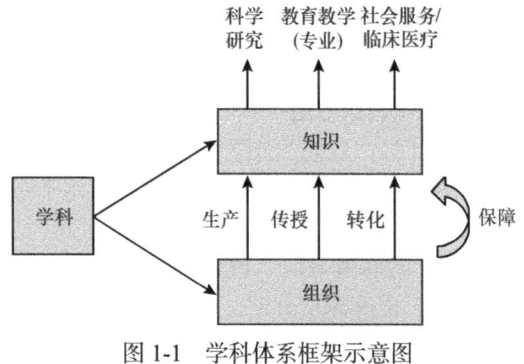

图1-1　学科体系框架示意图

二、麻醉学对人类医学发展的贡献

麻醉技术对人类生命健康的贡献和人类社会文明的进步具有划时代的意义。麻醉、无菌术和输血术共同构成了促进外科学发展的三大要素。麻醉学经过近180年的发展，不仅逐渐形成为理论和技术成熟的临床医学的重要学科分支，其发展过程中麻醉科医师的诸多发明创造对整个医学发展也产生了深远的影响。

1854年，麻醉科医师斯诺（Snow）通过研究证明霍乱是由被粪便污染的水传播的，并且通过干预，成功地控制了霍乱的进一步流行。他的现场调查、分析和控制的研究方法为流行病学的创立和发展奠定了基础，他也因此被认为是"流行病学之父"。

1933年，美国梅奥诊所的麻醉科医师伦迪（Lundy）建立了世界第一个血库；20世纪50年代麻醉学先驱吴珏教授在上海中山医院建立了我国的第一个血库。

1952年，美国麻醉科医师阿普加（Apgar）发明了Apgar评分，这成为评估新生儿出生状态和救治的经典指标，沿用至今。

1952年，丹麦麻醉科医师易卜生（Ibsen）气管插管实施正压通气救治脊髓灰质炎重症患者，使死亡率从95%降低到25%，1953年他建立了世界上第一个外科ICU。

1955年，中国麻醉科医师王源昶在世界上首次实施并报道，用胸外心脏按摩（心脏按压）技术成功实施心肺复苏。美国麻醉科医师沙法于20世纪50~60年代发明了心肺复苏技术，也因此被称为心肺复苏之父。

1957年，美国加州大学旧金山分校麻醉科的John Severinghaus教授发明了血气分析技术和世界上第一台血气分析机，对提升危重患者的临床医疗救治水平发挥了重要作用。

1960年，美国麻醉科医师博尼卡（Bonica）在华盛顿大学医学院建立了世界上第一个汇集多个学科的疼痛诊所，并于1974年发起建立了国际疼痛研究协会（IASP），开创了疼痛医学。

三、现代麻醉学面临的机遇与挑战

在生命科学、生物医药、信息科学技术与医学研究广泛交叉融合的大背景下，麻醉学发展迎来了新的机遇。一方面，得益于脑科学、分子生物学、基因及修饰组学、生物信息学等研究技术上的不断突破，麻醉学研究得以从全新的视角审视以往科研工作中难以解决的关键科学问题，根本性地推动麻醉理论和临床实践的变革；另一方面，以大数据分析、智能药物研发、数字化医疗等信息技术引发的医疗及科研决策方式变革，正在打破麻醉学基础研究与临床实践之间的壁垒，使基础研究向临床转化成为可能，成果的应用价值得以凸显。

随着医学整体水平的发展，麻醉（术中）安全虽然得到显著提升，但中远期并发症发生率与围手术期死亡率依然居高不下，已成为重大医疗负担。围绕影响围手术期安全与中远期转归的诸多临床问题，如麻醉深度的精细化监测和调控、麻醉和应激对脆弱脑（发育脑和衰老脑）功能的影响及其远期效应、术后急慢性疼痛控制、围手术期重要脏器功能保护、围手术期应激调控、基于大数据和人工智能的围手术期医学信息技术平台和智能化决策系统构建等，结合基础研究、药物与装备研发、人工智能等领域的创新理论和技术进步，开展个体化麻醉方案制订、智能化的麻醉相关并发症的监测、预测、诊断和干预研究，以提升临床安全和手术后长期转归，将成为未来麻醉学发展的机遇和挑战。

四、我国麻醉学发展成就

在我国具有近现代麻醉学性质的麻醉学科建设起于1949年，一批至诚报国的青年纷纷学成归国，他们把国外先进的麻醉知识与技术带回中国，完成了中国麻醉学从无到有的转变。1949年，尚德延教授在兰州中央医院（现解放军联勤保障部队第九四〇医院）建立了中国第一个麻醉科；1950年，吴珏教授归国，在上海医学院中山医院（现复旦大学附属中山医院）创办麻醉科，并建立了中国第一个血库；1951年，谢荣教授建立了北京医学院附属医院（现北京大学第一医院）麻醉科，他们为我国麻醉学科的发展奠定了良好的基础。

改革开放以后，中国麻醉学科进入了快速发展阶段。人才队伍建设是学科建设和发展的基础，鉴于当时麻醉学专业人才极度短缺，1986年，国家教委（现教育部）做出在医学院校开设麻醉学专业的决定。徐州医学院（现徐州医科大学）创办了我国第一个本科麻醉学专业，在没有任何可借鉴经验情况下，成功开创了具有中国特色的麻醉学教育体系，创新性地构建了麻醉学教育的教材体系、课程体系、培养方案、教学组织形式等，这一人才培养模式为我国麻醉专业人才队伍建设做出了重要贡献。1989年5月3日，卫生部（现国家卫生健康委）对麻醉学科的建设与发展出台了里程碑式的"12号文件"。在《关于将麻醉科改为临床科室的通知》（卫医字〔89〕第12号）文件中，麻醉科由医技科室改为临床科室，并明确了"麻醉科业务范围，由临床麻醉逐步扩大到急救、心肺脑复苏、疼痛的研究与治疗等"，为麻醉学科发展奠定了制度和政策保障。2001年，北京协和医学院麻醉学入选教育部高等学校重点学科，并制定了麻醉学科"十五"规划，对示范和引领我国麻醉学科建设具有重要意义。

党的十八大以来，随着整体医疗条件的改善和全民医保政策的实施，我国手术数量显著增加，麻醉是保障手术患者医疗安全，改善患者术后转归的重要因素。全球医疗质量排名显示，我国从1990年的全球第110位提高到2019年的第48位，其中麻醉学科贡献巨大，麻醉相关病死率显著低于发展中国家，与发达国家持平。为进一步发挥麻醉学作用，改善患者术后转归，我国学者首次提出麻醉学的发展方向"从麻醉学到围手术期医学"理念，麻醉学科的关注点和工作重点从单纯麻醉逐步拓展到围手术期管理，这对降低患者围手术期并发症发生率和术后死亡率，改善患者术后康复和远期预后具有重要意义。

第2节 麻醉学内涵与任务

一、麻醉学及临床麻醉学概念

麻醉学（anesthesiology）是一门研究临床麻醉、生命机能调控、重症监测治疗和疼痛诊疗的科学，它是临床医学一级学科下重要分支二级学科。临床麻醉学是麻醉学最重要的组成部分，它是一门运用有关麻醉学的基础理论、基础知识、专门技术、药物和设备，以消除患者手术疼痛，保证患者安全，为手术创造良好条件并促进手术患者术后良好转归的麻醉学分支学科。

现代麻醉学历经手术无痛、保障手术患者安全和促进手术患者术后良好转归的三次飞跃。伴随着这三次飞跃，麻醉学的理论和实践内涵得以发展和完善。保障生命安全和促进手术后转归最核心的手段是对生命机能（涵盖机体的各个系统功能）的调控，因此，麻醉学与其他医学学科有着最广泛交叉融合的特点，其他医学学科的理论和实践进步为麻醉学提供了更好调控生命机能的手段。

二、麻醉学科的构架

麻醉学作为临床医学的分支学科，其工作任务和内涵发展包括麻醉学的临床医疗、教学和科学研究。临床医疗工作领域涵盖临床麻醉、急危重症救治与包括疼痛诊疗在内的麻醉治疗等，为更好地开展临床工作成立相应的组织管理机构，如临床麻醉成立麻醉门诊、临床麻醉和术后恢复室等单元，成立麻醉重症监护与治疗病房（anesthesia intensive care unit，AICU）完成急危重症救治工作，成立麻醉治疗完成急性疼痛治疗和慢性疼痛诊疗工作。教学上，在具有麻醉学专业本科教育的单位成立各麻醉学专业课程教研室如麻醉设备学、麻醉解剖学、麻醉生理学、麻醉药理学等基础学科教研室，临床麻醉学、危重症医学、疼痛诊疗学等临床学科教研室；或没有麻醉学专业本科教育的医学院校附属医院麻醉科成立麻醉学教研室，在临床医学专业中开展麻醉学课程教育。成立研究生教育指导小组和住院医师规范化培训指导小组开展研究生教育和住院医师规范化培训工作。针对麻醉学领域的重要科学问题和临床问题开展基础和临床科学研究是学科内涵发展的重要途径，有条件的单位通过组建麻醉基础研究实验室和临床研究中心保障相应工作开展（图1-2）。

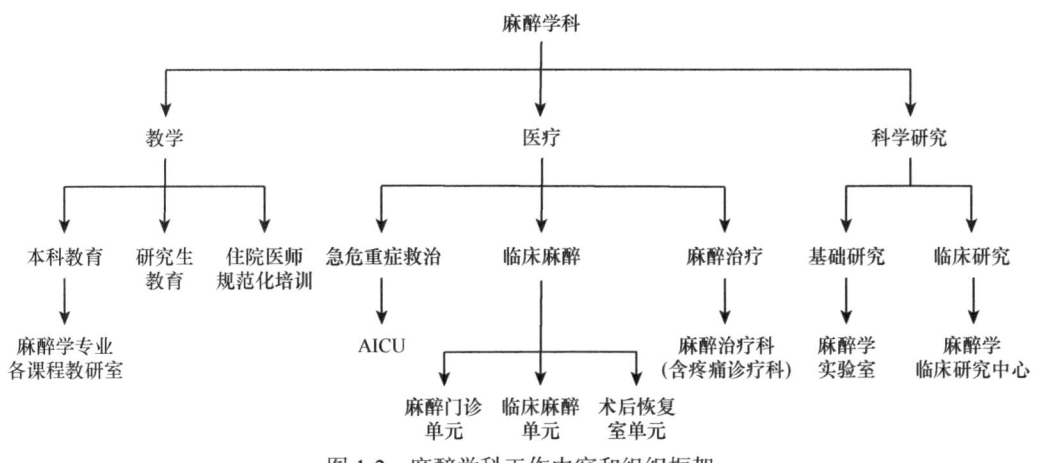

图 1-2　麻醉学科工作内容和组织框架

三、临床麻醉学的任务

（一）临床麻醉

临床麻醉工作的主要任务：①麻醉前准备：麻醉前对患者进行系统评估，根据评估结果制订合适的麻醉前处理与麻醉方案，通过沟通交流缓解患者焦虑情绪和教育患者围手术期应遵循和注意的事项，完成相关的知情同意工作，有条件的医院通过开设麻醉科门诊完善麻醉前准备工作。②麻醉实施：消除手术和某些诊疗操作时的疼痛和不适，减少手术等引起的不良反射和减轻应激反应，提供良好的手术或操作条件；麻醉手术过程中一个重要的任务是对患者的呼吸、循环功能等重要指标进行持续的监测和评估，及时发现并纠正异常情况，保证患者麻醉手术过程的安全和防治并发症，通过精细化的麻醉管理促进患者的术后康复。③麻醉后处理：对完全清醒、生命体征平稳和病情稳定的患者在医生和护士的监护下从手术室转运至外科病房；对全麻后未苏醒和（或）术后病情尚未稳定的患者，应在麻醉科医师的监护下从手术室转运到麻醉恢复室，并对患者的基本生命体征进行持续监测、及时处理不稳定的病情，保障患者生命体征平稳，待苏醒及病情稳定后由医生和（或）护士护送返回病房。麻醉科医师应对所有手术后患者进行随访，并及时处理随访过程中发现的麻醉并发症。

（二）急危重症救治

围手术期常见可能威胁患者生命安全的各种急危重症，如严重创伤、大手术后、各种原因导致的休克状态、严重心律失常、心力衰竭、急性呼吸窘迫综合征、多器官功能不全以及呼吸心搏骤停等，这些患者需要完备的生命体征监测、及时准确的心肺功能支持、系统性的病情判断和临床救治。麻醉科医师具有系统性的重要脏器功能监测、呼吸循环支持和管理、液体复苏治疗及体液调节等利于急危重症救治的专长，且麻醉科医师一贯重视从生理、病理生理以及药理学等方面综合考虑来管理患者，对突发的病理生理紊乱具有快速诊断和处理的能力，这些临床素养对及时救治急危重症患者尤为重要。麻醉科医师也是灾害事故医疗救援的重要力量。

（三）疼痛诊疗及舒适化医疗

麻醉学起源于对疼痛的认知和治疗，因此，各种类型疼痛诊疗一直是麻醉学科的重要临床工作内容，也是麻醉学内涵的延伸和发展。医院的疼痛科最初是由麻醉科建立的，现在多数的疼痛科仍隶属麻醉科。麻醉科医师熟练掌握各种镇痛药物使用方法和各类神经阻滞技术，在疼痛治疗中具有独特优势。

麻醉科承担医院舒适化医疗的重要任务，通过采用无痛诊疗技术，减少或消除患者诊疗过程中的痛苦和不适，如无痛内镜检查治疗、无痛人流、无痛胃肠镜检查等，同时监护患者的生命体征，保障患者的安全。

四、临床麻醉中的伦理、安全和质量控制

（一）临床麻醉中的医学伦理

医患关系是建立在平等基础上的契约关系，医务人员应当遵守医德、尊重患者的知情权和自主权，而患者则应对医务人员保持信任和尊重。从法律角度来看，医患关系也是一种民事法律关系，我国国家法律明确规定医方采取的诊疗方案应在患方知情同意的情况下才能实施。因此在诊疗方案的制订和修改过程中，医方有充分的告知义务，而患方有知情权和决策权。这就要求医务人员在诊疗过程中，要高度重视医患沟通过程。医患沟通也是医务人员践行医学人文精神和伦理道德素养的桥梁和手段。医患沟通应该遵循医学伦理学的基本原则，包括尊重原则（尊重患者的生命、隐私、人格和自主选择权），有利原则或不伤害原则（诊疗过程应避免对患者造成伤害，最大限度为患者谋利益），及公正原则（对所有病人都能得到公正对待）等。

临床麻醉过程中的医患关系有其特殊性，一方面，相较外科医生，麻醉科医师和手术患者的接触时间较短，对其精神心理状态和特点了解较少；另一方面，患者及家属普遍缺乏对麻醉知识的了解，会对麻醉和疼痛产生顾虑甚至恐惧，因此决策过程中对麻醉科医师有较高的依赖性，这就要求麻醉科医师在围手术期与患者及家属进行充分沟通，准确了解患者的精神心理状态，对手术麻醉的心理准备、认知程度和期望值，对术中麻醉和术后镇痛的基本要求等。因此，提高麻醉科医师的围手术期沟通技能不仅是提高围手术期医疗质量、保障患者安全的重要举措，更是减少医患纠纷、提高患者满意度的重要环节。

（二）麻醉安全与质量控制

麻醉为接受各类手术和操作的患者提供舒适感受和安全保障，针对临床麻醉实践中的各个环节制定相应的制度、技术规范、诊疗指南等是做好麻醉安全和质量控制管理工作的重要保证。美国早在1985年就成立了麻醉患者安全基金会（Anesthesia Patient Safety Foundation，APSF），提出"患者不应因麻醉照护而受到伤害"的愿景，积极地推广安全教育和进行安全研究，并提出很多关于安全的倡议：包括美国麻醉科医师协会（ASA）麻醉监测标准、设备检查规程和检查清单、麻醉用药安全、围手术期脑健康倡议、医患沟通问题、交班以及照护交接、麻醉科医师职业倦怠等。这些倡议对麻醉科医师强化患者安全的基础理念并指导临床麻醉实践具有重要意义。

我国麻醉学科长期关注麻醉安全与质量控制，1989年第一个省级麻醉质控中心在浙江省成立，2011年国家麻醉专业质控中心和中华医学会麻醉学分会麻醉质量管理学组分别成立。随着《麻醉记录单标准》卫生行业标准颁布和手术安全核对制度实施，覆盖全国的省级麻醉质控中心网络建成。为进一步加强我国麻醉医疗管理，规范临床麻醉诊疗行为，促进麻醉医疗服务的规范化、同质化、标准化、舒适化，缩小地区之间、医疗机构之间的麻醉医疗质量差距，科学化、精细化进行麻醉医疗质量管理，国家麻醉专业质控中心和中华医学会麻醉学分会组织制定了《麻醉专业医疗质量控制指标》。

第3节 如何成为优秀的麻醉科医师

一、怎样学好临床麻醉学

（一）夯实基础是前提

麻醉学是临床医学的重要分支学科，麻醉科医师必须具备一个合格临床医生的基本素质，临床医学三基，即基础理论、基本知识和基本技能是医学生必须掌握的，是成为一名合格医生的基础和前提。

因此，要学好临床麻醉学必须先学好临床医学专业相关课程。在临床上为患者实施麻醉过程中，要求麻醉科医师除掌握麻醉学知识外，还要更多了解患者伴发疾病的诊疗方法，及手术麻醉对患者转归的影响，只有这样才能保障患者围手术期间的安全。例如，为一位有不稳定型心绞痛患者实施急性阑尾炎手术麻醉，要求麻醉科医师必须熟练掌握心血管危急事件的诊断和处理能力。

《中国本科医学教育标准—临床医学专业（2022版）》规定了与临床医学三基相关的三类课程要求：①生物与基础医学课程，其核心课程包括人体解剖学（含系统解剖学和局部解剖学）、组织学与胚胎学、细胞生物学、医学遗传学、生物化学与分子生物学、生理学、病理生理学、病原微生物学、医学免疫学、病理学、药理学等；②公共卫生与预防医学课程，其核心课程包括医学统计学、流行病学等；③临床医学课程，其核心包括诊断学（含检体诊断学、实验诊断学、影像诊断学）、外科学总论、内科学、外科学、妇产科学、儿科学、麻醉学、精神病学、神经病学、传染病学、眼科学、耳鼻咽喉科学、皮肤性病学、口腔科学、中医药学、全科医学等。要求的临床基本技能包括病史采集、体格检查、沟通技巧、辅助检查、诊断与鉴别诊断、制订和执行诊疗计划、临床诊疗操作等。麻醉学的基本临床技能还应包括熟练掌握各种生命体征监测和重要脏器功能调控技术，各种麻醉相关的操作技术如气管插管，各类穿刺技术如硬膜外穿刺、动/静脉穿刺等，围手术期并发症防治和危重病症监测、判断和治疗的基本能力，急救和生命复苏的基本能力等。

（二）融会贯通是关键

医学知识体系庞大复杂，涉及人体各个器官系统的结构和功能，器官系统的生理或病理功能变化往往通过相关检测手段进行量化，因此，有大量的反映人体生理/病理变化的生理生化数据指标，这些指标都需要准确记忆；器官系统的病理性改变往往导致疾病，涉及疾病的病因、发病机制、诊断和治疗等多个方面，要求医学生不仅要记住大量的知识点和数据，还需要能够理解和应用这些知识，以便在未来的医疗实践中正确地诊断和治疗疾病。但是，仅仅记忆是不够的，还需要通过实践和应用来加深对知识的理解。对相关知识充分理解后，才能进一步巩固记忆，最后做到融会贯通。

（三）"两个结合"是途径

学好麻醉学，将基础与临床、理论与实践结合是重要途径。医学是一门实践性很强的科学，现有的医学理论体系来源于前人对临床实践的总结提炼和发展提高。医学基础理论和基本知识是指导临床实践的基石，为临床提供正常的形态和功能、疾病的病理变化和发生机制，以及疾病治疗的原则等，同时通过基础医学的理论研究不断为提高临床诊治水平提供新理论、新技术、新产品，并经过临床实践加以验证、改进和提高。临床实践中发现新的临床问题经过基础研究进行解析，形成新的理论再指导临床实践，因此基础和临床形成的相辅相成的良性循环可以促进医学的发展。医学生从教科书中学习掌握的基础理论和基本知识需要从临床实践中加以验证，亲身经历临床验证的知识点会固化在记忆中。例如，本书后面讲述的硬膜外穿刺技术中，提到穿刺针刺破黄韧带时，穿刺者手上会有"突破感"，没有亲历过可能很难理解什么是"突破感"，如果在临床上成功完成了一次硬膜外穿刺，这一点就容易理解和掌握了。

二、怎样成为一名优秀的麻醉科医师

熟练掌握和运用医学特别是麻醉学知识是成为一名合格麻醉科医师的基础，要成为一名优秀的麻醉科医师，还需要注重以下要素的养成。

（一）注重良好医德的沉淀

美国医师特鲁多（Trudeau）的墓志铭上写着：To Cure Sometimes, To Relieve Often, To Comfort Always（有时能治愈，常常是帮助，总是在安慰）。古希腊医学之父希波克拉底曾有一句名言："医生有三件法宝，第一是语言，第二是药物，第三是手术刀。"我国著名医学家、现代外科之父裘法祖也有句名言："德不近佛者不可为医，才不近仙者不可为医。"这些可以说是对生物-心理-社会现代医学模式最好的诠释。因此，优秀医师是集仁心仁术于一身的医者。良好医德体现在一名优秀医师每天临床工作的细微之处，如对患者一句暖心的问候、一个温暖的微笑、对患者疑问耐心的解答、手术前后与患者的一次握手等。

（二）注重临床思维的养成

临床思维是在临床诊疗过程中，根据掌握的基础理论和基本知识，结合患者临床资料，运用某种逻辑思维方式，对病情做出科学的临床决策包括诊断、鉴别诊断和处理方法等。临床思维的养成不是一朝一夕的事，不仅需要扎实的基础理论和基本知识，还需要大量的临床实践经验积累。麻醉科医师每天都会遇到不同临床情况甚至紧急病情需要迅速做出临床决策（包括诊断和处理），临床思维有助于麻醉科医师快速且准确地评估患者状况并做出合适处理决策。例如，临床麻醉中常会遇到患者出现低氧（脉搏氧饱和度降低或氧分压降低）状况，如果我们以全麻过程中氧的运输途径为线索（气源—麻醉机—呼吸回路—气管导管—支气管—肺泡—肺泡膜—血液—氧合血红蛋白—外周组织），就应该能迅速找到或排除引起低氧的原因。

（三）注重科研能力的训练

医学发展和进步离不开科学研究，同样要想成为一名优秀的麻醉科医师也必须注重科研能力训练。事实上，医学发展史上由医师完成的重大发现/发明数不胜数，如英国医师哈维建立了血液循环理论；英国乡村医生詹纳（Jenner）发明牛痘接种，阻断了天花的传播，挽救了无数生命；美国牙科医师发明的乙醚麻醉让手术患者不再痛苦；英国医师李斯特（Lister）发明了手术消毒术，极大降低了术后感染率；德国乡村医师科赫（Koch）鉴定出结核杆菌，开启了病原微生物学的发展；加拿大医师班廷（Banting）提纯出胰岛素，挽救了无数糖尿病患者。科学研究对临床思维养成和诊疗水平的提升是至关重要的。

优秀的临床医师应能从每天的临床实践中发现相关临床现象，从临床现象中梳理相关临床问题（某种临床现象可能会有不同的临床问题），而不同的临床问题背后有不同的科学问题。举例来说，胸科手术患者的术后疼痛的发生率高，这是一个易于发现的临床现象，这个临床现象背后至少有两个临床问题：一是为什么胸科手术后易发生手术后慢性疼痛？二是为什么有的患者发生手术后慢性疼痛而有的不发生？而这两个临床问题的背后有不同的科学问题：前者的科学问题是急性疼痛慢性化的机制，后者是不同遗传背景或临床因素下急性疼痛慢性化的易感和非易感机制。针对临床问题开展临床研究和针对科学问题开展的基础研究一同促进了医学发展。

（曹君利）

第 2 章 麻醉相关设备和信息系统

本章要点：
- 麻醉相关设备包括麻醉机、麻醉工作站、各类监测设备、超声仪器和医用输注设备等。
- 麻醉机是实施麻醉期间辅助或控制呼吸的基本设备，在使用前必须进行安全检测。
- 麻醉科医师应熟悉麻醉工作站的组成及各种监测设备的工作原理。
- 麻醉信息系统是医院信息系统的重要部分，是现代手术室信息化、科学化管理的基础。

麻醉相关设备和信息系统是麻醉科医师实施麻醉管理的基本软硬件条件，包括手术室气源、电源及环境，麻醉机及麻醉工作站，各类监测设备，超声仪、医用输注设备以及麻醉信息系统等。了解和熟悉与临床麻醉相关的硬件设备和软件系统，对保障麻醉安全和高效具有重要作用。

第 1 节 手术室气源、电源及环境因素

手术室是麻醉科医师最主要的工作场所，熟悉手术室内麻醉相关设备和手术室环境及潜在风险，对系统安全高效运行至关重要。

一、手术室气源系统

手术室内常用的气源包括氧气、氧化亚氮、空气、氮气和二氧化碳等，其中氧气是患者麻醉期间基础代谢的重要保障，并和空气一起作为挥发性麻醉药的载体用于维持麻醉。氧化亚氮是一种麻醉气体，须和氧气一起用于麻醉。氮气的用途是为外科动力器械提供动力，不可直接用于患者。二氧化碳主要用于撑开手术区域便于腔镜操作。负压吸引是外科手术操作和麻醉管理的基本装置，主要用于吸引手术区域出血、体液或气道分泌物等。这些气源和装置共同保障了手术室的正常运行和患者的安全。

医用气体一般从中央气源经过管道输送到各个手术间，并具有特定的接口形状，手术室内的医疗设备通过带有颜色标记的软管与之连接。

二、手术室电源

手术室内用电安全涉及多方面措施。首先，应确保电器设备的电源接地以防设备外表带电。其次，所有电源与电线需与外界绝缘，避免触电事故。此外，需注意避免高频电流电路中的多余耦合导致患者损伤。在外科手术患者（特别是在安装了心脏起搏器等装置）中，选择适当的电手术器械（单极或双极电刀等）并正确操作至关重要。最后，保证手术室用电安全需要日常详尽的检查和关注消防安全，如了解灭火器等设备的位置和使用方法，确保在紧急情况下能迅速采取措施。

三、手术室环境因素

良好的手术室环境因素对手术成功和人员健康至关重要。室内温度及湿度需适宜。通风设计需单向并经过滤，确保空气清洁。根据我国《医院洁净手术部建筑技术规范》（GB 50333—2013）所规定的手术区和周边区空气洁净度级别，将手术间洁净等级分为四级，其中Ⅰ级可进行假体植入及某些大型器官移植、手术部位感染可直接危及生命及生活质量等手术；Ⅱ级可进行涉及深部组织及生命主要器官的大型手术；Ⅲ级可进行其他外科手术，Ⅳ级可进行感染和重度污染手术。

噪声控制也很重要，长时间暴露于噪声中会损害听力。此外，麻醉科医师需注意来自 X 射线机的辐射暴露，可通过铅衣、铅板等防护措施降低风险。

手术室及其周边环境的合理布置、分区对防止交叉感染也十分重要。在手术室平面布置中，应遵循人物分明、洁污分隔、污物不扩散的原则。根据这一原则，洁净手术室可分为单廊式手术室、双廊式手术室、中央岛型手术室和单向流手术室等类型。

第2节　麻醉机及麻醉工作站

一、麻醉机的结构和工作原理

麻醉机是麻醉科医师日常工作中使用的主要设备之一（图2-1），主要包括供气装置、流量计、蒸发器、呼吸回路、麻醉呼吸机、监测和报警装置、麻醉废气清除系统等部分。麻醉机可用于实施全身麻醉、供应氧气及辅助或控制呼吸。

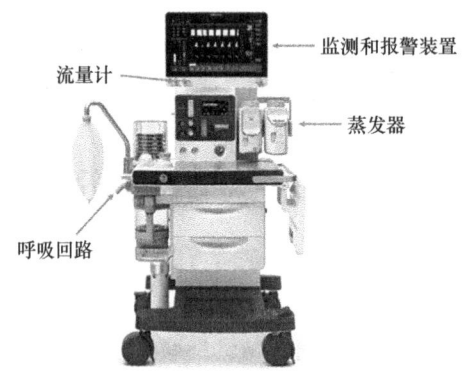

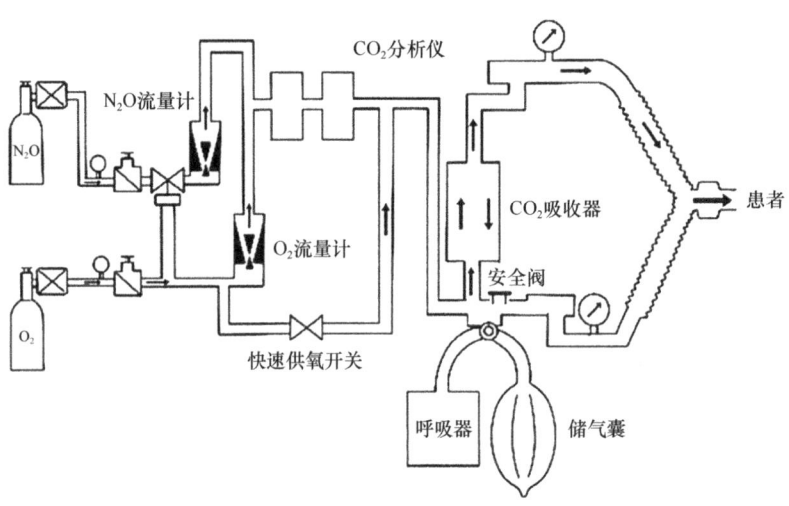

图2-1　现代麻醉机外观及结构示意图

（一）供气装置

麻醉机一般有氧气、氧化亚氮以及空气的管道进气口，可连接中心供气系统或储气钢瓶作为气源。气体由供气系统到达患者需经过逐步减压以便安全使用。麻醉机操作界面配有流量计，能准确控制和量化各类新鲜气体的气流量。

（二）蒸发器

蒸发器是将挥发性吸入麻醉药精确稀释后提供给患者的重要装置，一般带有温度、压力和流量补偿功能，可精确调控麻醉药浓度。

(三)呼吸回路

呼吸回路的作用是向患者输送氧气和麻醉气体,清除患者排出的二氧化碳,主要包括:

1. 开放系统 无储气囊和呼出气重复吸入,导致麻醉药弥散在手术室内,已淘汰不用。

2. 麦式(Mapleson)系统 由面罩、限压阀、储气管、新鲜气体流入管和储气囊组成。麦氏系统要求必须有足够的新鲜气流和通气气流才能安全使用,新鲜气流控制二氧化碳重复吸入量,自主呼吸或控制通气气流完成肺通气。湿化不足、大流量吸入麻醉造成的药物浪费、二氧化碳重复吸入和环境污染是麦氏系统存在的问题。

3. 循环回路系统 目前临床上最常用的麻醉通气系统,有7个组成部分(图2-2):①新鲜气源;②吸入呼出单向阀;③吸入、呼出螺纹管;④Y形接头;⑤溢气阀或减压阀(也称为APL阀);⑥储气囊;⑦二氧化碳吸收罐。循环回路允许呼出气重复吸入,减少呼吸道水分和热量散失,使得吸入麻醉药浓度相对稳定,同时减轻手术室污染;不足之处在于增加呼吸阻力,一旦单向阀启闭不灵,可引起二氧化碳重复吸入。

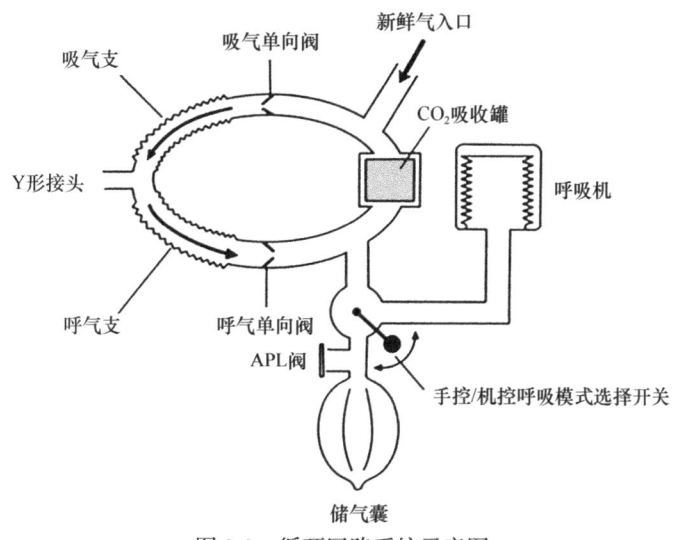

图2-2 循环回路系统示意图

(四)二氧化碳吸收装置

二氧化碳吸收罐可通过装填钠石灰或钙石灰等吸收剂来清除呼出气体中的二氧化碳,避免高碳酸血症。吸收剂中常加入指示剂以观察消耗程度。

(五)麻醉呼吸机

现代麻醉机配备的呼吸机可对患者进行机械通气,由呼吸机部分或全部替代患者的通气功能。

(六)监测和报警装置

监测报警系统能同时监测患者的呼吸状况和呼吸机的功能状况,当监测参数超过设置的上下限时,麻醉机将发出警报。主要包括:

1. 压力监测 包括平均气道压、吸气峰压、吸气平台压和呼气末正压等。

2. 流量监测 包括呼气潮气量和呼气每分通气量等。

3. 氧浓度监测 监测吸入和呼出气体的氧浓度。

(七)麻醉废气清除系统

多数情况下,用于麻醉患者的气体量远远超过患者的实际需要量,因此需要麻醉废气清除系统排除多余的气体，避免造成手术室内空气污染。麻醉废气清除系统包括5个基本组成部分：①残气收集装置；②输送管道；③废气清除中间装置；④废气处理集合管；⑤废气处理装置。

二、麻醉机的安全操作检查

无论患者接受何种麻醉方法，麻醉机都应保证性能和状态良好，避免因麻醉器械造成的麻醉意外，提高麻醉安全性。

（一）麻醉机的常规检测

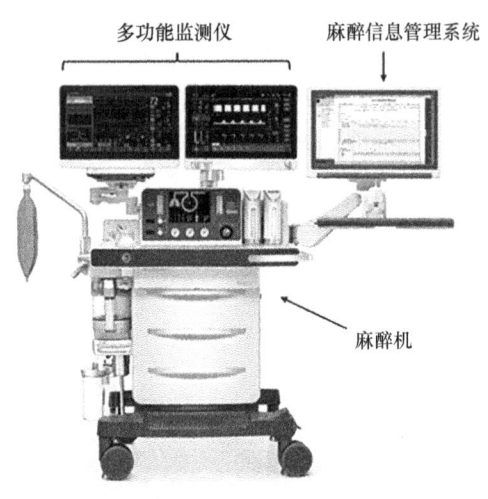

图2-3 麻醉工作站

每日首次使用麻醉机前，麻醉科医师都需要对其进行严格、系统、完整的安全检查。后续在每例麻醉操作前，可按照简化程序对麻醉机进行必要的安全检查。

（二）麻醉机的特殊部件检测

除每日使用前的常规检测外，麻醉机的特殊部件如氧浓度分析仪、流量传感器等电子元器件的功能状态需要定期接受检测，一般由专业人员进行。

三、麻醉工作站

现代麻醉机除了具有气路部分的基础构件外，还配备了电子、电脑控制和监测仪器，已发展成为一种高度集成化、智能化的麻醉设备，即麻醉工作站（图2-3），主要由麻醉机、多功能监测仪及麻醉信息管理系统等组成。

第3节 监 测 设 备

一、呼吸功能监测

呼吸功能监测通过观察围手术期患者呼吸功能状态，指导临床救治。其功能包括通气力学和生物学监测，前者主要包括通气频率、气道压、通气量等参数，反映肺通气和储备功能，后者主要包括呼吸气体或血液中O_2和CO_2的监测，反映肺换气功能。

（一）呼吸功能监测仪

该监测仪可持续监测气道压、潮气量、气流速率、呼吸顺应性和阻力等多种指标，并以数字和图形等形式显示（图2-4），对判断呼吸回路通畅程度、回路故障、胸肺顺应性及肺部疾病等具有重要的指导意义。

（二）脉搏氧饱和度监测仪

脉搏氧饱和度（pulse oxygen saturation，SpO_2）监测仪是一种无创、连续监测脉搏氧饱和度的仪器，一般集成在多参数生命体征监护仪内（图2-5）。其原理是利用氧合血红蛋白和还原血红蛋白对红光、红外光的不同吸收特性，反映血红蛋白与氧结合的程度。

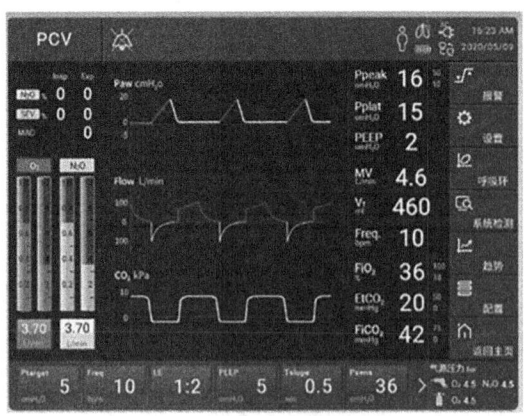

图2-4 呼吸功能监测仪界面

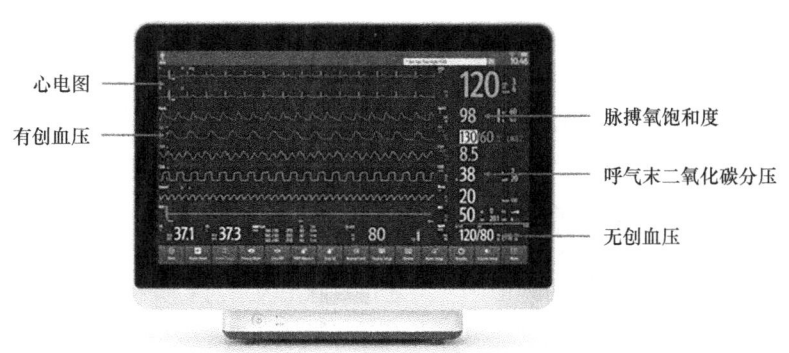

图 2-5　多参数生命体征监护仪

(三) 呼气末二氧化碳分压监测仪

呼气末二氧化碳分压 (partial pressure of end-tidal carbon dioxide, $P_{ET}CO_2$) 监测仪对呼吸气体的采集方法主要有主流式和旁流式两种，其工作原理是采用红外线分析技术，即特定波长红外线透射强度与 CO_2 气体含量成反比。临床上可通过测定 $P_{ET}CO_2$ 来监测肺、心血管功能及麻醉机呼吸环路的状态，是麻醉期间重要的呼吸功能监测设备。

(四) 血气分析仪

该监测仪可通过液泵系统将被测血液抽吸进入样品室内的测量毛细管中，利用电极测量、血气和电解质等，并转换为电信号，经处理后给出测量值或计算值。血气分析仪可检测血液 pH、氧分压、二氧化碳分压、碳酸氢根离子、碱剩余、总二氧化碳、乳酸等血气指标以及钠、钾、氯、钙、镁等电解质水平。

二、循环功能监测

循环功能监测是麻醉科医师的重要工作之一，根据是否对机体有侵入性操作可分为无创和有创两大类。

(一) 心电图

心电图 (electrocardiogram, ECG) 是麻醉期间的常规监测项目之一。麻醉监测中的心电图系统常用三电极或五电极系统。三电极系统的 3 个电极分别放置于左上肢、左下肢和右上肢，该系统简单易行，但不适合心肌缺血监测。五电极系统包括 4 个肢体电极和 1 个置于 V_5 导联处的胸前电极，该系统可用于监测心肌缺血，尤其是后壁心肌缺血和房室传导阻滞，并有利于鉴别房性和室性心律失常。

(二) 血压监测设备

1. 无创血压监测仪　无创血压监测是将压力传感器放置于体外，通过袖带充气阻断动脉、放气恢复动脉搏动过程中的一系列改变，测得血压值。可分为人工袖带测压法和电子自动测压法。

2. 有创血压监测仪　有创血压监测是通过外周血管穿刺并置入导管，特殊情况下放入心室或大血管内，使压力传感器的传感部分与血流直接耦合测得血压值，能实时检测某一部位的血压动态变化。

根据穿刺和导管放置的部位，可测得不同压力，如穿刺桡动脉或股动脉等置入导管可测定有创动脉血压，穿刺颈内静脉或锁骨下静脉等可测定中心静脉压。

（三）心排血量监测仪

心排血量（cardiac output，CO）监测仪通过测定特定指示剂（如无毒染料、锂剂等）或温度从右心室或肺动脉到下游动脉的浓度/温度时间关系，计算得出心排血量，以反映心脏机械功能和血流动力学指标。心排血量监测仪有多种监测类型，其中脉搏指示心排血量监测仪最为常见，可通过对脉搏波形进行分析，并使用特定模型计算得出心排血量、每搏输出量等指标（图2-6），该类测量方法创伤小，常用于连续心排血量监测。

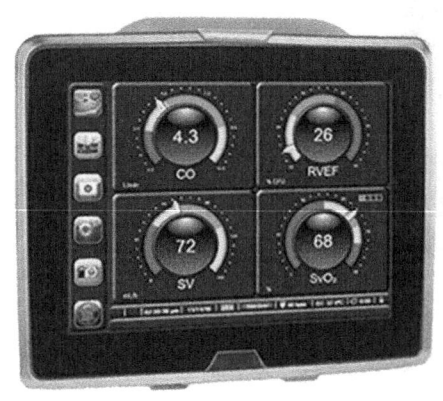

图2-6 脉搏指示心排血量监测仪

三、神经功能监测

神经系统监测设备可通过电极、放大器、滤波器等硬件设备监测脑电、诱发电位等神经信号，经软件系统处理和分析后得出监测报告，帮助麻醉科医师及时发现异常并做出治疗决策。

（一）脑电图仪

脑电图（electroencephalogram，EEG）仪使用头皮部位放置的电极采集脑电信号，以实现对脑电信号进行解剖定位并标准化。标准诊断性EEG至少使用16导联，术中监测也可选用1～32的全导联。

（二）麻醉深度监测仪

麻醉深度监测仪（图2-7）可根据脑电图产生的衍化指标如脑电双频指数（BIS）、脑电熵指数、麻醉/脑电意识深度监测指数等，对麻醉深度进行监测，进而指导调整麻醉药物用量，预防潜在的血流动力学改变及术中知晓。

（三）神经电生理监测仪

一体化的神经电生理监测仪（图2-8）可同时监测EEG、肌电图、脑干听觉诱发电位、体感诱发电位和运动诱发电位等。其工作原理是：在特定部位放置电极，并根据需要发出声音、电等不同刺激，记录刺激诱发的具有相对固定时间间隔关系的神经系统电活动，经分析处理后以波形曲线显示。

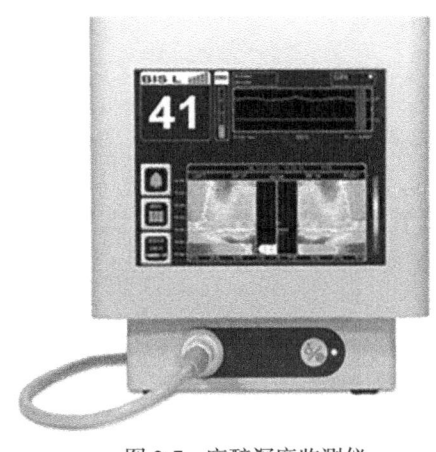

图2-7 麻醉深度监测仪

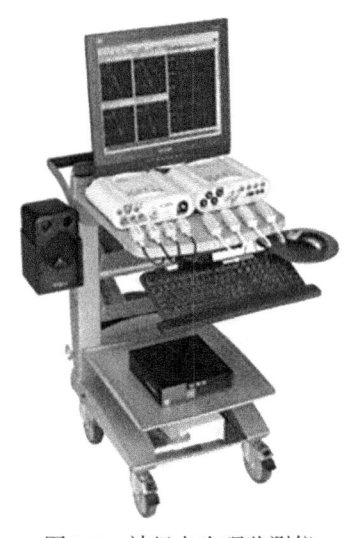

图2-8 神经电生理监测仪

（四）脑氧饱和度监测仪

脑氧饱和度监测仪（cerebraloximetry）采用近红外光谱测定技术，可对局部脑氧饱和度（regional cerebral oxygen saturation，rSO_2）进行测定（图2-9）。其原理与脉搏氧饱和度监测技术相似，主要测量局部脑组织、动脉和静脉血液中的混合血氧饱和度，由于脑组织中静脉血流占比约70%~80%，其主要反映的是脑部静脉血氧饱和度。

四、肌 松 监 测

肌松监测是应用神经刺激器将刺激经电极施加于运动神经，并通过传感器采集肌肉对神经刺激产生的收缩和肌电反应，反映神经肌肉的阻滞程度（图2-10）。肌松监测仪一般由中央处理器、神经刺激器、电极或传感器、信号处理系统、显示记录系统等几部分组成。

在临床应用时使用外周神经刺激仪，刺激电极位置一般选择腕部、肘部尺神经，其次为腕部正中神经、胫后神经、腓神经、面部运动神经等。

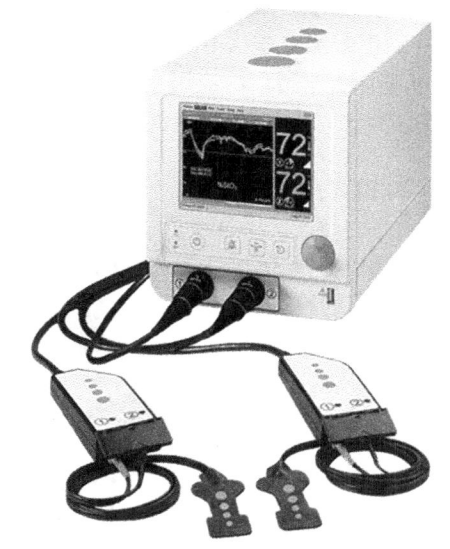

图2-9 脑氧饱和度监测仪

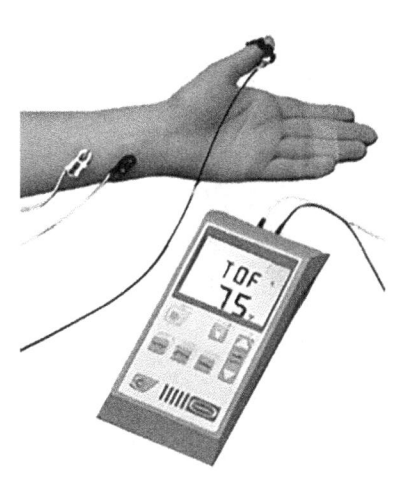

图2-10 肌松监测仪

五、体 温 监 测

临床常用的体温监测仪（图2-11）主要包括：①热敏电阻体温计，常用于监测口腔、直肠和皮肤表面的温度；②红外辐射体温测量仪，有皮肤红外体温计、红外耳鼓膜测温计以及红外热成像仪三种类型，常用于监测前额、耳道内鼓膜温度及人体体表温度。

热敏电阻体温计　　　　　　　　　皮肤红外体温计

图2-11 临床常用体温监测仪

除上述测量部位外，体温监测的部位还有肺动脉、食管远端及鼻咽部。直肠、膀胱温度虽然也能准确可靠地测量核心温度，但体温迅速变化时测量数值可能延迟。

六、凝血功能监测

血栓弹力图仪是围手术期监测凝血功能的重要设备，可针对全血标本的凝血功能做全面检查（图 2-12）。血栓弹力图仪主要由匀速原位旋转的测试杯（恒温 37℃）、自由垂吊的探针和机电传感器构成。传感器可感知测试杯中血样不同状态下杯体活动对探针的影响，处理后描记出相应的图形。

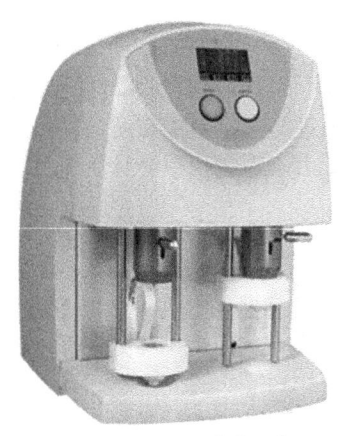

图 2-12　血栓弹力图仪

第 4 节　超声仪及医用输注设备

一、超声仪

（一）超声成像基础

超声成像技术是依据声波传播的原理，结合现代电子技术进行成像，以探测和了解人体内部组织的结构。这种技术利用不同组织间的声阻抗差异使其在超声影像中显示不同的特征。由于超声技术对人体安全无害，且不会对环境造成污染，因此已经在临床各学科广泛应用（图 2-13）。

（二）常用医用超声成像模式

1. 2D 模式（二维模式）　2D 模式是超声成像中的基础模式，亮度差异取决于组织的声阻抗、器官和病灶的特性及其密度。

2. M 模式（运动模式）　M 模式通过采样线来探测组织的运动信息。横轴表示时间，纵轴表示振幅和深度，主要用于心脏和肺部的检查。

3. 彩色模式　利用多普勒效应来成像，显示血流的灌注情况、方向和速度。常规设置时，朝向探头移动的血流显示为红色，远离探头的血流显示为蓝色。

（三）医用超声探头分类

为适应不同组织的探查，将超声探头分为三种：

1. 凸阵探头　为 2～5MHz 的低频探头，适用于深部组织、腹部器官。

2. 线阵探头　为 6～13MHz 的高频探头，适用于浅表血管、组织、器官。

3. 相控阵（扇形）探头　为 1～5MHz 的低频探头，适用于心脏、腹部等。

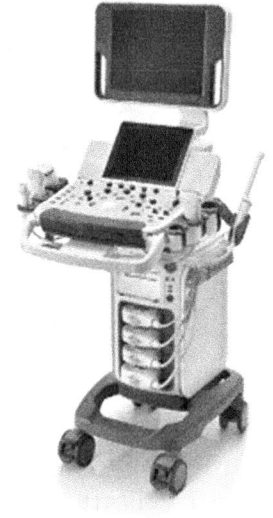

图 2-13　临床使用的超声仪

（四）超声在临床麻醉中的应用

超声在医疗领域应用广泛，尤其在区域阻滞、血管穿刺、气道及肺脏、腹部超声等方面有显著优势。

根据对超声传播时的回声特征，不同组织在超声下的显像特点可分为三类：①实质性组织：图像特征为均质回声；②含液体组织：图像特征为无回声或低回声区；③含气组织：图像特征为强回声区。以腋入路臂丛神经阻滞为例（图 2-14），不同组织在超声下的图像特点为：血管腔表现为无回声的结构，血管壁为中等回声薄线；骨骼显示为亮白色，且下方为无回声区；神经纤维束及其外膜表现为高低回声交替，类似蜂窝结构；肌肉纤维显示为平行的线条或条带状纹理，呈现为中等程度的回声。

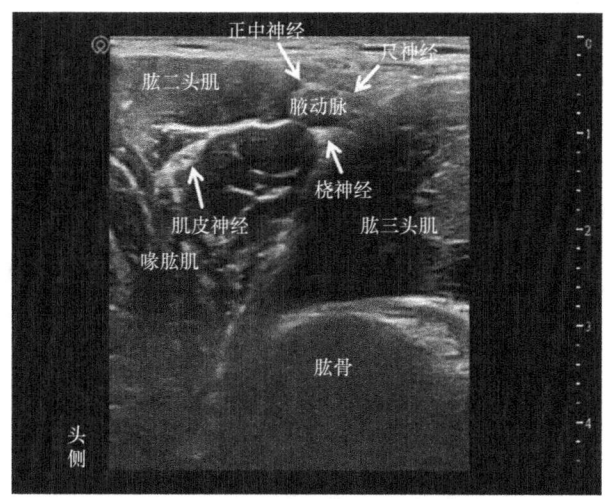

图 2-14　腋入路臂丛神经阻滞超声图像

二、医用输注泵

现代医用输注泵是由微电脑控制，实现自动推动液体进入人体血管的电子机械设备，可分为医用输液泵和医用注射泵两种。

1. 医用输液泵　可准确控制输液滴数或输液流速，以设定的速度保证药物速度均匀、药量准确地进入患者血管内（图 2-15）。主要用于长时间精准控制输液速度和容量，每小时输注的液体量可为数毫升至数百毫升。

2. 医用注射泵　以恒定性压力作用于注射器的活塞柱上，推动注射器内液体通过输液管道进入患者血管。多用于麻醉药物或特殊药物的精确输入，输注速率可在 0.1~1200mL/h 甚至更大范围调节，由于注射器容量有限，不适用于大量输液。临床麻醉工作中常需输入多种不同药物，此时医用注射泵可组成输液工作站（图 2-16）。

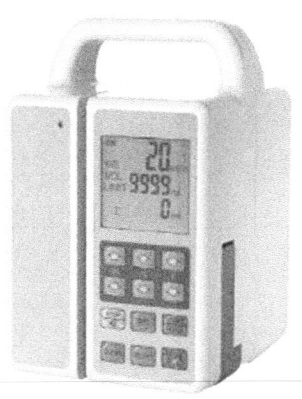

图 2-15　医用输液泵

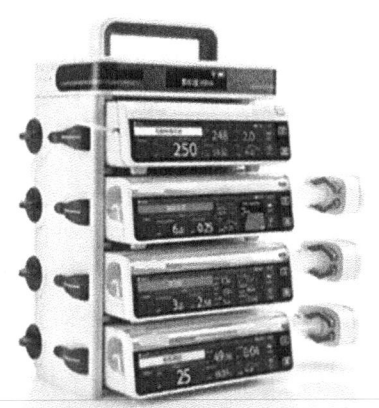

图 2-16　输液工作站

靶浓度控制注射泵是一种特殊的医用注射泵，通过输入药物名称、目标浓度以及患者年龄体重等参数，注射泵可根据内置药代动力学模型参数进行实时模拟，并自动调节注射泵的推注速率（图 2-17）。

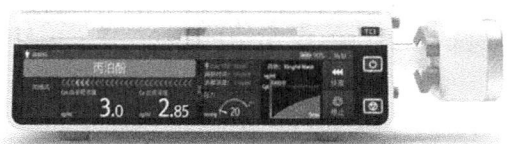

图 2-17　靶浓度控制注射泵

三、镇痛泵

镇痛泵是通过机械或电子装置将镇痛药物自动定量注入患者体内的设备。根据驱动来源可分为机械类镇痛泵和电子类镇痛泵（图2-18）。

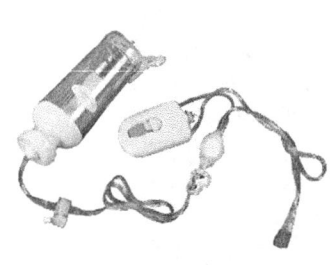
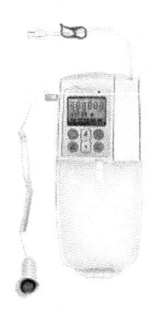
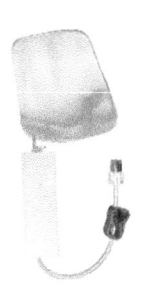

图2-18 机械类和电子类镇痛泵

机械类镇痛泵：由1~2层的弹性膜形成储药球囊，以其机械弹性为镇痛泵提供动力，并通过流速控制器内的限速管控制输注速度。机械式镇痛泵的常用注射速度为2mL/h、5mL/h等，即背景输注量。在机械式镇痛泵基础上添加单次注射储药囊，即可成为患者自控机械式镇痛泵，患者可通过按动单次注药按钮，将单次注射储药囊内的药物注入体内，即单次注药量。

电子类镇痛泵：以微电机带动推动装置挤压储液盒上的输出管道，推动药液进入患者血管内。可通过控制面板调节微电机转速，从而调节背景输注量，推进管道连接有传感器，当输注管路阻塞时报警。患者自控按钮通过缆线与泵体连接，按压自控按钮时，可按照设定的时间间隔和输注量进行单次注药量的输注。

第5节 麻醉信息系统

一、信息管理的重要性和分类

医疗信息系统至关重要，可全面、详细、客观地记录患者的病情和医疗活动，是医疗决策的重要依据。良好的信息管理不仅可提高医疗水平，还是科研成果的基石。

麻醉科信息分类包括医疗信息、医学资源、学术信息、教育信息和科室管理信息等，对科室发展至关重要。

二、麻醉信息管理系统

麻醉信息管理是依据麻醉科流程设计，通过网络和计算机技术记录、处理手术信息，形成电子化记录单，实现麻醉（手术）科室的信息化、科学化管理（图2-19）。

麻醉信息管理系统主要功能具体如下：

（一）患者管理功能

根据围手术期患者治疗流程，包括（术前）麻醉排班—术前访视—麻醉方案制订—（术中）麻醉记录单—（术后）术后随访等场景，实现数据自动采集，形成电子化麻醉记录单。

（二）急诊管理功能

与患者管理功能基本相同，针对拟行急诊手术的患者直接进入手术麻醉记录单元。通过急诊排班系统可查询急诊手术级别及相关信息。

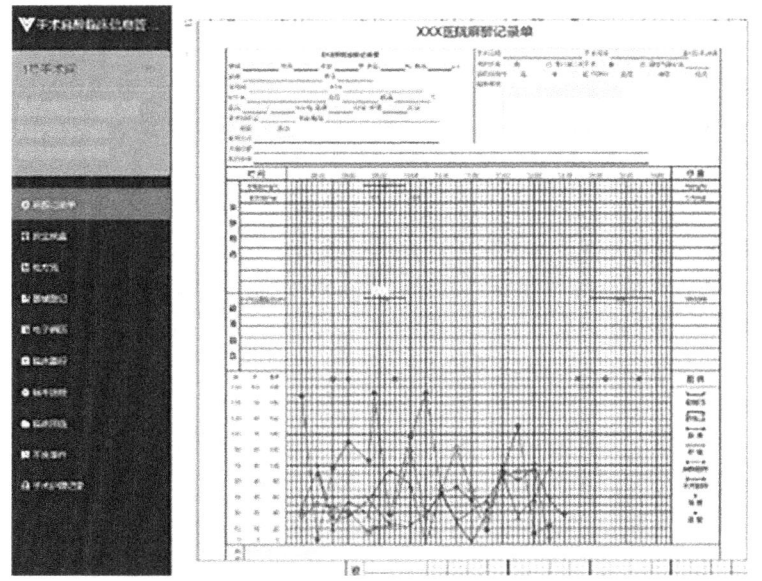

图 2-19 麻醉信息管理系统界面示意图

(三)医用物资及设备管理功能

统一管理麻醉药品和医用物资的申领、分发、出入库等,方便医师掌握库存。同时可与智能药柜联动,实现麻醉药品的精确管理。对麻醉科设备设置智能标签,实现定位或报警功能,可实时掌控设备状况,确保设备安全。

(四)科室管理功能

科室管理功能包括科室人员安排、出勤、病事假等的管理,支持手术工作量和科室人员工资绩效的统计等。

(五)数据查询与统计分析功能

支持条件方式的数据查询,同时能对麻醉信息进行大样本的统计及对比分析,支持单个患者统计和多患者对比分析,从而为医院科研、教学提供支持。

(六)系统扩展功能

麻醉信息管理系统支持设备扩展,如通过掌上电脑等移动端,用于患者身份确认或医疗信息记录。同时,通过扩展与医院信息屏连接,可实时更新手术信息。

(郭向阳 周 阳)

第 3 章 常用麻醉药

本章要点：
- 吸入麻醉药最低肺泡有效浓度值越小，麻醉效价强度越大；血气分配系数越小，麻醉诱导和苏醒速度越快。吸入麻醉药可增加脑血流量、升高颅内压，降低脑耗氧量。
- 丙泊酚主要通过增强 γ-氨基丁酸诱导的神经元超极化产生全麻效应。丙泊酚诱导平稳、起效迅速、不易蓄积、苏醒完全。丙泊酚有较强的呼吸和循环抑制作用，且可减少脑血流量、降低颅内压、降低脑耗氧量。
- 氯胺酮主要通过非竞争性拮抗 N-甲基-D-天冬氨酸受体产生全麻效应，是唯一具有确切镇痛作用的静脉麻醉药。氯胺酮在低剂量下具有快速抗抑郁作用。
- 芬太尼及其衍生物舒芬太尼、阿芬太尼和瑞芬太尼均为 μ 型阿片受体激动药，对心血管系统影响小，常用于心血管手术麻醉。

麻醉药（anesthetic）是一类通过抑制中枢或周围神经系统功能，使患者暂时丧失意识、痛觉或其他感觉的药物，实现手术或其他医疗操作的无痛、安全与可控。麻醉药分为全身麻醉药（简称全麻药）、麻醉镇静药、麻醉镇痛药和局部麻醉药。局部麻醉药详见第 9 章第 2 节。

手术或者其他诊疗期间，为了减轻患者的痛苦和对伤害性刺激的反应，需要使用麻醉药，以保障患者安全、减轻生理和心理创伤、促进术后恢复。掌握麻醉药的药理学知识，根据手术类型、患者基础状态，合理地应用麻醉药对降低围手术期并发症、加速康复并改善远期预后至关重要。

第 1 节 麻醉药使用时需要关注的重要问题

麻醉药使用过量会有呼吸抑制、循环波动、认知功能障碍的风险，而用量过少则达不到理想的镇静镇痛效果。合理地应用麻醉药能在手术和诊疗过程中有效地抑制各种神经反射、避免全身麻醉的术中知晓和控制应激反应等，以维持中枢神经系统和呼吸、循环系统的稳定。

1. 个体差异因素对麻醉药的影响 由于遗传或环境的影响，不同个体药物代谢酶的表达和功能具有一定的差异，导致对麻醉药的代谢速度不同。另外，中枢神经系统谷氨酸受体和 γ-氨基丁酸（γ-aminobutyric acid，GABA）受体的表达和功能差异可能也是导致机体对麻醉药敏感性不同的重要原因。

2. 年龄因素对麻醉药的影响 麻醉药的使用剂量和年龄密切相关。一般来说，婴幼儿和儿童由于体重较轻，单位体重应用的麻醉药物剂量是高于成人的，但是使用的药物总剂量是低于成人的。老年人肝肾功能下降，并且中枢神经系统退行性改变明显，因此老年人的麻醉药使用量比青壮年要相应减少。

3. 疾病状态因素对麻醉药的影响 精神疾病患者长期服用中枢抑制药物，或者患者的中枢神经系统已处于抑制状态如抑郁症患者或急性酒精中毒的患者，这些情况下麻醉药的使用剂量应该相应降低。但是慢性酗酒的患者，由于长期的乙醇摄入会导致对麻醉药产生交叉耐受，在清醒状态下对麻醉药的敏感性降低。另外，术前高度紧张和焦虑的患者由于中枢神经系统兴奋性增高，或者甲亢患者由于代谢比较快，可能需要相应增加药物剂量才能发挥良好的麻醉效应。

4. 手术类型因素对麻醉药的影响 不同类型的手术对麻醉药有不同的要求，如颅脑手术在选择麻醉药物时要尽可能使用对患者脑血流量、颅内压和脑电影响小的药物。剖宫产麻醉应该尽量避免使用能透过胎盘的麻醉药，以防止对胎儿造成不良影响。

第 2 节 全身麻醉药

全身麻醉药（general anesthetics）是指能够可逆性地引起感觉与意识丧失，用于实施外科手术、各类有创检查与治疗，以及重症监护病房（intensive care unit，ICU）病人镇静的药物。全麻药不仅使患者意识消失、遗忘，保证手术顺利进行；也能抑制生理应激反应，使患者不因为恐惧焦虑和手术刺激导致血压、心率的急剧升高。全麻药按给药途径可分为吸入麻醉药和静脉麻醉药。

一、吸入麻醉药

吸入麻醉药（inhalation anesthetic）是一种气体或挥发性液体，通过吸入而发挥麻醉作用的全身麻醉药。吸入麻醉药的理化性质和参数关系到临床给药方法、麻醉诱导速度、术后苏醒快慢以及全麻深度调节等。血气分配系数是吸入麻醉药的一个重要参数。分配系数指当分压相等，即达到动态平衡时，麻醉药在两相中浓度的比值。血气分配系数越大，麻醉诱导和苏醒速度越慢。最低肺泡有效浓度（minimum alveolar concentration，MAC）是吸入麻醉药的另一重要参数，指在一个大气压下，使 50% 的人（或动物）在受到伤害性刺激时不发生体动反应的肺泡气中吸入麻醉药浓度。MAC 反映吸入麻醉药的效价强度，MAC 值越大则该吸入麻醉药的效价强度越弱。目前临床应用的吸入麻醉药主要有异氟烷、七氟烷、地氟烷和氧化亚氮等。常用吸入麻醉药的理化性质和 MAC 值见表 3-1。

表 3-1 常用吸入麻醉药的理化性质和 MAC 值

项目		异氟烷	七氟烷	地氟烷	氧化亚氮
分子量		184.5	200	168	44.0
沸点（1 个大气压）（℃）		48.5	58.5	23.5	~88.0
蒸气压（20℃）（mmHg）		240	156.9	670	39 000
气味		有刺激	香、无刺激	有刺激	甜、舒适
液体密度（g/mL）		1.50	1.25	—	1.53
MAC（vol%）吸入 O_2		1.15	1.71	7	104
MAC（vol%）吸入 70%N_2O		0.50	—	—	—
（37℃）分配系数	血/气	1.4	0.69	0.42	0.47
	油/气	94.0	53.9	19.0	1.4
	脑/血	1.6	1.7	1.3	1.1
	肌肉/血	2.9	3.1	2.0	1.2
	脂肪/血	45.0	48.0	27.0	2.3
代谢率（%）		0.2	1~5	0.1	0.004

（一）异氟烷

异氟烷（isoflurane）是恩氟烷的同分异构体，有刺激性气味，化学性质非常稳定，临床使用浓度不燃不爆。抗生物降解能力强，在机体内生物转化极少，几乎全部以原型从肺呼出。

1. 药理作用 异氟烷 MAC 为 1.15%，全麻效能和效价强度均较高。异氟烷的血气分配系数仅为 1.4，但对呼吸道有刺激性，诱导期可出现咳嗽、屏气，故一般不用于麻醉诱导。异氟烷可因抑制呼吸使 $PaCO_2$ 增高而引起脑血管扩张，从而增加脑血流量和颅内压。

异氟烷对循环功能的抑制作用弱，心排血量通常无明显减少，故重要脏器的灌注得以保证。异氟烷降低冠状动脉阻力，不减少甚至增加冠状动脉血流量，降低心肌耗氧量。异氟烷具有很高的心血管安全性，其心脏麻醉指数（导致心脏衰竭时麻醉药浓度/麻醉所需浓度）为 5.7。

2. 临床应用 异氟烷具有很多优点，尤其是对循环影响轻，对肝肾无明显损害，毒性小。除镇痛作用较弱、对呼吸道有刺激性外，是较好的吸入麻醉药。异氟烷主要用于麻醉维持，常用维持浓度为 0.8%～2%。可适用于各年龄患者、各个部位以及各种疾病的手术。

异氟烷不减慢希-普纤维的传导，不诱发心律失常，不增加心肌对儿茶酚胺的敏感性，因此，异氟烷麻醉时尚可使用肾上腺素，适用于嗜铬细胞瘤患者。异氟烷即使麻醉很深亦不出现癫痫型脑电活动和肢体抽搐，故可用于癫痫患者。异氟烷可降低成人的眼内压，适用于眼科手术。异氟烷不升高血糖，故可用于糖尿病患者麻醉。异氟烷可扩张支气管，故有利于慢性阻塞性肺疾病和支气管哮喘患者的麻醉处理。异氟烷增加肝血流量，可加快肌松药的消除，故适用于重症肌无力患者手术。此外，异氟烷亦可用于控制性降压。

3. 不良反应 异氟烷的毒性很低，不良反应少而轻，但过量仍可引起呼吸、循环衰竭。苏醒期偶可出现肢体活动或寒战。深麻醉时可使产科手术出血增多。少数人出现恶心、呕吐、流涎、喉痉挛。

（二）氧化亚氮

氧化亚氮（nitrous oxide，N_2O）是气体吸入麻醉药，俗名笑气。N_2O 是无色、带有甜味、无刺激性的气体，在常温常压下为气态。

1. 药理作用 N_2O 全麻效能和效价强度均很低，单独使用 N_2O 无法达到较深的麻醉。由于 N_2O 血气分配系数仅为 0.47，故麻醉诱导和苏醒均很迅速。有较强的镇痛作用，并且可增强交感神经系统的活动，可使脑血管扩张，脑血流量增多，颅内压升高。

2. 临床应用 N_2O 不能单独用于全身麻醉，是复合麻醉的常用药，与含氟麻醉药合用是目前国内外最通用的麻醉方法之一。N_2O 除了可加速诱导外，还可使合用麻醉药的 MAC 明显下降，故可减少合用麻醉药的用量。此外，N_2O 还可与静脉麻醉药、肌松药合用，组成复合麻醉。

3. 不良反应 N_2O 的不良反应主要有弥散性缺氧、闭合空腔增大、骨髓抑制等。禁用于肠梗阻、气胸、空气栓塞、气脑造影等体内有闭合性空腔的患者。

弥散性缺氧：是指在 N_2O 停止吸入后的最初几分钟内，体内大量的 N_2O 从血液迅速弥散至肺泡，使肺泡内氧被稀释而导致氧分压下降，导致的短暂性缺氧。其机制在于：N_2O 在血液中的溶解度比氮气高 30 多倍。当停止吸入 N_2O 时，血液中的 N_2O 便会大量弥散进入肺泡，快速占据肺泡空间，使得肺泡内的氧分压和二氧化碳分压在短时间内都明显下降。根据气体弥散原理，肺泡气和肺毛细血管血液之间的气体交换取决于分压差。当肺泡氧分压下降时，氧气从肺泡进入血液的驱动力减小，就会导致机体出现缺氧状态。

（三）七氟烷

七氟烷（sevoflurane）为无色透明液体，无恶臭味，临床使用浓度不燃不爆。七氟烷大部分以原型从肺呼出；小部分（约3%）经肝微粒体酶催化生成六氟异丙醇，再与葡萄糖醛酸结合生成葡萄糖醛酸酯，从胆汁和尿排出。

1. 药理作用 七氟烷的全麻效能和效价强度均较高，MAC 在成年人为 1.71%。由于血气分配系数低至 0.69，七氟烷的麻醉诱导和苏醒速度均很迅速，麻醉深度容易调节。七氟烷麻醉时脑电图很少出现棘状波群，其诱发癫痫型脑电活动的可能性较小，介于恩氟烷与异氟烷之间。与异氟烷相似，七氟烷可增加脑血流、增高颅内压、降低脑耗氧量。七氟烷有一定的肌松效应，能增强并延长非去极化肌松药的作用，故可减少合用肌松药的剂量和给药次数。七氟烷对循环系统有剂量依赖性的抑制作用，并可产生剂量依赖性呼吸抑制作用，但停药后消失较快。

2. 临床应用 七氟烷适用于各年龄阶段，各部位的大、小手术麻醉。由于诱导迅速、无刺激性、苏醒快，尤其适用于小儿和门诊手术。七氟烷不增加心肌对儿茶酚胺的敏感性，很少引起心律失常，可用于嗜铬细胞瘤手术及合用肾上腺素患者。七氟烷对呼吸道无刺激性，不引起分泌物增加，诱导时很少引起咳嗽，且可松弛支气管平滑肌，抑制乙酰胆碱、组胺引起的支气管收缩，故可用于支气管哮喘患者。

3. 不良反应 常见的不良反应为恶心、呕吐。过量吸入可抑制呼吸和循环系统，导致低血压。七氟烷剂量依赖性降低肝血流量，停药后迅速恢复正常，几乎无肝毒性。尽管七氟烷分子中含有7个氟原子，但因代谢率低、排泄迅速，且脱氟反应不在肾脏，故肾毒性较小。七氟烷在钠石灰（主要成分是氢氧化钙等）中，当遇到高温环境时会发生降解反应，产生一种被称为化合物A的物质，后者具有肾毒性，应警惕。七氟烷可剂量依赖性地减少肾血流量，休克或肾低灌注时应慎用。使用卤化麻醉药后出现原因不明的黄疸和发热者，患者本人和家属对卤化麻醉药有过敏史或有恶性高热史者，以及患有肝、胆、肾疾病者慎用。

（四）地氟烷

地氟烷与异氟烷相似，仅以一氟原子取代后者的氯原子。地氟烷有刺激性气味，化学性质非常稳定。沸点较低，需特定的温度控制蒸发器。地氟烷抗生物降解能力强，在体内几乎无分解代谢，对肝肾毒性极低。

1. 药理作用 地氟烷的成人MAC高达7%左右，因此其麻醉效价强度小。地氟烷的血气分配系数仅0.42，为现有吸入麻醉药中最低者，故诱导和苏醒作用非常迅速。地氟烷不引起癫痫样改变等异常脑电活动。大剂量时引起脑血管扩张、脑血流量增加、颅内压增高，但脑耗氧量降低。地氟烷对神经肌肉的阻滞作用比其他含氟麻醉药强，故麻醉时可产生满意的肌松效果。地氟烷很少引起心律失常，是其突出优点之一。

2. 临床应用 地氟烷诱导时，可有效抑制喉镜置入和插管引起的心率和血压变化。也可用于麻醉维持。

3. 不良反应 地氟烷有一定的气道刺激性，可引起咳嗽、屏气、喉痉挛。高浓度或突然增加吸入浓度时，可引起交感活性增强，而出现短暂血压升高、心率加快、心律失常。术后恶心呕吐发生率约为33.3%。谵妄发生率低于异氟烷。能与CO_2吸收剂作用降解产生CO。

二、静脉麻醉药

（一）丙泊酚

丙泊酚（propofol）属于烷基酚类化合物，具有高度脂溶性，溶解于脂肪乳中供静脉途径给药。丙泊酚是目前最常用的短效静脉麻醉药，静脉注射后95%与血浆蛋白结合，到达峰效应的时间为90s。主要的药代动力学参数见表3-2。主要在肝经羟化反应和与葡萄糖醛酸结合反应，降解为水溶性的化合物经肾排出。其代谢产物无药理学活性，故适合于连续静脉输注维持麻醉。

表3-2 三种非巴比妥类静脉麻醉药的药代动力学参数

药物名称	消除半衰期（h）	分布容积（L/kg）	清除率[mL/(kg·min)]
丙泊酚	0.5~1.5	3.5~4.5	30~60
依托咪酯	2~5	2.2~4.5	10~20
氯胺酮	1~2	2.5~3.5	16~18

1. 药理作用 丙泊酚的作用机制尚未完全阐明，目前认为主要是通过与GABA的A型受体（$GABA_A$）中的β亚基结合，增强GABA诱导的氯离子内流，促进神经元的超极化抑制，从而产生镇静催眠和全身麻醉作用。

丙泊酚诱导平稳、起效迅速、无肌肉不自主运动，苏醒迅速而完全。丙泊酚有抗惊厥作用，可降低脑血流量、脑氧代谢率和颅内压。对急性脑缺血患者，因降低脑氧代谢率而具有脑保护作用。丙泊酚对呼吸有明显抑制作用，表现为呼吸频率减慢、潮气量减少，甚至出现呼吸暂停。丙泊酚静脉持续输注期间，呼吸中枢对 CO_2 的反应性减弱。丙泊酚对心血管系统有明显的抑制作用，且对老年人的心血管抑制更严重。在麻醉诱导期间可使心排血量、心脏指数、每搏指数和总外周阻力降低，从而导致动脉压显著下降。

2. 临床应用　丙泊酚持续输注后不易蓄积，且有一定的镇吐效应。丙泊酚可用于麻醉诱导、麻醉维持及手术室内或 ICU 患者的镇静。诱导剂量为 1～2.5mg/kg，静脉注射；镇静剂量为 25～75μg/（kg·min），持续静脉输注；麻醉维持剂量为 50～150μg/（kg·min），持续静脉输注。

丙泊酚也适用于门诊患者的胃、肠镜诊断性检查和人工流产等短小手术的麻醉，在应用该药时，必须备有氧源及气道管理工具以备急用。用于老年人、危重患者或与其他麻醉药合用时应减量或减慢输注速度。

3. 不良反应　丙泊酚麻醉诱导最显著的不良反应是呼吸抑制与血压下降。此外还有注射痛、肌阵挛，偶尔还会引起注射部位的血栓性静脉炎。丙泊酚对肝、肾功能及肾上腺皮质功能均无明显影响。

丙泊酚输注速度超过 5mg/（kg·h）且输注时间超过 48h 者可能发生丙泊酚输注综合征，表现为心律失常、代谢性酸中毒、高钾血症、高脂血症、心肌细胞溶解、急性心力衰竭等某项或全部症状。此现象虽然罕见，但可危及生命，应引起足够重视。

（二）环泊酚

环泊酚是中国自主研发的全麻药，是在丙泊酚化学结构中加入环丙基，与 $GABA_A$ 受体的亲和力比丙泊酚更高。

环泊酚起效快、恢复快、效价高。环泊酚与 $GABA_A$ 受体的亲和力约为丙泊酚的 4～5 倍，效价强度比丙泊酚高 4～5 倍。环泊酚整体安全性和耐受性良好，治疗指数（即半数致死量/半数有效量）约为丙泊酚的 2.4 倍，安全窗更宽。由于环泊酚的脂溶性比丙泊酚高，乳剂中游离分子的浓度明显低于丙泊酚，因此环泊酚的注射痛发生率低。环泊酚对呼吸和循环抑制轻，心血管稳定性好。

环泊酚广泛应用在无痛诊疗、全麻诱导和维持，ICU 镇静等方面，成为全身麻醉药的新选择。环泊酚的临床应用和不良反应还有待进一步深入研究。

（三）依托咪酯

依托咪酯（etomidate）为咪唑类的衍生物，有镇静、催眠作用。在生理 pH 条件下则为脂溶性。依托咪酯主要在肝脏经酯酶水解，影响肝血流的药物可影响此药的消除。药代动力学参数见表 3-2。

1. 药理作用　依托咪酯静脉注射后起效迅速，临床剂量范围为 0.1～0.4mg/kg，7～14min 苏醒。依托咪酯可降低颅内压，应用该药 0.2～0.3mg/kg 可使脑耗氧量呈剂量依赖性降低，而脑灌注压维持正常，对缺氧性脑损害有保护作用。

2. 临床应用　依托咪酯属于短效静脉麻醉药，主要用于麻醉诱导及短小手术的麻醉维持。依托咪酯最显著的特点是对心功能无明显影响，对冠状动脉有轻度扩张作用，不增加心肌耗氧量，对血流动力学影响小，呼吸抑制轻微且安全剂量范围较大，因此适用于合并心血管系统、呼吸系统及颅内高压等疾病的患者。特别适用于老年患者以及合并冠心病和其他心脏储备功能差的患者。依托咪酯不影响肝、肾功能，不释放组胺，能快速降低眼压，对内眼手术有利。常用诱导剂量为 0.2～0.5mg/kg，年老体弱和危重患者可减至 0.1mg/kg。由于其对肾上腺的抑制作用，不推荐用于麻醉维持。

3. 不良反应　注射部位疼痛的发生率为 10%～50%，多发生在小静脉，注药前在同一静脉处，先注射小剂量利多卡因可使疼痛减轻。麻醉诱导时可出现肌震颤、肌强直，严重时类似抽搐，预先注射咪达唑仑或芬太尼可减少其发生。依托咪酯也被报道可以诱发广泛的癫痫状脑电波，因此癫痫病人应慎用。依托咪酯一过性抑制肾上腺皮质功能。其应用过程中机体对二氧化碳增高的敏感性并没有降低，但剂量过大、注射过快仍可引起呼吸抑制甚至呼吸暂停。

（四）氯胺酮

氯胺酮（ketamine）是苯环己哌啶的衍生物，由于其脂溶性高，易透过血脑屏障，加之脑血流丰富，脑内浓度迅速增加，其峰浓度可达血药浓度的4~5倍，然后迅速从脑再分布到其他组织，从而苏醒迅速。药代动力学参数见表3-2。

1. 药理作用 氯胺酮是N-甲基-D-天冬氨酸（N-methyl-D-aspartate，NMDA）受体的非竞争性拮抗剂，阻断NMDA受体是氯胺酮产生全身麻醉作用的主要机制。该药选择性阻断脊髓网状结构束对痛觉信号的传入，阻断疼痛向丘脑和皮质区传导，还能够激动阿片受体，产生镇痛作用。同时还激活边缘系统。氯胺酮是唯一具有确切镇痛作用的静脉麻醉药。氯胺酮有良好的镇痛作用，但对内脏的镇痛效果差，腹腔手术时牵拉内脏仍有反应。

氯胺酮的麻醉体征与其他全身麻醉药不同。单独注射后不像其他全身麻醉药出现类自然的睡眠状态，而是呈木僵状。表现为意识消失但眼睛睁开凝视，眼球震颤，对光反射、咳嗽反射、吞咽反射存在，肌张力增加，少数患者出现牙关紧闭和四肢不自主活动，这种现象被称为"分离麻醉"。氯胺酮能同时增加脑血流量和脑代谢率，导致颅内压增加。由于氯胺酮兴奋边缘系统，可导致苏醒期患者出现精神运动性反应，可使患者出现兴奋、欣快、幻觉、迷惑甚至恐惧。

氯胺酮可兴奋交感神经中枢，使内源性儿茶酚胺释放增加，对交感神经系统活性正常患者，兴奋心血管系统，表现为心率增快、血压升高、心排血量增加。该药还抑制去甲肾上腺素的再摄取。氯胺酮可松弛支气管平滑肌，使肺顺应性增加，呼吸道阻力降低，缓解支气管痉挛，故适用于支气管哮喘患者。临床麻醉剂量的氯胺酮可对呼吸频率和潮气量产生轻度抑制，但很快恢复。如果静脉注射过快或剂量过大，尤其是与麻醉性镇痛药复合应用时，则引起显著的呼吸抑制。

2. 临床应用 氯胺酮体表镇痛效果好，且对呼吸和循环系统影响较轻，因此主要适用于短小手术、清创、植皮、更换敷料和小儿麻醉，以及血流动力学不稳和先天性心脏病患者的麻醉诱导。氯胺酮可经静脉注射、肌内注射、口服途径给药。静脉注射0.5~2mg/kg，或肌内注射2~4mg/kg。

3. 不良反应 苏醒期出现谵妄、狂躁、肢体乱动等精神运动反应，禁用于癫痫及精神分裂症患者。对失代偿的休克患者或心功能不全的患者可引起血压剧降、心动过缓，甚至心脏停搏。禁用于严重高血压、肺心病、肺动脉高压、心功能不全、甲状腺功能亢进症和精神分裂症患者。可引起唾液和支气管分泌物增加，小儿尤为明显。偶有呃逆、恶心、呕吐、误吸发生。连续应用可产生耐受性和依赖性。

（五）艾司氯胺酮

1. 药理作用和临床应用 艾司氯胺酮是右旋氯胺酮，其麻醉效价为氯胺酮的2倍。其主要作用机制也为非竞争性拮抗NMDA受体，也能作用于其他受体，如阿片类受体、胆碱能受体等。艾司氯胺酮对NMDA受体、阿片类受体、M型胆碱能受体的亲和力分别是氯胺酮的2倍、1.5~2倍和1.5倍。

2. 不良反应 艾司氯胺酮与氯胺酮的临床应用场景基本相似，但其在苏醒时间上优于氯胺酮，在小儿麻醉、短小手术和检查、剖宫产等麻醉中发挥重要作用。艾司氯胺酮还具有较好的快速抗抑郁效应，它可以在3~4h内改善抑郁症状，缓解自杀倾向，而且以鼻喷剂的形式使用，这使得患者的治疗更为方便。但艾司氯胺酮仍然具有与氯胺酮相似的致幻倾向、精神运动反应及成瘾性。

（六）硫喷妥钠

1. 药理作用 硫喷妥钠为超短效巴比妥类静脉麻醉药，选择性增强GABA与$GABA_A$受体的结合，延长氯离子通道开放时间，导致神经元超极化，抑制中枢神经冲动传递。优先抑制脑干网状上行激活系统，降低大脑皮层兴奋性，产生快速意识消失；高剂量可抑制脊髓反射。

2. 临床应用 硫喷妥钠具有起效迅速、苏醒快的特点，但治疗窗窄，需严格掌握剂量与推注速度。临床主要用于麻醉诱导及紧急抗惊厥，禁用于卟啉症及循环不稳定患者。其应用已逐渐被丙泊酚等新型药物替代，但在特定场景（如短小手术、ECT）仍具价值。麻醉诱导时予 4～6mg/kg 静脉缓慢注射，癫痫持续状态时予 3～5mg/kg 静脉推注。

3. 不良反应 其剂量依赖性抑制延髓呼吸中枢，导致呼吸暂停；扩张外周血管，抑制心肌收缩力，引起短暂血压下降（尤其是血容量不足或心功能不全患者）。

第3节 麻醉镇静药

镇静药（sedatives）是一类通过抑制中枢神经系统（CNS）活动，减轻焦虑、诱导睡眠或维持患者平静状态的药物。使用麻醉镇静药目的：①缓解术前焦虑：术前患者常因对未知的恐惧、担心预后等产生焦虑，导致交感神经兴奋（心率加快、血压升高），可能增加心血管事件风险（如心肌缺血）；②全麻药的辅助：全麻药联合镇静药、镇痛药，维持患者无意识状态，避免术中知晓；③区域（局部）麻醉：镇静药使患者保持安静，降低清醒状态下的不适感（如长时间固定体位、手术器械噪声）；④术后重症监护管理：机械通气患者需适度镇静以减少人机对抗，降低氧耗，同时减轻应激反应（如创伤、大手术后全身炎症反应）。

一、苯二氮䓬类镇静药

苯二氮䓬类镇静催眠药通过特异结合 $GABA_A$ 受体 α 亚单位上的苯二氮䓬受点，通过促进 GABA 与 $GABA_A$ 受体的结合而使氯离子通道开放的频率增加，引发更多的氯离子内流，从而增强 GABA 神经传递功能和突触抑制效应。短效的咪达唑仑和瑞马唑仑是麻醉科医生常用的镇静药，长效的地西泮用于癫痫持续状态或慢性焦虑。

（一）咪达唑仑

咪达唑仑（midazolam）在生理 pH 条件下，其亲脂性碱基释出，可迅速透过血脑屏障。由于明显的首过消除，口服生物利用度低，肌内注射生物利用度可达 90%。静脉注射起效快，60～90s 药效达高峰，消除半衰期平均为 2～3h。

1. 药理作用 咪达唑仑与苯二氮䓬类受体的亲和力约为地西泮的 2 倍，具有较强的抗焦虑、催眠、抗惊厥、中枢性肌松和顺行性遗忘作用，可预防和治疗局麻药中毒所致惊厥。咪达唑仑有一定的呼吸抑制作用，静脉注射速度越快呼吸频率、潮气量降低越明显。对慢性阻塞性肺疾病患者的呼吸抑制更为明显，并可增强中枢抑制药对呼吸的抑制作用。此药临床剂量对正常人的心血管系统影响轻微，对循环系统的抑制作用维持时间短，多在 5～20min 内恢复。

2. 临床应用 麻醉前用药，成人肌内注射剂量为 5～10mg，注射后 10～15min 产生镇静效应，口服剂量须加倍。对小儿可用直肠注入，剂量为 0.3mg/kg。临床上常将咪达唑仑与丙泊酚联合用于麻醉诱导，此时两种药物的用量均大大减少，如 0.02～0.04mg/kg 的咪达唑仑，可使丙泊酚的麻醉诱导剂量降低 50%～65%。用于静脉复合或静吸全麻的维持，可采取分次静脉注射或持续静脉滴注的方法，并与其他有高镇痛效能的药物合用，尤其适用于心血管手术和颅脑手术。可用于区域（局部麻醉）的辅助镇静，并可提高局麻药的惊厥值。还特别适用于消化道内镜检查，以及其他诊断性操作（如心血管造影）和治疗性操作（如心律转复等）。对于需用机械通气支持的患者，可用此药使患者保持镇静，控制躁动，即使用于心脏手术后患者，对血流动力学的影响也很小。咪达唑仑可轻度降低脑耗氧量、脑血流量及灌注压，以及颅内肿瘤患者的颅内压。因此，对脑缺氧具有一定的保护作用，也适用于颅内肿瘤患者。

3. 不良反应 不良反应少且轻。常见麻醉恢复期的嗜睡、镇静过度、共济失调。静脉注射可引起呼吸抑制，在合用阿片类药物时，呼吸抑制更易出现，需注意呼吸管理。

（二）瑞马唑仑

瑞马唑仑（remimazolam）是一种新型的超短效静脉注射苯二氮䓬类衍生物药物，水溶性好。能迅速被组织酯酶水解为无活性的代谢产物。其镇静作用起效迅速、持续时间短，意识恢复较快，对心血管和呼吸系统影响小，无注射痛，在无痛胃肠镜检查中具有可预测的镇静时间和快速恢复的特点。瑞马唑仑在临床麻醉中广泛应用，是一个新的安全有效的临床镇静催眠药。

二、其他麻醉镇静药

（一）右美托咪定

右美托咪定（dexmedetomidine）是一种高选择性 α_2 肾上腺素受体激动剂，对 α_2 受体亲和力为 α_1 受体的 1600 倍。右美托咪定的时量相关半衰期随输注时间延长显著增加，故麻醉维持中如长时间输注，会显著影响术后清醒。

1. 药理作用 右美托咪定激动中枢神经系统 α_2 肾上腺素受体可产生交感抑制、镇静、镇痛、抗焦虑、催眠效应。右美托咪定引发的镇静催眠效应类似于自然睡眠状态，这使其具有很大的临床应用价值。右美托咪定在镇静的同时对呼吸影响轻微，在血药浓度达到具有明显镇静作用时，可使每分钟潮气量减少，但对二氧化碳的反应曲线不变。

2. 临床应用 作为麻醉辅助用药，右美托咪定在临床麻醉中主要用于镇静、辅助镇痛，抗焦虑、减少麻醉药的用量、降低麻醉和手术引起的交感兴奋效应，从而提高血流动力学的稳定性。麻醉诱导前以 0.5~1μg/kg 泵注 15min，可有效减少其他麻醉诱导药物用量，减轻诱导插管过程中的循环波动。全身麻醉维持以 0.2~0.4μg/（kg·h）持续静脉输注，辅助其他麻醉镇痛药物维持麻醉，可使麻醉更易管理，亦可降低患者麻醉恢复期躁动的发生率。但长时间输注会使麻醉清醒时间延长，故需提前停药。相比其他镇静药，右美托咪定具有镇静同时可被唤醒、对呼吸影响小、明确的镇痛作用及血流动力学稳定等特点。用于区域（局部）麻醉的术中镇静及 ICU 镇静，可有效缓解患者紧张和焦虑。因其具有良好的术中唤醒特点，在神经外科手术中更显其优势。

3. 不良反应 右美托咪定对心血管系统的影响主要是减慢心率，降低外周血管阻力，降低心排血量。常见不良反应包括：低血压、心动过缓及口干。重度心脏传导阻滞和重度心功能不全患者禁用。右美托咪定肌内注射或静脉应用可引起少数患者出现严重心动过缓，偶尔发生窦性停搏，通常可以自行缓解，或给予抗胆碱药缓解。

（二）异戊巴比妥

1. 药理作用和临床应用 异戊巴比妥是中效巴比妥类药物，通过增强 GABA 与 $GABA_A$ 受体的结合，延长氯离子通道开放时间，抑制中枢神经系统。脂溶性较高，可快速透过血脑屏障，30min 内起效，作用持续 3~6h。主要经肝脏 CYP2C9 和 CYP2C19 代谢，肾脏排出。其作用表现为剂量依赖性：低剂量（30~50mg）时产生镇静作用，高剂量（65~200mg）时则具有催眠及抗惊厥效果。

2. 不良反应 嗜睡、共济失调等，肝、肾功能不全者需调整剂量，静脉注射过快时可能导致呼吸抑制和低血压。

（三）氟哌利多

氟哌利多是一种丁酰苯类安定药，作用于多巴胺 2（D_2）受体。通过阻断边缘系统、下丘脑和黑质-纹状体系统等部位的多巴胺受体而产生很强的镇静作用和镇吐作用。

1. 药理作用 氟哌利多作用于脑干网状结构上行激活系统，抑制皮质下中枢而发挥强效镇静安定作用，其镇静作用相当于氯丙嗪的 200 倍。可抑制延髓呕吐中枢，镇吐作用为氯丙嗪的 700 倍，并可对抗阿扑吗啡所导致的呕吐。能使脑血管收缩，脑血流减少，降低颅内压，但脑耗氧量并不相应地下降，故对颅内压升高的患者有利，对脑缺血患者有不利影响。

2. 临床应用　围手术期应用氟哌利多主要用于其止吐和镇静作用。作为麻醉前用药多以氟哌利多、哌替啶和阿托品合用，于术前1h肌内注射。作为麻醉辅助用药，氟哌利多与芬太尼合用可增强静脉麻醉或吸入麻醉的中枢抑制效应，并可预防术后呕吐及烦躁不安等不良反应，适合年老体弱、心血管疾病、危重及休克患者的麻醉。氟哌利多与氯胺酮合用，可增强镇静作用和防止氯胺酮所致的幻觉及躁动。氟哌利多不抑制呼吸中枢，但可加强镇痛药的呼吸抑制作用。能缓解组胺引起的支气管痉挛，还可增强对低氧血症的通气反应，故可用于慢性阻塞性肺疾病患者麻醉前用药。

3. 不良反应　可产生锥体外系症状，但发生率较低。氟哌利多可延长心肌复极化过程，引起QT间期延长，诱发尖端扭转型室性心动过速。因此，静脉注射氟哌利多时应注意心电监测。

第4节　麻醉镇痛药及其拮抗药

围手术期应用镇痛药物能达到以下目的：

1. 减轻疼痛刺激　疼痛会引发躯体-自主神经反射（如血压波动、激素释放）。镇痛药阻断伤害性信号传递，维持术中血流动力学稳定。

2. 减少并发症　未控制的术后疼痛会导致：①生理危害：交感兴奋（心动过速、肠麻痹）、免疫抑制、血栓风险增加（因活动减少）。②心理危害：焦虑、睡眠障碍，甚至发展为慢性疼痛综合征。有效的镇痛能减少心脑血管事件、肺部感染、深静脉血栓和精神障碍等并发症的发生。

3. 促进术后康复　有效的镇痛可使患者早期下床活动，加速功能恢复。

阿片类镇痛药（opioid analgesics）主要包括激动阿片受体的镇痛药（包括阿片生物碱类镇痛药、合成阿片类镇痛药）和具有镇痛作用的阿片受体部分激动药。它们主要作用于中枢神经系统的阿片受体，选择性地消除或缓解痛觉，同时消除因疼痛引起的情绪反应。本类药物易致成瘾性和耐受性，临床上又称为麻醉性镇痛药（narcotic analgesics）。根据手术或诊疗的不同麻醉镇痛需求，需按药理学选择合适的麻醉镇痛药及其拮抗药，儿童、老年、虚弱及肝肾功能不全者患者要调整用药剂量，避免药物蓄积及不良反应。

一、阿片受体激动药

（一）吗啡

吗啡是阿片中的主要生物碱，由于胃肠道给药首过消除明显，临床上以注射给药为主。吗啡吸收后分布全身，可透入胎盘、乳汁中。

1. 药理作用　①与不同脑区的阿片受体（主要为 μ 受体）结合，产生类似内源性阿片肽介导的作用，拟内源性镇痛系统而发挥镇痛作用。②抑制痛觉初级传入神经末梢 P 物质的释放，减少或阻断痛觉冲动向中枢传递。③改变情绪反应，提高机体对痛觉的耐受性。④抑制呼吸中枢，主要是降低呼吸中枢对 CO_2 的敏感性，也可能为吗啡对 $μ_2$ 受体激动的结果，使呼吸频率减慢且潮气量减少。⑤镇咳作用与作用于延髓孤束核阿片受体抑制咳嗽中枢有关。因易成瘾，一般不作为常规镇咳用药。⑥有缩瞳、恶心、呕吐等作用。⑦有止泻和致便秘的作用，主要是提高胃肠道平滑肌张力，甚至达到痉挛的程度，蠕动受抑制，使胃肠内容物的通过受阻，减弱便意，抑制消化液分泌等因素所致。⑧收缩胆道括约肌使胆囊压力升高。⑨扩张阻力血管及容量血管，引起体位性低血压。

2. 临床应用　临床主要用于治疗各种疼痛，但易成瘾，仅短期用于其他镇痛药无效的急性剧痛及晚期癌症患者的三阶梯止痛。治疗心源性哮喘有较好效果，除输氧及用强心苷外，静脉注射吗啡可暂时缓解肺水肿。可用于止泻，常选用阿片酊或复方樟脑酊。还可手术前辅助麻醉用药，可缓解疼痛和焦虑情绪。吗啡口服常用量为 10～20mg/次，皮下注射 10mg/次，可根据镇痛效果调整用药剂量。

3. 不良反应　眩晕、恶心、呕吐、呼吸抑制、便秘、排尿困难、嗜睡、心动过缓、体位性低血压等；连用3~5d即可产生耐受性，1周以上可能成瘾；过量可引起急性中毒，表现为昏迷、呼吸深度抑制、瞳孔极度缩小呈针尖样、血压下降甚至休克。急性中毒的解救措施包括人工呼吸、给氧等，静脉注射阿片受体拮抗剂纳洛酮有显著对抗效果。

（二）哌替啶

哌替啶又名度冷丁，为苯基哌啶的衍生物。

1. 药理作用 镇痛强度为吗啡的1/10~1/8。等效剂量时产生与吗啡同样的镇痛、镇静及呼吸抑制作用，但出现较迟，维持时间较短。中度提高平滑肌张力，致便秘作用较弱，对胆道括约肌的兴奋作用使胆道压力升高，但亦较吗啡弱。仅有轻微镇咳作用。成瘾性较轻，产生也较慢。

2. 临床应用 哌替啶肌内注射50~100mg/次，代替吗啡用于各种剧痛，对内脏绞痛（胆绞痛及肾绞痛）可与解痉药合用，用于分娩止痛时，须监测本品对新生儿的呼吸抑制作用。常与氯丙嗪、异丙嗪组成人工冬眠合剂。也用于心源性哮喘、麻醉前辅助给药及静脉复合麻醉。

3. 不良反应 急性中毒表现为呼吸抑制、嗜睡，进而昏迷、血压下降。

（三）芬太尼及其衍生物

芬太尼（fentanyl）及其衍生物舒芬太尼（sufentanil）、阿芬太尼（alfentanil）和瑞芬太尼（remifentanil）都是合成的苯基哌啶类药物，为μ型阿片受体激动药。由于该类药对心血管系统影响小，常用于心血管手术麻醉。芬太尼及其衍生物都可产生依赖性，但较吗啡和哌替啶轻。

1. 芬太尼

（1）药理作用：芬太尼属短效强效麻醉性镇痛药。镇痛强度为吗啡的80~100倍；作用快而持续时间短，静脉注射后1min起效，4min达高峰，镇痛作用维持30~60min。肌内注射7~8min起效，维持约1~2h。较少引起组胺释放，对心血管功能影响小，对呼吸抑制作用弱于吗啡。此外，有微弱的拟胆碱作用。

（2）临床应用：一般不单独用于镇痛，主要用于麻醉辅助用药和静脉复合麻醉。并适用于胃镜、泌尿系统检查和处理等短时强效镇痛。常用静脉注射方法：低剂量 2μg/kg（小手术或疼痛刺激较轻）；中剂量2~20μg/kg（中等手术或疼痛刺激较强）；高剂量20~50μg/kg（心脏手术或疼痛刺激强的大手术）。硬膜外镇痛：单次5~100μg，持续输注25~100μg/h。

（3）不良反应：可见眩晕、恶心、呕吐、胆道括约肌痉挛，偶见肌抽搐或强直。静脉注射速度过快或剂量过大易抑制呼吸。反复用药能产生依赖性。

2. 阿芬太尼和舒芬太尼

（1）药理作用：阿芬太尼为短效麻醉性镇痛药。镇痛强度为芬太尼的1/4，持续时间为其1/3。起效快，静脉注射后1~2min内出现最大效应，持续10min。舒芬太尼亲脂性约为芬太尼的2倍，更易通过血脑屏障，注射后起效快。由于与μ阿片受体的亲和力较芬太尼强，且其代谢产物去甲舒芬太尼仍有药理活性，因而不仅镇痛强度更大，而且作用持续时间也更长。其镇痛强度约为芬太尼的5~10倍，持续时间为芬太尼的2倍。

（2）临床应用：阿芬太尼和舒芬太尼主要用作复合全麻药的组成部分。舒芬太尼的镇痛作用强，作用时间长，用于复合麻醉的效果更理想。阿芬太尼很少出现蓄积作用，短时间手术可分次静脉注射，持续静脉滴注可用于长时间手术，应用更加灵活。和芬太尼一样，阿芬太尼和舒芬太尼用量需根据手术大小、疼痛刺激强度和患者身体情况调整剂量。

（3）不良反应：与所有阿片类镇痛药一样，阿芬太尼和舒芬太尼可引起与剂量相关的呼吸抑制，可用纳洛酮拮抗。快速滴注可引起胸壁和腹壁肌肉强直僵硬而导致通气障碍，可用非去极化肌松药或阿片受体拮抗剂处理。术后可出现恶心、呕吐，但为时很短。肝、肾功能不全者可减量使用。

3. 瑞芬太尼 瑞芬太尼含有酯键，可被组织和血浆中非特异性胆碱酯酶迅速水解，代谢物经肾排出。因此清除率不依赖于肝肾功能，不论静脉输注时间多长，其静脉输注即时半衰期始终在

4min 以内。

（1）药理作用：瑞芬太尼效价为阿芬太尼的 15～30 倍。注射后起效迅速，药效消失快，是超短效阿片类药物。瑞芬太尼可增强异氟烷的麻醉作用，降低其 MAC。瑞芬太尼对呼吸的抑制程度与阿芬太尼相似，但停药后恢复更快，停止滴注后 3～5min 即恢复自主呼吸。其可使动脉压和心率下降 20%以上，下降幅度与剂量不相关。

（2）临床应用：瑞芬太尼由于其独特的药代学特点，更适合于静脉泵注。常用剂量：予 0.5～1μg/kg 诱导（注射时间>60s），予 0.05～0.5μg/（kg·min）维持。用于心血管手术患者时，其清除率在体外转流后无改变。其缺点是停止输注后没有镇痛效应，需提前衔接镇痛。目前所用的制剂中含甘氨酸，不能用于椎管内注射。部分麻醉性镇痛药的药代动力学参数见表 3-3。

（3）不良反应：心动过缓、低血压、胸壁僵直、呼吸暂停和呕吐等。

表 3-3　麻醉性镇痛药的药代动力学参数

药名	与血浆蛋白结合率（%）	分布容积（L/kg）	清除率[mL/（min·kg）]	消除半衰期（h）
吗啡	30	3.2～3.7	14.7～18.0	2～3
哌替啶	60	3.8	10.4～15.1	2.4～4
芬太尼	84	4.1	11.6～13.3	4.2
舒芬太尼	92.5	1.7	12.7	2.5
阿芬太尼	92	0.86	6.4	1.2～1.5
瑞芬太尼	70	0.39	41.2	0.08～0.23

（四）曲马多

（1）药理作用及临床应用：曲马多通过双重机制发挥镇痛作用：①μ 阿片受体弱激动：其活性代谢物选择性激活中枢 μ 受体，抑制痛觉信号传递；②单胺递质调节：抑制 5-羟色胺和去甲肾上腺素的再摄取，增强下行抑制通路对疼痛的调控。其镇痛强度约为吗啡的 1/10，适用于中至重度急性疼痛（术后痛、创伤痛）及慢性非癌性疼痛（如骨关节炎）。成人常规剂量为 50～100mg，口服/静脉给药，每 4～6h 一次（24h 上限为 400mg）。

（2）不良反应：治疗剂量下呼吸抑制风险较低，但存在剂量依赖性癫痫及 5-羟色胺综合征风险（详见第 47 章第 3 节）。禁用于联用 MAOI、未控制的癫痫或严重呼吸抑制患者。

（五）氢吗啡酮

氢吗啡酮为选择性较高的 μ 受体激动剂，镇痛强度为吗啡的 5～10 倍，起效更快。代谢产物无活性、不易蓄积。常用于术后镇痛或需要长期使用阿片类药物的患者（如癌性疼痛患者）。皮下或肌内注射：起始剂量为每 2～3h 给予 1～2mg；静脉注射：起始剂量为每 2～3h 给予 0.2～1mg。不良反应较其他阿片类药物更少，具有较好的安全性。

二、阿片受体激动-拮抗药

（一）喷他佐辛

喷他佐辛又名镇痛新。皮下和肌内注射均易吸收，口服首过消除明显。喷他佐辛镇痛效力为吗啡的 1/3，呼吸抑制为吗啡的 1/2，成瘾性小，适用于慢性中度疼痛和麻醉前给药。对心血管作用与吗啡不同，引起血压升高和心率加快，肺动脉压升高，增加心脏负荷，因此不用于心绞痛患者。

本品可致恶心、呕吐、眩晕、便秘、尿潴留等。肌内注射时可有注射区疼痛。大剂量可引起呼吸抑制、血压上升及心率加速。

（二）丁丙诺啡

丁丙诺啡口服首过消除明显，有效镇痛时间为5～8h。镇痛作用强于哌替啶、吗啡，等效剂量为吗啡的1/25。其特点为起效慢、持续时间长、成瘾性轻、不引起便秘。用于中度至重度的止痛，如各种术后疼痛、癌性疼痛、烧伤痛、肢体痛、心绞痛等。也可用于辅助麻醉和戒毒的维持治疗。常见头晕、嗜睡、恶心、呕吐等不良反应。能诱发其他阿片类药物的戒断症状。呼吸抑制出现时间晚，在给药后约3h发生，持续时间长，需较大剂量纳洛酮才能对抗。

（三）布托啡诺

布托啡诺镇痛强度为吗啡的3～7倍、哌替啶的30～40倍、喷他佐辛的20倍。口服首过消除明显。肌内注射后10min起效，30min达高峰，维持3～4h。布托啡诺用于中度至重度疼痛，如术后、外伤、癌症、肾或胆绞痛等的止痛。也可用作麻醉前用药。常见嗜睡。呼吸抑制、拟精神病等作用与吗啡相似。镇痛剂量可使心脏兴奋，肺动脉压升高，因而慎用于缓解心肌梗死的疼痛。

（四）地佐辛

地佐辛是κ受体激动药，也是μ受体拮抗剂。成瘾性小。地佐辛5～10mg的镇痛效力相当于哌替啶50～100mg。用于术后痛、内脏痛及癌性疼痛。常见不良反应有恶心、呕吐、镇静、头晕、厌食、定向障碍、幻觉、出汗、心动过速。静脉注射可引起呼吸抑制，纳洛酮可对抗。

三、阿片受体拮抗剂

阿片受体拮抗剂主要用于解救阿片类药物过量导致的呼吸抑制，也可用于缓解阿片类药物引起的恶心呕吐、瘙痒、尿潴留、肌强直和胆管痉挛等不良反应。

（一）纳洛酮

纳洛酮与吗啡结构极相似，为阿片受体的完全、特异性阻断药，对阿片受体阻断作用强度依次为μ＞κ＞δ受体。用于麻醉性镇痛药急性中毒或手术后因阿片类药物引起的中枢抑制的拮抗，对脑梗死、急性酒精中毒、镇静催眠药中毒也有较好的疗效。注射0.4～0.8mg纳洛酮后，1～2min即能拮抗吗啡、哌替啶、芬太尼的作用，消除呼吸抑制等中毒症状，并立即诱导吗啡等成瘾者的戒断症状。

纳洛酮本身并无明显药理效应及毒性作用，偶有患者出现恶心、呕吐。但使用纳洛酮拮抗后，应延长监护时间，以确保患者不会再次出现呼吸抑制。同时应高度警惕由于快速拮抗阿片类药物可能引起的疼痛、高血压或者心动过速等。

纳洛酮能拮抗吗啡所产生的全部效应，也作为成瘾者或复吸者的诊断及用戒毒药后的支持疗法，在镇痛药的研究中是重要的工具药。

（二）纳曲酮

纳曲酮药理作用与纳洛酮极为相似，可竞争阿片受体，阻断吗啡及类似物的各种作用，作用强而持久。对阿片类成瘾者可促发戒断症状。常用于防止成瘾者戒断后复吸的戒毒治疗。

（三）纳美芬

纳美芬为纳曲酮的衍生物，其效价强度、半衰期和生物利用度均高于纳曲酮。纳美芬作用与纳洛酮相似，但作用维持时间更长，因副作用小，现已逐渐替代纳洛酮。纳美芬静脉注射2min即可产生拮抗作用，半衰期约为11h，用于术后阿片类药物的呼吸抑制和阿片类药物过量中毒解救。不良反应主要为眩晕、头沉、视物模糊、嗜睡、疲劳感和恶心。

（曹君利　武玉清）

第 4 章 肌肉松弛药

本章要点：

- 肌肉松弛药是一类选择性作用于神经肌肉接头，阻断正常的神经肌肉兴奋传递的药物，分为去极化和非去极化肌松药。
- 肌松监测定量评估可降低全身麻醉后缺氧和肺部并发症的发生率。目前临床上常使用拇内收肌行肌松监测，应用最广的是四个成串刺激监测。
- 吸入麻醉药、局麻药、影响心脏传导和心电活动的药物均可影响神经肌肉接头的离子传导而增强肌松药的作用。
- 长时效肌松药一般以原型经肾排出，中时效肌松药主要经肝脏代谢和随胆汁排出为主，短时效肌松药经酶或其他化学机制降解。阿曲库铵和顺式阿曲库铵可在组织内经霍夫曼（Hofmann）消除。
- 心律失常和高钾血症是去极化肌松药（琥珀胆碱）常见的并发症。
- 组胺释放和过敏性休克是非去极化肌松药最常见的并发症。

肌肉松弛药（简称肌松药）是一类选择性作用于神经肌肉接头，阻断正常的神经肌肉兴奋传递，从而使肌肉松弛的药物。肌松药是全身麻醉中重要的辅助药，但不会导致患者意识丧失，也无镇静和镇痛作用，不能在患者清醒时应用。肌松药主要用于麻醉诱导和麻醉维持、重症监护室机械通气及电休克治疗等。使用肌松药时必须辅助呼吸或控制呼吸，亦需评估麻醉深度和肌松程度及术后的肌力恢复程度。

第 1 节 肌肉松弛药的药理学

一、神经肌肉阻滞机制

（一）神经肌肉接头

神经肌肉接头（neuromuscular junction，NMJ）是周围神经系统中一种化学性突触，是神经系统与肌肉系统之间的关键连接点，由突触前神经元末梢和突触后运动终板组成。乙酰胆碱（acetylcholine，ACh）储存于突触前囊泡中，突触后有高密度的乙酰胆碱受体（acetylcholine receptor，AChR）分布。

当运动神经元兴奋时，动作电位到达突触前膜使钙离子通道开放，钙离子迅速内流，神经末梢细胞内钙离子浓度升高，导致突触囊泡与细胞质膜融合，释放囊泡内储存的 ACh。ACh 跨越突触间隙，与位于运动终板上的 AChR 结合，使得这些受体的离子通道打开，钠离子流入肌细胞，从而引起肌肉纤维的去极化和收缩。

（二）神经肌肉阻滞剂作用机制

根据阻滞性质不同，肌松药可分为去极化肌松药和非去极化肌松药，两者均通过竞争性抑制 ACh 在神经接头后膜 AChR α亚基上的结合位点发挥作用，但两者机制不同。根据是否改变受体构型，分为去极化阻滞和非去极化阻滞。

1. 去极化阻滞 去极化肌松药如琥珀胆碱对神经肌肉兴奋传递有双重作用。去极化肌松药与

ACh 化学结构十分相似，有拟 ACh 作用，可与受体结合呈现受体激动剂作用，引起受体构性改变和离子通道开放，导致终板膜去极化引起肌纤维收缩。因去极化肌松药与受体的亲和力大于 ACh，且不被神经肌肉接头内的乙酰胆碱酯酶分解，因此能与 ACh 竞争并保持较长的持续去极化作用，从而阻断正常的神经肌肉兴奋的传递，使骨骼肌松弛。

2. 非去极化阻滞 非去极化肌松药对神经肌肉兴奋传递的效果取决于突触后膜处 ACh 的相对浓度、非去极化肌松药与 AChR 的相对亲和力及其在体内的消除速度。非去极化肌松药与 ACh 竞争突触后膜的 AChR，与受体结合后不引起受体构型的改变，但封闭住了离子通道，使动作电位/终板电位无法产生，进而导致肌肉松弛。其还可作用于神经肌肉接头前膜，影响前膜 AChR 的正反馈机制，影响 ACh 囊泡的运转和释放，减少 ACh 释放量，使得接头处非去极化肌松药的相对浓度增高来增加其阻滞作用。

二、肌肉松弛药的药代动力学

肌松药是高度解离的极性化合物，水溶性高，而脂溶性很低，因此不易透过血脑屏障和胎盘。肌松药易通过肾小球滤过，不被肾小管分泌和重吸收。在一次静脉注射后，血浆浓度很快升高，而后随着在体内的分布和消除，其血药浓度降低，出现两个明显的时相，即分布相和消除相。

肌松药的分布半衰期很短，一般在 2~10min，消除半衰期因药而异。大多数非去极化肌松药的分布过程要快于消除过程，但米库氯铵例外，其通过血浆丁酰胆碱酯酶代谢，在体内被迅速消除。

肌松药在体内的消除有多种途径：长时效肌松药一般以原形经肾排出，肝脏代谢是次要的消除途径；中时效肌松药经肝脏代谢和胆汁排出为主，也有部分经肾排出；阿曲库铵和顺式阿曲库铵可经 Hofmann 消除，部分经酯酶分解，不依赖肝肾功能；短时效肌松药经酶或其他化学机制降解。常见肌松药的消除半衰期如表 4-1 所示。

表 4-1 常见肌松药的药理参数

肌松药	ED_{95}（mg/kg）	插管剂量（mg/kg）	起效时间（min）	消除半衰期	消除方式
去极化肌松药					
琥珀胆碱	0.51~0.63	1.00	1.0	47s	胆碱酯酶分解
非去极化肌松药					
阿曲库铵	0.21	0.50~0.60	2.0~3.0	17~20min	酯酶分解，Hofmann 消除
顺式阿曲库铵	0.04	0.15~0.20	2.6~2.7	18~27min	Hofmann 消除
米库氯铵	0.07	0.20~0.25	2.0~3.0	顺-反式和反-反式异构体：2~3min；顺-顺式异构体：55min	胆碱酯酶分解
维库溴铵	0.04	0.10~0.20	2.0~3.0	50~53min	主要经肝脏代谢，少量经肾代谢
罗库溴铵	0.31	0.60~1.00	1.5	70~80min	主要经肝脏代谢，少量经肾代谢
泮库溴铵	0.07	0.08~0.12	2.0~3.0	100~132 min	主要经肾代谢，少量经肝代谢

注：ED_{95}（effective dose 95%），为 95%有效剂量，即肌松药抑制平均 95%神经-肌肉反应所需量。

三、肌肉松弛药的药效动力学

临床上常使用以下时间点来评估肌松效果：①起效时间：从给药到最大肌松作用的时间。②临床时效：从给药到肌颤搐恢复 25%的时间。③总时效：从给药到肌颤搐恢复 95%的时间。④恢复指数：从肌颤搐 25%恢复到 75%的时间。这些指标有助于评估和优化肌松药使用，以确保有效的肌松和适当的恢复速度。

全身骨骼肌对肌松药的敏感性各不相同。位于身体中轴部的肌肉包括喉内收肌、膈肌等与呼吸相关的肌肉对肌松药敏感性比躯体和四肢的肌肉差。由于呼吸相关肌肉血供多且距心脏较近，肌松药的起效时间显著快于其他肌肉；同样，这些肌肉中的肌松药血药浓度下降也较迅速。由于呼吸肌对肌松药相对不敏感，在肌力恢复时，血药浓度较其他肌肉要高，肌力恢复也较快。上呼吸道的肌肉对肌松药较敏感，患者呼吸恢复时可能吞咽反射仍迟钝，因而有反流误吸的风险。

第2节 常用肌肉松弛药的分类

一、去极化肌肉松弛药

目前临床应用的去极化肌肉松弛药（简称肌松药）主要有琥珀胆碱，其属于双季铵化合物，是一种超短效去极化肌松药。琥珀胆碱具有起效快，肌松作用显著且持续时间短的特点，用于全身麻醉快速诱导气管插管及一些短小手术中。

琥珀胆碱的特点：①首次静脉给药后，在肌松作用出现前通常会有肌纤维成束收缩；②对强直刺激或四个成串刺激（train-of-four stimulation，TOF）反应不出现衰减；③强直刺激后对单刺激反应没有易化现象；④去极化阻滞作用不能用抗胆碱酯酶药拮抗。

当多次重复注射或持续输注琥珀胆碱剂量超过 3～5mg/kg 时，可能会发生肌松阻滞性质转变，由Ⅰ相阻滞转变为Ⅱ相阻滞。Ⅰ相阻滞是指琥珀胆碱与接头后膜 AChR 结合后发生的去极化阻滞作用；Ⅱ相阻滞与Ⅰ相阻滞相对应，是指由于琥珀胆碱长时间与 AChR 结合，阻滞性质发生改变。此时即使肌松药与受体分离，受体与 ACh 结合能力亦下降，表现出类似非去极化阻滞的状态。

Ⅱ相阻滞的特征包括：①对强直刺激和 TOF 的肌颤搐反应出现衰减；②强直刺激后单刺激肌颤搐反应出现易化现象；③多数患者肌力恢复延迟；④Ⅱ相阻滞时，当 TOF 中，收缩强度 T_4/T_1 值≤0.5 时，可以尝试用抗胆碱酯酶药进行拮抗。加大琥珀胆碱的药量在一定程度上缩短起效时间的同时也延长时效并增加不良反应。

琥珀胆碱在体内主要由血中丁酰胆碱酯酶分解。丁酰胆碱酯酶是一种由肝脏合成的珠蛋白，因此肝脏疾病、高龄、营养不良、烧伤、妊娠、长期血液透析等因素均可使丁酰胆碱酯酶量减少，活性降低。

二、非去极化肌肉松弛药

非去极化肌肉松弛药可分为甾体类和苄异喹啉类两大类。

（一）甾体类

1. 泮库溴铵 是人工合成的氨基甾体类双季铵长时效肌松药，肌松强度为氯筒箭毒碱的 5 倍。泮库溴铵有轻度迷走神经阻滞和交感神经兴奋的作用，可致心率增快、血压升高和心输出量增加。泮库溴铵一部分在肝内羟化代谢，代谢产物由肾排出。泮库溴铵的消除主要经肾，小部分经肝代谢。肝功能不全或肾功能不全时泮库溴铵的消除时间延长。

2. 维库溴铵 是单季铵甾体类中时效肌松药，起效快，药效强，阻滞迷走神经作用弱。维库溴铵肌松强度较泮库溴铵大，时效比泮库溴铵缩短 1/3～1/2。维库溴铵不促进组胺释放，所以适用于心肌缺血和心脏病患者。维库溴铵主要在肝脏代谢，代谢产物经肾排泄，大剂量应用时恢复指数增加，重复用药可能出现蓄积作用。阻塞性黄疸及肝硬化患者消除速度减慢，时效延长。维库溴铵 15%～25%经肾排泄，肾衰竭时可通过肝消除来代偿，因此可应用于肾衰竭患者。用于 60 岁以上成人及 1 岁以下婴儿时，其恢复时间增加。

3. 罗库溴铵 为起效快、中时效氨基甾体类非去极化肌松药，作用强度为维库溴铵的 1/7～1/6，时效为维库溴铵的 2/3。罗库溴铵有弱的解迷走神经作用，但临床应用剂量并无明显的心率和血压变化。罗库溴铵不促进组胺释放。其药代动力学与维库溴铵相似，消除主要依靠肝脏，其次是肾脏，肾衰竭时并不明显影响其时效，而肝功能障碍可延长时效达 2~3 倍。老年人用药量应略减。此药适用于禁用琥珀胆碱又要作快速气管插管的患者。

4. 哌库溴铵 为一种双季铵长时效氨基甾体类非去极化肌松药，其分子结构与泮库溴铵相似。与泮库溴铵相比，其时效长，作用强度强，而解迷走神经作用只有泮库溴铵的 1/10。哌库溴铵临床应用剂量无心血管不良反应，也不促进组胺释放，其消除主要经肾以原型排出，少量随胆汁排出，小部分在肝内代谢。此药适用于长时间手术，以及术后不需要早期拔除气管导管的患者。

（二）苄异喹啉类

1. 氯筒箭毒碱 是最早的肌松药之一，它是二苄基取代的四氢异喹啉季铵化合物，是一种起效慢、长时效肌松药。由于其毒性和副作用较大，目前在临床上已基本被淘汰。

2. 阿曲库铵与顺式阿曲库铵 阿曲库铵是一种合成的双季铵酯型苄异喹啉类非去极化肌松药，其主要优点是不依赖肝肾功能进行代谢，而是通过非特异性酯酶水解和 Hofmann 消除自行降解。Hofmann 消除受 pH 和温度的影响，碱性环境和较高温度会加速这一反应。阿曲库铵的剂量超过临床应用量时，可能有解迷走神经作用。快速静脉注射大剂量时可引起组胺释放而导致低血压和心动过速，还可能引起支气管痉挛。阿曲库铵无蓄积作用，恢复指数不受用药总量影响，不因持续用药而要降低药量或延长注药间隔时间。适用于肝肾功能不全患者，但肾功能不全患者和长时间及反复用药时，其恢复时间可能延长。顺式阿曲库铵是阿曲库铵的异构体，肌松效应为阿曲库铵的 4 倍，也通过 Hofmann 消除，不被血浆胆碱酯酶水解，不引起组胺释放，不良反应也减少。

3. 米库氯铵 一种短效双季铵双酯型苄异喹啉类非去极化肌松药，能迅速被血浆丁酰胆碱酯酶分解，其代谢不直接依赖肝脏和肾脏功能。然而，当肝脏和肾脏均衰竭时，会影响血浆丁酰胆碱酯酶的活性，从而延长米库氯铵的作用时间。米库氯铵的心血管不良反应与阿曲库铵相似；该药无蓄积倾向，适用于停药后需要肌力迅速恢复而不希望使用抗胆碱酯酶药物的患者，以及需要气管插管的短时间手术。

第 3 节 肌肉松弛药的临床应用

一、肌肉松弛药与麻醉诱导

（一）肌松起效与气管插管

麻醉诱导时要求迅速控制呼吸道，防止反流误吸和缺氧。一般情况下，肌松药的起效时间与其效能成反比，即肌松药的效能越弱，起效越快；反之亦然。另外，清除率高的肌松药起效也较快，常见肌松药的 ED_{95} 和起效时间见表 4-1。

大剂量罗库溴铵（0.9~1.2mg/kg）或琥珀胆碱（1.5mg/kg）可在 60~90s 内提供完善的气管插管条件，可用于快速气管插管。预给量法可以加快肌松药的起效时间，即在插管剂量肌松药之前数分钟预先给予小剂量的肌松药（总剂量的 1/10~1/6），从而在再次给予插管剂量时，起效时间可缩短 30~60s。

（二）肌松药与喉罩

喉罩置入对肌松要求较低，可考虑使用小剂量肌松药进行诱导。其优点包括减少肌松药不良反应，缩短肌松恢复时间，减少肌松拮抗药的用量。对要求术后肌力快速恢复且符合喉罩使用指征的短小手术，适合使用小剂量肌松药诱导。如给予 0.25~0.5mg/kg 罗库溴铵 1.5min 后喉部肌肉可出现最大阻滞效应。

二、肌松药与麻醉维持

在整个手术期间,应根据手术操作对肌松的不同要求及时调控肌松深度,以满足外科手术肌松要求的最低剂量。在用 TOF 监测肌颤搐开始恢复时,只有 25% 左右的受体恢复神经肌肉兴奋传递功能,而神经肌肉接头部位肌松药浓度仍很高,因此肌松维持只需追加其消除量。肌松药追加量一般为首次剂量的 1/5~1/3。中时效肌松药间隔 20~30min 追加,而长时效肌松药间隔时间在 45min 以上。在追加肌松药后,应密切观察肌松程度和持续时间,防止肌松药在体内蓄积。

麻醉方法也可能影响肌松药的维持。复合吸入麻醉时,吸入麻醉药的种类、麻醉深度和用药时程均影响肌松药的用量,吸入麻醉药、麻醉性镇痛药、静脉麻醉药、复合区域阻滞均可减少肌松药用量。

三、肌松药在手术室外的应用

肌松药在手术室外主要用于重症监护病房(ICU)的机械通气和电休克治疗时防止肌肉强烈收缩。对于 ICU 机械通气主要有以下用途:①消除机械通气患者的人机呼吸对抗;②降低机械通气时气道峰压,减少气压伤的风险;③治疗痉挛性疾病,如破伤风、肉毒杆菌中毒及癫痫持续状态;④减少呼吸做功及降低自主活动氧耗;⑤辅助诊断和治疗操作。

在 ICU 使用肌松药时,应考虑患者的具体情况和所用肌松药的种类。例如,心动过速或心律失常的患者不应使用泮库溴铵;长时间制动后使用去极化肌松药可能导致 AChR 上调,从而增加心搏骤停的风险。长时效肌松药以及依赖肝肾消除的肌松药的使用需谨慎并监测肝功能,如维库溴铵。阿曲库铵和顺式阿曲库铵通过 Hofmann 消除机制代谢,长期使用后较少发生肌力恢复延迟。然而,合并肝肾功能障碍的患者长期使用阿曲库铵仍有肌力恢复延迟的风险。顺式阿曲库铵具有较强的肌松作用,所需药量较小,代谢产物较少,因此相对安全。

四、肌松监测

(一)肌松监测的意义

在麻醉过程中进行肌松监测有助于判断插管的最佳时机,指导术中肌松药的用量,并为评估术中肌松程度和拔管前肌力恢复程度提供客观参考指标。

(二)常见肌松监测的方法

目前常用的肌松监测方法包括临床评估、定性评估和定量评估。

1. 临床评估 目前尚无统一标准来评估是否存在肌松残余。但可参考以下几个方面:意识清醒,吞咽和呛咳反应恢复;能够持续抬头 5s 以上;呼吸平稳,频率 10~20 次/分;呼气末二氧化碳分压($P_{ET}CO_2$)或动脉血二氧化碳分压($PaCO_2$)≤45mmHg。

2. 定性评估 通过外周神经刺激仪评估肌松残余效果。在患者未清醒状态下,通过视觉或触觉评估肌松程度。由于不同患者对相同刺激的反应不同,这依赖于临床医师的主观判断。

3. 定量评估 使用神经刺激仪对外周神经进行刺激,定量监测肌松程度。临床上最常用的是刺激尺神经引发拇内收肌收缩反应,常见的电刺激方法包括单颤搐刺激、强直刺激、强直刺激后单刺激肌颤搐计数(即强直后计数,post-tetanic count,PTC)、TOF、双短强直刺激等。以下主要介绍最常用的几种刺激。

单颤搐刺激是最基本的刺激模式,一次刺激产生一个肌颤搐。连续单刺激常用的频率有 0.1Hz 和 1.0Hz。临床上 1.0Hz 的单次刺激可用于确定超强刺激强度,0.1Hz 可用于肌松药作用监测,如确定合适的气管插管时间。单颤搐刺激操作简单但敏感度有限,通常与其他刺激模式结合使用以提高监测效果。

TOF 是目前临床上最常用的电刺激,其频率为 2Hz 的四个超强刺激(分别为 T_1、T_2、T_3、T_4),可以间隔 10s 以上时间重复刺激。收缩强度 T_4/T_1 值(TOFr)则可以用于气管插管、麻醉维持及肌松消退的肌松监测。去极化阻滞时，TOF 无衰减，$T_4/T_1 > 0.9$ 或接近于 1。在非去极化阻滞时，T_4 的消失相当于单次颤搐的 75%抑制，阻滞程度加深时，T_3、T_2、T_1 依次消失，T_3、T_2、T_1 的消失相当于单次颤搐的 80%、90%、100%抑制。在肌松维持监测中，对于腹部手术要求肌颤搐抑制 95%，即 TOF 保留 T_1；对于一般外科手术，要求肌颤搐抑制 85%，TOF 允许出现 T_1、T_2 甚至 T_3，只要抑制 T_4 即可满足手术要求。TOFr 可以用于监测术后肌松的消退。当 T_1 恢复到 25%（单次颤搐），或 TOF 刺激有至少两次反应时，可以使用肌松拮抗药。建议在使用肌松监测时，拔管前确保 TOFr $\geqslant$ 0.9，以预防术后肌松残留。

PTC 由强直刺激与单刺激复合组成，其作用是利用强直刺激的衰减和强直刺激后的易化来监测更深层的肌松程度。PTC 刺激模式是一组开始时 50Hz 强直刺激 5s 后，间歇 3s 再连续 1.0Hz 的单刺激，根据单刺激诱发的肌颤搐数确定肌松程度。计数为零表示肌松最深，次数增多时肌松程度相应减小，当计数到 10 左右时一般用单刺激或 TOF 均可出现肌颤搐。高 PTC 值表示较浅的阻滞，低 PTC 值表示较深的阻滞，无反应则表示完全阻滞。

第 4 节 肌肉松弛药的不良反应

一、去极化肌肉松弛药不良反应

琥珀胆碱的不良反应主要与其持久的去极化作用及对神经肌肉接头以外胆碱能受体的作用相关。

（一）心血管反应

琥珀胆碱可诱发多种心律失常，临床表现各不相同。该药物可激活位于交感和副交感神经节上的胆碱能自主神经受体，以及心脏窦房结上的毒蕈碱受体。自主神经兴奋的临床表现为心律失常，主要包括窦性心动过缓、结性心律和室性心律失常。

（二）高钾血症

琥珀胆碱的去极化作用导致肌细胞内钾离子外流，引起血钾升高。对于已有高钾血症如肾衰竭、代谢性酸中毒以及肌肉失神经支配或长期制动和卧床的患者，应避免使用琥珀胆碱。

（三）肌纤维成束收缩

首次静脉注射琥珀胆碱可引起肌纤维成束收缩，可引起术后肌痛、肌阵挛和咬肌痉挛，这是由于琥珀胆碱作用于神经肌肉接头后膜引起运动单元内肌纤维同步收缩。不同部位的肌纤维收缩还可导致眼内压升高、颅内压升高、腹内压升高。因此，对闭角型青光眼、颅内占位性病变或术前腹内压高的患者应尽量避免使用。

（四）诱发恶性高热

恶性高热是一种遗传性疾病，具有家族史，琥珀胆碱易引起恶性高热，具体详见第 48 章第 2 节。

（五）过敏反应

关于琥珀胆碱引起过敏反应的发生率存在争议。有琥珀胆碱过敏史的患者可能与其他肌松药存在交叉反应，原因是这些药物具有共同的季铵离子结构。

二、非去极化肌肉松弛药不良反应

（一）心血管系统

多种氨基甾体类肌松药具有解迷走作用，可引起心动过速，可能是其抑制窦房结毒蕈碱型胆碱受体的结果，导致血压升高、心动过速、房室传导加速、心输出量增加以及心律失常。

苄异喹啉类肌松药可引起组胺释放。当组胺血浆浓度超过基础值水平2～3倍时，患者面部、颈部和躯干上半部分出现红斑，同时伴有动脉压短暂下降和心率加快。

（二）呼吸系统

苄异喹啉类肌松药引起的支气管痉挛与组胺释放有关。对于气道高敏患者，使用苄异喹啉类肌松药尤其容易诱发气道阻力增加和支气管痉挛。非去极化肌松药不仅促进组胺释放，引起支气管收缩，还可作用于气道内的毒蕈碱型胆碱受体，从而影响气道功能。

（三）过敏反应

肌松药相关的过敏和类过敏反应在严重情况下可导致患者死亡。肌松药引起的过敏性休克是麻醉手术期间过敏性休克最常见的原因之一。如非去极化肌松药罗库溴铵虽不引起组胺释放，但过敏发生率很高。

第5节 肌肉松弛药的拮抗

一、肌松的消退和拮抗

（一）肌松消退的机制

肌松作用的消退取决于肌松药在体内的代谢和清除。肌松药的清除率决定了其在血浆中的浓度下降速度。肌松药进入血液后，局部浓度会逐渐降低，当神经肌肉接头处ACh的浓度超过肌松药，并结合超过一定阈值的受体时，神经肌肉的兴奋传递逐步恢复正常，肌力自然恢复。

恰当地拮抗非去极化神经肌肉阻滞作用，对预防患者出现不良临床结局至关重要。可以通过药物充分逆转肌松药的残余效应，或者等待其自主恢复，以上两种方式均能达到肌肉力量完全恢复的效果。

（二）肌松拮抗的机制

神经肌肉阻滞作用的拮抗机制包括：①增加突触前ACh的释放；②减少乙酰胆碱酯酶对ACh的清除，从而增加受体结合的竞争力；③降低效应部位肌松药的浓度，从而释放突触后受体。

（三）非去极化阻滞拮抗药

非去极化阻滞的逆转机制是通过增加神经肌肉接头部位ACh浓度实现的。抗胆碱酯酶药物通过抑制胆碱酯酶，减少ACh的分解，增加神经肌肉接头处的ACh浓度，是临床上常用的非去极化肌松拮抗药。新的非去极化拮抗方法通过与肌松药结合使其失去活性，如环糊精与罗库溴铵螯合，半胱氨酸加速更他氯铵失活等。

（四）去极化阻滞的恢复

目前尚无理想的去极化肌松药拮抗剂。对于因丁酰胆碱酯酶异常导致琥珀胆碱作用延长的患者，应维持机械通气直至肌力恢复，亦可通过输血或输血浆以提高血浆中丁酰胆碱酯酶的活性加速肌力恢复。当去极化肌松药的作用发展为Ⅱ相阻滞时，抗胆碱酯酶药物可能对其具有拮抗作用。

（五）肌松残余

肌松残余是指全麻术后肌松作用残留，术后残余肌松被定义为拇内收肌的TOFr小于0.9。肌松残余可导致低氧血症、呼吸肌肌力受损、呼吸道梗阻等情况，进而导致术后肺部并发症、呼吸肌无力以及术后复苏室时间延长。为保证患者安全,手术室内拔除气管导管应该在肌力完全恢复、神经肌肉阻滞残余作用被肌松拮抗药完全逆转后进行。

二、常用的肌松拮抗药

(一)抗胆碱酯酶

抗胆碱酯酶药物主要通过肾脏消除,常用的抗胆碱酯酶药有新斯的明、溴吡斯的明和依酚氯铵(又名滕喜龙),其中新斯的明的药效最强。新斯的明、溴吡斯的明和依酚氯铵达到峰效应的时间分别为 7~11min、15~20min 和 1~2min。依酚氯铵时效最短,溴吡斯的明时效最长,可能与其消除半衰期长有关。

抗胆碱酯酶药物的拮抗作用与神经肌肉阻滞的深度、肌力恢复的速度、拮抗药物的种类及剂量、肌松药的种类、吸入麻醉的浓度等因素有关:

1. 抗胆碱酯酶药拮抗神经肌肉阻滞作用需要在存在肌力自主恢复证据的情况下进行。
2. 肌力恢复是一个渐进过程,使用抗胆碱酯酶药物可以暂时增加神经肌肉接头部位 ACh 的浓度,有利于神经肌肉兴奋传递。最终神经肌肉阻滞作用的消除和肌力恢复依赖于肌松药在体内的再分布、消除或失活。
3. 大剂量抗胆碱酯酶药较小剂量起效快,药效强,但其用量存在封顶效应。不同抗胆碱酯酶药联合用药并不能起到增效作用。

抗胆碱酯酶药作用于自主神经节后纤维支配的毒蕈碱型胆碱受体,可能引起多种不良反应,包括明显的迷走效应,如心动过缓及其他缓慢型心律失常,甚至心搏骤停。此外,抗胆碱酯酶药还可导致恶心呕吐、胃肠道痉挛、支气管痉挛等不良反应。因此临床上常与抗胆碱酯酶拮抗药(阿托品、格隆溴铵)等合用。

(二)舒更葡糖酸钠

舒更葡糖酸钠是一种经化学修饰的 γ-环糊精,是首个选择性肌松拮抗药。它通过与肌松药结合形成舒更葡糖复合物,迅速清除血浆中游离的肌松药,使神经肌肉接头内的肌松药分子向血浆内转运,降低接头处肌松药浓度,使神经肌肉兴奋传递恢复,阻滞效应逆转。舒更葡糖酸钠的拮抗作用适用于氨基甾体类肌松药,对罗库溴铵的拮抗效果最好,其拮抗作用强弱依次为:罗库溴铵>维库溴铵>泮库溴铵。

舒更葡糖酸钠拮抗神经肌肉阻滞呈明显的剂量依赖性,且神经肌肉阻滞恢复时间短。新斯的明因为封顶效应不能拮抗深度神经肌肉阻滞作用(如 PTC 为 1~2),而舒更葡糖酸钠则可有效拮抗深度神经肌肉阻滞作用。舒更葡糖酸钠的常用剂量为 2.0~4.0mg/kg,可在几分钟内使 TOF 比值恢复至 0.90。

舒更葡糖酸钠可以在不同肌松程度下逆转罗库溴铵引起的神经肌肉阻滞作用,对未预测的困难气道,为快速恢复自主呼吸,可使用舒更葡糖酸钠拮抗罗库溴铵的神经肌肉阻滞作用。舒更葡糖酸钠与罗库溴铵或维库溴铵形成的复合物不受神经肌肉阻滞程度的影响(深度至较浅),可明显降低麻醉恢复室的术后神经肌肉残余阻滞作用。舒更葡糖酸钠的出现使得需要深度肌松的手术如腔镜手术等更为安全。因其可迅速、有效拮抗罗库溴铵产生的神经肌肉阻滞作用。

由于拮抗肌松作用的机制不同,舒更葡糖酸钠不会产生类似于抗胆碱酯酶药作用于毒蕈碱型胆碱受体所引起的不良反应。其不良反应主要有低血压、咳嗽、恶心呕吐、味觉改变及对温度变化敏感等,但均不严重。

三、影响肌肉松弛作用及肌松消退的因素

许多生理和病理因素可以影响肌松药的效能、时效及肌松药的拮抗。

(一)生理因素

1. 低温 低温会使非去极化肌松药的作用增强和时间延长,其影响强度与低温程度相关。其机制为低温使血管收缩导致肌肉中血流量减少,使药物不易从神经肌肉接头处转运至肝、肾等器官代谢和排出;拮抗剂也难以进入神经肌肉接头,从而影响拮抗效果。低温也降低代谢酶的活性从而延长肌松药的作用时间。

2. 年龄 老年人体脂增加,体液和肌肉含量减少,代谢和排泄能力降低,影响肌松药的消除。除阿曲库铵和顺式阿曲库铵通过 Hofmann 效应清除,不受年龄影响外,其他肌松药追加时间间隔应延长,且剂量应减少。接受新斯的明拮抗肌松药的老年患者(>70 岁)术后神经肌肉阻滞残余的风险明显高于年轻患者。老年患者使用舒更葡糖酸钠后神经肌肉阻滞恢复的时间稍长于成年人。

新生儿神经肌肉接头的发育不健全,对去极化肌松药不敏感,而对非去极化肌松药相对敏感。小儿肝肾功能发育不完全,药物消除较慢,半衰期较长。因此小儿肌松药用量较大,且时效延长,因此追加次数应减少。小儿与成人在使用神经肌肉阻滞拮抗剂时并无明显差别。舒更葡糖酸钠可安全用于小儿和青少年。

3. 肥胖 肥胖患者脂肪比例增高,肌肉比例降低,给药剂量应按标准体重计算。在给予维持剂量时,应进行肌松监测,以避免肌松药蓄积。

(二)病理因素

1. 内环境紊乱 呼吸性酸中毒、低钾血症、低钙血症、高钠血症、高镁血症等情况均可加强非去极化肌松药的作用。酸中毒会影响 Hofmann 消除途径,延长阿曲库铵和顺式阿曲库铵的作用时间。呼吸性酸中毒增强非去极化肌松药的作用,同时干扰抗胆碱酯酶的拮抗。当动脉血二氧化碳分压超过 50mmHg 时,抗胆碱酯酶几乎不能拮抗肌松残余。高浓度的镁离子还可抑制突触前神经末梢的钙通道,进而抑制 ACh 的释放,且能减弱运动终板对 ACh 的敏感性,抑制神经肌肉接头后膜电位。锂离子可以延长去极化和非去极化肌松药的作用时间。

2. 肾功能障碍 肾衰竭患者通常存在水钠潴留,分布容积增加,肌松药起效减慢且时效延长。然而,长期透析的患者在超滤后,肌松药的起效时间缩短。肾衰竭会影响非去极化肌松药的消除或代谢。阿曲库铵、顺式阿曲库铵及维库溴铵不依赖肾脏功能,在肾功能不全的患者中使用时相对安全。

3. 肝功能障碍 肝功能障碍患者使用经肝脏代谢的肌松药时,血浆清除率降低,其作用时间会延长。在此类患者中使用泮库溴铵、维库溴铵、罗库溴铵及哌库溴铵可表现为阻滞时间延长,肌力恢复缓慢。而阿曲库铵和顺式阿曲库铵不经肝肾代谢清除,因此其血浆清除率几乎不受肝脏疾病的影响。对于严重肝脏疾病患者,由于肝内酶类合成减少,丁酰胆碱酯酶活性降低,米库氯铵的血浆清除率下降,导致其作用时间延长。

4. 神经肌肉疾病 肌无力综合征患者对非去极化和去极化肌松药均表现为高敏感性;肌强直患者对非去极化肌松药的反应正常,但去极化肌松药可引起肌肉持续痉挛性收缩。重症肌无力患者对非去极化肌松药非常敏感,而对琥珀胆碱相对不敏感,容易发生Ⅱ相阻滞。上、下运动神经元损伤和神经脱髓鞘病变的患者,对去极化肌松药异常敏感,可引起高钾血症。杜氏肌营养不良患者使用琥珀胆碱可引起大面积横纹肌溶解、高钾血症甚至死亡,因此常选用短效非去极化肌松药。

5. 烧伤 烧伤患者肌细胞的烟碱型胆碱受体增加,对琥珀胆碱的敏感性显著增强,对非去极化肌松药抵抗。使用琥珀胆碱时,血清钾离子浓度会显著上升,可能导致室性心动过速、室颤及心搏骤停。烧伤患者的高钾血症危险期尚不明确,保守的方法应在烧伤后 24~48h,直至烧伤皮肤愈合 1~2 年内避免应用琥珀胆碱。

6. 胆碱酯酶异常 琥珀胆碱和米库氯铵主要由血浆丁酰胆碱酯酶分解,然而在存在遗传基因变异、肝硬化、妊娠、严重营养不良等情况下,该酶的数量和活性可能减少,导致对琥珀胆碱和米库氯铵的分解作用减弱，从而使得肌松作用时效延长。

（三）药物间相互作用

1. 吸入麻醉药 吸入麻醉药能加强非去极化肌松药的作用，减少剂量，延长作用时间和肌松恢复时间。吸入浓度越高，时间越长，增强肌松的作用越大。小于0.5h的吸入一般不会影响肌松药的作用，2h以上的吸入可以加强肌松药的作用。临床吸入浓度下，常用挥发性吸入药可减少肌松药量的1/3～1/2。吸入麻醉药增强肌松药的机制比较复杂，可能通过中枢神经的抑制作用，降低接头后膜对去极化作用的敏感性以及作用于受体和接头后膜以外的肌纤维膜而起作用。据增强肌松作用的大小，吸入麻醉药排序如下：地氟烷＞七氟烷＞异氟烷＞氟烷＞氧化亚氮。

2. 局部麻醉药和抗心律失常药 局部麻醉药通过以下机制增强肌松药的效应：它们作用于突触前膜，减少ACh囊泡的含量；也可直接作用于突触后膜，阻断钠通道，从而降低突触后膜对ACh的敏感性。此外，局部麻醉药还可以直接作用于肌纤维膜的离子通道，降低肌肉的兴奋性和收缩能力。利多卡因和奎尼丁在抗心律失常时，可与肌松药产生协同作用，增强肌松药的效能和持续时间。影响心脏传导和心电活动的药物均可能通过影响神经肌肉接头的离子传递来增强肌松药的作用，例如，β受体阻滞剂和钙通道阻滞剂。因此，在临床应用中，应注意残余肌松和呼吸再抑制的风险。

3. 抗生素 多数氨基糖苷类抗生素有神经肌肉阻滞作用，与肌松药联合使用时增强肌松作用，延长时效。抗生素增强肌松药的作用，用抗胆碱酯酶药拮抗，效果并不确切，钙离子可部分拮抗抗生素增强肌松的作用，但不能加快肌力的恢复。青霉素和头孢类抗生素在临床应用剂量范围不明显增强肌松药的作用。

4. 其他药物 长期使用抗癫痫药物（如苯妥英钠）的患者对泮库溴铵和维库溴铵等非去极化肌松药产生抵抗，导致时效缩短和用量增加。免疫抑制剂环孢素增强阿曲库铵和维库溴铵的肌松作用，而硫唑嘌呤对肌松药有轻微的拮抗作用，环磷酰胺能延长琥珀胆碱的时效。

（戴茹萍　胡招兰）

第5章 围手术期麻醉相关用药

本章要点：
- 围手术期常用的血管活性药物包括正性肌力药、血管收缩药和血管舒张药。正性肌力药分为强心苷类、β肾上腺素受体激动药、磷酸二酯酶抑制药和钙增敏药。血管收缩药主要是肾上腺素受体激动药。血管舒张药主要有血管平滑肌扩张药、α肾上腺素受体阻断药和钙通道阻滞药等。
- 心律失常分为缓慢型心律失常和快速型心律失常，围手术期治疗缓慢型心律失常应用阿托品和异丙肾上腺素，治疗快速型心律失常药物包括Ⅰ类钠通道阻滞药如利多卡因、普罗帕酮，Ⅱ类β肾上腺素受体阻断药如艾司洛尔，Ⅲ类延长动作电位时程药如胺碘酮，Ⅳ类钙通道阻滞药如维拉帕米。
- 围手术期常用抗过敏药有抗组胺药如苯海拉明，糖皮质激素类药物如地塞米松、氢化可的松等，而肾上腺素是过敏性休克的首选抢救药物。
- 围手术期气道管理用药主要包括β肾上腺素受体激动药、茶碱类和抗胆碱药等支气管扩张药，以及糖皮质激素类药物。
- 止吐药常用于预防和治疗术后恶心呕吐，围手术期常用三联疗法（5-HT$_3$受体拮抗药、地塞米松和氟哌利多）预防术后恶心呕吐。
- 非甾体抗炎镇痛药分为非选择性环氧化酶抑制药和选择性环氧化酶-2抑制药，具有解热、镇痛和抗炎作用，常用于围术期多模式镇痛。

围手术期患者常面临血流动力学波动、恶性心律失常、气道痉挛、过敏反应及术后恶心呕吐等多种并发症风险，这些情况的及时识别与有效处理直接关系到患者的生命安全和预后转归。为确保围手术期安全、优化患者舒适度并促进术后快速康复，麻醉医师需要精准掌握各类辅助药物的适应证、给药时机及剂量调控。本章将系统阐述围手术期常用辅助药物的药理特性、临床应用规范及注意事项。

第1节　血管活性药

根据对心输出量和血管张力的不同影响，血管活性药主要分为正性肌力药、血管收缩药和血管舒张药。这些药物通过作用于肾上腺素受体和非肾上腺素受体来实现对心血管系统的调节。血管活性药的选择要根据患者临床病理生理状态及血流动力学状况，选择合适的血管活性药物及剂量，减少其不良反应。

一、围手术期常用正性肌力药

正性肌力药物可以增强心脏收缩力，提高心输出量，缓解心功能不全症状，稳定血流动力学状态，是治疗急性心力衰竭的重要手段。

（一）强心苷类

强心苷是一类具有强心作用的苷类化合物，其化学结构中侧链不同导致维持时间有所差异，临床常用的地高辛为中效制剂，麻醉手术过程中常用短效制剂毛花苷丙/去乙酰毛花苷丙，又称西地兰。

强心苷通过抑制钠钾ATP酶，使细胞内Na^+水平升高，促进Na^+-Ca^{2+}交换，提高细胞内Ca^{2+}水平，从而发挥正性肌力作用，同时可反射性兴奋迷走神经减慢心率。强心苷类药物主要用于治疗心力衰竭和某些心律失常（房颤、房扑、阵发性室上性心动过速），对有房颤伴快速心室率的心力衰竭疗效最佳。麻醉期间一般不主张将强心苷作为治疗心力衰竭的首选药，对于急性左心衰竭，可选用短效强心苷作为治疗的一部分，如毛花苷丙适用于左心室收缩功能不全伴快速心室率的患者，常用剂量为静脉注射首次 0.4～0.6mg，每 2～4h 可重复给予 0.2～0.4mg，总量 1～1.6mg。

强心苷治疗安全范围小，一般治疗剂量接近中毒剂量的 60%，易发生毒性反应，尤其是合并电解质紊乱、酸碱平衡失调、发热、心肌病理损害、高龄等因素时更易发生，因此注意使用时应从小剂量开始及监测浓度。此外维持正常的血钾水平对于避免强心苷毒性反应和确保治疗效果至关重要。强心苷中毒时可出现各种心律失常，以室早、室速多见，一旦诊断为强心苷中毒，应立即停药，消除诱发中毒的因素，积极对症治疗。

（二）β 肾上腺素受体激动药

β 肾上腺素受体参与维持正常心脏功能，慢性心力衰竭（简称心衰）时交感神经长期处于激活状态，内源性儿茶酚胺使 β 肾上腺素受体下调，对其激动药的敏感性下降，且易引起心率加快和心律失常使病情恶化，因此临床上 β 肾上腺素受体激动药主要用于强心苷反应不佳或禁忌者，更适用于伴有心率减慢或传导阻滞的患者。麻醉手术过程中可用于心肌抑制、心源性休克和急性心衰，如心脏手术中和术后常用此类药物维持，以增强心肌收缩力和提升心率。

多巴胺（dopamine）是体内去甲肾上腺素生物合成的前体，也是中枢与外周神经系统重要的神经递质，可剂量依赖性兴奋多巴胺受体、$β_1$ 受体、$α_1$ 受体，药理作用随剂量不同发挥效果不同。在静脉注射低剂量[1～2μg/（kg·min）]时，多巴胺主要激活外周多巴胺受体，扩张肾、肠系膜及冠状血管，增加肾血流量和肾小球滤过率，促进排钠利尿；中等剂量[2～10μg/（kg·min）]时除作用于多巴胺受体外，激动心脏 $β_1$ 受体作用更明显，可加强心肌收缩力、增加心输出量；大剂量[10μg/（kg·min）以上]时主要兴奋 $α_1$ 受体，这与促使去甲肾上腺素释放产生间接作用有关，此时缩血管升压作用明显，增大左心室后负荷，增加心肌耗氧量，同时肾血管收缩，肾血流量降低。多巴胺常用于抗休克，对伴有心肌收缩力减弱、尿量减少，且不能通过补充血容量得到缓解的患者疗效较好。此时药物剂量从静脉注射[2～5μg/（kg·min）]开始，可根据需要逐渐加量。但剂量不宜过大，否则可能失去有利作用。应用过程中还应注意及时纠正血容量不足与酸中毒。

多巴酚丁胺（dobutamine）为人工合成品，其化学结构与多巴胺相似。主要作用于 $β_1$ 肾上腺素受体，有较强的正性肌力作用，对 $β_2$ 受体和 α 受体作用较弱。治疗剂量的多巴酚丁胺可使心排出量增加，同时对外周血管尤其是肺血管有轻度扩张作用，故动脉压变化不明显。此外，心室充盈压也下降，室壁张力降低，加快心率的效应比多巴胺小，有利于心肌氧供需平衡的维持，对于伴有肺动脉高压或以右心功能不全为主的低心排更适用。大剂量[大于 15μg/（kg·min）]可使心率增加，血压明显升高，甚至出现心律失常。临床常用[2～10μg/（kg·min）]剂量静脉泵注。

（三）磷酸二酯酶抑制药

磷酸二酯酶（PDE）广泛分布于心肌、血管平滑肌、血小板及肺组织，其抑制剂通过提高心肌细胞内环磷酸腺苷（cAMP）含量，使 Ca^{2+} 内流增加，从而增强心肌收缩力；同时促进 Ca^{2+} 移出血管平滑肌细胞，使血管舒张，心脏负荷降低，心肌耗氧量下降，故具有双重改善心功能（即正性肌力和血管舒张）作用。临床主要用于急性心衰时的短时间支持治疗。因其能够扩张动静脉血管，降低心脏前后负荷和肺血管阻力，尤其适用于心衰合并肺动脉高压的患者。常用于心脏手术中的心功能支持，可防止体外循环结束后的低心排综合征。此类常用药物米力农负荷剂量为 25～75μg/kg，然后以 0.25～1.0μg/（kg·min）静脉维持，每日最大剂量为 1.13mg/kg。

（四）钙增敏药

钙增敏药可作用于心肌收缩蛋白，增加肌钙蛋白 C 对 Ca^{2+} 的亲和力，在不增加细胞内 Ca^{2+} 浓度的条件下，增强心肌收缩力，且不增加心肌耗氧量，并避免细胞内钙超载。常用药物左西孟旦通过与肌钙蛋白结合，增加对 Ca^{2+} 的敏感性，使 Ca^{2+} 诱导的心肌收缩所必需的心肌纤维蛋白空间结构得以稳定，同时有部分的 PDE 抑制作用，从而增强心肌收缩；还通过介导 ATP 敏感钾通道，扩张冠状动脉和外周血管。左西孟旦负荷剂量为 6~12μg/kg，之后以 0.1μg/（kg·min）持续静脉输注。

常用正性肌力药物作用特点见表 5-1。

表 5-1 正性肌力药作用特点

药物类型	代表药物	正性肌力作用	扩张外周动脉	扩张肺血管	收缩血管
强心苷类	毛花苷丙	+	0	0	0
β肾上腺素受体激动药	多巴酚丁胺	++	+	+/0	+ 高剂量
磷酸二酯酶抑制药	米力农	+	+++	++	0
钙增敏药	左西孟旦	+	++	++	0

注：+++强；++次强；+弱；0无。

二、围手术期常用血管收缩药

（一）肾上腺素受体激动药

1. 多巴胺 见前述。

2. 肾上腺素（adrenaline，epinephrine） 是肾上腺髓质分泌的主要激素，由去甲肾上腺素甲基化形成。肾上腺素激动 α 和 β 肾上腺素受体，心血管方面主要有强效的正性肌力和血管收缩作用，剂量依赖性增加心输出量、加快心率、升高血压，对肾脏及皮肤血管床的血管收缩作用特别显著，对冠状动脉和骨骼肌则呈现血管舒张作用。肾上腺素能增加心肌氧耗，导致心肌缺血，使用过程中可能会导致心律失常，因此在临床应用中需要严格控制剂量和注射速度，尤其是器质性心脏病、脑动脉硬化和甲状腺功能亢进症等。临床应用：一般用量[0.01~0.1μg/（kg·min）]使用时，主要用于急性心力衰竭和低心排综合征；较大剂量（0.3~0.5mg/次，包括皮下或肌内注射、静脉注射、气管内给药）使用时，主要用于抢救严重低血压、支气管痉挛、过敏性休克及心搏骤停。

3. 去甲肾上腺素（noradrenaline，norepinephrine） 是去甲肾上腺素能神经末梢释放的主要递质，人工合成品不稳定，常用其重酒石酸盐。主要兴奋血管 $α_1$ 肾上腺素受体，对阻力血管和容量血管均有强烈的收缩作用，属强效外周血管收缩剂，可升高外周阻力，皮肤黏膜血管收缩最明显，其次是肾脏血管。去甲肾上腺素也能较弱激动心脏 $β_1$ 受体使心肌收缩力增强，心率轻度增快，但与肾上腺素相比，其对心脏的影响较小，更适用于血压下降且心功能不全的患者。目前去甲肾上腺素是感染性休克（高排低阻型或血管麻痹综合征）的一线用药。常用剂量为 0.01~0.2μg/（kg·min），依据血流动力学指标调整。肾功能不全和严重微循环障碍的患者谨慎使用。

4. 间羟胺 主要作用是直接激动 α 肾上腺素受体，对心脏的 $β_1$ 受体作用弱，也可促使去甲肾上腺素从囊泡释放而发挥间接作用。间羟胺收缩血管，升高血压作用较去甲肾上腺素弱，动脉收缩强于静脉；略增加心肌收缩性，对心率影响不明显。用于休克早期和手术麻醉期间低血压，短期反复应用易产生耐药性，无效时应改用去甲肾上腺素。常用剂量为 0.1~1μg/（kg·min），依据血流动力学指标调整。

5. 去氧肾上腺素（phenylephrine，苯肾上腺素）和甲氧明 都是人工合成品，作用机制与间羟胺相似，可直接和间接激动 $α_1$ 肾上腺素受体，升压作用比去甲肾上腺素弱，但肾血流减少更为明显。其升高血压的同时可反射性兴奋迷走神经而使心率减慢。适用于手术麻醉期间低血压合并快速性心律失常的情况，常用剂量：去氧肾上腺素 25~100μg/次或 0.1~10μg/（kg·min）泵注，甲氧明 1~2mg/次或 10mg 稀释后泵注。

6. 麻黄碱（ephedrine） 是从中药麻黄中提取的生物碱。麻黄碱可直接激活 α 和 β 受体，但是作用弱；同时可以刺激内源性去甲肾上腺素释放发挥间接作用。短期反复给药，易产生快速耐受性。麻黄碱适用于麻醉诱导后的低血压，常用剂量为 6~10mg/次。

(二)非肾上腺素能血管收缩药

精氨酸加压素(又称血管升压素)在下丘脑合成,从垂体后叶释放,同时具备收缩血管和抗利尿作用,通过血管升压素受体 V_1(主要位于血管平滑肌)和 V_2(主要位于肾集合小管)起作用。血管升压素能够增加血管阻力,提高平均动脉压;同时能收缩容量血管,促进静脉回流,从而增加心输出量。适用于食管胃底静脉曲张破裂出血、感染性休克经标准治疗效果差时。常用剂量不高于 0.04U/min,可与去甲肾上腺素联合治疗感染性休克。心肺复苏时可一次性静脉注射 40U。

围手术期常用血管收缩药的作用特点见表 5-2。

表 5-2 围手术期常用血管收缩药物的作用特点

分类	药物	对不同受体的作用			血流动力学效应		
		$α_1$受体	$β_1$受体	$β_2$受体	CO	HR	SVR
α受体激动药	去甲肾上腺素	3+	2+	+/−	−/↑	−/↑	↑↑↑
	间羟胺	2+	+	+	−/↑	−	↑↑
	去氧肾上腺素	2+	+/−	+/−	−/↑	−/↓	↑↑
	甲氧明	2+	−	−	−/↑	−/↓	↑↑
α、β受体激动药	肾上腺素	4+	3+	3+	↑↑↑	↑↑↑	↓
	多巴胺	+	2+	+/−	↑↑	↑↑	↑↑
	麻黄碱	2+	2+	2+	↑↑	↑↑	↑↑
β受体激动药	异丙肾上腺素	−	3+	3+	↑↑	↑↑	↓
	多巴酚丁胺	+	2+	−	↑↑↑	↑	↓↓
非肾上腺素能血管收缩药	血管升压素	血管平滑肌 V_1 受体			−/↑	−	↑↑↑

注:4+极强;3+强;2+次强;+弱;+/−无意义;−无;↑增加;↓减少。

大剂量使用血管收缩药时,可以引起心动过速,冠脉收缩,严重者导致心肌缺血和氧供需失衡;同时,血压升高、后负荷增加会加重心脏负担,引起每搏量和心输出量下降。血管极度收缩可以减少内脏灌注和末梢血流,甚至可引起肢端缺血和坏死,因此需注意合理使用血管收缩药。

三、围手术期常用血管舒张药

血管舒张药主要用于扩张血管,降低血压,降低外周血管阻力,减少心脏后负荷等,常用于麻醉过程中控制性降压或改善微循环等。围手术期常用的血管舒张药包括:

(一)血管平滑肌扩张药

血管平滑肌扩张药通过直接扩张血管而产生降压作用。硝酸盐类(如硝普钠)或硝酸酯类(如硝酸甘油)扩血管药的药理学活性取决于其在血液和血管组织中生物转化成一氧化氮(nitric oxide,NO)的数量。NO 激活鸟苷酸环化酶促进环磷酸鸟苷(cGMP)形成,使血管平滑肌 Ca^{2+} 浓度降低,产生强烈的扩血管作用。

1. 硝普钠 为非选择性血管扩张药,直接作用于小动脉和静脉平滑肌,扩张小动脉和小静脉的效力相当。其心血管效应随心功能状态不同有显著差异,对心血管功能正常者,用药后心肌收缩力无变化;对心功能不全者,硝普钠可降低前、后负荷和心室充盈压,减少心肌氧耗,对心率无明显影响。硝普钠一般不降低冠脉血流量,但对缺血心肌可能有"窃血"现象,且明显增加脑血流,因此缺血性心脏病和颅内高压患者慎用。手术麻醉期间主要用于控制性降压、高血压危象和心功能不全,起始剂量一般为 0.3μg/(kg·min),可根据血流动力学反应调节给药速度,因其起效迅速,作用剧烈而短暂,需注意反射性心率增快和血压"反跳"。此外其水溶液不稳定,药液配好后应避光并尽快使用;药物剂量过大或代谢障碍时,分解产物氰化物累积易发生中毒。

2. 硝酸甘油 是硝酸酯类代表药物，可扩张全身动脉和静脉，以容量血管最明显，主要减轻心脏前负荷，降低心肌氧耗；对心外膜冠状血管和侧支血管有相对选择性的扩张作用，可改善缺血性心肌病患者的冠脉血流，从而改善心室收缩和舒张功能。麻醉手术中可用于控制性降压，尤其适用于各种类型的心肌缺血、心绞痛患者，以及冠脉旁路移植术、急性心功能不全的治疗。开始剂量为 0.1~0.5μg/(kg·min)，根据血压调整剂量和泵注速度，用量过大可引起反射性心率增快；因其增加脑血流，颅内高压患者慎用。

（二）α肾上腺素受体阻断药

1. 酚妥拉明 为短效的竞争性、非选择性α受体（$α_1$、$α_2$）阻断药，可引起血管扩张，以小动脉为主，静脉次之，体循环和肺循环阻力下降，主要减少心脏后负荷，使心排血量增加，改善心功能及组织灌注。对嗜铬细胞瘤引起的高血压危象，首选酚妥拉明。静脉滴注起效迅速，常用剂量为 0.1~0.5mg/min 或 5mg/次。

2. 乌拉地尔 是选择性 $α_1$ 肾上腺素受体阻断药，具有外周和中枢双重作用机制：阻断外周血管 $α_1$ 肾上腺素受体，引起周围血管扩张；激动延髓心血管中枢 5-HT_{1A} 受体，降低交感神经张力和反馈调节。乌拉地尔扩张静脉的作用大于动脉，降压作用温和平稳，不易引起血压过度降低和反射性心率增快，是高血压危象和围手术期控制血压的常用药物。静脉注射 10~25mg，2min 后可重复，根据血压调整剂量。

（三）钙通道阻滞药

钙通道阻滞药选择性作用于 Ca^{2+} 通道，阻断 Ca^{2+} 进入血管平滑肌细胞内，降低细胞内 Ca^{2+} 浓度，使平滑肌松弛，血管扩张。钙通道阻滞药从化学结构上可分为二氢吡啶类和非二氢吡啶类。前者对血管平滑肌具有选择性，较少影响心脏，常用的有硝苯地平、氨氯地平、尼卡地平等，主要用于高血压的控制。非二氢吡啶类包括维拉帕米等，对心脏和血管均有作用，主要用于心律失常的治疗（见本章第 2 节）。

1. 硝苯地平 是二氢吡啶类钙通道阻滞药中的代表药物，可松弛血管平滑肌、降低外周血管阻力，减少心肌氧耗，同时扩张冠脉，促进冠脉侧支循环，改善心肌氧供；对窦房结和房室传导系统没有明显的抑制作用，整体条件下（交感反射抵消）心脏抑制作用不明显。临床主要用于围手术期高血压及冠心病心绞痛的防治，舌下含服 10~20mg，2~3min 起效。

2. 尼卡地平 是二代新型二氢吡啶类钙通道阻滞药，血管选择性最强，冠脉扩张作用突出，无窦房结和房室结抑制效应，对心率影响较小。其静脉制剂主要用于术中与术后异常高血压的紧急处理，以 2~10μg/(kg·min) 速度静脉泵注，起效迅速，停药后血压回升较慢，半衰期为 50~70min。

第 2 节 抗心律失常药

心律失常按照原因可分为心脏冲动形成异常和冲动传导异常，也可根据心率分为缓慢型心律失常和快速型心律失常。围手术期，疾病、麻醉和手术等各种因素均可诱发心律失常，尤其是合并心脏疾病的危重患者。严重心律失常可危及生命，须及时纠正。应用抗心律失常药物治疗要根据患者心律失常的类型、有无器质性心脏病、心功能状况及血流动力学变化进行综合判断；同时纠正可能的诱因，针对病因治疗，强调用药个体化、规范化。下面简述麻醉期间常用抗心律失常药物的药理作用。

一、阿托品

阿托品（atropine）属 M 胆碱受体阻断药，通过阻断窦房结 M_2 受体，解除迷走神经对心脏的抑制从而加快心率，心率加快的程度取决于迷走神经张力的高低；也可缩短房室结有效不应期，增加房扑或房颤患者的心室率。临床适用于迷走神经过度兴奋所致窦性心动过缓、房室传导阻滞、窦房传导阻滞等缓慢型心律失常。阿托品通过恢复心率和促进房室传导,改善患者的临床症状。成人每次静脉注射 0.5～1mg,按需可重复,总量不超过 2mg。小儿静脉注射 0.01～0.03mg/kg。阿托品的作用较多,其他相关作用为其不良反应,如口干、视物模糊、瞳孔扩大、皮肤干燥潮红、便秘、排尿困难等,停用后可自行消失。青光眼、幽门梗阻及前列腺肥大者禁用。

二、异丙肾上腺素

异丙肾上腺素是最强的 β 肾上腺素受体激动剂,对 $β_1$ 和 $β_2$ 受体选择性低,对 α 受体几乎无作用,可增强心肌收缩力,加快传导,从而增快心率。适用于对阿托品无效的二～三度房室传导阻滞,特别是阻滞部位在希氏或希氏束以下部位。常用剂量为 0.05～1μg/(kg·min)。常见不良反应有心悸、头晕、头痛、面色潮红,使用时应谨慎观察患者心率变化,因其增加心肌氧耗,禁用于冠心病、心肌炎及甲亢患者。

对病态窦房结综合征患者,若阿托品或异丙肾上腺素均不能有效提高其窦性心律,宜选择心脏起搏。

三、艾司洛尔

艾司洛尔(esmolol)是超短效 β 受体阻滞药,主要作用于心肌 $β_1$ 肾上腺素受体,抑制窦房结和房室结的自律性和传导性。在麻醉诱导期间应用可防止气管插管引起的心血管反应及围手术期发生的室上性心动过速。常用负荷量为 0.5mg/kg,之后以 50～200μg/(kg·min)泵注。支气管哮喘、窦性心动过缓、二度和三度房室传导阻滞者慎用。

四、维拉帕米

维拉帕米是Ⅳ类抗心律失常药,作为非二氢吡啶类钙通道阻滞药,可频率依赖性阻滞心肌 L 型钙通道,抑制 Ca^{2+} 内流,使窦房结和房室结的自律性降低,传导减慢,延长房室结有效不应期。适用于治疗室上性心律失常和房室结折返激动引起的心律失常,阵发性室上性心动过速首选。成人用量:静脉注射首次 5mg,若无效则 10～30min 后重复;静脉滴注每小时 5～10mg,一日总量不超过 50～100mg。不良反应多与剂量有关,可出现心动过缓,甚至二度或三度房室传导阻滞及心脏停搏,恶心、头晕或眩晕。

五、利多卡因

利多卡因(lidocaine)是酰胺类局麻药,在抗心律失常药中属Ⅰb类药物。其静脉给药作用迅速,在心肌中浓度是血药浓度的 3 倍。利多卡因的抗心律失常作用主要通过抑制浦肯野纤维和心室肌细胞的 Na^+ 内流,促进 K^+ 外流,起到以下作用:①降低自律性:治疗剂量(血药浓度 2～5μg/mL)的利多卡因能降低浦肯野纤维的自律性(最强),对窦房结无影响。②传导速度:治疗剂量的利多卡因对希-浦系统的传导速度没有影响,但在细胞外 K^+ 浓度较高或血液偏酸性时则能减慢传导。高血药浓度(10μg/mL)的利多卡因明显抑制 0 相上升速率而减慢传导。③动作电位时程(APD)和有效不应期(ERP):缩短浦肯野纤维及心室肌的 APD 和 ERP,且缩短 APD 更为显著,故为相对延长 ERP。

利多卡因的心脏毒性低,特别适用于危重患者,是治疗麻醉期间快速性室性心律失常最常用的药物,如心脏手术、心导管检查术、急性心肌梗死或强心苷中毒所致的室性期前收缩、室性心动过速或心室颤动。一般首次静脉注射 1～2mg/kg,5min 可重复一次至有效,但 20min 内总量<5mg/kg。

不良反应较少。较常见的是与剂量相关的中枢神经系统毒性,如头晕、嗜睡、烦躁等,大剂量可引起语言障碍、惊厥,甚至呼吸抑制。慎用于病态窦房结综合征、房室传导阻滞患者,对心衰、肝功能严重受损者酌情减量。

六、胺 碘 酮

胺碘酮属于抗心律失常药中Ⅲ类延长动作电位时程药。与甲状腺素结构相似,作用于细胞核甲状腺素受体,药理作用广泛。降低窦房结起搏细胞自律性,抑制希-浦系统和房室结的传导速度;对心脏 Na^+、K^+、Ca^{2+} 等多种离子通道均有抑制作用,明显延长 APD 和 ERP;非竞争性阻断 α、β 肾上腺素受体及 Ca^{2+} 通道,能直接扩张冠脉、降低外周阻力。

胺碘酮是广谱抗心律失常药。适用于各种室上性和室性心律失常,如心房颤动、心房扑动、心动过速及伴有预激综合征的快速心律失常。麻醉期间静脉注射主要用于治疗顽固性心律失常。静脉常用剂量:前 10min 给予负荷量 150mg,随后 6h 以 1mg/min 静脉滴注维持,后 18h 降至 0.5mg/min。常见的心血管不良反应为窦性心动过缓、QT 间期延长、房室传导阻滞,偶见尖端扭转型室速,快速静脉注射后可出现一过性低血压。有房室传导阻滞及 QT 间期延长者禁用。

七、普 罗 帕 酮

普罗帕酮又名心律平,属于Ⅰc类抗心律失常药。能够稳定细胞膜,抑制 Na^+ 内流,减慢心房、心室和浦肯野纤维收缩除极速度,使传导速度降低,轻度延长 APD 及 ERP,降低兴奋性,消除折返性心律失常。此外也有轻度 β 肾上腺素受体阻滞作用及钙离子通道阻滞作用。

适用于室上性和室性心动过速,以及伴心房颤动和心动过速的预激综合征。用量 1～1.5mg/kg,稀释后缓慢静脉注射,必要时 20min 重复一次,之后以 0.5～1mg/min 维持。不良反应较少,消化道反应有口干、唇舌麻木、恶心、呕吐、便秘等,心脑血管反应包括诱发或加重室性心律失常、房室传导阻滞、头痛、眩晕,在减量或停药后消失。

总之,麻醉期间应持续强化心电监测,以便及时识别和准确评估心律失常的临床特征及其严重程度。血流动力学稳定的轻度心律失常通常具有自限性,可通过消除诱发因素(如终止手术刺激或停用致心律失常药物)而自发缓解。相反,严重心律失常可引发显著的血流动力学紊乱,甚至导致循环衰竭,需立即实施针对性治疗。治疗原则应着重于病因学管理,包括纠正潜在的电解质失衡、改善循环休克状态,以及必要时调整麻醉深度等综合治疗措施。

第3节 抗 过 敏 药

围手术期麻醉及手术过程中使用的药物或接触机体的物品均可作为变应原诱发过敏反应。该反应的典型临床表现主要涉及呼吸系统、循环系统及皮肤黏膜等靶器官。其中,抗过敏药物治疗是防治此类过敏反应的关键措施。

一、抗 组 胺 药

目前已发现的组胺受体有四种亚型,其中 H_1 受体与过敏、炎性反应相关。H_1 受体阻断药与组胺分子结构相似,能竞争性阻断 H_1 受体,对组胺引起的支气管平滑肌收缩、局部毛细血管扩张和通透性增加(水肿)有很强的抑制作用。临床主要用于治疗皮肤黏膜的变态反应,如荨麻疹、血管神经性水肿等,对支气管哮喘的急性发作有一定疗效,对过敏性休克效果差。常用的第一代药物如苯海拉明、异丙嗪等有一定的中枢抑制作用,表现为镇静、嗜睡;此外还具有阿托品样抗胆碱作用,可用于防晕止吐。术中发生过敏反应可给予苯海拉明 0.5～1mg/kg 静脉注射。

二、糖皮质激素类药物

糖皮质激素能够减少组胺、5-羟色胺、过敏性慢反应物质和缓激肽等过敏介质的产生,且具有免疫抑制和抗炎作用。对于过敏性疾病,如荨麻疹、血管神经性水肿、支气管哮喘和过敏性休克,治疗主要应用肾上腺素受体激动药和抗组胺药物,对严重病例或其他药物无效时,可应用糖皮质激素作为辅助治疗。其中地塞米松抗炎作用较强,作用持续时间较长,水钠潴留副作用小,但起效慢,达峰时间长(12～24h),发生过敏反应时不作为首选,临床常用 5～10mg/次静脉注射;氢化可的松不需要代谢转化，可直接作用于其受体，常用剂量为 100~200mg/次；也可选择甲泼尼龙 1mg/kg 静脉注射。

三、其他药物

静脉注射钙剂可以稳定细胞膜，降低血管通透性，减轻或缓解过敏症状。发生过敏反应合并低血钙时，可予 10% 葡萄糖酸钙 10~20mL 缓慢静脉注射。

肾上腺素是过敏性休克的首选抢救药物，其 $β_2$ 受体激动作用可以缓解支气管平滑肌痉挛，α 受体激动作用可以使皮肤、黏膜、内脏血管收缩，降低毛细血管通透性，$β_1$ 受体激动能兴奋心肌、增加心输出量，最终结果使血压上升，改善器官组织灌注。同时肾上腺素还能够抑制炎性介质释放。应用时一般肌内或皮下注射给药，严重病例也可予适量静脉注射。具体用法详见第 17 章。

第 4 节 气道管理药物

患者气道高反应性（包括支气管哮喘和慢性阻塞性肺疾病）、上呼吸道感染、胃食管反流等，均是围手术期发生气道痉挛的高危因素。对于各种原因诱发的气道痉挛，首先需要快速诊断并去除诱因，积极给予支气管扩张药物对症处理，以及糖皮质激素抗炎治疗，可有效缓解病程进展。麻醉期间气道管理药物主要包括：

一、糖皮质激素类药物

糖皮质激素类药通过抑制气道炎症反应的多个环节发挥作用：抑制多种炎症细胞和免疫细胞功能，减少细胞因子和炎症介质产生，抑制气道高反应性；增强支气管以及血管平滑肌对儿茶酚胺的敏感性，有利于缓解支气管痉挛和黏膜肿胀。

吸入糖皮质激素在气道内可获得较高的药物浓度，充分发挥局部抗炎作用，并可避免或减少全身性的不良反应，目前常用的吸入糖皮质激素有倍氯米松、布地奈德、氟替卡松等。临床对于支气管扩张药不能有效控制的慢性哮喘患者，长期吸入糖皮质激素可以减少或终止发作，减轻病情严重程度，但单独应用不能缓解急性症状，在围手术期建议与支气管扩张药联合雾化吸入，有协同增效作用。

二、支气管扩张药

支气管扩张药包括 β 肾上腺素受体激动药、茶碱类和抗胆碱药。本类药物是哮喘急性发作（气道痉挛）的首选药物，也用于慢性阻塞性肺疾病（chronic obstructive pulmonary disease，COPD）和慢性支气管炎伴喘息的平喘治疗。

（一）肾上腺素受体激动药

β 肾上腺素受体激动药主要通过兴奋支气管平滑肌 $β_2$ 受体，松弛气道、抑制肥大细胞与中性粒细胞释放炎症介质与过敏介质、增强纤毛运动、降低血管通透性、减轻气道黏膜下水肿等，这些效应均有利于缓解支气管痉挛和气道狭窄。为减少全身不良反应，吸入给药最为常用，而在哮喘急性发作时，由于气道痉挛，吸入效果不佳，静脉给药仍为首选。

非选择性 β 受体激动药包括异丙肾上腺素、肾上腺素等，平喘作用强大，但可引起严重的心脏不良反应。选择性 $β_2$ 受体激动药对 $β_2$ 受体有强大的兴奋性，对 $β_1$ 受体的亲和力低，常规剂量或吸入给药时很少产生心血管反应；短效激动药如沙丁胺醇、特布他林，吸入 5min 起效，持续 3~6h；长效激动药如福莫特罗兼具扩张支气管平滑肌和抗炎作用，吸入 2~5min 起效，作用持续 12h。

（二）茶碱类

茶碱具有平喘、强心、利尿、扩张血管和中枢兴奋等作用。平喘作用机制包括：抑制磷酸二酯酶，使细胞内 cAMP 水平升高而舒张支气管平滑肌；阻断腺苷受体，减轻内源性腺苷所致的气道收缩作用；增加内源性儿茶酚胺的释放，间接舒张支气管；免疫调节与抗炎作用，减轻气道炎症反应。

茶碱扩张支气管作用较 $β_2$ 受体激动药弱且起效慢，一般不作为首选。对于 $β_2$ 受体激动药不能控制的急性哮喘，可静脉应用氨茶碱治疗；慢性哮喘患者口服氨茶碱以预防急性发作。由于茶碱还具有扩张肺动脉及降低肺动脉压、强心和利尿作用，对于 COPD 伴有右心功能不全的心源性哮喘患者有明显疗效。氨茶碱的起始剂量通常为 0.125～0.25g，之后根据血药浓度和患者反应调整剂量。临床须注意茶碱的治疗窗较窄，不良反应的发生率与其血药浓度密切相关，易发生不良反应。急性中毒常见于静脉注射过快或剂量较大，出现心动过速、心律失常、血压骤降、谵妄、惊厥和昏迷等，严重时可导致呼吸、心搏骤停，需要充分稀释并缓慢滴注。

（三）抗胆碱药（M 胆碱受体阻断药）

异丙托溴铵是阿托品的异丙基衍生物，对 M_1、M_2、M_3 胆碱受体无选择性，但对气道平滑肌有较高的选择性，对心血管系统作用不明显，也不影响痰液黏稠度和分泌。对高迷走神经活性的哮喘患者尤为适用，对于其他类型的哮喘其治疗效果不及 $β_2$ 受体激动药。

第5节 止 吐 药

术后恶心呕吐（postoperative nausea and vomiting，PONV）是常见的术后并发症之一，严重者可引起水电解质平衡紊乱、伤口裂开、误吸和吸入性肺炎，是患者住院时间延长和医疗费用增加的重要因素。围手术期常用的止吐药物包括以下几类：

一、抗胆碱药

抗胆碱药止吐的作用机制是通过抑制 M 胆碱受体，阻断乙酰胆碱与受体结合，进而缓解胃肠道平滑肌痉挛，并可阻滞前庭的冲动传入，从而发挥止吐作用。主要用于治疗晕动病、眩晕、病毒性内耳炎、梅尼埃病、肿瘤所致的恶心、呕吐。东莨菪碱注射剂量一般是 0.3～0.6mg，可根据需要每 4～6h 一次。

二、抗组胺药

抗组胺药通过阻断中枢 H_1 受体、M 胆碱受体而发挥止吐作用。可用于晕动病以及偏头痛、眩晕、中耳手术后呕吐等，可导致镇静与嗜睡不良反应。苯海拉明的推荐用法是 1mg/kg 麻醉诱导时静脉注射。此外，吩噻嗪类抗组胺药如异丙嗪，通过抑制呕吐中枢化学感受器触发带多巴胺 D_2 受体，发挥镇静、止吐作用，有效预防 PONV，推荐剂量 6.25～12.5mg，静脉注射。

三、丁酰苯类

手术结束前静脉注射小剂量氟哌利多 0.625～1.25mg 能有效预防 PONV，需注意避免大剂量使用，因其可能导致 QT 间期延长、过度镇静、锥体外系症状等副作用。氟哌啶醇被推荐为氟哌利多的替代品，0.5～2mg 静脉注射或肌内注射对 PONV 有较好的预防作用。

四、糖皮质激素类

地塞米松的抗呕吐机制仍不清楚，由于起效时间长，应在手术开始时给药。

五、苯甲酰胺类

甲氧氯普胺有中枢和外周多巴胺 D_2 受体拮抗作用，促进胃排空，并抑制呕吐中枢化学感受器触发带，最常用于胃动力药和作为抗肿瘤化疗相关呕吐的辅助治疗用药，推荐剂量为 10～20mg，静脉注射或肌内注射。

六、5-HT$_3$ 受体拮抗药

代表药物有昂丹司琼、托烷司琼等，帕洛诺司琼是第二代高选择性、高亲和力 5-HT$_3$ 受体拮抗剂。5-HT 受体 90% 存在于消化道（胃肠道黏膜下和肠嗜铬细胞），1%～2% 存在于中枢化学感受器触发带。化疗和术后导致的呕吐与胃肠道黏膜下 5-HT$_3$ 受体激活有关。建议手术结束前给予 5-HT$_3$ 受体拮抗药用于 PONV 的预防，特别是高危患者的预防，不推荐使用多次治疗剂量，如果无效应换用另一类药物。

七、神经激肽1（NK1）受体拮抗剂

阿瑞匹坦是一类新型的长效止吐药，通过与中枢 NK-1 受体结合，阻断 P 物质的作用而发挥止吐作用，术前 40mg 口服可有效预防和治疗 PONV。推荐用于使用其他止吐药可能出现明显不良反应的患者。

可根据发生 PONV 的风险分层制定 PONV 的防治策略：无风险患者可不预防性用药，对低、中危患者可选用 1～2 种药物预防，对高危患者可用 2～3 种药物组合预防。如预防无效，应加用不同作用机制的药物治疗。推荐联合用药，其防治 PONV 效果优于单药，且不增加副作用。目前常用三联疗法（5-HT$_3$ 受体拮抗药、地塞米松和氟哌利多）预防 PONV。

第6节 非甾体抗炎镇痛药

目前多模式镇痛方案已在围手术期疼痛治疗中得到广泛应用，其中非甾体抗炎药（non-steroidal anti-inflammatory drugs，NSAIDs）通过抑制体内环氧合酶（cyclooxygenase，COX）活性，减少局部组织炎症介质前列腺素（prostaglandin，PG）的生物合成，从而发挥解热、镇痛和抗炎作用。根据 NSAIDs 对 COX 作用的选择性不同可分为非选择性 COX 抑制药和选择性 COX-2 抑制药。

一、非选择性 COX 抑制药

（一）阿司匹林

阿司匹林又名乙酰水杨酸，是经典的水杨酸类 NSAIDs。口服后吸收迅速，被酯酶水解后以水杨酸盐的形式分布到全身组织。对 COX-1 和 COX-2 的抑制作用基本相当，其药理作用包括：

1. 解热镇痛及抗风湿 阿司匹林有较强的解热镇痛作用。用于缓解头痛、牙痛、肌肉痛、痛经等轻至中度疼痛，能减轻炎症引起的红肿热痛等症状，大剂量的阿司匹林能迅速缓解风湿性关节炎的症状。

2. 影响血小板功能 低浓度的阿司匹林能使 COX 活性中心的丝氨酸乙酰化失活，不可逆地抑制血小板 COX，减少血小板中血栓素 A2（thromboxane A2，TXA2）的生成，影响血小板的聚集及抗血栓形成，达到抗凝作用。临床上采用小剂量（50～100mg）阿司匹林防治心脑血管缺血性疾病及手术后的血栓形成。

阿司匹林的不良反应包括：①胃肠道反应。口服可直接刺激胃黏膜，并且抑制胃壁组织 COX-1 减少对胃黏膜有保护作用的 PGE2 生成，引起上腹不适、恶心呕吐。大剂量口服可引起胃溃疡及胃出血，消化道溃疡患者慎用。②加重出血倾向。阿司匹林不可逆地抑制 COX，对血小板合成 TXA2 有强大持久的抑制作用，血液中 TXA2/PGI2 的比值下降，血小板凝集受到抑制，使血液不易凝固，出血时间延长。如需手术患者，术前 1 周应停用阿司匹林。③水杨酸反应。阿司匹林使用剂量过大时，可出现头痛、眩晕、恶心、呕吐、耳鸣、视力听力减退等反应，严重者可出现过度呼吸、高热、脱水、酸碱失衡、甚至精神紊乱，称为水杨酸反应。可用碳酸氢钠溶液碱化尿液，加速水杨酸盐排泄。④过敏反应。与抗原-抗体反应为基础的过敏反应不同，这是由于 PG 合成受阻，而花生四烯酸生成的白三烯增多，导致支气管痉挛，诱发哮喘，也称阿司匹林哮喘。

(二)对乙酰氨基酚

又名扑热息痛,是苯胺类NSAIDs,口服易吸收。其解热镇痛作用与阿司匹林相当,但抗炎作用弱,临床主要用于退热和镇痛。由于其无明显的胃肠道刺激作用,故适用于不能耐受阿司匹林的头痛发热患者。正常剂量使用不良反应轻,可见恶心、呕吐,偶见皮疹、粒细胞缺乏症、贫血、药物热等过敏反应。长期大剂量使用导致代谢中间体对乙酰苯醌亚胺毒性反应,诱发肝肾损伤

(三)布洛芬、酮洛芬和氟比洛芬

布洛芬是第一个用于临床的芳基丙酸类NSAIDs,后又出现了酮洛芬、氟比洛芬等,各药效价不同,但药理学性质相似,通过抑制COX-1和COX-2,减少PG的合成,产生显著的抗炎镇痛解热作用。在临床主要用于风湿性关节炎、骨关节炎等,也用于头痛、肌肉痛、痛经以及术后疼痛等。胃肠道反应是最常见的不良反应,长期大剂量使用可能导致胃溃疡和消化道出血。

右酮洛芬氨丁三醇是提取了酮洛芬中的右旋体与氨丁三醇结合而成,起效迅速,不良反应少,可用于急性中重度术后疼痛,静脉制剂使用时需要避光,推荐剂量为每8~12h 50mg。

氟比洛芬酯是以脂微球为载体的静脉注射用NSAIDs,进入体内后靶向分布到损伤组织,在羧基酯酶的作用下迅速水解生成氟比洛芬,发挥较好的镇痛作用。其药效强,起效迅速,持续时间长,且不易引起胃黏膜损伤。氟比洛芬酯能够降低手术创伤引起的痛觉过敏,临床上主要用于术后镇痛,常用剂量为1mg/kg。

二、选择性COX-2抑制药

(一)塞来昔布

塞来昔布是选择性COX-2抑制药,口服易吸收。其抑制COX-2的作用较COX-1高375倍,治疗剂量时对COX-1无明显影响,也不影响TXA2的合成,但可抑制PGI2合成,从而发挥较强的抗炎、镇痛和解热作用。临床上用于风湿性、类风湿性关节炎和骨关节炎的治疗,也可用于牙痛、痛经和术后镇痛。胃肠道不良反应、出血和溃疡发生率较其他非选择性NSAIDs低;但心血管系统不良反应较严重,可能增加心脑血管血栓性不良事件的风险。

(二)帕瑞昔布

帕瑞昔布主要由肝酶水解转化为具有镇痛活性的伐地昔布,选择性抑制COX-2,减少组织内PG的合成,从而发挥较强的解热、镇痛和抗炎作用。帕瑞昔布不抑制COX-1,因此不会影响凝血功能。对中至重度的术后急性疼痛具有较好的镇痛作用,临床主要用于手术后疼痛的短期治疗,也可用于缓解骨关节炎、类风湿关节炎等慢性炎症症状,推荐剂量为40mg静脉注射或肌肉注射。帕瑞昔布的胃肠道不良反应轻于其他非选择性NSAIDs,但需警惕心脑血管事件风险。

(张林忠 岳 维)

第 6 章　麻醉前访视和病情评估

本章要点

- 术前访视获取尽可能完整的病史、体格检查、辅助检查中有价值的信息,明确患者围手术期危险因素,提出术前治疗意见,与外科医师沟通围手术期管理方案,制订麻醉计划。
- 围手术期风险评估最常用的方法是美国麻醉科医师协会麻醉分级,根据患者的健康状况以及手术的风险分为六个等级。急症手术患者分级在相应分级后加"E",表示急症手术的危险性明显增加。美国麻醉科医师协会麻醉分级的升高,意味着手术的风险和死亡率增加。
- 各系统器官的评估包括现存疾病的诊治情况、功能评估、用药评估和围手术期处理原则。
- 麻醉方法主要包括:全身麻醉、区域(局部)麻醉、监护麻醉及联合麻醉。麻醉方法选择需考虑的因素包括:患者、手术、麻醉及其他因素。

麻醉前访视和评估是由麻醉科医师对患者全身情况和重要器官生理功能进行评估,结合外科治疗特点,制定围手术期管理方案的过程。术前评估主要关注外科疾病与并存的内科疾病、手术创伤大小、手术时间长短,以及麻醉及手术操作对生理功能的影响。随着加速康复外科理念拓展,术前康复干预措施逐步增加。完善的术前访视和治疗干预有助于降低患者围手术期并发症的发生风险。为适应日间手术和"入院当天手术"的开展,通过麻醉科门诊对该类患者进行麻醉前评估至关重要。

第 1 节　麻醉前访视中全身情况和各系统的评估

一、麻醉前访视目的和要求

麻醉科医师应在麻醉前访视及评估患者,或参与特殊病例的多学科诊疗讨论,或通过麻醉门诊进行评估。目的在于:①获取系统性、全面详尽的病史、体格检查、实验室检查或特殊检查中有价值的信息;②明确患者的围手术期危险因素,是否耐受手术,完善必要检查,提出术前治疗意见;③制定麻醉计划,讨论围手术期并发症及防治策略;④与外科医师沟通患者的围手术期管理方案,取得共识;⑤通过术前宣教,减少患者恐惧和焦虑情绪,增强医患沟通,签署知情同意书。

二、麻醉前访视和检查基本内容

麻醉前访视应包含病史资料、体格检查、辅助检查,并与手术医师就外科治疗的相关细节进行沟通。

(一) 病史资料

1. 现病史　根据患者就诊的主诉和疾病演变,了解外科治疗目的及缓急需求。了解患者的现病史,有助于大致判断疾病性质、手术部位、手术范围等,进一步评估是否需要特殊的体位和麻醉管理技术。对限期手术(如恶性肿瘤等)患者,尽量在手术前纠正病理生理改变,降低围手术期相关并发症。急症手术(如创伤、压迫梗阻等)因病情紧急,无法在术前充分评估和调整全身情况和器官功能,围手术期应加强监测、密切关注病情变化,持续纠正体内代谢失衡和功能紊乱,提高患者对手术麻醉的耐受性。

2. 既往史　患者的并存疾病,特别是与麻醉相关的重要系统及器官如脑、肺、心脏、肝、肾和内分泌的疾病,了解该疾病的诊治经过和近期症状等,特别是对于存在头晕、头痛、咳嗽咳痰、活动后气促、心前区疼痛、心悸和夜间呼吸困难等症状者,应评估相应器官功能。

3. 手术麻醉史 患者既往进行何种手术,是否存在与麻醉相关的结构改变(脊柱、呼吸系统、四肢血管等),是否出现手术并发症,有无麻醉并发症(恶心呕吐、谵妄)、药物不良反应,家族中是否存在麻醉相关不良反应史。

4. 个人史 患者的体能水平评估,能否耐受体力劳动;患者在日常生活中是否有吸烟与饮酒嗜好,或药物滥用等,平均每日的持续量、维持时间。

5. 用药史 应详细记录患者近期使用的特殊药物史,包括处方药和患者可能自行使用的非处方药(包括中药和营养品),了解使用的剂量和持续服用的时间。重点询问对麻醉及手术风险有影响的药物,如糖皮质激素、精神类药物、抗凝药等,详细内容见本章第2节及各论。

6. 过敏史 包括患者对药物及其他物质的变态反应史。注意区分过敏反应与常被误认为过敏反应的药物副作用。对于不能确认过敏史的患者,可酌情考虑完善变态反应科专家会诊,选择安全的麻醉药物方案。

(二)体格检查

体格检查主要围绕全身情况及重要器官功能展开。主要包括外观的一般情况(发育、营养,有无贫血、脱水、水肿、发绀等),生命体征、身高、体重、心肺功能、气道检查,以及意识及精神状态、体位、姿势和步态、对周围环境的反应和器官功能综合评估。

1. 生命体征 访视时了解患者平日、入院后测定的生命体征,包括血压、脉搏、呼吸、体温、体重;持续体温升高应关注体内是否存在相关炎症及代谢紊乱。外伤、急症患者,还应留意其神志、瞳孔改变。

2. 体重指数 体重指数(body mass index,BMI),是评估身体胖瘦及健康状况的常用指标(表6-1)。BMI可帮助识别可能的困难插管患者和一些肥胖患者存在的疾病,如阻塞型睡眠呼吸暂停低通气综合征(obstructive sleep apnea hypopnea syndrome,OSAS)。

表 6-1 亚洲 BMI 分类

分类	BMI(kg/m^2)	分类	BMI(kg/m^2)
偏瘦	<18.5	Ⅰ度肥胖	25.0~29.9
正常体重	18.5~22.9	Ⅱ度肥胖	≥30
超重	23.0~24.9		

BMI 计算公式如下:

$$BMI = \frac{体重(kg)}{身高(m)^2}$$

3. 运动耐量 该指标有助于评估患者心肺功能、耐受手术及麻醉的能力和术后并发症的发生风险及死亡风险。功能性耐量通常采用代谢当量评估(metabolic equivalent of task,MET)。1MET约等于静息状态下的能量(氧)消耗,即 3.5mL/(kg·min)。一般通过询问患者等效运动水平简单评估代谢当量,形成代谢当量评分(metabolic equivalent of task score,METs)。METs>4往往提示患者可以耐受一般手术麻醉(表6-2)。

表 6-2 METs 等效运动水平

METs	等效运动水平	METs	等效运动水平
1	进食、穿衣、电脑办公	3	长时间散步
2	下楼梯、短距离走动、做饭	4	清扫地面、园艺工作

续表

METs	等效运动水平	METs	等效运动水平
5	爬楼梯、骑车、跳舞	9	慢速跳绳、快速骑车
6	打高尔夫球	10	快速游泳、快跑
7	网球运动	11	越野滑雪、打全场篮球
8	慢跑、快速爬楼梯	12	中远距离快跑

4. 心血管系统 心血管系统的检查包含心率、心律是否规整、是否合并心脏杂音、额外心音等,还包括血压、脉搏及其他周围血管征。心功能的评估主要采用纽约心脏学会(New York Heart Association,NYHA)分级方法。心肺功能联合评估可以采用屏气试验,一般认为低于20s屏气时间提示可能存在肺功能障碍,正常应大于30s(表6-3)。

表6-3 NYHA心功能分级

NYHA 分级	诱发心力衰竭症状的活动程度
NYHA Ⅰ级	活动不受限;日常活动不引起疲劳、心悸或晕厥
NYHA Ⅱ级	活动轻度受限;日常活动可引起疲劳、心悸或晕厥
NYHA Ⅲ级	活动明显受限;低于日常活动的行为即可引起疲劳、心悸或晕厥;静息时无症状
NYHA Ⅳ级	不能进行任何活动;静息时有症状

5. 呼吸系统 麻醉前存在呼吸系统疾病的患者,应充分评估当前疾病对其呼吸功能的影响,做好各类准备。体格检查时,观察胸廓外观、呼吸频率、呼吸形式及呼吸时相比,有无发绀、异常呼吸活动,气管有无受压移位,听诊有无啰音、哮鸣音、呼吸音减低或消失。存在急性呼吸道感染,仍有体征的患者,术后易出现并发症,建议推迟手术。

气道评估主要包括牙齿、张口度、颞下颌关节活动度、甲颏距离、颈部活动度、口咽情况[马兰帕蒂(Mallampati 分级)]等检查,以评估者是否存在困难气道,预先准备相应气道管理工具并告知有经验的麻醉科医师,以备协助处理。详见第8章第1节。

6. 其他系统器官 除心血管、呼吸系统之外,其他系统器官检查还包括有无腹水及程度、尿量、有无水肿及程度、神经系统检查、脊柱及四肢检查等。神经系统主要包括精神状态、言语能力、步态等,对于神经外科手术相关功能应重点检查。对于合并神经系统疾病的患者,建议邀请神经专科医师会诊后,根据相关意见制定麻醉计划。对拟行椎管内麻醉患者,应常规检查脊柱、脊髓功能,评估穿刺条件及患者配合度。

(三)辅助检查

麻醉科医师通过评估患者相关术前情况,指导完善患者实验室检查的围手术期管理方式越来越常见,这将提高围手术期管理水平并降低医疗成本。

常规手术于术前一般需进行血常规、肝肾功能、凝血功能、心电图、胸部X线检查。对于合并心脏病、肺部疾病、糖尿病(diabetes mellitus, DM)、脑出血或脑卒中、甲状腺疾病的患者,应常规进行心电图检查。术前具有心力衰竭、心肌梗死病史或具有相应症状患者应完善心脏彩超,必要时完善24小时动态心电图等检查。术前具有哮喘病史、呼吸功能障碍患者应完善肺功能、血气分析等检查。术前具有电解质严重失常病史或肾功能异常患者应完善血生化检查。

预计可能出血多、活动性出血的患者,术前应追踪最近一次血常规血细胞计数及凝血功能检查。怀疑具有凝血功能障碍或有凝血功能障碍病史及抗凝药物应用史患者应进行完善的凝血功能检查。

对于老年患者或肾功能异常、有肾毒性药物应用史患者,应评估肾小球滤过率等。术前存在肝病史、饮酒史、肝毒性药物应用史的患者应完善肝功能及肝炎相关检查。

(四)麻醉风险分级

麻醉科医师评估整体围手术期风险最常用的方法是美国麻醉科医师协会(American Society of Anesthesiologists,ASA)健康状态分级(表6-4),即ASA麻醉分级,根据患者的健康状况以及手术的风险性质不同,将患者分为六级。急症手术患者分级表示为在上述分级后加"E",如ASA ⅡE,表示急症手术的危险性明显增加。

随着ASA麻醉分级的升高,手术的风险和死亡率也会增加。Ⅰ级、Ⅱ级患者对麻醉和手术的耐受能力较好,预计麻醉经过平稳。Ⅲ级患者对接受麻醉存在一定的危险,麻醉前需做好充分准备。Ⅳ级患者的麻醉危险性极大,麻醉耐受力极差,随时有死亡的威胁,麻醉和手术异常危险,麻醉前准备更为重要,应做到充分、细致和周到。Ⅴ级为濒死患者,麻醉和手术异常危险,不宜择期手术。

表6-4 美国麻醉科医师协会健康状态分级

ASA分级	定义	举例,包括但不限于举例
ASA Ⅰ	正常健康患者	健康、不吸烟、没有或很少饮酒
ASA Ⅱ	合并轻度系统性疾病患者	仅有轻度疾病,没有实质性的功能障碍。当前吸烟者、社交饮酒者、怀孕、肥胖(30<BMI<40)、控制良好的糖尿病/高血压、轻度肺部疾病
ASA Ⅲ	合并严重系统性疾病患者	实质性功能障碍;一种或多种中度至重度疾病。控制不佳的糖尿病/高血压、COPD、病态肥胖(BMI≥40)、活动性肝炎、酒精依赖或滥用、植入起搏器、中度射血分数降低、定期透析的终末期肾病、有心肌梗死、发作性脑缺血发作或支架病史(>3个月)
ASA Ⅳ	合并威胁生命安全的严重系统性疾病患者	最近(<3个月)急性心肌梗死、脑血管意外、短暂性脑缺血发作或冠状动脉疾病/支架、持续性心肌缺血或严重瓣膜功能障碍、射血分数严重降低、休克、败血症、弥散性血管内凝血或终末期肾病未接受定期透析
ASA Ⅴ	预计不接受手术不能存活的垂死患者	腹部/胸部动脉瘤破裂、大面积外伤、颅内出血伴容积效应、严重心脏疾病或多器官/系统功能障碍合并肠缺血
ASA Ⅵ	已宣布的脑死亡患者,其器官拟用于器官移植手术	

三、各器官系统的麻醉前评估和处理原则

(一)呼吸系统

呼吸系统的麻醉前评估主要侧重于对急性上呼吸道感染、慢性阻塞性肺疾病(chronic obstructive pulmonary disease,COPD)(包括慢性支气管炎及肺气肿)、哮喘以及OSAS患者进行评估。

1. 急性上呼吸道感染 近期呼吸道感染(如鼻塞、咽喉充血疼痛、咳嗽、咳痰或发热)会导致呼吸道黏膜的应激性和敏感性增加。麻醉药物可引起腺体分泌和气道反应性增高,易诱发气道痉挛,特别在儿童患者中。对于健康患者,轻微感染不必推迟手术。但对于症状严重,尤其是合并其他疾病(如严重哮喘、心脏疾病、免疫抑制)的患者,择期手术推迟至少到呼吸道感染症状消失4周更为安全。对于合并严重急性上呼吸道感染的儿童,推迟手术至少到呼吸道感染症状消失6周或更长时间才能避免气道并发症。急症手术下,需进行充分的术前评估和准备,并加强抗感染措施,尽量避免吸入麻醉,以最大程度上降低围手术期风险。此外,对肺结核、慢性肺脓肿、重症支气管扩张症等严重呼吸道疾病患者,采用双腔支气管导管行支气管内插管以分离健、患侧肺,确保有效的呼吸管理。

2. 慢性阻塞性肺疾病 COPD是一种持续气流受限、不完全可逆的疾病,主要由小气道和大气道病变(慢性支气管炎和细支气管炎),以及肺实质破坏(肺气肿)所致。患者的临床表现因个体差异而异,取决于上述病因的相对比重。COPD患者容易合并全身不良反应和骨骼肌功能不良,导致活动能力受限和并发症风险增加。此外,外周气道狭窄、固定性气道阻塞、中央小叶型肺气肿

导致有效呼吸面积减少，肺功能降低。COPD 患者还可能伴有肺心病，其中功能性因素（如缺氧、高二氧化碳血症等）比解剖性因素更为关键。因此，适当纠正缺氧和高二氧化碳血症后，通常能够显著降低肺动脉压。

对于 COPD 患者，需要特别关注痰液量和性状的变化，密切关注是否存在肺心病以及其病情的发展阶段。患者术前应至少戒烟 6~8 周，以减少分泌物和降低肺部并发症风险。在麻醉管理中，除注意呼吸管理，还需适当地控制或不加重肺动脉高压，维护心功能。对于已发展至肺心病者，尤其是已发生右心衰竭者，管理上更为复杂，应更为谨慎。

3. 哮喘 哮喘是一种常见的异质性疾病，其可逆性气道部分阻塞，是围手术期危险性升高的重要因素。麻醉、手术中的应激因素易诱发哮喘或导致严重支气管痉挛，通常表现为喘鸣音、气道峰压升高（平台压可不改变）、呼气相潮气量减少或者呼气末二氧化碳监测波形的缓慢上升。单纯为过敏性者较易处理，但对于伴有炎症者处理较为困难。气道炎症增加气道反应性，在面对诱发性刺激因素时，可引发复杂的生理反应，包括气道水肿、分泌物增加和气道平滑肌收缩等，从而导致气道阻力明显增加，致使 PaO_2 降低，严重时可伴有 $PaCO_2$ 升高。奇脉和右心室劳损的心电图改变（ST 段改变、电轴右偏及右束支传导阻滞）预示着严重的气道阻塞。

哮喘患者的术前评估重点关注哮喘严重程度和近期的发作情况，以及是否处于最佳的生理状态。控制良好的哮喘不增加术中术后肺部并发症的风险。此外，在麻醉前应重视可能触发哮喘的潜在因素，控制呼吸道感染至关重要，应停止吸烟，减少气道反应性，麻醉前准备中适当使用支气管解痉的药物。对此类患者，应选择合适的麻醉方法和药物，并准备好处理可能出现的危象。

4. 阻塞型睡眠呼吸暂停低通气综合征 OSAS 的高危因素包括肥胖（主要是向心性肥胖、短颈和颈围增加）、男性、绝经后女性和高血压（hypertension，HTN）。口咽部是梗阻的主要部位，睡眠中呼吸道阻塞可能使患者 $PaCO_2$ 通气反射的敏感性下降，增加了围手术期短暂低氧血症的风险。需要详细了解病史并进行全面评估，必要时行睡眠呼吸监测以确定 OSAS 的严重程度。麻醉诱导前要做好困难气道处理的充分准备，结合 Mallampati 分级、喉镜检查等综合判断。针对重度 OSAS 患者，推荐在术前使用无创正压通气（non-invasive positive pressure ventilation，NIPPV）辅助呼吸，常用的 NIPPV 模式有持续气道正压通气（continuous positive airway pressure，CPAP）、双水平气道正压通气（bilevel positive airway pressure ventilation，BiPAP）。或考虑使用其他治疗方法如下颌前移矫治器、口腔矫治器或减轻体重等。经过 3 个月的治疗，通常能有效缓解 OSAS 引起的心血管功能紊乱和代谢异常。

5. 呼吸系统的功能评估 在麻醉前进行肺功能评估对已有呼吸系统疾病或需进行较大手术的患者尤为重要，特别是手术本身可能进一步损害肺功能的情况。对于年龄>60 岁、有肺部疾病史、吸烟史或拟行肺叶切除的患者，建议常规进行肺功能检查；对于拟行全肺切除的患者，建议行健侧肺功能测定或分侧肺功能测定，以确保手术和麻醉的安全性和有效性。肺活量低于预计值的 60%、通气储量百分比<70%、第 1 秒用力呼气量与用力肺活量的百分比（forced expiratory volume in one second/forced vital capacity，$FEV_1/FVC\%$）<60%或 50%，均提示术后呼吸功能不全风险。当 FVC<15mL/kg 时，术后肺部并发症的发生率明显增加。最大自主通气量也具有重要参考价值，最大自主通气量占预计值的 80%以上为正常，40L 或占预计值的 50%~60%为手术安全标准，低于预计值的 50%可视为低肺功能，低于预计值的 30%则为手术禁忌证。动脉血气分析简单易行，可用于了解肺通气和换气功能。例如，静息状态下呼吸空气时，PaO_2<60mmHg，伴或不伴 $PaCO_2$>50mmHg，提示可能存在呼吸衰竭。

临床常用简易的肺功能评估，如：

（1）屏气试验：要求患者深吸气后屏住呼吸，并尽可能长时间地保持屏气状态，记录屏气时间。正常人的屏气试验可持续 30s 以上。若屏气时间短于 20s，可认为存在肺功能显著不全。心肺功能异常可能导致屏气时间缩短，宜根据临床具体情况予以判断。

（2）吹气试验：患者尽力吸气后，作最大呼气。若呼气时间不超过 3s，表明用力肺活量基本正常。若呼气时间超过 5s，提示存在阻塞性通气障碍。

（3）呼吸困难程度：活动后呼吸困难可作为衡量肺功能不全的临床指标。一般分为 5 级：0 级，平地正常行走无呼吸困难症状；1 级，能按需行走，但易疲劳；2 级，行走距离有限，走一两条街后需休息；3 级，短距离行走即出现呼吸困难；4 级，静息时即出现呼吸困难。

6. 气道评估　详见第 8 章第 1 节。

（二）心血管系统

我国心血管病患病率处于持续上升态势，心血管病占居民疾病死亡构成的 40%以上。心血管疾病患者的手术病死率比其他疾病患者高 25%~50%。心血管并发症是围手术期严重的不良事件，是非心脏大手术患者术后 30d 内约 45%死亡患者的死因。

1. 高血压　一般认为，高血压常用定义：非同日 3 次测量，诊室血压≥140/90mmHg；诊室血压是诊断高血压、进行血压水平分级以及观察降压疗效的常用方法（表 6-5）。

表 6-5　《中国高血压防治指南（2024 年修订版）》中的高血压分级

类别	收缩压（mmHg）		舒张压（mmHg）
正常血压	<120	和	<80
正常高值	120~139	和（或）	80~89
高血压	≥140	和（或）	≥90
1 级高血压（轻度）	140~159	和（或）	90~99
2 级高血压（中度）	160~179	和（或）	100~109
3 级高血压（重度）	≥180	和（或）	≥110
单纯收缩期高血压	≥140	和	<90
单纯舒张期高血压	<140	和	≥90

对于高血压患者，首先应明确其为原发性高血压或继发性高血压。临床常见的为原发性高血压，其麻醉危险性主要取决于重要器官是否受累以及其受累的严重程度。继发性高血压的病因包括嗜铬细胞瘤、原发性肾病、肾血管性高血压、库欣综合征、甲状腺功能亢进、主动脉缩窄、OSAS 等。病史中存在阵发性高血压合并阵发性心动过速的患者，应考虑嗜铬细胞瘤的可能，以免在麻醉中出现高血压危象导致严重后果。

对高血压患者作心血管危险分层，即根据血压水平、心血管危险因素、靶器官损害和临床并发症，将高血压患者分为低危、中危、高危和很高危四个层次（表 6-6）。危险分层提示患者发生心血管疾病的绝对风险。

表 6-6　心血管危险分层标准

危险因素和病史	血压（mmHg）			
	收缩压 130~139 和（或）舒张压 85~89	收缩压 140~159 和（或）舒张压 90~99	收缩压 160~179 和（或）舒张压 100~109	收缩压≥180 和（或）舒张压≥110
无其他危险因素	低危	低危	中危	高危
1~2 个危险因素	低危	中危	中-高危	很高危
≥3 个危险因素或靶器官损害	中-高危	高危	高危	很高危
临床并发症	高-很高危	很高危	很高危	很高危

危险因素包括：高血压；吸烟；血脂异常；糖耐量受损；男性>55 岁，女性>65 岁；早发心血管疾病家族史；腹型肥胖或肥胖等。

靶器官损害：左心室肥厚（心电图或超声心电图）、左房扩大；蛋白尿和（或）血肌酐轻度升高（106～176.8μmol/L）；超声证实颈动脉改变等。

并存的临床情况：心脏疾病（心绞痛、心肌梗死、冠状动脉血运重建术后、心力衰竭）；脑血管疾病（脑出血、缺血性脑卒中、短暂性脑缺血发作）；肾脏疾病[糖尿病肾病、血肌酐升高、估算的肾小球滤过率（estimated glomerular filtration rate，eGFR）降低，eGFR<30mL/（min·1.73m^2）]；血管疾病（主动脉夹层、周围动脉疾病）；视网膜严重病变（出血或渗出，视神经乳头水肿）；糖尿病等。

一般认为，择期手术降压的目标：老年患者，血压控制目标<140/90mmHg；中青年患者，血压控制目标<130/85mmHg；糖尿病和慢性肾病患者，血压控制目标<130/80mmHg。重度高血压（收缩压≥180或舒张压>110mmHg）宜控制血压后行择期手术。

2. 冠心病 生活习惯和饮食结构的改变导致我国冠心病的发生率逐年增高。冠心病以中老年人居多，常合并高血压、糖尿病和脑血管意外等，心功能较差，心脏储备低下，不易耐受缺血缺氧和血流动力学波动。

对于已经明确诊断冠心病的患者，术前评估重点关注冠心病的严重程度、患者的体能储备及手术的危险性三方面。术前评估的主要内容包括：①明确缺血性心脏病的严重程度和既往治疗，如药物、经皮冠状动脉介入治疗（percutaneous coronary intervention，PCI）或冠状动脉旁路移植术（coronary artery bypass grafting，CABG）；②评估患者体能储备，如通过代谢当量或进一步的运动、影像学、生物标志物检查辅助评估；③手术危险性，中、高手术风险的手术增加患者主要不良心血管事件发生风险；④明确合并症的严重程度和是否处在稳定阶段；⑤注意抗血小板药物增加手术出血风险或导致某些麻醉技术禁忌。对于不能明确诊断冠心病的患者，需了解是否存在冠心病的高危因素，包括：①男性；②老年患者；③吸烟史；④高血压；⑤糖尿病和高脂血症；⑥血管病变；⑦肥胖。

冠心病非药物治疗包含介入治疗如球囊血管成形术、植入裸金属支架或药物洗脱支架；还有外科手术治疗如冠状动脉旁路移植术。冠心病药物治疗中常用双联抗血小板治疗，对于冠心病患者接受非心脏手术的时机和药物管理，详见第39章第3节。

3. 心律失常 心律失常是麻醉前访视中较常遇到的问题，需评估引起心律失常的原因及其对血流动力学的影响。

窦性心律不齐多见于儿童，一般无临床意义。但如见于老年人则可能与冠心病有关，或提示病人可能有冠心病。对窦性心动过缓宜分辨其原因，注意有无药物（如β肾上腺素受体阻滞药、强心苷类药）的影响。一般多见于迷走神经张力过高，如无症状，多不需处理。如为病态窦房结综合征所致，则应提前备好异丙肾上腺素或置入心脏起搏器。窦性心动过速的临床意义取决于病因，如有精神紧张、激动、体位改变、体温升高、血容量不足、体力活动、药物影响或心脏病变等，应分析其引起的原因并予以评估和处理。

室上性和室性心律失常是围手术期冠状动脉事件的独立危险因素，无症状的室性心律失常（包括成对室性期前收缩和非持续性室性心动过速）并不增加非心脏手术后心脏并发症。治疗前应明确心律失常的原因，如心肺疾病、心肌缺血、心肌梗死、药物毒性、电解质紊乱等。如心律失常影响血流动力学稳定性，需要积极治疗。围手术期应继续使用长期抗心律失常药物。室上性心动过速较多见于无器质性心脏病者，亦可见于器质性心脏病、甲状腺功能亢进和药物毒性反应。对症状严重或有器质性心脏病或发作频繁者，除病因治疗外，在麻醉前宜控制其急性发作，并定时服药预防其再次发作。

束支传导阻滞可以分为完全与不完全性束支传导阻滞、右束支传导阻滞与左束支传导阻滞。左束支传导阻滞可能与结构性心脏病（即高血压心脏病、缺血性心脏病、心肌病、心脏瓣膜病）有关，而右束支传导阻滞可能是右心室压力升高（如肺动脉高压、肺心病、肺栓塞）、存在放射线暴露史、心肌炎和结构性心脏病的结果。出现束支传导阻滞本身并不是围手术期心血管风险增加的原因，尤其是在评估已知的临床危险因素之后。如果术前评估未提示明显的肺部疾病、缺血性心脏病、结构性心脏病或 Brugada 综合征，则无须对孤立性的无症状右束支传导阻滞进一步完善术前评估。但若患者确诊或可疑有肺部疾病（如肺动脉高压），右束支传导阻滞则可能提示存在严重的呼吸系统或血管病变。因此，这类患者如果计划行中高危手术，应考虑进行肺部评估和超声心动图检查。

一般认为，一度房室传导阻滞是良性的，不增加麻醉方面的困难。二度房室传导阻滞 I 型（莫氏 I 型）较多见，但较少引起症状，二度 II 型（莫氏 II 型）几乎均属于器质性病变，易引起血流动力学紊乱和阿-斯综合征。对二度房室传导阻滞，应避免其转变为更严重的心律失常。对莫氏 I 型和莫氏 II 型传导阻滞患者，其心率<50 次/分者，需经过心血管内科评估后确定是否需术前置入心脏起搏器。对三度房室传导阻滞的病人施行手术时应考虑安装起搏器或做好心脏起搏的准备。

4. 心功能评估 心脏功能的评定对某些疾病如冠心病的辅助诊断、疗效和围手术期评估具有重要价值。根据心脏对运动量的耐受程度而进行的心功能分级是临床简单实用的心功能评估方法。对于心功能良好且无症状的心血管疾病患者，术前常常不需要做进一步心血管检查和准备。

（1）NYHA 心功能分级：按照诱发心力衰竭症状的活动程度将心功能分为 4 级，优点在于简便易行，为目前最常用的心功能评估方法。

（2）体能状态（运动耐量）测试：详见本章第 1 节。

（三）肝功能评估

肝脏疾病种类繁多，常见如病毒性肝炎、药物性肝炎、酒精性肝病、非酒精性脂肪肝、胆石症、肝硬化、肝血管瘤及肝癌等。对于肝脏疾病患者术前评估主要包含患者自身情况、手术需要及麻醉相关需求。

肝脏是代谢和合成的主要场所，在肝功能受损时，麻醉药物代谢和消除速率减慢，药效时间延长，当合并低蛋白血症时可导致药物有活性部分比例增加，应避免药物过量导致过深麻醉。肝脏合成大多数内源性凝血因子，肝功能受损首要影响维生素 K 依赖性凝血因子 II、VII、IX、X。当肝脏 Kupffer 细胞的吞噬作用降低，AT-III 和纤溶酶原的合成减少，易于发生弥散性血管内凝血（disseminated intravascular coagulation，DIC）。抗纤溶酶和抗纤溶酶原活化素的合成减少，消除纤溶酶原激活物的能力下降，可引起原发性纤溶。肝功能受损或者胆道梗阻等可导致胆红素水平明显升高，迷走神经反射增强，胆道手术患者在牵拉胆道时可出现胆心反射，导致极度心动过缓甚至心搏骤停。

肝脏代偿能力极强，即使肝细胞已有显著损害，肝脏检验指标仍有可能处于正常范围。轻度肝功能异常患者的麻醉风险并不会显著增加。严重肝功能不全患者，如晚期肝硬化，常合并大量腹水、低蛋白血症、胸腔积液、脾大及精神症状，以及存在肝性脑病前期症状、凝血机制障碍等，危险性极高，不宜行任何择期手术。血浆蛋白的测定和血清胆红素的测定都较能反映肝的损害情况，凝血机制检查对麻醉和手术都极为重要，但常规凝血机制检查并不能说明凝血机制的全部，需结合病史、临床表现等进行判断，必要时做进一步的检查。一般情况下，轻中度肝功能不全虽增加麻醉难度，需要在麻醉前准备中注意对肝功能的保护和改善，但不属于麻醉和手术的禁忌。

适当输注新鲜冰冻血浆、血小板及维生素 K 等可纠正凝血功能障碍。术前减少腹水可减少伤口裂开的风险并且改善肺功能，可通过使用利尿剂、留置腹腔引流管等方式实现。急性肝功能不全患者极易在术中术后出现凝血功能不全，因此非急症手术禁止手术。

慢性肝炎或者肝硬化患者的围手术期风险预测可通过肝组织活检、是否合并门静脉高压及肝功能损害等评估完善。临床常用的肝功能评估量表如 Child-Pugh 分级（表 6-7），总分最高 15 分，共分为 3 级：1～6 分为 A 级，7～9 分为 B 级；10 分以上为 C 级。临床也常用 MELD 评分[终末期肝病模型，主要根据血清胆红素水平、国际标准化比值（international normalized ratio，INR）、血肌酐水平计算得出，详见第 24 章第 4 节]，≥15 分为围手术期预后不良的预测因素。目前临床上有多种检验、检查从不同功能角度评估肝脏功能，必须要结合临床情况进行综合判断。

表 6-7 Child-Pugh 分级

指标	1 分	2 分	3 分
腹水	无	轻度	中度
胆红素（mg/dL）	<2	2~3	>3
白蛋白（g/dL）	>3.5	2.8~3.5	<2.8
凝血酶原时间（PT）[超过对照的时间（s）]	<4	4~6	>6
肝性脑病	无	1~2 级	3~4 级

注：按计算累计分：1~6 分者为 A 级（轻度肝功能不全）；7~9 分为 B 级（中度肝功能不全）；10 分以上为 C 级（重度肝功能不全）。

（四）胃肠道功能评估

胃内容物的误吸是手术麻醉中的严重肺部并发症，妊娠中晚期的孕妇、饱胃和有严重的胃食管反流性疾病等的患者是高误吸风险人群。对急症手术患者应采取适当措施避免误吸发生。胃肠道疾病患者易合并营养不良和水、电解质紊乱和酸碱失衡，应判断是否需要进一步处理。对正在行完全胃肠外营养的病人，应了解血糖、血磷、血钾、血镁以及血渗透浓度等是否维持在正常范围。术前应中断胃肠外营养治疗，以免术中或术后引起高渗性非酮性昏迷。停用胃肠外营养时不可突然中断，最好在 24~48h 内逐渐减少葡萄糖用量，使胰岛素分泌的调节恢复正常，以免引起低血糖。

（五）肾功能评估

肾脏疾病从病因上分，包括原发性和继发性肾脏疾病。原发性肾脏病病因常不明确，最常见类型为肾小球肾炎，并且可分为：慢性、急性、急进性肾小球肾炎及隐匿性肾病。继发性肾病常见如乙肝病毒感染后肾病、风湿相关性肾病（如系统性红斑狼疮性肾病、紫癜性肾病等）、糖尿病及高血压相关性肾损伤等。从病理上看，肾小球疾病常表现为血尿、蛋白尿、水肿及高血压等，而肾小管间质性疾病常表现为少尿或无尿等。

目前临床常用的较能正确反映肾功能水平的指标如内生肌酐清除率，可较准确反映肾小球滤过率。血浆肌酐浓度可在一定程度上反映肾功能，如其浓度在 132.6μmol/L 以下，肾小球清除率大都正常。其他如血尿素氮（blood urea nitrogen，BUN）、尿浓缩和尿稀释试验、尿比重等也有助于了解肾功能。慢性肾脏疾病（chronic kidney disease，CKD）分为 1~5 期。按照肾小球滤过率的损害程度分期（表 6-8）。

表 6-8 CKD 分期

慢性肾脏疾病分期		GFR [mL/(min·1.73m^2)]	防治目标
1 期		≥90	CKD 诊治，缓解症状，保护肾功能
2 期		60~89	评估、延缓 CKD 进展 降低心血管事件发生的风险
3 期	3a 期	45~59	延缓 CKD 进展 降低心血管事件发生风险
	3b 期	30~44	延缓 CKD 进展，评估治疗并发症
4 期		15~29	综合治疗，透析前准备
5 期		<15 或透析者	如出现尿毒症，须及时透析治疗

慢性肾病患者术前常合并其他系统疾病，包括高血压、冠心病、贫血、凝血异常、代谢和内分泌紊乱等。此类患者常有术前长期用药史，如利尿剂、降压药等，部分患者血浆蛋白（特别是白蛋白）含量降低。应仔细评估其体液和血浆蛋白状态并予以纠正。术前对病人的体液状态调整得当或

适当水化,术中保持适当尿量,有助于防止术中、术后出现急性肾衰竭。

慢性肾衰竭或急性肾病病人对麻醉和手术耐受能力低,需配合血液净化措施如透析进行围手术期管理。慢性肾功能不全发展至尿毒症期时,常伴有各种代谢紊乱和尿毒症的系统症状,优先选择区域(局麻)麻醉下施行急诊手术。

对尿毒症病人已在行血液透析而需行手术者,或为肾移植做准备而行透析者,应了解血液透析的情况、效果及透析后的维持情况,以便术中维持适当的血容量和电解质、酸碱平衡。肾移植术后的病人需行其他手术时,应重视其所用抗排斥药物的不利影响或副作用,避免麻醉因素使之加重。

无并发症的较短的小手术后,肾血流量和肾小球滤过率在数小时内即可恢复至术前或正常水平。大手术和长时间麻醉后则可由于神经-内分泌方面的影响而使肾的尿浓缩和尿稀释功能受损,可持续数天。如肾功能原已受损,或存在某些损害肾功能的因素如严重创伤、大量使用某些抗生素等,则麻醉和手术对肾功能的影响将更为显著、严重,甚至出现少尿、无尿。故麻醉前对病人的肾功能进行检测、评估极为重要。

(六)内分泌系统功能评估

1. 甲状腺　甲亢病人重点关注其是否使用抗甲状腺功能亢进的药物种类及用量,甲亢的控制是否达到可耐受手术的水平,包括:是否控制甲状腺素(T_4)和三碘甲状腺原氨酸(T_3)在血中的浓度,病人情绪是否趋于稳定,心动过速、多汗、体重减轻等症状是否明显改善,基础代谢率是否正常或接近正常等。甲状腺危象是甲亢患者在围手术期最严重的并发症,因此应在患者甲状腺功能恢复正常后再进行择期手术。甲状腺功能减退患者迷走神经反射活性增高,注意是否存在合并症,术前应尽可能纠正甲状腺素水平。

2. 糖尿病　糖尿病是全身性疾病,可引起全身性组织及器官病变,其严重程度与病史的长短及血糖控制水平相关。术前应了解糖尿病的类型、病程的长短,血糖最高水平和控制情况,目前控制血糖的方法(控制饮食、口服降糖药、注射胰岛素)及所用药物剂量。判断有无糖尿病的并发症及全身器官功能状态。一般患者建议术前空腹血糖<7.8mmol/L。糖化血红蛋白(glycated hemoglobin,HbA1c)可鉴别糖尿病和单纯应激性高血糖,后者一般HbA1c<6.5%,贫血、近期输血等因素可能影响HbA1c的准确性。术前检查发现HbA1c>8.5%,随机血糖>13.8mmol/L时,建议由外科医生、内分泌科医师、麻醉科医师进行多学科诊疗,基于患者总体生理情况和手术紧急程度,决定是否推迟手术。如病人使用口服降糖药治疗,在术前宜改用胰岛素。对营养状态不佳者,应改善营养,不予限制饮食。威胁糖尿病病人生命的最严重的病理生理改变为心血管(包括微血管)病变,对病人心血管、肾、眼和神经系统的并发症应进行评估。此外,还应注意有无其他严重并发症,如酮症酸中毒、严重感染等。

3. 皮质醇增多症　肾上腺皮质醇增多症病人常有向心性肥胖,全身多处结缔组织疏松,有显著的骨质疏松。部分病人合并不同程度高血压、高血糖、低蛋白血症、高血钠、低血钾、出血倾向等,应对合并症进行评估。通常此类病人对麻醉和手术的耐受能力均较差,麻醉前应注意改善其体液和电解质的紊乱,适当控制高血压和高血糖,注意防止术中可能出现的肾上腺皮质功能不全。

4. 肾上腺皮质功能减退症　根据发病机制不同分为原发性和继发性肾上腺皮质功能减退。原发性肾上腺皮质功能减退多为肾上腺皮质病变。继发性肾上腺皮质功能减退症均为中枢性病变,因促肾上腺皮质激素(adrenocorticotropic hormone,ACTH)分泌不足或者作用障碍所致。继发性肾上腺皮质功能减退症主要因为垂体病变影响到ACTH合成和分泌,或者肾上腺对ACTH无反应。

肾上腺皮质功能减退症均需给予氢化可的松替代治疗。生理应激如手术、创伤或者合并感染可导致肾上腺皮质功能减退症患者发生肾上腺危象,临床表现为呕吐、腹痛、肌肉痛、关节痛及严重的低血压和低血容量性休克。老年人或久病衰弱者也常合并肾上腺皮质功能不全,应注意合理使用替代治疗,详见第40章第3节。

5. 嗜铬细胞瘤　手术过程中常出现血流动力学剧烈变化,给麻醉管理带来巨大挑战。病程长而未确诊者可有儿茶酚胺性心肌炎、营养代谢失调等。术前需明确肿瘤部位及儿茶酚胺引起的一系列病理生理改变，如高血压、低血容量等，对肿瘤的功能、病情严重程度、手术难度进行评估。术前准备的重点是使用α受体阻滞剂控制高血压和补充恢复血容量。

对于其他内分泌系统疾病，如甲状旁腺功能亢进，患者通常存在多发性内分泌腺瘤综合征，需要进一步排查其他内分泌异常。妇女在月经期间，一般认为不宜行择期手术。对所有已婚育龄妇女都应了解末次月经及有无怀孕情况，以便考虑药物对胎儿可能的不利影响。

（七）中枢神经系统评估

临床常见神经系统疾病有颅内肿瘤、脑出血、脑梗死、脑外伤、癫痫发作等，常因颅内水肿或肿物占位效应，致使颅内压力增高，重点评估以下三方面内容：

1. 意识状态 评估患者的神志状态或意识障碍程度，临床将意识分为清醒、嗜睡、昏睡、浅昏迷、深昏迷5种状态。Glasgow昏迷评分法是根据病人睁眼反应、言语行为反应及运动反应3项指标的15项检查结果来判断病人昏迷程度，分值越低，脑损害程度越严重，预后越差，意识状态正常者为满分15分（表6-9）。瞳孔大小、瞳孔对光反射和眼球运动等也有助于对昏迷深度的判断。昏迷可伴有抽搐或惊厥，这将影响呼吸和循环并增加病人的氧耗和加重病人的脑水肿。对由于昏迷而呼吸抑制或由于呼吸功能障碍而致昏迷者，均应予以呼吸支持。昏迷病人对麻醉的耐受能力一般均较差，应注意麻醉用药调整。

2. 颅内高压 正常成年人颅内压为5~15mmHg，超过15mmHg即为颅内高压，常见于颅内占位性病变、脑出血等。麻醉前所见常为急性颅内高压，应根据颅压高的情况决定是否需要进行紧急处理，应避免麻醉前用药、麻醉以及血流动力学的波动使颅内高压进一步恶化。

3. 脊髓功能 外伤的病人有可能合并有脊柱损伤，特别是颈椎损伤的病人，要注意保护其脊髓功能，避免搬动和麻醉操作加重脊髓的损伤。

此外，了解病人有无重症肌无力、惊厥、锥体外系综合征、神经衰弱等病史。通过交流减少患者对麻醉的顾虑。

表6-9 Glasgow昏迷评分

评估项目	反应性	分数
睁眼	自主睁眼，眨眼	4
	声音指令、言语或呼喊后睁眼	3
	肢体或胸骨疼痛刺激后反应性睁眼	2
	无	1
言语	定向准确	5
	言语混乱但能回答问题	4
	反应不当，词语可辨	3
	言语不可理解	2
	无	1
运动	能根据要求活动	6
	对痛刺激有目的的反应	5
	对痛刺激逃避	4
	对痛刺激有屈曲反应（去皮质姿势）	3
	对痛刺激有伸性反应（去大脑姿势）	2
	无	1

（八）血液系统疾病评估

血液病是原发于造血系统的疾病，可影响造血系统伴发血液异常改变，以贫血、出血、发热为特征的疾病。术前访视时注意询问患者既往是否有异常出血病史，以及输血史。如果术前有足够的时间，应考虑采用自体输血技术。近年来缺血性心脏病、高血压、糖尿病患者增多，术前应用抗血小板药物者较前明显增多，均需引起注意。

对1个月内发生动脉或深静脉血栓的患者，需推迟择期手术或进行围手术期干预。在择期手术前进行3个月的抗凝治疗比较理想。如不行抗凝治疗，3个月内再发血栓的概率为50%；应用华法林治疗1个月，则再发风险降至10%；治疗3个月后更可降至5%。如果不能推迟手术，患者必须在INR＜2.0时接受术前桥接治疗。

（九）水、电解质和酸碱平衡评估

麻醉前应了解病人的水、电解质和酸碱平衡状态，如有异常，应认真分析引起的原因或潜在的病情，尽可能根据病因处理，适当予以纠正。例如，对饥饿或禁食引起的酸中毒就应以改善能量供应为主，而不是用化学中和的方式。如低钾血症是由于糖尿病酮症酸中毒引起的，纠正酮症酸中毒便成为当务之急。注意电解质与电解质以及电解质与酸碱平衡之间的关系。例如，低钾血症常与低镁血症、低钙血症同时存在，补钾时还应补充钙、镁。低钾血症可引起碱中毒，碱中毒亦常伴低钾血症，氯离子与HCO_3^-呈彼此消长关系等，在处理时应兼顾。慢性的电解质异常不是短时间内可以纠正的，不能操之过急。例如，对慢性低钠血症，一般最快的纠正速度不超过0.5mmol/（L·h），否则可能引起中枢神经系统的脱髓鞘病变。血钾浓度已纠正至正常范围并不说明全身性的低钾已充分改善。

（十）精神心理疾病评估

近年来，精神心理疾病患者接受手术者明显增多。应重点评估其精神类药物用药史及对麻醉用药的影响，详见第47章第2节。

第2节 各器官系统的术前用药评估和调整

一、心血管系统相关药物

心血管疾病患者术前常用的心血管用药包括抗高血压药、抗心律失常药、洋地黄类药、利尿剂等。

抗心律失常药、抗高血压药一般应继续应用至手术当日。利血平可耗竭交感神经末梢的肾上腺素、去甲肾上腺素和多巴胺，从而使麻黄碱等升压药无效，因此应停用1周以上，避免术中出现难治性低血压，或儿茶酚胺类药物引起的血压剧烈波动。一般除血管紧张素转换酶抑制剂（angiotensin-converting enzyme inhibitors，ACEI）和血管紧张素Ⅱ受体阻滞剂（angiotensin Ⅱ receptor antagonist，ARB）类药物需要评估是否继续使用外，其他降压药物可继续使用至手术当日。建议在术前12~24h停用ACEI和ARB类药物，减少术中低血压的发生。目前主张术前2~3d停用利尿剂。

目前一般主张在术前1d或手术当天停止服用地高辛，术中、术后按具体情况经静脉用药。如服用地高辛的目的是控制房颤的快速心室率，则手术当天仍继续服用。

二、呼吸系统相关药物

呼吸系统相关药物包括$β_2$受体激动剂、糖皮质激素、白三烯拮抗剂、肥大细胞稳定剂在内的解除气管痉挛、抗炎药物应持续使用至手术当日。对于接受长期糖皮质激素治疗的患者，需根据疾病严重程度和手术复杂性，制订围手术期糖皮质激素补充治疗方案，并在术前进行调整。氨茶碱不再作为一线用药，其不仅抑制磷酸二酯酶，还引起去甲肾上腺素的释放。应当注意，在围手术期，如果患者转为肠外营养，可能会影响肝脏对氨茶碱的代谢，增加氨茶碱在血液中的浓度，导致中毒。此外，氨茶碱和氯胺酮联用可能增加癫痫发作可能。高选择性$β_2$受体激动剂如沙丁胺醇、沙美特罗是目前支气管痉挛治疗的首选，较少与其他药物发生不良反应。

抗胆碱药物通常不作为常规药物使用，除非患者存在大量分泌物或拟使用氯胺酮诱导麻醉。常规剂量的抗胆碱药物肌内注射使用时，往往难以有效预防气管插管诱发的支气管痉挛。

三、精神神经系统相关药物

（一）抗癫痫药

抗癫痫药建议继续使用至手术当天。许多抗癫痫药可降低肝脏微粒体酶功能，引起围手术期所用药物的药代动力学改变。对闭合性脑外伤癫痫患者，为降低癫痫发作应使用苯妥英钠，其预防性效果只维持用药的第一周内。因此，麻醉科医师对围手术期虽已预防性应用苯妥英钠的患者仍应警惕其癫痫发作。

（二）抗精神病和抗抑郁药

本章部分为概述，当患者服用以下 3 种精神病治疗药物时对围手术期血流动力学管理提出了挑战，详见第 47 章第 2 节。

单胺氧化酶抑制剂（monoamine oxidase inhibitor，MAOI）：抑制单胺氧化酶（monoamine oxidase，MAO）的活性，减少胺类神经递质的降解，从而保持了调节情绪、情感和应激方面的作用，最早用于抑郁症的治疗。

锂剂：碳酸锂可用于治疗狂躁病，同时会增强肌松药的作用。

三环类抗抑郁药（tricyclic antidepressants，TCA）：如阿米替林、多塞平等，该类药物可阻滞去甲肾上腺素、5-羟色胺的再摄取，并耗空神经末梢这类神经递质。

（三）抗帕金森病药物

左旋多巴常作为帕金森病改善肌张力药物应用，但不明原因可导致低血压及心律失常的发生，联合使用氟烷使用时更容易出现。其作用时间短，故术前通常无须停用。氟哌利多与氟哌啶醇可降低脑内多巴胺功能，不宜联合使用左旋多巴。详见第 42 章第 6 节。

四、抗血栓药物

抗血栓药物主要作用是预防与治疗血栓形成，可以分类为抗凝药和抗血小板药物。体内起效的抗血栓药物可能通过多种方式抑制凝血，增加患者围手术期出血的风险，影响麻醉药物的作用以及相互作用影响麻醉药物的效果。围手术期抗血栓药物的管理方案详见第 39 章第 3 节。

（一）抗凝药

1. 注射用抗凝药 常见有肝素、低分子量肝素及磺达肝癸钠。肝素及低分子量肝素常用于心血管外科手术，通过间接抑制凝血酶活性起作用。全麻手术往往不需要术前停用肝素，术后可以使用鱼精蛋白拮抗。磺达肝癸钠常用于大关节手术，通过选择性抑制Ⅹa因子起作用，预防静脉血栓栓塞事件的发生。溶栓手术需要术前禁用。

2. 口服抗凝药 常见有华法林、达比加群酯和利伐沙班。华法林常用于预防血栓形成，通过拮抗维生素 K 起作用，一般要求全麻手术术前需停用并监测凝血功能达正常范围。达比加群酯用于具有危险因素患者中预防血栓形成，是一种直接凝血酶抑制剂，需要视患者肾功能在术前停用。利伐沙班用于关节手术或预防血栓形成，是一种Ⅹa因子选择性抑制剂，术前需停药，凝血功能差的患者可以适当延长时间。

3. 凝血酶抑制剂 常见的有水蛭素、阿加曲班，常用于预防血栓形成，通过抑制直接凝血酶（Ⅱa因子）起作用，术前禁用。上述抗凝药物在进行区域（局部）麻醉前往往需要先停用，不同药物根据药理、药效及患者凝血情况停用时间各有不同。

（二）抗血小板药物

抗血小板药物，通过抑制血小板聚集，在冠心病、脑血栓等动脉血栓性疾病治疗中大量应用。抗血小板药物根据作用机制不同，分为血栓素 A2 抑制剂、磷酸二酯酶（PDE）抑制剂、二磷酸腺苷（ADP）受体拮抗剂和血小板糖蛋白Ⅱb/Ⅲa受体拮抗剂几类。

1. 血栓素 A2 抑制剂 常见药物有阿司匹林。阿司匹林需衡量出血风险与预防血栓形成收益，多数手术术前无须停用。阿司匹林相关的出血可以考虑输注血小板治疗。

2. 磷酸二酯酶（PDE）抑制剂 常见药物有双嘧达莫、西洛他唑。关于此类药物术前是否停用还没有定论。

3. 二磷酸腺苷（ADP）受体拮抗剂 常见药物有氯吡格雷、普拉格雷、替格瑞洛及噻氯匹定。

ADP 受体拮抗剂会增加围手术期出血风险。

4. 血小板糖蛋白Ⅱb/Ⅲa 受体拮抗剂　常见药物有阿昔单抗、替罗非班及依替巴肽。

五、其他相关药物

（一）抗生素类药物

青霉素类和头孢菌素类临床剂量对于肌松药影响不大。氨基糖苷类抗生素通过阻碍运动神经末梢钙离子内流，减少乙酰胆碱释放并稳定突触后膜增强非去极化肌松药的效能，术毕逆转肌松作用可能存在困难，或出现呼吸性酸中毒。

（二）抗结核药物

利福平可以促进肝脏细胞色素 p450 酶的功能减弱经肝代谢药物的作用，如阿片类药物、糖皮质激素。另外利福平还可能诱导肠道 CYP3A4 活性，影响苯二氮䓬类药物的生物利用度。异烟肼的代谢物可促进肝脏细胞色素 p450 酶，增强卤族挥发性麻醉药的脱氮基反应，增强该类气体麻醉药的作用，故使用异烟肼患者不应用恩氟烷麻醉。另外，异烟肼代谢物还具有抑制 MAO 的作用，不宜与哌替啶联合使用。

（三）抗真菌药物

丙烯胺类抗真菌药通过抑制真菌的细胞色素 p450 酶的人体同工酶，肝脏微粒体酶功能影响麻醉药物如减少苯二氮䓬类药物的代谢，增强其作用。

（四）抑制胃酸药物

H_2 受体阻滞剂西咪替丁可通过抑制肝细胞色素 p450 酶影响麻醉药物代谢，如阿片类、苯二氮䓬类药物与西咪替丁联用需要适当减少用量。西咪替丁还可降低利多卡因清除率，增加毒性反应发生率。其他 H_2 受体阻滞剂对肝细胞色素 p450 酶无明显抑制。

（五）抗癌药物

抗癌药物的长期使用往往导致肝药酶的活性降低，因此长期使用抗癌药物患者麻醉剂量应适当减少。此外，许多抗癌药物可抑制血清胆碱酯酶活性，增强肌松药效果。丙卡巴肼等抗癌药物通过抑制 MAO，增加氯丙嗪等药物发生高血压危象的风险。

（六）激素类药物

肾上腺皮质激素类药物可增强噻嗪类利尿作用，导致钠丢失过多，增强肌松药作用。此外，皮质激素可降低癫痫发作阈值，与氯胺酮联合应用时应注意。

（七）妇产科用药

氟烷、硫喷妥钠和吗啡的使用能松弛子宫，减弱缩宫素的作用。子痫治疗药物硫酸镁，可以抑制神经-肌肉接头乙酰胆碱释放，增强去极化和非去极化肌松药的效果。故使用硫酸镁患者联合使用肌松药时需适当减少肌松药剂量。妇科常用的口服避孕药，可提高血浆部分凝血因子水平，增强凝血作用，故使用的患者应注意围手术期血栓形成情况。

第3节　手术危险因素评估及医患沟通

一、手术危险因素评估和分级

围手术期风险呈多因素性，取决于麻醉、患者和手术特异性因素的相互作用。除了应用 ASA

麻醉分级评估患者的术前状态以外，手术是另一个决定围手术期风险的重要因素。中国《医疗机构手术分级管理办法》中根据风险性和难易程度不同，手术分为四级（表6-10）。

表 6-10　手术分级

手术分级	描述
一级手术（小）	指风险较低、过程简单、技术难度低的手术，如体表肿物切除、阑尾切除术、扁桃体切除术、眼科手术等
二级手术（中）	指有一定风险、过程复杂程度一般、有一定技术难度的手术，如胆囊切除术、肠切除术等
三级手术（大）	指风险较高、过程较复杂、难度较大的手术，如胃部及十二指肠手术、胃肠吻合术等
四级手术（特大）	指风险高、过程复杂、难度大、资源消耗多或涉及重大伦理风险的手术，如腹主动脉瘤切除、移植术、诊断不明确的探查术等

麻醉科医师需要根据患者的基础情况以及手术情况进行整体的风险评估。在面对合并基础疾病较多的患者同时拟行较复杂等级的手术时，麻醉科医师应基于术前基础情况做好麻醉计划，如麻醉方法的选择、麻醉药物选择、是否需要采取高级生命体征监测、术中补液方案等，以及做好相应的术后并发症的防治措施。待做好全面的准备工作，方可施行麻醉和手术。

二、麻醉和手术风险的医患沟通

手术是一种有创性的治疗方法，麻醉对患者来讲则更加陌生恐惧。因此，患者在术前大都对麻醉和手术感到紧张、焦虑和恐惧，对自己所患疾病的预后感到焦虑或忧伤，甚至悲观、绝望。这种情绪上的剧烈波动必然引起机体内环境的紊乱，可严重影响患者对麻醉和手术的耐受力。麻醉科医师既要和手术医师沟通关于在手术和麻醉过程中的配合和操作，也需要和患者在术前就麻醉风险和患者疾病情况进行沟通。

麻醉前对患者精神方面的准备应着重放在解除患者及家属对麻醉手术的恐惧焦虑和增强病人的信心上，应尊重他们的人格和知情权，保障他们的合法权益。适当介绍所选麻醉方法的优点、麻醉过程、可靠的安全性和安全措施，指导患者如何配合，同时耐心听取并合理解答患者及家属提出的问题，对患者多加关心和鼓励以取得理解、信任和合作。麻醉科医师在接触患者时应注意自己的仪表、举止、态度，言谈必须得体，有时言词不慎可加重患者的紧张和失望。通过加强沟通技巧，让患者知情却不增加精神上的负担，避免造成不利影响。对于过度紧张而难以自控者，应以药物配合治疗。对某些严重病情如癌症扩散等，估计患者心理上难以承受，或家属不愿患者本人知道而保密的情况，在取得患者授权委托情况下，由患者家属签署麻醉知情同意书。

三、麻醉门诊

麻醉门诊的设立旨在将麻醉评估工作前移至门诊阶段，确保每位患者在住院日间手术或进行门诊手术前都经过系统的风险评估和准备。该流程不仅有助于提升麻醉的安全性，还能有效增强患者对手术的心理和生理适应能力，加强麻醉科医师与患者的沟通，建立更为和谐的医患关系。

《麻醉科门诊建设专家指导意见》中提出麻醉门诊主要职责范围包含但不限于以下几点：①对需要行手术室外麻醉的患者（如无痛人工流产术、无痛胃肠镜检查及B超、CT引导下诊疗等），进行全面评估并提供治疗意见；②对实施日间手术麻醉的患者进行风险分级并通过了解患者基础情况以评估患者麻醉的耐受能力以确定患者是否存在麻醉实施的相关禁忌证，是否需要调整患者至最佳状态，告知患者实施麻醉、管理麻醉相关并发症，作出相关术前指导；③承担门诊或住院患者或患者家属的麻醉相关医疗咨询，加深患者及家属对麻醉实施的进一步了解；④向患者提供急慢性疼痛的诊治。

麻醉门诊极大程度上保障此类患者进行有效的术前评估流程，对于实施安全、高质、高效的日间手术麻醉和手术室外麻醉很有必要。麻醉门诊的优点包括提高手术安全性、提供个体化麻醉计划、提供患者术前指导、提高患者满意度以及优化医疗资源利用等。这些优点使得麻醉门诊成为现代医疗中不可或缺的一部分。

第4节 麻醉方法选择

一、麻醉方法选择的影响因素

影响麻醉方法选择的因素众多，包括但不限于以下几个方面：①患者方面：患者的生理特征（如年龄、性别、体重等）、患者的病理状况（如心肺功能、肝肾功能等）以及患者意愿等都是麻醉方法选择的重要依据；②手术方面：根据手术类型、手术时间、手术方式和手术体位等选择能满足手术要求的麻醉方法；③麻醉方面：麻醉科医师的临床经验、技术能力以及医院本身的硬件影响麻醉方法的开展。麻醉方法的选择需遵循安全、有效、舒适、个体化的总原则。

（一）患者因素

1. 基于患者病情与预后的麻醉方法选择 患者的病情，即患者的自身状况，是麻醉方法选择的首要考虑因素。ASA分级能够整体概括患者病情的严重程度，但并不是在麻醉方法选择时的唯一因素。麻醉方法影响患者预后主要在于围手术期安全及对原发疾病的影响。

ASA分级Ⅰ～Ⅱ级患者，属于自身情况较好的患者，可在充分尊重患者意愿的前提下，根据手术要求进行最优的麻醉方法选择，如不复杂的上肢骨折手术可以选择超声引导下的神经阻滞；而腹部的微创手术则应优先考虑全身麻醉。

ASA分级Ⅲ～Ⅳ的患者，需在充分的术前准备改善患者自身状况的前提下，选择最安全的麻醉方法，即对患者自身生理状况干扰最小的麻醉方法以利于患者术后康复。例如，心功能严重降低患者拟行心脏手术时，可以考虑全身麻醉诱导联合气道表面麻醉行气管插管，在控制气管插管刺激的同时降低全身麻醉药的使用，以利于循环功能的稳定。

ASA分级Ⅴ级且必须进行手术者，则以保障患者生命为首选，配合解除危及生命的病情，如巨大创伤、主动脉破裂、脑干出血等，可以考虑选用全身麻醉，但应注意麻醉深度的把控。

在围手术期安全上，针对患者特殊病情选择适宜麻醉方法。例如，区域（局部）麻醉较全身麻醉可以减少围手术期不良事件的发生，如术中血流动力学严重波动、术后苏醒延迟、术后拔管困难、术后心肺并发症、谵妄和认知功能障碍等。例如，对于合并症多的高龄患者的髋关节手术则可考虑椎管内麻醉或神经阻滞（腰丛+骶丛）联合镇静。如果不能在单用区域（局部）麻醉的情况下完成手术，如冠心病患者拟行胸腔镜或腹腔镜手术，可以考虑全身麻醉联合神经阻滞，减少麻醉药用量，降低对患者的生理干扰，改善术后镇痛，加速患者康复。

在患者原发疾病基础上，选择麻醉方法时应尽量避免加重原发疾病，争取改善原发疾病。例如，对于严重喉梗阻拟行气管切开时，应注意麻醉镇静药及全麻药对气道梗阻的加重，尽量选择在区域（局部）麻醉下行气管切开。此外，外科手术患者中许多是恶性肿瘤患者，围手术期的应激、内环境变化等因素可能引起肿瘤细胞扩散、抑制机体抗转移的免疫能力，促使术后发生复发和转移。理论上，能够很好地控制围手术期应激反应的麻醉方法（如全身麻醉联合硬膜外麻醉或外周神经阻滞）可能有助于减少恶性肿瘤术后复发或转移，但具体何种麻醉方法最适合恶性肿瘤患者尚无定论。不同麻醉与镇痛方式对恶性肿瘤手术患者预后的影响已成为近十余年来麻醉领域研究的热点问题。

2. 特殊人群的麻醉方法选择 婴幼儿配合及可控程度差，则首选全身麻醉；而较大年龄的患儿，则根据病情和患儿的可接受度选择麻醉方法。而对于高龄的老年人，则应该充分考虑综合因素，选择对其生理和心理干扰最小的麻醉方法。对于精神症状明显无法配合的患者（如精神分裂症、老年痴呆等），首选全身麻醉，根据手术具体情况也可考虑充分监护麻醉联合区域（局部）麻醉。患者的意愿也应充分考虑，对于没有麻醉方面的禁忌且不会明显增加麻醉风险，并能满足手术要求时可以接受；反之，应与患者充分沟通，取得患者理解与同意。

(二)手术因素

麻醉方法选择需考虑患者的疾病性质和病变部位等对手术类型、手术时间、手术方式和手术体位的影响。

1. 手术类型 手术范围的大小直接影响麻醉方法的选择。例如：对于大型手术如心脏手术、颅脑手术等要求深度镇静镇痛，需要选择全身麻醉，以确保患者在手术过程中保持稳定的生命体征；而对于小型手术，如皮肤缝合、简单骨折复位等，则可选择区域（局部）麻醉。

2. 手术时间 手术时间的长短对麻醉的选择具有一定影响。在患者手术耐受良好的前提下，长时间手术可选择全身麻醉，可避免患者由于处于长时间制动状态而产生的身心不适；而短时间手术则麻醉方法的选择面较广。而对于不确定时长的探查手术，则可优先考虑全身麻醉。

3. 手术方式 手术方式的不同也会影响麻醉方法的选择。例如，腹腔镜手术优先选择气管插管全身麻醉，以确保患者能够耐受气腹压力造成的不适及避免其所带来的风险；而开放手术则可根据手术要求选择全身麻醉或区域（局部）麻醉。

4. 手术体位 特殊体位的麻醉，如侧卧位或俯卧位，可以优先选择气管插管全身麻醉。膀胱截石位以及需要固定体位的手术，应该充分考虑患者舒适度，选择适宜的麻醉方法。

(三)麻醉因素

麻醉科医师的专业技能和经验也是影响麻醉方法选择的重要因素。经验丰富的麻醉科医师能够更准确地评估患者的身体状况，选择最适合的麻醉方法和药物，并在手术过程中根据患者的反应及时调整麻醉方案。而经验不足的麻醉科医师，则应及时请示上级医师，选择最有把握的麻醉方法。因此，麻醉科医师的专业技能和经验对于保障患者的安全至关重要。

医疗设备的先进性和完善性也是影响麻醉方法选择的因素。先进的医疗设备能够提供更准确的生命体征监测和更安全的麻醉管理，从而降低手术风险和并发症的发生率。若监护不足的条件下，则应尽量选择对患者生理干预小的麻醉方法，以保障患者的生命安全。

二、麻醉方法概述

主要的麻醉方法包括：全身麻醉、区域（局部）麻醉、监护麻醉（monitored anesthesia care，MAC），以及使用多种麻醉方法的联合麻醉。

(一)全身麻醉

全身麻醉是目前临床应用最多的麻醉方法，适用于绝大多数的临床场景。主要包括：①手术过程中的疼痛不能通过区域（局部）麻醉来很好地控制；②手术过程中需要保证气道安全，例如手术操作或患者自身疾病影响气道完整性、氧合或通气；③患者意愿、病情或手术不适合行区域（局部）麻醉，如存在局部穿刺禁忌证等；④不适合行 MAC 的患者或手术，如存在气道、呼吸或心血管系统损害的风险。

(二)区域（局部）麻醉

区域（局部）麻醉可以在没有给予全身麻醉药物的情况下完成手术。这对合并全身性疾病（严重的肺部疾病、心血管疾病或肾衰竭等）的患者具有明显优势。区域（局部）麻醉包含多种方法，在选择具体的麻醉方法时同样需要考虑患者病情、手术要求及麻醉相关条件，以满足手术要求、利于患者预后及最小创伤为目标。需要明确患者没有区域（局部）麻醉禁忌证（详见第 9 章和第 10 章），根据手术类型，选择适宜的区域（局部）麻醉方法。例如，当患者拟行眼科手术（如白内障）、黏膜部位诊疗（纤维支气管镜）时可以考虑表面麻醉；当患者拟行体表小手术、术后切口镇痛时可以选择局部浸润麻醉；当患者拟行肢体手术时可以考虑神经阻滞；当患者拟行下腹部、会阴及下肢手术时可以考虑椎管内麻醉。

当某种区域（局部）麻醉难以实施或阻滞不全不能达到手术要求时，可以补充其他的区域（局部）麻醉方法（如神经阻滞联合局部浸润麻醉），或给予静脉麻醉镇痛和镇静药，或推迟手术，或联合全身麻醉。因此，当计划采用区域（局部）麻醉时，同样需要按照全身麻醉的要求完善术前准备，以备不时之需。

（三）监护麻醉

监护麻醉（MAC）最初是指麻醉科医师为接受局部浸润麻醉或完全不麻醉的患者提供的监测、镇静及镇痛技术。ASA 现将 MAC 定义为"由麻醉科医师为接受临床诊疗操作的患者提供的特定麻醉措施"。麻醉科医师在 MAC 过程中的主要工作内容包括但不限于以下几方面：①监测重要生命体征，维持呼吸道通畅和评估其功能；②诊治 MAC 中的临床问题；③根据临床情况给予镇静药、镇痛药、麻醉药及其他合适药物，以确保病人安全、舒适；④其他所需医疗服务措施。

MAC 的实施包括药物及非药物的方法。在药物使用上，阿片类药物或镇静催眠药物可以作为 MAC 的重要组成部分。非药物方法，如视频或音乐转移注意力或语言安抚可以作为 MAC 的补充方法。

在 MAC 中，通常使用对呼吸及循环系统影响轻微的镇静及镇痛药物维持适当的镇静水平。MAC 期间，麻醉科医师应不间断地对患者的镇静程度进行评估，ASA 依据患者对语言、触觉、疼痛刺激的反应分为轻度、中度、深度镇静（表 6-11）。在实施过程中，可以先予以镇静药再给予区域（局部）麻醉镇痛，也可以先予以区域（局部）麻醉再行镇静。顺序的选择需兼顾患者安全性与舒适性，当局部麻醉实施较为简单且痛感不明显（如眼球的表面麻醉）时，两者实施顺序兼可；当在相对安全区域（如腹壁、四肢体表）注射局部麻醉药，可先给予镇静再注射局部麻醉药，可以显著提高患者舒适度。需要注意的是，在特殊区域（如面部、眼睛）附近注射局部麻醉药，如面部的美容整形手术，最初可能需要较深的镇静，避免发生体动，直到注射完成。

表 6-11　镇静程度分级

	轻度镇静	中度镇静	深度镇静	全身麻醉
反应性	对语言刺激反应正常	对语言或触觉刺激存在有目的的反应	对反复或疼痛刺激存在有目的的反应	痛苦刺激也不能唤醒
气道	无影响	无须干预	可能需要干预	常常需要干预
自主通气	无影响	足够	可能不足	常常不足
循环功能	无影响	通常能够维持	通常能够维持	可能受影响

在 MAC 期间最危险、最常见的麻醉风险是过度镇静引起的呼吸抑制。在 MAC 期间通常用于镇静的药物（苯二氮䓬类药物、阿片类药物、丙泊酚）会产生剂量依赖性呼吸抑制。氯胺酮和右美托咪定较少引起呼吸抑制，但有其他潜在的副作用，并可能与其他镇静药物具有协同作用。呼吸抑制的表现包括上气道梗阻、低通气和低氧血症。单纯的脉搏氧饱和度监测并不能反映通气的情况，可以连接专用的经鼻采样管完成呼气末二氧化碳分压的监测。在使用 MAC 时，存在需要转变为全身麻醉的可能，如患者体动或不适致手术无法进行、发生相关并发症（如血流动力学不稳定、误吸、咳嗽、低氧血症）或手术因素（如手术方式改变、出血、手术时间延长）等。因此，实施 MAC 前同样需要按照全身麻醉的要求完善术前准备。

（四）联合麻醉

联合麻醉在临床的应用越来越广泛，它可以发挥不同麻醉技术的优点，从而提高麻醉安全性与有效性，增加患者舒适度，加速患者康复。联合麻醉的优点主要包括：①麻醉效果更完善，生命体征更平稳，安全性更高；②消除患者恐惧及紧张情绪；③减少静脉麻醉药、镇痛药和肌松药的用量，加速患者苏醒及康复；④减少局部麻醉药用量，降低局部麻醉药毒性及不良反应；⑤减轻术后疼痛。

联合麻醉主要包括全身麻醉与区域（局部）麻醉的联合。其中，全身麻醉联合硬膜外麻醉和全身麻醉联合神经阻滞是临床上最常见的联合麻醉。

1. 全身麻醉与硬膜外麻醉联合　全身麻醉联合硬膜外麻醉可以发挥各自优势，提高麻醉质量，常用于胸腹部、会阴及下肢手术。术前按照全身麻醉要求准备，同时需排除硬膜外麻醉禁忌证。一般情况下先行硬膜外麻醉再行全身麻醉诱导或辅以镇静。这样可以监测硬膜外麻醉过程中的情况，比如穿刺过程，麻醉平面，有无局麻药中毒等。麻醉诱导或镇静可以根据需要自行选择，一般选择静脉麻醉诱导。硬膜外麻醉能够提供完善的镇痛及肌松，显著减少维持阶段镇痛药及肌松药的用量。

全身麻醉与硬膜外联合麻醉中需注意：①需熟练掌握两种麻醉技术；②警惕药物之间的相互作用；③全身麻醉与硬膜外麻醉在围手术期不同阶段的主次作用，如麻醉诱导以全身麻醉为主，全身麻醉主要提供镇静，硬膜外麻醉主要提供镇痛和肌松，术后硬膜外阻滞主要提供术后镇痛；④低血压的发生率增高；⑤全身麻醉可能会掩盖硬膜外麻醉中的一些异常情况，需加强监测。

2. 全身麻醉与神经阻滞联合　依赖于超声可视化技术快速发展，神经阻滞在围手术期的应用越来越广泛。阻滞部位可以从头部到下肢，如臂丛神经阻滞、肋间神经阻滞、腰丛神经阻滞、股神经及坐骨神经阻滞等。因此，这种麻醉方法可应用于多种手术类型，常见于胸腹部、四肢手术等。

术前按照全身麻醉要求准备，同时需排除神经阻滞禁忌证。在实施顺序上，可以先行全身麻醉诱导再行神经阻滞，也可以先行神经阻滞再行全身麻醉诱导。由于目前可视化技术的应用，神经阻滞的安全性较高，所以在临床上前者更常见，患者舒适性更高。神经阻滞可以减少维持阶段镇痛药及肌松药用量。

（五）麻醉方法选择的临床实践

麻醉方法的选择是临床麻醉实施的重要内容。总体上，需在充分认识每种麻醉方法特点的情况下，基于影响麻醉选择的因素，结合实际情况选择最优的麻醉方案，重点在于患者安全及预后。

在临床上制定麻醉方案时，可以先基于患者、手术及麻醉等因素明确是否需要全身麻醉。如果需要全身麻醉，再根据患者具体情况决定是否联合区域（局部）麻醉；反之，则可以考虑区域（局部）麻醉或MAC，但需做好联合全身麻醉或转变为全身麻醉的准备。

同时，需注意，能在区域（局部）麻醉或MAC下完成的手术同样也能在全身麻醉下完成，此时具体选择何种麻醉方法，需要权衡利弊、综合考虑，基于患者围手术期安全及预后选择最适宜的麻醉方法。如果选择全身麻醉作为主要麻醉，也可以联合神经阻滞用于术后镇痛。当区域（局部）麻醉是主要麻醉时，可以联合镇静缓解患者焦虑，增加患者舒适度。在区域（局部）麻醉或MAC不能满足手术需求时，可以联合或转变为全身麻醉。

（黑子清　姚伟锋）

第 7 章 麻醉前准备与麻醉前用药

本章要点：
- 术前应指导患者做好禁饮禁食及精神、营养等准备，对于婴幼儿、老年人等特殊群体，术前准备工作与成年人有所不同，应因人而异，做好充分的术前准备工作。
- 目前提倡择期手术禁饮时间：术前 2h 可口服清饮料；术前 4h 可进食母乳；术前 6h 可进食淀粉类固体食物；油炸、脂肪及肉类食物则禁食至少 8h。
- 围手术期鼓励患者进行心肺功能锻炼、体位转换训练、床上大小便训练、肢体的功能恢复锻炼等适应性锻炼，以提高患者对麻醉和手术的耐受性，加速患者康复。
- 麻醉前用药主要包括：镇静药、镇痛药、抗胆碱药及抗组胺药。目的在于缓解患者紧张焦虑，术前镇痛，降低自主神经兴奋性与应激性，预防和减少某些麻醉药的副作用。
- 麻醉药物的选择必须基于患者的年龄、重要脏器功能、手术类型和手术时长等进行个体化的选择。
- 麻醉物品和设备的准备是保障麻醉安全的第一道生命线。应进行麻醉机及监护仪的完好性检查与参数设置，气管插管工具的准备和检查等。

近年来，随着围手术期医学、舒适化医疗和加速康复外科理念在临床的应用实践，对麻醉前准备和麻醉前用药也提出了新的要求。麻醉前准备的目的是努力使患者在机体和精神两方面均尽可能达到自身的最佳状态，以增强对手术和麻醉的适应性和耐受性，提高患者围手术期的安全性，避免麻醉意外的发生，减少麻醉后的并发症，加速患者康复。因此，麻醉前需根据患者的身体基础情况、手术部位、手术方式等制定个体化、精准化、舒适化的麻醉方案。良好的麻醉前准备需要麻醉科医师、外科医生、患者及家属的共同合作来完成。此外，对于婴幼儿、老年人等特殊群体，术前准备工作与成年人有所不同，应因人而异，做好充分的术前准备工作。

第 1 节 术前常规准备

手术前麻醉科医师和外科医师应尽量改善患者的全身情况，在围手术期调整到自身的最佳状态，可以提高患者对手术和麻醉的适应性和耐受性。因此，择期手术患者应做好术前常规准备，其一般性的准备主要包括：①禁饮、禁食准备；②精神、营养等准备；③术前、术后适应性锻炼等。

一、禁饮、禁食准备

（一）禁饮、禁食总体原则

围手术期饮食管理是加速康复外科的重要组成部分，包括术前合理的禁饮、禁食、术前糖负荷（指术前应用少量含糖液体，使患者不因禁食而致低血糖）等内容。麻醉药可以引起食管下段括约肌松弛，且麻醉诱导过程中面罩加压给氧，患者呛咳等，都可能引起胃内压增高，导致胃内容物反流。反流误吸可引起患者呼吸道梗阻和继发性肺炎等。因此术前禁饮、禁食的主要目的是预防患者反流误吸，避免由误吸引起的肺部感染及窒息。

对于无误吸风险的患者，按照一般要求禁饮、禁食，有如下合并疾病的患者，应该延长禁饮、禁食时间，包括：食管疾病（如严重无法控制的反流、食管裂孔疝、Zenker 憩室、贲门失弛缓症、狭窄）；既往胃部手术（如胃旁路手术）；胃轻瘫；糖尿病；阿片类药物使用；胃肠道梗阻或急腹症；

妊娠；肥胖以及急诊手术等。择期手术术前应尽量做到禁饮禁食，时间见表7-1。目前提倡禁饮禁食时间：①术前2h，可口服清饮料（清水、糖水、无渣果汁、碳酸类饮料、清茶及不含奶的黑咖啡、不包括含酒精类饮品）；②术前4h可进食母乳；③术前6h，可进食淀粉类固体食物（牛奶等乳制品的胃排空时间与固体食物相当）；④油炸、脂肪及肉类食物则禁食至少8h。

表7-1 清饮料及不同食物建议禁食时间

食物种类	禁食时间
清饮料	≥2h
母乳	新生儿和婴幼儿≥4h
配方奶粉或牛奶	≥6h
淀粉类固体食物	≥6h
脂肪及肉类固体食物	≥8h

在临床工作中，由于手术台次的限制及接台时间的不确定性，接台的手术患者禁饮、禁食时间往往会增加。过长的禁食禁饮的时间会增加患者口渴、饥饿等不适感，甚至发生低血糖或脱水。对有经口进食禁忌者，推荐经静脉给予糖负荷。术前口服含糖饮品可改变患者代谢状态，可减缓饥饿、口渴、焦虑情绪，降低术后胰岛素抵抗和高血糖的发生率，改善患者术前的应激水平，有利于患者的快速康复。

（二）特殊人群禁饮、禁食注意事项

1. 儿童禁饮、禁食注意事项 如表7-1所示，儿童禁饮、禁食要求为：术前6h禁食固体食物，术前4h禁食母乳，术前2h禁饮清饮料，术前2h口服富含碳水化合物的液体有益于患儿术后康复，麻醉前2h可饮用清饮料量为2～5mL/kg体重。此外，超声检查胃内容物和胃容量可用于评估未按禁食指示的择期手术的儿童或用于急诊手术的儿童。

2. 老年人禁饮、禁食注意事项 老年人也是遵循成人的禁饮、禁食原则，但是老年人可能存在胃肠道血流量降低，肠蠕动减弱，唾液及胃液分泌减少，胃酸低，导致胃排空时间延长。而老年患者多合并基础疾病，如糖尿病患者在术前须注意有无低血糖发生，因此老年人应定时监测血糖，术前及时补充葡萄糖。

3. 胃肠道手术患者禁饮、禁食注意事项 对于胃肠道手术的患者，则更应该严格按照专科要求，实施更严格的胃肠道准备，而麻醉科医师也要积极关注患者的水、电解质等方面情况，在禁饮、禁食的同时确保患者内环境的平衡。

二、精神、营养等准备

（一）精神准备

1. 成年人精神（心理）准备 患者围手术期的紧张、焦虑和忧郁，属于应激状态时的正常情绪反应和心理反应。外科手术患者焦虑抑郁的发生率较高，可导致患者出现苏醒期躁动、术后疼痛加重、增加术后并发症和死亡率。因此，麻醉科医师术前访视应关注患者的精神状态，通过术前正确宣教，与患者建立良好的信任关系，必要时可适当干预，降低患者精神不良状态。麻醉科医师可通过以下方式预防患者术前的精神紧张、焦虑或者抑郁：①给予患者人文关怀，向患者及家属告知手术的必要性和手术室的基本流程，手术拟实施的麻醉策略，术后镇痛方案，给予患者关心和信心，耐心听取患者的自我倾诉和要求，为患者解释麻醉相关疑问。②对于焦虑、抑郁倾向明显的患者，可采用专业量表评分，给予一定的干预措施[药物干预（详见本章第2节）和非药物干预]。

2. 儿童精神（心理）准备 儿童是一类特殊群体，身体和心理发育尚不完全，面对医院的陌生环境和医务工作者会加重术前紧张和焦虑。患儿在术前经历恐惧与焦虑的比率较高。目前国际上

一般多采用改良耶鲁焦虑量表用于儿童术前和麻醉过程中焦虑水平的评估,其他还有状态-特质焦虑问卷、儿童社交焦虑量表、汉密尔顿焦虑量表等。不同年龄阶段的儿童生理和心理发育程度不同,产生术前焦虑的原因也有所不同,因此缓解术前焦虑的方法也不同(表 7-2)。此外,儿童术前焦虑还受气质、性格、认知能力、父母(家属)因素、既往就医经历等多种因素影响,因此术前焦虑干预方法应因人而异、安全有效。

表 7-2 儿童不同年龄阶段术前焦虑原因及干预方法

年龄	心理发育特点及术前焦虑原因	干预方法
<1岁	不会表达分离焦虑,主要为父母焦虑,进而影响婴幼儿情绪	药物干预
1~3岁	会出现分离焦虑,但对分散注意力和安慰有积极的反应	药物干预
4~6岁	有自己的思维,害怕分离与术中伤害,术前渴望寻求解释和保持对周围环境的控制	非药物干预
7~12岁	认知能力进一步增强,害怕术中伤害和对未知的恐惧,有强烈的欲望参与决策过程	非药物干预

儿童术前焦虑干预方法包括药物干预和非药物干预。非药物干预包括术前对患儿及家属进行宣教,可以术前观看访视手册及宣教视频,虚拟或亲历参观手术室、模拟麻醉过程、观看围手术期经历的视频等。在麻醉准备室给孩子讲故事、看绘本、观看动画片、玩玩具等分散孩子注意力。药物可选择:咪达唑仑口服液、右美托咪定喷鼻或者静脉注射艾司氯胺酮等。

(二)营养准备

患者机体的营养状况不仅影响患者对手术与麻醉的耐受性,也影响患者术后的恢复情况。营养不良与营养风险,是术后恢复不良的独立危险因素。术前改善患者机体的营养状况,可促进患者术后快速康复,而术前营养不良可以增加患者感染相关并发症、住院时间及再次手术率。

患者营养评估推荐使用营养风险筛查 2002(NRS 2002)和(或)微型营养评定简表(MNA-SF)作为营养风险筛查工具。尤其是老年患者和合并消化系统疾病患者,应注意营养的准备。存在营养风险(尤其 NRS 2002>5 分)和重度营养不良的患者,术前营养支持治疗能显著改善结局,如降低术后并发症和术后住院天数。对于患者营养支持治疗首选口服营养补充;若无法口服,根据肠道功能情况,情况允许情况下首选肠内营养;如患者准备时间较短,也可适当选用肠外营养。贫血患者可适当输血,低蛋白、红细胞生成素缺乏者除输血外,可给予血浆、氨基酸、白蛋白,维生素缺乏者可以给予维生素制剂进行纠正使营养状况得以改善,增加机体抵抗力和对手术的耐受力,减少术后感染等并发症,促进伤口愈合,早日康复。

三、术前、术后适应性锻炼

(一)术前、术后适应性锻炼的重要性及适应证

术前、术后适应性锻炼是指在手术前后对患者进行一系列宣教,使其在生理、心理上对手术做好准备。术前积极锻炼,改善心肺功能储备,提高患者对麻醉和手术的耐受性;术后积极康复锻炼,加速患者康复。常见需要术前适应性锻炼的手术类型包括:①心胸外科手术:如冠状动脉搭桥术、心脏瓣膜置换术等,这类手术对患者的心肺功能要求较高,术前呼吸训练能够提高患者的心肺耐受力,降低手术风险。②骨科手术:包括全膝关节置换术、全髋关节置换术等,通过术前的关节功能锻炼,可以改善关节周围肌肉的力量与柔韧性,有助于术后关节功能的恢复。③腹部大手术:如胃癌根治术、肝癌切除术等,这类手术创伤较大,术前通过适应性锻炼能够增强患者的整体体能,提高抵抗力,以应对手术带来的应激反应。

(二)常用术前、术后适应性锻炼方法

术前充分的健康宣教可以帮助患者理解术前、术后锻炼的重要意义,让患者及家属有充分的心

理准备，取得患者及家属配合，积极参与锻炼。部分患者术后因体位限制、疼痛原因或其他躯体不适，较难配合进行锻炼，可在完善的术后镇痛前提下从稳定情绪入手，提供有针对性、有效的心理疏导，鼓励早活动、早下床、早锻炼。

1. 心功能锻炼 科学的心功能锻炼可以增强心脏供血、缓解呼吸肌疲劳，从而有效改善心肺功能，使机体获得更充分的氧气，进一步提高身体的耐受力，对促进老年患者的手术康复具有重要价值。常用的心肺功能训练方法包括爬楼梯/斜坡走路，深蹲锻炼或半深蹲锻炼，适合没有腿部疾患可以进行轻体力以上活动的患者。

2. 肺功能锻炼 手术前后行肺部功能锻炼，可以预防肺部感染，提高肺活量和氧合指数，从而提高手术的耐受性，促进机体恢复。常用的肺功能锻炼方法有吹气球、深呼吸、腹式呼吸、咳嗽咳痰训练等。

3. 体位转换训练 围手术期的卧床患者因活动受限，形成被动体位，痰液容易在肺部淤积，不能有效排出。因此应按时予以翻身，改变体位，防止继发肺部感染（坠积性肺炎）。此外，体位改变还可以有效预防褥疮的发生。因此，应在患肢功能位的条件下行平卧与侧卧的交替体位训练。

4. 床上大小便训练 部分患者术后一段时间内需在床上进行大小便，多数患者很难适应，因此需在术前进行针对性的训练。

5. 其他针对性术前、术后锻炼 如骨科手术后鼓励早期肢体的功能恢复锻炼，防止失用性肌萎缩和关节僵硬等。

第2节 麻醉前用药

麻醉前用药是根据患者情况及麻醉方法，在术前一晚或麻醉开始之前，使用某些药物（包括催眠、镇痛、抗焦虑或抗胆碱药等），达到放松精神、稳定情绪、降低应激反应、保护患者等多重目的，从而使手术过程更加平稳、舒适。

一、麻醉前用药目的和种类

（一）麻醉前用药的目的

麻醉前用药的目的主要包括以下几点：

1. 缓解患者紧张、焦虑 镇静药物能够缓解患者的紧张与恐惧情绪，使其更加放松，有利于手术的进行。

2. 术前镇痛 通过药物的作用，提高患者的痛阈，减轻手术过程中的疼痛感，同时加强镇痛效果，使患者更加舒适。

3. 降低自主神经兴奋性与应激性 药物能够降低患者的自主神经兴奋性，减少应激反应，有利于维持患者的呼吸和循环系统的稳定性。

4. 预防和减少某些麻醉药的副作用 如减少呼吸道分泌物及局麻药的毒性作用。

（二）麻醉前用药的种类

根据药物的不同作用机制，麻醉前用药可以分为以下几类：

1. 镇静药

（1）苯二氮䓬类药物：如地西泮、咪达唑仑等，能够解除患者的紧张恐惧和疼痛应激反应，抗焦虑效果显著。此类药物一般于麻醉前1h口服或肌内注射，儿童可使用咪达唑仑口服液。

（2）巴比妥类药物：如苯巴比妥钠等，具有镇静、催眠、抗惊厥作用，并能防止和治疗局麻药的中毒反应。目前临床上应用较少，此类药物一般于麻醉前1h肌内注射。

（3）右美托咪定：其具有良好的抗焦虑、镇静及镇痛作用，能产生生理样睡眠，对抗机体应激反应的同时不会伴有明显的呼吸抑制。右美托咪定鼻喷在术前使用可达到较好的抗焦虑效果。

2. 镇痛药 如盐酸吗啡、盐酸哌替啶等，能够提高痛阈、强化麻醉效果，减少麻醉药用量或减轻内脏牵拉反应。但此类药物会引起呼吸中枢抑制和术后恶心呕吐的发生，需注意剂量和使用对象，谨慎使用。对于术前疼痛明显的患者需要在监护下使用。此外，现在也有较好的替代疗法，如老年人髋关节骨折可以早期行神经阻滞镇痛。

3. 抗胆碱药 抗胆碱能药物作为麻醉前用药之一，主要目的是预防自主神经不良反射、镇静、缓解焦虑、提高痛阈、减少气道分泌物等。麻醉前应用的抗胆碱能药物主要包括阿托品、东莨菪碱与盐酸戊乙奎醚。

阿托品是临床上最常用的 M 受体拮抗剂，能够减少呼吸道分泌物，保持呼吸通畅，防止迷走神经兴奋，避免心动过缓或骤停。麻醉前应用阿托品（0.3~0.5mg）可使口咽及气道分泌物明显减少，有利于气管插管口咽部暴露和防止分泌物误吸。由于此类药物能抑制汗腺分泌或影响心血管活动，对甲亢、高热、心动过速的患者不宜使用。此外，M 受体拮抗剂禁用于青光眼、幽门梗阻及前列腺肥大患者。

东莨菪碱是一种非选择性 M 受体拮抗剂，具有外周抗毒蕈碱效应和中枢镇静、止吐、遗忘作用，对心脏、胃肠道和支气管平滑肌的作用较阿托品弱。东莨菪碱的呼吸兴奋作用、抗晕动病和抗震颤麻痹作用、对腺体分泌的抑制作用均较阿托品强。

盐酸戊乙奎醚可选择性作用于 M_1、M_3 受体，对 M_2 受体作用较弱，在外周也有较强的拮抗乙酰胆碱对 M 受体的激动作用，但对外周 N 受体无明显拮抗作用。因此该药适用于麻醉前给药以抑制唾液腺和气道腺体分泌。甲亢患者术前若未能有效控制基础代谢率和心率，应避免使用阿托品，可改用盐酸戊乙奎醚。

4. 抗组胺药 麻醉前一般是使用 H_2 受体拮抗剂，用于抑制胃酸分泌，但一般不常规使用。临床上将雷尼替丁、西咪替丁及法莫替丁等用于饱胃患者及产妇，以减少反流误吸的概率和降低误吸胃酸对肺部的损害。

二、麻醉前用药注意事项

在实际应用中，医生需遵循用药原则，根据患者的具体情况和手术需求，选择合适的药物和剂量进行麻醉前用药，并密切关注患者的反应和生命体征，以确保患者的安全和手术的顺利进行。麻醉前用药是为了减轻患者焦虑、提高麻醉效果、减少手术风险，以利于手术顺利进行。为确保用药安全有效，以下注意事项应严格遵循：

（一）评估患者身体状况

用药前需对患者进行全面评估，了解患者的过敏史、疾病史、用药史等。对于存在特殊情况的患者，如肝肾功能不全、呼吸系统疾病等，需特别关注药物的选择与剂量，确保用药安全。

（二）明确用药目的与种类

麻醉前用药需根据患者的具体情况、手术类型及麻醉方法选择适宜的药物，如镇静药、镇痛药、抗胆碱药等。明确用药目的，确保药物的选择与手术需求相匹配。

（三）严格掌握用药时间与剂量

麻醉前用药的时间与剂量需严格掌握，过早或过晚用药、剂量过大或过小均可能影响麻醉效果及手术安全。

（四）注意药物相互作用

麻醉前用药可能与手术中的其他药物产生相互作用，影响药效或增加不良反应风险。因此，在用药前应充分了解药物间的相互作用，避免不良后果。

(五)加强监测与观察

用药期间及用药后需加强患者的监测与观察，及时发现并处理可能出现的不良反应，确保患者安全度过手术期。

总之，麻醉前用药是确保手术顺利进行的重要措施，需严格遵循相关注意事项，确保用药安全有效。

第3节 麻醉物品和设备准备

麻醉相关物品与设备的准备是确保手术顺利进行和患者安全的重要前提。规范麻醉前物品与设备的准备流程，确保每一步操作符合专业标准，是麻醉科医师需要养成的良好习惯。

一、麻醉药物的选择

麻醉药物的选择是手术和诊疗过程中至关重要的环节，直接关系患者的生命安全、手术效果及术后恢复。因此，麻醉药物的选择必须基于个体化的选择。

不同年龄段的患者，其生理机能、药物代谢和药效反应均存在显著差异，因此，麻醉药物的选择必须基于患者年龄特性。例如，对于老年患者，应选择代谢较快、作用时间较短的麻醉药物，此外，药物不经肝肾代谢，减轻老年患者的肝肾负担，也是老年患者需要综合考虑的因素。对于儿童患者而言，其生理机能尚未发育完全，对药物的敏感性和耐受性不同于成年人。在选择麻醉药物时，应优先考虑药物的安全性、起效速度和代谢特点。例如，七氟烷因其半衰期短、代谢快而更适合儿童使用，以减少药物残留和术后恢复时间。此外，吸入麻醉更适用于不配合的打针的患儿。对于孕妇在麻醉药物的选择上需考虑药物对胎儿的影响，避免使用可能导致胎儿畸形的药物。

重要脏器的功能显著影响麻醉药物的选择和剂量。对于心脏功能不全的患者，应选用对循环系统影响较小的麻醉药物。肝脏是麻醉药物代谢的主要器官，大多数麻醉药物在肝脏中经过羟基化、结合等过程转化为水溶性的代谢物以便排泄。例如，丙泊酚经肝脏代谢，肝功能不全患者可能需要减小剂量或增加给药间隔，以防止麻醉药物的蓄积和毒性反应。此外糖尿病、甲状腺功能亢进或减退，以及肥胖等，都会影响麻醉药物的选择与效果。

此外，麻醉药物的选择还需考虑手术类型和手术时长。不同类型的手术对麻醉药物的需求不同。例如，对于大型、复杂的手术，需要选择作用时间长、镇痛效果好的麻醉药物；而对于短小、简单的手术，则可选择作用时间短、代谢快的麻醉药物。同时，手术时长也是决定麻醉药物选择的重要因素之一。长时间手术需要选择能够维持稳定麻醉状态的药物，而短时间手术则更注重药物的起效速度和恢复时间。例如，对于复杂的上肢手术，可以选用罗哌卡因作为神经阻滞药物。

二、麻醉机安全检查和准备

麻醉机的准备是手术前的必要步骤，它涉及麻醉设备的安全检查和参数设定，麻醉机准备是临床麻醉工作必须养成的良好习惯。

(一)麻醉机的安全检查

麻醉机的安全检查是确保设备安全使用的关键步骤。它涉及对设备各个部分的详细检查，应对麻醉机进行全面检查，包括外观、电气系统、氧气供应系统及监护设备等。确保所有部件完好无损，连接紧密，无漏气、漏电等安全隐患。同时，检查吸入麻醉药储存瓶安装正确，药液无泄漏，输送系统通畅，以确保设备在手术过程中能够正常运行。具体如下：

1. 气源检查 检查氧源及氧化亚氮源与麻醉机进气口的连接是否正确无误，气源压力是否达到使用要求。同时，检查氧气流量计是否准确，氧气压力是否稳定。

2. 麻醉机的电源检查 检查各线路的电源连接、电压及接地装置是否正确到位。确保设备在

3. 流量表及流量控制阀检查 开启控制阀后观察流量表中的浮子运动情况,如浮子升降灵活、稳定,则提示流量表及控制阀工作正常。同时,检查快速充气阀是否良好工作,以确保在紧急情况下能够快速为患者提供足够的氧气。

4. 麻醉机的密闭程度检查 将储气囊膨胀后,堵住呼吸环路的 Y 形管接口处挤压气囊,如气囊保持不瘪同时流量表浮子呈轻度压低,则提示机器无漏气。这是确保麻醉机在手术过程中能够稳定工作的关键步骤。

5. 吸气和呼气单向阀检查 间断挤压储气囊时观察两个单向阀的活动情况,正常应为一闭一启相反的动作。这有助于确保患者在呼吸过程中能够顺畅地吸入和呼出气体。

6. 氧浓度分析仪检查 在麻醉机未通入氧的情况下,分析仪应显示21%(空气氧浓度),通入氧后应达到预设值。这有助于监测患者吸入的氧气浓度是否符合要求。

7. 呼吸器检查 开启电源后预设潮气量、呼吸频率和呼吸比等参数,然后开启氧源观察呼吸器的运行状况。同时调置报警限值确保设备在异常情况下能够及时发出警报。

8. 钠石灰和挥发罐检查 检查钠石灰罐是否装有钠石灰且颜色有效,以及挥发罐是否装有相应的麻醉药且开关处于关闭位。这有助于确保患者在手术过程中能够稳定地接受吸入麻醉。

(二)麻醉机的参数设定

根据患者的具体情况和手术需求,设定合适的麻醉参数。包括潮气量、气道压报警上下限、呼吸频率、吸呼比等。这些参数的设定应确保患者呼吸通畅,避免过度通气或通气不足导致的并发症。

(三)注意事项

在进行麻醉机的准备与安全检查时还需注意以下几点:

1. 在进行设备检查和参数设定时应遵循操作手册的要求避免误操作导致设备故障或患者受伤。
2. 使用前应确保麻醉机已经过全面的检查并符合使用要求。对于上一台手术患者有传染病史的患者,麻醉机要及时进行清洁和消毒。
3. 在使用过程中应密切关注患者的生命体征和麻醉机的运行情况,如有异常应及时处理。
4. 麻醉机应定期进行维护和保养以延长设备的使用寿命并确保其安全可靠。

三、监护仪的准备和检查

监护仪能够持续、实时地监测患者的生命体征,提供及时、准确的生命体征数据,应用于重症监护、手术监测以及日常病患护理中,其对于保障患者生命安全具有重要意义。因此,麻醉实施前应该对监护仪进行全面的检查和设置。

1. 设备检查 包括检查电源线、插头、连接线是否完好,显示屏是否清晰,按键是否灵敏等。同时,还需确保设备处于良好的工作状态,如电池电量充足、内部存储空间足够等。

2. 功能测试 包括测试各个监测模块(如心电图、血压、血氧饱和度等)的准确性和稳定性。

3. 报警设置 监护仪通常具有多种报警功能,如心率异常、血压过高或过低报警等。需根据患者的实际情况设置合适的报警阈值,确保在患者生命体征出现异常时能够及时发出警报。

4. 数据记录与传输 监护仪通常具有数据记录和传输功能,可将患者的生命体征数据保存至内部存储器或传输至其他设备。

5. 安全性检查 安全性是监护仪使用过程中需要特别关注的问题。检查设备的接地情况是否良好。同时,还需注意设备周围是否存在易燃易爆物品等安全隐患。

6. 监护仪参数设定 根据患者的具体情况和手术需求,设定合适的监护参数。如成人的参数包括但不限于心率、SpO_2、无创血压、有创血压(IBP)、ET_{CO_2}、体温报警。

此外,除麻醉机和监护仪外,气管插管工具的准备和检查在麻醉准备中是必要的。这包括但不限于喉镜、气管导管、牙垫、胶带、吸引器等关键设备。电子喉镜的选择应基于操作者的使用习惯及患者实际情况，使用前务必检查喉镜的电量和照明情况，确保其清晰度能满足操作需求。吸引器需要常规准备。在气管插管过程中，患者口咽部可能会产生大量分泌物，需随时进行清理，确保操作的顺利进行。因此，吸引器的功能状态必须得到仔细检查，并根据患者实际情况调整负压值。所有气管插管工具在使用前均应进行严格消毒，操作者需佩戴无菌手套，确保无菌操作，降低感染风险。

（刘文捷　刘程曦）

第8章 气道管理

本章要点：
- 气管插管前需进行气道评估，准备气道管理用具，制订麻醉管理方案。
- 气管插管和支气管插管均有明确的适应证和禁忌证，气管插管可在喉镜、插管软镜引导下经口或经鼻路径完成操作，支气管插管可利用双腔管、支气管封堵器、单腔管支气管内插管实现肺隔离。
- 声门上通气工具包括鼻导管、通气面罩、喉罩及其他通气工具。
- 气管拔管需明确拔管指征并准备相应物品，预防气道管理并发症。
- 困难气道分已预料和未预料困难气道两大类，其处理原则是保障有效通气和氧合，防止困难气道转为紧急气道。
- 紧急气道是指既不能通气，也无法维持氧合的状态，必须立刻采取紧急通气技术进行有效通气、改善氧合，以挽救患者的生命。

在围手术期，麻醉科医师需运用各种工具和方法建立有效通气，确保患者气道通畅、维持氧合、保障患者生命安全。气管内插管是每位麻醉科医师必须掌握的核心技能，可有效防止胃内容物、分泌物以及血液误吸入气管和支气管。声门上通气工具包括鼻导管、通气面罩、口咽/鼻咽通气道、喉罩等。气管拔管时，应明确拔管指征，并准备相应的物品，积极预防可能出现的并发症。此外，还应明确困难气道和紧急气道处理的基本原则和流程，以确保患者安全。

第1节 气道评估、气管插管用具及气管插管前麻醉管理

一、气道评估

（一）体格检查

头颈部的解剖特点与困难气道发生密切相关，通过体格检查可发现气道病理或解剖异常。上腭高度拱起变窄、下腭空间顺应性降低、小下颌或下颌巨大、颈短粗等增加困难气道的风险。困难面罩通气（difficult mask ventilation，DMV）的独立危险因素主要有：①年龄大于55岁；②打鼾病史；③蓄络腮胡；④无牙；⑤肥胖。当具备两项以上危险因素时，提示DMV的可能性较大。困难气道、困难面罩通气相关检查内容详见本章第7节。

1. 鼻咽部 拟行经鼻插管的患者应了解鼻腔通畅情况，询问既往有无鼻损伤、鼻中隔偏曲、鼻出血及鼻咽部手术史；检查咽喉部有无炎症或感染，如扁桃体肥大、咽后壁脓肿及喉炎等。若鼻部原因引起鼻塞严重者，应放弃经鼻气管内插管，或经专科医师检查后决定。鼻腔黏膜脆弱，经鼻气管内插管常伴有少量黏膜出血。因此，鼻腔部位放射治疗后及使用抗凝治疗的患者，应慎重考虑经鼻气管内插管。

2. 口咽部 目前最常用的口咽部结构分级为Mallampati分级（图8-1）。评估时患者取坐位，头居正中位，检查者视线与患者张口处呈同一水平位，嘱患者用力张口伸舌至最大限度，根据能否看到悬雍垂以及咽部的其他结构判断分为四级。Mallampati分级为Ⅲ或Ⅳ级，提示困难气道可能性大。

3. 张口度 张口度是指最大张口时上下门齿间距离，正常值为3横指，即3.5～5.6cm。张口

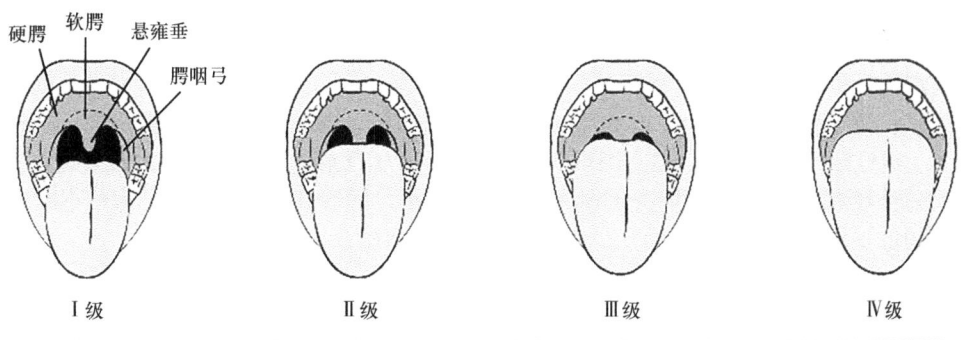

图 8-1 改良 Mallampati 分级

度小于 3.5cm 会导致喉镜置入困难。3-3-2 法则：正常情况下，张口度超过 3 横指，颏突-舌骨间距超过 3 横指，舌骨-甲状软骨切迹距离超过 2 横指，未达标者提示可能存在困难气道。

4. 甲颏距离 甲颏距离是指头在完全伸展位时甲状软骨切迹上缘至下颌尖端的距离（图 8-2），成人正常值在 6.5cm 以上。也可通过测量胸骨上窝和颏突的距离（胸颏间距）来预测困难插管，正常人的胸颏间距大于 12.5cm。另外，可测量下颌骨的水平长度，即下颌角至突颏的距离表示下颌间隙的距离，小于 9cm 提示气管内插管可能存在困难。

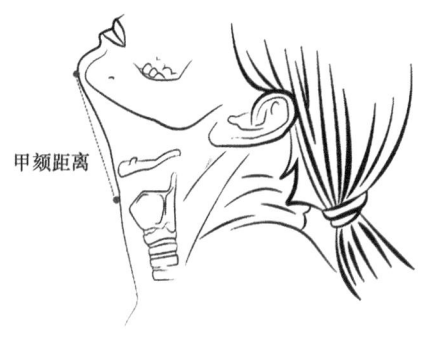

图 8-2 甲颏距离

5. 颞下颌关节活动度 下颌骨活动性的指标，能反映上下门齿间的关系。如果患者前伸下颌时不能使上下门齿对齐，插管可能会困难。下颌前伸幅度越大，喉部显露就越容易。

6. 上唇咬合试验 要求患者下切牙咬上唇，Ⅰ级：下切牙超出上唇线；Ⅱ级：下切牙可以咬唇，但不能延伸到红唇边缘以上；Ⅲ级：下切牙不能触及上唇。Ⅲ级患者，提示声门暴露困难。

7. 头颈部活动度 颈椎活动度可以通过测量额头线从颈部完全屈曲到充分伸展形成的角度进行评估，小于 80° 为已预料的困难气管插管。常见于颈椎病变（类风湿关节炎、颈椎结核、颈椎半脱位或骨折、颈椎椎板固定术后等）、颈部病变（颈部巨大肿瘤、颈动脉瘤、甲状腺肿大等）、烧伤或放射治疗后颏胸粘连、过度肥胖（颈粗短、颈背脂肪过厚）或先天性疾病（斜颈、颈椎骨性融合等）。

8. 牙齿情况 上门齿外突或过长、上下齿列错位、缺牙等，易导致面罩通气或插管困难。

（二）影像学辅助检查

了解病史并进行体格检查后，对怀疑有困难气道的患者，可以使用辅助检查帮助诊断。X 线（寰枕间距、颌舌间距等）、计算机断层扫描（computing tomography，CT）（上气道异常解剖、气管直径等）、磁共振成像（magnetic resonance imaging，MRI）（舌体参数、会厌长度等）、超声（颈前软组织厚度）等影像学解剖测量指标有助于评估困难气道，并可明确困难气道的特征与困难程度，具有较高的准确性和敏感性。影像学检查能精确定位和显示气道病理特征，如气道肿物、损伤、水肿、异物等，辅助麻醉科医师制定麻醉计划。对于具有高危因素的可疑困难气道患者，也可在清醒或镇静表面麻醉下行可视喉镜或可视插管软镜等工具进行检查和评估。

(三) 人工智能辅助困难气道评估

随着科技的进步和医工结合的不断深入，人工智能（artificial intelligence，AI）为围手术期困难气道管理提供了新的助力。AI 技术可以自动采集、分析患者面部图像信息或影像学检查结果等术前资料，通过深度学习算法，建立困难气道预测模型，辅助麻醉科医师进行困难气道识别，其准确性和敏感性较高。AI 的效能取决于训练数据的质与量，随着高质量临床数据库的不断扩充，AI 对困难气道的预测能力将进一步提升，具有广阔的应用前景。

(四) 喉镜显露分级

Cormack 和 Lehane 把喉镜显露声门的难易程度分为四级（图 8-3）。该分级为直接喉镜显露下的声门分级，Ⅲ～Ⅳ级提示插管困难。

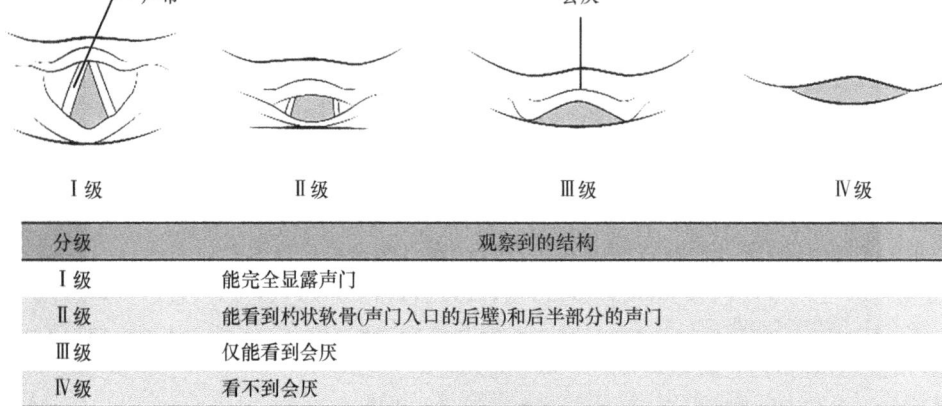

分级	观察到的结构
Ⅰ级	能完全显露声门
Ⅱ级	能看到杓状软骨(声门入口的后壁)和后半部分的声门
Ⅲ级	仅能看到会厌
Ⅳ级	看不到会厌

图 8-3　喉镜暴露分级

二、气管插管用具

(一) 气管导管

气管导管（endotracheal tube）是由质地坚韧、无毒性、对咽喉及气管等组织无刺激、不引起过敏反应的塑料或橡胶制成的管壁光滑的导管。一般由单腔气管、防漏套囊、导管接头 3 部分组成（图 8-4）。

1. 气管导管型号　气管导管型号通常以导管内径（inner diameter，ID）为标号，每号相差 0.5mm。法制号（F 号）与 ID 的换算为 ID×4+2=F 号。导管型号的选择通常成年男性 ID 7.5～8.0，插入深度 23cm；成年女性多用 ID 7.0～7.5，插入深度 21cm。鼻腔插管多选用 ID 6.5～7.0，插入深度应比经口插管的深度多 3cm 左右。对于气道狭窄的患者，需经 X 线检查测定狭窄内径，减去 1.5mm（因 X 线影像有所放大）即相当导管外径，依此再准备 2 根稍小型号导管，以免插管时受阻。不同年龄小儿气管导管的选择与插入深度详见第 41 章第 4 节。

2. 特殊用途的气管导管

（1）带金属螺旋丝导管：管壁中夹有金属螺旋丝的乳胶或塑料气管导管，当导管弯曲受压时管腔不易变窄，适用于气管受压或需使导管过度弯曲的情境，如俯卧位手术、颈椎手术等，但插管时多需管芯协助。

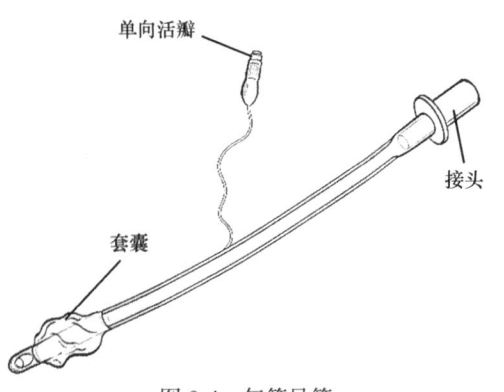

图 8-4　气管导管

（2）气管造口导管：适用于气管造口患者，呈"L"形弯度，附带套囊及衔接管，可连接麻醉机的呼吸环路或呼吸机。

（3）抗激光导管：喉激光手术，在氧气和氧化亚氮助燃气存在下，高能激光束可引起气管导管、医用敷料及组织碎屑燃烧或爆炸。抗激光导管除套囊外管壁为金属，多为双套囊，近端套囊内注入生理盐水。即使近端套囊被激光击穿，远端套囊仍可受到保护，且流出的生理盐水可以降低局部温度并降低燃烧风险。

3. 套囊　套囊是气管导管的防漏装置，既可防止呕吐物、血液或口咽分泌物流入气管，也可防止漏气。目前均为高容低压套囊，标准的套囊充气方法是缓慢给气囊充气，直到正压通气时听不到漏气声。压力过大可引起气管表面黏膜血流量减少，造成局部缺血和黏膜损伤，因此应将套囊压力限制在 20mmHg 以下。

（二）气管插管工具

1. 喉镜

（1）普通喉镜：为直接窥喉时协助气管插管的重要工具，通常由喉镜柄及不同类型的喉镜片组成。当喉镜片与喉镜柄连接并呈直角时，喉镜片前方的小电珠即接通电源发光。根据喉镜片形状分直喉镜（Miller 喉镜）和弯喉镜（Macintosh 喉镜），如图 8-5A 所示。一般直喉镜片必须挑起会厌才可暴露声门，多用于婴幼儿。使用弯喉镜片时需将镜片尖端放在会厌谷，向前上方提起会厌显露声门。如声门显露不全，插管时需用管芯辅助。另外还有 McCoy 喉镜，其镜片前端可弯曲，能翘起会厌，当声门显露困难时更适用。

（2）可视喉镜：可视喉镜通过插管镜片远端的视频系统显示声门结构，以降低气管插管的难度，适用于困难气道患者（图 8-5B）。

2. 插管软镜（flexible intubation scope，FIS）　主要包括三个部分，即镜体手柄、插入部（插入管、可弯曲部）及尖端。其中插入部内置光导纤维束和导像纤维束，可使软镜清晰成像。插入部及尖端可弯曲变形，适用于困难气道经口或鼻插管、判断支气管插管位置、诊断和处理麻醉中呼吸道梗阻等情况。

3. 插管硬镜　包含光导纤维技术和视频影像技术。目前临床常用插管硬镜包括 Bonfils 纤维光导硬镜、视可尼可视管芯和 Clarus 可视管芯。与导管共同在前中 1/3 处弯成"J"形，可以将导管塑形成适合插管的弧度，便于声门过高患者的插管。注意管芯不要超出气管导管斜口。

4. 其他工具　有光棒及插管型喉罩等。

（三）其他气管插管辅助工具

1. 插管钳　主要在经鼻插管时明视下辅助导管进入声门，或挟胃管进入食管。常用的有 Magill 式插管钳或 Rovenstine 式插管钳（图 8-5C）。

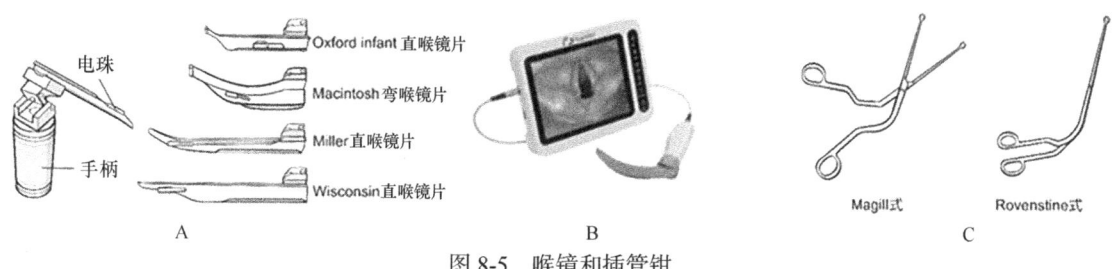

图 8-5　喉镜和插管钳
A. 直喉镜和弯喉镜；B. 可视喉镜；C. 插管钳

2. 牙垫　气管插管后应用牙垫放置于上下切牙之间，防止麻醉减浅时患者咬瘪气管导管。

3. 喷雾器　常用枪式喷雾器，进行口咽、喉部等表面麻醉，但不易对气管内进行表面麻醉。

现有注射器式或喉麻管，可深入声门内喷射给药。

三、气管插管前麻醉管理

麻醉不仅可消除患者痛苦、为气管插管创造有利条件，还可减轻气道损伤和心血管反应。最常用的是静脉全麻诱导，但对困难气道或有窒息、误吸风险的患者，首选表面麻醉清醒插管或辅以适度镇静、保留自主呼吸下插管。

1. 预充氧 在患者意识消失和呼吸肌麻痹之前的几分钟内持续吸入 100%纯氧能显著延长患者呼吸停止到出现低氧血症的时间，预充氧可使功能残气量中氧气/氮气比例增大，因此又称"吸氧去氮"。

2. 全麻诱导 静脉快速诱导是非困难气道患者行气管插管的常用麻醉诱导方式。在患者意识消失后至气管插管前，应通过面罩正压通气，待静脉麻醉药及肌松药物作用达峰时进行气管插管。喉镜暴露和气管插管引起伤害性刺激的强度超过手术切皮刺激，因此在麻醉诱导时，须加深麻醉将伤害性刺激控制在可接受的范围，尤其是对高危患者实施麻醉诱导时（如冠心病、哮喘、颅内压增高、脑动脉瘤等）。

3. 保留自主呼吸 当患者有以下一种或多种情况时，麻醉科医师应优先考虑进行保留自主呼吸气管插管：①已预料的困难气道；②饱胃及误吸风险高；③肺功能极差无法耐受短暂的呼吸暂停；④很难快速建立有创气道等。气管插管前需使用抗胆碱药，抑制气道腺体分泌，减少分泌物过多对表面麻醉药物的稀释作用。对于难以忍受表面麻醉下行气管插管的部分患者，可辅以适当的镇痛药和镇静药，也可吸入七氟烷使患者意识消失，但应保留自主呼吸。

（1）表面麻醉：常用 1%丁卡因或 2%～4%利多卡因，鼻腔准备者常加入 1%麻黄碱（或 0.5%去氧肾上腺素）黏膜血管收缩剂，经鼻插管将浸有混合药液的棉签放入鼻孔，麻醉筛骨前神经和蝶腭神经节并收缩鼻黏膜。口咽部麻醉可在喉镜辅助下向舌根、软腭、下咽部、会厌和声门喷入局麻药 2～3mL，经声门向气管内喷注局麻药或经环甲膜穿刺喷注局麻药，进行气道黏膜表面麻醉。

（2）环甲膜穿刺：用 7 号针头连接 5mL 注射器经环甲膜垂直刺入，回抽有空气后，迅速向气管内推入局麻药 2～3mL 后拔出针头。随着患者咳嗽，使局麻药分布到气管、喉黏膜、口腔和咽后壁。

第 2 节　气 管 插 管

一、气管插管的适应证和禁忌证

1. 适应证 气管插管适用于全身麻醉、呼吸支持及心肺复苏的治疗。气管导管套囊充气后可将套囊上与套囊下的气道完全分隔，防止口腔内的液体或固体进入气管，需行气管插管的适应证主要如下：

（1）饱胃或有肠梗阻。
（2）需频繁进行气管内吸引。
（3）开胸或使用肌松药，不能维持正常通气，需实施机械通气。
（4）特殊体位，如俯卧位、侧卧位或截石仰卧位，应用气管导管保障通气。
（5）手术部位在头颈部或上呼吸道难以保持气道通畅。
（6）面罩控制呼吸困难。
（7）下颌后缩、巨舌症、声门上或声门下肿瘤及肿块压迫气道。

2. 禁忌证 主要包括：①喉头水肿声门完全闭合；②急性喉炎；③喉头黏膜下血肿。当抢救患者生命必须采取气管插管时，无绝对禁忌证。

二、经口气管插管

1. 经口气管插管的头位 图 8-6 展示了口轴线、咽轴线、喉轴线在四个不同头部位置的对齐情况，每个头部位置都标记出了一个放大的上呼吸道（口腔、咽和喉），并以粗线条描绘这三条轴线在上呼吸道内的连续性。头部处于中立位时，三条轴线未对齐（图 8-6A）；头下垫方枕，使头抬高 7~9cm，有利于颈椎获得近 35°的屈曲，咽轴线与喉轴线对齐（图 8-6B）；头下垫方枕使颈椎前屈，同时头颈部伸展，有利于口、咽、喉三轴重叠，此时呈"嗅花位"，自切牙至声门路径近乎直线（图 8-6C）；头颈部伸展但没有同时垫高头部，导致咽轴线、喉轴线不能与口轴线对齐（图 8-6D）。此外，肥胖患者往往需要抬高肩部，以获得满意的颈椎前屈，确保外耳道和胸骨切迹水平平齐。

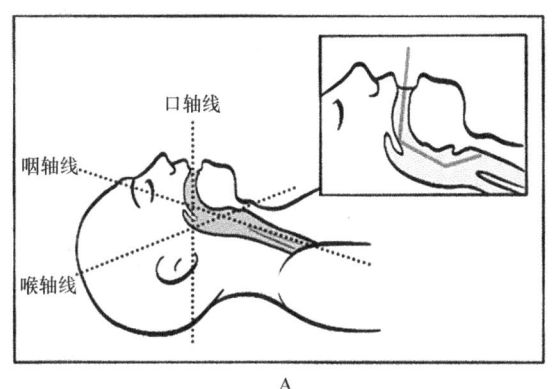

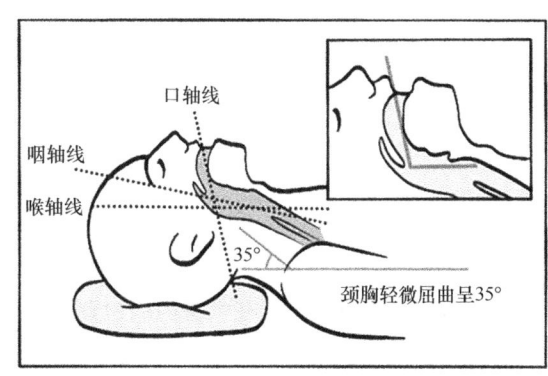

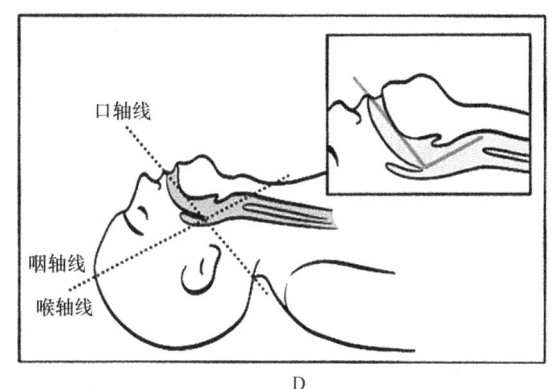

图 8-6 三轴线变化与头位关系

A. 头枕床，中立位；B. 薄枕抬高头部，中立位；C. 用薄枕抬高头部，头颈部伸展呈嗅花位；D. 头枕床，头颈部伸展

2. 喉镜置入 操作者左手持喉镜，右手开放口腔，喉镜片避开门齿，防止喉镜置入时下唇卷入损伤。若使用 Macintosh 喉镜，轻柔地从右口角进入，喉镜片在前进过程中逐渐移向左侧，将舌体挡在左侧；若使用可视喉镜，可从口腔正中进入，将舌体推开，避免遮挡可视喉镜前方的摄像头。探及会厌后，将喉镜片置入会厌谷并向前上方提起喉镜，显露声门（图 8-7）。切忌以上切牙为支点，撬动喉镜柄以避免损伤上切牙。向下或侧方压迫甲状软骨可能有助于声门暴露。

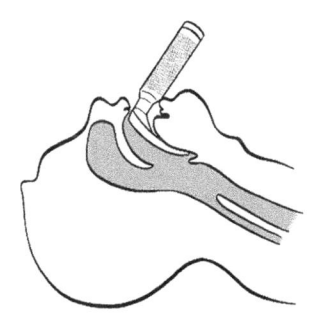
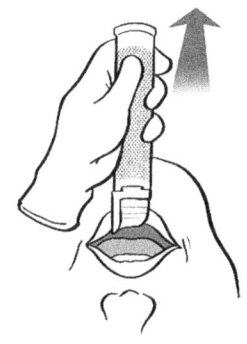

图 8-7 喉镜暴露声门操作

3. 气管导管插入气管 显露声门后，右手以握毛笔状持气管导管从口腔的右侧进入，并借助管芯使导管前端翘起接近声门，一旦进入声门，立即撤除管芯，再推进导管进入气管，直至套囊完全进入声门（图8-8A）。退出喉镜，置牙垫于上下牙之间。

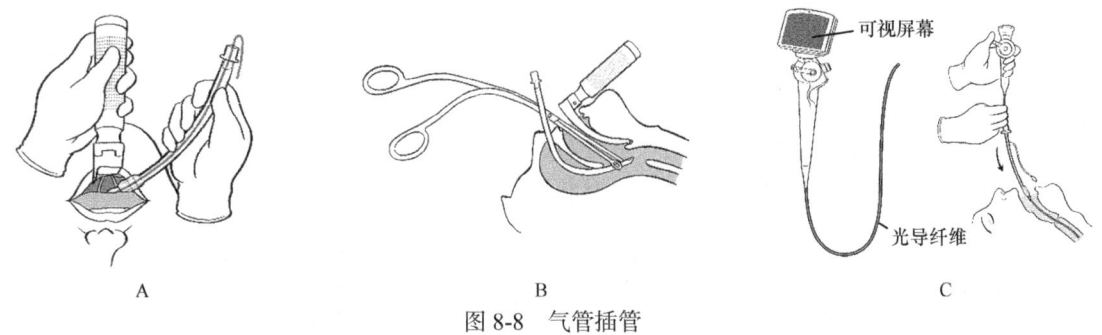

图 8-8 气管插管
A. 经口明视气管插管；B. 经鼻明视气管插管；C. 插管软镜引导经口气管插管

4. 确定气管导管是否在气管内的检查方法 ①直视下见气管导管进入声门；②压胸部时，导管口有气流通过；③人工通气时，可见双侧胸廓对称起伏，听诊双肺可及清晰的肺泡呼吸音；④如用透明导管，吸气时管壁清亮，呼气时可见明显的"白雾"样变化；⑤患者如有自主呼吸，接麻醉机后可见呼吸囊随呼吸而张缩；⑥呼气末二氧化碳分压（$P_{ET}CO_2$）是判断气管导管是否在气管内的金标准；⑦插管软镜通过气管导管可见气管环及隆突；⑧通过胸部影像学检查可确认气管导管位置。

三、经鼻气管插管

1. 经鼻气管插管准备 对鼻腔施行表面麻醉，应用鼻黏膜收缩药，两侧鼻腔均可行气管插管。鼻腔路径较窄，成人导管宜选用 ID 6.5~7.0 导管，导管前1/3应涂润滑剂。

2. 喉镜引导下经鼻气管插管 将患者头部后仰，左手翻开鼻翼，右手持气管导管、与面部垂直插入鼻腔，沿鼻底经总鼻道出鼻后孔，经口置入喉镜，直视下将气管导管插入声门。如果直视下不能暴露声门，可使用插管钳辅助，盲探引导（图8-8B）。操作过程手法轻柔，以免损伤咽部结构甚至形成假性通道。严重凝血功能紊乱、鼻内病变、颅底骨折、存在脑脊液漏是经鼻气管插管的禁忌证。

四、插管软镜引导气管插管

1. 插管软镜引导气管插管准备

（1）术前访视患者时应对气道充分评估，决定经鼻还是经口路径，清醒还是麻醉下插管；同时进行充分沟通，获得患者理解与配合。

（2）操作前采用抗胆碱药有利于抑制气道腺体分泌，若计划经鼻插管，需在插管前经鼻腔内应用鼻黏膜收缩药，以防插管过程中出血。

（3）清醒插管患者需进行完善的表面麻醉，以防止插管刺激引起呛咳、恶心呕吐，降低应激反应，减轻患者痛苦，提高插管的成功率。必要时可根据患者气道类型，适当给予镇静药物。

（4）检查光源并对焦，使用抗雾剂擦净镜面，以防水蒸气或分泌物模糊镜面。氧气源接于插管软镜相应通道，有助于吹走镜面的分泌物和雾气，减少低氧的发生。应备好吸引器。

2. 插管软镜引导气管插管操作

（1）气管导管套在插管软镜外，使用水溶性滑润剂涂抹气管导管。

（2）患者处于仰卧位或选择坐位，操作者站在患者的头端或床旁。操作时助手托起下颌，有助于增加咽腔容积、保持呼吸道通畅，使会厌离开咽后壁，便于插管软镜寻找声门。

（3）经口插管时，为避免患者突然咬牙损伤插管软镜，通常先放置牙垫。在目镜或显示屏的反馈下调节方向控制杆寻及会厌、声门、气管环及气管隆嵴，将镜头前端送至气管中段并把持镜体，气管导管沿镜体前行缓慢推入声门和气管内，若遇到阻力，可逆时针旋转气管导管以防导管斜面在通过声门时导致声门损伤。气管导管到位后固定，撤出插管软镜（图 8-8C）。经鼻插管时先将已选好的气管导管套入插管软镜，将镜头前端送至气管中段后，将气管导管自鼻孔轻轻送入咽后部，后续操作如上所述。

（4）插管软镜插管成功的关键包括：减少分泌物、在出血或水肿前使用插管软镜、完善的表面麻醉和适当镇静、镜头防雾及保持插管软镜在患者的中线位置。

五、其他气管插管方法

1. 高度误吸风险患者的气管插管 存在高度误吸风险，且高度怀疑困难气道患者，首选清醒气管插管；非困难气道，则可采用快速顺序诱导（rapid-sequence intubation，RSI）。完成预充氧后，给予静脉麻醉药和肌松药。肌松药选择起效快的琥珀胆碱或罗库溴铵。在诱导过程中，不进行面罩正压通气，拇指和示指压迫环状软骨（Sellick 手法，只能在患者意识消失后实施），封闭食管以降低误吸危险。如果顺利暴露声门，则直接完成气管插管，并在套囊充气后解除压迫；如果插管失败，必须继续面罩通气并持续压迫环状软骨。

2. 逆行引导气管内插管 逆行引导气管内插管是解决困难气管插管的方法之一，适应证包括：牙关紧闭、下颌关节或颈椎僵直。

逆行插管采用硬膜外穿刺针或大口径的静脉套管针，针尖指向头侧刺入环甲膜。将一根细长可弯曲的导丝（硬膜外导管或中心静脉穿刺导引钢丝，至少长 70cm）经穿刺针内向头侧送入气道，直至导丝从口腔或从一侧鼻腔引出，也可使用导丝钳夹出（图 8-9）。颈部导丝的远端固定，从面部导丝端穿入适当型号的气管导管，并将气管导管沿导丝送入气管内。必要时可在术中保留此导丝，以便术后紧急再插管时使用。应用逆行插管技术时，穿刺针和导丝可能损伤上呼吸道和其他颈部组织，因此临床应用受限。

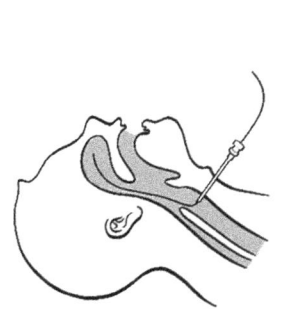
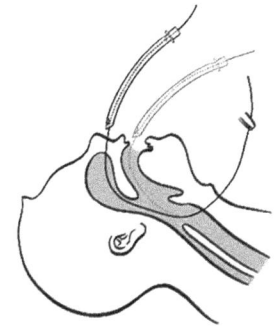

图 8-9 引导管经环甲膜穿刺针逆行通过声门

3. 视可尼可视管芯引导气管插管 视可尼可视管芯是一款纤维光导可塑性硬镜，为困难气管插管设计的辅助工具，可在镜下直视声门后进行气管插管。由于其管径较细，对张口度和头颈后仰度依赖程度较低，不需挑起会厌，不会对牙齿造成损伤。

第 3 节 支气管插管

支气管插管可以使健侧肺和患侧肺的气道隔离通气，适应证、禁忌证及相关具体内容详见第 25 章第 2 节。

1. 双腔气管导管 双腔气管导管分左右两种。左双腔管的左肺导管放置在左主支气管内，右肺导管放置在气管内。双腔管有一个位于近端的气管套囊和一个位于远端的主支气管套囊，主支气管套囊用于分隔两肺，气管套囊用于将肺部与外界隔离。早期用于单肺通气的双腔气管导管带有隆突钩，用于辅助双腔管的放置并可在一定程度上避免导管移位，但增加了插管难度、可能引起咽部损伤。后续双腔气管导管在此基础上改良，取消了隆突钩，插管和定位简单，但导管位置易发生移位，体位改变后需再次确认导管位置。随着可视化技术的发展，可视双腔气管导管既能通过可视化提高插管成功率，又能持续监测导管位置和气道内状况，已在临床上广泛应用（图8-10）。

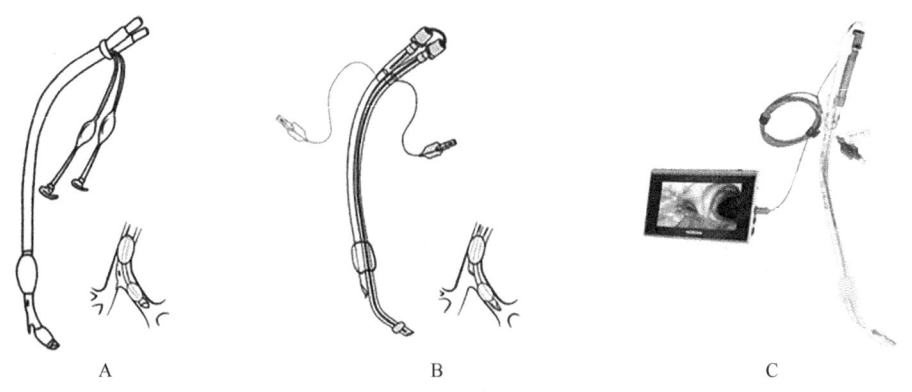

图8-10 双腔气管导管
A. 带隆突钩双腔管；B. 不带隆突钩双腔管；C.可视双腔气管导管

由于右侧双腔管的右肺上叶通气孔只有紧贴在右肺上叶开口处才能保证右肺上叶通气，加上右肺上叶开口位置的变异较多（有时右肺上叶开口于主气管），所以使用右侧双腔管有引起右肺上叶通气不足的缺点。因此大部分支气管插管手术选用左侧双腔管。如果必须钳夹左主支气管，可以将导管退入主气管，作为单腔管使用。

2. 支气管封堵器 支气管封堵器联合单腔气管导管可以实施单肺通气，尤其适用于双腔气管导管插管困难和接受抗凝治疗的患者。支气管封堵器可避免术后更换气管导管（由双腔管换为单腔管），可与气管导管固定（患者体位改变时，支气管封堵器的位置通常不会改变），可根据需要使患侧的全肺或部分肺萎陷（如肺叶），这种选择性的肺部分阻塞对隔离肺出血尤为重要。支气管堵塞期间，可以通过支气管封堵器的管腔对萎陷肺实施持续正压通气（continuous positive airway pressure，CPAP）。

3. 单腔管支气管内插管 一般情况下，运用传统双腔管可快速有效地分隔两肺，明显优于插管软镜引导的单腔管支气管插管。只有当条件有限又必须行单肺通气时，单腔管支气管内插管才作为选择。由于解剖特点，单腔插管成功后继续向前推进导管即可进入右主支气管，但可能堵塞右肺上叶开口，导致低氧血症。如果右肺出血，可经插管软镜引导单腔管放入左主支气管。

第4节 声门上及其他气道管理工具

一、鼻导管及通气面罩

1. 鼻导管和吸氧面罩

（1）鼻导管是最常应用的低流量供氧装置，出气口分别插入患者两个鼻孔，患者耐受性好。最高吸入氧浓度（fraction of inspired oxygen，FiO_2）可达45%左右。

（2）简易吸氧面罩是一种低流量供氧装置，最高FiO_2大约可达到60%左右。部分重复吸入吸氧面罩氧流量设置8L/min，最高FiO_2大约可达到80%左右。无重复吸入面罩氧流量设置范围为10~15L/min，可以使FiO_2接近100%。

2. 经鼻持续正压通气面罩 经鼻持续正压通气面罩适用于轻度气道梗阻和阻塞型睡眠呼吸暂停低通气综合征的患者。轻微镇静即可耐受良好，可进行吸入麻醉，但鼻部密封有时比较困难，只能辅助通气，很难独立完成预充氧任务。

3. 麻醉通气面罩 高出面部罩体是面罩的主要结构，增加了储氧空间，但也增加无效腔。可塑性罩体用于贴合面部结构，其密封圈有两种类型：一种是临床常用的充气型密封圈，另一种是不能充气的橡胶或塑料密封圈。22mm的标准接口位于罩体的顶端，可与辅助通气球囊、麻醉机和呼吸机的呼吸回路连接。

面罩的上缘应放置于鼻梁之上，避免压迫眼球。操作者手的拇指和示指环绕呈"C"形，缺口处应超过面罩纵向中线，便于对面罩同侧半部分施压密封，拇指密封鼻部区域，示指密封口部区域。中指、环指和小指呈"E"形，中指和环指的力点在下颌骨降支，起"仰头"、"抬颏"和开放气道作用，使面部向面罩迎合，加强面罩密封效果；小指力点在下颌角处，起"托下颌"作用。同时另一手挤压呼吸囊。根据胸腹部起伏、潮气量、气道阻力、呼吸音、生命体征和对氧合与通气的监测结果（如呼气末二氧化碳分压和脉搏氧饱和度）综合判断面罩通气效果。如果正压通气无法实施，可能存在上呼吸道梗阻、肌肉张力过高阻碍胸廓扩张、肺顺应性下降或气道阻力增加等因素，应置入口咽/鼻咽通气道，并通过仰头、抬颏或双手托下颌尽可能改善面罩通气。单人单手扣面罩难以维持良好通气时，可使用双手托下颌扣面罩并加压辅助通气。如果上述方法仍不能维持良好通气，需要寻求帮助，一人继续双手托下颌扣面罩，另一人手控呼吸囊加压通气，双人做最大努力通气支持。

二、喉　罩

1. 优点及适应证　喉罩的置入不需颈部运动及喉镜，可不使用肌松药，操作简便。对患者刺激小，几乎没有喉痛和呛咳反应，在麻醉苏醒期易耐受，适用于高血压、冠心病等患者。喉罩可以为气管插管困难的患者建立气道，有助于插管软镜、橡胶弹性探条和经口盲探插管的完成。当同时出现面罩通气和气管插管困难时，喉罩是一种重要的人工气道备选替代装置。

2. 缺点及禁忌证　由于喉罩没有插入气管，其密封的套囊不能完全隔离气道与食管，存在误吸的可能。喉罩在通气时不能耐受气道高压，在肺顺应性降低或气道阻力增高的患者，由于平台压的增高引起漏气，可造成通气不足，当气道峰压大于$25cmH_2O$时易致胃胀气。患者体位变动或手术因素均有可能造成喉罩移位，影响通气功能。由于需要一定的麻醉深度，所以喉罩通常不适用于急诊室内有意识的患者。麻醉过浅时可导致喉痉挛，使喉罩无法通气。对有声门上部或下咽部的损伤、误吸高风险、重度肥大的扁桃体以及明显喉或气管的偏移患者均不宜选用。

3. 常用的喉罩类型

（1）单管喉罩：带套囊型单管喉罩由通气管、通气罩和充气管三部分组成。通气罩由硅胶材料制成。没有通向食管的引流管，密封压通常为$20cmH_2O$。与双管喉罩相比，存在密闭性差、可调整性差、防误吸能力差等缺点（图8-11）。

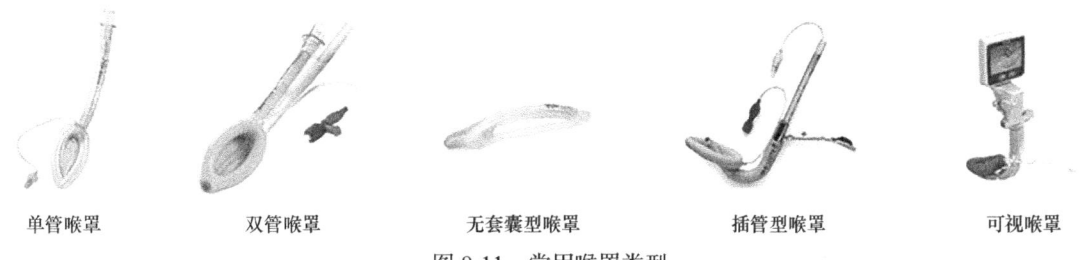

单管喉罩　　　双管喉罩　　　无套囊型喉罩　　　插管型喉罩　　　可视喉罩

图8-11　常用喉罩类型

（2）双管喉罩：双管喉罩是带套囊食管引流型喉罩，通气罩由硅胶材料制成，增加了通气罩的背侧气囊和食管引流管。背侧气囊充气时，气囊紧贴咽后壁将通气罩前推，可更牢固地紧贴于声门周围组织，密封压可达$30cmH_2O$。通过食管引流管放置胃管可引流胃液、防止胃胀气，有效防止反流和误吸，同时可以辅助判断喉罩对位。

1）免充气型喉罩：免充气型喉罩由柔软的类硅胶样热塑性弹性合成橡胶制成，通气罩根据人体咽喉部解剖结构预成形，形似碗状。置入后与喉周组织呈"镜像"吻合，提供可靠的喉周密封性而无须充气囊，密封压可达$28cmH_2O$。食管引流管与通气管平行走向，可通过引流管插入12G的胃管。通气管内置牙垫且形状扁平，可避免旋转和弯折。

2）插管型喉罩：插管型喉罩特点具体如下。①呼吸道导管在插管时能起引导、固定作用；②内径15mm接口，能引导内径8mm的带气囊气管导管；③具有解剖曲线的弧线，正中位时，无须移动头颈，也无须将手指放入患者口中，气管导管即可与喉前庭成一直线，可减少呼吸道前壁损伤。

3）可视喉罩：可视喉罩在原有喉罩通气基础上增加了可视功能，可提高首次置入成功率，并且减少插管软镜等设备的需求，便于术中气道管理，便于胃食管引流和及时清除口内分泌物。

4. 喉罩置入技术　喉罩设有1、2、2.5、3、4和5号六种型号，适用于新生儿、婴儿、儿童和成人，可根据体重选择相应推荐的喉罩型号。置入前应在喉罩勺状套囊的背面做适度润滑。由于喉罩不进入气管内，故对患者的刺激性较小，可在适度镇静加咽喉部表面麻醉下置入，也可应用肌松药后置入。一般采用盲探法放置。患者仰卧位，操作者用左手推下颌或下唇使患者张口，右手持喉罩，罩口朝向患者下颌方向，将喉罩朝向患者硬腭方向置入口腔；将喉罩放入口腔后，用示指下压喉罩导管与喉罩连接处，使喉罩背面贴咽后壁，并沿舌正中线向下推送喉罩，直至遇阻力不能再推进为止。置入后将套囊充气后检查喉罩位置是否合适（图8-12A）。

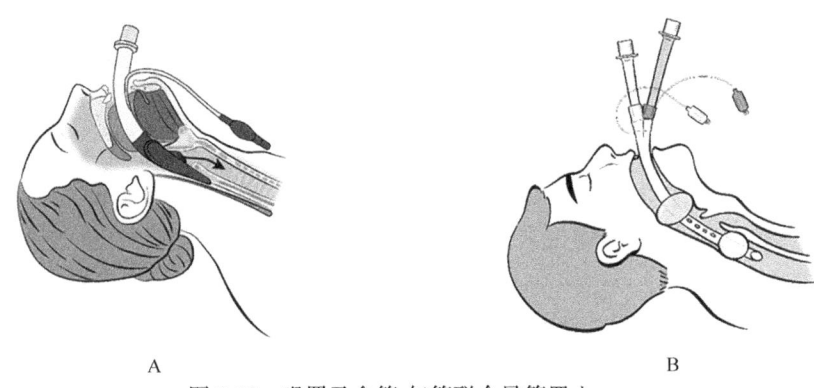

图8-12　喉罩及食管-气管联合导管置入
A. 喉罩置入；B. 食管-气管联合导管置入

5. 喉罩位置判断与处理　喉罩位置判断：前端位于下咽底部，紧贴食管上段括约肌的前壁，两侧位于梨状窝内，勺状套囊的上边界贴住舌根，将其抵向前方。会厌应位于喉罩的勺状凹陷内，罩内的通气口正对声门。一般通过连接麻醉机或呼吸球囊行正压通气进行初步判断。如胸廓起伏良好，且经皮听诊咽喉部无明显的漏气，多提示喉罩位置良好。采用插管软镜检查是判断喉罩位置最确切的方法。如喉罩置入后漏气，应调整喉罩位置：①喉罩放气后退一段距离后重新充气；②调节患者头颈部的屈曲度；③轻轻压迫患者的甲状软骨；④更换为大一号的喉罩；⑤选择不同类型的喉罩。如仍漏气明显，应考虑行气管内插管。

三、其他气道管理工具

1. 食管-气管联合导管　食管-气管联合导管简称联合导管，是一种双腔、双囊导管，适用于需要快速建立气道的患者。由于操作复杂，临床应用存在局限性。

联合导管表面具有两个套囊，近端套囊为蓝色，体积较大，可充气100mL，充气后压迫舌根和软腭，从下咽部封闭口、鼻呼吸道并有助于固定导管；远端套囊为白色，体积小，可充气10~15mL，封闭食管或气管。两个套囊之间有多个通气孔。导管近端套囊上大约8cm处有一蓝色环形标记，提示插入的合适深度，应正对上下门齿之间。导管一腔的远端开放，像常规的气管导管，称为气管腔；另一腔是闭合的圆钝末端，插入后的位置正对喉部，此腔称为食管腔。导管近端的两腔分开，两个独立气管导管的近端可分别与通气管道的接头相连（图8-12B）。

2. 口咽通气道　口咽通气道可以改善口咽部通气空间，保持气道的通畅防止舌后坠，便于吸痰，也可作为牙垫使用。口咽通气道可供选择的尺寸范围覆盖新生儿到成人，由塑料、金属或橡胶等材质制成。常用的口咽通气道是椭圆形塑料质地,以防止损伤口咽组织。门齿咬合处材料经加强处理,防止患者咬扁通气道,通气管内壁沿着咽被一条塑料脊加强,防止塌陷。通气道呈管道状,口咽部黏膜不易阻塞或突入通气道内,易于保持口咽通气道通畅。口外端有一圈突出的外缘可防止吞咽和插入过深,口内端的曲度适应口、舌、咽后部的解剖。插入方法:可利用压舌板压迫舌体后,在通气道外口指向足的方向下置入口咽部。也可在不用压舌板情况下置入,先将通气道外口指向头的方向(即凸面向上)插入口腔,然后一边旋转通气道 180°一边推进通气道直至咽腔。此时,舌背恰好躺卧于通气道的弯度之中。

3. 鼻咽通气道 鼻咽通气道是一种经鼻置入的声门上通气装置,主要应用于解除舌后坠等所致的上呼吸道梗阻。在全麻诱导插管前和苏醒期间拔除导管后保持呼吸道通畅,以及非插管条件下的气道管理,如无痛胃镜检查等(图 8-13)。

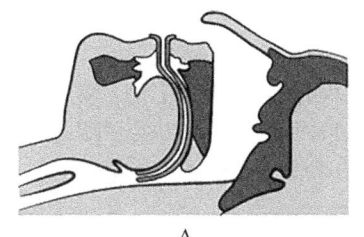 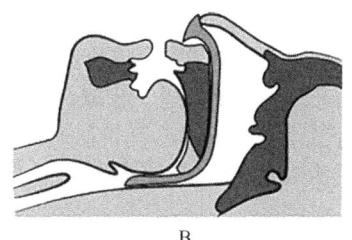

图 8-13 口咽通气道及鼻咽通气道
A. 口咽通气道;B. 鼻咽通气道

4. 带套囊口咽通气管 带套囊口咽通气管的通气管前端安装有套囊,套囊充气后能使口咽部达有效的低压封闭,并可直接连接通气环路替代面罩通气。与气管插管相比,带套囊口咽通气管的主要优点有:①置入方法简单,操作容易;②对气管和声门无损伤作用;③无误置食管或支气管的危险。主要缺点是不能有效防止误吸。

第5节 气管拔管术

一、拔管指征与相关物品准备

1. 拔管指征 根据拔管时机可将拔管分为清醒拔管和深麻醉下拔管。

(1)清醒拔管:通常在患者意识清醒,呼吸肌力、气道张力和保护性气道反射已恢复后拔除气管导管。拔管指征包括:

1)患者完全清醒,呼之能应。

2)咽喉反射、吞咽反射、咳嗽反射已完全恢复。

3)神经肌肉传导功能恢复:临床评价指标包括抬头离床>5s、潮气量>6~8mL/kg、最大吸气峰压<−25cmH$_2$O 和 P$_{ET}$CO$_2$<45mmHg;TOFr>0.9,详见第 4 章第 3 节。

4)必要时,患者呼吸空气 20min 后,测定血气指标达到正常范围。

5)估计拔管后无引起呼吸道梗阻的因素存在。

(2)深麻醉下拔管:患者仍然处于麻醉或深度麻醉时拔除气管导管。优点是减少气管导管刺激引起的咳嗽、气道组织损伤,减轻心血管反应。禁忌证包括气管插管困难、存在误吸风险、手术导致气道水肿或气道通气不良。拔管指征包括:

1)患者吸入纯氧,自主呼吸气体交换量接近正常。

2)肌松状态完全逆转,口、鼻、咽喉和气管内分泌物彻底吸引。

2. 拔管相关物品准备 拔管操作具有与气管插管一样的风险。在拔管时应配置与插管时相同级别的设备及人员,确保吸痰管和负压吸引装置连接完好,准备好拔管后的吸氧装备以及可立即使用的快速再插管工具。

二、拔管操作和注意事项

(一)"低风险"拔管

"低风险"拔管:指常规拔管操作,患者气道在麻醉诱导期间无特殊,手术过程中未增加气道相关风险,无困难气道的危险因素,再次气管插管较容易。该类患者可选择清醒或深麻醉下拔管。

1. "低风险"拔管的清醒拔管步骤 ①纯氧吸入;②吸引口咽部分泌物;③置入牙垫;④取合适体位;⑤拮抗残余肌松;⑥保证自主呼吸规律并达到足够的每分通气量;⑦意识清醒,能睁眼并遵循指令;⑧避免头颈部移动;⑨正压通气膨肺,松套囊拔管;⑩面罩纯氧吸入,确认呼吸道通畅;⑪持续面罩吸氧至完全恢复。

减轻拔管应激反应、呛咳、血流动力学波动及其他并发症可考虑以下方法:静脉注射右美托咪定、艾司洛尔,静脉或气管内应用利多卡因,头高位等。

2. "低风险"拔管的深麻醉拔管步骤 ①无手术伤害性刺激;②镇痛良好,无呼吸抑制;③纯氧吸入;④保证足够麻醉深度;⑤取合适体位;⑥吸引口咽部分泌物;⑦松套囊,如咳嗽应加深麻醉;⑧正压通气下拔出导管;⑨再次确认呼吸道通畅;⑩面罩通气或口咽/鼻咽通气道,保持气道通畅直至患者清醒;⑪持续面罩吸氧;⑫继续监测至患者清醒且自主呼吸完全恢复。

(二)"高风险"拔管

"高风险"拔管:指患者存在术前判断为困难气道、术中气道管理风险增加、术后再插管受限、饱胃、合并一项或多项拔管危险因素,拔管后可能需要再次插管且再次插管困难的情况。"高风险"拔管的关键在于拔管后能否保证患者安全,如果确认能安全拔管,清醒拔管或其他高级技术可以处理绝大多数情况;如果考虑无法安全拔管,则应延迟拔管或实施气管切开。"高风险"拔管操作时,需要有经验的高年资麻醉科医师在场指导。

1. 相对安全拔管

(1)清醒拔管:"高风险"患者,例如存在误吸风险、肥胖以及绝大多数困难气道患者,其清醒拔管在技术上同"低风险"患者一致。

(2)瑞芬太尼输注技术:对颅脑手术、颌面手术、整形外科手术及合并严重心脑血管疾病的患者,应避免拔管引发的呛咳、躁动及血流动力学波动。输注瑞芬太尼可减少上述不良伤害性刺激,并能使患者在耐受气管导管的情况下,意识完全清醒且能遵循指令。拔管步骤:①有效术后镇痛;②手术结束前,将瑞芬太尼调至合适的输注剂量;③手术后适当阶段给予肌松拮抗药;④停止使用其他麻醉药物,若使用吸入麻醉药,应高流量洗脱;⑤持续正压通气;⑥尽量直视下清理呼吸道;⑦合适体位;⑧等待患者按指令睁眼;⑨停止正压通气;⑩若患者自主呼吸欠佳,待呼吸改善后拔管并停止输注;⑪拔管后严密监护至完全苏醒。

(3)喉罩替换技术:使用喉罩替换气管导管,可以建立较稳定的非刺激气道。该技术既可用于清醒拔管也可用于深麻醉拔管,可以减少血流动力学波动,对吸烟、哮喘等气道高反应患者有益,但不适用于有误吸风险患者。选择可用于引导气管导管的喉罩,如需再次插管,可视插管软镜引导可使插管更容易。拔管步骤:①纯氧吸入;②避免气道刺激,深麻醉或使用肌肉松弛剂;③喉镜下直视吸引;④气管导管后部置入未充气喉罩;⑤可视插管软镜检查确保喉罩位置正确;⑥喉罩套囊充气;⑦松气管导管套囊,正压通气下拔出导管;⑧使用喉罩通气;⑨持续监护至完全清醒。

(4)气道交换导管(airway exchange catheter,AEC):再次插管有风险的患者,可在拔管前将气道交换导管、插管软探条或硬质鼻胃管等工具置入气管内,可在必要时快速重建气道。拔管步骤:①判断 AEC 插入深度,成人不超过 25cm,避免越过气管隆嵴;②充分吸痰;③固定 AEC、拔出气管导管,避免 AEC 过深或脱出;④患者送至 AICU 或 ICU 护理,面罩吸氧或持续面罩正压通气;⑤拔出 AEC 前需充分吸引口腔分泌物;⑥若呛咳应确认 AEC 是否过深,可经 AEC 注入局麻药;⑦患者多可保持咳嗽和发声能力;⑧AEC 保留时间不超过 72h。

AEC 引导插管步骤：①合适体位；②面罩吸氧，持续正压通气；③选择尖端柔软的小号气管导管并充分润滑；④重新麻醉诱导或表面麻醉；⑤喉镜挑起舌体，AEC 引导下置入气管导管；⑥根据呼气末 CO_2 波形等方法确认导管位置。

2. 不安全拔管

（1）延迟拔管：当气道损伤严重时，应待气道水肿消退后再拔管。如患者 24h 内可能再回到手术室需保留气管插管。当麻醉科医师自身技术或周围条件不足时可考虑延迟拔管。

导致延迟拔管的危险因素包括复杂颈椎手术、21 三体综合征、低心排血量综合征、室间隔缺损、使用大量血管收缩药或正性肌力药。口腔恶性肿瘤术后延迟拔管是避免气管切开及相关并发症的一种安全可行方法。对多节段俯卧位脊柱手术（持续≥8h 俯卧位）患者，若延迟拔管，术后肺炎发生率较高，麻醉科医师应综合考虑权衡利弊。

（2）气管切开：当患者因预先存在的气道问题、手术、肿瘤、水肿及出血等，可能在较长一段时间内无法保持气道通畅时，应考虑行气管切开。麻醉科医师应与外科医师共同讨论是否行气管切开，主要依据以下四点：①手术结束时气道受累程度；②术后气道是否存在进一步恶化的可能；③是否具备重建气道的能力；④气道明显受累的持续时间。当患者发生喉头水肿或短期内无法解决的气道问题时，应尽早气管切开，以减少长期使用气管导管造成的声门损伤。对机械通气的儿童，早期气管切开术（气管插管≤14d）可显著降低死亡率，缩短机械通气天数、重症监护时间和总住院时间，减少相关并发症。

三、拔管相关注意事项

1. 相关设备 拔管前应吸入纯氧建立充分的氧储备。准备吸引器、吸痰管、面罩、氧源，改善通气的口咽/鼻咽通气道、声门上通气工具及气管插管设备。

2. 体位 拔管前从平卧位变为头高脚低位，可增加功能残气量，改善氧合，适用于肥胖或患有阻塞型睡眠呼吸暂停低通气综合征的患者。

3. 吸引清理气道 对气道内存在血液的患者，因凝血块可阻塞气道，应使用吸引器彻底清理气道。清理下呼吸道时，可使用细支气管内吸痰管。口咽部非直视下吸引可能会造成软组织损伤，理想情况应该在足够麻醉深度下使用喉镜辅助吸引。

4. 肺复张措施 机械通气过程中保持一定水平的呼气末正压通气可减少肺不张的发生。在吸气高峰时将气管导管套囊放气，并随正压呼气拔出气管导管可产生正压气流，有利于分泌物的排出，并减少喉痉挛的发生。

5. 牙垫 牙垫可防止患者咬闭气管导管导致气道梗阻，一旦发生咬闭气管导管，应迅速将气管导管套囊放气，使气体可从导管周围流通，避免气道内极度负压导致负压性肺水肿。

第6节 气道相关并发症

一、气管插管即时并发症

1. 牙齿及组织损伤 气管插管损伤包括牙齿脱落，口、鼻腔持续出血，喉水肿及声带麻痹，甚至危及生命，故必须重视预防。松动牙齿应术前用线进行固定，一旦发生牙齿脱落，应及时找到脱落的牙齿并妥善处理创面；如果找不到脱落牙齿，可拍胸片或腹片，确定牙齿位置。偶尔可发生食管或气管破裂而导致纵隔气肿和气胸，多与气管导管探条的使用方法错误密切相关。

2. 心血管系统反应 表现为喉镜和气管插管操作期间血压升高和心率加快，并可诱发心律失常。常用预防措施如下：咽喉及气管内完善的表面麻醉；静脉注射利多卡因 1~1.5mg/kg；根据诱导插管的方式酌情使用阿片类药物或右美托咪定；使用血管活性药物包括 β 受体阻滞剂、钙通道阻滞剂、酚妥拉明、硝酸甘油、硝普钠等。

3. 反流和误吸 胃内容物反流和误吸的诱发因素包括术前饱胃、胃肠道梗阻、部分呼吸道阻塞、面罩正压通气时气体入胃、麻醉药的作用等。术前服用抗酸药物，提高胃内容物的pH，可以降低误吸后发生化学性肺炎的可能。尽管Sellick手法的有效性仍存在争议，但临床上仍将其作为清醒和快速顺序诱导气管插管的标准操作。

4. 气管导管误入食管 气管导管误入食管的征象是听诊双肺呼吸音消失、无$P_{ET}CO_2$波形；施行控制呼吸时胃区呈连续不断地隆起（胃扩张）、听诊胃部存在气过水声；SpO_2降低；全身发绀。一旦判断气管导管误入食管应立即拔出，随即用麻醉面罩施行控制呼吸以保证通气和氧合，再重新气管插管。插管成功后放置胃管抽出胃内积气。

5. 脊髓和脊柱损伤 伴有颈椎骨折和脱位、骨质疏松、骨质溶解病变和先天性脊柱畸形患者，采用头部过伸位，可能会引起脊髓和脊柱损伤。对此类患者应保持中立位气管插管，切忌任意转动颈部，可选用插管软镜或视可尼引导插管。

二、留置气管导管期间并发症

1. 气管导管梗阻 手术过程中，如遇气道阻力突然增大，应考虑气管导管受压、弯折或梗阻，特别是气管导管位于手术单包裹范围内。气管导管应妥善固定，避免受力或成角。使用异形导管或钢丝加强导管可极大减少气管导管受压或弯折的发生。及时吸引，谨防分泌物堵塞气管导管。

2. 气管导管脱出 气管内插管成功后，导管和牙垫一般都可用胶带将其一并固定在患者面颊部。在粘贴胶布之前，先将面颊局部皮肤擦拭干净，采用"8"字固定法或气管导管平齐门齿处扎以线绳，再将线绳绕至颈后扎紧。颌面部手术可先将导管用缝线扎紧，再将缝线固定于门齿或缝于口角部。鼻腔导管也需要牢固固定。

3. 气管导管插入过深 导管插入过深可致支气管内插管，通常因头位过屈、头低脚高位等引起。须控制导管插过声门进入气管内长度，一般以导管前端开口位于气管的中部为最佳位置，成人约为声门下5cm。

4. 气管插管后呛咳 气管导管插入声门可出现呛咳反应，与表面麻醉不完善、全身麻醉过浅或导管触到气管隆嵴有关，可静脉注射小剂量利多卡因、适当加深麻醉或使用肌松药。如果呛咳因导管触及气管隆嵴引起，应将气管导管退出至气管的中段部位。

5. 吸痰操作不当 吸痰操作时应将吸痰管插入患者气道内，边旋转边吸引，每次吸痰时间不超过15s。吸痰方法不当可能会导致气道黏膜损伤、支气管痉挛、低氧血症、肺不张、感染、颅内压增高及人工气道阻塞等。

6. 支气管痉挛 浅麻醉下气管内插管、气道内残留的血液或分泌物刺激，可能诱发支气管痉挛，对于合并气道高反应性患者更易诱发。预防及处理措施详见第17章第1节。

三、拔管和拔管后并发症

1. 喉痉挛 喉痉挛好发于全麻苏醒期拔管后的即刻，麻醉深度不足、分泌物刺激、低龄、上呼吸道感染、吸烟是喉痉挛的诱发因素。预防及处理措施详见第17章第1节。

2. 咽喉痛 咽喉痛是气管内插管最常见的并发症，导管的粗细、套囊与气管的接触面积等均与咽喉痛的发生率及严重程度相关。多在72h内自行缓解，一般无须特殊处理。

3. 喉头水肿 主要因导管过粗、反复插管或插管动作粗暴引起；也可因头颈部手术中不断变换头位，使导管与气管及喉头不断摩擦而产生，表现为声嘶、喉痛，往往2~3d后自愈。预防及处理措施详见第17章 第1节。

4. 声带麻痹 多为暂时性，单侧麻痹表现为声嘶，发音呼吸无明显障碍，常不需要治疗。双侧麻痹表现为吸气性呼吸困难或阻塞，系松弛的声带在吸气期向中线并拢所致。如出现呼吸困难应行气管切开，后续再行手术矫正。

5. 杓状软骨脱位 喉镜置入咽腔过深，用力牵拉声带，或导管尖端过度推挤杓状软骨均可造成杓状软骨脱位。表现为患者在拔管后不久出现喉部疼痛、声嘶及饮水呛咳等症状。间接喉镜检查可见一侧声带运动受限，杓状软骨处及杓会厌皱襞水肿。严重者两侧杓状软骨明显不对称，伤侧前倾并转向内，声带呈弓形，固定于中间位。治疗方法包括杓状软骨拨动复位术及环杓关节固定术。由于杓状软骨脱位后，环杓关节随即出现炎症反应，24～48h可固定粘连，因此越早复位恢复越好。

6. 拔管后气管萎陷 颈部肿瘤或胸骨后甲状腺肿压迫气管过久，可引起气管软化。切除肿瘤后，气管失去周围组织的支持，拔管后吸气时可产生气管塌陷，出现窒息。因此，应采取术前进行影像学检查及充分评估，术中主刀医师进行气管软化评估及相应的处理，拔管时预置气道交换导管，以便拔管后出现窒息时，重新引导气管插管等综合管理措施。

7. 误吸和呼吸道梗阻 饱胃或肠梗阻患者拔管时，容易发生呕吐导致误吸，应待完全清醒后拔管。如拔管前即有呕吐，应清除口咽部呕吐物后，再放开套囊拔管，必要时可在侧卧位或俯卧位下拔管。此外，对于口鼻腔及颜面部手术，遗留在患者咽喉部的血块、组织或纱布条等，拔管后也可能阻塞声门。

8. 上颌窦炎 上颌窦炎多发生在经鼻插管后，更常见于长期经鼻插管的患者。对于患有菌血症和颅底骨折的患者，前者要预防心内膜炎，后者禁忌经鼻行气管插管，因为可能进入颅内引起中枢神经系统感染。

9. 肺部感染 良好的口腔卫生可减少肺部感染。

10. Tapia 综合征 Tapia 综合征是一种气管插管罕见的并发症，常见于全麻经口气管插管下行颈椎后路手术，特征是迷走和舌下神经受损导致舌和声带的单侧麻痹，表现为声音嘶哑、吞咽困难、构音障碍、伸舌偏移、患侧舌体萎缩、声带麻痹。

11. 其他 包括但不限于意外拔管、通气/氧合不足、高血压、心动过速、颅内压和眼内压升高等。

第7节 困难气道与紧急气道

一、困难气道定义及分类

（一）困难气道定义

困难气道（difficult airway）是指接受正规培训的麻醉科医师经历预期或非预期的气道管理困难或失败的情况，包括但不限于以下一种或多种情况。

1. 困难面罩通气 有经验的麻醉科医师在无他人帮助的情况下，经过多次或超过 1min 的努力，仍不能获得有效的面罩通气，患者无法维持 SpO_2 大于 90%。

2. 困难喉镜显露 有经验的麻醉科医师进行直接喉镜检查，在经过 3 次尝试后，仍无法看到声带的任何部分。

3. 困难声门上气道工具置入和通气 有经验的麻醉科医师由于声门上气道工具置入困难、多次尝试置入声门上气道、声门上气道密封不充分、气体泄漏过多、气道梗阻等因素导致无法获得有效声门上气道通气的情况。

4. 困难气管插管（difficult intubation，DI） 经过正规训练的麻醉科医师使用常规喉镜正确地进行气管插管时，在常规喉镜下插管时间超过 10min 或经 3 次尝试仍不能成功。

5. 困难气管拔管（difficult extubation，DE） 已知或怀疑困难气道（即"有拔管风险"）的患者拔出气管导管或声门上气道后，存在气道不通畅或通气不足的情况。

6. 困难有创气道建立 由于解剖异常导致颈前建立有创通气气道失败的情况。

（二）困难气道分类

根据术前评估情况分类：①已预料的困难气道：术前的病史和检查已经确定或高度怀疑在麻醉诱导后会发生困难气道，此种情况应选用安全的气道管理方法，最重要的是保留自主呼吸，防止困难气道转为紧急气道。②未预料的困难气道：此类患者在术前评估时没能发现气道问题，在常规诱导后发生了通气困难和（或）插管困难。这是产生紧急气道的常见原因。

（三）困难气道处理基本原则

对于已预料的困难气道，预先根据手术需求、患者情况、患者意愿及麻醉科医师的技能和专长制订气道管理策略。清醒气管插管安全性最高，也是公认的处理已预料的困难气道的金标准；已全麻、无自主呼吸的患者插管困难时，应使用面罩、喉罩等声门上通气工具进行有效通气和氧合，同时呼叫帮助，酌情考虑是否应该及时恢复患者自主呼吸，唤醒患者。在建立无创气道时，应注意预先确定使用无创设备的尝试顺序。如单独使用某种设备遇到困难时，可采用多种工具联合，如直接喉镜或可视喉镜联合插管软镜等；极端困难气道的患者应及时采用紧急气道处理措施（如经气管喷射通气、环甲膜切开、气管切开等）。理想的气道管理应预见所有可能的并发症，以及在某种技术插管失败时，提供备选方案以解决通气和氧合问题。

二、紧急气道

（一）紧急气道定义

紧急气道指患者无法经口或经鼻实施气管插管、经使用声门上通气工具依然无法进行有效通气，无法维持氧合（can't intubation，can't oxygenation，CICO），须采取有创手段建立人工气道的紧急状态。

（二）困难气道与紧急气道的区别

困难气道与紧急气道的区别：困难气道仅为建立有效人工气道困难，但尚未出现无法通气维持氧合的状态；紧急气道是指既不能应用面罩和（或）声门上工具进行通气，也不能通过气管插管进行通气，无法维持氧合的状态。该状态如持续 3~5min 可导致患者严重缺氧、心搏骤停甚至脑死亡。紧急气道异常危急，必须立即采取有效通气和改善氧合措施。

（三）紧急通气技术

当患者无法插管，也不能通气时，可出现缺氧性脑损伤甚至死亡，应立刻建立有效通气的紧急气道。麻醉科医师必须定期培训紧急气道技术，充分肌松有助于该技术的顺利完成。

1. 经气管穿刺喷射通气（transtracheal jet ventilation，TTJV） 在紧急情况下，TTJV 能快速短暂供氧，为进一步抢救提供宝贵时间。采用套管针（13G 或 15G，长度 5cm 或 7.5cm）行环甲膜穿刺置管，针体与患者成 30°角，针尖指向足部，入气管后回抽注射器可吸到空气，退出针芯，连接高频喷射呼吸机行高频喷射通气，听诊两肺野，闻及清晰呼吸音则表明通气效果确切。同时，必须确认胸廓起伏及呼气通过声门逸出。在使用过程中，要确保上呼吸道开放，可置入口咽通气道或鼻咽通气道，同时托起下颌。TTJV 的优点是微创、迅速、操作简单。局限性为有创操作，并发症较多；气道缺乏稳定性，必须尽快建立稳定的气道；可能造成气道创伤、气胸和纵隔气肿等。

2. 环甲膜切开 环甲膜切开比气管切开更为简便、迅速、并发症少。对于 12 岁以下的小儿，由于术后声门下狭窄的发生率较高，故被列为禁忌。快速切开套装如 Quicktrach 套装，可快速完成环甲膜切开术。尽管环甲膜切开操作简便，仍须事先在模型上接受过训练方可顺利实施。

3. 气管切开术 可作为应急处理的方法。对于气道处理困难的患者，如上述方法均告失败，无法有效实施通气者，应紧急实施气管切开，以挽救患者的生命。

4. 体外膜肺氧合（extracorporeal membrane oxygenation，ECMO） ECMO 技术引流患者静脉血至体外，经过氧合和排除二氧化碳后回输患者体内，承担气体交换和（或）部分血液循环功能。严重的困难气道，如气道畸形、插管后气管狭窄、异物或肿物压迫所致的困难气道等情况，可考虑选择 ECMO 进行替代治疗。

三、困难气道及紧急气道处理流程

麻醉科医师应限制插管或声门上气道放置操作的次数,反复尝试可增加气道损伤的风险。在困难气道插管的处理过程中,根据困难气道决策流程(图8-14),积极寻求改善通气和供氧措施,每次尝试的间歇期应实施持续不间断有效通气。

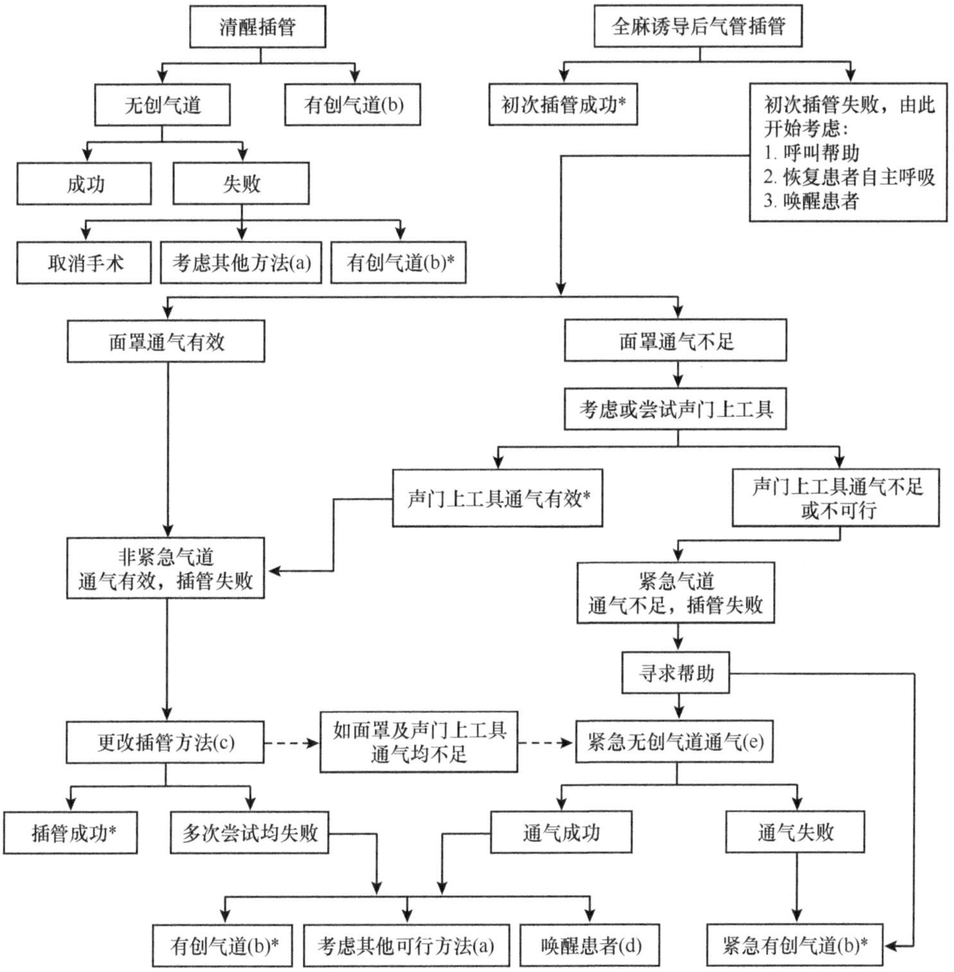

图8-14 困难气道决策流程图

*用呼气末 CO_2 监测确认通气、气管插管、声门上通气工具的位置。a. 其他方法包括(但不限于):在面罩或声门上通气工具麻醉(如喉罩、插管型喉罩和喉管)、局部浸润麻醉或区域神经阻滞麻醉等方法下手术。实施这些方法通常意味着面罩通气正常。因此,一旦出现紧急气道,这些方法的使用价值有限。b. 有创措施包括外科或经皮气道、喷射通气及逆行气管插管、ECMO。c. 其他无创措施包括(但不限于):可视喉镜、更换不同的喉镜片、声门上通气工具(如喉罩或插管型喉罩)作为插管通道、插管软镜引导下气管插管、插管导芯或交换管、光棒、经口或鼻盲探气管插管等。d. 重新考虑清醒气管插管或取消手术。e. 采用声门上通气工具实施紧急无创通气。

对于未预料或紧急困难气道,严格遵循以下原则:①第一时间寻求帮助;②全力以赴优化氧合;③参照流程积极处理;④无创气道管理,首选麻醉科医师个人最擅长的工具,积极联合不同气道工具,严格控制尝试的时间和次数;⑤有创气道管理,一旦明确指征,应由有经验的人员尽快实施有创气道管理。

(郭向阳　韩永正)

第 9 章　区域（局部）麻醉

本章要点：

- 区域（局部）麻醉通过阻断神经细胞膜上电压门控钠通道，进而抑制神经冲动的产生及传导。
- 局麻药的阻滞顺序为：交感神经阻滞→温度觉消失→痛觉消失→触觉消失→运动神经麻痹→压力感消失→本体感觉消失。
- 局麻药分为酯类和酰胺类，酯类局麻药包括普鲁卡因，丁卡因；酰胺类局麻药包括利多卡因、布比卡因和罗哌卡因。
- 局麻药不良反应包括局部不良反应、局麻药全身毒性反应和过敏反应。
- 局麻药全身毒性反应的处理方法包括停药，吸氧，控制惊厥，维持血流动力学稳定，使用脂质乳剂，必要时心肺复苏。
- 区域（局部）麻醉的方法包括表面麻醉、局部浸润麻醉、区域阻滞、静脉局部麻醉、神经阻滞及椎管内麻醉。
- 三种主要的神经定位技术：解剖标志法、神经刺激器法和超声引导法。
- 颈丛神经阻滞包括颈浅丛和颈深丛阻滞。
- 臂丛神经阻滞入路包括肌间沟入路，锁骨上、锁骨下入路和腋路入路。
- 临床上常用的下肢神经阻滞技术包括腰丛阻滞，坐骨神经阻滞和股神经阻滞。

区域（局部）麻醉的历史可追溯至 19 世纪末，当时 Carl Koller 首次将可卡因应用于眼科手术，标志着局部麻醉技术的诞生。进入 20 世纪后，随着化学和药理学的发展，新型局部麻醉药物相继被合成，如利多卡因、布比卡因和罗哌卡因，这些药物比可卡因具有更高的安全性和更优的麻醉效果。在麻醉学发展早期，"局部麻醉"这一术语曾被广泛使用。然而，随着麻醉学理论的进步和临床实践的规范化，"区域麻醉"逐渐成为更为准确和科学的表述方式。为兼顾历史沿革与现代规范，本章将统一使用"区域（局部）麻醉"这一术语进行表述。现代区域（局部）麻醉包括表面麻醉、局部浸润麻醉、区域阻滞、静脉局部麻醉、神经阻滞和椎管内麻醉。其中，椎管内麻醉因其独特的解剖学特点和临床应用价值，具有较高的特殊性，因此本书将专门设立一章对其进行详细探讨，详见第 10 章。

第 1 节　区域（局部）麻醉定义及作用机制

一、区域（局部）麻醉定义

区域（局部）麻醉是指将局部麻醉药应用于身体局部，使机体某一部分的神经传导功能暂时可逆性地阻断，而不影响患者意识的一种麻醉方法。此种麻醉方法适用于特定部位的手术或疼痛管理，具有对全身生理功能干扰小、术后恢复快等优点。

二、区域（局部）麻醉作用机制

正常情况下，神经冲动的传导依赖于细胞内外的离子浓度差异所引起的电位变化。当神经细胞受到刺激并达到阈值电位时，电压门控的钠通道迅速开放，钠离子的内流引起细胞去极化，从而产生动作电位。

区域（局部）麻醉的作用机制主要是通过阻断神经细胞膜上电压门控钠通道，进而抑制神经冲动的产生及传导。局麻药可与神经细胞膜上的钠通道特异性结合，阻止钠离子的快速内流，进而防止神经细胞达到兴奋阈值，导致动作电位的产生和神经信号的传递被暂时中断，导致该区域神经功能的暂时性麻痹，从而减轻或消除疼痛。

局麻药作用于神经组织后，其神经阻滞的起效与恢复主要取决于局麻药分子在神经组织中的吸收、弥散和清除的动力学过程[1]。随着局麻药物浓度的降低，神经细胞的兴奋性和传导功能随之恢复正常。这种机制确保了区域（局部）麻醉不会对神经组织造成持久性损伤。

局麻药的阻滞顺序依次为：交感神经阻滞→温度觉消失→痛觉消失→触觉消失→运动神经麻痹→压力感消失→本体感觉消失。阻滞消退顺序与阻滞起效顺序相反。

第2节 局部麻醉药

局部麻醉药（local anesthetics，LA）是一类能在用药局部可逆性地阻断神经冲动传导，引起神经支配区暂时性、可逆性感觉丧失或程度不同的运动功能丧失的药物，简称局麻药。

一、局麻药分类

1. 根据局麻药的化学结构分类 根据化学结构将局麻药分为两大类：酯类和酰胺类局麻药。酯类与酰胺类局麻药的区别见表9-1。

表9-1 酯类与酰胺类局麻药的区别

项目	酯类局麻药	酰胺类局麻药
化学结构	含酯键	含酰胺键
代谢途径	血浆胆碱酯酶水解	经肝脏代谢
过敏反应	代谢产物可引起过敏	罕见
代表药物	普鲁卡因、氯普鲁卡因、丁卡因	利多卡因、布比卡因、罗哌卡因、丙胺卡因

例外：酯类局麻药丁卡因经肝脏代谢，酰胺类局麻药阿替卡因经血浆羧酸酯酶代谢。

2. 根据局麻药作用时间分类 根据作用时间长短将局麻药分为三大类：短效、中效和长效局麻药（见表9-2）。

表9-2 局麻药按照作用时间长短分类

分类	代表药物
短效局麻药	普鲁卡因、氯普鲁卡因
中效局麻药	利多卡因、丙胺卡因
长效局麻药	罗哌卡因、丁卡因、布比卡因

二、常用局麻药及辅助用药

1. 常用局麻药 目前临床上常用的酰胺类局麻药具有较好的安全性和效果，代表性药物包括：利多卡因、布比卡因和罗哌卡因。而酯类局麻药因其较高的过敏反应风险，应用较为有限，如丁卡因主要用于表面麻醉。常用局麻药的使用浓度和剂量见表9-3。

利多卡因是一种中效酰胺类局麻药，具有起效快、弥散广、穿透性强、无明显扩张血管作用的特点，广泛应用于临床。其可用于表面麻醉、局部浸润麻醉、神经阻滞麻醉和椎管内麻醉等多种麻醉方法。利多卡因的血药浓度超过 5μg/mL 可出现毒性症状，超过 7μg/mL 可出现惊厥。

罗哌卡因是一种长效的酰胺类局麻药，能有效分离感觉和运动神经功能，它主要用于局部浸润麻醉、神经阻滞麻醉和椎管内麻醉。

布比卡因是一种长效的酰胺类局麻药，麻醉效果比利多卡因更持久，但其心脏毒性较高，需谨慎使用。布比卡因脂质体是一种新型的长效缓释制剂，其活性成分布比卡因被封装在多囊脂质体中，随着药物的缓慢释放，镇痛时间长达72h。由于镇痛时间长，单次给药即可提供良好的镇痛效果，给药方式通常为局部浸润及特定的神经阻滞。布比卡因脂质体主要用于手术后的疼痛管理。产科宫颈旁阻滞患者禁用。对于18岁以下患者，布比卡因脂质体的安全性和有效性尚未被确定，因此不推荐使用。

丁卡因是一种长效酯类局麻药，起效时间10~15min，作用时间在3h以上。通常用于眼科、鼻腔黏膜和气管表面的麻醉。

表9-3 常用局麻药的使用剂量

	局部浸润			神经阻滞		
	利多卡因	罗哌卡因	布比卡因	利多卡因	罗哌卡因	布比卡因
常用浓度	0.5%~1%	0.2%~0.5%	0.25%~0.5%	1%~2%	0.2%~0.5%	0.25%~0.5%
持续时间（min）	30~60	120~240	120~240	60~120	180~360	180~360
无/有肾上腺素的最大限量（mg）	300/500	200/250	175/200	350/500	200/250	175/225

注：剂量以体重70kg成人为准。

2. 常用局麻药辅助用药

（1）肾上腺素：肾上腺素可以与局麻药合用，常用浓度为1:200 000，能够延长局麻药作用时间并减少出血。但应避免其在手指、脚趾等外周末梢神经阻滞中使用，因为容易发生神经组织缺血性损伤。

（2）碳酸氢钠：在局麻药中加入碱性的碳酸氢钠，可以提高局麻药的pH，使局麻药分子中未带电荷的碱性形式含量增加，更易穿过神经膜，增强局麻药的效果，并缩短起效时间。

（3）地塞米松：地塞米松是一种糖皮质激素，常用作区域（局部）麻醉的辅助药物。地塞米松与局麻药联合使用可以有效延长麻醉作用的持续时间，并减少术后炎症和疼痛反应，从而提高患者术后舒适度和满意度。

三、局麻药不良反应

局麻药不良反应包括局部不良反应、局麻药全身毒性反应（local anesthetic systemic toxicity，LAST）和过敏反应。

（一）局部不良反应

局麻药的局部不良反应通常由于不当注射技术或药物浓度过高引起。其机制主要涉及药物对周围组织的直接刺激或对神经的损伤。临床表现为局部组织刺激、炎症、出血或神经损伤，如注射部位的疼痛、肿胀、感觉异常或神经功能障碍。处理方法包括适当冷敷，使用止痛药物，严重情况下需进行物理治疗或手术干预。

（二）LAST

血液中局部麻醉药的浓度超过一定水平，从而引起中枢神经系统和心血管系统的异常反应，称为LAST。

1. 发生原因 局麻药的使用超出推荐剂量；局麻药误入血管；注药部位对局麻药吸收过快；个体差异导致对局麻药的耐受性不同。高碳酸血症、低氧血症和酸中毒可加重LAST。

2. 发生机制 LAST机制主要是由于血浆药物浓度过高，对神经和心肌细胞产生影响。局麻药的中枢毒性反应呈剂量依赖性，典型表现为先兴奋后抑制。当血浆中的局麻药浓度超过一定阈值时，药物阻断了中枢神经系统的抑制性通路，导致兴奋性神经元过度活动，表现为兴奋性反应。若血浆中局麻药水平继续升高，则会同时抑制大脑中的兴奋性和抑制性通路，包括维持觉醒状态、呼吸和心脏功能的神经通路，导致脑内神经传导的广泛抑制。同时，局麻药可阻断心脏钠通道，导致负性肌力和心律不齐。

3. 临床表现 中枢神经系统毒性反应的典型早期表现为从轻到重的兴奋性症状，患者首先可出现口舌麻木、头痛头晕、耳鸣、视物模糊、注视困难或眼球震颤、言语不清、肌肉抽搐、语无伦次、惊厥等；随着毒性进一步加重，患者则会表现为抑制性症状，如意识不清、昏迷甚至呼吸停止。心血管系统毒性通常在神经系统毒性之后出现，初始可能表现为高血压、心动过速和室性心律失常。随着血液中局麻药浓度的升高，可能出现低血压、各种心律失常、心动过缓甚至心搏骤停。布比卡因的心脏毒性较大，出现较早，几乎与神经系统表现同时出现。

4. 处理方法 立即停止局麻药的使用；即刻吸氧，确保气道通畅，必要时气管插管；用苯二氮䓬类药物或丙泊酚控制惊厥；给予血管活性药物和适当液体维持血流动力学稳定；对于室性心律失常，使用电复律或胺碘酮积极治疗；使用20%脂质乳剂，初始剂量为1.5mL/kg的脂质乳剂，随后以0.25mL/（kg·min）的速度进行持续输注，直至症状改善。对于心搏骤停，应立即开始心肺复苏。

5. 预防措施 实施区域（局部）麻醉前，必须开放静脉通路，并常规监测心率、血压和心电图；严格按照操作流程正确实施区域（局部）麻醉；局麻药应严格限量，避免逾量；注药前回抽，避免血管内注药；可使用含有肾上腺素（1∶200 000）的试验剂量，减缓机体对局麻药的吸收；也可使用小剂量分次注射方法来完成阻滞；此外，还可使用超声技术辅助穿刺定位。需注意，上述预防措施并不能完全杜绝LAST的发生。因此，麻醉科医生必须提高警惕，早期发现并处理，避免严重LAST的发生。

(三) 过敏反应

局麻药过敏反应分为两类，即速发型变态反应（Ⅰ型）和迟发型变态反应（Ⅳ型）。速发型变态反应是由IgE抗体介导的，其临床症状包括荨麻疹、支气管痉挛、血管性水肿、喉水肿和（或）血压下降、心悸、晕厥、休克等全身性过敏反应等，通常在给药后1h内发生。发生速发型变态反应时，应立即停止使用可疑的局麻药，并提供紧急医疗支持，包括保持呼吸道通畅、给氧，必要时使用肾上腺素和其他抗过敏药物。迟发型变态反应是由T细胞介导，常表现为接触性皮炎和迟发性肿胀，症状通常在用药数小时后出现。

第3节　区域（局部）麻醉方法

区域（局部）麻醉方法包括表面麻醉、局部浸润麻醉、区域阻滞、静脉局部麻醉，以及神经阻滞和椎管内麻醉，广泛应用于多种外科手术和诊疗过程中。在临床工作中，根据手术部位和患者的具体情况选择不同的区域（局部）麻醉方法，以实现最理想的麻醉效果。

一、表面麻醉

表面麻醉是将穿透力强的局麻药物直接施用于皮肤表面或黏膜上来缓解疼痛的一种区域（局部）麻醉技术。这类药物可以是液体、凝胶、喷雾或膏剂形式，药物中包含能够阻断神经末梢传导痛觉信号的成分，从而在局部区域产生麻醉效果，阻止疼痛感的产生。

表面麻醉常用于以下情况：气管插管前的气管内麻醉；内窥镜检查前的黏膜麻醉；静脉穿刺；皮肤移植；包皮环切术；儿童清创等。

二、局部浸润麻醉

局部浸润麻醉是将局麻药分层注射入皮内或皮下组织，目的是阻断这些区域的神经信号传导，从而达到麻醉的效果。

局部浸润麻醉常用于以下情况：成人及儿童体表短小手术；有创性的检查和治疗；缓解术后疼痛等。

实施局部浸润麻醉注意事项：根据不同手术时间选择长、中、短效的药物；穿刺针缓慢进针，逐层多次少量注入局麻药；每次注药前常规回抽注射器，避免药物误入血管；穿刺部位局部感染或癌肿是局部浸润麻醉的禁忌证。

三、区域阻滞

区域阻滞是围绕手术区，在其四周和基底部注射局麻药，以阻滞进入手术区的神经干和神经末梢。区域阻滞的操作要点与局部浸润麻醉相同。

四、静脉局部麻醉

静脉局部麻醉，也称为静脉区域麻醉或 Bier 阻滞，是将局部麻醉药物通过静脉注入被止血带隔离的远端肢体，透过血管壁弥散至神经轴突和神经末梢，实现该区域的麻醉。但由于局麻药在止血带松开时易致局麻药中毒、周围神经损伤，以及血栓性静脉炎等并发症，该技术在临床上已被逐渐淘汰。

五、神经阻滞

神经阻滞在现代临床麻醉学中扮演着关键角色，特别是在提高手术安全性、优化术后疼痛管理和加速患者恢复方面表现突出。此方法是将局麻药注射于神经干（丛）周围，暂时阻滞神经的传导功能而产生麻醉或治疗作用的方法。为了准确定位神经，麻醉科医生主要采用三种神经定位技术：解剖标志法、神经刺激器法和超声引导法。

解剖标志法依赖于麻醉科医生对人体解剖结构的熟悉，通过触摸和视觉识别特定的解剖标志来定位神经。然而，这种方法可能受到个体差异的影响，导致定位不够精确。

神经刺激器可准确地定位周围神经，当穿刺针针尖靠近目标神经时，神经刺激器输出小强度电流传至刺激针末端，引起去极化和肌肉收缩。这种方法需要考虑特定周围神经的分布区域，可在患者处于镇静状态下完成。神经刺激器需要把负极接在刺激针上，正极接在患者体表，将穿刺针置于正确位置，即低于 0.5mA 的电流会出现运动反应，注入适当的局麻药完成阻滞。神经刺激器的应用显著提高了神经阻滞的安全性和成功率。

超声引导技术通过实时影像直接显示神经及其周围结构，提供更高的定位精度和安全性，显著减少误穿血管或损伤邻近组织的风险。超声引导技术是目前神经阻滞应用最广泛的方法之一。

神经阻滞包含很多具体的神经阻滞技术，因此将其单独列为一节进行深入探讨，详见本章第 4 节。

六、椎管内麻醉

椎管内麻醉又称椎管内阻滞，是将局部麻醉药或麻醉性镇痛药注入硬膜外隙或蛛网膜下隙，阻断脊神经的传导功能或减弱其兴奋性的麻醉与镇痛方法。具体内容详见第 10 章。

第 4 节 神 经 阻 滞

本节将重点介绍临床上常用的颈丛神经阻滞、臂丛神经阻滞、胸椎旁阻滞、腰丛阻滞、坐骨神经阻滞和股神经阻滞。临床上常用的局部麻醉药包括利多卡因、罗哌卡因、布比卡因等，也可混合用药，麻醉科医生应根据手术需要选择局麻药。

一、颈丛神经阻滞

（一）解剖基础

颈丛神经由 C1～C4 脊神经前支组成，有时 C5 脊神经前支也参与颈丛的组成，颈丛前支分浅支和深支，分别负责颈部的感觉和部分肌肉的运动功能（图9-1）。

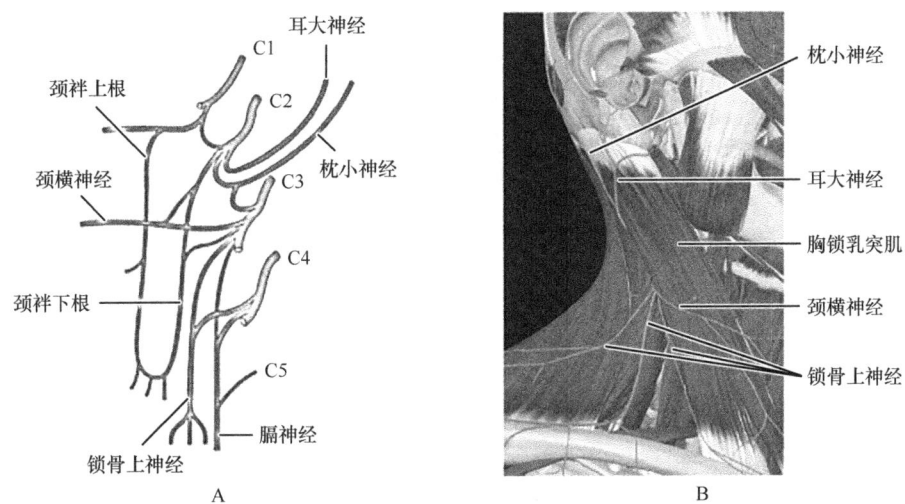

图9-1 颈神经丛解剖图

A. 颈神经丛及分支；B. 颈浅神经丛

颈神经浅支即为颈浅神经丛，在胸锁乳突肌后缘中点穿出封套筋膜，延伸为耳大神经、枕小神经、颈横神经和锁骨上神经。颈神经的深支为肌支，主要支配颈部肌肉的运动

（二）适应证

颈丛神经阻滞适用于颈部手术的辅助麻醉与镇痛，如甲状腺和甲状旁腺手术，颈动脉内膜切除术等。颈深丛阻滞会阻滞膈神经，所以禁用双侧颈深丛阻滞，对于呼吸功能障碍者慎用颈深丛阻滞。

（三）并发症

并发症包括局麻药中毒，膈神经麻痹，霍纳综合征，喉返神经麻痹，邻近血管损伤。颈深丛阻滞还可导致药液误入硬膜外隙或蛛网膜下隙。

（四）局麻药选择

常使用的药物包括1%～1.5%利多卡因、0.15%～0.2%丁卡因、0.25%～0.5%布比卡因或罗哌卡因，或混合使用上述药物等方案。

（五）神经阻滞方法

临床上常用的颈丛神经阻滞包括颈浅丛和颈深丛神经阻滞。

1. 颈浅丛阻滞 患者去枕平卧，头偏向对侧，胸锁乳突肌后缘中点为穿刺点。常规消毒皮肤，使用22G穿刺针垂直进针直至出现落空感，表明针尖已穿过颈阔肌，将局麻药注射至颈阔肌和皮下。也可在颈阔肌表面向横突、锁骨和颈前方做浸润注射，以阻滞颈浅丛各分支，单侧局麻药用量为5～10mL（图9-2）。

2. 颈深丛神经阻滞

（1）方法：患者去枕平卧，头偏向对侧。从乳突尖至锁骨中点作一连线，此连线中点即为第4颈椎横突（相当于成年男性喉结上缘）。乳突下方1～1.5cm处为第2颈椎横突。2、4横突之间为第3颈椎横突。常规消毒皮肤，使用22G穿刺针垂直进针抵达颈椎横突，回抽无血及脑脊液，即可注入局麻药3～5mL。颈深丛阻滞一般只需阻滞1～2点。也可采用改良颈深丛阻滞法，即以第4颈椎横突为穿刺点，针尖抵达第4颈椎横突，回抽无血及脑脊液，一次性注入局麻药10～15mL。

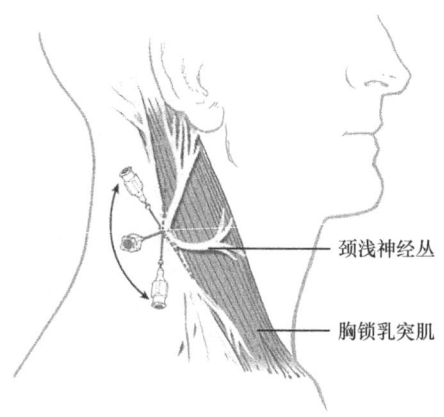

图 9-2　颈浅丛阻滞的解剖标志及进针方式

图片源自 Michael A. 2019. Miller's Anesthesia. 9th Ed.

（2）超声引导下阻滞方法：患者去枕平卧，头部转向健侧，将高频线阵超声探头放置在 C4 横突切面，可见 C4 横突前后结节浅表且开口较小，呈高回声线性影像的结构为椎前筋膜。封套筋膜是包绕胸锁乳突肌的中高回声线性影像。采用平面内穿刺进针法，穿刺针自胸锁乳突肌外缘进针，突破封套筋膜和椎前筋膜，回抽无血后给予局麻药 5～10mL（图 9-3）。平面内穿刺进针法是指在超声引导下，穿刺针沿着超声探头的长轴方向进针，操作者可在超声屏幕上实时观察针体的全长和针尖的位置。

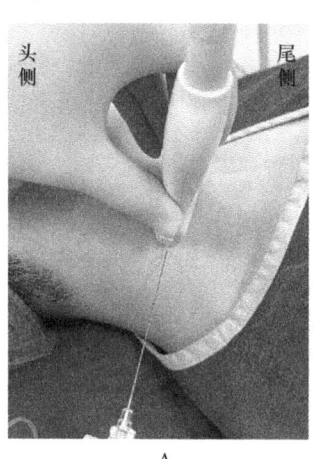
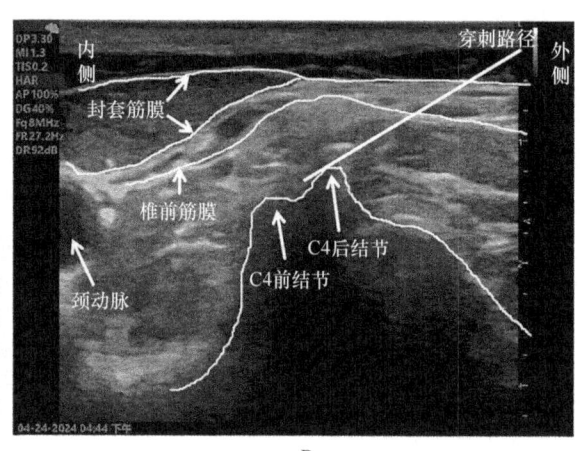

图 9-3　颈深丛神经阻滞

A. 患者体位及探头放置方法示意图；B. 超声标志图

二、臂丛神经阻滞

（一）解剖基础

臂丛神经的结构复杂，包括五个神经根、三个神经干、六个神经股、三个神经束及五个主要终末神经支（图 9-4）。

（二）局麻药选择

臂丛神经阻滞时需要较大容量的药物（20～40mL）以利于药物在鞘内扩散，而浓度不必太高。2～4h 的手术可选用 1%～1.5% 利多卡因；若手术时间较长，可选用 0.25%～0.5% 的布比卡因或罗哌卡因；若加用 1∶200 000 肾上腺素，麻醉时间可达 8～12h。

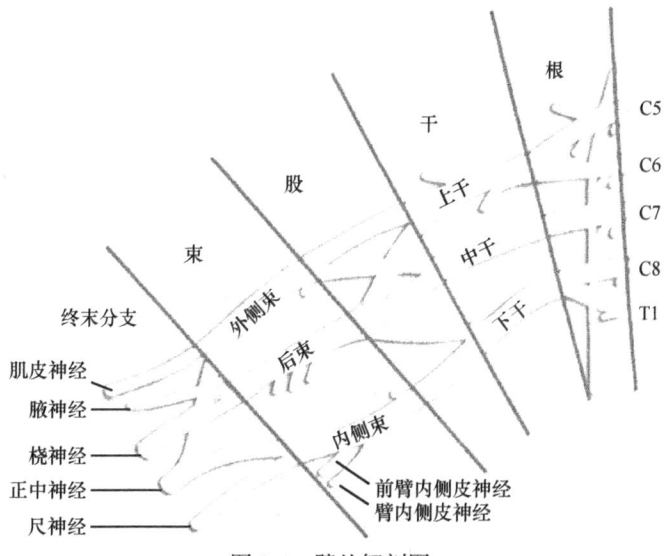

图 9-4 臂丛解剖图

臂丛神经由 C5～T1 的脊神经前支组成，有时也加入 C4 和 T2 脊神经前支。脊神经根离开椎间孔在斜角肌之间形成神经干，C5 和 C6 神经根形成上干，C7 形成中干，C8 和 T1 构成下干。在第 1 肋侧面，神经干分化为前后两个神经股，这些股在腋窝内进一步汇集成三个神经束，即外侧束、后束和内侧束。在胸小肌外侧缘，神经束主要分成五个终末支，正中神经、腋神经、桡神经、尺神经和肌皮神经

（三）神经阻滞方法

常用的臂丛神经阻滞入路包括肌间沟、锁骨上、锁骨下和腋路入路。以下重点介绍肌间沟、锁骨上和腋路入路。

1. 肌间沟入路

（1）适应证：适用于肩部、锁骨和上肢手术。

（2）并发症：膈神经麻痹，声嘶，霍纳综合征，血管损伤，高位硬膜外阻滞，全脊麻，局麻药中毒等。

（3）方法：患者去枕平卧，头偏向对侧并略后仰，手臂放松平贴身旁。先令患者抬头，显露胸锁乳突肌锁骨头，向锁骨头后缘可触摸到前斜角肌。随即在前斜角肌外缘可摸到中斜角肌。在两个肌肉之间仔细触摸，可触到一凹陷的间隙，即前、中斜角肌肌间沟（图 9-5）。从环状软骨水平（相当于 C6 水平）向侧方画一条水平线，与肌间沟相交点即为穿刺点。皮肤常规消毒后，用 22～25G 穿刺针垂直刺入皮肤，略偏向内侧和尾侧进针，进针时同侧上肢有异感，或同时以电刺激引发手臂

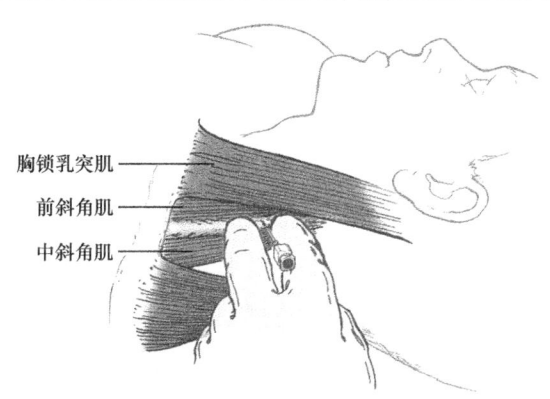

图 9-5 触诊和定位肌间沟入路

或肩部肌肉收缩为准确定位的标志。将针头固定，回吸无血及脑脊液后根据手术需要注入局麻药 20~40mL。多数情况下，肌间沟入路较难阻滞尺神经，注药时压迫穿刺点上方有助于局麻药向下扩散，从而较完善地阻滞尺神经。

（4）超声引导下阻滞方法：使用高频线阵超声探头，横向置于环状软骨的水平位置。探头由内向外滑动，超声屏幕上依次可见甲状腺、颈总动脉、颈内静脉、前斜角肌和中斜角肌。前中斜角肌之间呈串珠样排列的低回声神经束即为臂丛神经。采用平面内穿刺技术自外侧进针，抵达肌间沟内臂丛神经周围，回抽无血、无气即可注入局麻药 15~20mL（图 9-6）。

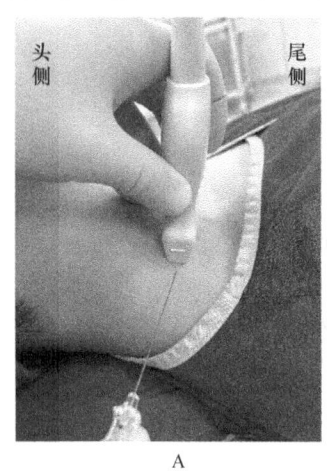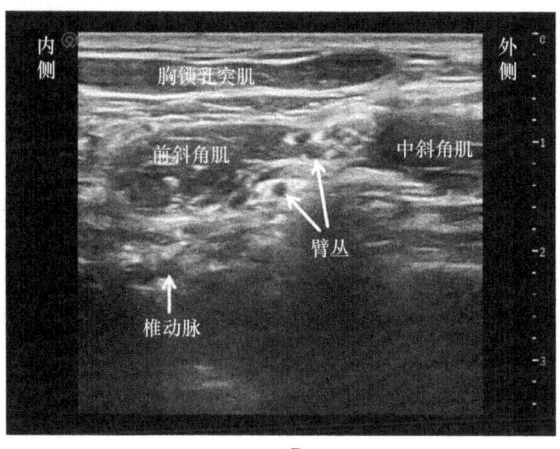

图 9-6　臂丛神经阻滞肌间沟入路
A. 患者体位及探头放置方法示意图；B. 超声标志图

2. 锁骨上入路

（1）适应证：肩部以下的上肢手术，包括肘部、前臂及手掌部位。

（2）并发症：气胸是最常见的并发症，其他并发症包括膈神经麻痹、霍纳综合征、血管和神经损伤等。

（3）方法：患者去枕平卧，头偏向对侧，患侧肩下垫一薄枕以充分暴露锁骨上窝和颈部肌肉，锁骨中点上方 1~1.5cm 为穿刺点。穿刺针向尾侧刺入皮肤，进针时同侧上肢有异感，或电刺激引发肌肉收缩反应时，回吸无血及气体后注入局麻药 20~30mL。此种"盲探性"穿刺方法，因其并发症多，临床应用较少。

（4）超声引导下阻滞方法：将高频线阵探头平行于锁骨置于锁骨上窝，超声探头紧贴锁骨斜向胸腔扫描。胸膜和第 1 肋均显示为高回声线条，胸膜可随呼吸动作滑动。而第 1 肋深面为低或无回声区域，上方可见搏动的锁骨下动脉，其外上方为低回声类圆形"葡萄串"样臂丛神经。需采用平面内穿刺进针技术，针尖朝锁骨下动脉和第 1 肋方向进针，针尖靠近臂丛神经处，回抽无血、无气即可注入局麻药 20~30mL（图 9-7）。

3. 腋路入路

（1）适应证：适用于肘部和前臂手术，对尺神经的阻滞效果最佳。

（2）并发症：局麻药中毒、血肿、神经损伤等。

（3）方法：患者仰卧，患侧上肢肩部外展 90°，肘部外旋屈曲。在腋窝下扪及腋动脉搏动，此处臂丛神经形成终末支围绕在腋动脉周围，被包绕的神经血管鞘被筋膜分隔成多个部分。因此在该水平需要多点注射才能获得满意的阻滞效果。穿刺针在动脉边缘刺进皮肤，缓慢进针，有时出现刺破鞘膜的落空感。松开持针手指，针头随动脉搏动而摆动，即可认为针已进入腋鞘内，连接注射器回吸无血后即可注入局麻药。

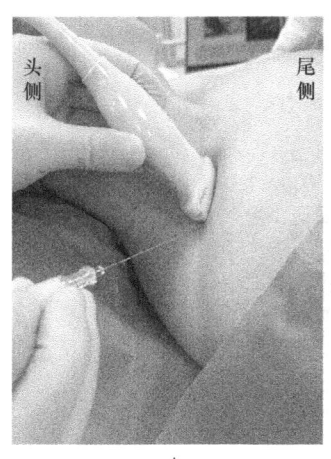 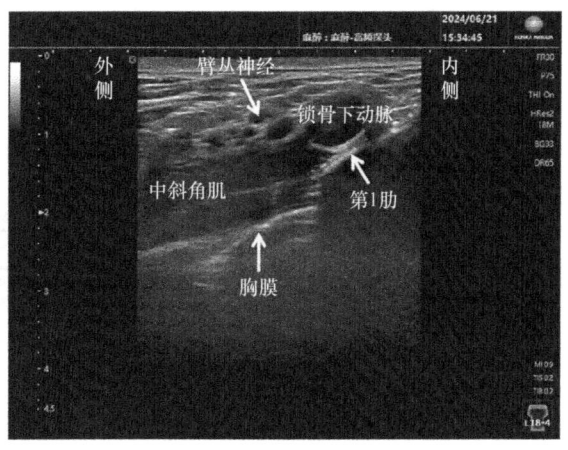

图 9-7　臂丛神经阻滞锁骨上入路
A. 患者体位及探头放置方法示意图；B. 超声标志图

（4）神经刺激器引导下阻滞方法：方法同上，寻找到合适的手臂肌肉收缩后，将刺激电流减弱至 0.4mA 以下，注射局麻药 1mL 后可见肌肉收缩反应减弱，回吸无异常后注射局麻药。

（5）超声引导下阻滞方法：高频线阵探头横切置于腋横纹处，垂直于上肢长轴，超声探头标记点朝向外侧，确认并显示腋动脉和神经横断面。在腋动脉周围包绕着桡神经、尺神经和正中神经，呈现为高回声亮点或团簇，周围有低回声的神经鞘。肌皮神经位于喙肱肌和肱二头肌之间，为高回声的圆形或椭圆形结构。采用平面内穿刺进针技术，分别在尺神经、桡神经、正中神经和肌皮神经周围注入局麻药 20～25mL（图 9-8）。

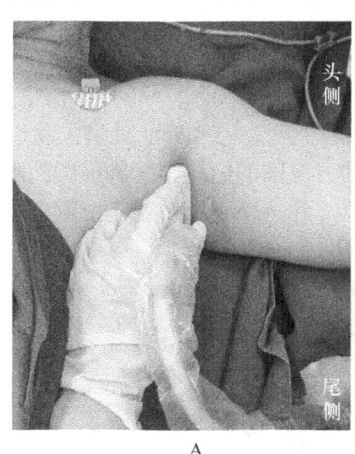 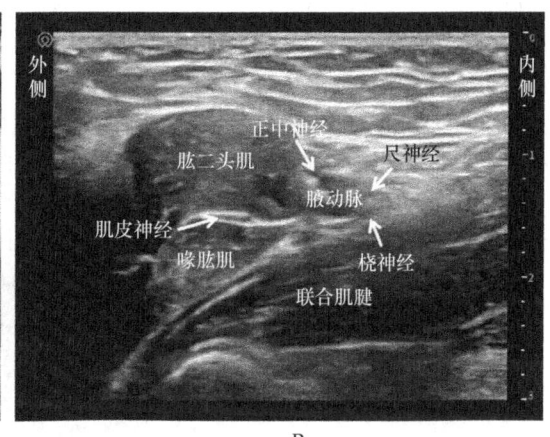

图 9-8　臂丛神经阻滞腋路入路
A. 患者体位及探头放置方法示意图；B. 超声标志图

三、胸椎旁阻滞

（一）解剖基础

胸部共 12 对脊神经，脊神经出椎间孔后走行于椎旁间隙内，分为前支、后支、脊膜支和交通支。胸椎旁间隙是邻近椎体的楔形间隙，各节段胸椎旁间隙上下相通（图 9-9）。

（二）适应证

适用于胸壁手术、乳腺手术、胸腹腔手术的辅助麻醉与镇痛，也可用于急慢性疼痛的治疗，如

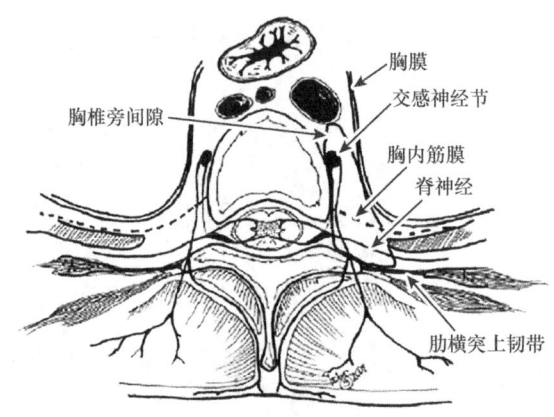

图 9-9 胸椎旁间隙的解剖图

胸椎旁间隙的前外侧界是壁层胸膜或膈肌,后界是横突、肋骨、肋横突上韧带,内侧界是椎体、椎间盘,经椎间孔与硬膜外间隙相连,外侧界与肋间隙相连。椎旁间隙被胸内筋膜分为筋膜外间隙和筋膜下间隙

肋骨骨折、带状疱疹。

(三)并发症

胸膜损伤,气胸,低血压,血管损伤等。

(四)阻滞方法

1. 方法 患者侧卧位,患侧在上,确定要阻滞的节段,常规消毒,选择棘突最高点外侧 2.5cm 处为穿刺点。使用 22G 穿刺针以垂直于皮肤的方式进针,直到触碰到横突为止(需注意脊柱横断面的横突对应的是上一位椎体的棘突)。针头在触及横突后退针,并向头侧方向进针,使其穿过两横突间的肋横突上韧带,在横突下 1.5~2cm 处,用装有空气的玻璃注射器感受阻力消失后注射 0.25%~0.5% 罗哌卡因 15~20mL。

2. 超声引导横突水平长轴扫查 将探头置于脊柱正中线外侧 2.5~3.5cm 处呈矢状位扫描,在相邻两个横突之间的声窗内,可见肋横突上韧带和胸膜,两者之间的区域即为胸椎旁间隙。穿刺点位于肋横突上韧带和胸膜之间,紧贴探头中点于平面外进针,到达穿刺点后首先注射 1~2mL 生理盐水,通过胸膜下移确定针尖位置后即可注射局麻药(图 9-10)。

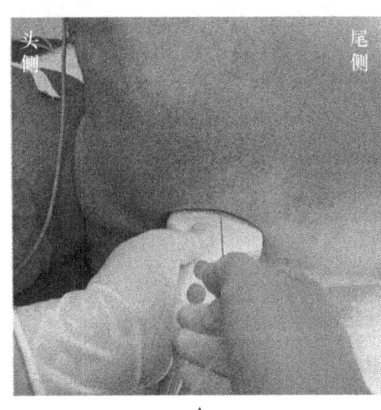
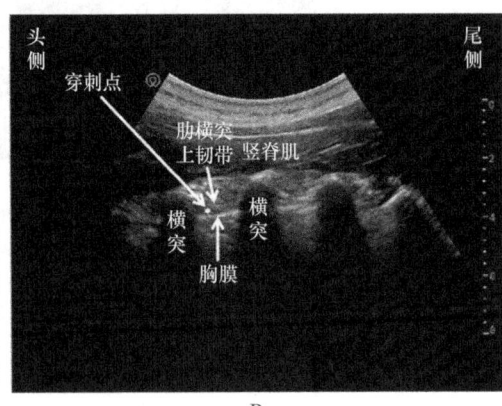

图 9-10 横突平面长轴扫查的胸椎旁阻滞
A. 患者体位及探头放置方法示意图;B. 超声标志图

3. 超声引导横突水平短轴扫查 将低频凸阵探头或高频线阵探头置于棘突表面后向外侧移动,可见椎板外侧为拇指状轮廓的横突及深面的声影。横突外侧是随呼吸滑动的胸膜和肺。采用平

面内进针方法,由外向内进针,穿破肋间内膜,至壁层胸膜和肋间内膜、肋间内肌之间的三角形区域,给予生理盐水确定针尖位置后即可注射局麻药(图9-11)。

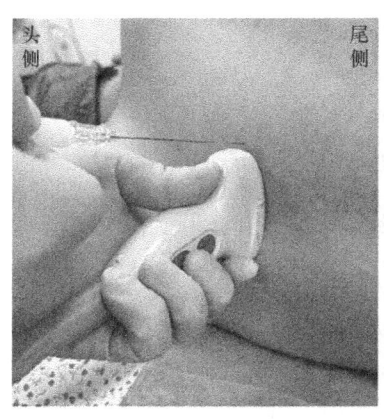
A

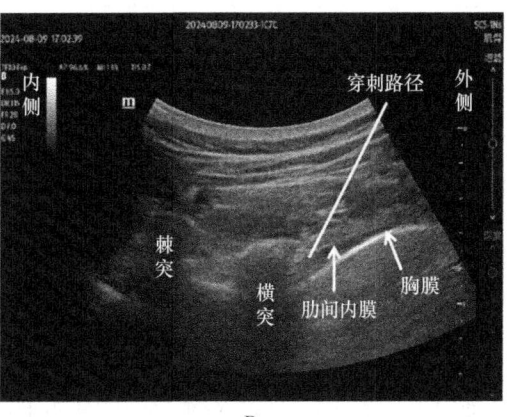
B

图 9-11 横突水平短轴扫查的胸椎旁阻滞
A. 患者体位及探头放置方法示意图;B. 超声标志图

四、腰丛阻滞

随着神经刺激器和超声技术的发展,腰丛神经阻滞技术近年来发展日趋成熟,已广泛应用于临床麻醉,以下将介绍腰丛神经阻滞技术的常用穿刺路径。

(一)解剖基础

腰脊神经出椎间孔后经腰椎旁间隙向下外走行,进入腰大肌间隙,形成腰丛(图9-12)。

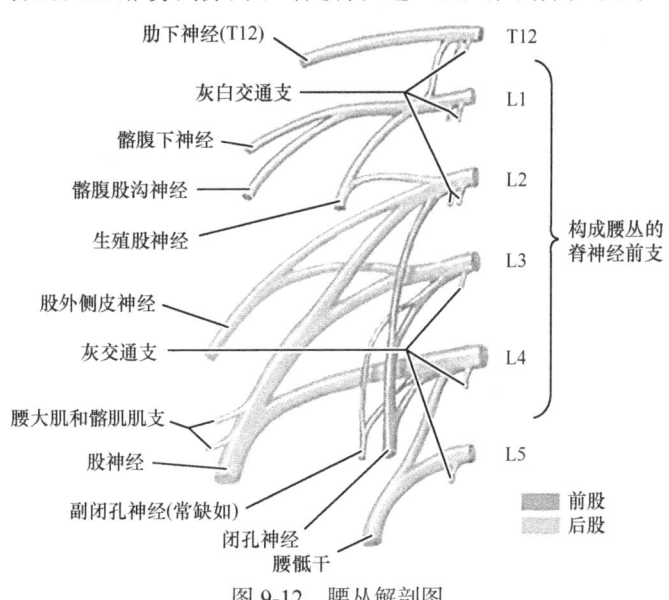

图 9-12 腰丛解剖图

腰丛由T12部分脊神经前支和L1~L4的脊神经前支组成,有时L5的部分支也参与组成。腰丛位于腹膜后壁的肌肉层中,处于腰大肌和髂肌之间,主要分支包括髂腹下神经、髂腹股沟神经、股外侧皮神经、生殖股神经、闭孔神经和股神经

(二)适应证

适用于下肢手术的麻醉和镇痛,尤其是髋关节和膝关节手术。

(三)并发症

并发症包括硬膜外扩散,蛛网膜下隙注药,全脊麻,腹膜后血肿,单侧或双侧交感链损伤,肾脏损伤(L3 以上水平)等。

(四)神经阻滞方法

1. 方法 患者屈髋侧卧,患肢置于上部。确认双侧髂嵴最高点并作一连线(此线常通过第 4 腰椎)。在阻滞侧中线旁开 5cm 处即为穿刺点。使用 21G 穿刺针由穿刺点垂直进针,直达第 4 腰椎横突,然后针尖向尾侧滑过第 4 腰椎横突下缘,继续进针约 0.5cm 后有明显落空感,表明针已进入腰大肌间隙内。当神经刺激器电流从 1mA 减小至 0.4mA 时仍有可辨识的股四头肌收缩反应,可确定穿刺针已抵达腰丛神经,回吸无异常后,注入局麻药 20~30mL。

2. 超声引导"三叉戟"腰丛阻滞 超声引导下腰丛阻滞包括多种阻滞方法,包括"三叉戟""三阶梯""三叶草"腰丛阻滞,以下重点介绍"三叉戟"腰丛阻滞。患者取侧卧位,屈髋屈膝,患肢在上,确定要阻滞的腰椎节段后,将低频凸阵探头平行置于后正中线,超声探头标记点朝向头端,确认棘突后侧向移动,旁开 3~4cm,可见 3 个相邻的横突形成"三叉戟"影像。采用平面外穿刺技术,将 20~30mL 局麻药注入腰丛附近即可完成腰丛阻滞(图 9-13)。

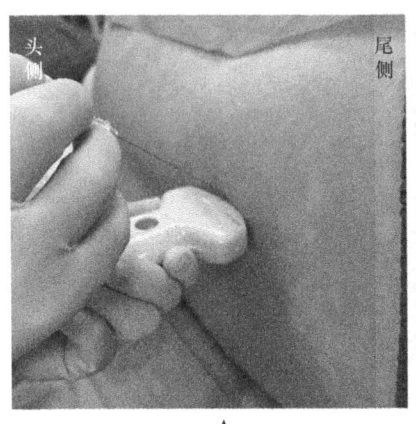
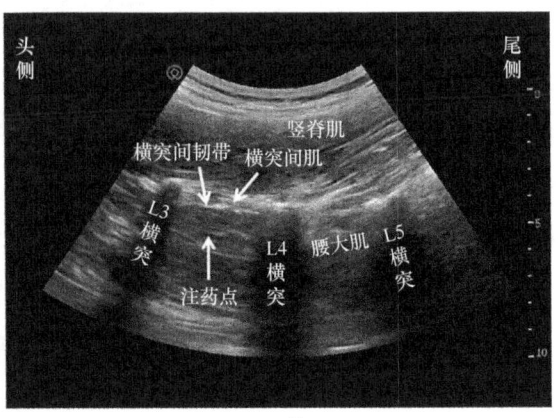

图 9-13 腰丛旁正中长轴"三叉戟"阻滞
A. 患者体位及探头放置方法示意图;B. 超声标志图

五、坐骨神经阻滞

(一)解剖基础

坐骨神经来源于 L4~L5、S1~S3 脊神经前支,主要由胫神经和腓总神经组成。坐骨神经通过坐骨大孔离开骨盆,形成身体中最粗最长的周围神经(图 9-14)。

坐骨神经阻滞包括经臀肌入路坐骨神经阻滞(后路法)、前路坐骨神经阻滞以及超声引导下臀上入路坐骨神经阻滞、臀下间隙坐骨神经阻滞、前路坐骨神经阻滞和腘窝坐骨神经阻滞等。临床上根据具体情况选择不同的入路方式。以下介绍经臀肌入路坐骨神经阻滞(后路法)、前路坐骨神经阻滞、超声引导下臀上入路坐骨神经阻滞和腘窝入路坐骨神经阻滞。

(二)适应证

坐骨神经阻滞适用于大腿后部、膝关节及膝关节以下部位(除小腿内侧和足内侧外)手术的麻醉和术后镇痛,腘窝入路坐骨神经阻滞可联合股神经阻滞或隐神经阻滞,为膝至足部手术提供完善的麻醉和镇痛。

（三）并发症

并发症包括局部血肿、穿刺点感染、神经损伤等。

（四）阻滞方法

1. 经臀肌入路坐骨神经阻滞（后路法） 患者侧卧，患侧在上，屈髋屈膝，健侧下肢伸直。经股骨大转子与髂后上棘连线中点作一条垂直线，与股骨大转子和骶裂孔连线的交点即穿刺点。使用 22G 穿刺针垂直进针，使用神经刺激器时，在出现臀肌刺激反应后，继续向前进针直至引出坐骨神经支配区肌肉的运动反应（腘肌或腓肠肌收缩、足屈或趾屈），当神经刺激器电流减小至 0.4mA 时仍有可辨识的肌肉收缩反应，回吸无血后注入局麻药 20～30mL。

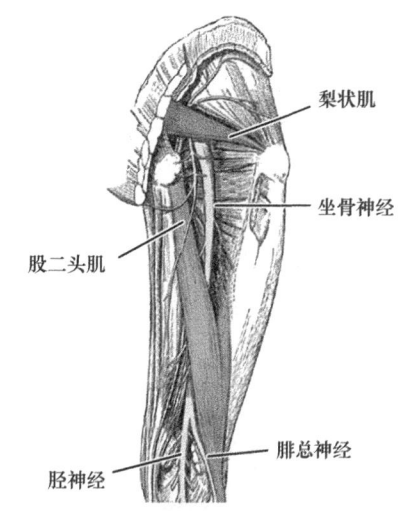

图 9-14 坐骨神经解剖图

坐骨神经两条分支被共同的结缔组织鞘紧密包绕，由坐骨大孔出骨盆，进入臀部，表面被梨状肌覆盖，沿股骨大转子和坐骨结节形成的坐骨神经沟继续向远端走行。在腘窝内坐骨神经分为胫神经和腓总神经

2. 前路坐骨神经阻滞 患者取仰卧位，从大转子作一条平行于腹股沟韧带的直线，再沿腹股沟韧带将髂前上棘到耻骨结节连线分为三等份，在中内 1/3 处作一垂线与上述大转子线相交，交点即为穿刺点。将穿刺针垂直进针后稍偏向外侧，遇到骨质即为股骨小转子。将针尖向内侧滑过股骨并继续进针 5cm 左右，使用神经刺激器时可出现远端踝部、足部或趾的运动反应，当神经刺激器电流减小至 0.4mA 时仍有可辨识的肌肉收缩反应，回吸无血后注入 20～30mL 局麻药。该方法穿刺部位较深，操作较为困难，但尤其适用于不能侧卧的患者。

3. 超声引导下臀上入路坐骨神经阻滞 患者取侧卧位，患侧在上，轻度屈髋屈膝。将低频凸阵探头置于骶骨外侧区域，向外、向足侧移动，直至坐骨大孔消失，彩色多普勒在坐骨的浅层可见搏动的臀下动脉，坐骨神经位于臀下动脉的外侧、臀大肌的深面、坐骨的浅层，呈三角形或梭形声像。采用平面内进针技术，由外侧端垂直于皮肤进针，针尖穿过臀大肌至坐骨神经周围，回抽无血即可注射局麻药 0.25%～0.5% 罗哌卡因 20mL（图 9-15）。

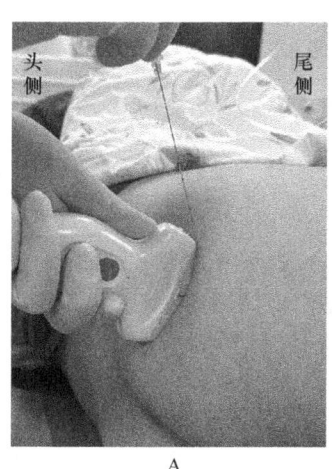
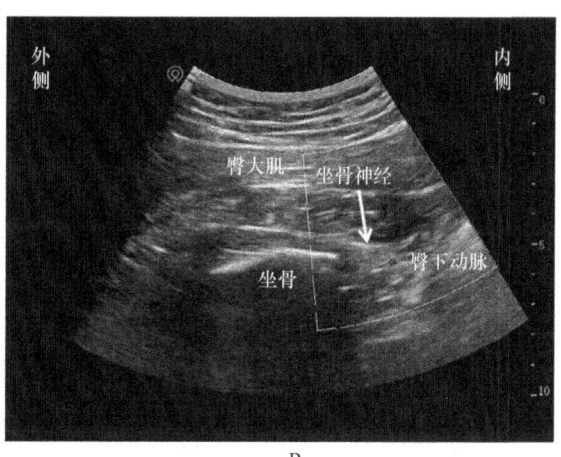

A B

图 9-15 坐骨神经阻滞臀上入路

A. 患者体位及探头放置方法示意图；B. 超声标志图

4. 超声引导下腘窝坐骨神经阻滞 患者取侧卧位，健侧肢体伸直，患侧的髋部和膝关节稍弯曲。将高频线阵或低频凸阵探头置于腘窝褶皱上方 7～10cm 处，与下肢长轴垂直。使用彩色多普

勒定位腘动脉，腘动脉浅层呈圆形或椭圆形蜂窝状高回声影像的即为坐骨神经，其两侧分别是外侧的股二头肌，内侧的半腱肌-半膜肌。如向远端追踪坐骨神经可见其分为胫神经和腓总神经。采用平面内进针技术，穿刺针从外向内进针，穿过股二头肌的内侧缘，在神经旁鞘内注射局麻药0.25%～0.5%罗哌卡因20mL即可（图9-16）。

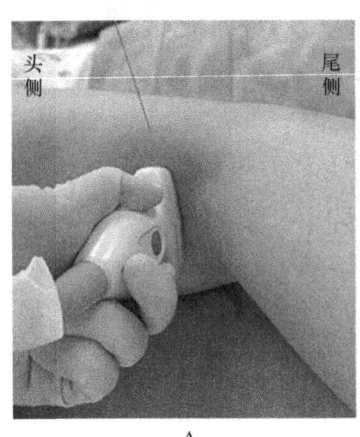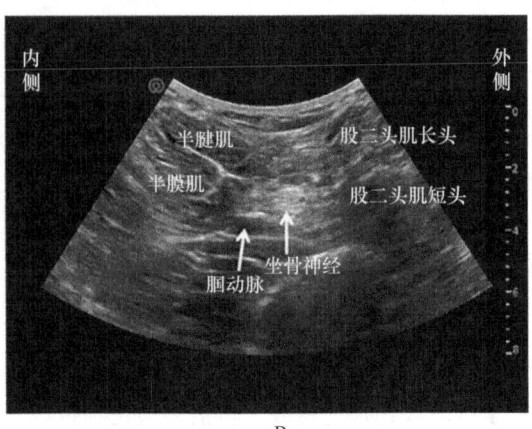

图9-16 坐骨神经阻滞腘窝入路
A. 患者体位及探头放置方法示意图；B. 超声标志图

六、股神经阻滞

（一）解剖基础

股神经起源于腰丛，主要由L2~L4脊神经的前支组成，是腰丛最大的分支。股神经在髂窝内走行于腰大肌与髂肌之间，向外后方下行穿过骨盆，在腹股沟韧带中点下方进入股三角，与股动脉伴行，位于髂筋膜深层、髂腰肌浅层。股神经分为前后两支，前支支配缝匠肌和大腿前侧皮肤，后支支配股四头肌和膝关节，其中最长的终支隐神经支配小腿内侧至内踝的皮肤。

（二）适应证

股神经阻滞适用于大腿前侧、膝部、小腿内侧及脚踝内侧手术的麻醉与镇痛。

（三）并发症

并发症包括神经损伤、局麻药中毒、感染、血肿等。

（四）阻滞方法

1. 方法 患者取仰卧位，在患侧腹股沟韧带中点可扪及股动脉搏动，穿刺点即在腹股沟韧带下方、股动脉搏动点外侧。将穿刺针与皮肤成45°角向头侧进针。使用神经刺激器定位时，通常先找到股神经前支，若出现大腿内侧缝匠肌收缩，此时应将针尖稍向外侧重新进针，在更深位置找到股神经后支，刺激该支时可引发股四头肌收缩和髌骨上抬运动。当神经刺激器电流减小至0.4mA时，仍有可辨识的股四头肌收缩反应，回吸无异常后注入局麻药20~30mL。

2. 超声引导下阻滞方法 患者取仰卧位，高频线阵探头平行于腹股沟韧带。在超声屏幕上识别股动脉和股静脉，股神经通常位于股动脉的外侧，髂筋膜与髂腰肌之间，呈现为一组高回声的梭形结构。同时可见强回声弧形的髂筋膜覆盖于髂腰肌和股神经上。采用平面内穿刺技术进针针尖抵达股神经周围，注入局麻药（图9-17）。

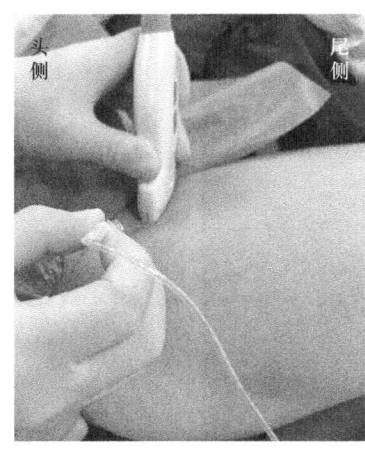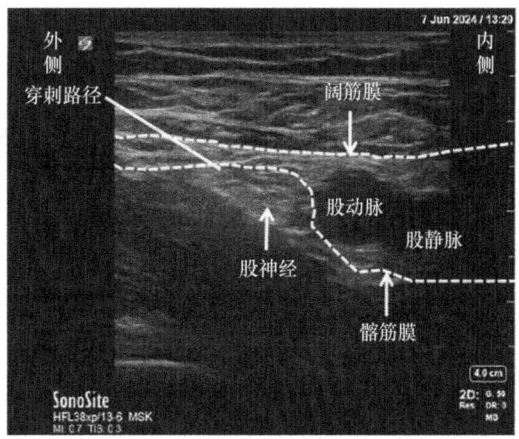

图 9-17 股神经阻滞
A. 患者体位及探头放置方法示意图；B. 超声标志图

（王　云　郭瑞娟）

第 10 章 椎管内麻醉

本章要点:
- 为避免损伤脊髓,行脊髓麻醉时,成人应在 L1 以下,小儿在 L3 以下进行穿刺。
- 椎管内阻滞的作用部位为脊神经根,神经阻滞的快慢与神经纤维髓鞘的粗细、表面积及与局麻药直接接触程度有关。
- 分离阻滞,指交感神经阻滞(温度觉)比感觉神经阻滞(痛觉、轻触觉)高 1~2 个节段,感觉神经阻滞比运动神经阻滞高 1~2 个节段。
- 应针对椎管内麻醉产生的低血压和心动过缓进行监测,并积极处理。
- 进行硬膜外穿刺时,使用"阻力消失法"或"悬滴法"判定穿刺针到达硬膜外隙。
- 硬膜外麻醉的药物剂量和浓度都远高于脊髓麻醉,误入蛛网膜下隙可引起意外高位阻滞甚至全脊麻;误入血管可导致局麻药全身毒性反应。

椎管内麻醉(intrathecal anesthesia),又称椎管内阻滞,是将局部麻醉药或麻醉镇痛性药物注入硬膜外隙或蛛网膜下隙,阻断脊神经的传导功能或减弱其兴奋性的麻醉与镇痛方法,分为硬膜外麻醉、脊髓麻醉(腰麻)、腰硬联合麻醉。

与全身麻醉不同,椎管内麻醉的作用部位在脊神经及脊神经根,对中枢神经系统影响极小,是麻醉科医生实施麻醉与镇痛的重要手段之一。椎管内麻醉与全身麻醉联合应用,可有效降低机体应激水平,减少阿片类药物用量,降低静脉血栓和肺栓塞发生率,促进术后胃肠功能早期恢复,有效降低术后肺不张和肺部感染发生率。

此外,在某些特殊人群,如产妇及某些重症老年患者,椎管内麻醉有其自身优势。硬膜外技术用于分娩镇痛已非常普及,在中转剖宫产时也可通过硬膜外导管直接实施硬膜外麻醉,且产妇保持清醒,可有效降低反流误吸风险,对新生儿抑制轻微,可有效保障母婴安全。高龄患者多合并严重系统性疾病,接受髋部骨折手术时,控制良好的椎管内麻醉在满足手术需求的同时,对全身状态影响较轻。

第 1 节 椎管内麻醉的解剖基础

一、脊柱的结构与分段

脊柱是人体的支撑结构,由椎骨和椎间盘构成,椎管内走行脊髓和神经,每个椎骨间有一定的活动度。人体的脊柱由 7 节颈椎(C),12 节胸椎(T),5 节腰椎(L),1 块骶骨[由 5 节骶椎(S)融合而成]和 1 节退化的尾椎构成,见图 10-1。

二、椎管内容物及其层次

椎管内由内向外包绕脊髓的分别是软脊膜、蛛网膜和硬膜(图 10-1)。脑脊液位于软脊膜和蛛网膜之间,称为蛛网膜下隙。蛛网膜和硬膜是紧密连接在一起的。硬膜外隙是潜在的从枕骨大孔延伸至骶裂孔的环形间隙,两侧为椎间孔和椎弓根。其内容物包括神经根、脂肪、蜂窝组织、淋巴管和静脉丛。

三、脊神经分布及其体表投影

脊髓由脑干延伸而来,末端形成终丝和马尾,终止于脊髓圆锥。骨性椎管与脊髓的生长速度不

第10章 椎管内麻醉

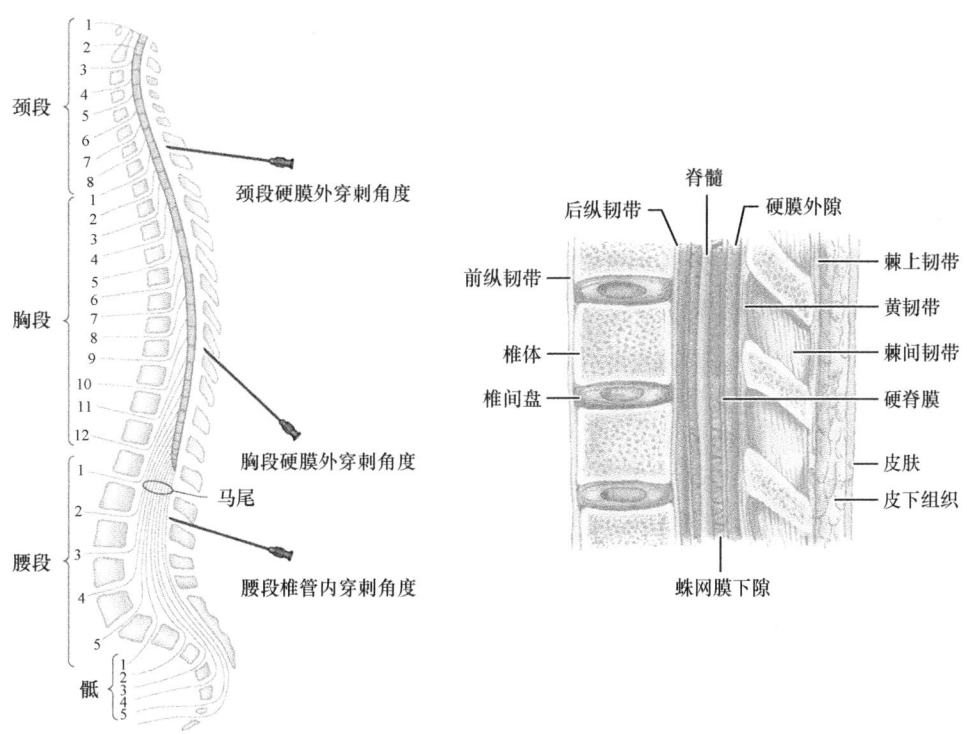

图 10-1 脊柱的分段与层次

同，小儿脊髓末端终止于L3水平，随年龄增长逐渐上移，成人终止于L1下缘水平。

成对的脊神经从相应节段的椎间孔穿出，了解脊神经感觉支配的体表投影（图 10-2）对判定椎管内麻醉的阻滞节段至关重要。

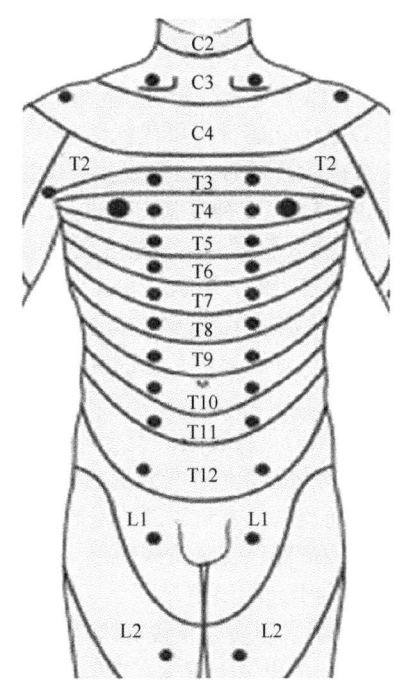

图 10-2 躯干部脊神经感觉支配的体表投影

第 2 节 脊髓麻醉

一、脊髓麻醉的作用机制及其对生理的影响

脊髓麻醉（spinal anesthesia），简称"脊麻"，又称"蛛网膜下隙麻醉"（subarachnoid anesthesia），俗称"腰麻"。是将局部麻醉药注入蛛网膜下隙，阻滞脊神经前根和后根，使脊神经所支配的相应区域产生麻醉作用的麻醉与镇痛方法。

（一）脊髓麻醉的作用机制

进行脊髓麻醉时，局部麻醉药直接被注入蛛网膜下隙，透过软脊膜扩散到脊髓深部的后根神经节，因此只需要较小的剂量和容积，就会快速产生确切和强烈的感觉和运动神经阻滞。阻断脊神经后根的神经传导可阻断躯体和内脏感觉，阻断脊神经前根的神经传导可阻断运动和自主神经传出。脊髓麻醉能够有效阻断疼痛刺激的传入，且阻滞骨骼肌张力的传出信号，因此可以提供良好的手术条件。

神经阻滞的快慢与神经纤维粗细、是否有髓鞘等因素相关。传导温度觉的 C 类纤维（无髓鞘，$0.3 \sim 1 \mu m$）比传导针刺觉的 A-δ 纤维（有髓鞘，$1 \sim 4 \mu m$）更早被阻滞，然后是传导触觉的 A-β 纤维（有髓鞘，$5 \sim 12 \mu m$），最后才是 A-α 运动纤维（有髓鞘，$12 \sim 20 \mu m$）。阻滞恢复的顺序则相反，运动功能最先恢复，随后是触觉和针刺觉，温度觉最后恢复。

另外，还可以观察到分离阻滞，指交感神经阻滞（温度觉）比感觉神经阻滞（痛觉、轻触觉）高 1~2 个节段，感觉神经阻滞比运动神经阻滞高 1~2 个节段。

（二）脊髓麻醉对生理的影响

当实施脊髓麻醉后，局部麻醉药阻断了自主神经系统和躯体神经的传导，机体可能出现相应的代偿反射或副交感神经兴奋性升高的表现。正确理解和评估脊髓麻醉对患者生理的影响，及时发现和处理并发症，有助于提高临床安全性。

1. 对心血管系统的影响　脊髓麻醉通常会导致血压下降。低位脊髓麻醉通常由于阻滞了控制血管张力的交感神经纤维（T5~L1），动脉和静脉平滑肌扩张，静脉容量血管扩张，有效循环血容量和每搏量下降。但此时阻断水平以上的交感神经可代偿性调节血管收缩，故低血压程度较轻。当阻滞平面达到 T1~T4 时，心脏交感神经被阻滞，继而发生心动过缓和心肌收缩力下降，且代偿性血管收缩也被抑制，可导致严重低血压，迷走神经张力亢进时，甚至可发生心搏骤停。

2. 对呼吸系统的影响　通常情况下，脊髓麻醉对患者的呼吸状况影响轻微。根据脊髓麻醉阻滞的节段，患者腹肌和（或）肋间肌会被阻滞，但膈肌和其他辅助呼吸肌活动不受影响，因此肺活量下降不明显。但对于有严重呼吸系统疾病的患者，腹肌和肋间肌麻痹后可能会引起呼吸功能障碍，应谨慎判断患者是否可耐受椎管内麻醉。呼吸暂停是脊髓麻醉罕见的并发症，通常是由于脑干呼吸中枢供血不足引起的。

3. 对胃肠道的影响　椎管内麻醉阻滞了胃肠道的交感神经（T6~L1），突显了迷走神经的作用，胃肠道蠕动加快。脊髓麻醉后，平均动脉压降低会导致肝血流减少。

4. 对泌尿系统的影响　由于肾血流量具有自我调节系统，脊髓麻醉对肾血流和肾脏功能影响轻微。脊髓麻醉影响膀胱的交感神经及骶髓副交感排尿中枢，一方面导致患者对膀胱充盈感知的下降，另一方面影响膀胱的排尿能力，会引起尿潴留。

5. 对代谢和内分泌系统的影响　手术创伤会导致机体神经内分泌系统发生应激反应，包括促肾上腺皮质激素、皮质醇、肾上腺素、去甲肾上腺素、血管升压素等水平增高，激活肾素-血管紧张素-醛固酮系统。脊髓麻醉效果完善，提供良好的镇痛，可最大程度上抑制机体的应激反应，避免心动过速、高血压、高血糖等反应。

二、脊髓麻醉的适应证和禁忌证

(一)脊髓麻醉的适应证

选择麻醉方法时,要综合考虑手术要求、患者的一般状况和诉求及麻醉科医师的技术水平等,评估患者的风险与受益。可单纯使用脊髓麻醉完成的手术包括:

1. 下腹部及盆腔手术 包括妇产科、泌尿外科和普外科的手术,如子宫及附件切除术、剖宫产术、膀胱手术、下尿道手术、疝修补术等。

2. 肛门及会阴区手术 包括痔切除术、阴茎及睾丸手术等。

3. 下肢手术 包括下肢骨科手术、血管科手术、截肢或清创术等,且可有效避免止血带反应。

(二)脊髓麻醉的禁忌证

1. 绝对禁忌证 包括穿刺部位感染或损伤;患者拒绝;凝血功能障碍及其他出血倾向;血容量严重不足;颅内压升高等。

2. 相对禁忌证 严重的全身性感染;患者无法配合;穿刺部位的脊柱畸形或脊柱手术史;神经系统疾病或神经病变;严重的主动脉瓣狭窄或心输出量受限等。接受抗凝治疗或抗血小板治疗的患者需谨慎权衡,或在安全的时间窗内进行麻醉。

三、脊髓麻醉的穿刺技术

在进行脊髓麻醉前,需要向患者交代操作的风险与可能并发症,并签署知情同意书。开始操作前,需建立静脉通路,进行常规生命体征监测。准备好急救复苏设备药品、穿刺套件、相关药品和消毒液。

(一)穿刺位置和体表定位

1. 穿刺点选择 正常成人脊髓终止于L1下缘,小儿终止于L3水平,且随年龄增长而上移。因此,实施脊髓麻醉时,应在脊髓远端马尾水平进行。成人的穿刺点通常选择在 L3~L4 或 L2~L3 间隙,小儿则选择在 L4~L5 或 L5~S1 间隙,年长儿童可考虑 L3~L4 间隙。

2. 脊柱节段的体表标志 通常麻醉科医师通过触诊患者的骨性标志来明确脊柱的节段。双侧髂嵴连线常对应L4椎体或L4~L5椎间隙,脊髓麻醉的穿刺点常向头侧数1~2个节段。颈部最突出的棘突是C7棘突,即隆椎。双臂下垂,双侧肩胛下角的连线是T7棘突水平,可以向下数,复核穿刺点对应的节段。

3. 利用超声进行穿刺点定位 当患者的穿刺点定位困难时,可借助超声扫查帮助确定穿刺点(明确脊柱正中线和找到椎间隙,见图10-3),也可以大致测量皮肤到硬膜外隙的距离。经过专门的培训,也可实施超声实时引导下的鞘注。

(二)患者体位

脊髓麻醉常选用侧卧位进行穿刺。患者侧卧,弯曲双膝靠近腹部,低头,下颏靠近胸部,弯曲背部,最大程度打开椎间隙。助手可协助患者维持这一姿势。

肥胖患者侧卧位时可能出现背部脂肪移位,影响触诊脊柱中线或椎间隙,可采用坐位进行穿刺。患者端坐,面前摆放一张小桌或膝上放一软枕,助手于患者面前维持患者于垂直位,嘱患者放松,向后顶出腰部。

在某些特殊情况下,如进行直肠、会阴或腰椎手术时,还可采用"折刀位"或俯卧位进行穿刺。

(三)穿刺入路及层次

1. 正中入路 是脊髓麻醉最常用的穿刺入路。在选定的穿刺点处,使用局麻药物打好皮丘,随后垂直于患者背部或轻微偏向头侧10°~15°进针,腰麻针会依次通过皮肤—皮下组织—棘上韧

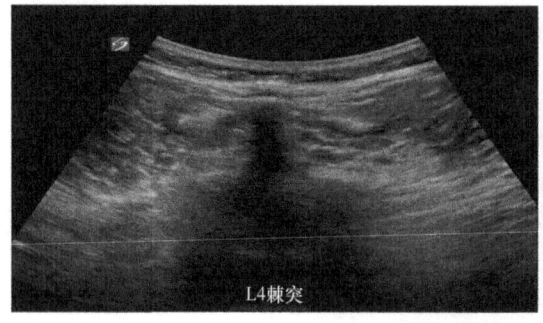
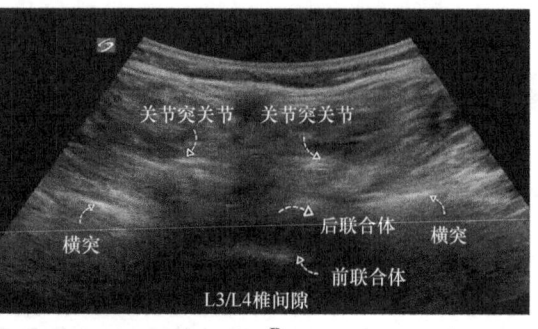

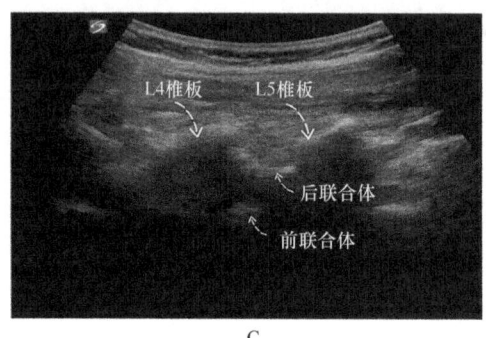

图 10-3 腰段脊柱的超声扫查图
A. 横扫棘突层面；B. 横扫椎间隙层面；C. 纵扫切面

带—棘间韧带，到达黄韧带。穿刺针经过黄韧带时会有阻力增加感，穿破黄韧带时常有突破感，此时缓慢进针，当穿破硬脊膜时，也会有轻微突破感。抽出针芯，可见脑脊液流出。若采用折刀位或俯卧位，则需要负压抽取才可见脑脊液。

2. 旁正中入路　常用于有棘上韧带和棘间韧带钙化的患者，尤其是老年人。穿刺时，在选择的椎间隙中点旁开 1cm 做局麻皮丘，斜向中线方向成 10°～15°角进针。此时，穿刺针穿过皮肤和皮下组织后，避开了棘上韧带和棘间韧带，直接进入黄韧带，随后到达硬膜外隙，随后突破硬脊膜-蛛网膜，可见脑脊液回流。

（四）阻滞平面的测定

局麻药物注入蛛网膜下隙后可快速起效。临床上，常使用温度觉（冰块或酒精棉签）或触觉（钝针）差异，对照感觉神经分布的体表节段判定阻滞平面。

四、影响脊髓麻醉平面的因素

脊髓麻醉的麻醉平面应高于拟行手术部位的平面，如行足或膝关节手术时阻滞平面应超过 L2，进行子宫或膀胱手术时阻滞平面应高于 T10，当希望阻断腹膜牵拉反应时阻滞平面应高于 T4。而且进行单次腰麻时，所选药物的作用时间应长于手术操作时间。此外，麻醉科医师还应该理解和掌握影响药物在蛛网膜下隙分布的相关因素，其中最主要的包括以下三方面：

（一）药物因素

1. 比重　人脑脊液的比重在 37℃时约为 1.003～1.008。当局麻药物溶液的比重超过脑脊液比重时，称为重比重局麻药溶液。重比重溶液会向下扩散。当局麻药物溶液的比重与脑脊液相等时，称为等比重局麻药溶液，它在脑脊液中会在穿刺点周围自由扩散。当局麻药溶液的比重比脑脊液轻时，称为轻比重局麻药溶液，会向上方扩散。临床上，常使用 10% 葡萄糖溶液配制重比重局麻药，使用注射用水配制轻比重局麻药，使用脑脊液配制等比重局麻药。通常，脊柱结构正常的人在平卧状态下，L2～L4 为脊柱高点，T5～T7 为脊柱低点，因此使用重比重局麻药时，患者平卧后麻醉平面常在 T4 以下。

2. 剂量 局麻药物的剂量=容积×浓度。等比重和轻比重局麻药扩散范围取决于剂量。剂量大时，扩散范围和阻滞平面更广。

（二）患者因素

对脊髓麻醉阻滞平面影响较大的患者因素包括脑脊液容量、高龄及妊娠状态。脑脊液容量是影响最高阻滞平面、感觉及运动阻滞消退的重要因素。患者脑脊液容量减少时，同等体积的局麻药扩散范围更广，阻滞平面上升更多。老年患者本身脑脊液容量减少，比重增加，且老年人的神经根对局麻药物更为敏感。妊娠妇女的脑脊液密度较低，且妊娠晚期腹压增高，脑脊液容量减少，孕酮会引起神经元敏感性增加等促进局麻药扩散。

对于身高在正常范围的成年人，不需要根据身高调整局麻药剂量。脊柱侧凸和后凸的患者，除了本身椎管内穿刺较为困难外，脊柱解剖变异还会影响局麻药物在蛛网膜下隙的扩散。

（三）操作因素

局麻药物注入蛛网膜下隙后，经过扩散，通常会在 20～25min 形成麻醉阻滞平面。在这段时间内，患者的体位将对重比重和轻比重局麻药的效果产生显著的影响。头高位倾斜 10° 可减少重比重局麻药向头侧的扩散。屈髋和头低位可促进重比重局麻药向头侧扩散。侧卧位穿刺，鞘内注射重比重局麻药后，维持侧卧位 20min 可以获得单侧阻滞。坐位穿刺，并鞘内给予小剂量重比重局麻药，维持坐位 30min 可形成鞍区阻滞。相反，当使用轻比重局麻药时，药物会向上方扩散。如老年股骨颈骨折手术麻醉时，可患肢在上，使用轻比重局麻药鞘内注射，减轻椎管内麻醉体位摆放时的疼痛。

不同类型的穿刺针，针孔开在针尖不同部位，可对推注局麻药物时的扩散状态产生影响，从而影响阻滞效果。另外，穿刺的椎间隙水平也对阻滞平面产生影响，尤其是使用等比重局麻药时，局麻药会在穿刺点周围均匀扩散。

五、脊髓麻醉的常用药物

临床上常根据手术预计持续时间和局麻药物的特点，选择合适的脊髓麻醉用药。常用的局麻药物进行脊髓麻醉时的剂量、起效时间和持续时间等见表 10-1。

表 10-1 脊髓麻醉常用的局麻药剂量、阻滞平面、起效和作用时间

局麻药溶液	到 T10 剂量（mg）	到 T4 剂量（mg）	起效时间（min）	持续时间（min）
3% 氯普鲁卡因	30～40	40～60	2～4	40～90
0.5% 布比卡因	10～15	12～20	4～8	130～230
0.5% 左旋布比卡因	10～15	12～20	4～8	140～230
0.5%～1% 罗哌卡因	12～18	18～25	3～8	80～210

氯普鲁卡因是一种超短效酯类局麻药，它可被假性胆碱酯酶快速代谢，因此常用于门诊手术，小剂量使用即可产生短效可靠的脊髓麻醉。布比卡因属于酰胺类局麻药，其作用时间较长，常与 10% 葡萄糖溶液配制成重比重局麻药使用。左旋布比卡因是布比卡因的单一左旋镜像体，其心脏毒性小于布比卡因。罗哌卡因也是长效酰胺类局麻药，对运动神经的阻滞轻于感觉神经，可产生"感觉-运动神经阻滞分离"现象。

另外一些常用局麻药，如利多卡因，配成重比重局麻药用于脊髓麻醉时，可产生永久性神经损伤与短暂神经症，故现在已不再鞘内应用。

在局麻药中添加血管收缩剂可减少局麻药经血管吸收，延长局麻药作用时间。可乐定、右美托咪定本身也可作用于脊髓 α_2 受体，可延长运动和感觉神经阻滞，并产生一定的镇痛作用。但应警惕某些药物的辅剂鞘内注射时可能产生并发症。

六、脊髓-硬膜外联合麻醉

脊髓-硬膜外联合麻醉（combined spinal and epidural anesthesia，CSEA），简称腰硬联合麻醉，是联合应用脊髓麻醉和硬膜外麻醉（见本章第3节）的麻醉与镇痛方法。同时具备两种椎管内麻醉的优点，起效快，麻醉效果佳，肌肉松弛良好，而且不受手术时间的限制。适用于下腹部、盆腔的手术。

现在临床上常用专门的腰硬联合麻醉穿刺套件完成腰硬联合麻醉，利用"针内针"技术，即先将硬膜外穿刺针逐层穿刺至硬膜外隙后，经硬膜外针（约17G）放入腰麻针（约25G），见脑脊液回流后给予腰麻药，随后拔出腰麻针，经硬膜外针置入硬膜外导管，用于追加硬膜外麻醉用药或实施术后镇痛。

但需要注意的是，在给予腰麻药后，经硬膜外导管推注局麻药或生理盐水，硬膜外隙的液体会推挤硬膜囊，从而使阻滞平面上升，这种现象称为硬膜外容量扩展。因此，在行腰硬联合麻醉时，常使用小剂量腰麻药，让麻醉迅速起效，随后通过上述方法增加阻滞平面，产生的感觉阻滞相似，但运动阻滞恢复较同等平面硬膜外麻醉快，在产科麻醉中尤其常用。另外，这种技术可以减少初始腰麻药剂量，使患者的血流动力学更加平稳，当需要扩大阻滞范围时，可通过硬膜外导管逐渐追加，从而减少不良反应。

第3节 硬膜外麻醉

一、硬膜外麻醉的作用机制及其对生理的影响

硬膜外麻醉（epidural anesthesia），又称"硬膜外阻滞"。将局部麻醉药注入硬膜外隙，阻滞脊神经根，使其所支配区域的感觉和（或）运动功能消失的麻醉与镇痛方法。当硬膜外穿刺成功后，在硬膜外隙置入导管，可根据病情、手术范围和时间，经导管分次或连续注入局部麻醉药，阻滞脊神经根，使其支配的区域产生暂时性麻痹的麻醉与镇痛方法，称为连续硬膜外阻滞（continuous epidural anesthesia）。

（一）硬膜外麻醉的作用机制

位于硬膜外隙的脊神经根被硬脊膜包绕，因此需要更大剂量和浓度的局麻药物才能将其阻滞。神经阻滞的快慢取决于神经纤维髓鞘的粗细、表面积及与局麻药接触的程度。L5和S1的后根最粗，在硬膜外麻醉时最难阻滞。

局麻药物注入硬膜外隙后，自穿刺点在硬膜外隙内向头侧和尾侧纵向扩散，也会自硬膜外后间隙沿两侧水平扩散至硬膜外前间隙，一部分药物会通过椎间孔漏出硬膜外隙，少部分通过硬脊膜进入蛛网膜下隙，产生神经阻滞作用，还会与硬膜外隙的脂肪结合，以及被硬膜外隙的血管吸收。

（二）硬膜外麻醉对生理的影响

硬膜外麻醉对机体的影响主要取决于阻滞的范围及阻滞的程度。低位硬膜外麻醉（L1及以下）对机体生理的影响与低位脊髓麻醉相似，但其起效较慢，因此血压变化较为温和，但仍会引起血压下降。上胸段硬膜外神经阻滞时，肋间肌麻痹，胸式呼吸减弱甚至消失。若腹肌也被麻痹，深呼吸也会受影响，呼吸储备能力减低。胸段硬膜外阻滞后，胃黏膜pH升高，术后硬膜外镇痛对胃黏膜有保护作用。

二、硬膜外麻醉/镇痛的适应证和禁忌证

（一）硬膜外麻醉/镇痛的适应证

1. 外科手术麻醉 硬膜外麻醉的阻滞范围依赖于穿刺点的选择和一定容积局麻药的扩散范围，因此理论上从颈段到腰段，硬膜外麻醉可用于除头部以外的手术。但考虑到患者安全、舒适度等因素，硬膜外麻醉很少单独用于颈部和胸部手术。适用脊髓麻醉的手术，也可使用腰段硬膜外麻醉完成。

2. 分娩镇痛 连续硬膜外镇痛可以覆盖全产程，患者自控镇痛模式可让产妇根据自身需求调整镇痛时机和剂量，低浓度局麻药物可实现感觉-运动神经的分离阻滞，联合椎管内阿片药物可提升镇痛效果，因此分娩镇痛非常适合使用硬膜外阻滞。在中转剖宫产时，可以经硬膜外导管直接实施硬膜外麻醉，为保障母婴安全节省时间。

3. 术中术后镇痛 硬膜外麻醉复合全身麻醉在很多大手术中具有优势，硬膜外阻滞对交感神经阻滞更完善，椎管内阿片药物可有效缓解疼痛，能降低机体整体应激水平，利于维持内环境稳定。且硬膜外导管可在术后持续镇痛，减少围手术期并发症。

（二）硬膜外麻醉/镇痛的禁忌证

硬膜外麻醉/镇痛的禁忌证同脊髓麻醉的禁忌证。但由于硬膜外穿刺针直径（16~18G）比腰麻针（通常为27~25G）大很多，麻醉科医师会对患者的出凝血状态有更严格的要求。

三、硬膜外麻醉穿刺技术

硬膜外穿刺的准备工作同脊髓麻醉，需要知情同意、监测生命体征、准备药品及复苏设备、开放静脉通路。常用的穿刺体位为侧卧位和坐位。通常在穿刺时保持患者清醒，以减少损伤和并发症。

（一）穿刺点选择

硬膜外麻醉/镇痛的阻滞效果取决于穿刺点的位置，应根据手术范围或满足镇痛需求的神经支配选择合适的穿刺点。下肢、盆腔及会阴区手术通常选择在L2~L5椎间隙进行穿刺，剖宫产手术通常选择L1~L4椎间隙穿刺，下腹部手术可考虑在T11~L1椎间隙穿刺，上腹部手术通常需要在T6~T8椎间隙穿刺，胸部手术则需在T2~T6椎间隙穿刺。

（二）穿刺操作及注意事项

1. 穿刺入路 进行颈段、腰段和低位胸段硬膜外穿刺时常选用正中入路。颈段和腰段棘突常较为水平，自椎间隙正中入路进针后，常垂直于患者背部进针即可，但胸段棘突多呈瓦状，穿刺针通常需偏向头侧约40°进针（见图10-1）。当患者椎间隙韧带钙化或椎间隙较窄时，也可选择旁正中入路。

2. 判定穿刺针到达硬膜外隙 硬膜外隙是一个潜在的生理间隙，不能像腰穿那样通过脑脊液流出简单判定穿刺针到达既定位置。为了避免意外穿破硬脊膜，甚至脊髓损伤，会采用特定的方法判断穿刺针尖进入硬膜外隙，即"阻力消失法"和"悬滴法"。经验丰富的麻醉科医师也会根据穿破黄韧带时的突破感判定穿刺到位。

"阻力消失法"是较常用的方法。局麻浸润后，硬膜外穿刺针带针芯依次穿过皮肤、皮下组织、棘上韧带、棘间韧带（旁正中入路不经过以上两层），当针尖到达黄韧带时，有明显的阻力增加感。此时，拔出针芯，连接带空气或生理盐水的无阻力注射器。轻轻推注注射器，当穿刺针针尖在黄韧带内时，注射器内液体容积无法减少，空气则会被压缩，随后反弹注射器；之后缓慢进针，间断推注注射器试探，当穿刺针尖突破黄韧带，到达硬膜外隙时，推注注射器液体或空气会进入硬膜外隙，不再反弹，即阻力消失感。

"悬滴法"则利用了硬膜外隙为轻微负压的特点。当穿刺针进入棘间韧带后，拔出针芯，在穿刺针腔内注入少量生理盐水，并在针尾保留一滴。当穿刺针在黄韧带内进针时，针尾的水滴会保持"悬挂"状态；一旦穿刺针突破黄韧带到达硬膜外隙时，负压会将悬挂的水滴吸入。

3. 置入硬膜外导管 长时间手术和镇痛通常需要依赖硬膜外导管实现。硬膜外导管常为19～20G柔性导管，前端有3个侧孔。硬膜外针到达硬膜外隙后，应记录穿刺针进入皮肤的深度，然后根据手术/镇痛需要调整针尖斜面朝向头侧或尾侧，通过穿刺针轻柔地将导管置入硬膜外隙2～6cm。导管置入长度过短则容易脱出，导致麻醉/镇痛失败；导管置入过长，容易发生单侧阻滞或误入硬膜外血管。导管置入后，拔出硬膜外穿刺针，将导管调整至合适深度，连接注射器，回抽无血无脑脊液，妥善固定。

（三）试验剂量

硬膜外麻醉的药物浓度和剂量显著高于脊髓麻醉，因此在给药前必须给予试验剂量，以明确导管位置不在鞘内或血管内，常用的是含有肾上腺素（1∶200 000）的小剂量利多卡因（1.5% 3mL或1% 5mL）。如果误入蛛网膜下隙，此试验剂量可引起异常广泛的脊髓麻醉；如果误入血管，则可导致心率增快超过20%，可伴有血压升高。

即便使用过试验剂量安全后，为避免严重并发症，应该将拟给药总量分次注入，延长给药时间，每次注入5mL药液，询问患者是否有听觉（耳鸣）、味觉（金属味）改变，观察患者的精神状态和生命体征，警惕局麻药入血的中枢神经系统或心脏毒性症状。

四、影响硬膜外麻醉平面的因素

硬膜外隙是一个潜在腔隙，当注射一定体积的局麻药物时，药物会在硬膜外隙内扩散、吸收和渗漏。当患者有潜在的解剖变异或椎管狭窄时，对药物扩散有很大影响，麻醉科医师无法掌控所有因素，需要细致观察和谨慎给药。

（一）药物因素

硬膜外给药的剂量和容积是对阻滞平面影响最大的药物因素。通常阻滞一个节段需要1～2mL药物。例如行剖宫产手术麻醉时，如果在腰段硬膜外穿刺置管，通常产生T4水平的感觉阻滞就需要12～18mL局麻药物。

（二）患者因素

1. 年龄 老年患者的脊柱可能发生多种退行性改变，韧带钙化，椎间盘突出，椎管狭窄等，硬膜外隙的顺应性降低，药物经椎间孔的渗出减少，相同体积的局麻药物在硬膜外隙的扩散范围异常增大，且老年人脊神经对局麻药物敏感性增强，故硬膜外麻醉时用量约为正常人的2/3左右。

2. 妊娠 妊娠晚期腹压增高，经椎间静脉丛回流血液增多，硬膜外隙静脉扩张。因此孕妇行硬膜外麻醉时用药量要减少。

3. 身高 身高较高，尤其是脊柱长度较长的患者，阻滞单个节段需要的局麻药物体积增加。

（三）操作因素

1. 穿刺节段 也就是注射局麻药物的椎间隙水平，对药物在硬膜外隙的扩散影响显著。由于正常情况下胸腔内为负压，因此颈段硬膜外给药后主要向尾侧扩散，中胸段硬膜外给药后向头侧和尾侧均匀扩散，低位胸段硬膜外给药后主要向头侧扩散，腰段硬膜外给药后向头侧扩散多于向尾侧扩散。

2. 穿刺体位 硬膜外隙的药物会受重力影响，向下扩散多于向上扩散。因此侧卧位给药时，下侧药物扩散好于上侧。头低位可让仰卧位患者的药物向头侧扩散增加。

五、硬膜外麻醉常用药物

单次大剂量的硬膜外给药的效果主要取决于局麻药物的性质及是否添加肾上腺素。硬膜外用药中添加其他药物，对起效时间和持续时间影响不大，主要用于改善硬膜外麻醉/镇痛的效果。表10-2展示了单次大剂量硬膜外给药的效果。当需要更长时间的麻醉或镇痛效应时，应经硬膜外导管追加药物。

表10-2 硬膜外麻醉常用的局麻药浓度、起效和持续时间

局麻药溶液	起效时间（min）	持续时间（min）	
		纯局麻药液	含1∶200 000肾上腺素
3%氯普鲁卡因	10～15	45～60	60～90
2%利多卡因	15	80～120	120～180
0.5%～0.75%布比卡因	20	165～225	180～240
0.5%～0.75%左旋布比卡因	15～20	150～225	150～240
0.75%～1%罗哌卡因	15～20	140～180	150～200

临床常用的短效和中效局麻药主要包括氯普鲁卡因和利多卡因。氯普鲁卡因是一种起效迅速、作用时间较短的酯类局麻药，2%氯普鲁卡因缺乏肌松作用，因此临床常使用3%浓度药液。此外，氯普鲁卡因可影响硬膜外吗啡的作用，影响术后镇痛效果。利多卡因浓度为1%时主要用于硬膜外镇痛，1.5%和2%溶液可提供良好的麻醉效果。常用的长效局麻药主要包括布比卡因、左旋布比卡因和罗哌卡因。0.5%～0.75%布比卡因可用于手术麻醉，但高浓度布比卡因引起的心血管系统和中枢神经系统毒性反应难以救治，目前0.75%布比卡因已不再推荐用于产科麻醉。左旋布比卡因的心脏毒性低于布比卡因。罗哌卡因对运动神经的阻滞较轻，是目前常用的硬膜外麻醉用药。

硬膜外药物的添加剂主要用于改善硬膜外麻醉/镇痛的效果。血管收缩剂可减少硬膜外隙血管对局麻药物的吸收，延长药物作用时间。α_2-受体激动剂如可乐定、右美托咪定可降低硬膜外局麻药和阿片类药物的需要量，改善镇痛效果。硬膜外使用阿片类药物，可协同局麻药增强镇痛效果，而对运动神经影响轻微。亲脂性阿片药物（芬太尼、舒芬太尼）主要在硬膜外药物扩散范围内发挥镇痛作用，而亲水性阿片药物（吗啡）则可进入鞘内发挥长效镇痛作用。

六、骶管麻醉

骶管麻醉，是经骶裂孔将局部麻醉药注入骶管腔以阻滞骶神经的麻醉与镇痛方法，本质上是一种特殊类型的硬膜外麻醉。药液经骶裂孔注入骶间隙后在硬膜外隙向上扩散，可达腰段甚至胸段，但扩散程度常较难预测。在成人，骶管麻醉主要适用于会阴部、肛门和直肠手术，也可用于腰段硬膜外麻醉。小儿因骶裂孔解剖标志清晰，且骨质化不完全可进行超声引导，穿刺成功率高，是一种常用的区域麻醉/镇痛技术。

实施骶管麻醉前，应进行知情同意，建立静脉通路，监测生命体征，准备抢救药物和设备。成人多采用俯卧位，髂嵴下垫一高枕，以调整角度便于穿刺。小儿常采用侧卧位，便于气道管理。

骶裂孔由未融合的S4和S5椎板构成，上面覆有骶尾韧带。骶裂孔是尾骨上方一个可触及的凹陷，位于双侧骶角之间，与双侧髂后上棘形成一个等边三角形。通常在消毒皮肤后，使用穿刺针头侧偏45°进针，穿破骶尾韧带时有突破感，随后放平穿刺针，继续进针少许。成人硬脊膜囊终止于第1骶椎，小儿则终止于第3骶椎。给药前，要回抽无血无脑脊液，也可使用试验剂量确认穿刺针位置。

骶管麻醉的用药选择与硬膜外麻醉相同。局麻药内加入血管收缩剂可延长作用时间，加入阿片类药物可改善镇痛效果。

第 4 节 椎管内麻醉的副作用及并发症

椎管内麻醉的副作用，指的是应用治疗量的药物后出现的治疗目的以外的药理作用，源于椎管内阻滞的生理反应或椎管内使用的局麻药和（或）阿片类药物的直接副作用。而并发症指的是患者在接受椎管内麻醉的过程中，因为操作或用药引发了另一种疾病。椎管内麻醉的严重并发症发生率相对较低，但仍可能导致死亡、永久性脊神经损伤、永久性脑损伤等。

一、椎管内麻醉引起的系统性并发症及副作用

（一）椎管内麻醉效果不佳

椎管内麻醉效果不佳包括椎管内麻醉阻滞失败和阻滞不全，指的是脊髓麻醉、硬膜外麻醉或腰硬联合麻醉后效果不充分，难以满足手术需求，导致患者巨大的焦虑和痛苦。脊髓麻醉和腰硬联合麻醉阻滞不全的发生率低于硬膜外麻醉。导致椎管内麻醉效果不佳的因素有很多：① 患者因素，包括肥胖、脊柱解剖变异或脊柱手术史等；② 麻醉科医师的专业技能；③ 椎管内麻醉的特点，如注射过程中穿刺针发生移位，穿刺针口未完全进入蛛网膜下隙，硬膜外药物经椎间孔渗漏过多等；④ 技术因素，如不同穿刺套件的差异，硬膜外导管置入过深，导管偏向一侧或从一侧椎间孔穿出导致单侧阻滞等。

（二）低血压及心动过缓

椎管内麻醉导致的低血压和心动过缓，源于局麻药物阻滞相应节段交感神经纤维的生理改变，其发生机制可参考本章第 3 节相关内容。通常椎管内麻醉导致的低血压定义为收缩压＜100mmHg 或血压较基线水平下降超过 20%。与硬膜外麻醉相比，脊髓麻醉导致的低血压发生更快，程度更严重。为防止其发生，所有接受椎管内麻醉的患者均应监测生命体征，在蛛网膜下隙或硬膜外隙给药后，观察充足的时间，积极纠正血容量不足，必要时给予药物纠正低血压及心动过缓。

（三）意外高位阻滞

脊髓麻醉和硬膜外麻醉均有可能发生意外高位阻滞。其发生原因可能是脊髓麻醉的药物过量，硬膜外用药意外全部或部分注入蛛网膜下隙。发生高位阻滞时，会出现因麻醉平面过高引起的意识消失、呼吸暂停和严重低血压。当阻滞平面到达脑神经时，则出现"全脊麻"，表现为意识不清、双侧瞳孔扩大固定及呼吸心搏骤停。

预防意外高位阻滞的措施包括注药前回抽，应用试验剂量且试验剂量不超过脊髓麻醉的剂量，给药后留有充分的观察时间。发生意外高位阻滞时，应首先判断阻滞的节段和程度，充分供氧，给予呼吸循环支持，必要时建立人工气道和控制通气，一旦发生心搏骤停，立即启动心肺复苏。随后应严密监测生命体征，支持治疗至神经阻滞症状消失。

（四）尿潴留

约有 1/3 接受椎管内麻醉的患者会出现尿潴留。椎管内使用局麻药及阿片类药物，S2~S4 神经根被阻滞，一方面可导致机体对膀胱充盈的感知下降，另一方面降低膀胱张力，抑制逼尿肌收缩。

（五）瘙痒

皮肤瘙痒是椎管内应用阿片类药物常见的副作用，围产期女性发生率高于其他群体，蛛网膜下隙用药发生率高于硬膜外给药，且与阿片类药物用量呈剂量依赖性。脂溶性高的阿片类药物常导致腿部、腹部和胸部瘙痒，水溶性高的阿片类药物可导致颈部和头面部瘙痒。

目前其发生机制尚不明确，可能与药物激活中枢阿片受体有关，与组胺释放无关。因此最有效的治疗方式是给予小剂量阿片受体拮抗剂，如纳洛酮 40~80μg 静脉注射或纳曲酮 6mg 口服等。

(六）恶心与呕吐

椎管内麻醉后出现恶心呕吐，可能与椎管内应用阿片类药物、麻醉后低血压及副交感神经张力高导致的胃肠道蠕动增加有关。

（七）寒战

约有半数接受椎管内麻醉的患者会出现寒战。交感神经阻滞导致外周血管扩张，身体热量分布到外周且散失增加。另外，硬膜外麻醉时，大量凉的局麻药物注射至硬膜外隙，影响了热敏基底窦。

寒战可导致患者不适感增加，且干扰无创血压测量。为预防其发生可使用温毯等物理加温设施，避免硬膜外和静脉使用冷的液体。

二、椎管内穿刺或置管相关并发症

（一）背痛

椎管内麻醉穿刺针经过皮肤和各层韧带时，可能导致一定程度的组织损伤。但通常穿刺针较为锐利，机械损伤程度轻微。反复穿刺或合并局部无菌性炎症时，可出现背痛，呈自限性，多数在几周内恢复，可使用非甾体抗炎药治疗。

（二）脊髓损伤

严重的脊髓损伤可导致截瘫，是严重的椎管内麻醉并发症。直接的穿刺针损伤脊髓较为少见，在成人 L1 和小儿 L3 以下实施椎管内穿刺可降低脊髓针刺伤发生率。更多见的是将错误的药物注入蛛网膜下隙，直接导致脊髓损伤。因此椎管内麻醉应严格遵从操作常规，非椎管内用药如消毒剂等不应倒入穿刺盘内。此外，严重低血压和脊髓缺血也是椎管内麻醉导致截瘫的重要原因。脊髓前部仅由单一的动脉供血，任何原因导致的严重低血压、机械性梗阻、血管病变或大出血都可能导致脊髓不可逆的损伤。

（三）神经损伤

硬膜外麻醉和腰硬联合麻醉导致的神经根或周围神经损伤发生率高于脊髓麻醉，可能与穿刺针直径有关。多数为一过性或暂时性神经损伤，极少数为永久性神经损伤。通常发生在围手术期，有神经根性疼痛的典型症状，穿刺操作时有异感应提高警惕。

（四）硬脊膜穿破后头痛

硬脊膜穿破后头痛（post dural puncture headache，PDPH），是指在实施椎管内麻醉时无意或有意穿破硬膜、脊髓造影或诊断性腰椎穿刺后导致的头痛。意外穿破硬脊膜后，PDPH 的发生率为1%~1.5%，但产妇可高达50%。多在硬脊膜穿破后的 12~72h 出现，表现为双侧额部、眶后部和枕部疼痛，可放射至颈部，伴发恶心呕吐、耳鸣耳聋及视觉障碍。PDPH 具有典型的体位相关性，即坐位和直立位时头痛加剧，平卧时减轻。多数患者会在 7~10d 内自愈。PDPH 产生的原因，一种解释是脑脊液通过硬脊膜上的漏口渗出，大脑失去支撑，下垂，牵拉硬脑膜和大脑幕；另一种解释是脑脊液丢失，颅内压降低，引起颅内血管代偿性扩张导致的搏动性头痛。

PDPH 的影响因素包括：①年龄，年轻人更容易发生；②性别，女性多于男性；③穿刺针的直径，直径越大，发生概率越高；④穿刺针的类型与斜面方向，切割型穿刺针发生率高于圆锥型穿刺针，穿刺针切面与脊柱纵轴平行发生率更低；⑤妊娠，穿破后经阴道分娩发生率显著增高；⑥穿刺次数，穿刺次数增加时发生率增高。研究也发现，意外穿破后将导管顺势置入蛛网膜下隙和下地活动的时间均不影响 PDPH 发生率。

目前的研究表明，卧床和静脉补液并不能降低 PDPH 的发生率，静脉或口服非甾体镇痛药或咖啡因可减轻头痛严重程度。硬膜外血补丁是治疗 PDPH 的有效方法，最好在硬膜穿破后 24h 或出现典型头痛症状后应用。在硬脊膜穿破处的下一个间隙，将 15~20mL 严格无菌条件下抽取的自体血注入硬膜外隙，利用血凝块对穿破口的封堵效应，阻止脑脊液继续渗漏。90%的患者经一次血补丁就可改善症状。

（五）导管位置异常

导管位置异常是硬膜外麻醉/镇痛特有的并发症，指硬膜外导管位置未在硬膜外隙，给药后造成的并发症。导管置入过长时，可能偏向一侧或从椎间孔穿出，造成单侧阻滞。硬膜下隙，位于蛛网膜与硬脊膜之间，并不是一个潜在腔隙，是穿刺形成破口注射空气或水后形成的间隙。硬膜下注射局麻药物起效慢（超过 20min），且阻滞平面逐渐进展，可能扩散至颅内，常需要呼吸循环支持治疗。此外在镇痛过程中，导管位置发生了移动，误入血管或蛛网膜下隙，再次给药时可能造成局麻药中毒或意外高位阻滞。

（六）导管意外折断或拔出困难

现在硬膜外穿刺包内的导管多为尼龙材质，也有钢丝加强型导管，本身性状稳定。多数导管意外折断是由于操作不规范引起，当发生置管困难时，应同时将硬膜外穿刺针和导管一起退出，不能只退硬膜外导管，否则硬膜外导管经锐利的穿刺针斜面切割，可能断裂在体内。如果断裂的导管位置固定，没有引起不适主诉，可考虑将其保留在那，并观察患者情况。如果有症状或断裂位置表浅，可考虑手术取出。

当硬膜外导管置入过长、打结、嵌入骨缝或关节突，可被局部组织卡压，发生拔出困难。此时不应暴力拔管，可先将患者恢复穿刺时的体位，打开背部小关节再尝试拔管。也可尝试局部热敷按摩，缓解肌肉痉挛。

（七）硬膜外血肿

椎管内麻醉穿刺针或导管（置入或拔出）损伤硬膜外隙血管时，均有可能造成轻微出血，多为自限性。严重的硬膜外血肿多发生于穿刺困难或有凝血功能障碍的患者。研究表明，腰麻时硬膜外血肿的发生率约为 0.06/10 000，而硬膜外麻醉导致硬膜外血肿的发生率为前者的 10 倍。当出现神经根性腰痛、椎管内阻滞持续时间异常延长、阻滞恢复后新发运动或感觉神经异常及膀胱直肠功能障碍时，应考虑发生硬膜外血肿的可能性，尽早行 MRI 检查，必要时手术清除椎管内血肿，以免发生永久性神经后遗症。

（八）感染

椎管内穿刺操作不遵守无菌原则可能导致硬膜外脓肿及脑膜炎，严重时可致命。全身感染、糖尿病、免疫功能低下及留置硬膜外导管长期镇痛与硬膜外脓肿的发生率升高相关。脊髓麻醉的椎管内感染率约为 0.3/10 000，硬膜外麻醉约为其 2 倍。硬膜外麻醉后出现背部疼痛和发热时，应警惕发生硬膜外脓肿，继续发展可能导致神经根性疼痛，严重时出现运动和感觉障碍，甚至截瘫。一旦怀疑发生硬膜外脓肿，应拔出导管行培养和药敏筛查，影像学检查可用于鉴别诊断，除应用抗菌药物外，必要时还需切开引流。

三、药物毒性相关并发症

（一）局麻药全身毒性反应

当进行硬膜外麻醉和骶管麻醉时，使用的局麻药浓度和剂量较高，直接的血管内注射和经血管局麻药吸收过快都可引起局麻药全身毒性反应（LAST）。LAST 的诊断、治疗和预防措施见第 9 章第 2 节。

(二)短暂性神经综合征

短暂性神经综合征(transient neurologic symptoms,TNS)表现为脊髓麻醉消退后出现的特征性背部疼痛,并向腿部放射,无感觉和运动神经障碍,可在数天内自行缓解。TNS 被认为是局麻药物浓度相关的神经毒性反应。TNS 与局麻药种类有关,利多卡因和甲哌卡因蛛网膜下隙给药后常见,布比卡因等少见。另外 TNS 常见于接受截石位手术的患者。常用非甾体抗炎药物治疗,严重时可用阿片类药物。

(三)马尾神经综合征

发生率约为 0.1/10 000,是脊髓腰骶神经根暴露于大剂量局麻药受损而致,严重时可发生永久性神经功能损伤。单次注射高浓度局麻药,通过导管持续注入局麻药及椎管狭窄导致局麻药扩散范围受限都会导致腰骶神经根暴露在高浓度局麻药中,从而发生马尾神经综合征。

(申 乐 张 砡)

第11章 全身麻醉

本章要点：

- 全身麻醉指为了满足手术或者诊疗操作需要，通过使用麻醉药物达到可逆性地抑制中枢神经系统，使患者出现意识消失、全身疼痛感觉消失的麻醉方法；全身麻醉包括意识消失（遗忘）、镇痛和（或）肌肉松弛等基本要素。
- 按照时间进程，全身麻醉分为诱导、维持、苏醒三个阶段。使用全身麻醉药物，使患者达到全身麻醉状态的过程，称为诱导阶段；从麻醉诱导完成到手术结束称为维持阶段，其间主要任务是保证生命体征平稳和意识消失、良好的镇痛、抑制应激反应、骨骼肌松弛；停用麻醉药物至患者完全恢复清醒，保护性反射完整恢复的过程，为苏醒阶段。
- 根据使用的药物，全身麻醉的实施方法可大致分为静脉全身麻醉、吸入全身麻醉、静吸复合全身麻醉三类。
- 全身麻醉可以引起反流误吸、通气功能障碍、换气功能障碍、血流动力学波动、躁动、苏醒延迟等不良反应。

全身麻醉是现代麻醉学的重要组成部分，是最常用的麻醉方法之一。全身麻醉并非生理状态，而是为满足手术或者其他诊疗操作要求，由药物介导的一种特殊的状态。全身麻醉期间意识消失、对伤害性刺激无反应，有时甚至需要骨骼肌松弛；需要应对患者自身疾病、手术创伤打击、麻醉药物影响等各方面的挑战，具有较高的风险。因此，全身麻醉需要实施严格的麻醉前准备，密切监护生命体征，调控基本生命功能，迅速识别和处理各种不良事件。操作者需要熟悉患者的病理生理特点，掌握麻醉药物的药理特点，并根据手术或诊疗操作的种类、特点和进程，制定详细的全身麻醉计划。

第1节 全身麻醉概念、特点及应用

一、全身麻醉概念、要素及特点

全身麻醉指为了满足手术或者诊疗操作需要，通过使用麻醉药物，可逆性地抑制中枢神经系统，使患者出现意识消失、全身疼痛感觉消失的麻醉方法。全身麻醉的目的是在保证患者生命安全的前提下，促进手术或有创诊疗操作的顺利进行。全身麻醉期间须保证充分的镇静以使患者意识消失（遗忘），足够的镇痛以抑制有害的应激反应，有时还需要骨骼肌松弛。因此全身麻醉通常包括意识消失、镇痛和（或）肌肉松弛（以下简称肌松）等基本要素。

全身麻醉期间的病理生理改变主要包括：①麻醉药物可导致维持生命基本功能的重要保护性生理反射减弱或消失。例如保持呼吸道通畅的咳嗽反射、调控血压的压力反射、体温调节反射等在全身麻醉期间均有不同程度的抑制甚至消失。全身麻醉状态下可能出现上呼吸道梗阻、自主呼吸变慢、潮气量减少、心率下降、血压降低等危及生命的不良事件，需要密切监测及调控基本生命功能。②手术是强烈的伤害性刺激，可造成剧烈疼痛、有害应激反应及病理性反射等，对生命带来巨大影响，严重者可威胁生命。例如疼痛导致交感神经兴奋，引起血压升高、心率增快；组织损伤可能引起全身性炎性反应；手术牵拉胆囊和眼球可引起迷走反射，导致心动过缓甚至心脏停搏；阻断大血管等操作可能导致血压骤降和重要脏器灌注不足；手术大失血可造成致命的失血性休克等。③患者原有的术前疾病，如高血压、糖尿病、冠心病等在全身麻醉期间可能加重或出现危象；可能出现新发疾病或并发症，如失血性休克、急性冠脉综合征、过敏、电解质失衡、重要脏器功能不全等，需要麻醉科医师积极诊断和及时有效的处理。

随着学科发展，消除伤害性刺激的疼痛和异常应激反应，监测与调控围手术期基本生命体征，保护与支持重要脏器功能，积极预防、快速诊断和救治围手术期危急重症逐渐成为全身麻醉的新内涵。

二、临床应用

传统手术，如颅脑、胸腹腔、大血管手术等，创伤大，疼痛剧烈，对生理功能干扰大，有害应激反应强烈。全身麻醉可以保证患者意识消失，充分镇痛，应激反应抑制，以及肌肉松弛，保证患者的生命安全和手术顺利进行。

有创诊疗操作如无痛消化内窥镜、无痛纤维支气管镜、无痛电休克、放射介入诊疗等场景中，全身麻醉可以消除患者紧张、焦虑的情绪，消除操作期间的体动，有利于操作顺利进行，同时满足舒适化需求。

三、全身麻醉分类

根据使用的药物，全身麻醉可以分为静脉全身麻醉、吸入全身麻醉、静吸复合全身麻醉三种类型。根据时间进程，全身麻醉可分为诱导、维持、苏醒三个阶段。

一般来讲，静脉全身麻醉起效迅速、患者较为舒适、无气体环境污染。但需注意静脉麻醉药物的个体差异较大；单一使用静脉药物无法兼具意识消失、镇痛、肌松三种效果，因此全身麻醉药物、镇痛药物、肌肉松弛药物（以下简称肌松药）等药物常常合用；且大部分静脉全身麻醉药物可产生剂量依赖的呼吸和循环作用。

吸入全身麻醉药的优点是个体差异较小；同时具备意识消失、镇痛和肌松的效果，单一用药即可满足部分手术需要。但是吸入全身麻醉药物需要特殊的装置（挥发罐）；在产生足够的麻醉深度之前存在兴奋期，兴奋期间可能出现躁动等不良反应；可能产生空气污染；恶性高热高危患者禁用。静脉全身麻醉和吸入全身麻醉的比较详见表11-1。

使用吸入麻醉药物和静脉麻醉药物实现全身麻醉称为静吸复合全身麻醉。例如，诱导阶段使用静脉麻醉，维持阶段使用吸入麻醉；或者以一种麻醉药物为主，另一种药物为辅。静吸复合全身麻醉兼具静脉和吸入麻醉各自的特点，合理应用可以集合各自的优点，减少药物用量，减少各自不良反应。

表11-1 吸入与静脉全身麻醉的区别

特点	吸入全身麻醉	静脉全身麻醉
作用时效	起效、排出均较快	起效快，部分药物大剂量、长时间给药可导致蓄积
代谢	几乎不依赖肝肾功能	大部分依赖肝肾功能
给药途径	通过专用装置经呼吸系统给药	经过静脉通道给药
药物浓度监测	可以实时监测呼出气体中的药物浓度	药物浓度监测尚未普及
药物调节	可调节挥发罐及新鲜气流量快速调整麻醉深度	调整麻醉深度较慢
对自主呼吸的影响	七氟醚可以保留自主呼吸	大多数药物具有剂量依赖性呼吸抑制
术后苏醒	术后谵妄、躁动、恶心、呕吐发生率较高	苏醒平静，恶心、呕吐发生率较低
空气污染	可能造成空气污染	无

第2节 全身麻醉的诱导

使用全身麻醉药物，使患者达到全身麻醉状态的过程，称为全身麻醉的诱导（induction）。诱导是全身麻醉中风险较高的阶段。诱导前必须进行完善、细致的准备，全程必须密切观察。对于合并重要脏器功能损伤且失代偿（ASA ≥ 3 级）、反流误吸高危因素（详见下述）、困难气道等特殊患者，诱导的风险很高。操作者需要充分了解病情、掌握疾病的主要病理生理特点，谨慎选择药物和方法，并制定详细的预案。

一、诱导前准备

麻醉诱导前需要准备好监护仪、麻醉机、麻醉和抢救药物、吸引器以及建立人工气道所需要的物品和设备。诱导前准备工作非常重要，需逐项完成，不能漏项。诱导前准备可以按照检查机器（machine）、吸引器（suction）、监护仪（monitor）、气道设备（airway）、静脉通路（IV）、相关药物（drugs）、特殊准备（special）的程序进行（亦称 MSMAIDS 法）。诱导前准备可以采用核对表（Checklist）的方法以免漏项（图 11-1）。

机器 Machine	是		监护仪 Monitor	是	
正确连接呼吸回路	□是	□否	连接并监测SpO$_2$, HR, BP, ECG, Temp	□是	□否
开机自检、电源、氧源	□是	□否	设置报警限	□是	□否
氧源压力表正常	□是	□否	设置音量	□是	□否
氧气流量表状态正常	□是	□否	**气道 Airway**	**是**	
氧气-笑气联动装置正常	□是	□否	合适的面罩	□是	□否
快充氧功能正常	□是	□否	简易呼吸器（状态良好）	□是	□否
设置呼吸参数及报警限	□是	□否	喉镜（状态良好，型号合适）	□是	□否
气道高压报警功能正常	□是	□否	人工气道（气管导管、喉罩等）	□是	□否
脱机报警功能正常（呼吸机空打报警）	□是	□否	空针、管芯、胶布、听诊器	□是	□否
手控及机控漏气检查	□是	□否	**静脉通路 IV**	**是**	
机控容量误差测试	□是	□否	静脉通路畅通	□是	□否
机控压力误差测试	□是	□否	输液袋内液体充足	□是	□否
挥发罐安装正确且有药	□是	□否	**药物 Drugs**	**是**	
二氧化碳吸收剂足量且颜色正常	□是	□否	急救药物	□是	□否
废气排放系统正常	□是	□否	诱导药物	□是	□否
吸引 Suction	**是**		**特殊 Special**	**是**	
吸引器组装并放置患者头部附近	□是	□否	病情需要的其他药物	□是	□否
确认吸力	□是	□否	病情需要的其他设备	□是	□否

图 11-1　按照 MSMAIDS 法进行诱导前准备的 Checklist 示例

测量入室后（吸氧及给药前）生命体征的基础值，诱导期间全程进行生命体征监测。危重患者入手术室后应该优先监测生命体征及吸氧，必要时可以增加人手以同时进行其他准备工作。

针对病情和手术类型，在常规监测项目之外需准备特殊监测。例如：动脉穿刺置管以实现有创血压监测；中心静脉穿刺置管以快速补液，输注血管活性药物，或监测中心静脉压；体外循环手术中脑氧监测；放置漂浮导管监测肺动脉压等。

二、诱导原则及方法

全身麻醉诱导的原则：①意识消失先于肌松起效；②保证充分氧合及循环稳定；③气管插管操作时镇静、镇痛、肌松药物均达到作用高峰，以避免操作导致的强烈刺激。

不论何种诱导方法，诱导前需常规进行"预充氧"（又称为"预氧合"或"给氧去氮"，即以氧气置换功能残气量中的空气）以增加氧储备，延长人工气道建立之前患者无通气情况下的耐受时间。

预充氧有两种方法：潮气量法及肺活量法。紧扣面罩，吸入高流量（10~12L/min）的纯氧，正常呼吸高流量纯氧 3min，称为潮气量通气法；连续做 8 次超过 60s 的深呼吸，称为肺活量法。

▎（一）静脉麻醉诱导

使用静脉药物完成全身麻醉诱导称为静脉麻醉诱导。

1. 常规静脉诱导　根据患者的体重、年龄、病情及手术需求，确定药物种类及剂量；通过静脉推注、泵注或滴注药物直至起效。如给予起始剂量后意识未完全消失，需要额外追加小剂量的药物。危重患者或特殊风险患者需要密切观察药效，根据药效反馈，小剂量、滴定式给药。

通常使用催眠镇静药物（如咪达唑仑、瑞马唑仑等）、静脉全身麻醉药物（如丙泊酚、环泊酚、磷丙泊酚、依托咪酯、氯胺酮等）等使患者意识快速消失。睫毛反射（触碰眼睫毛引起反射性眼睑闭合）可帮助判断意识，在没有肌松作用的情况下，睫毛反射消失时可认为意识消失。

根据随后的操作（如不同类型人工气道的放置、有创操作等刺激大小）等确定麻醉性镇痛药（如芬太尼、舒芬太尼、瑞芬太尼、阿芬太尼等）的种类及剂量。注意大剂量快速给予阿片类药物可能引起呛咳、胸壁肌肉强直，甚至影响通气。

肌松起效必须在意识消失之后，否则可能造成患者紧张、恐惧甚至心理创伤。肌松效果满意之后进行放置人工气道，如置入喉罩、气管插管等操作。原则上，注射肌松药之前必须确保可以进行面罩正压通气，否则可能导致威胁生命的通气困难。预估有困难气管插管的患者，使用长效肌松药应非常谨慎，并准备肌松拮抗。

静脉麻醉诱导的给药顺序可以根据患者的实际情况和药物起效时间进行调整。但意识消失必须先于肌松药起效，并保证患者通气。给药剂量需要个体化，高龄、危重、衰竭患者用药剂量可能需要适当减少；代谢率高、小儿患者的药物用量可能偏高。在无痛内镜、血管介入治疗等不插管全身麻醉场景，因无可靠的气道保护与控制，静脉诱导需要高度重视给药后的气道梗阻、呼吸抑制、反流误吸、循环抑制等问题。

2. 快速顺序诱导（rapid sequential induction，RSI）　是应用于反流误吸高危患者的常规诱导方法，可以降低误吸风险。

反流误吸高风险包括：禁食禁饮时间不够、胃食管反流、消化道梗阻、食管裂孔疝、膈疝、贲门失弛缓症、妊娠等，所有急诊手术患者均应视为反流误吸高风险。这些患者需要 RSI 以避免胃内容物反流至呼吸道，引发窒息、严重肺部炎症等危急情况。RSI 前可将患者调整至头高脚低位；必要时安置粗大的胃管或催吐以排空胃部；并给予抑酸剂以增加胃内容物 pH。

RSI 的经典实施方法为：静脉注射快速起效的全身静脉麻醉药物（如丙泊酚等）并密切观察意识。一旦意识消失，立即向下挤压环状软骨以压闭食管。环状软骨是唯一完整的气管软骨，此处按压施加约 30N 的力量，可挤压甚至压闭食管，进一步防止胃内容物反流（亦称为 Sellick 手法）。意识消失后即刻静脉注射快速起效的肌松药。一旦肌肉松弛，达到插管条件后立即插入气管导管，并将导管套囊充气以防止反流物进入气道。在气管插管成功之前不用面罩加压给氧，以免气体进入胃部而增加反流风险。

琥珀胆碱起效迅速，可尽快提供肌松条件以完成气管插管；并且其作用时间较短，如果插管不成功，患者自主呼吸恢复较快，因此成为经典 RSI 的肌松药物。但是琥珀胆碱有诸多禁忌证，心动过缓、肌痛、高钾血症、颅内压、眼内压或胃内压增高等不良反应亦较多。近年来改良的 RSI 方法中，使用 1.0～1.2mg/kg 罗库溴铵静脉注射，可在 90s 内达到气管插管的肌松条件。但应注意罗库溴铵的作用时间较长，需要准备特异性快速拮抗药物（如舒更葡糖）；一旦插管困难，立即使用舒更葡糖拮抗，促进自主呼吸恢复，以免发生不能通气不能氧合的危急情况。

（二）吸入麻醉诱导

吸入麻醉诱导主要适用于小儿、无法建立静脉通道或者诱导期间需要保留自主呼吸的患者。目前适用于全身麻醉诱导的吸入麻醉药物主要为七氟醚。

方法一：分步法。

患者正常呼吸，先吸入较低浓度[约 0.5 倍最低肺泡有效浓度（minimum alveolar concentration，MAC），即 0.5 MAC]的七氟醚，每 3～4 次呼吸后增加 0.3 MAC，直到麻醉深度满意。此方式适用于配合的患者。需要注意此法兴奋期较长，兴奋期间可出现屏气、高血压、心动过速、体动、呕吐、喉痉挛等问题。

方法二:"负荷量"法。

七氟醚挥发罐开至最大刻度,加大氧流量,使回路充满高浓度的七氟醚。注意不要按压麻醉机的快速充氧键以免七氟醚被稀释;七氟醚预充呼吸回路期间应注意避免药物泄漏,尤其是经面罩泄漏。可将面罩紧扣于一平面上,以防止泄漏。回路充满高浓度七氟醚之后,将面罩紧扣患者面部,嘱患者以"肺活量"式呼吸以尽快达到麻醉深度。此法可以缩短兴奋期,适用于不合作的患者,尤其是小儿。

(三)静吸复合麻醉诱导

结合静脉麻醉药物和吸入麻醉药物各自的特点,根据手术和患者自身情况,诱导时使用静脉和吸入麻醉药物,称为静吸复合麻醉诱导。多用于需要保留自主呼吸的患者。

可先静脉给予少量催眠镇静药物(如右美托嘧啶、咪达唑仑等)和(或)少量镇痛药物(芬太尼、瑞芬太尼等),密切观察患者反应。达到一定镇静效果之后再吸入七氟醚加深麻醉,然后完成气道相关操作(如置入喉罩、常规气管插管或者经纤维支气管镜引导气管插管等)。也可以联合咽喉部使用局部麻醉药降低插管反应。这一方法的优点是使用的静脉药物较少,且未使用肌松药物,可保留自主呼吸;静脉药物产生的镇静效应可以减少吸入麻醉的兴奋期躁动;可保留重要生理保护性反射;相比单纯的吸入麻醉诱导,患者较舒适。缺点是耗时较长;个体差异较大,药物需要"滴定"使用,对操作者要求较高。

三、诱导期常见不良事件及处理

如前所述,诱导期是风险较大的时期,以下问题需要引起高度重视。

(一)反流误吸

诱导期间,患者意识消失,气道保护性反射减弱甚至消失,胃内容物可倒流至口腔称为反流;反流物通过声门进入气管、支气管或下呼吸道称为误吸,二者通常合并发生,称为反流误吸。

反流误吸是诱导期间的严重不良事件。胃内容物进入气道可造成呼吸道梗阻。气道完全梗阻可导致窒息、严重缺氧、死亡。胃液进入呼吸道可引发支气管痉挛,肺泡毛细血管通透性增加,导致肺水肿、肺不张等严重的肺损伤。肺损伤的严重程度与误吸的量,以及胃液的pH相关:量越大,pH越小,肺损伤越严重。误吸大量($>0.4mL/kg$)较强酸性($pH<2.5$)的胃液将导致严重的肺损伤,亦名Mendelson综合征,表现为哮喘、发绀、呼吸困难、心动过速、双肺支气管哮鸣音或湿啰音。Mendelson综合征进展迅速,如处理不及时,死亡率高达70%。

反流误吸的高危因素有胃肠道梗阻、病态肥胖、胃食管反流、食管裂孔疝、妊娠、饱胃等。择期手术术前禁食禁饮未达标、急诊及创伤患者通常为饱胃。

反流误吸重在预防。常用措施包括择期手术前禁食禁饮;正确识别高危患者;高危患者预先置入胃管并充分吸引;诱导前摆放头高脚低位;预防性应用质子泵抑制剂以增高胃内容物pH;采用特殊诱导方法RSI,或清醒气管插管。

一旦发生反流,可立即置患者于头低脚高位,头偏向一侧,以防止反流物进入气道,并立即气管插管。插管后先行气道吸引,再行正压通气,以最大程度减少误吸量。

一旦发生误吸,立即气管插管机械通气;支气管软镜下充分吸引气道,尽可能吸出反流物;必要时冲洗气道;使用广谱抗生素、糖皮质激素等控制炎性反应;并调整呼吸模式防止肺不张。

(二)通气障碍

诱导期间通气障碍的因素很多,如困难气道,紧急气道,喉痉挛,支气管哮喘等。通气障碍必须迅速解决,否则危及生命。

预防通气障碍的措施：识别高危患者，谨慎合理使用药物，充分准备备用方案。应高度重视病史、查体、辅助检查提示可能存在面罩通气困难和（或）困难气管插管的患者。这些患者诱导用药需要高度警惕，充分考虑意识消失后出现通气困难的可能，避免使用药物后出现紧急气道。准备紧急气道下的通气保障措施。通气障碍的处理详见第8章第7节。

（三）药物过敏

诱导期间，患者短时间内接受多种药物，过敏发生率较高。肌松药过敏较为常见。诱导期间应避免在使用麻醉药物的同时使用抗生素或其他易致敏的药物。过敏表现个体差异较大，需要迅速识别，一旦出现应立即停止接触可疑变应原，并按照过敏的原则规范处理（详见第17章第5节）。

（四）插管相关损伤

建立人工气道可能导致组织损伤，如牙齿脱落，出血，黏膜水肿，环杓关节脱位等。诱导前妥善固定松动的牙齿，轻柔规范操作可预防、减少插管相关损伤。插管相关损伤出现之后应积极处理，例如，避免脱落牙齿进入气道；妥善止血；声门水肿应高度重视，谨慎拔管；环杓关节脱位可能需要耳鼻喉专科治疗，喉镜下复位。

第3节　全身麻醉维持

从麻醉诱导完成到手术结束的阶段称为全身麻醉维持。本阶段的主要任务是维持适当的麻醉深度、镇痛和（或）肌松，以保证患者的生命安全，满足手术及有创诊疗操作的需求。如前所述，全身麻醉状态下，需要严密监测生命基本功能，精确调控重要脏器功能，预防、迅速处理不良事件。

全身麻醉维持的原则：①保证生命体征平稳，术中必须监测生命体征；②保证手术全程无意识，对术中情况无记忆（需要术中唤醒的除外）；③处于良好的镇痛状态，根据手术进程和刺激程度给予适配的镇痛，充分抑制不良应激反应；④可能需要松弛骨骼肌以满足手术需要。

除基本的生命体征监测外，麻醉维持阶段可根据需要监测麻醉深度、神经肌肉功能、药物浓度等。全身麻醉阶段易发生低体温，应该根据具体情况采取保温措施。

根据维持阶段用药，全身麻醉维持可以分为静脉全身麻醉维持、吸入全身麻醉维持、静吸复合全身麻醉维持。

一、静脉全身麻醉维持

（一）分类与常用药物

全凭静脉全身麻醉（total intravenous anesthesia，TIVA）指全身麻醉的维持全部由静脉药物实现。其给药方式有单次静脉注射、多次静脉注射、持续静脉泵注、靶控输注等，根据患者情况及手术需求灵活选用。例如：单次静脉注射药物适用于无痛胃肠镜检查等短小诊疗操作；反复注射短效静脉麻醉药物适用于手术操作时间短或通气经常中断等场景（如支气管软镜检查、激光气道手术）；长时间的持续静脉泵注或靶控输注多用于传统手术。

理想药效对应的血浆药物浓度（或浓度范围）称为靶浓度。丙泊酚、瑞芬太尼等药物可通过靶控输注（target-controlled infusion，TCI）的方法，维持血浆药物浓度在靶浓度。将患者的年龄、性别、体重、身高等信息输入TCI专用注射泵，并设置目标靶浓度，TCI专用注射泵可自动分析出静脉输注的方法，如起始负荷剂量和后续维持泵注速度等。TCI开启后将迅速达到靶浓度并保持。注意手术刺激大小、麻醉深度、循环状态等对应的靶浓度会有变化，需根据实际情况调整靶浓度设置。

麻醉维持阶段常用的静脉药物包括（但不限于）：①催眠镇静类药物：咪达唑仑、瑞马唑仑、右美托咪啶等；②静脉全身麻醉药物：丙泊酚、环泊酚、磷丙泊酚、氯胺酮等；③镇痛药物：芬太尼、舒芬太尼、瑞芬太尼、吗啡、羟考酮、氢吗啡酮等；④骨骼肌松弛药物：非去极化肌松药如维库溴铵、罗库溴铵、阿曲库铵，以及去极化肌松药如琥珀胆碱等。应根据手术时长、刺激大小、患者自身基础情况、合并症、药物的适用证和禁忌证、术后疼痛特点选择适合的静脉麻醉药物，做到既满足全身麻醉维持需求，也不影响术后苏醒，同时兼顾术后镇痛的需要。

（二）静脉全身麻醉的要点

1. 意识消失、镇痛、肌松分别需要使用相应的药物。单一静脉药物不能同时提供意识消失、镇痛和肌松的作用，故静脉麻醉维持需要全身麻醉药、镇静药、肌松药联合使用，使镇静、镇痛、肌松三者均达到满意的状态。

如果术中意识恢复，将导致术中知晓，给患者带来心理创伤；如果术中镇痛不足，可能导致出现心率快、血压高等循环应激的表现；如果术中肌松不足，可能影响手术操作，如眼科、颅内等精细手术中发生体动可能导致严重后果。

2. 静脉麻醉药物进入机体依赖于畅通的静脉通路及适当的载液速度。术中需要关注静脉通路是否通畅、载液是否充足，液体通路问题可能导致麻醉药物给药意外中断，导致术中体动，甚至术中知晓。

3. 长时间大剂量使用全身静脉麻醉药物，有可能产生药物蓄积。例如，丙泊酚长时间泵注可能导致苏醒延迟，这是由其时量相关半衰期的特点决定的；又如短小手术，多次使用大剂量的长效肌松药，可导致术后残余肌松作用，造成术后拔出气管导管困难，甚至出现术后肺部并发症。

（三）静脉全身麻醉药物输注方式和输注系统

持续泵注药物需要输液泵、注射器、三通、载液等。应全程关注静脉通路是否通畅，有无渗漏肿胀；检查输液管路有无打折、受压、进气；检查输液泵状态是否正常，泵速设置是否错误，三通是否打开，重视输液泵报警；关注载液是否充足，载液滴速是否合理。

TCI 的输注系统与上述装置类似，区别是输液泵为专用的输液微量泵，开始泵注前需要输入影响药物浓度的协变量信息（如性别、年龄、身高、体重等）并预设靶浓度。为了尽快达到靶浓度，TCI 开始时会立即给予负荷剂量泵注，即泵注的前 1~2min 可能泵速较高，泵注药物体积较大，需要注意观察，避免外周静脉通道压力过高，确保药物进入机体。老年、危重、衰弱、低白蛋白、休克、肝肾功能不全等患者的靶浓度较正常人群明显降低，如按照正常人群设置靶浓度可能造成循环过度抑制。

二、吸入全身麻醉维持

术中全部使用吸入麻醉药物维持，称为全凭吸入麻醉。吸入麻醉药物在较低浓度即可产生意识消失作用；其内在的镇痛、制动效果可以满足部分手术（如体表手术、小儿短小手术）的要求。如果手术创伤较大，对肌松要求较高，常需要辅以静脉镇痛药物和肌松药。

吸入全身麻醉维持对麻醉机、手术间内的废气排放系统的要求较高。通常需要建立人工气道以保证通气、避免吸入麻醉药物泄漏。使用吸入全身麻醉维持的患者，苏醒期谵妄、恶心呕吐等不良事件的发生率高于 TIVA。单纯采用吸入全身麻醉维持时，需要充分掌握吸入麻醉药物的药理特点，并根据手术刺激及时调整麻醉深度。

（一）常用吸入麻醉药物

目前我国常用的吸入麻醉药物有异氟醚、七氟醚、地氟醚、氧化亚氮等。

（二）吸入麻醉药物浓度调控

当吸入麻醉药物在肺泡、血液、脑组织中的浓度达到平衡时，呼出药物浓度可以反映大脑或者肺泡内药物浓度。吸入麻醉药物的呼出浓度可以较为方便地通过监护仪的呼出气体模块进行持续监测。

增加新鲜气流量、提高挥发罐输出设定和加大每分通气量可以增加进入机体的吸入麻醉药物；反之亦然。

注意吸入麻醉药物挥发罐的设置浓度、患者实际吸入的麻醉药物浓度、呼出气体中的药物浓度三者大多数时候并不相等。实际吸入药物浓度的公式如下：

$$吸入药物浓度 = \frac{新鲜气流量 \times 挥发罐浓度 + 重复吸入量 \times 呼出药物浓度}{每分通气量}$$

由上式可知，患者实际吸入的药物浓度取决于多种因素。其中，重复吸入量（即患者已经呼出的气体又被吸入肺部的量）是影响吸入麻醉调控（即麻醉加深或减浅速度）的主要因素之一。

当新鲜气流量（即呼吸机设置的所有新鲜气体总量，例如氧气+空气+氧化亚氮总量）<患者的每分通气量（潮气量乘以呼吸频率）时，必然有呼出气体被再次吸入肺部，即重复吸入，且重复吸入量为每分通气量减去新鲜气流量的差值。有重复吸入则意味着吸入气体中的药物浓度不等于挥发罐的实际设置浓度，故导致吸入麻醉加深或减浅的速度减慢。

当新鲜气流量≥每分通气量时，呼出的气体经废气排放系统排出，无重复吸入量。此时，患者实际的吸入药物浓度等于挥发罐设置浓度（如果忽略螺纹管及气管导管、气管支气管、细支气管等对麻醉药的稀释作用）。全凭吸入麻醉维持时应重视这个问题，迅速加深或减浅麻醉时，需要消除重复吸入，否则尽管加大或减小挥发罐的设置浓度，但是实际麻醉深度并未迅速加深或减浅。

长时间手术，应检查挥发罐内麻醉药物是否充足，钠石灰是否失效并及时更换，排除二氧化碳重复吸收。常规检查废气排放装置，确保废气排放通路畅通以减少手术室内空气污染。

三、静吸复合麻醉维持

全身麻醉维持阶段使用吸入麻醉药物和静脉麻醉药物称为静吸复合麻醉。静吸复合麻醉可以减少每种药物用量，达到苏醒迅速、副作用减少的效果。一般以某类全身麻醉药物为主，另一类药物为辅。

针对某些特殊患者和特殊手术需求，需要采用其他特殊的麻醉维持的方法，例如全身麻醉联合区域（局部）麻醉、术中唤醒等，在此不赘述，详见后续分论中的具体描述。

四、全身麻醉维持期间常见不良事件及处理

全身麻醉维持期间常见不良事件包括但不限于：通气功能障碍、换气功能障碍、循环波动、器官灌注障碍、体温异常、术中知晓等。了解不良事件的原因和典型表现，将有助于迅速诊断，正确及时处理，防止出现严重后果。

（一）通气功能障碍

1. 原因　经人工气道行机械控制通气的患者，通气功能障碍的常见原因有呼吸回路打折或脱落；喉罩或气管导管移位（尤其在变动体位，建立气腹，术中牵拉气管、支气管等时）；痰液等分泌物堵塞；支气管痉挛；呼吸机故障；呼吸机设置不合理；人机对抗等。

不插管全身麻醉等无人工气道的患者，通气功能障碍的常见原因可能有舌后坠；呼吸道分泌物堵塞；喉痉挛；药物导致的自主呼吸抑制；手术操作导致的限制性通气困难（如膈肌上抬）；以及屏气等。

2. 表现、诊断及处理　胸廓视诊观察呼吸动度、肺部听诊可迅速确认通气不足。查体可迅速发现头颈部皮下气肿捻发感、胸廓运动幅度减弱或消失、双侧胸廓运动不一致、呼吸音消失、病理呼吸音等异常体征，提示可能有气胸、人工气道移位、支气管痉挛、呼吸道分泌物增加等问题。

因为二氧化碳的弥散能力较强，所以动脉血中及呼出气体中的二氧化碳分压对通气不足敏感性很高。二者的异常通常反映通气功能障碍是否存在及其严重程度；呼气末二氧化碳波形异常变化提示气管导管误入食管、自主呼吸恢复、小气道痉挛、钠石灰失效等。但需要排除二氧化碳重复吸收

（如钠石灰失效未及时更换）、肺栓塞、恶性高热等情况。此外应高度重视呼吸机的报警提示，尤其是潮气量、每分通气量、气道压报警。

应注意口唇及黏膜发绀、脉搏氧饱和度下降等反应较为滞后。氧离曲线中，氧分压降至60mmHg之下，曲线进入中段陡直段，氧饱和度才开始随着氧分压的下降而出现明显下降。这意味着出现氧饱和度明显下降、口唇发绀之时，通气功能障碍已经持续了一段时间，血氧分压已经下降至较为危险的水平。因此氧饱和度不能作为通气是否正常的唯一指标，不能等待血氧饱和度出现明显异常才开始处理。

通气功能障碍如不能及时有效地处理，将导致心率增快、血压增高、颅内压增高、呼吸性酸中毒甚至二氧化碳昏迷。对术前合并肺动脉高压、存在双向分流的心脏病患者，肺动脉压力增高可导致生命危险。通气完全消失为窒息，窒息数分钟即可出现严重缺氧。大脑、心肌等组织对缺氧的耐受力较差，如未及时纠正，可导致死亡或永久性神经功能损伤。

处理的原则是尽早发现，明确原因，迅速纠正。可通过查体迅速判断是否存在通气不足，而不能过于依赖监护设备。查体后仍不能判别通气功能障碍原因，可按照以下顺序排查：呼吸回路检查，排查回路是否漏气、打折、断开、堵塞，人工气道是否移位、打折；手控通气，感受及判断肺顺应性和气道阻力；呼吸机检查，检查风箱状态、参数设置、实际潮气量、气道压等，排除呼吸机故障、人机对抗、呼吸参数设置不合理等情形；必要时结合支气管软镜、床旁肺部超声等技术快速排查气道分泌物堵塞、气道破裂、气胸、胸腔积液、肺水肿等。

针对性处理包括：①解除呼吸回路漏气或打折、调整呼吸机参数，如呼吸机机械故障，紧急情况下可用简易呼吸器手控通气；②纠正气管导管或者喉罩移位；③吸痰，气道分泌物吸引；④维持适当肌松，消除人机对抗；⑤解除支气管痉挛：调整麻醉深度，处理过敏，避免气管及支气管的刺激，给予β受体激动剂、氨茶碱或糖皮质激素、加深镇痛及麻醉等；⑥处理气胸和胸腔积液、修补肺部或膈肌损伤，促进肺复张；⑦涉及气管、支气管等手术操作引起的通气不足，或因手术体位、术中单肺通气等造成的通气不足，应与手术医师充分沟通，调整呼吸参数，必要时暂停操作，恢复体位，以保证基本通气。

未建立人工气道患者出现通气不足，应先开放气道，确保气道通畅；如因自主呼吸抑制（如自主潮气量减少，呼吸频率减慢）导致通气不足，可面罩辅助通气，必要时建立人工气道。应注意排查药物及手术原因，如为药物导致的通气障碍，可调整药物用量用法，必要时酌情给予拮抗药物（如氟马西尼拮抗苯二氮䓬类催眠镇静药，纳洛酮拮抗阿片类药）；如为诊疗操作导致，应与操作者及时沟通，必要时暂停操作，协助处理。例如小儿胃肠镜，因检查过程中向消化道内过度充气，导致腹部膨隆膈肌上抬影响通气时，应该暂停检查，立即吸出消化道内气体减少腹内压，缓解通气困难。

（二）换气功能障碍

换气功能障碍包括肺弥散功能障碍、通气/血流比例失调及血液分流增加，共同表现为低氧血症。

1. 原因 换气功能障碍的病理生理特点是肺泡膜面积明显减少、肺泡膜增厚、通气/血流比例失调、肺内分流等。在全身麻醉维持阶段，常见原因是肺不张、肺实变、肺水肿、严重通气功能障碍、急性呼吸窘迫综合征（acute respiratory distress syndrome，ARDS）、心力衰竭、肺血管收缩、肺栓塞、先天性心脏病等。

2. 表现、诊断及处理 低氧血症表现为口唇、黏膜、甲床等部位发绀，脉搏氧饱和度降低，血中氧分压降低。如情况允许，术中应常规显露患者头面部，便于随时观察。在脉搏氧饱和度刚出现下降趋势时就需要引起高度重视，立即查看口唇或黏膜颜色，抽取动脉血气，计算氧合指数，必要时结合混合静脉血氧饱和度，排查组织氧摄取异常，迅速明确病因。低氧血症可导致心脏、大脑等缺氧，造成心肌梗死或永久性神经系统后遗症，故迅速识别及处理非常重要。

优先确保通气（见前述）。考虑肺不张时，应合理设置呼吸参数，适当手法肺复张，酌情使用呼吸末正压通气（positive end expiration pressure，PEEP）。非胸科手术的术中大量气胸或胸腔积液导致严重低氧血症的需要立即处理，必要时安置胸腔闭式引流。气腹手术时出现皮下气肿（皮下捻发感）及低氧血症，应立即提醒外科医师降低气腹压力，优化体位，并探查膈肌有无破损。胸科术中单肺通气期间如果发生严重低氧血症，可以尝试术侧肺持续气道正压+下肺PEEP的呼吸模式，或者暂停手术，恢复双肺通气。

肺部感染时，应该充分吸痰、合理选择抗生素，采用保护性肺通气策略。大面积肺栓塞导致急性的通气/血流比例异常，右心负荷急剧增加，典型表现有呼气末二氧化碳分压降低、氧分压降低、血压下降以及动脉血中二氧化碳分压增高，严重者可导致死亡。需使用血管活性药物支持右心功能，保证左心前负荷。紧急情况下可考虑建立体外循环以保证基本氧合，并根据栓塞的来源（气栓、癌栓、脂肪等）进行针对性处理。存在双向分流的先天性心脏病患者，肺动脉高压加重和（或）体循环低血压导致右向左分流增加，也可出现低氧血症。此时应解除肺动脉高压，提升体循环压力，保证肺部血流，促进氧合。

有胰腺炎、创伤、输血等病史，术中发生低氧血症，氧合指数≤200mmHg，伴肺水肿征象，排除胸腔积液、肺不张、心力衰竭、容量超负荷等，增加吸入氧气浓度处理无效，应高度警惕ARDS。此时应积极治疗原发病，给予小潮气量、限制平台压及滴定PEEP的肺保护机械通气策略；酌情给予糖皮质激素（1~2mg/kg强的松当量）或中性粒细胞弹性蛋白酶抑制剂。

（三）循环波动

1. 原因 全身麻醉维持期间，心率、血压等变化幅度超过术前静息状态下基线水平的30%及以上，或出现新发的心律失常，称为循环波动。

循环波动的原因很多。可以从血管内容量、心脏泵功能、血管张力、应激、手术操作影响等方面入手分析。①血管有效循环容量不足常见因素有术前禁饮禁食、术中丢失过多（术中失血、体液丢失补充不足）、血管扩张导致有效循环血量相对不足等。②心脏泵功能异常的原因有急性心功能不全、心肌缺血或梗死、心律失常等。③麻醉过深等可导致外周血管扩张、血管阻力下降、心肌收缩力下降、心率减慢，血压下降；麻醉偏浅，镇痛不足，可以导致心率血压上升等应激表现。④严重过敏、感染性休克等可使血管张力下降，引发低血压。⑤手术操作引起反射性的心率、血压变化，如手术导致眼心反射、胆心反射，心率急剧降低；嗜铬细胞瘤术中牵拉肿瘤引起儿茶酚胺大量释放导致血压、心率飙升等。

2. 处理 预防比处理更为重要。个体化围手术期容量管理、保持正常心脏节律，维持合理的血管张力，合理使用血液制品，保证心脑肾等重要器官的灌注，维持内环境稳定，是维持循环稳定的基础。合理用药、及时调整麻醉深度、充分镇痛的前提是熟悉手术进程和步骤（如了解刺激强的手术步骤），熟悉麻醉药物的药理学特性（如药物的起效时间、维持时间、不同人群的剂量选择、常见不良反应等），全面了解患者的病情（患者的合并疾病，关键病理生理改变等）。

术中需密切观察，在循环波动初现端倪时给予及时处理，防止进一步发展，远胜于发生严重心血管不良事件之后的补救。一旦出现循环异常波动，需要在对症处理的同时尽快寻找原因。对症处理包括合理补液，使用血管活性药物、正性肌力药物等维持血压，保证心输出量和重要脏器灌注。

3. 重要脏器灌注障碍 剧烈的血流动力学波动如不能及时处理，可导致心、脑、肾等重要脏器灌注障碍。长时间严重低血压可能导致重要器官灌注不足，引发严重后果。

术前合并心血管疾病史、心血管疾病危险因素、心血管系统体格检查异常表现，尤其是无法完成4个代谢当量（metabolic equivalent，MET）以上的体力活动，例如步行上坡或登上2层以上楼梯的患者，以及心力衰竭血清标志物（如B型利钠肽和N端B型利钠肽原）升高的患者，发生围手术期心血管不良事件风险增高。围手术期心血管不良事件包括严重心律失常、急性心衰、急性冠脉综合征甚至心源性猝死等。剧烈、长时间的高血压可导致左室后负荷急剧增加，心肌氧耗增加，严重时导致左心衰竭或心肌缺血。高危患者需要监测心电图 ST 段的动态变化，必要时进行有创血压及心功能监测，术中需要更为谨慎的麻醉管理，增加心肌氧供，降低心肌氧耗，维持心肌氧供氧耗平衡。

脑灌注不足可造成脑卒中、脑梗死、脑出血，甚至死亡。对脑卒中高危人群应控制血压、血糖及脂代谢异常；房颤患者术前应启动药物控制，防治血栓；合并脑血管狭窄、脑血管畸形、颈动脉狭窄患者，术中应尽力避免血流动力学剧烈波动，详见第 17 章第 3 节。

目前缺乏直接监测脑灌注的方法，全身麻醉维持期间主要通过间接方法监测脑的灌注。脑氧饱和度反映脑组织氧耗与氧供之间的平衡，在脑缺血缺氧的高危人群中可考虑使用。BIS 值反映脑电活动程度，如果 BIS 值持续异常降低，且术中曾有长时间严重低血压或者严重低氧，应该高度警惕脑灌注不足。非颅脑手术，术后新发意识障碍、瞳孔异常、出现神经病理征时应积极进行影像学检查，尽早专科会诊，以尽快排除卒中等神经系统器质性严重病变。

长时间低血压可能造成肾脏灌注不足，导致肾前性肾功能不全。术中少尿或无尿，排除手术损伤、肾脏血管受压、膀胱破裂、尿管位置不佳或破损等因素后，应警惕是否出现肾功能不全。血肌酐、肾小球滤过率等指标可以定性及定量判断肾功能不全。严重肾功能不全者可以考虑腹膜透析等替代治疗。肝脏灌注严重不足，可导致肝功能急性不全，引起药物代谢能力减弱、凝血功能障碍甚至肝昏迷等。肠道长时间缺血可能导致坏死、菌群移位、感染性休克等。

（四）体温异常

核心体温低于 36.0℃或超过 37.3℃，称为体温异常；前者为低体温，后者为发热。体温每小时上升超过 2℃或者 15min 内上升超过 0.5℃称为高热。体温异常的处理详见第 13 章。

（五）术中知晓

全身麻醉诱导及维持期间存在意识和明确记忆，术后能准确回忆全麻过程中所经历的事情称为术中知晓。术中知晓对患者造成的伤害包括焦虑、神经衰弱、恐惧和恐慌，术中记忆反复重现、噩梦、惊恐障碍等，更严重者可导致创伤后应激障碍。避免浅麻醉状态，应用麻醉深度监测，是预防术中知晓的重要手段。

历史上，根据吸入乙醚后患者的临床表现将麻醉深度分为遗忘期（意识消失，痛阈降低）、兴奋期（瞳孔扩张、凝视、呼吸不规则、屏气、高血压、心动过速、体动、呕吐、喉痉挛等，麻醉深度较浅）、外科麻醉期（瞳孔缩小、眼球固定在中央、呼吸规律、疼痛刺激不再引起体动或者高血压及心动过速，麻醉深度合适）和过量期（呼吸变浅或消失、瞳孔放大无反应、血压降低甚至循环衰竭，麻醉过深）。全凭吸入麻醉药的全身麻醉可以参照上述麻醉深度分期。如果全身麻醉期间使用静脉全身麻醉、镇痛药物、肌松药等，则临床表现不典型，难以根据临床表现区分麻醉深度。

目前，患者的生命体征和麻醉用药情况仍然是判定麻醉深度的重要依据。心率、血压是反映麻醉深度的重要生理体征。脑电活动是意识的重要表现形式，基于脑电活动的判断麻醉深度的方法目前应用广泛。常见的有脑电双频指数（bispectral index，BIS）、患者安全指数、Narcotrend 指数和熵。BIS 通过反映大脑皮层的抑制程度，监测大脑皮层的功能状态及其变化，全麻期间 BIS 的理想范围为 40~60；Narcotrend 指数通过对原始脑电进行采集分析，可实时监测大脑皮层的抑制程度；熵采用频域分析和爆发抑制测量患者脑电图的熵。应注意上述基于脑电图的麻醉深度监测容易受到手术刺激、镇痛药物、脑血流灌注的影响，并且仅反映意识抑制的程度，不代表镇痛和肌松的水平；麻醉深度应综合判断，脑电监测方法并不能杜绝术中知晓。

第 4 节　全身麻醉的苏醒

停用麻醉药物后，患者意识恢复清醒，生理反射完整恢复的过程，称为全身麻醉的苏醒。苏醒期常发生气道、循环、疼痛、认知障碍、药物残留等问题,需要及时有效处理。

大部分患者的苏醒过程可在麻醉恢复室(postanesthesia care unit,PACU)或手术室内完成。部分患者因术后脏器功能障碍或气管导管拔除困难需到重症监护病房继续治疗。

一、苏醒原则

(一)原则

全身麻醉苏醒期间原则如下:①意识恢复,充分术后镇痛,无残余肌松;②通气良好,气道保护性反射恢复;③血流动力学平稳,无重要脏器功能障碍;④规范、谨慎使用拮抗药物。

全身麻醉结束后,患者的去向应当由麻醉科医生主导确定。通常按照有无重要脏器功能障碍,有无麻醉药物残留的原则决定患者去向(表11-2)。

表11-2 全身麻醉结束后患者去向

有无药物残留	有无重要脏器功能障碍	去向
有	有	重症监护病房
有	无	麻醉苏醒室
无	有	重症监护病房
无	无	病房或陪伴下回家

(二)苏醒期评价

1. 一般观察 患者遵嘱活动,比如可以完成睁眼、伸舌、抬头、握拳等,表示意识恢复。注意排除肌松残余对意识观察的影响,即使患者意识已经完全清醒,但如果有明显的肌松残余,也无法完成遵嘱动作。此时尚未拔除的气管导管可能对患者产生较强烈的刺激,导致心率血压明显升高。

2. 常用评价量表 苏醒是否彻底、是否可以转入普通病房等,常用量表衡量及评估。常用量表包括:改良警觉/镇静观察评分、Steward镇静评分、改良Aldrete评分等。

(三)气管拔管

麻醉科医生决定是否拔管以及拔管的方式。气管拔管是重要且高度危险的时刻,一般情况下,拔管前应意识恢复、无残余肌松作用、气道反射恢复、无严重的术后疼痛。

二、苏醒期常见不良事件及处理

按照器官系统可以分为中枢神经系统问题如躁动、谵妄、疼痛、苏醒延迟等;呼吸系统问题如上呼吸道梗阻、喉痉挛、支气管痉挛等;循环系统问题如心律失常、血压波动、器官灌注异常等;以及特有的问题如药物残留、恶心呕吐等。本章主要讲述苏醒期躁动、苏醒延迟、上呼吸道梗阻等,其他问题详见第17、20、21章。

(一)苏醒期躁动

苏醒期躁动可能引起手术切口崩裂、出血、坠床等严重后果。苏醒期躁动需要排除缺氧、气道梗阻、尿管或引流管刺激、膀胱过度充盈、中重度疼痛等不良刺激。针对性消除不良刺激后如仍有严重的躁动,可予以适当的保护性约束;在保证安全的前提下,酌情给予镇静药物。但需要注意镇静药物的剂量,给药后密切关注呼吸循环情况。

(二)苏醒延迟

麻醉结束后超过2h意识未恢复,称为苏醒延迟。苏醒延迟的原因较多,需要结合病情、手术、用药情况等具体分析。

麻醉用药导致的苏醒延迟可以通过合理用药进行预防。时量相关半衰期较长的静脉麻醉药物，如果持续泵注的时间较长，可能导致苏醒延迟。避免临近术毕使用大剂量的长效肌松药。术后疼痛不明显的，如术中使用大剂量阿片类药物，也可能出现术后呼吸遗忘、苏醒延迟。局麻药使用后发生苏醒延迟，还需要注意排除局麻药的全身中毒反应。如考虑麻醉药物残留，可以酌情拮抗。注意拮抗并非万能，需要考虑拮抗药本身的副作用、禁忌证和作用持续时间。比如纳洛酮拮抗阿片类药物后可能出现爆发痛；新斯的明禁忌证较多；氟马西尼的单次推注作用时间较短，且不能拮抗苯二氮䓬类药物引起的呼吸抑制。

苏醒延迟的患者需要确保通气良好、循环稳定、内环境稳定。如苏醒期通气不足，二氧化碳分压过高造成二氧化碳麻醉，意识亦无法恢复；术后严重低血压可能导致脑灌注不足，表现为意识障碍。

除外麻醉用药因素，非颅脑手术患者出现意识障碍和神经病理征，需要及时进行影像学检查以排除颅内器质性病变。

（三）术后疼痛

疼痛是苏醒期最常见的问题之一。术后疼痛取决于术前疼痛程度、手术创伤大小、自身痛阈、术中镇痛情况等。预计术后疼痛中度及以上者，术毕应采取镇痛措施，如长效镇痛药、切口局部浸润、区域神经阻滞等，使术后疼痛得到缓解。术中全凭短效阿片类药物瑞芬太尼维持镇痛，术毕未加用其他镇痛措施者，苏醒期可能发生爆发痛，导致心率和血压上升，氧耗增加。

苏醒期使用纳诺酮拮抗阿片类药物，需要考虑术后疼痛的问题。术后疼痛剧烈者，拮抗后可能产生爆发痛，需要注意避免。

（四）上呼吸道梗阻

苏醒期上呼吸道梗阻较为常见。表现与通气不足类似，如胸廓抬起不明显、呼吸音减弱等；特异性表现可有打鼾、喉鸣、吸气三凹征等。

苏醒期上呼吸道最常见的原因是舌后坠，抬起下颌可以有效缓解舌后坠引起的呼吸道梗阻。必要时可考虑使用鼻咽通气道、口咽通气道等声门上简易气道装置。鼻咽通气道耐受较好，但需注意有鼻腔出血、凝血功能障碍、鼻部疾患、颅底骨折、脑脊液漏等诸多禁忌；口咽通气道禁忌证相对较少，但耐受性较差。

口腔分泌物或血液堵塞、咽喉部水肿、喉痉挛、声带麻痹、药物残留等也可能造成上呼吸道梗阻。分泌物堵塞可以吸痰缓解；咽喉部出血需要紧急排除外科情况，必要时再次气管插管。咽喉部手术、术前上呼吸道感染患儿、食管或纵隔手术等需要警惕咽喉部水肿、喉痉挛、声带麻痹等可能。如果考虑肌松药残留导致的上呼吸道梗阻，可以考虑使用拮抗药物，甚至再次建立人工气道以保证通气。药物残留导致上呼吸道梗阻，需要在 PACU 密切观察，根据具体情况酌情处理，注意拮抗药物的时效特点，避免将仍有药物残留风险的患者送回普通病房。

（朱　涛　尹芹芹）

第 12 章 围手术期麻醉监测

本章要点：
- 围手术期麻醉监测包括基本监测和扩展监测。基本监测是指对所有患者在麻醉期间都必须实施的常规监测，主要包括神志、呼吸、循环和体温四个方面。
- 扩展监测是指针对某个器官系统功能状态或伴随严重系统疾病的高危患者手术时的额外监测项目，用于提升监测的敏感性与特异性。
- 呼吸功能监测包括呼吸功能基本监测、通气功能监测、氧合功能监测和呼吸力学监测。
- 循环功能监测包括心电图监测、血流动力学监测和血容量监测。
- 神经功能监测包括脑电监测、麻醉深度监测、脑氧饱和度监测和诱发电位监测。
- 其他监测包括体温监测、外周神经刺激监测、抗伤害性感受监测和凝血功能监测。
- 麻醉监测方案的选择应综合考虑患者病情、脏器功能状况、外科情况和监测条件等因素。

麻醉期间的监测是通过麻醉科医师的感官（视、触、叩、听等）和借助电子设备在麻醉过程中实时监测患者的生命体征和生理参数变化，并以数据或图像的形式呈现。训练有素、敏锐的麻醉科医师的监测是最为重要的。麻醉期间的监测包括基本监测和扩展监测。基本监测是指对所有患者在麻醉期间都必须实施的常规监测，主要包括神志、呼吸、循环和体温四个方面；扩展监测是指针对某个器官系统功能状态或伴随严重系统疾病的高危患者手术时的额外监测项目，用于提升监测的敏感性与特异性。麻醉监测方案的选择应综合考虑患者病情、脏器功能状况、手术或操作情况和监测条件等因素。本章是在麻醉相关设备介绍（详见第 2 章）的基础上，进一步讲述呼吸功能监测、循环功能监测、神经功能监测和其他监测的常用指标及意义。

第 1 节 呼吸功能监测

一、呼吸功能基本监测

呼吸功能基本监测方法包括皮肤黏膜颜色与呼吸运动的观察、呼吸音的听诊和呼吸功能的简易测定几个部分。

1. 皮肤黏膜颜色 从黏膜/皮肤的颜色和手术野出血的颜色可以初步判断患者的氧合情况。可在皮肤菲薄、色素较少和毛细血管丰富的部位，如口唇、甲床等处观察。血液中还原血红蛋白或其他异常血红蛋白衍生物的增多可导致皮肤和黏膜等部位出现紫蓝色（发绀）现象。

2. 呼吸运动的观察 观察所有保留自主呼吸患者的呼吸运动类型（胸式呼吸或腹式呼吸）、呼吸幅度、呼吸频率和节律等，全麻自主呼吸的患者还需观察呼吸囊运动、听诊呼吸音。胸部听诊是确认双肺通气的主要方法。

3. 呼吸音的听诊 用听诊器听诊呼吸音的强度、音调、时相、性质的改变，以鉴别正常与病理性呼吸音，并明确其部位。

二、通气功能监测

1. 机械通气下肺通气功能的基本监测 所有的通气都需要确认人工气道位置适宜。常用的通气功能监测参数包括：

（1）潮气量（tidal volume，V_T）：是平静呼吸时，每次吸入或呼出的气体量。正常自主呼吸时

V_T 为 7~8mL/kg。潮气量与年龄、性别、身高、体质量和平时运动情况等有关。双肺通气时，成人潮气量推荐为 6~8mL/kg。

（2）呼吸频率：是指每分钟的呼吸次数。正常自主呼吸时呼吸频率为 10~16 次/分。控制呼吸的呼吸频率成人为 10~16 次/分，婴儿 30~40 次/分。麻醉药物残余、呼吸中枢受累可导致呼吸频率减慢或节律不规则。

（3）每分通气量和肺泡通气量：每分通气量是指静息状态下每分钟呼出/吸入的总气量，每分通气量=呼吸频率×潮气量。成人静息时，每分通气量约为 5L/min。肺泡通气量指每分钟吸入肺泡的新鲜气量，是真正用于更新交换的气体量，由于无效腔量的存在，肺泡通气量＜每分通气量。

2. 动脉血二氧化碳分压 动脉血二氧化碳分压（arterial partial pressure of carbon dioxide，$PaCO_2$）指血液中物理溶解的二氧化碳所产生的张力。$PaCO_2$ 可衡量肺泡通气情况，是反映通气功能的重要指标。$PaCO_2$ 现多通过床旁血气分析进行检测，其正常值为 35~45mmHg。

3. 呼气末二氧化碳分压 呼气末二氧化碳分压（partial pressure of end-tidal carbon dioxide，$P_{ET}CO_2$）监测是通过采集呼出终末气体测定二氧化碳分压，采样方式有主流和旁流两种，从而间接估计 $PaCO_2$。$P_{ET}CO_2$ 的正常值为 35~45mmHg。心肺功能正常者，$PaCO_2$ 和 $P_{ET}CO_2$ 两者相关性良好，一般 $PaCO_2$ 与 $P_{ET}CO_2$ 的差值＜5mmHg。$P_{ET}CO_2$ 监测是判断人工气道是否在气管内的金标准，麻醉过程中还可以动态监测人工气道的位置、完整性及心输出量是否适宜。

4. 电阻抗成像技术 电阻抗成像技术通过身体表面电流感知内部电阻变化，可以实时反映肺通气情况和肺不张的部位。该技术无创、直观，但较为昂贵，某些特殊患者（如起搏器植入患者）禁忌使用。

5. 肺部超声 麻醉科医师可在床旁进行肺部超声影像学检查，筛查患者是否存在肺不张、肺水肿、气胸等不良事件。肺超声的特点是简便、无创、无辐射。

三、氧合功能监测

1. 吸入氧浓度 吸入氧浓度（inspired oxygen fraction，FiO_2）是指吸入气中的氧浓度。FiO_2 从 21%（空气）~100%（纯氧）可调，吸入高浓度氧可导致 COPD 患者 CO_2 蓄积、新生儿晶状体后纤维化、氧中毒及高氧肺损伤。一般 FiO_2 不宜超过 50%~60%，推荐在血氧分压可维持的情况下采用最低的 FiO_2。根据氧流量计算吸入氧浓度的公式：FiO_2=[21+4×氧流量（L/min）]/100。

2. 脉搏氧饱和度 脉搏氧饱和度（pulse oxygen saturation，SpO_2）是临床麻醉中评价氧合功能的基本监测。SpO_2 可无创、连续监测。在氧解离曲线上，SpO_2 和动脉血氧分压在 60~100mmHg 之间时相关性很好。SpO_2 是诊断低氧血症的高特异性指标。SpO_2 正常应≥95%，90%~94% 为失饱和状态，SpO_2＜92% 为低氧血症。SpO_2 监测仪还能显示脉搏容积图，提示外周血管的灌注和舒缩状态。正压通气时，脉搏容积波幅度变化与低血容量相关，可协助诊断低血容量并指导液体治疗。

脉搏氧饱和度监测可能受到以下因素影响其读数的准确性，包括：周围光线过强、移动、亚甲蓝染料、低灌注（如心输出量低、重度贫血、低体温、体循环阻力增高）、感受器位置不准等。

3. 动脉血氧分压 动脉血氧分压（partial pressure of arterial oxygen，PaO_2）的定义是动脉血中物理溶解的氧分子所产生的张力。PaO_2 是诊断低氧血症的金标准，也是决定氧含量的重要因素。健康人在海平面呼吸空气时，PaO_2 正常值为 10.6~13.3kPa（80~100mmHg）。PaO_2 随年龄的增加而降低，其年龄校正的公式如下：PaO_2（mmHg）=102–年龄（岁）×0.33。

4. 氧合指数 氧合指数（oxygenation index，OI）是指 PaO_2（mmHg）与 FiO_2 的比值[PaO_2（mmHg）/FiO_2]。氧合指数正常值应大于 300mmHg。急性呼吸窘迫综合征（acute respiratory distress syndrome，ARDS）可通过氧合指数进行量化诊断：①轻度 ARDS：200mmHg＜氧合指数＜300mmHg；②中度 ARDS：100mmHg＜氧合指数≤200mmHg；③重度 ARDS：氧合指数≤100mmHg。

四、呼吸力学监测

1. 机械通气下呼吸力学基本监测

（1）吸气峰压（peak pressure，P_{pk}）：是呼吸周期中气道内达到的最高压力。肺顺应性正常时P_{pk}应低于20cmH$_2$O。P_{pk}与气道阻力和胸肺顺应性相关，P_{pk}过高可导致气压伤，严重者可能出现气胸或纵隔气肿，一般单肺通气时，峰压低于35cmH$_2$O。

（2）平台压（plateau pressure，P_{plat}）：是指吸气末到呼气开始前气道内压力，反映的是肺泡内的最大压力。P_{plat}与潮气量和胸肺顺应性有关，可用来计算静态肺顺应性。P_{plat}正常值为9～13cmH$_2$O，维持时间约占整个呼吸周期的10%，P_{plat}过高和吸气时间过长可增加肺循环阻力。

（3）呼气末压力：是指呼气末至吸气开始前肺内平均压力。自主呼吸的情况下理论上应该为零。在机械通气中可以根据需要设定吸气期和呼气期的气道压力，如呼气末正压或持续气道正压。

2. 气道阻力 气道阻力的定义是气体流经呼吸道时由气体分子间和气体分子与气道壁之间产生的摩擦力。气道阻力正常值约为1cmH$_2$O/（L·s），使用内径为8mm的气管导管时，可增至5cmH$_2$O/（L·s）。

3. 肺顺应性 肺顺应性的定义是单位跨肺压改变时所引起的肺容积改变，通常为0.2～0.3L/cmH$_2$O。

4. 压力-容量环 压力-容量环是指平静呼吸或接受机械通气时，用肺功能测定仪描绘的一次呼吸周期潮气量与相应气道压力相互关系的曲线图（图12-1）。压力-容量环反映的是呼吸肌克服阻力维持通气量所做的功。压力-容量环的纵轴的移动代表了顺应性的变化。如果向左上方移动，说明顺应性增加。

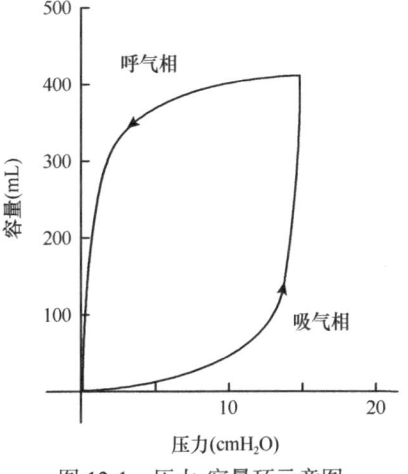

图12-1 压力-容量环示意图

第2节 循环功能监测

循环功能监测是围手术期不可缺少的重要监测。循环功能监测根据是否对机体组织产生机械性损伤，可分为无创和有创两大类。

一、心电图监测

心电图（electrocardiograph，ECG）监测是所有麻醉患者的基本监测。ECG监测可以提供心脏电活动的相关信息，如心肌缺血、传导或节律的异常。ECG还可以辅助判断电解质紊乱和监测起搏器功能，但ECG不能反映心脏的泵血功能和血流动力学改变。

常用的ECG监测导联为Ⅱ导联和胸导联。标准Ⅱ导联的P波最明显，与V$_1$导联联合监测有助于发现和鉴别心律失常；V$_3$～V$_5$导联，尤其是V$_5$导联适合监测ST段，方便监测心肌缺血；同时监测导联Ⅱ和V$_5$导联，心肌缺血的监测敏感性可提高到80%以上。

二、血流动力学监测

1. 血压监测 动脉血压由心输出量和外周血管阻力共同决定。平均动脉压（mean artery pressure，MAP）是估计器官灌注（心脏除外）的最有用参数，而舒张压（diastolic blood pressure，DBP）是决定冠状动脉灌注的重要因素。MAP=（SBP+2DBP）/3，SBP为收缩压（systolic blood pressure，SBP）。血压的测量分为间接无创和直接有创。

（1）无创血压测量：是临床最常用的血压测量方法，一般通过血压计测定。常在上肢肱动脉测量。

动脉压数值受测量部位影响；随着脉搏波从大动脉向外周传播，收缩压和脉压被放大。袖带宽度影响间接无创法测定的血压数值，袖带宽度推荐为上臂长度的1/2～2/3。袖带过宽时测得的血压值低于实际值，过窄时则相反。

间接无创法测量时间较长，影响因素较多，不宜用于血压波动较大且变化迅速的患者。

（2）有创动脉血压监测：是即时、持续和直观的，其压力波形还可提供血容量、心肌收缩力和心输出量等信息。有创动脉血压波形示意图见图12-2。

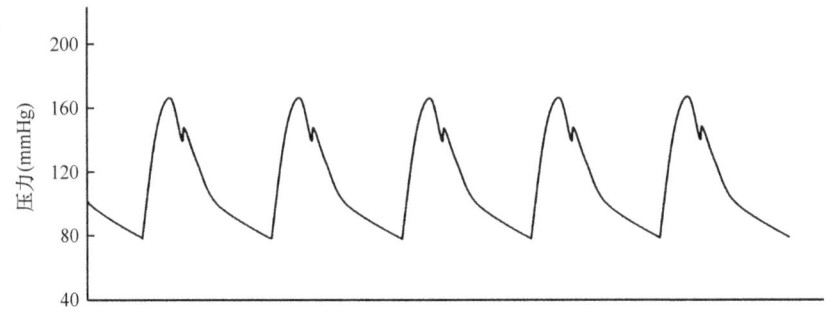

图12-2 有创动脉血压波形示意图

有创动脉测压的适应证包括：①血流动力学不稳定；②术中可能出现大量失血/循环波动；③呼吸系统疾病或气体交换障碍；④酸碱紊乱或水电解质失衡；⑤需要大量血管活性药；⑥持续血药浓度监测等需要反复动脉采样等。

有创血压监测可选择的测压部位包括桡动脉、足背动脉、肱动脉、腋动脉和股动脉，最常用的是非优势手的桡动脉，穿刺部位的选择应为先外周后中心。

有创动脉内压力监测的并发症包括末梢缺血、假性动脉瘤、动静脉瘘、局部出血、血肿形成、感染和动脉栓塞形成、外周神经损伤等，故有创动脉内压力监测应根据临床实际情况选择，且需要与无创血压进行间断比较以综合评估。

2. 中心静脉压监测 中心静脉压（central venous pressure，CVP）是测量右心房或靠近右心房的上、下腔静脉的压力。正常值为2～7mmHg。CVP的影响因素比较多，包括心功能、血容量、静脉血管张力、胸膜腔内压、静脉回流量和肺循环阻力等，最主要的两个影响因素是静脉回流与右心室输出量。中心静脉置管的常见通路是锁骨下静脉、颈内静脉、颈外静脉和股静脉。中心静脉置管的并发症包括血肿、气胸、血胸、感染、空气栓塞、血栓和心脏压塞等。测量CVP时，中心静脉导管的尖端应位于右心房上2cm以内，X线检查是中心静脉导管尖端定位的重要证据。

CVP监测时，零点位置在仰卧位时应放置于腋中线第4肋间水平，在侧卧位时应位于第4肋间胸骨右缘水平。CVP监测的意义：可反映右心室的功能情况和容量状态，CVP的动态变化意义大于单次的绝对值。

3. 肺动脉导管监测 Swan-Ganz标准热稀释肺动脉导管可用于右心压力、肺动脉收缩压/舒张压、肺动脉楔压的测量，混合静脉血液样本的采集，以及心输出量的测定。肺动脉导管通常经右侧颈内静脉进入右心房，充起球囊后，球囊顺着血流方向漂浮前进，途经右心室、肺动脉，直到楔入肺动脉的末端分支。肺动脉楔压为肺小动脉处测得的压力。由于左心房和肺静脉之间不存在瓣膜，在没有肺血管病变和二尖瓣病变时，肺动脉楔压相当于舒张末期的左心室压力，可用于评估左心室的前负荷。肺动脉楔压正常值为4～12mmHg。肺动脉楔压可用于鉴别心源性或肺源性肺水肿，判定血管活性药物的治疗效果，诊断低血容量以及判定输血、输液效果等。

置入肺动脉导管的并发症包括心律失常、气囊破裂、肺动脉破裂和出血、导管打结等，因此需要严格掌握适应证。

4. 经食管超声心动图监测 经食管超声心动图（transesophageal echocardiography，TEE）是将特殊的超声探头放置在食管中，并通过超声心动图观察心血管形态与功能特征的一种方法。术中

TEE 监测可按照 2013 年美国超声心动图学会发布的 20 个基本切面进行。TEE 监测是心肌缺血、气体栓子等的敏感早期指标。

TEE 检查可能导致口腔、食管或胃的损伤，主动脉或气道的压迫危及呼吸或循环，气管导管意外脱出或进入右主支气管，血管受压或心律失常等并发症。TEE 检查的禁忌证包括未修补的气管食管瘘、食管瘘和近期食管或胃手术史。

5. 心输出量监测 心输出量（cardiac output，CO）为单侧心室每分钟的射血量，在一个心动周期内，左心室的射血量称为每搏量（stroke volume，SV），CO=SV×心率。CO 的正常值为 4~6.5L/min。CO 监测技术根据创伤性大小可分为：无创监测、微创监测和有创监测。CO 监测中热稀释法最经典，现在以脉搏波为核心的 CO 微创和无创测定在临床上最为常用。

三、血容量监测

适宜的血容量是维持血流动力学稳定和保持组织良好灌注的基础。因此，对大手术及危重患者进行容量监测十分重要。

1. 尿量监测 尿量是 24h 内排出体内的尿液总量。尿量的主要影响因素有肾小球滤过率、肾小管的重吸收、稀释和浓缩功能。围手术期抗利尿激素分泌增加，可影响尿量，因此，尿量并不能完全反映血容量的变化，但可以反映肾脏灌注情况。成人尿量一般应在 0.5~1.0mL/（kg·h）及以上。尿液电解质成分、渗透压和比重有助于少尿症的鉴别诊断。

膀胱导尿是监测尿量最可靠的方法。留置导尿管的适应证包括：①一些复杂手术或预计有大量液体转移的手术；②手术时间长；③术中使用利尿剂；④对于全身麻醉或区域（局部）麻醉后在恢复室排尿困难的患者，术后有时需要留置导尿管。

2. 失血量监测 失血量过多可影响血红蛋白的携氧能力导致组织缺氧，故围手术期失血量监测十分重要。其测定方法主要有血液引流量及敷料吸收量总和测定法、红细胞比容测定计算法和血红蛋白测定计算法三种。

皮肤/口唇颜色、心电图、血红蛋白浓度、红细胞压积、凝血功能和心功能等体征都能反映失血对机体的影响。

3. 动态前负荷监测指标 只有处于 Frank-Starling 曲线的上升支时，SV 才随着前负荷的增加而增加。动态前负荷监测指标反映了前负荷改变后 SV 的变化情况，即液体反应性，其变化趋势的意义远大于绝对值。目前常用的动态前负荷指标包括：收缩压变异度（systolic pressure variation，SPV）、每搏量变异度（stroke volume variation，SVV）和脉搏压变异度（pulse-pressure variation，PPV）。

机械通气时，吸气相胸廓内压力增高挤压肺静脉，增加左心室回心血量和每搏量，使得吸气时左心室每搏量最高。但吸气增加胸腔内压力，使腔静脉回流减少、右心室后负荷增加，右心室每搏量降低；因此在吸气末右心室每搏量最低。左心室回心血量在 2~3 个心动周期后减少，左心室每搏量减少，导致在呼气时左心室每搏量最低。按照上述规律，左心室每搏量在机械通气期间发生周期性变化，这就是动态前负荷指标用于容量监测的基础。因此 SPV、SVV 和 PPV 的应用条件均要求是容量控制通气的患者。

（1）收缩压变异度：SPV 通常分为吸气相和呼气相，以呼气末、呼吸暂停时为基础压，分别测量收缩压增高值（ΔUp）和降低值（ΔDown）。在机械通气患者中，正常 SPV 为 7~10mmHg，其中 ΔUp 为 2~4mmHg，ΔDown 为 5~6mmHg。这些值变大通常提示低血容量。

（2）每搏量变异度：SVV 是一个机械通气周期内每搏量的变异程度，其计算公式为 SVV=[(SV_{max}−SV_{min})/SV_{mean}]×100%。在一个呼吸周期中测出 SV 的最大值和最小值，分别为 SV_{max} 和 SV_{min}，两者的平均值为 SV_{mean}。SVV 测定的影响因素包括通气模式、心律、潮气量、瓣膜病变。在容量控制通气，潮气量为 8~10mL/kg，无心律失常和严重瓣膜疾病时，SVV 小于 13% 被认为容量反应性阴性。

（3）脉搏压变异度：PPV 是一个机械通气周期内脉压（pulse pressure，PP）的变异程度，其计算公式为 PPV=[（PP_{max}–PP_{min}）/PP_{mean}]×100%。在一个呼吸周期中测出 PP 的最大值和最小值，分别为 PP_{max} 和 PP_{min}，两者的平均值为 PP_{mean}。PPV 来源于有创动脉血压波形，且与 SVV 相关性较好。PPV 高于 13%需要接受扩容治疗，低于 9%则不必。

第3节　神经功能监测

一、脑电监测

脑电图（electroencephalogram，EEG）是大脑皮层细胞产生的电活动的记录。EEG 活动主要发生在 1~30Hz。α 波的频率为 8~13Hz，常见于闭眼休息的成年人。清醒患者基础频率显示为 β 波（＞13Hz）。δ 波的频率小于 4Hz，可出现在脑损伤、癫痫发作、深度睡眠和麻醉中。θ 波（4~7Hz）出现在睡眠个体和麻醉过程中。

围手术期多导脑电的检查可用于监测脑缺血的区域；也可用于测定脑电等电点，以实施低温停搏期间的最佳脑保护。EEG 监测没有禁忌证。

二、麻醉深度监测

近年来，很多定量脑电图指标应用于临床，如脑电双频指数（bispectral index，BIS）、脑电熵指数、麻醉/脑电意识深度监测指数、患者状态指数等。这些监测指标与镇静程度之间有良好的相关性，但仍然不能明确判断患者意识清醒与消失的界限。

1. 脑电双频指数　BIS 监测仪通过处理双通道 EEG 信号并显示一个无量纲变量来表示觉醒水平。BIS 值用 0~100 表示，100 代表清醒状态，0 代表没有脑电信号，从 100 到 0 表示大脑被抑制的程度，反映患者所处的镇静深度。一般认为 BIS 在 60~85 为睡眠状态，40~60 为全麻状态，＜40 提示镇静过深。通过调整镇静药物的用量来调整 BIS 的范围。

BIS 的影响因素有肌肉松弛药的使用、肌电图的干扰、医疗仪器的干扰、异常脑电图状态、体位、低温及应用麻黄碱、肾上腺素和异丙肾上腺素等药物。

2. 脑电熵指数　主要是描述脑电图的复杂性。麻醉深度加深时，脑电图表现为复杂性更小，脑电熵指数更低。

脑电熵指数由状态熵和反应熵组成。状态熵分析的频率是 0.8~32Hz，主要包含脑电成分的变化。反应熵分析的频率是 0.8~47Hz，包含了脑电图和面部肌电活动。状态熵的数值是从 0 到 91，0 代表脑电等电位，91 代表完全清醒。反应熵的数值是从 0~100。麻醉下熵指数的控制范围是 40~60。如果状态熵超出该范围，需要调整镇静药的剂量；如果状态熵在该范围内，但反应熵比状态熵高 10，可能是需要补充镇痛药物。

3. Narcotrend 指数　麻醉/脑电意识深度监测指数是 Narcotrend 脑电自动分级系统将脑电转化而来的一个无量纲数值，范围为 0~100。Narcotrend 监测仪按照麻醉/脑电意识深度监测指数将意识状态和麻醉深度分为 A~F 6 个级别，表示从"觉醒—深度麻醉—脑电爆发抑制"过程的脑电变化。其中 B 级、C 级、D 级、E 级又各分为 0、1、2 三个亚级别，B 级、C 级表示镇静，D 级、E 级表示麻醉。每个级别均对应一定的麻醉/脑电意识深度监测指数数值。

4. 患者状态指数　是一项拥有专利权的 EEG 算法，用于评估全身麻醉和镇静患者的麻醉状态。患者状态指数的范围也是 0~100，维持患者意识消失的患者状态指数范围是 25~50。

三、脑氧饱和度监测

局部脑氧饱和度（regional cerebral oxygen saturation，rSO_2）数值取决于脑组织氧供需之间的平衡。脑氧供的决定因素有脑灌注压、动脉血氧分压、血红蛋白浓度和动脉血二氧化碳分压；影响脑氧耗的因素包括体温、麻醉深度和颅高压等。

近红外光谱（near-infrared spectroscopy，NIRS）监测传感器只能放置在前额无毛发处，因此仅能反映额叶前皮质的氧合状态。NIRS 监测的影响因素包括颅外组织、环境光、皮下/颅内血肿、色素沉着等。

典型的 rSO_2 范围在 51%～82%。建议将 rSO_2 降低超过基础值的 20%～25% 或绝对值低于 50% 作为启动干预治疗的阈值。

四、诱发电位监测

术中常用的诱发电位监测包括体感诱发电位、运动诱发电位和脑干听觉诱发电位，详见第 27 章第 3 节。

第 4 节 其他监测

一、体温监测

1. 体温监测的意义 体温与血压、脉搏、呼吸和疼痛共同构成五大生命体征。术后体温常作为麻醉质量的衡量指标。低体温与药物代谢延迟、高血糖、血管收缩、凝血功能受损、术后寒战伴心动过速、高血压、手术部位感染风险增加有关。体温增高可导致心动过速、血管扩张和神经损伤。因此，围手术期必须进行体温测量和记录。

2. 体温监测的方法 体温监测无禁忌证，但特定的监测部位可能不适用于某些患者。在术中，通常监测鼓膜、鼻咽、食管、膀胱、直肠和皮肤的温度。

鼓膜测温理论上反映大脑温度，但置入时的损伤和耵聍的绝缘影响了鼓膜测温的常规使用。直肠温度探头对核心温度的变化响应较慢。鼻咽部探头容易引起鼻出血，但鼻咽部黏膜附近的测温可以准确测量核心温度。肺动脉导管中的热敏电阻也可测量核心温度。腋温与核心温度之间存在可变相关性，主要取决于皮肤灌注情况。用尖端带温度传感器的导尿管插入膀胱可以监测膀胱温度，也可以反映中心温度。

二、外周神经刺激监测

最常监测的外周神经刺激是尺神经刺激拇内收肌和面神经刺激眼轮匝肌。在清醒的患者实施外周神经刺激将带来不适感。围手术期可以应用各种模式的电刺激（如单刺激、四个成串刺激或双短强直刺激等）来监测神经肌肉阻滞的程度，即肌松监测。

三、抗伤害性感受监测

抗伤害性感受是全麻药和麻醉镇痛药阻止神经系统中有关损伤或有害刺激的信息流的程度。目前最常用的痛觉感受指标是体动、心率、血压和呼吸频率等生理反应及脑电图衍生的伤害性刺激指标。现有设备可通过监测以上指标追踪抗伤害性感受，衍生参数包括：末梢灌注指数、心率变异性、镇痛/伤害平衡指数、伤害敏感指数和镇痛指数等。

四、凝血功能监测

围手术期凝血功能常通过血栓弹力图（thromboelastography，TEG）进行评估，相关参数主要包括凝血参数（R 时间、K 时间、α 角和 MA）和纤溶指数（LY30）。其中 R 时间（反应时间）是初始血凝块的形成时间，其正常范围为 5～10min；缺乏凝血因子可延长 R 时间。MA（最大振幅）提示血凝块的强度，其正常范围为 50～70mm；血小板数量异常、功能障碍或纤维蛋白原浓度降低时，MA 值降低。α 角和 K 时间检测的是血凝块形成的速率，α 角正常范围为 53°～72°，K 时间正常范围为 1～3min；凝血因子缺乏或肝素抗凝时，α 角增大和 K 时间延长。LY30 是血栓达到最大幅度后 30min 内血块消融的百分比，LY30 正常范围为 0%～8%；LY30 增高提示纤溶亢进。

（肖 玮　孔萃萃）

第13章 围手术期体温管理

本章要点：
- 围手术期低体温通常是指患者的核心体温低于36℃。导致围手术期低体温的危险因素包括患者因素、环境因素、麻醉因素和手术因素等。
- 围手术期低体温可影响全身各个系统，增加患者围手术期并发症的发生率，延长ICU住院时间和总的住院时间，影响患者的术后康复。
- 预防围手术期低体温的主要措施是物理保温措施，包括被动保温措施和主动保温措施。
- 在特定的临床情境下，人为地将患者的体温严格控制在目标范围内，以保护某些重要脏器的功能，称为目标性体温控制。

体温是人体五大生命体征之一。围手术期体温管理不当不仅影响患者的术后康复，还会给患者带来不舒适的体验感，降低患者满意度。为了进一步规范围手术期的体温管理，提高患者的围手术期舒适度，促进患者的术后康复，国家麻醉专业质控中心颁布了《围手术期患者低体温防治专家共识》，并将围手术期意外低体温发生率纳入了麻醉管理过程中的核心质控指标。

第1节 围手术期的体温调节

一、核 心 体 温

核心体温是指人体深部核心组织的温度。人体在神经调节和体液调节的共同作用下，产热和散热过程维持动态的平衡，将核心体温维持在相对恒定的水平。下丘脑是体温调节中枢，当下丘脑前部的温度高于设定点时，它会通过神经调节血管扩张，并加速汗液分泌，从而提高皮肤温度，增加皮肤向环境的散热量，并通过汗液蒸发带走热量，降低体温。当下丘脑后部的温度低于设定点时，会通过神经调节血管收缩，从而降低皮肤温度，减少皮肤向环境的散热量。如果核心体温仍不能维持在设定点以上，机体会通过寒战等方式来产生更多热量，维持体温恒定。

二、围手术期体温变化特点

在麻醉和手术期间，患者的正常体温调节功能受到一定程度的抑制，可能会导致体温的异常改变，多数患者会发生低体温。在麻醉过程中，患者体温下降的过程大致可分为三个阶段。第一阶段为热量再分布期，通常是指在麻醉后第一个小时内，由于外周血管的扩张，深部组织脏器的热量快速分布到温度相对较低的外周组织（如上肢和大腿等），患者的核心体温快速下降1～2℃。第二阶段是指机体热量以热辐射、对流、传导和蒸发等形式缓慢散发到环境中，患者体温缓慢下降的过程。此过程一般持续3～4h。第三阶段是持续低体温激发内源性血管收缩机制，散热和产热趋于平衡后，患者体温趋于相对稳定的平台期。

麻醉和手术期间，环境温度过高、主动保温过度、手术无菌单过厚或患者产热异常增加等因素也可导致患者体温升高，从而导致不良影响。

第2节 围手术期低体温

一般而言，围手术期低体温是指患者的核心体温低于36℃。意外的低体温更常发生于高龄患者、婴幼儿、开腹、开胸、长时间或大出血的手术患者。手术室内温度过低会加剧术中低体温。如果不采取预防措施,几乎所有的高危患者都会发生低体温。围手术期低体温可导致多种不良病理生理反应,增加围手术期并发症的发生率,甚至增加患者死亡率。

一、围手术期低体温的危险因素

导致围手术期低体温的危险因素是多方面的,包括患者因素、环境因素、麻醉因素和手术因素等。围手术期体温降低的具体机制包括:

1. 患者因素 新生儿及婴幼儿(尤其是早产儿和低体重患儿)体温调节中枢发育不完善,缺乏寒战反应等体温调节能力,体表面积相对较大,皮下脂肪较少,且早产儿缺乏棕色脂肪,在寒冷刺激下无法通过非寒战性产热来维持体温;高龄衰弱患者体温调节功能下降,基础代谢率低导致基础产热少,皮下脂肪少且皮肤血管收缩反应能力降低,使得暴露部位皮肤热量散失多,肌肉变薄无力,寒战产热少,更容易发生低体温;大面积烧伤或剥脱性皮炎等患者,皮肤的完整性受到损害,热量丢失大幅度增加,也容易发生低体温;甲状腺功能减退和肾上腺皮质功能不全的患者,基础代谢率降低,也是低体温的高危人群。

2. 环境因素 患者身体接触手术台或湿冷的敷料时可通过传导的方式丢失热量;同时,皮肤、手术切口致深部组织暴露,可通过热辐射等形式散发热量;此外,手术室环境温度过低或湿度过高时,患者丢失的热量可明显增加。

3. 手术因素 手术开始前,手术区域的皮肤需要用冷的挥发性消毒液进行擦拭,如果裸露皮肤的面积大,时间长,则通过皮肤蒸发、辐射丢失的热量多;开放性胸腹部大手术,术野面积大,深部组织脏器暴露时间长,术中胸腹部冲洗液温度过低等原因都可使患者热量大量丢失,发生较严重的低体温;腹腔镜手术,大量的低温气腹气体也可带走大量的热量;手术中需要大量输血、输液时,如果未经加温处理可导致患者体温迅速下降。通常输入1L室温晶体或一个单位4℃库存血可使患者体温下降0.25℃,以每分钟100mL的速度输注4℃的库存血,连续输注20min,体温可降至32~34℃;宫腔镜手术、经尿道前列腺电切术或膀胱肿瘤电切术中,需要用大量灌洗液冲洗子宫或膀胱,如果灌洗液未经加温处理,患者也可发生低体温;肝移植时,冷灌洗液冲洗后供肝植入及大量输血可使患者发生低体温。

4. 麻醉因素 全身麻醉时,全麻药物可抑制下丘脑的体温调节反射,从而抑制中枢体温调节机制,比如异氟醚会剂量依赖性地降低触发血管收缩的体温阈值;且全身麻醉后多数患者的肌肉处于松弛状态,丧失了重要的产热方式。椎管内麻醉和神经阻滞同样可以影响体温调节机制,交感神经阻滞可降低机体血管收缩的阈值,使阻滞区域血管扩张,热量丢失增加;同时阻滞区域的温度觉信号传入受阻,低体温调节的反应温度进一步降低。但椎管内麻醉会同时降低机体寒战的阈值,通过寒战增加机体产热,以减少低体温的发生。全身麻醉复合椎管内麻醉时,两者均可降低低体温触发血管收缩的阈值,且全身麻醉会抑制椎管内麻醉诱发的寒战反应。因此复合麻醉时核心体温会持续降低,较单纯全身麻醉更为显著。

二、围手术期低体温的危害

围手术期低体温可增加心肌缺血、心律失常、高血压等心血管不良事件和外科手术部位感染的发生率;可导致凝血功能障碍,增加临床输血量;并可延缓麻醉药物的代谢速率,导致麻醉苏醒延迟。围手术期低体温还可能增加老年患者术后认知功能障碍的发生率。

三、围手术期低体温预防和处理原则

围手术期低体温可增加患者并发症的发生率,因此积极防治围手术期低体温是麻醉管理的重要内容之一。对于易发生意外低体温的高危手术患者,体温监测应涵盖整个围手术期,包括术前、术中和术后恢复期。体温监测的部位和方法可根据实际患者情况和手术情况进行选择。

预防围手术期低体温的主要措施是物理保温措施,包括被动保温措施和主动保温两种措施。被动保温措施主要包括:①使用人工鼻减少人工呼吸过程中的热量丢失;②使用棉毯、手术单和隔热毯等减少患者身体热量的丢失，其保温效果与覆盖物的材料、面积及覆盖层数相关。主动保温是指利用加温装置产生热量，为患者皮肤或组织提供热量的方法。主动保温措施包括：①充气加温：使用可充气的双层塑料膜包裹在患者的躯干或肢体部位，塑料膜间隙内充入加热空气可在体表周围形成一个暖空气外环境，从而减少热量的丢失；②静脉输液加温器：使用干式槽型加热结构对输液管路进行加温；③水变温毯和电变温毯：常使用可流动循环水毯或电变温毯并控制温度在40℃左右，对患者进行有效的保温；④其他方案：如气腹气体加温，腹腔冲洗液加温等。

体温保护措施应该贯穿整个围手术期。患者转运过程中，推车和被服应预热保持温暖。寒冷天气应增加被服厚度，避免转运过程中的热量丢失。术前预保温，是指患者在麻醉前接受主动保温措施以提高机体的热量储备，有助于减少术中的热量再分布和核心体温的降低。术中应采用棉毯和手术无菌单恰当地覆盖非手术部位的皮肤，做好被动保温措施。当患者的体温＜36℃时应开始主动保温。主动保温方式首选充气加温设备。充气加温的效果与手术体位、温度设定和加温部位相关。对于术中需要快速输血输液的患者，应该采用静脉输液加温设备对液体进行加热。对于没有主动加温的患者，手术室的温度也是影响患者术中体温的重要影响因素之一。推荐成人术中手术室温度不低于21℃，儿科手术的手术室温度不低于23℃。术后在麻醉恢复室内也应该做好保温措施。高危患者应继续动态监测体温，并评估是否有低体温的症状。根据患者的入室体温选择合适的保温措施。低体温患者应继续采取充气加温设备等主动保温措施。

意外低体温患者麻醉苏醒后可出现明显的寒战，患者的肌肉出现不自主的抖动，并可伴随全身血管的剧烈收缩。持续剧烈的寒战可产生大量的热量，甚至可导致患者出现发热和代谢性酸中毒。寒战过程中，机体氧耗剧烈上升，混合静脉血氧饱和度降低，可诱发心肌缺血和心律失常等心血管不良事件。因此，低体温伴寒战患者，一定要积极实施加温措施，必要时给予适当的药物缓解寒战症状。椎管内麻醉可降低机体寒战的阈值，因此即使体温正常的患者也可能发生寒战。此时，也要患者进行适当的保温措施或给予适当的药物处理以减轻寒战引起的不适。除了低体温以外，脓毒症、药物过敏、输血反应等情况也可诱发寒战，在临床当中应该注意鉴别诊断。

第3节　围手术期体温升高

一、围手术期体温升高的原因及危害

围手术期引起患者体温升高的原因包括：①患者因素：合并严重感染、感染性休克的患者或婴幼儿脱水时，术前体温就可升高；甲亢患者术中发生甲状腺危象时可出现体温明显升高。②环境因素：手术室内的温度、湿度过高可影响患者的散热，导致体温升高。术中覆盖过多过厚的无菌单，尤其眼耳鼻喉科等皮肤暴露面积特别小的手术，随着手术时间的延长，热量潴留，患者的体温可逐渐升高。③麻醉因素：全身麻醉药物可抑制体温调节中枢的功能，使下丘脑对高温反应的阈值上升，机体的温度更容易受外界环境温度的影响；麻醉深度不足时，手术应激反应导致儿茶酚胺释放，机体的代谢率增加，可以导致患者的体温升高。④手术因素：脑外科手术在下丘脑附近的操作，或视网膜脉络丛的烧灼可刺激体温调节中枢，引发术中高热。手术中输血、输液也可能引起发热反应。胸腹部采用大量高温冲洗液冲洗，或其他主动保温措施过度，也会导致患者体温升高。⑤恶性高热：在全身麻醉过程中，对于极少数合并遗传性肌肉代谢异常疾病的患者，挥发性麻醉药物或去极化肌松药物可引发肌松过度收缩和代谢亢进，进而导致恶性高热。

围手术期体温升高可使患者的心率增快，血压升高，机体氧耗增加。从而出现代谢性酸中毒，增加患者心脑血管不良事件的风险。部分患者还可出现大汗，使体液丢失增加，小儿或危重患者甚至可发生脱水。甲状腺危象等导致的严重高热还可引起抽搐、惊厥等神经系统并发症。

二、围手术期体温升高的预防和处理原则

围手术期应加强体温监测，尤其是对于小儿、高龄、休克、甲亢控制不佳等高危患者应选择合

适的体温监测，以便及时发现体温变化，尽早处理。维持合适的手术室温度和湿度，通常情况下，手术室温度应维持在 23℃～25℃，相对湿度维持在 40%～60%。对于长时间的眼耳鼻喉科手术患者，适当覆盖非手术部位，避免覆盖过多过厚的铺单，从而导致患者体温升高。手术过程中应保证合适的麻醉深度，胸腹腔冲洗液加温应适度，避免冲洗过程中导致医源性体温升高。术中发现患者体温逐渐升高时，及时停止主动加温，必要时可采用冷风充气设备和降温毯进行物理降温。发生高热的患者可将冰袋放置于股动脉、腘动脉、颈内动脉等大血管处或头部放置冰帽等方法进行降温，必要时加用药物治疗。恶性高热患者还可采用冰盐水腹腔冲洗及静脉输入冷液体等方法进行更加快速有效的降温。

第4节 目标性体温控制

一、目标性体温控制的定义和适应证

人体的核心温度与组织脏器的代谢率密切相关。适当的低体温能降低器官的氧耗量和氧需量，减少代谢产物的产生，有利于器官功能的保护。因此，在特定的临床情境下，人为地将患者的体温严格控制在一个目标范围内，以保护某些重要脏器的功能，称为目标性体温控制。

心血管手术中，低体温能够降低机体的氧耗量，延长循环停止的安全时限，从而为手术操作争取更多的时间。不同体温下体外循环阻断的安全时限见表 13-1。体外循环期间实施低体温，能够减少组织氧耗量，减少灌流量，从而减少血液的破坏，便于手术操作。

低温能够降低脑的代谢率和氧耗量，从而减轻脑水肿，降低颅内压。术中突发心搏骤停的患者，在心肺复苏过程中可采用冰袋、冰帽等方法积极实施头部降温，以利于保护脑功能。既往认为，经过心肺复苏后恢复自主心律的患者，采用冬眠疗法将患者的体温控制在 32～36℃，持续 72h 以上，有助于减少心搏骤停事件带来的脑功能损害。但是，2022 年国际复苏联络委员会高级生命支持工作组建议：心肺复苏后的昏迷患者应持续监测核心温度，并积极预防发热（定义为体温＞37.7℃）至少 72h；目前尚无足够的证据支持或反对亚低温疗法（核心体温控制在 32～36℃），所以不再强调心搏骤停后的患者主动实施降温治疗，心肺复苏后处于亚低温的昏迷患者也不鼓励积极进行主动复温治疗。

肝脏和肾脏耐受缺氧的能力相对较差。外科手术中，常温下单次肝血流阻断时间一般不能超过 20min，单次肾血流阻断时间一般不能超过 40min。特别是合并严重肝肾功能障碍的患者，其缺血缺氧的耐受能力更差。有时为了满足复杂手术的需求，延长手术操作的安全时限，可在肝脏和肾脏周围放置无菌冰块或冰盐水，实施局部降温法。

表 13-1 不同体温下体外循环阻断的安全时限

体温	循环阻断时间（min）	体温	循环阻断时间（min）
30～32℃	8～9	18～28℃	15～45
28～30℃	10～15	＜18℃	45～60

二、治疗性低体温的降温方法和复温方法

治疗性低体温的降温过程中，麻醉管理需注意以下几个问题：①实施连续体温监测；②尽量避免体温波动；③保持合适的麻醉和肌松深度，避免降温过程中发生寒战、血管收缩等御寒反应；④警惕降温过程中可能出现的脏器缺氧和代谢性酸中毒；⑤警惕低体温导致的凝血功能障碍和心律失常等潜在风险。

1. 降温方法 为实现治疗性低体温，常用的降温方法包括体表降温、体腔降温和体外循环血液降温法。

体表降温又包括冰水浴，冰袋、冰帽降温法和变温毯降温法。其中冰袋、冰帽降温法和变温毯

降温法较为常用。将冰袋放置在大血管的浅表处,如颈部颈内动脉、腋窝腋动脉、腹股沟股动脉、腘窝腘动脉等处,或将患者头部放置于冰帽里,通过热传导带走大量的热量。这种体表降温方法的特点是操作简单,可边手术边降温;降温速度较慢,很少出现寒战反应;降温的程度也比较有限,停止降温措施后,体温续降少。但该方法用于肥胖的成人患者,降温效果较差,主要作为一种辅助的降温手段。术中出现心搏骤停或突发高热时,常用这种方法来辅助降温,并对头部进行重点降温。变温毯降温法是指在手术床和患者之间放置变温毯,变温毯内的注水管道与冷热交换机相连,通过调节变温毯内水的温度和循环速度来控制变温毯的温度,从而降低或升高患者的温度。这种方法降温速度更慢,主要用于实施浅低温和低温的维持过程。

体腔降温是指在用 0~4℃的无菌生理盐水灌洗胸腔或腹腔。通过体腔内的大血管和组织脏器表面进行冷热交换。当水温升高时予以重新更换冰生理盐水,反复操作直至体温达到目标水平。该方法降温效果优于体表降温法,但降温过程中需要停止手术操作,且需要大量的冰无菌生理盐水。胸腔降温过程中,冰水直接接触心脏可能导致严重的心律失常。因此,该方法通常作为体腔手术过程中的补救性降温方法。

体外循环降温是指采用体外循环机器将血流引到体外,经热交换机冷却后,再泵回患者体内的降温方法。该方法降温、复温速度快,可控性好。几分钟内可将体温降到 30℃,十几分钟可将体温降到 20℃以下。体外循环降温法对血流丰富的脏器,如心、脑、肝、肾的降温速度快,但对于皮肤和肌肉等组织的降温速度慢。

2. 复温方法 治疗性低体温结束后,复温的常用方法包括:体表复温、体腔复温和体外循环复温。体表复温可采用充气加温设备和变温毯等。体腔复温是采用 40~45℃的盐水灌洗复温。体外循环复温有效性和可控性最佳。

复温过程中要注意控制复温的速度,避免复温过快导致血流动力学不稳定或脑水肿。同时要持续监测核心体温、心率、血压和脉搏氧饱和度,以及水电解质情况。

三、治疗性低体温的并发症预防和处理原则

治疗性低体温在降温、低温和复温期间都可能出现一些并发症,需要做好积极的防治措施。

1. 御寒反应 在实施降温和低温期间,要保证合适的麻醉和肌松深度,避免机体发生御寒反应,如寒战和血管收缩。寒战时可使机体氧耗量增加,心脑血管意外的风险也相应增加,且降温效果差。血管收缩可导致器官发生缺血缺氧,导致代谢性酸中毒和器官功能障碍。

2. 心律失常 全身快速降温期间或胸腔内降温可能导致各种类型的心律失常,严重者甚至可能发生室性心律失常。体温低于 28℃,合并代谢性酸中毒、低钾血症或高钙血症时更易发生心室颤动。因此,全身降温期间应注意降温的速度,避免酸碱失衡和电解质紊乱,避免通气不足或过度通气,维持内环境稳定。同时严密进行心电监测,及时纠正严重的心律失常。

3. 组织损伤 体表降温时,皮肤、耳廓、指趾末梢等组织接触冰袋或冰帽,注意局部组织冻伤的可能性。需定期检查,适时更换冰袋放置部位。长时间放置冰帽时,注意隔离耳廓。复温过程中,水温或充气加温设备温度过高可能导致烫伤。

4. 酸中毒 低温合并血管收缩时可导致组织脏器灌注不足,发生缺血缺氧,进而导致代谢性酸中毒。应维持合适的麻醉深度和降温速度,必要时适当地纠正酸中毒。

5. 其他 体外循环血液复温时,水温和血温之差不宜超过 8~10℃,避免血液中的气体释放产生气泡,形成气栓;且复温时水温过高导致红细胞破坏。

(申 乐 龚亚红)

第14章 控制性降压

本章要点：
- 控制性降压是在保证重要脏器氧供的情况下，通过药物和（或）其他方法降低血压至一定程度，以减少特定手术术中出血、改善手术视野的技术。
- 控制性降压目标为收缩压降低至80～90mmHg或平均动脉压降低至50～65mmHg，或降低幅度不超过基础值的30%。
- 控制性降压常用的方法包括麻醉性降压、药物性降压、体位调整、区域阻滞等。
- 控制性降压过程中需密切监测血压、心率、尿量等指标，预防重要脏器如心、脑、肾等灌注不足引起缺血缺氧损伤。

控制性降压（controlled hypotension）是指在全身麻醉期间，在保证重要脏器氧供的情况下，通过使用降压药物或调整体位等方法，人为地将患者血压降低至一定程度，以达到使某些特定手术术中出血减少、优化手术条件的技术。控制性降压技术常应用于耳鼻喉科、整形外科、神经外科和骨科手术中，降压时间通常不超过30min，且降压措施停止后，患者血压能迅速恢复至正常水平。为避免降压过程中患者重要脏器灌注不足，须进行充分监测以保证患者安全。

第1节 控制性降压的生理基础

维持血压的主要因素包括血容量（blood volume）、心脏泵功能及外周血管阻力（systemic vascular resistance，SVR）。在相对稳定的情况下，平均动脉压（mean arterial pressure，MAP）可用心输出量（CO）、外周血管阻力及中心静脉压（central venous pressure，CVP）估算，即：

$$MAP = CO \times SVR + CVP$$

因此，在CO不变的情况下，可通过降低外周血管阻力来达到降低血压的目的。

而组织的血液灌注量主要受血压、血管内径、血液黏度、血管长度等因素影响，其中血压和血管内径对组织灌注量影响最大。

$$组织灌注量 = \pi \times 血压 \times (血管内径)^4 / 8 \times 血液黏度 \times 血管长度$$

通常情况下，血液黏度和血管长度是相对固定的，因此，可以认为组织的血流灌注量随血压和血管内径的变化而增减。当血压每增加1倍或减少1/2，血流量则相应地增加1倍或减少1/2，而血管内径每增加1倍或减少1/2，血流量则相应地增加16倍或减少至原来的1/16。由此可见，如果组织血管内径增加，尽管组织灌注压下降，组织灌流量可以不变甚至增加。因此，控制性降压过程中，如果术中控制性低血压应用正确，则可以发挥减少出血、改善手术视野的优点，同时又能达到保障组织、器官的血流灌注量的目的。

第2节 控制性降压的适应证和禁忌证

一、适 应 证

1. 血供丰富区域的手术 如头颈部、盆腔手术、肝脏手术等。

2. 显微外科手术及对术野要求清晰的手术 如中耳成形术、鼻内镜手术、视网膜手术、整形外科手术等。

3. **血管手术** 如主动脉瘤、动脉导管未闭、颅内血管畸形等手术。
4. **创面较大且出血可能难以控制的手术** 如脊柱侧凸矫正、巨大脑膜瘤切除术、癌症根治术等。
5. **其他情况** 存在异体输血禁忌或困难者；因宗教信仰或其他原因拒绝异体血输注的患者等。

二、禁 忌 证

由于低血压可能导致某些情况下患者发生不良结局，因此以下情况应避免使用：

1. **重要器官功能不全患者** 如严重心功能不全、呼吸功能不全、肝肾功能不全的患者。
2. **严重血管疾病患者** 如脑动脉硬化、冠状动脉硬化、外周动脉硬化、外周血管性跛行的患者。
3. **严重贫血或低血容量患者**。
4. **其他情况** 如器官或组织氧运输或利用降低的患者。
5. 操作医生对控制性降压技术不熟练。

第3节 控制性降压的实施

控制性降压是一项有效但复杂的技术，其成功应用需要麻醉科医生具备丰富的临床经验和对病理生理学的深刻理解。一般情况下，麻醉科医生会选择麻醉药、血管活性药或其他降低血压的方法来进行控制性降压。具体的降压目标需要根据手术类型、患者的个体情况及外科医生的需求来调整。

一、控制性降压常用的药物和方法

理想的控制性降压药物应具有起效快、停药后作用迅速消失、具有可预测的剂量依赖性、无毒性代谢物、对重要脏器影响小的特点。

(一) 麻醉药

1. **吸入麻醉药** 吸入麻醉药如异氟醚、地氟醚、七氟醚，通过抑制中枢神经系统的活动，降低交感神经张力，从而起到扩血管降压效果。由于单独使用常规剂量的麻醉药物常难以达到降压目的，而增加麻醉药物剂量可导致麻醉过深，故常需要与其他药物联合使用。
2. **静脉麻醉药** 如丙泊酚、环泊酚，这些药物通过直接作用于中枢神经系统，从而达到降压效果。同吸入麻醉药一样，不能单独使用静脉麻醉药行控制性降压，应与其他药物联合使用。
3. **阿片类镇痛药** 如瑞芬太尼、芬太尼、舒芬太尼。阿片类药物具有较强的镇痛作用，当与吸入麻醉药物或静脉麻醉药合用时具有协同性，可达到降低血压效果。

(二) 血管活性药物

1. **血管扩张药** 如硝普钠、硝酸甘油，此类药物可通过直接扩张血管，降低外周阻力，从而降低血压。硝普钠起效迅速、易于调控，但其溶液极不稳定，应用时需避光保存；且其代谢产物具有毒性作用，当用量大于 $5\mu g/(kg \cdot min)$ 时应监测动脉血气，避免代谢性酸中毒。并且此类药物使用后会出现反射性心跳增快，因此应用的同时需注意患者心率变化。
2. **β肾上腺素受体阻滞剂** 如艾司洛尔、拉贝洛尔，此类药物可通过降低心率和心输出量，达到降压效果。艾司洛尔起效快、作用时间短，适合需要迅速调控血压的情况。
3. **钙通道阻滞剂** 如尼卡地平，通过阻断钙离子进入血管平滑肌细胞，扩张血管，降低血压。尼卡地平对脑血流影响较小，适用于神经外科手术。但尼卡地平诱发的低血压难以用传统的升压药物拮抗，静脉注射钙剂可逆转此类降压作用。
4. **α_1肾上腺素受体阻滞药** 如酚妥拉明、乌拉地尔，通过阻断突触后膜 α_1 受体扩张外周血管，使总外周血管阻力下降。酚妥拉明通过拮抗儿茶酚胺效应，使血管扩张而降低血压，常用于嗜铬细胞瘤手术控制性降压。

（三）控制性降压的方法

1. 体位调节 在控制性降压过程中，通过调节体位使手术部位高于心脏水平，手术部位的血压及静脉压力均降低，以达到减少术区出血的目的。如头抬高 25°，头部比心脏水平高 25cm。此时如果心脏水平的 MAP 为 70mmHg，则头部的血压将是 50mmHg，故而颅脑手术可取头高 10°~25°体位，并根据手术野出血情况随时调节体位。坐位手术的控制性降压必须谨慎，警惕脑缺血和空气栓塞及其他并发症的发生。

2. 麻醉性降压 通过加深麻醉深度，降低交感神经张力、减轻术中应激反应、扩张外周血管，从而实现控制性降压的目的。增加吸入和静脉麻醉剂均能起到加深麻醉的作用。然而，麻醉性降压需要严格监测患者的血流动力学变化及麻醉深度，以防止麻醉过深引起中枢神经系统等并发症。

3. 药物性降压 通过使用血管活性药物来降低血压，从而达到控制性降压的目的。常用的药物包括血管扩张药、β 肾上腺素受体阻滞剂、α_1 肾上腺素受体阻滞药、钙通道阻滞剂等。药物性降压具有作用迅速、剂量易调节等优点，在实施过程中，根据手术需要和患者个体差异选择合适的药物和剂量，是实现安全有效降压的关键。

4. 区域阻滞 蛛网膜下隙阻滞和硬膜外阻滞均可以引起外周血管扩张、静脉回心血流量减少，从而降低血压。但需注意的是，该方法血压降低的程度有可能超过允许范围的最低值。此时首先需要积极纠正过低的血压，先选择补充血容量，若补充血容量无效，选择使用升压药物处理。

二、控制性降压的管理

（一）低血压的管理

1. 控制性降压的程度 血压下降的数值应以维持心、脑、肾等重要脏器的充分灌注为限度，还需根据患者的不同情况进行个体化调整。正常体温患者，MAP 安全低限为 50~55mmHg，在此范围脑血流量（cerebral blood flow，CBF）自身调节能力仍然保持正常。特殊患者如老年、高血压患者，其控制性降压的程度不能以 MAP 50~60mmHg 为标准，而应不超过基础值的 30%，在满足手术要求的前提下尽可能维持较高的血压水平。

2. 低血压持续的时间 控制性降压的时间应尽量缩短，一般不超过 30 min，避免长时间低灌注对器官的损害。需根据手术类型、患者状况和手术进展调整患者血压。尽可能减少重要器官低灌注时间，以确保手术顺利进行并保障患者安全。

3. 停止降压时机 手术重要步骤结束后，即应逐渐停止降压，待血压回升至接近原水平后，应仔细观察手术野，进行彻底止血。同时防止反跳性高血压的发生。

4. 术后护理 手术结束并不意味着控制性降压作用已完全消失。手术结束后，体位性性低血压仍较显著，因此必须加强术后护理。在搬动患者时要严防剧烈改变体位。手术后采取头高位的患者存在脑缺血性肢瘫风险。对控制性降压术后的病人还要做到及时补足术中的失血量，严密观察尿量。

（二）麻醉管理

1. 维持适当的麻醉深度 为了确保控制性降压过程中患者的安全与手术顺利进行，维持适当的麻醉深度至关重要。麻醉深度不足可能导致患者因痛觉或应激反应引起血压波动，干扰降压的目标，而麻醉过深则可能引发循环抑制等并发症，增加围手术期风险。

2. 精确估算失血量 在控制性降压过程中，精确估算失血量是确保患者组织氧供的重要环节。在术中可结合称重法、血气分析、床旁超声等多种综合方法评估，密切监测患者血红蛋白及容量情况。年龄较轻、无呼吸、循环系统合并症等低危患者，血红蛋白维持在不低于 7~8g/dL 水平；对于高龄、合并心肺功能不全等需要依赖充分的器官灌注以维持代谢的高危患者，血红蛋白水平则需要维持在 9~10g/dL 及以上，以确保组织、器官氧供的需求。

3. 呼吸管理 控制性降压期间，肺内分流量和无效腔量均可能增加。因此供氧必须充分，确保潮气量和每分通气量略大于正常，避免低氧血症和二氧化碳潴留。

（三）麻醉中监测

1. 血压监测 要求连续监测动脉血压，以便实时调整药物剂量，避免过度降压。

2. 心电图监测 监测心率和节律，防止因过度降压引起心血管相关不良事件，如心动过缓、心动过速、心肌缺血等。

3. 脉搏氧饱和度监测 监测脉搏氧饱和度，维持氧供需平衡，防止低氧血症。

4. 中心静脉压（CVP）监测 通过监测 CVP 反映右心功能和血容量状态，帮助鉴别低血压原因，为补液及血管活性药物使用提供指导。

5. 呼气末二氧化碳分压（$P_{ET}CO_2$）监测 监测 $P_{ET}CO_2$，有利于及时发现通气不足或循环障碍，确保机体氧供氧耗平衡。

6. 体温监测 由于降压可能影响体温调节，术中积极采取保温措施，预防低体温及相关并发症。

7. 尿量监测 尿量是反映肾脏灌注的重要指标，也可以间接反映全身重要脏器的灌注情况。控制性降压期间应维持尿量在 0.5mL/(kg·h) 以上，对于老年、患有肾脏疾病等高风险患者，维持尿量在 1mL/(kg·h) 以上。但是尿量减少不能完全代表肾灌注不足。

8. 血气分析 术中动态监测血气分析，及时评估患者血红蛋白及内环境，积极纠正贫血，维持内环境稳定。

9. 有条件者，建议监测脑氧饱和度及麻醉深度，特别是在神经外科手术中，维持脑氧供需平衡可降低脑缺血风险。

第4节 控制性降压对各系统的影响及并发症预防

控制性降压在优化术中视野和减少出血的同时，也可能对多个系统产生重要影响。这些影响具有一定的共性，如器官灌注减少、代谢改变等，需要密切监测、精准管理，防止降压引起的相关并发症。

一、中枢神经系统

中枢神经系统容易受到低血压的影响。目前所公认的控制性低血压"安全"低限为 MAP 50~55mmHg，其依据是这个范围内 CBF 仍有自主调节能力，一旦 MAP 低于这个限度，CBF 就会随血压降低而呈线性减少。此外，脑的灌注压（cerebral perfusion pressure，CPP）为脑动-静脉压力差，脑动脉压相当于 MAP，脑静脉压力相当于颅内压（intracranial pressure，ICP），所以 CPP 常计算为 MAP 与 ICP 的差值。对于颅内压增高的手术患者，切开硬脑膜之前避免进行控制性降压，以免造成 CPP 过低，导致脑缺血。脊髓的灌注也会受血压变化的影响，过低的血压可能导致脊髓缺血，影响术后的神经功能恢复。

控制性降压过程中，中枢神经系统可能发生的并发症包括脑缺血、脑梗死、脊髓缺血等，对于合并脑动脉硬化、脊髓动脉狭窄等疾病的患者，发生中枢神经系统并发症的风险更高。因此术中需要密切关注脑和脊髓的灌注压和神经系统体征，警惕并发症的发生。

二、循环系统

心肌的营养血管——冠状动脉的灌注是间歇性的：在收缩期，左心室心肌内压力接近于动脉血压，左心室收缩的力量几乎完全阻断了冠状动脉的心肌内部分，左心室在心脏舒张期得到灌注，而右心室在收缩期和舒张期均可得到灌注。左冠状动脉灌注压由舒张压与左心室舒张末压之差决定。

控制性降压期间，反射性的心率增加可导致心室舒张期缩短、冠脉灌注时间减少，同时增加心肌氧耗。但是控制性降压时外周血管阻力和心脏后负荷降低，心肌耗氧量减少，有利于维持心肌氧供需平衡。

对于有冠状动脉病变的患者，冠脉扩张能力降低，心肌氧代谢储备能力减弱，控制性降压可能导致心肌缺血、心律失常、心肌梗死、心源性休克等。因此，对于有缺血性心脏疾病的患者，应避免使用控制性降压。

三、泌尿系统

正常情况下，肾脏的血流具有良好的自主调节功能。如 MAP 维持在 75mmHg 以上，肾血流及肾小球滤过率保持稳定。如 MAP 低于 75mmHg，肾小球滤过率会降低，出现尿量减少甚至无尿。控制性降压期间，尽管肾血管灌注减少，但一般不会导致肾脏组织缺血缺氧损伤，在停止降压后，肾脏的泌尿功能通常能迅速恢复正常。短时间的控制性降压导致肾功能损伤并不常见。但过低的血压可能导致肾灌注不足，进而引发急性肾损伤或功能不全，所以控制性降压期间需密切关注尿量，避免长时间严重的肾灌注不足导致肾损伤。

四、消化系统

肝脏接受肝动脉和门静脉双重血液供应，但肝脏血流自主调节功能较差，肝动脉流量与血压直接相关，控制性降压不当时易发生肝脏血流量不足，导致肝细胞缺氧，影响肝功能，主要表现为转氨酶升高、胆红素升高等。同样，胃肠道的血液灌注也受血压水平直接影响，低血压时易产生内脏低灌流状态，长时间低灌注状态可能引发胃肠道缺血，增加术后发生胃肠道功能障碍的风险。但由于直接监测胃肠道灌注的指标在临床尚未普及，所以严格遵循控制性降压的相关管理目标，避免意外低血压对消化系统造成不良影响。

五、其他系统

血压的变化可能会间接影响免疫系统功能，如白细胞的分布和功能受到影响，可能会增加感染风险。血压过低可能导致眼内压下降，发生视物模糊等相关并发症，偶有失明。此外，血压过低可能导致皮肤和软组织灌注不足，延缓皮肤伤口愈合。

（邹小华　胡柏龙）

第15章 围手术期内环境及容量管理

本章要点：
- 内环境稳态是机体内环境物理和化学条件保持相对稳定的状态。维持内环境稳态对患者预后至关重要。
- 人体内重要的电解质包括钠、钾、钙、镁和磷等，用于维持细胞内外渗透压和神经肌肉兴奋性，电解质失衡可能导致心律失常、神经功能紊乱等严重后果。
- 常见的酸碱平衡紊乱包括代谢性酸中毒、代谢性碱中毒、呼吸性酸中毒、呼吸性碱中毒和混合型酸碱失衡等。
- 容量管理旨在保障组织灌注与氧合，满足器官功能需求，避免血容量不足，亦需避免容量过载导致肺水肿、心功能不全等并发症。

围手术期是患者接受手术治疗的关键时期，由于手术创伤、失血、麻醉药物的使用等因素往往容易打破内环境稳态，导致水、电解质和酸碱平衡的紊乱。因此，麻醉科医师对内环境及容量的管理是一个不可忽视的重要环节。本章将深入探讨围手术期水、电解质和酸碱平衡调节及容量管理的策略，以期为患者提供更安全有效的手术治疗保障。

第1节 围手术期的内环境管理

一、水、电解质及酸碱平衡

水、电解质和酸碱平衡是维持人体正常生理功能的关键因素。围手术期严重的水、电解质和酸碱失衡可影响心血管系统、神经系统和神经肌肉的正常功能。围手术期需要密切监测，及时发现和处理可能出现的紊乱。

（一）钠

1. 低钠血症 指血清钠浓度低于 135mmol/L。若同时血浆渗透压＜280mOsm/L，则为低渗性低钠血症，此时常伴有细胞外液量的减少。

（1）病因：①术前低钠血症的常见原因包括大量出汗、大面积烧伤导致经皮肤钠盐丢失，以及大量呕吐、腹泻、长期胃肠减压、急性腹膜炎、肠梗阻、胰腺炎患者，经胃肠道钠盐丢失后只补充水或仅输注葡萄糖溶液；长期应用排钠利尿剂、肾功能不全等导致肾小管对 Na^+ 重吸收减少；神经性烦渴症的患者水摄入过多导致稀释性低钠血症。②术中静脉输注过多低张液体可致低钠血症，前列腺电切手术和宫腔镜手术中使用非电解质灌洗液（包括 5%葡萄糖、5%甘露醇、1.5%甘氨酸和3%山梨醇）等来冲洗术野，这些灌洗液大量进入循环系统也可导致医源性低钠血症。③抗利尿激素分泌异常综合征通过肾小管水通道蛋白的异常激活，引发病理性水潴留，其核心病理生理学特征为激素调节机制失衡引发的稀释性低钠血症。

（2）临床表现：术中清醒患者发生低钠血症时可出现头晕、无力、恶心、呕吐、视物模糊、心率加快、血压波动等症状；严重患者甚至可能发生神志淡漠、惊厥、昏迷、急性肺水肿等。全身麻醉患者的诊断比较困难，高危手术或高危患者出现心率和血压的异常变化时，需及时监测血钠浓度。

（3）预防及治疗：轻度或无症状性低钠血症的患者主要治疗原发性疾病，严重或伴有明显症状的低钠血症需及时处理。治疗目的是逐步纠正血浆渗透浓度以减轻脑水肿。纠正速度不宜过快，否则可能引发渗透性中枢神经系统脱髓鞘病变。①对于 Na^+ 大量丢失引起的低钠血症首先使用高渗盐水溶液,根据血钠水平和体重计算所需补充的钠量。需补充钠量(mmol)=预期钠升高程度×体重(kg)×0.6(0.6 为男性体液占比系数,女性为 0.5)。总输入量应分多次输入并控制速度,使血钠每小时增高 1~2mmol/L,逐步将血钠浓度提升至 130mmol/L。②对于抗利尿激素分泌异常综合征或灌洗液大量吸收导致的稀释性低钠血症,给予利尿剂可促使患者排出稀释尿,缓解循环高容量状态,血钠浓度也可自然回升,必要时加用高渗盐水。

2. 高钠血症 指血清钠浓度大于 145mmol/L,通常伴有血浆渗透压>310mOsm/L。患者的尿比重和尿渗透压高,红细胞计数、血红蛋白量、血细胞比容也可轻度升高。

(1)病因:①术前高钠血症的常见原因包括大量出汗、大面积烧伤导致经皮肤钠盐丢失,以及大量呕吐、腹泻、长期胃肠减压、急性腹膜炎、肠梗阻、胰腺炎患者经胃肠道钠盐丢失后补水补液不足;进食进水困难的患者补水不足;中枢性或肾性尿崩症患者经肾脏排出大量低渗性尿液;使用大量高渗利尿剂如甘露醇;糖尿病高渗性昏迷的患者;过度通气的患者经呼吸道黏膜可丢失不含电解质的水分。②术中输入大量等渗盐水后可发生高钠血症;神经外科手术中使用高渗性利尿剂或手术相关中枢性尿崩症时可发生高钠血症。

(2)临床表现:术中清醒患者发生高钠血症时可出现明显口渴、乏力、烦躁不安,全麻患者则表现为低血压、心率增快和中心静脉压降低,严重患者可出现躁狂、谵妄、嗜睡、肌阵挛、昏迷等。

(3)预防及治疗:①术前高钠血症的治疗措施包括积极治疗原发病,控制钠的摄入,补充水和纠正细胞外液容量异常。严重高钠血症的治疗分为两个阶段,首先要快速补充细胞外液容量不足以纠正休克,改善组织器官的灌注,然后缓慢补充水丢失。高钠血症的纠正速度不宜过快,以免导致脑水肿。血清钠降低的速度不宜超过 1~2mmol/h,48h 内降到 150mmol/L 即可,不应低于正常。②术中应避免大量输注 0.9%氯化钠溶液,特别是老年、危重、意识障碍及内分泌疾病患者等高危人群,密切监测尿量和电解质情况,及时发现和纠正高钠血症。中枢性尿崩症患者可使用垂体后叶素或鞣酸加压素进行对症治疗。

(二)钾

1. 低钾血症 血清钾低于 3.5mmol/L 为低钾血症,低于 2.5mmol/L 为严重低钾血症。

(1)病因:①长期饮食不均衡、钾摄入不足、胃肠丢失(呕吐腹泻),肾性钾丢失(盐皮质激素过多、使用利尿剂)均可导致低钾。②术前准备不充分、长时间禁食禁饮、手术创伤及体液丢失均可能引起钾丢失。③麻醉药物的使用、过度通气导致的呼吸性碱中毒以及输液管理不当也可能诱发低钾血症。

(2)临床表现:术中清醒患者可能表现为四肢无力、呼吸困难等症状。心电图特征性改变是心室复极延迟。表现为 ST 段低平,T 波低平或倒置,U 波增高达 1mV 以上,PR 间期和 QT 间期延长。血气分析可能提示代谢性碱中毒,尿多呈酸性。

(3)预防及治疗:围手术期低钾血症较常见,血钾在 3mmol/L 以上的轻度低钾血症患者可鼓励其进食含钾丰富的食物,如橘子、香蕉、咖啡等,或口服氯化钾或柠檬酸钾等。手术过程中组织损伤或输血治疗等都可导致血钾浓度升高,因此无症状的轻度低钾血症可暂不处理。术中严重低钾血症患者需采用静脉补钾时,可将10%氯化钾溶于生理盐水静脉滴注,浓度不宜超过 40mmol/L,速度不宜超过 20mmol/h,总量不宜超过 240mmol/d。快速补钾应经中心静脉输注,外周静脉补钾应避免局部疼痛、静脉炎和血栓形成。并监测心电图、尿量和血钾浓度变化情况,少尿或无尿患者应尽量避免静脉补钾治疗。顽固性低钾血症需同时补镁。围手术期避免过度通气以防血钾进一步降低。

2. 高钾血症 血清钾高于 5.5mmol/L 为高钾血症。常见于肾衰竭、严重挤压伤、烧伤等患者,这类患者围手术期误用琥珀胆碱可能导致高钾血症。

(1)病因:术前摄入过多钾,肾脏排钾功能下降,或大量钾从细胞内转移到细胞外等,均可引发高钾血症。术中发生高钾血症的原因如横纹肌溶解症、大血管再通手术、肾移植手术、大量输注库存红细胞等。诊断高钾血症时需排除血样中血细胞溶解、破坏等导致的假性高钾血症。

（2）临床表现：术中清醒患者表现为淡漠、嗜睡、昏迷，肌麻痹、腱反射减弱或消失。心电图典型表现与血钾上升的高度和速度有关，分为五个阶段。第一阶段因复极加快，出现高尖 T 波；第二阶段 QRS 波变宽，QR 间期延长和 ST 段降低；第三阶段 P 波降低增宽，最后消失，QRS 波时间和 PR 间期进一步延长；第四阶段 QRS 波极度增宽，与 T 波融合呈正弦曲线；第五阶段出现心室纤颤或停搏。

（3）预防及治疗：高钾血症患者应暂停择期手术，禁用含钾溶液和琥珀胆碱，避免酸中毒导致血钾升高。围手术期密切监测血钾浓度及心电图。当血钾大于 6mmol/L 时应积极处理。①限制钾的摄入。②促进钾排出的方法包括：使用利尿剂、阳离子交换树脂、新型钾离子结合剂和透析治疗等。③促进钾向细胞内转移：推荐用 10%葡萄糖溶液 500mL 加 12.5U 胰岛素静脉滴注，持续 1h 以上。如需限水，可采用 50%葡萄糖溶液，调整胰岛素用量。滴注时监测血钾及血糖，防止低血糖。合并代谢性酸中毒者，可静脉注射 5%碳酸氢钠 150~250mL，5~10min 起效，持续约 2h。④减轻高钾的心肌毒性：立即缓慢静脉注射 10%氯化钙或葡萄糖酸钙。

（三）钙

1. 低钙血症 血清钙低于 2.1mmol/L 为低钙血症。根据病史、体格检查及实验室检测可明确诊断。

（1）病因：常见病因包括维生素 D 缺乏，甲状旁腺功能减退，慢性肾衰竭，急性胰腺炎等。术中过度通气导致 pH 升高，快速输注大量含枸橼酸的库存血，以及低蛋白血症都有可能使血钙降低。

（2）临床表现：主要表现为神经肌肉应激性和兴奋性增高。常见症状包括手足搐搦、感觉异常、精神错乱、喉喘鸣、咬肌痉挛、癫痫等。面神经叩击试验和束臂加压试验有助于诊断。重度低钙血症患者可能出现支气管平滑肌痉挛、喉痉挛、呃逆等症状。此外，低钙血症还可能导致传导阻滞、QT 间期延长等心血管系统症状。

（3）预防及治疗：手术前应纠正低钙血症，围手术期持续监测血钙，避免碱中毒导致血钙降低。快速输注含枸橼酸的血制品或大量白蛋白时，需静脉补钙。①缓慢静脉注射 10%葡萄糖酸钙或 10%氯化钙 10~20mL，必要时可重复。②若抽搐不止，可将 20mL 的 10%葡萄糖酸钙或 10%氯化钙放入 5%~10%葡萄糖溶液 500mL 持续滴注，速度不超过 0.1mmol/(kg·h)，目标血钙为 2.2mmol/L 左右。若补钙效果不佳，考虑低镁血症，可肌内注射或静脉滴注 25%硫酸镁。静脉补钙时应避免与含碳酸盐或磷酸盐的溶液混合，以防沉淀形成。围手术期警惕低钙血症可增强麻醉药负性肌力作用。

2. 高钙血症 血清蛋白浓度正常时，血清钙大于 2.6mmol/L。

（1）病因：甲状旁腺功能亢进、维生素 D 中毒、骨代谢、恶性肿瘤、肾衰竭等。

（2）临床表现：早期症状为食欲减退、恶心、呕吐、疲乏、多尿，可能伴随精神错乱，甚至昏迷，术中可引发心律失常、肾衰竭等并发症。

（3）预防及治疗：围手术期高钙血症危象需紧急处理，监测血压和离子浓度，预防低钾低镁血症。全麻机械通气患者避免酸中毒升高血钙。降低血钙治疗包括利尿、补液、血液透析等。

（四）镁

1. 低镁血症 指血清镁低于 0.7mmol/L。

（1）病因：低镁血症常见于心胸和腹部大手术的危重患者。主要原因包括摄入不足、胃肠道重吸收减少、肾排镁增加等。

（2）临床表现：低镁血症患者多无症状。可能出现疲劳、肌震颤、麻痹、共济失调和惊厥。血清镁降至 0.5mmol/L 时，常伴发低钙血症和低钾血症，表现为心律失常（心电图 PR 间期和 QT 间期延长），合并低钾血症可加重反应。

（3）预防及治疗：镁离子具有潜在的抗心律失常和脑保护作用，在心脏手术中常通过静脉泵注以降低术后心房颤动的风险。择期手术前须纠正低镁血症,防止围手术期心律失常和呼吸肌无力,单纯镁缺乏或由利尿药和洋地黄引起的低镁血症,可口服氯化镁1~2g/d治疗。治疗过程需监测动脉压、深腱反射及血镁浓度。镁被认为具有镇痛作用,围手术期补充镁离子有助于患者对阿片类药物的需求;同时,镁具有抗炎特性,围手术期适当提高血清镁离子水平有助于减轻手术引发的炎症反应。

2. 高镁血症 指血清镁浓度超过1.25mmol/L。

(1)病因:高镁血症主要由镁摄入过多(如含镁抗酸剂或泻药)和(或)肾功能损害[GFR<30mL/(min·1.73m^2)]引起。少见原因包括肾上腺皮质功能不全、甲状旁腺功能亢进、横纹肌溶解及服用锂剂等。妊娠期母体与胎儿高镁血症可因硫酸镁治疗先兆子痫和子痫而引发。

(2)临床表现:包括腱反射减退、骨骼肌无力和呼吸抑制。血管扩张、心动过缓及心肌抑制均可致低血压。心电图常见PR间期延长和QRS波增宽。严重高镁血症可能导致呼吸和心搏骤停。

(3)预防及治疗:轻度高镁血症停止镁摄入,配合使用补液和利尿剂。严重高镁血症常用10%葡萄糖酸钙10~20mL缓慢静脉注射来缓解症状。高镁血症合并高钙血症应慎用钙剂,需行液体补液治疗,监测血钙、血镁,必要时留置导尿管,监测有创动脉血压。肾功能受损或肾衰竭者需透析治疗。严重高镁血症导致呼吸和循环系统受累时需提供呼吸和(或)循环支持。麻醉过程中,需严密监测高镁血症患者的心电图、血压及神经肌肉功能。此类患者对血管扩张剂、负性肌力药物和肌松药的作用更加敏感,术中应适当减少药物使用剂量。

(五)磷

1. 低磷血症 指血清磷小于0.81mmol/L。血清磷低于0.48mmol/L时出现症状,低于0.32mmol/L为严重低磷血症,需立即治疗。

(1)病因:肠道磷吸收减少(酒精中毒、呕吐腹泻、低磷饮食);维生素D缺乏;尿中磷丢失过多(甲状旁腺功能亢进、利尿药、肾小管功能障碍);磷向细胞内转移(糖负荷增加、胰岛素应用、碱中毒)。

(2)临床表现:包括食欲缺乏、恶心呕吐、心肌收缩力降低、通气不足、骨骼肌萎缩及神经系统功能紊乱等。术后并发症如感染、骨折等发生率增加。

(3)预防及治疗:治疗前应测定血清离子钙、镁、钾的浓度,以及血清、尿磷浓度以判断低磷原因。口服补磷为首选,同时补充维生素D促进磷吸收。症状明显或严重低磷血症患者需静脉补磷。麻醉时需防止高血糖和呼吸性碱中毒,避免血磷浓度降低。部分低磷血症患者可能出现肌无力,术后需机械通气。

2. 高磷血症 指成人血清磷浓度大于1.5mmol/L,儿童大于2.0mmol/L。

(1)病因:组织破坏、细胞崩解常导致高磷血症,如肾衰竭和肝衰竭等。

(2)临床表现:急性高磷血症易合并低钙血症,导致手足抽搐和心脏信号传导异常,围手术期心律失常风险增加。

(3)预防及治疗:麻醉前需评估肾功能,排除继发性低钙血症。术前限制含磷食物的摄入,如乳制品、肉类等,同时口服抗酸剂,如氢氧化铝凝胶和碳酸钙。调整影响磷代谢的药物,如利尿剂等。肾衰竭患者用透析治疗,非肾衰竭患者应用葡萄糖溶液、胰岛素和排钠利尿药降低血磷。围手术期根据血磷水平调整麻醉药物使用,降低对心脏和肾脏负担。

二、常见的酸碱平衡紊乱及治疗原则

酸碱失衡根据原发机制分为代谢性与呼吸性两类,亦可合并为混合性失衡。代谢性失衡由体内HCO_3^-浓度异常主导,如代谢性酸中毒(HCO_3^-降低,见于肾衰竭、酮症酸中毒)或代谢性碱中毒(HCO_3^-升高,见于呕吐、利尿剂滥用);呼吸性失衡由$PaCO_2$异常驱动,如呼吸性酸中毒($PaCO_2$升高,见于慢性阻塞性肺疾病、呼吸抑制)或呼吸性碱中毒($PaCO_2$降低,见于过度通气);混合性失衡:两类原发失衡共存(如脓毒症患者同时出现代谢性酸中毒与呼吸性碱中毒)。

（一）代谢性酸中毒

代谢性酸中毒是体内酸性物质过多或碱性物质丢失过多导致血液 pH 下降。以血浆原发性 HCO_3^- 减少为特征，是临床上最常见的酸碱平衡失调类型。

（1）病因：阴离子间隙是评估代谢性酸中毒类型的重要工具，其定义为血浆中未测定的阴离子与未测定的阳离子之差，正常范围为 8～16mmol/L。阴离子间隙增宽的酸中毒包括乳酸酸中毒、糖尿病酮症酸中毒、肾衰竭等；阴离子间隙正常的酸中毒包括肾小管性酸中毒、稀释性酸中毒等，如膀胱重建、低张液体输注、含盐水液体输注过多引起高氯血症等情况。代谢性酸中毒常见于急诊严重创伤或感染性休克的患者。

（2）临床表现：轻度代谢性酸中毒无明显症状。重症患者可有疲乏、眩晕、嗜睡，感觉异常。呼吸加快加深为典型表现，称 Kussmaul 呼吸。酮症酸中毒者呼气带酮味，面颊潮红，心率快，血压低。神经系统可出现腱反射减弱、神志不清或昏迷。胃肠道症状包括腹痛、腹泻、恶心、呕吐等。代谢性酸中毒降低心肌收缩力和外周血管敏感性，易导致心律不齐和休克。

（3）诊断：结合病史和血气分析可确诊。酸中毒时，pH<7.35，HCO_3^-下降。代偿期 pH 可在正常范围内，但 HCO_3^-、碱剩余（BE）和 $PaCO_2$ 均降低。血气分析的指标中标准碳酸氢盐（SB）、实际碳酸氢盐（AB）以及缓冲碱（BB）值均降低，BE 负值增加，pH 正常或下降，$PaCO_2$ 继发性降低，AB<SB。

（4）治疗：纠正原发病因是治疗的关键。如乳酸性酸中毒应首先纠正循环障碍、改善组织灌注、控制感染；糖尿病酮症酸中毒应及时输液、应用胰岛素调整血糖水平、纠正电解质紊乱。轻度代谢性酸中毒可用平衡液纠正脱水，病情重时需用碱性药物，如 5%碳酸氢钠、11.2%乳酸钠和3.6%氨丁三醇。患者入室后若诊断为代谢性酸中毒，应通过补液和碳酸氢钠输注等措施，尽量调整 BE<±3mmol/L 再实施麻醉。在肾性酸中毒患者等待透析期间，可考虑输注碳酸氢钠纠正酸中毒。碱缺失时补充 HCO_3^- 的总剂量计算公式：碳酸氢钠（mmol）=0.25×体重（kg）×BE（mmol/L）。通常先给予 1/2～2/3 量，1h 后测血气并调整用量。当 pH 大于 7.2 时，应停止输注。特别注意酸中毒纠正后补充钾和钙，避免应用碱性药物过量或过快导致不良后果。

（二）代谢性碱中毒

代谢性碱中毒是指体内碱性物质过多或酸性物质丢失过多导致血液 pH 升高。

（1）病因：可能由呕吐、利尿剂使用不当等引起。钠增高（如输注碳酸氢钠、大量输血）或氯丢失（如鼻胃管吸引）也可能导致代谢性碱中毒。

（2）临床表现：轻度代谢性碱中毒通常无症状。碱中毒抑制呼吸中枢，使呼吸变浅变慢，换气量减少。表现出烦躁、精神错乱、谵妄等中枢兴奋症状，以及肌肉抽动、腱反射亢进、手足抽搐等神经肌肉症状。此外，碱中毒还可导致心律失常、心脏传导阻滞、血压下降，甚至心搏骤停。

（3）诊断：根据病史及血气分析确定诊断。代偿期血液 pH 基本正常，HCO_3^- 和 BE 增高，呼吸系统通过减少通气以保留 CO_2，$PaCO_2$ 代偿性升高。失代偿期血液 pH>7.45，BE>3mmol/L，HCO_3^- 明显增高，$PaCO_2$ 正常。代谢性碱中毒血气参数变化：pH、AB、SB 及 BB 值均升高，AB>SB，BE 正值加大，$PaCO_2$ 继发性升高。

（4）治疗：首先应积极治疗原发疾病，轻度低氯性碱中毒应输注生理盐水补充氯，重症者可缓慢滴入酸性溶液。手足抽搐时用葡萄糖酸钙静脉注射纠正低钙血症。肝病患者选用盐酸精氨酸钠或钾，避免用氯化铵。积极补钾，而氯则不必积极补充。补氯量（mmol）=（100–实测血氯）×体重（kg）×0.2。如因呕吐引起的代谢性碱中毒，立即给予止吐药物。

（三）呼吸性酸中毒

呼吸性酸中毒是由肺部通气功能障碍或呼吸中枢抑制导致 CO_2 排出减少，血液中碳酸浓度升高，pH 下降。

（1）病因：常见于慢性阻塞性肺疾病（简称慢阻肺）、急性肺损伤等呼吸系统疾病。颅脑损伤、脑血管意外、呼吸中枢抑制剂使得 CO_2 排出障碍。围手术期通气不足可引起呼吸性酸中毒。

（2）临床表现：急性严重呼吸性酸中毒表现为呼吸急促、困难及神经系统症状，如头痛、视物模糊、烦躁不安，甚至神志不清、昏迷等。脑缺氧可致脑水肿、脑疝甚至呼吸骤停。严重 pH 下降及高 CO_2 血症可引起外周血管扩张，导致心律失常、血压下降。腹腔镜气腹手术中 CO_2 吸收可能使机体处于轻度酸中毒状态。

（3）诊断：有呼吸功能病史和相应症状，如 COPD 患者通气功能障碍应疑为呼吸性酸中毒。其血气分析参数变化为：$PaCO_2>45mmHg$，pH 下降，经肾代偿后，代谢性指标升高，AB、SB 及 BB 值均升高，AB>SB，BE 正值增大。

（4）治疗：治疗呼吸性酸中毒主要依靠改善通气，辅助液体治疗。避免盲目使用碱性药物，慢性呼吸性酸中毒患者通气治疗后需警惕碱血症和低钾血症，调节通气使血液 pH 维持在 7.45～7.50。动脉血氧饱和度低时吸入适当浓度氧，对于重度呼吸衰竭，需要使用机械通气改善氧合。此外，调整体位、促进排痰可改善通气。补充氯和钾以维持 HCO_3^- 排出。$PaCO_2$ 快速下降时可能发生二氧化碳排出综合征，表现为血压下降、心动过缓等。需逐步增加通气量，并补充血容量，必要时使用升压药或 β 肾上腺素能激动剂。

（四）呼吸性碱中毒

呼吸性碱中毒则是由于过度通气，导致体内二氧化碳排出过多，血液中碳酸浓度降低，pH 升高。

（1）病因：中枢神经系统疾病、高热、焦虑、疼痛等因素引发的过度通气。

（2）临床表现：局部麻醉或椎管内麻醉的患者由于紧张焦虑或疼痛，呼吸急促、心率加快。过度通气造成碱中毒会提高神经肌肉兴奋性，导致手足麻木、针刺感、肌震颤等症状。同时，出现眩晕、神志淡漠、意识障碍等神经系统功能障碍。危重患者出现急性呼吸性碱中毒常提示预后不良，可能发生急性呼吸窘迫综合征。

（3）诊断：结合病史和临床表现诊断，如癔症或过度通气。呼吸性碱中毒时，血气分析显示 $PaCO_2<35mmHg$，pH 上升，AB<SB。经肾代偿后，代谢性指标继发性下降，AB、SB 及 BB 值均降低，BE 负值增加。

（4）治疗：积极治疗原发病，降低呼吸机通气量或嘱患者反复屏气，或用纸袋罩住口鼻使其反复吸回呼出的 CO_2 以维持血浆碳酸浓度，症状即可迅速得到控制。精神性过度通气患者可使用镇静药、停用呼吸兴奋剂，合并低氧血症时需纠正缺氧。严重呼吸性碱中毒时，患者可能出现室性心律失常，需使用镇静药和肌松药，通过人工通气调节 pH。若病情持续，可发生严重低钾血症，应注意补充 K^+。若 $PaCO_2$ 和 PaO_2 同时下降时，应警惕 ARDS 发生。

（五）混合型酸碱失衡

临床上往往存在二重和三重混合的酸碱失衡。二重酸碱失衡中：①代谢性酸中毒合并呼吸性酸中毒应改善通气，纠正缺氧和 CO_2 潴留，治疗病因，适当补充碱性药物使 pH 回升；②代谢性碱中毒合并呼吸性酸中毒时应治疗原发性代谢性碱中毒，酌情补氯补钾、使用乙酰唑胺或静脉输注稀盐酸；③代谢性碱中毒合并呼吸性碱中毒时应强调病因治疗，纠正代谢性碱中毒，允许呼吸性碱中毒存在；④代谢性酸中毒合并呼吸性碱中毒时根据 pH 情况治疗原发因素和纠正电解质紊乱，不宜滥用药物；⑤代谢性酸中毒合并代谢性碱中毒时治疗基础疾病，不常规使用酸碱药物，注意纠正某一失衡可能加重另一失衡。

三重酸碱失衡包括呼吸性酸中毒+高阴离子间隙代谢性酸中毒+代谢性碱中毒，呼吸性碱中毒+高阴离子间隙代谢性酸中毒+代谢性碱中毒。需分析病因，预测治疗措施影响，根据病情变化修正治疗方案。同时，还需关注患者的其他生理指标，如电解质、渗透压等，以维持机体的内环境稳定。

大量输注含氯液体可能导致医源性酸中毒,输注碳酸氢钠可纠正酸中毒,但输注过多碳酸氢钠可能导致CO_2生成增多、高渗性高钠血症、代谢性碱中毒等不良反应。

第2节 围手术期的容量管理

一、围手术期容量和体液改变

围手术期受麻醉药物、患者基础健康状况和手术过程等多种因素影响,患者容量和体液状态会发生显著变化。术前禁食禁饮导致患者存在一定程度的体液缺失,应根据术前禁食的时间来估算缺失量。人体每日基础液体生理需要量参考表15-1,参照此方法估计术前禁食后的液体缺失量。例如,70kg患者,禁食8h后的液体缺失量约为[60+(70-20)]×1×8=880(mL)。由于肾脏对水具有调节作用,实际缺失量可能少于计算值。

表15-1 人体每日基础液体生理需要量

体重(kg)	每小时维持量[mL/(kg·h)]	计算公式
0~10	4	体重×4×禁食小时
11~20	2	[40+(体重-10)]×2×禁食小时
>20	1	[60+(体重-20)]×1×禁食小时

手术前部分患者因呕吐、利尿、腹泻等发生非正常的体液丢失,以及过度通气、发热、出汗等不显性失液。这些术前液体丢失量应在麻醉前或初期给予补充。手术前禁食液体缺失量=每小时生理需要量×术前禁食时间。成人每日机体消耗的体液参考表15-2。

麻醉药物导致血管扩张所需补充量,可以在麻醉前进行适当的补偿性扩容(静脉滴注5~7mL/kg的平衡盐溶液)。然而补偿性扩容可能加重心脏负担、体液潴留、升高血压、增加出血风险等,不适用于充血性心力衰竭、急性肾衰竭少尿期、严重高血压、高血容量及出血倾向或凝血功能障碍等患者。

术中失血量采用Gross公式动态评估:失血量=血容量×[(HCT初始-HCT当前)/HCT平均],补充策略为失血1ml可以补晶体溶液3ml或胶体溶液1ml。围手术期不同创伤手术的额外体液需要量参考表15-3,手术创伤的体液再分布和蒸发丧失液又称为第三间隙损失量。应注意持续静脉液体治疗时,动态监测电解质水平,例如避免平衡盐溶液输注过多致高氯性酸中毒。

表15-2 每日机体消耗的体液

	正常活动/正常体温(mL)	正常活动/体温升高(mL)	剧烈活动(mL)
尿量	1400	1200	500
出汗量	100	1400	5000
粪便	100	100	100
不显性丢失	700	600	1000
总量	2300	3300	6600

表15-3 不同创伤手术的额外体液需要量

组织创伤程度	额外体液需要量(mL/kg)
小手术创伤	0~2
中等手术创伤	2~4
大手术创伤	4~8

二、围手术期液体种类

围手术期所使用的各种液体,有其各自的适应证、注意事项、剂量范围和副作用。目前常用的静脉输注液体组成成分见表15-4。

表15-4 常用晶体溶液的成分

溶液	渗透浓度 (mmol/L)	Na^+ (mmol/L)	Cl^- (mmol/L)	K^+ (mmol/L)	Ca^{2+} (mmol/L)	Mg^{2+} (mmol/L)	葡萄糖 (g/L)	pH
5%葡萄糖(D_5W)	252(低渗)	–	–	–	–	–	50	4.5
生理盐水(NS)	308(等渗)	154	154	–	–	–	–	6.0
5%葡萄糖盐溶液(D_5NS)	586(高渗)	154	154	–	–	–	50	–
5%葡萄糖0.23%盐溶液(D_5 1/4NS)	355(等渗)	38.5	38.5	–	–	–	50	–
5%葡萄糖0.45%盐溶液(D_5 1/2NS)	406(高渗)	77	77	–	–	–	50	4.0
乳酸林格液(LR)	273(等渗)	130	109	4	3	–	–	6.5
5%葡萄糖乳酸林格液(D_5LR)	525(高渗)	130	109	4	3	–	50	5.0
醋酸复方电解质溶液	294(等渗)	140	98	5	–	1.5	–	7.4
钠钾镁钙葡萄糖注射液	320(等渗)	140	102	5	1.2	1.5	50	7.4
0.45%盐溶液(1/2NS)	154(低渗)	77	77	–	–	–	–	–
3%盐溶液(3%NS)	1026(高渗)	513	513	–	–	–	–	–
5%盐溶液(5%NS)	1710(高渗)	855	855	–	–	–	–	–

1. 晶体溶液 晶体溶液包括平衡盐溶液、高张盐溶液和低张盐溶液,可提供水分、电解质并扩容。以下为几种常见的晶体溶液。

(1)乳酸林格液:电解质浓度与细胞外液相似,钠离子浓度及渗透浓度低于生理盐水。含乳酸钠28mmol/L,可缓冲酸性物质。术前和术中使用可降低血液黏稠度,稀释血液,有利于微循环灌注、扩容、保护肾功能和纠正酸中毒。乳酸林格液在某些情况下优于生理盐水,如避免高氯血症相关代谢性酸中毒。

(2)醋酸钠林格液:成分与细胞外液近似,pH与血浆相同,不易引起静脉炎。适用于术中液体治疗、失血性休克的液体复苏及代谢性酸中毒的防治。也适用于肝功能不全和肝脏手术患者。

(3)生理盐水:等渗等张,主要用于补充细胞外液丢失和扩容。适用于颅脑外伤、代谢性碱中毒或低钠血症患者。不含钾,更适合高钾血症患者。但大量使用会产生高氯血症。与平衡盐溶液相比,生理盐水的扩容作用更持久,但利尿作用较慢。过多的水盐负荷可能需要数天才能排出体外。

(4)高张盐溶液:钠浓度达250~1200mmol/L,主要治疗低钠血症。利用高渗透压使水从细胞内移至血管间隙,减轻水肿,小容量即可实现良好复苏。与乳酸林格液相比,更能降低肌间隙压力,促进肠道蠕动功能恢复。但要注意注射部位可能引发溶血,氯化钠浓度过高可损伤血管内皮,建议通过中心静脉输注。

(5)5%葡萄糖溶液:等渗不含电解质的晶体溶液,一般不用于术中补液,常用于防治糖尿病患者发生低血糖。葡萄糖溶液也可与静脉用胰岛素联合使用。

2. 胶体溶液 血浆替代品可以有效地暂时性扩容,价廉、能长期保存并降低病毒性疾病传播风险。以下是几种常见的血浆替代品。

(1)白蛋白溶液:是从健康成人血液中分离得到的等渗天然胶体溶液,适用于血浆白蛋白丧失的患者,如低蛋白症、腹膜炎、大面积烧伤。白蛋白可以提升血浆胶体渗透压,促进血管外的水分进入血管,快速大量输入20%的白蛋白时扩容效果明显,而5%白蛋白用于维持治疗。

(2)6%右旋糖酐液:根据分子量分为D40和D70两种。D70胶体渗透压高,适合扩充血容量,作用持续4h。D40常用于改善微循环和预防血管手术后栓塞。右旋糖酐可影响血小板和红细胞,使用时需注意剂量和不良反应。

（3）羟乙基淀粉：是从玉米淀粉合成的高分子量支链淀粉，其扩容效应与分子量、取代程度和方式相关。新一代羟乙基淀粉容量效应稳定可靠，但用于危重患者或重症脓毒症患者液体治疗效果不佳，可能增加死亡率和肾脏损害风险。需遵循指南使用。

（4）明胶溶液：由牛胶原水解制成的人造胶体溶液，用于补充血浆容量。常用制剂为4%琥珀酰明胶，适用于低血容量扩容、血液稀释及用作人工心肺机预充液。使用时需注意类过敏反应。

三、围手术期液体治疗原则和方法

围手术期液体治疗应有针对性的处理才能达到有效的治疗效果。针对前述人体的液体变化特点，围手术期液体治疗分为以下几点：①合理选择溶液制剂；②确定输液的顺序和速度；③目标导向液体治疗；④术中失血量的处理。详见第16章第2节。

（一）合理选择溶液制剂

围手术期对术前体液丢失的患者主要采用晶体溶液满足生理需要和补充缺失量。术中失血时，可补充晶体溶液、胶体溶液及血制品，然而晶体溶液需3～4倍用量才能产生与胶体溶液相同的容量效应。胃肠手术患者术前推荐用晶体溶液补充肠道丢失的液体，但晶体溶液超负荷（快速大量输注晶体溶液>4～5L）可能导致组织水肿和胃肠道黏膜水肿，延迟术后胃肠道功能恢复和导致细菌移位。胶体分子通过淋巴系统清除时间较长，且具有潜在毒性，不推荐用于肺水肿及严重脓毒症患者。

（二）确定输液的顺序和速度

液体治疗目标是维持电解质平衡、控制出血、治疗凝血障碍、维持组织氧供和减少并发症等。输液时要严格控制量和速度，避免气泡进入静脉，特别是儿童。手术中应根据需求选择液体，例如小儿应优先使用等张晶体溶液，如生理盐水，除非大量失血，否则无须用胶体溶液。新生儿或早产儿输注5%葡萄糖时需监测血糖以防高血糖。在围手术期应开放充足的静脉通道用于快速补充血容量。通常使用14G或16G留置针开放1～2条外周静脉。中心静脉则需放置7.0～8.5Fr双腔导管。麻醉期间需要综合考虑患者的病情和外科手术因素。例如，腹部大手术需通过有创监测指导液体治疗。紧急大出血或围手术期有大出血风险的复杂手术应采用经皮颈内静脉穿刺放置12Fr或14Fr导管，并建立快速补容系统。

（三）目标导向液体治疗

目标导向液体治疗（goal-directed fluid therapy，GDFT）是根据患者性别、年龄、体重、疾病特点、术前全身状况和循环容量状态等指标，采取个体化补液方案快速输注胶体或晶体，是目前公认较为科学的围手术期容量管理方法。通过连续、动态监测患者容量反应性指标，调整入液量以维持器官灌注及组织氧供。管理目标包括：维持血压不低于基线值的80%（如基线120mmHg，目标≥96mmHg），心率增幅不超过基线20%（如基线80次/分，目标≤96次/分），中心静脉压（central venous pressure，CVP）处于6～12cmH$_2$O，尿量维持在0.5mL/(kg·h)以上，血乳酸不超过2mmol/L，中心静脉血氧饱和度大于65%，每搏量变异度不超过13%。此外，超声心动图能够提示心脏结构和充盈程度变化，用于指导液体治疗。血乳酸水平下降是临床复苏成功的重要指标。GDFT方案中还包括了通过使用血管活性药物维持或增加心输出量，代偿由麻醉等因素导致的交感神经阻滞，动脉张力下降，静脉血管扩张。在维持心输出量于正常范围之后，酌情使用血管活性药如α受体激动药（如麻黄碱、去甲肾上腺素或去氧肾上腺素）提高体循环阻力。然而并不是所有的手术都需要采取GDFT，短小手术等对生理干扰较小，GDFT的临床价值有限。随着手术后快速康复的理念在我国推广以及危重患者不断增加，GDFT在临床麻醉中的价值将逐渐得以凸显，为患者良好的术后转归提供保障。

（谭文斐）

第 16 章 围手术期血液管理

本章要点：
- 患者血液管理是以患者为中心，遵循预防为主和循证医学的原则，应用多学科技术和方法，使可能需要输血的患者获得最佳治疗和良好结局。
- 自体输血是一种较为安全的输血方法，包括回收式自体输血、预存式自体输血和稀释性自体输血。根据患者的病情，可选择一种或多种联合应用。
- 输血存在风险，掌握好输血的基本原则、围手术期常用血液制品、输血并发症及其处理原则，才能确保输血的安全性和有效性。
- 外科大量出血时，患者短时间内即可进入休克状态。术前高危患者的识别、大量输血方案的启动和实施、加温加压快速输注装置的使用，凝血功能监测并及时干预，对于提高大量出血患者救治成功率尤为重要。

患者血液管理（patient blood management，PBM）是以患者为中心，遵守预防为主和循证医学的原则，应用多学科技术和方法，使可能需要输血的患者获得最佳治疗和良好结局。围手术期是血液丢失的高发时期，加强围手术期患者血液管理，通过减少失血、促进造血和减少不必要的输血等方法，可明显改善患者预后。

第 1 节 血液管理的方法

（一）术前纠正贫血

贫血在外科患者中常见，且与临床不良结局直接相关，是可干预的危险因素。纠正术前贫血是减少术中输血的重要手段。对术前贫血的患者，首先查明贫血的原因，再根据病因进行相应处理。可以在术前 3~8 周检测血红蛋白（hemoglobin，Hb）水平，使其有充足时间进行相应治疗。术前应用铁剂、促红细胞生成素、维生素 B_{12} 和叶酸等治疗，有助于改善患者血红蛋白水平，降低围手术期红细胞输注率。

（二）减少围手术期失血

1. 微创外科技术 减少术中出血首先要求外科医师手术操作熟练和谨慎。腔镜手术、机器人辅助手术等微创外科技术与传统手术相比，可明显减少手术出血量和输血率。

2. 控制性降压 采用多种方法和药物有目的、有控制地使患者血压下降到合适的水平，在保护各器官功能和内环境正常的前提下减少手术出血。具体详见第 14 章第 3 节。

3. 动脉阻断法 有效地阻断供应手术区域的动脉，是减少术中出血最有效的方法之一。手术期间最常用的动脉阻断方法有止血带法、直视下动脉阻断法和动脉内球囊阻断术。止血带法常用于上下肢远端部位的手术，效果显著而被广泛应用。腹主动脉内球囊阻断术是一种微创动脉阻断法，适用于某些出血量大且难以控制的手术，如前置胎盘、骨盆骨折和骶尾部肿瘤等手术。该方法通过超声或腹主动脉介入造影等技术的辅助，经股动脉穿刺置入球囊导管至腹主动脉内，释放球囊达到止血的目的。腹主动脉球囊阻断术简便易行、微创、可控，能显著减少术中出血，提高手术成功率，且降低术后并发症发生率。

4. 术中体位调整和体温管理 保持患者正确的体位、抬高手术部位和避免手术部位静脉回流受阻,是减少术中失血的简单有效的干预措施。术中体温过低可抑制温度依赖性酶促反应,并损害血小板功能及干扰凝血级联反应的正常进程,最终导致凝血功能障碍。详见第 13 章第 2 节。

5. 止凝血药物和器材的合理应用 止凝血药物和器材的合理选择和应用,是减少术中失血的重要手段。氨甲环酸或重组活化人因子Ⅶa 的应用可以有效减少失血,但可能增加患者血栓形成风险,建议在使用前充分评估,排除存在发生血栓事件的高危因素(如深静脉血栓病史)。其他如氩气刀、明胶海绵和非纤维蛋白组织黏合剂等,对创伤患者也能起到一定的止血作用。

(三) 成分输血

将血液中具有特定生物学活性的成分分离、提纯,可得到浓度和纯度较高的血液制品,即成分血。各种不同血液成分制备示意图见图 16-1。成分输血 (transfusion of blood component) 是将分离出来的各种血液成分,根据病情的需要输给患者,最大限度地发挥血液治疗作用的输血方法,是目前临床常用输血类型。常用的血液成分包括红细胞、血小板、血浆、冷沉淀等。

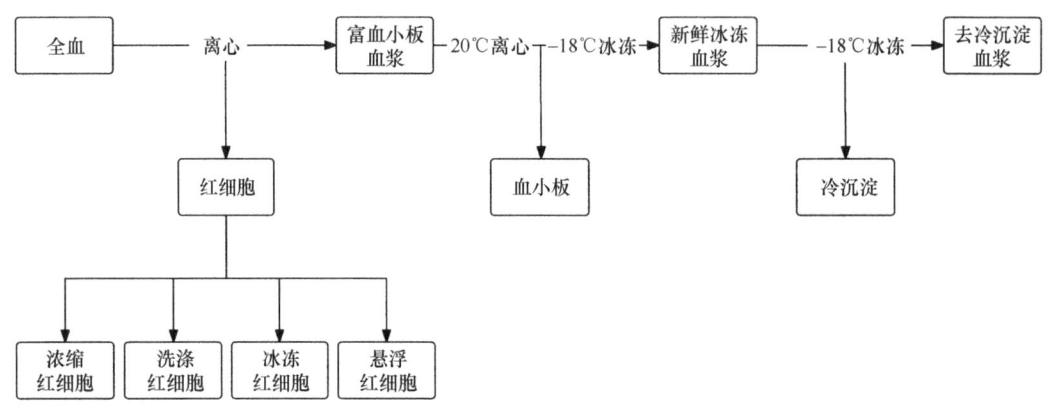

图 16-1 血液成分制备示意图

成分输血的优点包括:

1. 精准输血 根据患者需要,将全血中的某种成分分离、提纯并高度浓缩后输注,可以增加疗效。

2. 储存方便 不同的血液成分有不同的最佳保存条件。将全血分离制备成各类血液成分制品,按照不同成分的要求分开保存,供临床不同需求使用。

3. 减少输血反应 全血成分复杂,有多种抗原和特异性抗体,输注后易引起各种不良反应。相比之下,成分输血时因输注的血液成分单一,发生输血反应的概率大大减少。此外,病毒在血液各种成分中并非均匀分布,成分输血也在一定程度上降低了病毒传播的风险。

4. 节约血液资源 成分血可根据患者的不同需求进行输注,既节约了血液资源,又减轻了患者的经济负担。

(四) 自体输血

自体输血 (autologous transfusion) 指采集患者自身的血液或血液成分,经过储存或一定的处理,在术中或术后需要时再回输给患者的血液管理方法,是一种较为安全的输血方法。包括回收式自体输血、预存式自体输血和稀释性自体输血。根据患者的病情需要,可选择一种或多种联合应用。自体输血的优点包括:①降低输血并发症发生风险,如过敏及发热反应、溶血反应、免疫抑制、传播疾病等;②节约血液资源;③解决部分稀有血型的用血问题。

1. 回收式自体输血 指使用血液回收装置,将患者的体腔积血、手术失血及术后引流血液进行回收、抗凝、洗涤、过滤等处理,然后回输给患者的血液管理方法。根据对回收血液处理方法的不同分为非洗涤式血液回收和洗涤式血液回收。非洗涤式血液回收直接将术中失血回收、抗凝、过滤后回输给患者，血液中混合有异物以及吸引过程中易造成红细胞破坏，可引起以溶血为主的多种并发症，安全性较差且适用范围有限，现已很少使用。洗涤式血液回收是指在严格无菌操作的条件下，将回收的血液经过滤、洗涤及浓缩等处理后再回输给患者的方法。

适应证：用于预计出血量大于 500mL 或超过其总血容量 10%、稀有血型、血型鉴定和（或）交叉配血困难、拟实施手术的平均异体输血率超过 10% 以及拒绝接受异体输血的手术患者。

禁忌证：当血液被胃肠内容物、胆汁和细菌等污染时，受污染的血液不可回收。

2. 预存式自体输血 在一定时间内采集患者全血和（或）血液成分并进行保存，在患者需要时再回输保存血液的血液管理方法。这种血液管理方法可增加血液供应，增强造血功能，预防免疫抑制，提高输血安全性。每次采血量不宜超过自身总血容量的 10%，相邻两次采血间隔不宜少于 72h。可根据手术需要单采患者的红细胞、血浆及血小板等血液成分。

自体血小板分离术是通过分离患者自体血中的血小板，制备富含血小板的血浆，常被应用于体外循环心脏手术中，因其节约用血效果显著而越来越受到重视。

适应证：用于预计出血量较大、稀有血型、血型鉴定和（或）交叉配血困难、既往发生过严重输血反应以及拒绝接受异体输血的择期手术患者。

禁忌证：贫血、菌血症、严重心脑血管疾病、重要器官功能不全、止凝血功能障碍、产科先兆子痫和胎儿发育迟缓以及其他增加患者风险的情况。

3. 稀释性自体输血 在麻醉诱导前或诱导开始后从患者一侧静脉采血，同时从另一侧静脉输入适量晶体溶液或血浆代用品等补充血容量，使血液稀释，在手术必要时再将自体血回输，以达到不输异体血或少输异体血目的的血液管理方法。采血过程中应常规监测血压、心率和脉搏氧饱和度，必要时监测患者的凝血功能，以便及时发现并处理可能出现的凝血障碍。

适应证：用于预计出血量较大、稀有血型、血型鉴定和（或）交叉配血困难、需要保存凝血因子和保护血小板功能（如体外循环手术患者）以及拒绝接受异体输血的手术患者。

禁忌证：中重度贫血、止凝血功能障碍、严重心脑血管疾病的患者以及不具备监护条件和快速静脉通路时。

第2节 输血治疗

一、输血的基本原则

围手术期输血主要是为了纠正贫血、补充凝血因子或补充血容量。合理输血可以挽救生命和改善患者健康状况，然而，输血总是伴随着对受血者的潜在风险，输血前需要获得患者或授权委托人的知情同意。把握好输血的基本原则，对提高输血的安全性和有效性至关重要。输血的基本原则如下。

1. 同型输血 正常情况下，受血者应输注与其相同血型的血液，避免因血型不匹配而引发溶血反应。

2. 血型鉴定和交叉配血试验 在输注同种类型血液之前，必须进行血型鉴定和交叉配血试验，以确保输血安全。

3. 尽量不输血 应尽可能采取各种措施，如减少手术失血量、补液扩容等手段来避免输血，以减少输血相关并发症的发生。

4. 先慢后快、密切观察 输血速度应先慢后快，严密观察受血者有无输血不良反应，如有异常应及时处理。

5. 特殊情况处理 在无同型血的紧急情况下，红细胞输注首选 O 型红细胞；血浆输注应选用 AB 型血浆；输注不同血型的血小板，应选择抗-A、抗-B 效价低的供者。儿童应尽量减少血小板中的血浆量，以防发生溶血性输血反应。

二、围手术期红细胞输注

红细胞的重要功能之一是维持机体组织氧供,虽然人体对失血有一定的代偿能力,但红细胞下降到一定程度时,需进行补充以确保机体组织得到充足的氧供。

(一)输血策略

同种异体红细胞输注是治疗手术失血的有效措施,常用输血策略包括开放性输血策略和限制性输血策略。开放性输血策略采用适度宽松的输血指征,将患者 Hb 低于 90g/L 作为红细胞成分输注指征。限制性输血策略对于手术出血患者,采用较为严格的限制输血策略,对于血流动力学稳定的成年患者,指南建议当 Hb 大于或等于 70g/L 时,不需要输血。与开放性输血策略相比,限制性输血策略可明显减少围手术期红细胞输注量,不增加心脑血管事件或器官功能衰竭等严重不良反应或死亡的发生率。强调"个体化输血策略",输注红细胞的指征不仅取决于患者的 Hb 水平,还要根据患者的年龄、出血量、出血速度、心肺功能以及有无缺氧症状等因素综合判断。

(二)红细胞输注注意事项

红细胞输注时只能用生理盐水冲洗管路。由于红细胞在含钙离子的溶液中会发生结块沉淀,因此不能使用乳酸林格溶液作为冲管液体。此外,红细胞在低渗液中会发生肿胀并最终裂解,所以低渗溶液也不能作为冲管液体。肾功能不全的患者进行红细胞输注时需监测血钾浓度,避免输注库存血后导致高钾血症。

(三)常见的红细胞制品

1. 浓缩红细胞 指制备时去掉全血中大部分血浆后剩余的红细胞制成的血液制品,红细胞比容为 70%~90%,用于治疗急、慢性贫血或术中出血等。输注时可加生理盐水降低黏稠度。血细胞比容超过 80% 的浓缩红细胞,因黏稠度过大,输注时需加适量生理盐水,配制成血细胞比容为 70% 的红细胞悬液,以便输注。

2. 洗涤红细胞 指制备时去掉全血中绝大部分血浆后用生理盐水反复漂洗红细胞 3~6 次制成的红细胞制品,可去除 99% 的血浆和 80% 以上的白细胞与血小板,以减少过敏反应和非溶血性发热反应的发生。洗涤红细胞中的钾、钠、氨以及乳酸基本被去除,适用于阵发性睡眠性血红蛋白尿、有血浆蛋白抗体过敏的患者,以及高钾血症及心、肝、肾功能不全的患者。

3. 少白细胞红细胞 适用于反复发热的非溶血性输血反应患者。需多次输血患者因反复输血导致白细胞同种免疫,一旦输入带有白细胞的血液即可引起免疫反应,少白细胞红细胞可防止此反应发生。多数学者认为,若患者有 2 次以上发热或非溶血性输血反应,宜输注少白细胞红细胞。

三、围手术期其他常用血液制品输注

1. 血小板 浓缩血小板是通过新鲜全血离心分离而制备。通常 1 个单位的血小板由 200 mL 全血分离制备,含血小板计数量$\geq 2.0 \times 10^{10}$ 个。单采血小板是从单一献血者循环血液中用全自动血细胞分离机分离及采集而来,1 个治疗量血小板含血小板计数量$\geq 2.5 \times 10^{11}$ 个。1 个治疗量的单采血小板计数量大约相当于 10~12 单位浓缩血小板计数量。血小板需 20~24℃振荡保存,维持其均匀悬浮状态,不同收集袋保存期为 1~7d。适用于血小板数量减少或功能异常伴有出血或出血倾向的患者。血小板取回后,一般要求立即以患者可耐受的最快速度输入。

2. 新鲜冰冻血浆 新鲜冰冻血浆(fresh frozen plasma,FFP)是全血于采集后 6~8h 内离心分离制备出血浆后,迅速在-18℃以下冰冻成块制成的血浆制品。FFP 含有全部的凝血因子,特别是不稳定的 V、Ⅷ因子及血浆蛋白。使用时解冻融化,有效期 1 年。适用于凝血因子缺乏或活性不足引起的出血或出血倾向。在输注 FFP 治疗过程中,应动态监测凝血功能,如凝血酶原时间(prothrombin time,PT)、活化部分凝血活酶时间(activated partial thromboplastin time,APTT)、纤维蛋白原定量和血栓弹力图（thromboelastography，TEG），以便随时调整治疗方案。

新鲜冰冻血浆保存1年后继续保存，或新鲜冰冻血浆提取冷沉淀后剩余的血浆继续冰冻保存即为普通冰冻血浆，在-18℃以下保存期为5年，输注前需解冻融化。与新鲜冰冻血浆相比普通冰冻血浆缺乏不稳定的凝血因子Ⅴ、Ⅷ。

3. 冷沉淀　冷沉淀是 FFP 在 2~6℃解冻、离心去除上清液后沉淀的冷不溶白色絮状物，在-18℃以下保存期为1年。1单位冷沉淀是由200mL全血制备的FFP制成，体积20~30mL。冷沉淀富含血管性血友病因子（vWF）、纤维蛋白原、凝血因子Ⅷ、凝血因子ⅩⅢ和纤维连接蛋白，主要用于治疗血友病A、凝血因子ⅩⅢ及低纤维蛋白原症、重症肝病等。输注冷沉淀时，应使用过滤器，以患者可耐受的最快速度输入，并应在解冻后6h内输完。

4. 人凝血酶原复合物　人凝血酶原复合物（prothrombin complex concentrate，PCC）是一种以健康人血浆为原料，经分离、提纯、病毒灭活后再冻干制成的具有促凝功能的蛋白粉剂。PCC 主要含有维生素 K 依赖性凝血因子Ⅱ、Ⅶ、Ⅸ、Ⅹ及其他血浆蛋白。主要用于治疗先天性或获得性Ⅱ、Ⅶ、Ⅸ、Ⅹ因子缺乏症，如维生素 K 缺乏症、肝功能损害、血友病B及抗凝剂过量等。需要注意的是，输注 PCC 可增加血栓形成的风险，其使用剂量应结合患者病情，并参考患者体重及国际标准化比值（international normalized ratio，INR）水平进行个体化使用。

5. 冻干人纤维蛋白原　冻干人纤维蛋白原是从健康人血浆中提取纯化及病毒灭活处理后冻干制成。用于治疗各种原因引起的纤维蛋白原减少症，如先天性纤维蛋白原减少、缺乏或功能异常，以及继发性因素如严重肝功能损害使纤维蛋白原合成减少或弥散性血管内凝血时纤维蛋白原消耗增加的情况。

围手术期常见的血液成分的输注指征详见表16-1。

表 16-1　围手术期常见的血液成分的输注指征

成分	功能	输注指征
红细胞	提高血液携氧能力，缓解缺氧引起的临床症状	1. Hb>100g/L，不宜输注 2. Hb<70g/L，宜输注 3. Hb 在 70~100g/L，需要根据患者的年龄、出血量、出血速度、心肺功能以及有无缺氧症状等因素综合判断是否需要输注
血小板	预防或治疗因血小板数量减少或功能异常伴有出血或出血倾向	1. 血小板计数<100×10^9/L，拟实施眼科或神经外科手术 2. 血小板计数<80×10^9/L，拟实施椎管内神经阻滞 3. 血小板计数<50×10^9/L，拟实施较大手术或有创操作、急性出血时 4. 血小板计数 50×10^9/L~100×10^9/L，伴有大量微血管出血 5. 患者出血且伴有血小板功能异常时（如血栓弹力图提示血小板功能低下），输注血小板不受上述输注阈值的限制
新鲜冰冻血浆	补充凝血因子，预防或治疗凝血因子缺乏引起的出血或出血倾向	1. 患者出血，排除低体温、酸中毒等病情后，当 PT 和（或）APTT 大于正常值范围均值的 1.5 倍、INR 大于 1.7、血栓弹力图提示凝血因子缺乏时 2. 严重出血、大量输血时 3. 无凝血酶原复合物时，紧急对抗华法林的抗凝作用，用量为 5~8mL/kg 4. 无抗凝血酶制品时，治疗抗凝血酶缺乏性疾病（如肝素耐药）
冷沉淀	补充Ⅷ、ⅩⅢ和vWF因子、纤维蛋白原和纤维结合蛋白	1. 血浆纤维蛋白原<1.0g/L、血栓弹力图提示纤维蛋白原功能低下 2. 非产科严重出血、大量输血时，血浆纤维蛋白原<1.5g/L 3. 产科严重出血时，血浆纤维蛋白原<2.0g/L 4. Ⅷ因子严重缺乏患者拟实施手术或出血 5. vWF 和ⅩⅢ因子缺乏导致出血

四、输血并发症及其处理原则

1. 溶血性输血反应　溶血性输血反应通常是由于输入的血液与受血者之间免疫不相容导致的红细胞裂解或清除加速，其严重程度取决于输入不相容血液成分的量、激活补体的能力、血浆中抗体的效价、补体的浓度、抗原和抗体的特性及单核-吞噬细胞系统的功能等。根据发生的时间可分为急性溶血反应和迟发性溶血反应。输血过程中或输血后24h内发生的为急性溶血反应,24h后发生的为迟发性溶血反应。一旦怀疑发生溶血反应,应立即停止输血,并将血样和尿样送检;防治低血压,保持尿量大于75~100mL/h并碱化尿液;监测血浆和尿中的血红蛋白浓度及凝血功能。

2. 非溶血性发热反应 患者在输血中或输血后1~2h体温升高≥1℃,以发热与寒战为主要临床表现,且能排除溶血、细菌污染、严重过敏等原因引起发热的一类输血反应。

3. 过敏反应 大多数过敏反应症状轻微,表现为皮肤皮疹、荨麻疹等,重者会出现气道压升高、血压下降甚至心搏骤停,需予以肾上腺素、糖皮质醇激素及补液等进行治疗。

4. 输血相关急性肺损伤 输血相关急性肺损伤(transfusion-related acute lung injury,TRALI)是输血并发的急性呼吸窘迫综合征,是输血相关性死亡的主要原因之一。临床以非心源性肺水肿和急性起病的低氧血症为特征,在输血后1~2h出现,并在6h内达高峰。主要治疗措施为支持治疗,包括氧疗和机械通气治疗。

5. 输血相关性循环超负荷 输血相关性循环超负荷(transfusion-associated circulatory overload,TACO)是由于输血导致循环系统容量超负荷引发的急性心肺功能障碍,其核心机制是液体过载导致肺毛细血管静水压升高、液体渗入肺泡及肺间质,形成心源性肺水肿。临床主要表现为呼吸困难、血压升高、肺部湿啰音、第三心音奔马律、颈静脉怒张。TACO是输血相关死亡的另一主要原因。其预防策略包括限制非必要输血、对高危患者采用慢速输注及预防性使用利尿剂。一旦出现疑似TACO的症状,应立即停止输血并采取支持性治疗,如强心、利尿、扩血管,顽固性病例考虑超滤治疗。

6. 电解质紊乱 大量输血后由于储存红细胞内钾离子外溢、枸橼酸盐的抗凝作用及其代谢过程中的生理影响,可能引起高钾血症、低钙血症和低镁血症。输血过程中,应注意监测电解质并及时调整。

7. 酸碱失衡 由于红细胞与血小板都以枸橼酸盐作为抗凝剂,大量输血时可能出现枸橼酸盐中毒,导致代谢性碱中毒;同时,若存在低灌注与组织缺血可导致乳酸酸中毒。对此,应根据血气分析结果及病情进行纠正。

8. 凝血功能障碍 大量输注红细胞悬液可能稀释患者体内的凝血因子和血小板,增加出血风险。消耗性凝血病是出血的另一个重要影响因素。

第3节 大量输血

大量输血是短时间内连续、快速输注大量血液。通常指24h内输入的血液总量等于或超出患者全身血容量,或3h内的血液输注量达到受血者自身总血容量的50%以上。外科大量出血时,患者在短时间内即可能进入休克状态。建立紧急状态下大量输血的应急处理预案,短时间内大量输注合适的血液成分,积极进行外科治疗以阻止继续出血,监测凝血功能并及时干预,对于提高患者救治成功率尤为重要。

1. 术前识别高危患者 术前应提高对大出血高危患者的识别,如胎盘植入性疾病、脊柱侧凸矫形手术、骶尾部巨大肿瘤等。对于大出血风险高的患者,术前可行动脉内球囊阻断或血管栓塞术,并做好术前备血,完善术中监测,如有创血压监测、置入中心静脉导管并监测中心静脉压。

2. 大量输血方案的启动和实施 大量输血方案(massive transfusion protocol,MTP)是指在失血性休克的治疗中,依据固定比例快速给予大量血液制品,以缩短血制品输注的时间,提高大量出血患者抢救的成功率。MTP需要麻醉科、手术科室、输血科及检验科等多个团队的紧密合作,通常由麻醉科医师和外科医师根据患者的病情决定是否启动或者终止MTP,并与输血科、检验科密切联系,及时反馈患者病情,提前告知下一步用血方案,做好血制品准备,提高血制品的周转效率。

MTP主要关注理想的血液成分输注比例以及预防和纠正凝血障碍。对于MTP各血液成分的最佳输注比例尚无明确标准,目前的证据通常支持红细胞、FFP和血小板的输注比例按1:1:1的初始比例进行，这种比例是一种经验性推荐，主要是为了避免在大量输血过程中出现稀释性凝血病，即由于大量输入红细胞和晶体或胶体溶液导致血浆凝血因子和血小板浓度降低，影响凝血功能。MTP 启动后需结合血小板计数、TEG、PT、APTT 等实验室检查结果，动态调整血液成分输注比例，如补充输注冷沉淀或纤维蛋白原浓缩物等。

3. 加温加压快速输血 大量输血患者输血输液速度快，使用加温加压快速输注装置可以有效防止低体温。该装置是一种集成化、智能化系统，可在快速输血和补液的同时对所输注液体进行加温，在大手术中尤为重要。相比传统的输血和加温方法，能自动排除气泡的加温加压快速输注装置具有多项优点，包括：能够控制输注压力和流速、减少红细胞破坏、防止空气栓塞、实现均匀加温等。

（李 辉 卢向航）

第 17 章　围手术期常见并发症与防治

本章要点：
- 临床中的上呼吸道梗阻多由舌后坠、喉痉挛、喉头水肿等引起，是围手术期常见紧急并发症，特征为吸气性呼吸困难。
- 下呼吸道梗阻主要由支气管痉挛引起，涉及气道水肿、分泌物增多和平滑肌收缩等，特征为呼气性呼吸困难。
- 麻醉药物和手术操作可致血流动力学不稳定，应选用对循环抑制轻的麻醉药物，采取多种方法维持血流动力学稳定。
- 麻醉管理应维持心电图 ST 段等电位线或稳定趋势，个体化调控心率和血压，避免心肌缺血或梗死。
- 术后脑卒中分为缺血性（脑梗死）、出血性（脑出血）和隐匿性脑卒中。
- 术后恶心呕吐（PONV）常在术后 24h 内发生，与麻醉药物、手术方式、术后用药及患者体质相关。
- 围手术期过敏或类过敏反应属Ⅰ型超敏反应。Ⅱ级及以上患者应首选肾上腺素治疗。
- 肺栓塞原因主要包括静脉血栓、空气栓塞、脂肪栓塞、癌栓和羊水栓塞。
- 术中知晓可引发严重心理问题。加强术前评估、预防高危患者、强化麻醉深度监测和管理，可减少发生。

围手术期并发症是影响手术安全和患者预后的关键因素。深入了解其发生机制、临床表现以及预防和处理，对提高临床麻醉和手术的安全性至关重要。本章系统阐述了呼吸系统、循环系统和中枢神经系统等方面的常见并发症，包括上、下呼吸道梗阻的识别与紧急处理，血流动力学不稳定的管理，心肌缺血的预防与治疗，围手术期脑卒中的防治以及术后恶心呕吐的处理。此外，还详细介绍了严重过敏反应、肺血栓栓塞症和术中知晓的预防策略。通过对围手术期常见并发症的深入学习，为麻醉科医师提供较全面而实用的知识储备，以降低并发症的发生率，提升患者的安全性和舒适度。

第 1 节　围手术期呼吸系统并发症

呼吸系统是机体与外界进行气体交换的器官总称，由呼吸道（鼻腔、咽、喉、气管、支气管）和肺组成。以环状软骨下缘为界，临床上将口腔、鼻腔、咽腔和喉称为上呼吸道；气管、支气管及各级细支气管称为下呼吸道。呼吸系统主要功能是输送和交换气体，还有湿化、温化、净化气体的作用，以及嗅觉、发声、免疫、代谢等功能。在围手术期，呼吸系统的常见并发症有呼吸道梗阻、呼吸抑制和肺损伤等，损害其气体输送和交换功能。

一、上呼吸道梗阻

上呼吸道任何解剖部位出现阻塞，导致通气气流受阻或中断，称为上呼吸道梗阻。围手术期多种因素可导致此并发症，临床表现的共同特征为吸气性呼吸困难，需紧急处理。主要原因包括：①各种原因导致患者意识障碍后出现的舌后坠；②咽喉部刺激引起的喉痉挛；③分泌物、异物、出血、感染、骨折、肿瘤和甲状腺及颈椎手术后出血形成血肿压迫气管等造成的机械性梗阻；④药物残余作用所引起的通气功能障碍。

（一）舌后坠

1. 舌后坠发生机制简述 在围手术期，当患者因中枢神经系统损伤、麻醉和深镇静等原因导致意识障碍或消失时，头颈部肌肉张力下降。同时，低氧和高碳酸血症的通气反射作用受抑制，自然觉醒机制受损，导致难以恢复头颈部肌肉张力和调节体位的能力。在仰卧位时，咽腔塌陷和狭窄的趋势更严重，加上松弛的下颌骨和舌肌因重力的作用坠向咽后壁，最终造成气道的部分或完全性梗阻，严重者出现低氧血症、发绀甚至窒息死亡。因此，围手术期发生舌后坠需紧急处理，若不能及时解除梗阻，最终将导致患者心搏骤停和死亡。此外，围手术期一些解剖异常的患者更易出现舌后坠，如皮-罗（Pierre-Robin）综合征、肥胖、颈部粗短、下颌退缩、舌体肥大、咽腔狭小、扁桃体肥大和咽后壁滤泡增生等。

2. 舌后坠的临床表现 舌后坠是临床上引起上呼吸梗阻最常见的原因。围手术期舌后坠常发生于全身麻醉诱导期、苏醒期拔管后，意识障碍的患者及使用镇静镇痛药后的非全身麻醉患者的整个围手术期。舌后坠的特征性临床表现为吸气性呼吸困难，不同程度的上呼吸道梗阻，其临床表现稍有不同：①当舌后坠引起不完全性上呼吸道梗阻时，主要表现为强弱不等的鼾声，可出现不同程度的"三凹征"和喉头拖曳征；②当引起完全性气道梗阻时，因呼吸气流完全中断，鼾声消失，可出现明显的胸腹部反常呼吸和三凹征，无法在口鼻部探测到呼吸气流，若不能及时解除梗阻，将迅速出现SpO_2进行性下降和发绀，甚至心搏骤停和死亡。

3. 舌后坠的预防与处理 在围手术期，舌后坠的预防和处理常用的方法有：①改变头颈位或体位：对梗阻不严重的患者，将其头部略抬高后仰并偏向一侧，或在病情允许的情况下将患者置于侧卧位以解除上呼吸道梗阻；②单手抬下颌法：操作者位于患者头部的头端或侧面，将患者头部后仰，用一只手在下颌部向患者上方抬举下颌，使舌体抬离咽后壁；③双手托下颌法：将患者的头部略后仰，操作者位于患者的头端，双手的示指或中指置于患者下颌角的后支，向前上方托举下颌，尽量使患者的下门齿高度超过上门齿，此张口位可形象地称为"地包天"；④放置口咽通气道或鼻咽通气道：两种通气道的选择、使用方法和注意事项详见第8章第4节；⑤其他人工通气道：若放置口咽或鼻咽通气道后梗阻未解除，可首先采用各种类型的喉罩或气管-食管联合导管等声门上通气道缓解梗阻，若仍不能解除，再行气管内插管，开放气道，保障通气。若遇困难气道，则按困难气道处理流程进行处理。

（二）喉痉挛

喉痉挛（laryngospasm）指喉部肌肉反射性痉挛收缩，使声带内收，声门部分或完全关闭，导致患者出现不同程度的呼吸困难，甚至完全性呼吸道梗阻的现象。

1. 喉痉挛发生机制 喉部肌肉主要受迷走神经的喉上神经分支和喉返神经分支支配。喉痉挛多发生于迷走神经功能相对优势、喉部迷走神经反射相对亢进的状态。此时，以下局部或全身性的刺激易诱发喉痉挛：①浅麻醉状态下放置喉镜、气管内插管、咽部吸痰以及某些药物作用时；②全身麻醉苏醒期拔管后即刻；③喉部局部手术操作刺激、迷走神经分布丰富区域的手术刺激（如腹腔内探查和牵拉、尿道和直肠肛门部手术刺激等）；④缺氧和二氧化碳蓄积等情况。围手术期喉痉挛在婴幼儿患者中的发病率高于成人，尤其是拔管后喉痉挛更为常见。

2. 喉痉挛的临床表现 吸气性呼吸困难是其典型临床表现，伴有高调的吸气相哮鸣音（喉鸣）。依据声门关闭的严重程度，将其分为轻度、中度和重度三类：①轻度患者仅假声带痉挛，声门变窄，伴有不同程度的吸气性喉鸣及可能的刺激性呛咳；②中度时，真、假声带均出现痉挛性收缩，但声门未完全关闭，吸气相和呼气相均可闻及喉鸣音；③重度患者声门紧闭，导致完全性上呼吸道梗阻，呼吸气流中断，无喉鸣音，迅速出现缺氧、发绀等窒息症状。

3. 喉痉挛的预防与处理 喉痉挛是围手术期的严重并发症之一，必须及时诊断和处理。强调以预防为主，应避免在相对浅麻醉状态下，尤其当伴有低氧和二氧化碳蓄积等情况时，刺激咽喉部或进行腹腔和盆腔手术探查等操作。喉痉挛的主要处理流程如下：①立即面罩加压纯氧吸入，预防或减轻缺氧。②轻提下颌，有助于缓解轻度喉痉挛。③立即停止所有刺激和手术操作。④立即寻求他人协助处理。⑤适当加深麻醉可缓解轻、中度喉痉挛。常用方法为静脉注射约 20%诱导剂量静脉麻醉药（首选丙泊酚）。在喉痉挛状态下，难以保证足够的肺泡通气量，因此不推荐将吸入麻醉药作为迅速加深麻醉的首选。⑥清除咽喉部分泌物，确保呼吸道通畅。⑦对于重度喉痉挛，必须迅速地加深麻醉，甚至加用肌松药以解除痉挛。必要时，紧急行气管内插管以解除梗阻。若插管困难，则需紧急用 16 号以上粗针行环甲膜穿刺高频喷射通气或气管切开术。

（三）喉头水肿

喉头水肿（larynx edema）是喉部黏膜组织液浸润的现象。多发生于喉黏膜松弛处，如会厌、杓会厌襞、双侧声带和声门下等区域，是多种原因引起的严重上呼吸道梗阻病理变化。其诱因包括上呼吸道的炎症、气管内插管损伤、严重过敏反应和服用可导致咽、喉血管性水肿的血管紧张素转化酶抑制剂（angiotensin converting enzyme inhibitor，ACEI）等。

插管后喉头水肿是气管插管的一种潜在并发症，可在数分钟内发生，主要表现为吸气性喉鸣、声嘶、呼吸困难，甚至窒息。最多见于 1～4 岁儿童，病因多与插管机械性损伤和导管过粗有关。

喉头水肿致急性上气道梗阻时，除处理诱发因素外，应立即建立人工气道或气管切开。

（四）异物阻塞

患者的血液、脓液、呕吐物及干痂等内源性异物，以及实施诊断、手术及治疗等技术操作时造成的气道阻塞医源性异物（如患者脱落的牙齿、医用耗材和器械配件等），均可导致麻醉诱导后面罩通气困难。因此，麻醉前需询问病史，检查是否有口腔异物，取下活动义齿，以防麻醉后脱落。分泌物过多患者，应在麻醉诱导前尽早使用抗胆碱能药物抑制腺体分泌。诱导时采取头低位，声门处于高位，使分泌物或反流物流至鼻咽腔，便于吸除，避免误吸。麻醉实施前，务必准备好吸引器，便于随时吸尽口咽部的血液、脓液、反流物、分泌物等。若难以吸净，如正在呕血等，可选清醒气管插管。麻醉诱导时采取头低位，声门处于高位，使分泌物或反流物流至鼻咽腔，便于吸除，避免误吸。

（五）鼻咽喉解剖异常引起的梗阻

上呼吸道阻塞的原因还包括颅骨异常、鼻囊肿、囊性鼻甲、鼻中隔偏曲、鼻息肉、鼻腔肿瘤、腮囊肿、咽囊肿、喉畸形、喉肿物等。全麻诱导后，上呼吸道梗阻会加重，导致面罩或声门上通气困难。评估时，若怀疑存在面罩或声门上通气困难、喉镜暴露困难、气管插管困难、反流误吸、低氧血症风险及有创气道建立困难等任何预期困难气道的因素，则提示需清醒气管插管。关于困难气道与紧急气道处理详见第 8 章第 7 节。

二、下呼吸道梗阻

气管、支气管与各级分支细支气管统称为下呼吸道，下呼吸道梗阻的主要原因是支气管痉挛，严重时可造成下呼吸道完全梗阻。

（一）支气管痉挛

支气管痉挛是由各种原因引起的支气管平滑肌痉挛性收缩，表现为气道变窄、通气阻力骤增和呼气性呼吸困难。围手术期轻度支气管痉挛和气道压升高是临床麻醉中较常见的问题。

1. 支气管痉挛的发生机制　支气管痉挛的发生至少涉及气道水肿、分泌物增加及平滑肌收缩等多种病理生理变化。气道炎症可引起气道高反应性（airway hyperresponsiveness，AHR）。由于术前访视和实验室检查技术无法有效评估和预测患者的气道高反应性，近年来围手术期支气管痉挛的发生率并未明显下降。

气管内插管等机械刺激是诱发围手术期支气管痉挛的最主要的因素,过敏反应次之(表 17-1)。围手术期支气管痉挛多发生在全身麻醉诱导期或苏醒期,常与误吸胃液、慢性支气管炎、麻醉变浅及气管导管插入过深等相关。也可能由肌松药或其他药物过敏所致。

表 17-1 围手术期支气管痉挛的常见诱因

刺激物的受体反应(副交感性)	介质释放(变态反应性)	药物因素
交感-副交感神经张力失衡	组胺、白三烯、5-羟色胺	β肾上腺素受体拮抗剂
误吸物的刺激	慢反应物质	抑制肾上腺素的药物(如阿司匹林、吲哚美辛等)
机械性刺激(如气管插管、气管内吸痰、苏醒期拔管等)	呼吸系统炎症(如近期上呼吸道感染、COPD 病史、吸烟等)	抗胆碱酯酶药物(如新斯的明等)
手术刺激(如颈部或气道、胸部、上腹部等手术)、疼痛		肌松药、非合成的阿片类药物(如吗啡等)、酒精(气道刺激)

2. 支气管痉挛的临床表现 支气管痉挛在自主呼吸时,表现为呼气性呼吸困难;机械通气时,表现为气道压升高,胸廓呼吸动度下降或消失;双肺可闻及广泛哮鸣音,以呼气时最为明显,伴低氧血症、$P_{ET}CO_2$ 升高及肺泡-动脉血 CO_2 分压差增加。当支气管发生强烈痉挛或广泛黏液栓堵塞支气管时,哮鸣音、呼吸音均明显减弱甚至消失,此时整个肺部听诊呈寂静状态,又称寂静肺。这是支气管痉挛的危重征象,需要及时采取治疗措施。

依据典型的临床表现进行诊断不难。但仍需注意与以下多种急性疾病相鉴别:①气道导管进入支气管,如意外单肺通气、导管刺激气管隆嵴;②气管和(或)气管导管阻塞;③间质性肺水肿;④张力性气胸;⑤反流误吸;⑥肺栓塞等。

3. 支气管痉挛的预防与处理

(1)支气管痉挛的预防:对有哮喘史、支气管痉挛史以及诊断为气道高反应性的患者,应积极采取以下预防措施。

1)术前访视:哮喘患者的择期手术应在病情控制后进行,术前预防性使用支气管扩张剂和糖皮质激素治疗至术日晨;术前需戒烟至少 4~8 周;近期有上呼吸道感染患者,宜将择期手术延期至少 2~3 周。

2)术前准备:对于近期哮喘发作或用药依从性差的患者,术前口服 5d 甲泼尼龙(40mg/d)可降低插管后出现哮鸣音的概率;术前 6 个月内使用糖皮质激素超过 2 周、严重应激及大手术的患者,围手术期使用短效糖皮质激素(如静脉滴注氢化可的松 100mg,q8h)有助于降低肾上腺皮质功能不全的风险;预防性吸入短效支气管扩张剂可能有益;支气管痉挛发作期为择期手术的相对禁忌,择期手术宜推迟。

3)麻醉选择:气管插管是诱发痉挛最主要的因素,任何避免插管刺激的措施都是有效的,包括加深麻醉、使用喉罩(LMA)或仅面罩通气等。静脉诱导比吸入诱导更能防止支气管痉挛的发生。

4)静脉麻醉药物:丙泊酚可降低气道阻力,适用于麻醉诱导和维持;氯胺酮具有支气管扩张作用;足够剂量的阿片类药物可阻断气道反应,但大剂量非合成类阿片药(如吗啡)因提高血浆组胺水平可诱发支气管痉挛。

5)吸入麻醉药:当吸入麻醉药达到足够深度(1.5~1.7MAC)时,均可有效防止或缓解支气管痉挛。在低于 1.5MAC 时,七氟烷和异氟烷的支气管扩张作用强于地氟烷。但具有气道刺激作用的吸入麻醉药,在较低浓度时可能诱发咳嗽反射,有增加气道痉挛的风险。

6)肌松药:是围手术期最常见的诱发过敏反应的麻醉药种类。米库氯铵或阿曲库铵在大剂量或快速注射时,可引起组胺释放,诱发痉挛。顺式阿曲库铵的组胺释放作用不明显。新斯的明在用于肌松拮抗时,可通过激活乙酰胆碱受体刺激气道,诱发痉挛,拮抗时可联用抗胆碱能药物。

7）利多卡因：气管插管前 1~2min，静脉注射 1~2mg/kg 利多卡因可有效预防支气管痉挛反射。放置喉罩前，使用利多卡因凝胶润滑可减少支气管痉挛的发生率。

8）抗胆碱能药物：其预防支气管痉挛的作用优于治疗作用，同时也能扩张支气管。

9）手术结束时，不建议常规行肌松拮抗。条件允许时，可在深麻醉下拔管（气道反射恢复前）以预防支气管痉挛。静脉注射利多卡因 1~2mg/kg 或持续输注 1~2mg/min，有助于降低气道反应性。

（2）支气管痉挛的处理

1）去除病因：由药物或生物制剂诱发的过敏反应性支气管痉挛，应立即停止使用。

2）手控呼吸与加深麻醉：立即纯氧手控呼吸。全身麻醉情况下，即使出现血压下降，也应适当加深麻醉。吸入麻醉药浓度超过 1.5 MAC 时，具有明确的缓解支气管痉挛作用。使用肌松药可有效降低因呛咳和呼吸对抗导致的气道压升高。对于已插管患者，应用纤维支气管镜排除气道机械梗阻诱发的支气管痉挛，并检查气管导管尖端是否触及气管隆嵴。

3）β受体激动剂治疗：首选短效的药物（如沙丁胺醇）进行气道内给药，应使用较大剂量（8~10 喷）以获得满意的疗效。当患者出现严重的支气管痉挛，特别是"寂静肺"时，静脉注射小剂量肾上腺素（25~100μg）可迅速起效。对严重难治性支气管痉挛，应考虑静脉泵注小剂量肾上腺素 0.01μg/(kg·min)。

4）氯胺酮：可迅速升高血压、快速加深麻醉且无须机械通气，同时具有支气管扩张作用。

5）糖皮质激素：可在多个环节阻断气道炎症，降低气道反应性。常用氢化可的松 1~2mg/kg，术前长时间接受激素治疗的患者剂量可加倍。除氢化可的松在体内直接起效外，其他糖皮质激素均需在体内转化后方能发挥作用，可通过增加首次给药剂量来加快起效，如静脉注射甲泼尼龙 125mg。

6）茶碱类药物：主要通过拮抗腺苷受体和释放内源性儿茶酚胺来舒张支气管，是哮喘患者维持治疗的标准用药，但目前已不推荐将其作为围手术期治疗急性支气管痉挛的一线用药。

7）抗胆碱能药物：此类药物的起效时间较慢（一般为 20~30min），因而在预防支气管痉挛方面优于治疗作用。

8）改用 ICU 专用呼吸机：严重支气管痉挛患者换用 ICU 专用呼吸机后，通气和氧合功能可明显改善，内源性呼气末正压降低，有助于改善循环功能。

9）其他：硫酸镁（40mg/kg，20min 静脉注射）用于难治性患者，其机制是抑制平滑肌因钙离子内流引起的收缩，从而缓解支气管平滑肌的痉挛。且可抑制快速性心律失常，但大剂量使用可引起肌无力和中枢神经系统抑制。

10）应积极防治常伴随严重支气管痉挛出现的低氧血症、高碳酸血症以及水电解质平衡紊乱等。

（二）分泌物、异物和气管导管堵塞

痰栓堵管是气管插管、气管切开患者中最严重且最常见的并发症之一。气管插管患者在浅麻醉状态下，由于气管插管的刺激，可发生支气管痉挛或发生严重过敏反应，同时呼吸道分泌物增多。若围手术期未积极彻底地吸痰，痰液会聚集于导管前端及内壁，阻塞气道。外伤昏迷等患者误吸异物、呕吐物或咯血，在全身麻醉插管后未得到及时彻底吸引，也易形成痰栓或血块，阻塞气道。另外，食管气管瘘患者在围手术期也易发生气管导管堵塞，其临床表现与支气管痉挛相似。预防的关键在于围手术期维持适当麻醉深度、使用人工鼻进行气体加温保湿、积极彻底地吸引气管内的分泌物和异物。

怀疑分泌物或异物堵塞气管导管的处理：①首先把气管导管与螺纹管断开，用简易呼吸器连接气管导管进行人工通气，听诊双肺并明确是否为麻醉机故障。②若非麻醉机故障，立即用吸痰管试探气管导管的通畅程度并吸痰，或应用纤维支气管镜确定气管导管堵塞的程度及原因。③若发现较大痰栓或血块附在管壁不能吸出，则拔出气管导管，吸尽口腔分泌物和异物，再次插管通气；若附在气管内不能吸出，则可能需要洗肺、ECMO 等。

三、麻醉和手术引起的呼吸抑制

（一）麻醉药引起的呼吸抑制

麻醉药或麻醉性镇痛药抑制呼吸中枢，导致潮气量减少，而无效腔量不变。虽可通过调控增加呼吸频率来维持每分通气量，但有效肺泡通气量明显减少。因此，围手术期应注重观察呼吸深浅（潮气量）、发绀与否，及时纠正通气不足和肺换气障碍。

（二）麻醉方法引起的呼吸抑制

局部浸润麻醉、区域阻滞和低位椎管内麻醉不抑制呼吸中枢，对呼吸功能影响小。如合用镇静药或麻醉性镇痛药，或进行高位硬膜外麻醉、高平面脊髓麻醉，仍可显著降低呼吸储备量及静息通气量，同时削弱患者咳嗽及清除分泌物的能力。此时，宜选用气管内插管全身麻醉。

（三）手术体位引起的呼吸抑制

俯卧头低位及侧卧位加腰桥的患者，胸腹受压导致通气量显著降低。如俯卧位时利用支架使胸腹架空，侧卧位时腋下垫枕，可减少胸腹扩张活动的限制，可显著减轻通气量的下降。

（四）手术操作引起的呼吸抑制

如开腹手术损伤胸膜导致气胸，严重降低通气量，应及时通知术者处理气胸或排气后闭锁胸膜。对于胸部巨大肿瘤患者，开胸手术应采用双腔气管导管插管全麻。术中，当巨大肿瘤摘除后，一旦出现粉红色泡沫样痰，说明发生复张性肺水肿，必须施行呼气末正压通气，以改善通气不足及肺换气障碍。除连续监测 SpO_2 及 $PaCO_2$ 外，还应间断监测血气、酸碱及电解质水平，以尽早发现呼吸抑制。

四、围手术期其他呼吸系统并发症

（一）急性肺水肿

急性肺水肿（acute pulmonary edema，APE）是指各种原因导致肺内组织液生成和回流平衡失调，使大量组织液在短时间内不能被肺淋巴和肺静脉系统吸收，从而外渗至肺毛细血管外，积聚在肺泡、肺间质和细小支气管内，引发肺通气与换气功能严重障碍的疾病。

1. 急性肺水肿的临床表现　清醒患者主要表现为突然出现严重的呼吸困难，端坐呼吸，伴咳嗽，常咳出粉红色泡沫样痰。患者烦躁不安，口唇发绀，大汗淋漓，心率增快，两肺布满湿啰音及哮鸣音，严重者可引起晕厥及心搏骤停。机械通气下的患者出现"气道压增高，涌出粉红色泡沫样痰等"。同时，需注意区分心源性肺水肿和非心源性肺水肿，两者临床表现相似，但发病机制不同。

2. 急性肺水肿的预防和处理　预防急性肺水肿，需避免导致肺内组织液生成过多的因素。急性肺水肿的处理包括：①充分供氧和正压通气；②快速利尿，减少肺间质和肺泡内过多的液体；③应用扩血管药物，降低心脏前后负荷；④增强心肌收缩力；⑤积极治疗原发病。

（二）急性呼吸窘迫综合征

急性呼吸窘迫综合征（acute respiratory distress syndrome，ARDS）是各种肺内外致病因素引起的，以急性呼吸窘迫和顽固性低氧血症为特征的临床综合征。ARDS 的诊断及治疗详见第 22 章第 3 节。

第 2 节　围手术期循环系统并发症

围手术期间，由于患者自身疾病的病理生理特点以及麻醉药物与手术操作的影响，可能造成循环系统功能不稳定，导致各类并发症，严重者甚至危及患者的生命。

一、围手术期低血压

围手术期低血压目前尚无明确定义，临床一般以术中 MAP<65mmHg 或术中收缩压下降低于基础值的 20%定义为术中低血压。围手术期低血压对患者心（术后心肌缺血）、脑（脑卒中）、肾（急性肾损伤）等重要脏器的并发症和患者死亡率有非常重要的影响，需要积极对因处理。围手术期血压降低的影响因素众多，其中与麻醉和手术相关的术中血压降低因素如下：

（一）麻醉因素引起的低血压

全身麻醉药中的大多数镇静、催眠药均呈剂量依赖性地扩张血管，引起血压降低。选用对循环抑制轻的药物及减少用药剂量，可减少低血压的发生。阿片类药物对循环功能的影响较静脉麻醉药物轻，临床用量对心脏收缩力影响较小。所有吸入麻醉药均能剂量依赖性地降低全身血压。交感活性升高的患者，如高血压和充血性心力衰竭、老年患者和（或）血容量不足的患者，血压降低会更加明显。对以上患者应选用对循环抑制轻的药物及酌情减少用药剂量，或应用血管活性药物以预防和治疗低血压。

局部麻醉药对循环的抑制作用与剂量有关，应避免高浓度、大剂量的局麻药直接注入血管。椎管内麻醉阻滞平面应避免超过 T_4，超过 T_4 则可阻滞平面以下的交感神经，降低交感神经张力，引起血管扩张，导致血容量相对不足；同时还阻滞交感神经心支，使患者心率降低，血压进一步降低，引发心肌缺血、严重心律失常等，甚至发生心搏骤停。

当使用呼气末正压（positive end-expiratory pressure，PEEP）通气时，尽量不要使 PEEP 超过 $10cmH_2O$，否则可能因跨肺压和胸膜腔内压升高，导致静脉回心血量减少，心输出量下降，严重影响血压。

（二）体位和手术干扰引起的低血压

坐位和头高足低位时，由于重力影响，血液多聚集在下肢和内脏血管，导致回心血量不足。俯卧位、仰卧位、妊娠子宫或腹内肿瘤压迫下腔静脉，均可阻碍静脉回流，引起血压下降。

颅内手术，特别是颅后窝手术刺激血管运动中枢；颈部手术时触压颈动脉窦、剥离骨膜及牵拉内脏、手术直接刺激迷走神经等，均可致反射性低血压，甚至发生心搏骤停。胸腔或心脏手术中，直接压迫心脏和大血管常会使血压急剧下降。外源性的人工气腹（气胸）压力导致的回心血量减少，组织缺血缺氧带来的酸中毒等，都可能产生严重的低血压。可通过容量治疗、使用血管活性药物和调节体位和调整手术方式来综合应对。

（三）低血容量和创伤失血引起的低血压

在围手术期间，手术创伤和失血是发生低血容量性休克的重要原因。当输血输液速度不及失血速度，或输注量不足时，可出现心率增快和血压降低。严重过敏反应会导致全身血管扩张，毛细血管通透性增加，大量液体渗入组织间隙，导致有效血容量不足，进而导致严重血压下降。通过严密监测失血量、建立通畅的静脉通道，及时输血、补液和使用血管活性药物，可预防创伤失血和低血容量引起的低血压；严重过敏反应处理详见本章第 5 节。

（四）急性肺栓塞引起的低血压

围手术期肺栓塞包括静脉血栓栓塞，空气栓塞，脂肪栓塞，瘤栓栓塞及羊水栓塞等。一旦发生肺栓塞可能会导致严重的低血压，甚至是心输出量降低，组织缺血缺氧，威胁患者生命安全。静脉血栓栓塞的相关处理详见本章第 6 节；空气栓塞的相关处理详见第 27 章第 5 节；羊水栓塞的相关处理详见第 35 章第 2 节；瘤栓栓塞的相关处理详见第 30 章第 2 节；脂肪栓塞的相关处理详见第 34 章第 3 节。

二、围手术期高血压

围手术期高血压是指，从确定手术治疗到与手术有关的治疗基本结束期间，患者血压（SBP、DBP 或 MAP）升高幅度超过基础血压的 30%，或 SBP≥140 mmHg 和（或）DBP≥90 mmHg。其主要特征是体循环动脉血压增高，可伴有心、脑、肾等器官的功能或器质性损害的临床综合征。

（一）围手术期高血压的病因

1. 原发性高血压　原发性高血压是一种多与遗传、环境等多种因素有关而发病机制又不明确的全身性疾病，占围手术期高血压的 90%～95%。此类患者术前血压控制不理想，或存在其他因素如体重超重、口服避孕药、阻塞型睡眠呼吸暂停低通气综合征等，会出现围术期高血压。

2. 继发性高血压　血压升高是某些疾病的一种表现，主要见于肾脏疾病、内分泌疾病、血管疾病、颅脑疾病及妊娠期高血压等。

3. 紧张焦虑　这类患者的高血压主要由对麻醉、手术的强烈紧张、焦虑、恐惧以及睡眠不佳等心理因素引起。仅在入手术室后出现高血压，而回到病房或应用镇静剂后，血压又恢复正常。

4. 麻醉因素　总结有几点：①麻醉过浅或镇痛不全；②血管内容量过多；③在麻醉苏醒期，浅麻醉下进行气管内插管或拔管；④缺氧或 CO_2 蓄积；⑤药物副作用；⑥术后低体温、寒战等；⑦术毕应用纳洛酮拮抗阿片类药物的呼吸抑制作用；⑧术后咳嗽、恶心、呕吐等症状；⑨术后因麻醉对血管的舒张作用消失，致血容量过多。

5. 手术类型及手术操作　严重高血压容易在以下手术中发生：心脏手术、大血管手术（如颈动脉内膜切除术、主动脉手术）、颅脑和头颈部手术、肾脏移植以及大的创伤（如烧伤或头部创伤）。某些手术操作，如颅脑手术当牵拉额叶或刺激三叉神经、舌咽神经、迷走神经等脑神经时，可引起血压升高；脑干受压时也可出现高血压或心率减慢，提示病情危险。嗜铬细胞瘤手术中，可使儿茶酚胺大量释放进入血液循环，导致血压剧烈升高；但肿瘤切除后，又可能引起严重低血压。对于引起继发性高血压的肾血管病变、嗜铬细胞瘤、原发性醛固酮增多症等病症，术中都有可能发生严重高血压，甚至引发心、脑血管意外。

6. 其他　引起血压升高较为常见的原因还有：①液体输入过量，体外循环时流量过大，或周围血管阻力增加（当平均动脉压超过 100mmHg 时，可并发脑出血）；②颅内压升高；③升压药物使用不当；④肠胀气；⑤尿潴留。

（二）围手术期高血压控制原则和处理

预防围手术期高血压应针对相关危险因素，包括术前控制高血压，术中确保充分镇痛，维持正常体温和适当的血管内容量，术后避免缺氧、二氧化碳蓄积，并及时控制血压升高。

1. 围手术期高血压的控制原则　基本原则是解除病因，保证重要脏器灌注，降低心脏后负荷，维持心功能。术前服用 β 受体阻滞剂和钙通道阻滞剂的可以继续使用，不建议继续使用 ACEI 及 ARB 类药物。

2. 围手术期高血压的处理　择期手术高血压的控制目标详见第 6 章第 1 节；对急诊手术患者，可在术前准备的同时适当控制血压。血压>180/110mmHg 的患者，应在严密监测下行控制性降压，调整血压至 140/90mmHg 左右。情况较为复杂的患者，建议请心血管内科医师会诊调整血压。

对于危及生命的紧急状况，不论血压多高，都应立即进行急诊手术以抢救生命；对于严重高血压合并威胁生命的靶器官损害及状态，如高血压伴左心衰竭、不稳定型心绞痛或变异型心绞痛、少尿型肾衰竭、严重低钾血症（<2.9mmol/L）等，应在短时间内采取措施控制血压，改善靶器官功能。

围手术期高血压危象表现为血压突然且显著升高（一般超过 180/120mmHg，同时伴有进行性心、脑、肾等重要靶器官功能不全的表现），降压的即刻目标是在 30～60min 使 DBP 降至 110mmHg，或降低 10%～15%，但不超过 25%。如患者能耐受，随后 2～6h 将血压降低至 160/100mmHg。应选用起效迅速的药物进行血压控制，相关降压药物和降压方法详见第 14 章。

三、围手术期心肌缺血

（一）心肌缺血发生机制简述

在普通成年男性中，静息时冠状动脉血流量约为 250mL/min。心脏能在 50～120mmHg 的灌注压力范围内自主调节自身血流量。心肌血流量主要由心肌需氧量决定。心肌通常从动脉血中提取 65% 的氧气，而在大多数其他组织中的提取比例为 25%。冠状静脉窦的血氧饱和度通常为 30%，已达最大氧提取能力。因此，心肌无法通过从血红蛋白中提取更多氧气来弥补血流量的减少。心肌代谢需求的任何增加，都必须通过增加冠状动脉血流量来满足，当心肌需氧量超过供氧量时将发生心肌缺血。

（二）围手术期心肌缺血的原因

围手术期发生心肌缺血的常见原因包括：冠状动脉粥样硬化、血栓形成或血管痉挛；严重高血压或心动过速（尤其在心室肥厚时）；严重低血压、低氧血症或贫血；严重主动脉瓣狭窄或反流。其中，冠状动脉粥样硬化是心肌缺血最常见的原因。心肌缺血由心肌需氧量超过供氧量引起。因此，导致心肌需氧量增加的因素[包括心率增快、心肌收缩力增加、左心室舒张末期容积增加、室壁张力（后负荷）增加]和导致心肌供氧量降低的因素（包括冠状动脉血流减少、血管收缩、血栓形成、舒张期缩短、主动脉舒张压降低、心室舒张末期压力增加、血细胞比容降低、血氧饱和度降低）均可导致心肌缺氧。

（三）围手术期心肌缺血的诊断

在围手术期心肌缺血的发现和诊断中，心肌标志物如肌钙蛋白 I（cTnI）、肌钙蛋白 T（cTnT）、肌酸激酶-MB（CK-MB）发挥重要作用。急性心肌损伤后，CK-MB 在 4～8h 内升高，2～3d 恢复正常；cTnI 和 cTnT 在 3h 后开始升高，前者持续 7～10d，后者持续 10～14d。其中，cTnI 是目前最敏感、最特异的心肌损伤标志物。心肌缺血的心电图表现最常见的是非特异性的 ST 段和 T 波的变化（图 17-1）。经食管超声心动图比心电图更早、更敏感地检测心肌缺血引起新的室壁运动异常。因此，术中发现伴血流动力学紊乱的 ST 段和 T 波的变化，若联合食管超声心动图检查，可提高围手术期心肌缺血或心肌梗死的诊断准确性。

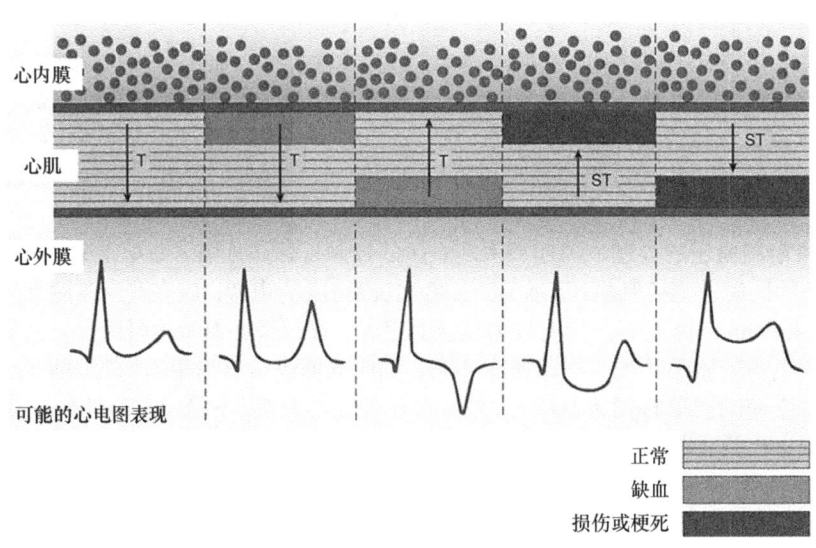

图 17-1　心肌缺血发生及心电图表现

(四)围手术期心肌缺血的预防和治疗

在围手术期间,预防和处理心肌缺血的措施包括:避免高血压和心动过速、低血压,纠正贫血,避免缺氧和二氧化碳蓄积,维持血离子平衡和内环境稳定,以及控制疼痛。围手术期心肌缺血的处理策略如下:

1. 减少心肌需氧量 包括降低心率、降低心肌收缩力、减少左心室舒张末期容积、降低后负荷。

2. 增加心肌供氧量 包括增加冠状动脉血流量,减少血管收缩、血栓形成,延长舒张期,增加主动脉舒张压,降低心室舒张末期压力。

3. 提高血氧含量 包括提高血细胞比容和增加血氧饱和度。

第3节 围手术期中枢神经系统并发症

围手术期中枢神经系统并发症多在术后被发现,包括围手术期神经认知功能障碍(perioperative neurocognitive disorder,PND)、脑卒中等,PND的分类、临床表现、诊断及治疗等参见第19章;本节主要介绍脑卒中的定义、诊断、治疗和预防。

一、脑 卒 中

1. 定义及病因 围手术期脑卒中是指发生于围手术期的一种急性缺血性或出血性的脑血管意外,致残率及病死率一般为30%。此并发症多发于老年患者,尤其是心血管手术及神经外科手术后。一般将围手术期脑卒中分为显性脑卒中和隐匿性脑卒中,显性脑卒中就是我们广义上看得到临床症状的缺血性卒中及出血性卒中;而缺血性卒中被称为脑梗死,出血性卒中则被称为脑出血。隐匿性脑卒中(covert stroke,CS)则是指临床上无显著神经学功能受损的脑卒中或短暂性脑缺血发作。隐匿性脑卒中的详细定义、临床表现、诊断及治疗等(详见第19章第4节)。

围手术期脑卒中的病因主要有心源性栓塞、大动脉粥样硬化、小血管闭塞。非心脏手术中,栓塞性卒中最常见,其次是低灌注、血栓形成和出血。对于非心脏非颅手术引发的脑梗死,约68%归因于脑血管内血栓形成,约16%由其他类型栓子(如气栓、脂肪栓子)引起。由此可见,栓塞是缺血性脑卒中的首要原因,其次是低灌注。脑出血的常见病因是高血压合并细小动脉硬化导致的血管破裂,还包括脑血管畸形、动脉瘤、血管炎、血液病等。常见的诱因为镇痛不足、血管活性药物使用不当、情绪激动、用力过猛、饮酒、劳累过度及气候变化等。

2. 高危因素

(1)患者相关的高危因素:包括高龄、高血压(>160/90mmHg)、糖尿病、脂代谢异常、脑卒中病史、症状性颈动脉狭窄、短暂性脑缺血发作史、术前6个月内心肌梗死史、心房颤动、左心室收缩功能障碍(左心室射血分数<40%)、心脏瓣膜病、肾功能不全(血清肌酐>2mg/dL 或>177μmol/L)、外周血管病、慢性阻塞性肺疾病、吸烟史。其中,高龄和脑血管病史是最常见和最易识别的危险因素。

(2)手术及麻醉相关高危因素

1)手术因素:包括急诊手术、手术类型(如心脏、大血管、腹部、骨科、移植手术)、长时间手术、心脏手术过程中心肺转流及主动脉阻断、在主动脉粥样硬化部位进行手术操作等。

2)麻醉管理相关因素:包括麻醉方法、术中新发心房颤动、高血糖和低血压(血压下降幅度超过基线30%)等。术中低血压是围手术期脑卒中的重要因素,尤其对于脑卒中高危患者,可导致分水岭区(位于两个血管供血区的交界处)脑梗死。

(一)脑梗死

1. 定义及临床表现 脑梗死是指因脑部血液供应障碍导致的局部脑组织缺血、缺氧性坏死,出现相应部位神经功能缺损的一类临床综合征。脑梗死直接威胁患者生命,给患者、家庭及社会带来沉重负担。

其临床表现以亚急性起病,症状包括头晕,口角歪斜,一侧肢体无力或麻木,说话不清。猝然昏倒、不省人事、半身不遂、言语障碍、智力障碍往往是脑梗死的主要特征。中年以上的高血压及动脉硬化患者,在静息状态下或睡眠中亚急性起病,迅速出现局灶性脑损害的症状和体征,如有头晕的症状,表现出口角歪斜、一侧肢体无力及言语不清的体征,并能用某一动脉供血区功能损伤来解释。全麻患者在麻醉复苏期间出现苏醒延迟、瞳孔对光反射异常、言语障碍、肢体肌力恢复不佳、神经系统反射检测异常等症状时,临床应考虑急性脑梗死可能。

2. 诊断 MRI 对脑梗死的检出极为敏感,对脑部缺血性损害的检出优于 CT。MRI 能够检出较早期的脑缺血性梗死及静脉窦血栓形成等,梗死灶 T_1 呈低信号,T_2 呈高信号,有出血性梗死时 T_1 加权成像有高信号混杂。CT 检查虽早期不能显示脑梗死病灶,但对排除脑出血至关重要。

3. 预防与治疗

(1) 预防:脑梗死的预防主要在于控制危险因素(控制血压、血红蛋白、血糖及抗凝与抗血小板治疗)。

1) 血压管理:术中低血压与术后脑卒中显著相关,且脑梗死风险随低血压持续时间延长而增加。术中血压维持在基础值水平至基础值的 120%之间,有助于减少脑卒中的发生率和病死率。目标导向液体治疗联合缩血管药物,有助于维持血压于理想水平。

2) 血糖管理:对心血管手术、颈动脉内膜切除术等易发生术中脑缺血的患者,术中避免高血糖或低血糖,将血糖控制在 7.8~10mmol/L。

3) 输血治疗:对患有心血管疾病的患者,血红蛋白应维持在 100g/L 以上,对服用 β 受体阻滞剂且行非心脏、非神经外科手术的患者,血红蛋白应维持在 90g/L 以上。

4) 抗凝与抗血小板治疗:对于术前长期服用抗凝药物的患者,应根据手术部位、创伤大小、围手术期出血与血栓风险决定术前是否停用、停用种类、停用时间及替代方案,确保患者围手术期出血与血栓风险最小化。

(2) 治疗:治疗原则为安静卧床、脱水降颅内压、调整血压、防治继发性出血、加强护理及防治并发症,以挽救生命,降低死亡率、残疾率并减少复发。

1) 急性期的一般对症治疗:包括调整血压,吸氧和通气支持,调整血糖,控制脑水肿,加强皮肤、口腔及呼吸道的护理,注意营养支持治疗等。

2) 特殊治疗

A. 溶栓治疗:对于急性血栓形成性卒中,为了使脑血管再通,排除禁忌证的前提下,应在"黄金时间窗"内进行溶栓治疗,以减少致残率和死亡率。对于颅内或椎管内手术后的患者,需要权衡溶栓治疗后的风险和收益。溶栓治疗主要包括静脉溶栓和动脉溶栓两种方法,其中静脉溶栓是首选。

对于静脉溶栓,主要使用的药物包括重组组织型纤溶酶原激活物:阿替普酶或替奈普酶和尿激酶。重组组织型纤溶酶原激活物的使用时间窗为卒中发病后 4.5h 内,而尿激酶的时间窗则是发病后 6h 内。用药期间及用药 24h 内应严密监护患者。及时进行静脉溶栓治疗可以增加预后良好的机会,减少卒中相关的致残和死亡。

对发病时间不明确或超过静脉溶栓时间窗的急性缺血性卒中患者,如符合血管内机械取栓治疗适应证,应尽快启动血管内机械取栓治疗。

动脉溶栓治疗应遵循个体化原则,对于机械取栓未能实现血管再通的大动脉闭塞患者,进行动脉溶栓(发病 6h 内)作为补充治疗;对于大动脉闭塞性急性缺血性卒中患者,机械取栓且血管再通后应用动脉溶栓作为辅助治疗。

B. 外科治疗:开颅去骨瓣减压适用于大面积的大脑中动脉梗死伴严重颅内压增高且年龄小于 60 岁的患者。对压迫脑干的大面积小脑梗死患者可请神经外科会诊协助处理。

（二）脑出血

1. 定义及临床表现　脑出血是指非外伤性脑实质内血管破裂引起的出血，占全部卒中的 20%，但其急性期病死率却高达 30%~40%，而且幸存者中多数留有不同程度的运动障碍、认知障碍、言语与吞咽障碍等后遗症。

最常见的临床表现为突发头痛、呕吐及昏迷等颅内高压症状，并出现偏瘫、偏身感觉障碍、偏盲及失语等局灶性神经功能缺损体征。脑出血一般分为颅内出血（占脑出血的 97%）与蛛网膜下腔出血（占脑出血的 3%）。

2. 诊断　颅脑 CT 是诊断脑出血的首选方法，可明确出血部位、出血量、血肿形态及占位效应等。MRI 检查有助于明确脑出血的病因，对检出脑干和小脑的出血与监测脑出血的演进过程具有优势。

3. 预防与治疗

（1）预防：主要在于控制血压，治疗动脉瘤及脑血管畸形。

（2）治疗：脑出血治疗原则为静卧、脱水降颅内压、调控血压、防止继续出血、加强护理及防治并发症，以降低死亡率。外科治疗旨在清除血肿，减轻脑组织受压。在患者生命体征平稳的前提下，宜尽早进行康复治疗，提高患者的生活质量。

二、脑卒中高危患者围手术期管理

1. 血压管理　老年手术患者常合并高血压、糖尿病、动脉粥样硬化等疾病，脑血管受损，脑血流自动调节功能下降。术中一旦出现较为严重的低血压，会导致脑血流灌注不足，增加围手术期脑卒中风险。术中应在维持稳定的血流动力学及充足器官灌注的前提下，进行液体管理，尽量避免低血压及血压剧烈波动诱发脑卒中。

2. 通气管理　围手术期脑卒中高风险患者，术中应将 $PaCO_2$ 维持在正常范围，积极避免低碳酸血症造成的脑血流低灌注现象发生。

3. 神经监测技术　建议术中积极采用高级别的特殊神经监测手段，早期发现脑氧供需失衡，指导干预处理。目前常用的相关神经系统监测技术包括：局部脑氧饱和度、经颅多普勒、诱发电位。

4. 术中血液保护　建议术中血红蛋白维持在 90 g/L 以上，术中强化血液保护措施，以减少红细胞输注需求。

5. 血糖控制　建议围手术期严密监测术中血糖水平，积极治疗术中高血糖，同时避免低血糖相关不良事件，术中血糖控制目标推荐范围为 7.2~10mmol/L。

6. 体温管理　对于围手术期脑卒中高危患者，应严密监测术中体温，维持体温在正常范围，以降低脑卒中发生风险。

第 4 节　术后恶心呕吐

一、术后恶心呕吐的概念

术后恶心呕吐（postoperative nausea and vomiting，PONV）指麻醉手术后 24h 内患者出现的恶心和（或）呕吐症状，其病因通常与麻醉药物、手术方式、术后治疗药物及患者自身体质等相关。采用预防性的治疗策略可以降低 PONV 的发生率。PONV 是麻醉后极为常见的并发症，总体发生率为 20%~30%，特殊类型的手术（如腹腔镜手术）和大手术后的发病率可达 40%~50%，高危患者更高达 70%~80%。多发生在手术后 24~48h，少数可持续至术后 3~5d。可造成患者的明显不适和满意度下降，部分患者甚至可能出现严重并发症，如吸入性肺炎、脱水、切口裂开、食管撕裂、颅内压增高、术后出血增多等。采用预防性的治疗策略可以降低 PONV 的发生率。

二、术后恶心呕吐的危险因素

1. 患者因素 PONV 的危险因素包括：年龄小于 50 岁、女性、不吸烟、PONV 或晕动病病史等。3 岁以下小儿发病率较低，术前有焦虑或胃瘫者发生率高。

2. 麻醉因素 麻醉药物如吸入麻醉药（如氧化亚氮）、阿片类药物、硫喷妥钠、依托咪酯、氯胺酮、曲马多等均会增加 PONV 发生率。充足的容量可减少 PONV 发生率。区域（局部）麻醉比全麻 PONV 发生率低；丙泊酚全凭静脉麻醉较吸入全麻发生率低。

3. 手术因素 PONV 的手术因素主要与手术时间有关，手术时间越长，PONV 发生率越高。尤其是持续 3h 以上的手术。此外，某些手术如腹腔镜手术、胃肠道手术、胆囊切除术、神经外科手术、妇产科手术及斜视矫形术等，PONV 发生率较高。

三、术后恶心呕吐的发生机制

PONV 的发生机制与多种因素刺激呕吐中枢相关。呕吐中枢位于第四脑室腹侧面极后区化学触发带和孤束核上方，分为神经反射中枢和化学感受器触发带。神经反射中枢接受皮层（视觉、嗅觉、味觉）、咽喉、胃肠道和内耳前庭迷路、冠状动脉及化学触发带的传入刺激；化学触发带包括了 $5-HT_3$ 受体、$5-HT_4$ 受体、阿片受体、胆碱能受体、大麻受体、多巴胺受体等多种与恶心、呕吐相关的部位。恶心、呕吐的传出神经包括迷走神经、交感神经和膈神经。

四、术后恶心呕吐的一般防治原则

去除基础病因，包括适当术前禁食（不少于 6h）；对消化道梗阻患者，术前应插入粗口径胃管单次抽吸或持续引流，对术中胃膨胀患者，应在手术结束前放入大口径胃管一次性抽吸，抽吸后拔除胃管，以减少胃管刺激和反流。

可根据发生 PONV 的风险分层制订 PONV 的防治策略：无风险患者可不预防性用药，对低、中危患者可选用 1～2 种药物预防，对高危患者可用 2～3 种药物组合预防。如预防无效，应加用不同作用机制的药物治疗。推荐联合用药，其防治 PONV 效果优于单药，且不增加副作用。目前常用三联疗法（5-HT3 受体拮抗药、地塞米松和氟哌利多）预防 PONV。

应评估患者发生 PONV 的风险，若存在 1～2 个危险因素，应联合两种止吐药进行 PONV 的预防；若存在 3～4 个危险因素，可联合 2～3 种止吐药预防 PONV。表 17-2 提供了抗呕吐药物及给药时间的推荐。

PONV 高危病人的麻醉选择包括：使用丙泊酚麻醉或区域（局部）麻醉，减少阿片类药物用量，并选用短效阿片类药物，术中足量补液，避免脑缺氧缺血，术后使用非甾体类药物镇痛等措施可降低 PONV 的发生率。

表 17-2 防治 PONV 选择的抗呕吐药物及给药时间

药物种类	药物	给药时间	成人剂量	小儿剂量	常见副作用
$5-HT_3$ 受体阻滞剂	昂丹司琼	手术结束前	4mg iv；8mg odt	0.05～0.1mg/kg iv（最大剂量 4mg）	头痛
	多拉司琼	手术结束前	12.5mg iv	0.35mg/kg iv（最大剂量 12.5mg）	便秘
	格拉司琼	手术结束前	0.35～3mg iv	0.04mg/kg iv（最大剂量 0.6mg）	肝酶升高
	托烷司琼	手术结束前	2mg iv	0.1mg/kg iv（最大剂量 2mg）	
	帕洛诺司琼	诱导前	0.075mg iv		
糖皮质激素	地塞米松	诱导后	4～5mg iv	0.15mg/kg iv（最大剂量 5mg）	血糖升高高血压
丁酰苯类	氟哌利多	手术结束前	0.625～1.25mg iv	0.01～0.015mg/kg iv（最大剂量 1.25mg）	幻觉、锥体外系症状
	氟哌啶醇	诱导后	0.5～2mg im 或 iv		
抗组胺类	苯海拉明	诱导时	1mg/kg iv	0.5mg/kg iv（最大剂量 25mg）	镇静、视物模糊

续表

药物种类	药物	给药时间	成人剂量	小儿剂量	常见副作用
抗胆碱类	东莨菪碱	手术前晚或手术前2~4h	贴剂		头晕、口干视物模糊
多巴胺受体阻滞剂	甲氧氯普胺	手术结束前15~30min	10~25mg iv	0.1mg/kg iv（6岁以下）2.5~5mg/kg iv（6~14岁）	镇静锥体外系症状
NK-1受体阻滞剂	阿瑞匹坦	诱导前1~2h	40mg po		头痛便秘乏力

注：iv. 静脉滴注；im. 肌内注射；po. 口服；odt. 口腔崩解片。

第5节　围手术期严重过敏反应

一、围手术期严重过敏反应的概念

过敏反应又称超敏反应（变态反应），是指机体接受特定抗原持续刺激或同一抗原再次刺激所致的功能紊乱和（或）组织损伤等病理性免疫反应。严重过敏反应是指由某种物质触发的威胁生命的全身性超敏反应，临床表现为危及生命的呼吸和循环衰竭，通常伴有皮肤和黏膜症状。

二、围手术期严重过敏反应的发生机制与病理生理改变

根据抗原和涉及的免疫系统成分，超敏反应被经典地分为四种类型（表17-3）。在许多情况下，一个变应原（如肌松药、乳胶）可能引起一种以上的超敏反应。

表17-3　围手术期超敏反应经典分型

超敏反应类型	发生机制	典型案例
Ⅰ型超敏反应（速发型）	抗原交联IgE抗体，触发肥大细胞释放炎症介质	荨麻疹和血管性水肿
Ⅱ型超敏反应	补体结合IgG抗体与细胞表面的抗原结合，激活经典补体途径并溶解细胞	溶血性输血反应和肝素诱导的血小板减少症
Ⅲ型超敏反应	抗原-抗体（IgG或IgM）免疫复合物沉积在组织中，激活补体并产生趋化因子，将中性粒细胞吸引到该区域时，活化的中性粒细胞通过释放溶酶体酶和毒性产物引起组织损伤	血清病反应和急性过敏性肺炎
Ⅳ型超敏反应（迟发型）	由之前暴露于特定抗原后致敏的$CD4^+$ T淋巴细胞介导	结核病、组织胞浆菌病、血吸虫病、过敏性肺炎和一些自身免疫性疾病

围手术期发生的过敏反应多属于Ⅰ型超敏反应（速发型），其机制及病理生理过程如下：易感者初次暴露于抗原后，诱导$CD4^+$T细胞产生淋巴因子，这些淋巴因子激活特异性B淋巴细胞，促使其转化为浆细胞，产生变应原特异性IgE抗体。IgE抗体的Fc部分与组织肥大细胞和嗜碱性粒细胞表面的受体结合。当再次暴露于该抗原时，抗原与肥大细胞表面邻近IgE抗体的Fab部分结合，诱导肥大细胞脱颗粒，释放炎性脂质介质和其他细胞因子，包括组胺、类胰蛋白酶、蛋白聚糖（肝素和硫酸软骨素）和羧肽酶。这些介质的综合作用导致小动脉血管舒张、血管通透性增加、黏液分泌增加、平滑肌收缩等Ⅰ型超敏反应的临床表现。在出现临床症状时，类胰蛋白酶浓度升高是肥大细胞活化的信号，也是过敏反应的首选诊断指标。

三、围手术期严重过敏反应的临床表现

围手术期严重过敏反应多发生在麻醉诱导期间，患者常出现皮肤、黏膜症状，严重者可出现支气管痉挛、循环衰竭等。根据围手术期速发型超敏反应的严重程度，其临床表现分为4级（表17-4）。

出现可疑严重过敏反应的临床症状时，应除外全脊麻、麻醉过深、肺栓塞、气胸、心脏压塞、气道高反应（支气管哮喘）和失血性休克等情况。

表 17-4　围手术期速发型超敏反应的临床症状分级

分级	临床症状
Ⅰ级	仅出现皮肤、黏膜症状。表现为大片皮肤潮红、红斑和广泛的荨麻疹[1]，可伴或不伴有血管性水肿
Ⅱ级	出现多个器官系统中度受累表现。除皮肤、黏膜症状外，可伴有低血压[1]、心动过速、支气管痉挛或胃肠道症状等
Ⅲ级	出现危及生命的单个或多个器官系统临床表现。表现为危及生命的低血压、心动过速或心动过缓、心脏节律紊乱；可伴有严重的支气管痉挛[1]、皮肤和黏膜症状或胃肠道症状
Ⅳ级	心脏停搏和（或）呼吸停止

[1] 围手术期全身麻醉中过敏反应的关键体征。

四、围手术期严重过敏反应的预防和处理

（一）预防

1. 危险因素　既往有围手术期严重过敏反应史或原因不明的围手术期事件，是术中发生严重过敏反应的唯一危险因素。对于此类患者，应进行变应原筛查。

2. 术前准备　术前，哮喘患者应尽可能控制好呼吸系统症状后再进行麻醉。抗生素应尽量与其他药物分开应用，且缓慢输注。对于可疑阿片类药物、肌松药、万古霉素过敏的患者，可预先给予 H_1 受体拮抗剂（如苯海拉明）或配合糖皮质激素，同时缓慢输注药物，以减轻非特异性组胺释放所引起的Ⅰ级反应的临床症状。

（二）处理

患者一旦出现过敏反应相关症状，应及时评估，快速做出诊断，并依据患者的临床症状严重程度分级，及时给予相应治疗。

1. 抢救启动　立即停止给予可疑药物或去除可疑诱因，呼救，通知外科医生暂停操作，备抢救车待用。吸入氧浓度调至100%，保护或建立气道。

2. 稳定循环

（1）首选肾上腺素。肾上腺素的 $β_2$ 受体激动作用能缓解支气管平滑肌痉挛，α 受体激动作用可以使皮肤、黏膜、内脏血管收缩，同时兴奋心肌、增加心输出量并升高血压；还能抑制炎性介质释放，是过敏性休克的首选抢救药物。对Ⅱ级患者，可静脉注射 10～20μg，首次剂量 2min 后无反应，增加到 50μg。对未建立静脉通路的患者，可予以肌内注射肾上腺素 300～500μg；对于Ⅲ级患者，可静脉注射 50～100μg，首次剂量无反应，增加到 100～200μg，必要时持续静脉输注 0.05～0.1μg/(kg·min)。对Ⅳ级患者，应立即静脉给予 1mg 肾上腺素，启动心肺复苏治疗。

（2）进行快速液体复苏，补充因毛细血管渗漏造成的液体丢失，维持有效循环血容量。对于Ⅱ级和Ⅲ级患者的液体复苏初始剂量分别是晶体溶液 0.5L 和 1L。Ⅳ级患者的液体复苏应遵循高级生命支持（ALS）流程。

3. 糖皮质激素和抗组胺药　在使用足够的肾上腺素和液体治疗后，可给予糖皮质激素或抗组胺药物。可选用氢化可的松 1～2mg/(kg·d)，使用 1～2d 后停用；或选择甲强龙 125mg。抗组胺药物中，H_1 受体拮抗剂能缓解瘙痒和荨麻疹，可给予苯海拉明 50mg。

4. 其他药物　肾上腺素效果不佳时，可泵注去甲肾上腺素 0.05～0.5μg/(kg·min)。复苏 10min 以上仍存在低血压的患者，可尝试使用血管升压素，先静脉注射 1～2IU，随后 2IU/h 泵注。对于长期服用 β 受体阻滞剂后且对足量的肾上腺素和液体复苏反应不佳的患者，可考虑静脉注射胰高血糖素 1～2mg。

5. 后续处理　是否继续手术需综合考虑手术的紧急程度、过敏症状的严重程度以及过敏反应发生时的手术进度。Ⅰ～Ⅲ级患者可继续手术，不影响预后，但术后需至少严密监测 4～6h。建议Ⅲ～Ⅳ级患者术后返回 ICU 进行持续监测治疗。

第6节 围手术期肺栓塞

肺栓塞（pulmonary embolism，PE）是指由外源性或内源性的栓子堵塞肺动脉或其分支而引发的一组疾病或临床综合征。PE 常在围手术期内发生，尤其在膝关节、髋关节置换术，肿瘤手术，创伤手术以及脊柱损伤患者中发病率最高。PE 发病凶险，可导致循环和呼吸障碍，症状包括剧烈咳嗽、咳出暗红或鲜红色血痰、胸痛、呼吸困难及休克等，严重威胁患者生命安全。本节重点介绍由静脉血栓栓塞引起的肺血栓栓塞。

一、肺血栓栓塞症

肺血栓栓塞症（pulmonary thromboembolism，PTE）是来自静脉系统或右心的血栓阻塞肺动脉或其分支所致的疾病。以肺循环和呼吸功能障碍为其主要临床表现和病理生理特征，是最常见的肺栓塞类型，通常所称的肺栓塞即指 PTE。深静脉血栓形成（deep venous thrombosis，DVT）是引起 PTE 的主要血栓来源，DVT 可发生于全身各部位静脉，以下肢多见。静脉血栓脱落后随血液循环进入肺动脉及其分支，是四肢及骨盆手术患者围手术期常见的并发症，偶尔发生在麻醉重症监护与治疗病房。该病可继发致命性的肺栓塞，是围手术期患者死亡的主要原因之一。

二、肺血栓栓塞症的危险因素、发病机制及病理生理改变

（一）危险因素

PTE 的易患因素包括患者自身因素与获得性因素，其中最相关的病因为 Virchow 三联症，即内皮细胞损伤、高凝状态和静脉瘀滞。围手术期组织损伤所引起的急性炎症反应、凝血级联反应的激活以及患者制动等因素（表 17-5），进一步导致其发病风险的增加。

表 17-5 围手术期 PTE 的易患因素

易患因素	具体描述
血栓性静脉炎、静脉曲张	出现静脉内皮损伤和血流淤滞
骨折或大的创伤	
膝或髋关节置换术	
外科大手术	
脊髓损伤	
全身麻醉	与下腹部或下肢的区域麻醉相比，风险增加
脱水	
心肺疾患	慢性心肺疾病是 PTE 的主要危险因素之一
恶性肿瘤进展期	可能与出现凝血功能障碍有关
激素替代治疗	
口服避孕药物	女性口服避孕药者 PTE 的发病率升高 4～7 倍
妊娠及产后	易发生于妊娠后 3 个月及围生期
有 DVT 病史	
性别	20～30 岁女性 DVT 的发病率较同年龄段的男性高
中心静脉置管	
用药	口服避孕药、化疗、抗精神病药物、抗纤溶药物
长期卧床	即使卧床 1 周的患者 PTE 风险也显著增加
长时间旅行	制动、静脉瘀滞
年龄	以 50～60 岁年龄段最多见
遗传性易感因素	如遗传性抗凝血酶Ⅲ缺乏症、遗传性蛋白 C 或蛋白 S 缺乏症、V 因子莱顿突变等
其他	如肥胖、吸烟、糖尿病、植入人工假体等

(二) 发病机制及病理生理改变

急性 PTE 的发病机制是来自静脉系统或右心的血栓阻塞肺动脉或其分支，导致肺动脉管腔阻塞，血流减少或中断，引起不同程度的血流动力学和气体交换障碍。其主要的病理生理改变包括：①血流动力学改变：肺动脉管腔阻塞，血流减少或中断，肺循环阻力增加，肺动脉压升高。②右心功能不全：肺血管床阻塞范围和基础心肺功能状态是右心功能不全是否发生的最重要因素。肺血管床阻塞范围越大则肺动脉压升高越明显。5-羟色胺等缩血管物质分泌增多、缺氧及反射性肺动脉收缩会导致肺血管阻力及肺动脉压力进一步升高，最终发生右心功能不全。③心室间相互作用：肺动脉压迅速升高导致右心室后负荷突然增加，引起右心室扩张、室间隔左移，导致左室舒张末期容积减少和充盈减少，进而心输出量减少，血压下降，冠状动脉供血减少及心肌缺血，甚至心肌梗死、心源性休克及死亡。④PTE 可导致气道阻力增加，肺动脉管腔阻塞使肺泡低通气相对不足，肺泡无效腔增大以及肺内动静脉分流等呼吸功能改变，引起低氧血症和低 CO_2 血症等病理生理改变。

由于肺循环的侧支循环极为丰富，因而临床上仅有不到15%的患者会出现肺梗死。

三、临床表现和辅助检查及诊断

(一) 临床表现

围手术期急性 PTE 的临床表现千差万别，从无症状到猝死，往往都缺乏特异性，主要取决于栓子的大小、数量、栓塞的部位及患者是否存在心、肺等器官的基础疾病。非全身麻醉患者的典型表现为突发性的呼吸困难、胸痛和晕厥等。呼吸困难常因靠近肺门的 PE 所引起；胸痛一般是远端栓子刺激胸膜所致，而晕厥则是肺动脉供血显著下降的表现。当 PTE 引起肺梗死时，临床上可出现"肺梗死三联征"，即胸痛、咯血和呼吸困难。麻醉和深镇静时，患者的症状常被掩盖，这时麻醉科医师对生命体征和机械通气参数等的密切观察和判断尤为重要，尤其是对于 PTE 高危患者。

全身麻醉下的典型临床表现包括 SpO_2 下降、$P_{ET}CO_2$ 的陡降、低血压、心动过速以及心电图上右心张力增高的表现（SⅠQⅢTⅢ征，即Ⅰ导联 S 波变深，Ⅲ导联 Q 波出现和 T 波倒置）等。心动过速比较常见，有时可能是唯一的体征，但缺乏特异性。对于大面积 PE 患者，$P_{ET}CO_2$ 陡直下降的敏感性和特异性可能要优于循环衰竭的表现。

非全身麻醉患者可有以下体征：呼吸频率增加（超过 20 次/分）、心率加快（超过 90 次/分）、血压下降及发绀；颈静脉充盈或异常搏动提示右心负荷增加；下肢静脉检查发现一侧大腿或小腿周径较对侧增加超过 1cm，或下肢静脉曲张，应高度怀疑 DVT。其他呼吸系统体征有肺部听诊湿啰音及哮鸣音，胸腔积液阳性等。肺动脉瓣区可出现第 2 心音亢进或分裂，三尖瓣区可闻及收缩期杂音。急性右心负荷加重，可出现肝脏增大、肝颈静脉反流征和下肢水肿等右心衰竭的体征。

(二) 辅助检查

围手术期 PTE 辅助检查及意义见表 17-6。

表 17-6 围手术期 PTE 辅助检查及意义

辅助检查	意义
动脉血气分析	急性 PTE 的筛选性指标。特点为低氧血症、低碳酸血症、肺泡动脉血氧分压差增大
血浆 D-二聚体	其特异度较低，若低于 500μg/L 可基本排除 PTE
心电图	心动过速及心电图上右心张力增高的表现（SⅠQⅢTⅢ征）等
食管超声心动图	在诊断及判断 PTE 严重程度方面具有巨大价值
胸部 X 线平片	引起肺动脉高压或肺梗死，可出现肺缺血征象如肺纹理稀疏、纤细，肺透过度增加，未受累部分可呈现纹理相应增多等

续表

辅助检查	意义
CT肺动脉造影	可直观判断肺动脉栓塞累及的部位及范围，肺动脉栓塞的程度及形态，直接征象为肺动脉内低密度充盈缺损，部分或完全包围在不透光的血流之内（轨道征），或者呈完全充盈缺损，远端血管不显影；是诊断PTE的重要无创检查技术
放射性核素肺通气或灌注扫描	典型征象是肺段灌注扫描缺损与通气显像正常不匹配；在诊断亚段以下PTE中具有特殊意义
磁共振肺动脉造影	显示肺动脉内栓子及PTE所致的低灌注区
下肢深静脉检查	对怀疑PTE患者应检测有无下肢DVT形成
肺动脉造影	直接征象有肺动脉内造影剂充盈缺损，伴或不伴轨道征的血流阻断；间接征象有肺动脉造影剂流动缓慢，局部低灌注，静脉回流延迟；是诊断PTE的"金标准"

（三）诊断

为达到及时诊断和迅速治疗的目的，常用围手术期PTE临床诊断评价评分表（表17-7）预测PTE风险，帮助诊断。该评价表具有便捷、准确的特点。PTE的诊断流程见图17-2。

表17-7　围手术期PTE临床诊断评价评分

临床情况	分值	临床情况	分值
DVT症状或体征	3.0	既往有DVT或PE病史	1.5
PE较其他诊断可能性大	3.0	咯血	1.0
心率＞100次/分	1.5	6个月内接受抗肿瘤治疗或肿瘤转移	1.0
4周内制动或接受外科手术	1.5		

注：＞4分为高度可疑，≤4分为低度可疑。

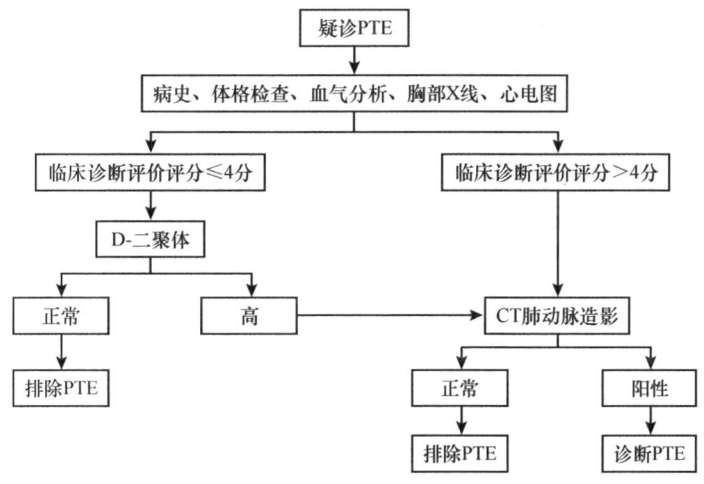

图17-2　PTE的诊断流程

四、肺血栓栓塞症的治疗

（一）治疗策略

需根据病情严重程度制定相应的治疗方案，因此必须迅速准确地对患者进行危险度分层（表17-8），危险度分层主要根据以下三方面临床资料进行评价：①血流动力学是否稳定：如存在休克、低血压（收缩压＜90mmHg，或血压下降超过40mmHg持续15min）则为不稳定。②右心室功能不全征象是否存在：右心功能不全表现为超声心动图提示右心室扩张、压力超负荷；CT提示右心室扩张；右心导管检查提示右心室压力过高。③心肌有无损伤：心肌损伤主要看生化标志物是否升高，BNP、NT-proBNP 升高；肌钙蛋白 TnI 或 TnT 阳性。确定危险度分层为制订 PTE 的治疗策略可提供重要依据。

表 17-8 围手术期 PTE 的危险度分层

PTE 死亡危险	休克、低血压	右心室功能不全	心肌损伤	推荐治疗
高危（＞15%）	＋	＋	＋	溶栓或肺动脉血栓摘除术
中危（3%～15%）	－	＋	＋	住院加强治疗
	－	＋	－	
	－	－	＋	
低危（＜3%）	－	－	－	早期出院或门诊治疗

（二）具体治疗措施

1. 对症支持治疗 可疑 PTE 的患者应密切监测生命体征，为防止栓子再次脱落，患者应绝对卧床，必要时使用适当剂量的镇静剂和镇痛药以治疗焦虑、恐惧和胸痛。动态监测心电图、动脉血气分析。

2. 呼吸循环支持治疗 对危重症患者，应及时针对休克、心力衰竭、呼吸衰竭、心律失常等进行治疗。

3. 抗凝治疗 高度疑诊或确诊 PTE 的患者应立即给予抗凝治疗。
①普通肝素：首先给予负荷剂量 2000～5000IU 或按 80IU/kg 静脉注射，继之以 18IU/（kg·h）持续静脉滴注。②低分子量肝素：所有低分子量肝素均应按照体重给药，如 100IU/（kg·次）或 1mg/（kg·次），皮下注射，每日 1～2 次。③其他新型抗凝药物：新型口服抗凝药，建议使用参照药品说明书，根据肝功能调整剂量。④华法林：病人需要长期抗凝应首选华法林。华法林是维生素 K 拮抗剂，通过抑制依赖维生素 K 合成的凝血因子（Ⅱ、Ⅶ、Ⅸ、Ⅹ）而发挥抗凝作用，初始通常与低分子量肝素联合使用，起始剂量为 2.5～3.0mg/d，3～4d 后开始测定国际标准化比值（INR），当 INR 稳定在 2.0～3.0，48h 后停止使用低分子量肝素，继续予华法林治疗。

4. 肺动脉血栓摘除术或导管碎栓 主要作为大面积 PTE 紧急使用，其他溶栓方法或其他治疗措施无效的临床情况危急患者的一种抢救性措施，血栓摘除术应在主肺动脉和叶肺动脉内进行，而不可因追求血管造影的结果在肺段动脉中也进行，当血流动力学改善后就应终止操作。

5. 放置下腔静脉滤器 只能预防 PTE 复发，并不能治疗 DVT，因此需严格掌握适应证，植入滤器后仍需长期抗凝治疗，防止血栓形成。待下肢静脉血栓消失或无血栓脱落风险时可将腔静脉滤器回收取出。

6. PTE 的溶栓治疗 溶栓时间窗为 PTE 起病 48h 内即开始进行溶栓治疗能够取得最大的疗效，但对有些 PTE 患者在 6～14d 内进行溶栓治疗仍有一定作用。我国临床上常用的溶栓药物有尿激酶和人重组组织型纤溶酶原激活剂。尿激酶的用法为 20 000IU/（kg·2h）静脉滴注；人重组组织型纤溶酶原激活剂的用法为 50～100mg 持续静脉滴注 2h。

7. ECMO 作为一种其他治疗手段无效时的危重休克患者的桥接支持手段。

第 7 节 术 中 知 晓

一、术中知晓的概念

术中知晓（anesthesia awareness）是指在实施全身麻醉手术过程中，患者出现有意识的状态，并在术后能回忆起与手术相关的事件，这些事件通常由患者自己主动回想和报告，或经医生用规定的调查用语提示后引出。全身麻醉下的术中知晓通常只限定为外显（有意识）记忆，不包括内隐（无意识）记忆，也不涉及全身麻醉诱导入睡前、术中做梦和全身麻醉苏醒后的事件。

二、术中知晓的危险因素

导致术中知晓的危险因素包括：①有术中知晓史、大量服用或滥用药物（如阿片类药物、苯二氮䓬类药和可卡因）、预计或已知有困难气道、ASA Ⅳ～Ⅴ级、血流动力学储备受限。②全身麻醉手术均可能发生，其中以心脏手术、剖宫产术、颅脑创伤手术、耳鼻喉手术、急症手术的发生率较高。③使用全凭静脉麻醉、N_2O-阿片类药物的麻醉、肌松药、催眠药物用量不足，以及未预先给予苯二氮䓬类药物。

三、术中知晓的危害

术中知晓可引起严重的情感和精神（心理）健康问题。高达30%～71%的术中知晓患者出现创伤后应激综合征，症状平均持续4.7年。此外，患者常有听觉、痛觉、麻痹、焦虑，甚至濒死、窒息等记忆。70%经历术中知晓的患者术后会出现睡眠障碍、噩梦、回想、焦虑，惧怕手术甚至拒绝医疗服务等情况。

四、术中知晓的预防与处理策略

（一）加强术前评估

术前访视患者时，应从患者病史、麻醉史、手术类型和麻醉管理等方面进行分析，判断发生术中知晓的高危人群。若患者具有术中知晓的危险因素，需告知患者有发生术中知晓的可能性；术前预防性使用苯二氮䓬类药物，如咪达唑仑。

（二）围手术期间的麻醉管理

1. 检查麻醉设备，减少失误，特别是吸入麻醉药是否有泄漏。
2. 预防性使用苯二氮䓬类药物，包括术前和浅麻醉时。
3. 有术中知晓危险时，如发生气管插管困难时，应追加镇静药。
4. 单纯血流动力学数据不能作为判断麻醉深度的指标。
5. 肌松药可掩盖麻醉科医师对麻醉深度的判定。
6. 监测呼气末吸入麻醉药浓度，维持年龄校正后的呼气末浓度＞0.7MAC。
7. 提倡使用麻醉深度监测手段（如BIS），避免麻醉过浅或过深。
8. 减少术中对患者的不必要刺激（声、光）。耳塞的使用有预防术中知晓的作用。
9. 麻醉科医师对使用过β受体阻滞剂、钙通道阻滞剂及掩盖麻醉深度的药物保持警惕。
10. 所有手术室人员避免不恰当地说笑、讨论其他患者或不相关的话语。

（三）术中知晓的术后处理

怀疑术后处理包括术后第一天和一周左右两个时间点，通过提问方式调查是否发生术中知晓，相关问题：①在入睡前你所记得的最后一件事是什么？②在醒来时你所记得的第一件事是什么？③这两者间你还记得什么？④在手术中你做过梦吗？⑤有关这次手术，你感觉最差的是什么？再通过分析患者的知晓报告，向质控部门汇报，为患者提供适当的术后随访和相应治疗（心理支持）。

（王海英　陈　伟）

第18章 围手术期心肺脑复苏

本章要点：

- 及时启动心肺复苏是改善心搏骤停患者生存率和神经系统预后最重要的干预措施。
- 心肺复苏期间实施不间断的胸外心脏按压能显著提高心搏骤停患者的存活率。
- 双人心肺复苏时，成人胸外心脏按压与通气频率比为30：2，婴幼儿胸外心脏按压与通气频率比为15：2。
- 高质量的胸外心脏按压要素包括：按压深度至少5cm；频率100～120次/分；胸廓充分回弹；尽量减少按压中断。
- 尽早为室颤、无脉性室速患者进行除颤。

心搏骤停（arrest）是指由各种原因导致的心脏突然不收缩或无效收缩，以致体循环衰竭、大动脉搏动消失、意识丧失、呼吸快而表浅并迅即转为停止，心电图表现为室颤或停搏状态。针对心搏骤停所采取的一系列提高存活机会的救生措施，称为心肺复苏（cardiopulmonary resuscitation，CPR）。为了提高患者复苏后的生存质量，促进脑组织功能的恢复，逐渐将"心肺复苏"发展为"心肺脑复苏"（cardiopulmonary cerebral resuscitation，CPCR）。

第1节 心搏骤停的常见原因

心搏骤停的原因众多。成年人中，心搏骤停最常见原因为心源性，包括急性心肌梗死、心力衰竭、心肌病或心律失常等；其次为呼吸系统缺氧导致心脏氧供不足。儿童则主要为各种原因引起的低氧，如溺水、气道异物梗阻等。

国际上将导致心搏骤停的可逆原因概括为"5H5T"：缺氧（hypoxia）、低血容量（hypovolemia）、酸中毒（hydrogen ions/acidosis）、低钾血症/高钾血症（hypo-/hyperkalemia）、低体温（hypothermia）；毒素（toxins）、心脏压塞（tamponade）、张力性气胸（tension pneumothorax）、肺栓塞（thrombosis-pulmonary）和心肌梗死（冠状动脉栓塞）（thrombosis-coronary）。此外，低血糖是儿童心搏骤停的可逆原因之一。

围手术期心搏骤停的原因更为复杂，还涉及手术和麻醉等因素。手术操作可导致异常的迷走神经兴奋，出现心率减慢甚至心搏骤停，如眼心反射、胆心反射等；术中误伤血管导致急性大量失血；骨科手术出现骨水泥植入综合征、空气栓塞、脂肪栓塞、深静脉血栓脱落导致肺栓塞等；产科手术出现羊水栓塞、DIC等；泌尿外科经尿道前列腺电切手术或妇科宫腔镜手术因术中冲洗液灌注压力过高，冲洗液吸收过多出现水中毒；严重的输血反应；过敏性休克等。与麻醉相关的因素包括：局麻药中毒反应；椎管内麻醉平面过高，阻滞 T_1～T_4 的心脏交感神经，出现了心率减慢甚至心搏骤停；不可预料的困难气道导致缺氧；麻醉镇静、镇痛药物过量导致呼吸抑制；使用负性肌力和（或）负性传导药物；恶性高热；等等。

总之，无论何种原因，导致心搏骤停的病理生理改变均与直接或间接地引起心肌收缩力减弱、冠状动脉灌注量减少、血流动力学剧烈改变或心律失常等密切相关。

第2节 心肺复苏的环节与阶段

美国心脏协会（American Heart Association，AHA）基于循证医学证据支持，对心搏骤停制订了救治流程,即"生存链"(图 18-1)。其中每个环节都环环相扣,削弱或缺失任何一个环节都将导致不良结局。院内心搏骤停(in-hospital cardiac arrest,IHCA)的患者依赖于专业的监控系统,快速反应早期预警。由医疗机构各部门的医师、护士、呼吸治疗师、药剂师、指导顾问等组成的多学科团队进行救治。院外心搏骤停(out-of-hospital cardiac arrest,OHCA)患者主要依赖于所在社区获得救助,非专业救护人员应尽早启动应急反应系统,呼救并快速进行心肺复苏和除颤,直到专业的紧急医疗服务团队赶到,将患者转运至急诊、心脏导管室或重症监护病房。

院内心搏骤停生存链 6 个环节包括:①及早识别与预防;②启动应急反应系统;③高质量心肺复苏;④除颤;⑤心搏骤停恢复自主循环后治疗;⑥康复。

院外心搏骤停生存链 6 个环节包括:①启动应急反应系统;②高质量心肺复苏;③除颤;④高级心肺复苏;⑤心搏骤停恢复自主循环后治疗;⑥康复。

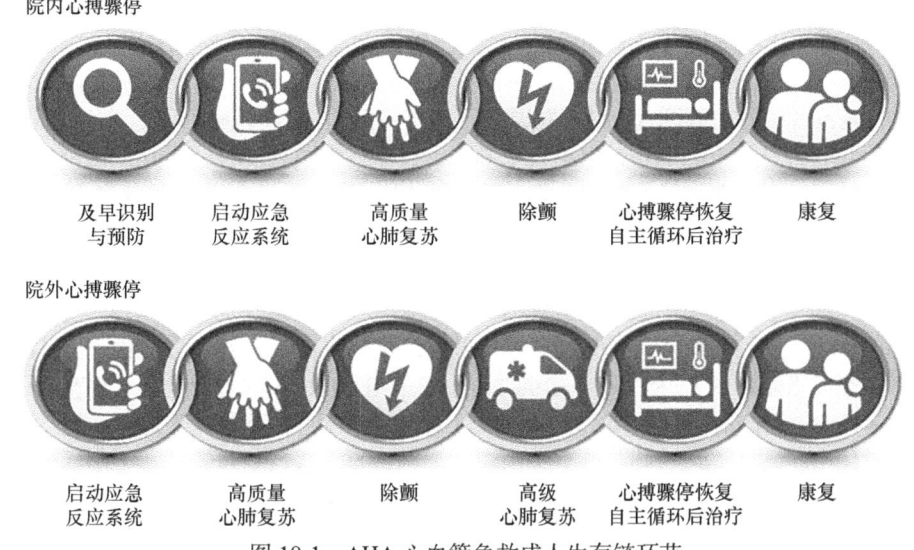

图 18-1　AHA 心血管急救成人生存链环节

心搏骤停复苏包括三个阶段:①基础生命支持(basic life support,BLS):是心搏骤停后最初的抢救阶段;②高级生命支持(advanced cardiovascular life support,ACLS):在 BLS 的基础上,对呼吸和循环系统进一步支持的抢救阶段;③自主循环恢复(restoration of spontaneous circulation,ROSC)后治疗:是自主循环恢复后,出现的一系列心搏骤停相关并发症的治疗过程。

第 3 节　基础生命支持

BLS 是心搏骤停后最初数分钟内采取的抢救措施,对于患者的生存至关重要。成人基础生命支持包括:立即识别心搏骤停、早期启动应急反应系统、尽早实施高质量的 CPR 和电除颤。

一、立即识别心搏骤停和启动应急反应系统

心搏骤停早期临床表现复杂,常见动脉搏动消失、意识丧失、呼吸停止,还可表现为短暂的全身癫痫发作等。应尽早识别,争取宝贵的抢救时机。院内患者应采用"跟踪和触发系统",密切监测患者病情,及时预防心搏骤停的发生。

手术中患者在全身麻醉和肌松药物作用下,会出现意识消失、呼吸停止,此时不能依据意识和呼吸状态判断心搏骤停,而应依据大动脉搏动消失来诊断。切忌对怀疑心搏骤停的患者反复测量血压和检查监测设备的准确性而延误抢救时机。

二、高质量CPR

CPR是复苏的关键,启动应急反应系统后应立即开始CPR。心搏骤停的最初几分钟内仍有氧存留在患者肺内和血液中,及早开始胸外心脏按压可尽早建立血液循环,将氧带到大脑和心脏。所以成人CPR的顺序为compression(胸外心脏按压)—airway(呼吸道通畅)—breath(人工呼吸),简称为C—A—B。

(一)循环支持

心脏按压是直接或间接施压于心脏,使心脏维持充盈和搏出功能,并能诱发心脏自律搏动的措施。正确操作时,按压的心排血量和动脉血压基本能满足机体低水平的需求,起到人工循环的作用。

1. 胸外心脏按压 是指连续有节奏地施压于胸骨下部,通过提高胸膜腔内压或直接按压心脏促使血液流动。胸外心脏按压是急救现场维持人工循环的首选方法。

操作步骤:①将患者去枕仰卧于硬板或平地上。②施救者跪于患者一侧,以一手掌根部置于胸骨的下半部,即双乳头连线处。手掌与患者胸骨纵轴平行以免直接按压肋骨;另一手掌交叉重叠在该手背上。③施救者两肘关节绷直,借助双臂和躯体重量向脊柱方向垂直下压。每次下压使胸骨下段及其相连的肋软骨至少下陷5cm,但不大于6cm,按压后即放松胸骨,待充分回弹,再次下压,如此反复进行。儿童则要求使其下陷约5cm,婴儿约4cm。④胸外心脏按压的频率成人或儿童均为100~120次/分。⑤单人施行CPR时,儿童和成人均连续胸部按压30次后,再给予2次人工呼吸(30:2)。双人施行CPR时,成人按压通气频率仍为30:2,儿童按压通气频率比为15:2。抢救期间尽量减少胸外心脏按压中断的次数和时间。已建立高级气道(如气管插管)每6s给予1次呼吸(每分钟10次呼吸),条件允许应监测呼气末二氧化碳分压($P_{ET}CO_2$)。如按压过程中$P_{ET}CO_2$偏低或下降,则需重新评估CPR质量。⑥每2min或5组CPR循环(5组30:2循环)后轮换按压人员,如感觉疲劳可随时提前轮换。随后立即对患者进行判断,触摸颈总动脉搏动,观察有无自主呼吸(不超过10s)。若心搏和呼吸恢复,则应在严密观察下进行后续治疗,否则继续进行CPR。

高质量的胸外心脏按压要素包括:按压深度至少5cm;频率100~120次/分;胸廓充分回弹;尽量减少中断。临床上心脏按压有效的标志:①大动脉处可触及搏动;②发绀消失、皮肤转为红润;③测得血压;④散大的瞳孔开始缩小甚至出现自主呼吸,说明脑血流灌注已经重建。

手术过程中如发生心搏骤停,应立即停止手术,改为仰卧位进行CPR,注意保护切口,具体原则同上述。

2. 开胸心脏按压 在20世纪中叶即已施行开胸心脏按压术,但在胸外心脏按压获得成功后逐渐退居为第二选择。对于开胸手术的患者术中发生心搏骤停,开胸心脏按压仍为第一选择。

(二)呼吸道通畅

如果患者神志消失,施救者需立即确认是否需要人工呼吸支持。保持气道通畅是施行人工呼吸的首要条件,常用的方法有:

1. 仰头抬颏法 此法解除舌后坠安全有效、简单易学,适用于无头、颈外伤的患者。施救者一手置于患者前额,用手掌推动使头后仰。另一手的第二、三指置于靠近颏的下颌骨下方,提起下颌,使颏上抬,但应避免压迫颈前部及颏下软组织,且抬高程度以患者唇齿未完全闭合为限(图18-2)。

2. 下颌前推法(托下颌法) 施救者在患者头侧就位,两只手分别置于患者头部两侧,双肘部可置于患者仰卧的平面上。手指置于患者的下颌角下方并用双手提起下颌,使下颌前移,下颌牙超过上颌牙,此时舌根便离开咽后壁从而解除了气道阻塞。当疑有颈椎病变时,头不应后仰,单纯托起下颌即可,此法效果确切,缺点是操作稍难,施救者腕部及手指易感疲乏(图18-3)。

3. 清洁呼吸道 为排出气道内异物或口腔内的分泌物、血液、呕吐物等,在应用上述手法的基础上,最好使用吸引器予以吸除。如现场无此设备,则可将头部后仰并转向一侧,避免误吸。对于口腔深部甚至声门附近的气管异物,可尝试冲击按压患者的中、下胸部或腹部,形成气流冲出梗阻异物。

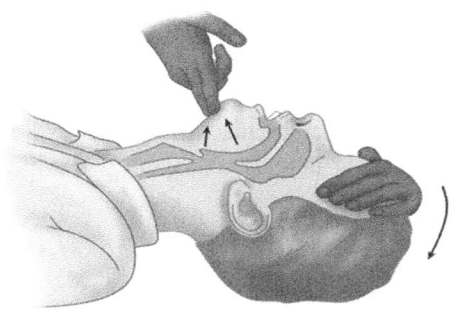

图 18-2　仰头抬颏法

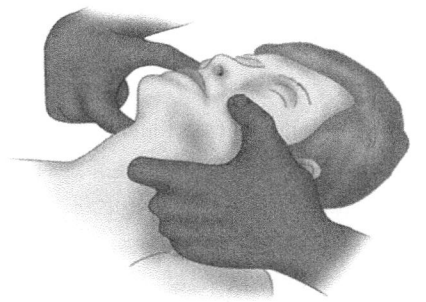

图 18-3　下颌前推法（托下颌法）

（三）人工呼吸

实施人工呼吸的方法有许多种，但最为简便有效的方法是口对口人工呼吸法。

1. 口对口人工呼吸法　操作步骤：患者仰卧并使头部后仰，迅速解开衣扣和裤带以免妨碍呼吸动作。施救者一手按住病人额部并用拇指和示指捏住鼻孔，一手抬起下颌，吸一口气后，以嘴唇包紧病人的口部，然后将呼出气吹入。之后松开鼻孔，让患者被动呼出气体。人工呼吸的主要目的是防止缺氧，吹气量宜小（400～600mL），以免发生胃内容物反流。建议每次人工呼吸时间应持续1s以上，保证胸廓起伏。吹气前不需要深吸气，避免过度通气或吹气过度用力。

2. 口对鼻及口对口鼻人工呼吸法　对于牙关紧闭或口唇有创伤的病人，在确保气道通畅的情况下可做口对鼻呼吸法。口对鼻呼吸法对于溺水者是最好的人工呼吸方式。婴幼儿的口鼻较小，可采用口对口鼻呼吸法。

3. 口对气管造口人工呼吸法　当具有气管造口的患者需要人工呼吸时，可直接进行口对气管造口人工呼吸。

4. 手术室内的呼吸管理　因手术室内抢救设备完善，可利用面罩通气或直接建立高级气道，如气管插管等。

三、除　　颤

对于多数成年人，突发非创伤性心搏骤停的主要原因是室颤。电除颤是终止室颤最有效的方法。随着自动体外除颤仪 AED 在公共场所的广泛使用，心搏骤停的生存率大幅提升。

在强调尽早除颤重要性的同时，不应忽略 CPR，二者早期应联合应用。在指挥者的协调下组成一个高效的团队，在除颤仪充电时持续行胸外心脏按压，电击后继续按压。

目前更推荐应用双相波除颤。双相波除颤能量相对较低，首次除颤效果更佳。双相波除颤首次能量为 120～200J。如果除颤仪能量不确定，可选择使用允许的最大能量。后续除颤能量不低于首次能量。单相波除颤能量为 360J。

第4节　高级生命支持

ACLS 是建立在 BLS 基础上，通过 CPR、气道管理、除颤和药物治疗等方面进一步提高自主循环恢复的可能性。

一、维持气道通畅和有效人工呼吸支持

CPR 期间心脏和大脑的氧供更多地取决于血流量，而不是血氧含量。因此，在心搏骤停复苏的初始数分钟内，胸外心脏按压比人工呼吸更为重要。复苏期间经验性使用纯氧可优化动脉血氧含量，增加氧输送。但在自主循环功能恢复后，即在器官再灌注早期，建议下调吸入氧浓度使 SpO_2 维持在 92%～98%即可，以免发生潜在的氧中毒。

ACLS 常用控制气道的装置有：球囊-面罩通气、口咽/鼻咽通气道、食管-气管联合导管、喉管、

喉罩及气管插管。当外源异物造成气道完全梗阻时，可行气管切开。

二、恢复和维持自主循环

室颤（ventricular fibrillation，VF）和无脉性室速（pulseless ventricular tachycardia，VT）引起心搏骤停者，早期 CPR 和迅速除颤可显著增加患者的存活率。同时应建立静脉通路（IV）或骨内注射通路（IO）以便进行药物治疗。CPR 2min 后检查心律，如仍为 VF/VT，则再次除颤，并继续 CPR。通过 IV/IO 给予肾上腺素（每 3～5min 可重复给予），同时建立人工气道，监测 $P_{ET}CO_2$。CPR 2min 后仍为 VF/VT，可继续除颤，同时考虑应用抗心律失常药物胺碘酮或利多卡因，并针对病因进行治疗。如此反复进行救治，直到自主心跳恢复。

经过标准 ACLS 治疗无效的难治性心搏骤停，在有设备和经过培训的医疗人员系统内可实施体外心肺复苏。

三、心肺复苏期间的监测

复苏过程中，在不影响胸外心脏按压的前提下，应立即建立必要的监测以便进行对病情的判断和药物治疗。主要监测内容包括以下几点。

1. 心电图（ECG） 如果是因 VF 或 VT 引起的心搏骤停，应尽早进行电除颤治疗。在复苏过程中还可能出现其他心律失常，心电图监测可以明确其性质，为治疗提供极其重要的依据。

2. 呼气末二氧化碳分压（$P_{ET}CO_2$） 是呼出气体中 CO_2 分压，正常值为 35～40mmHg。复苏过程中连续监测 $P_{ET}CO_2$ 可优化 CPR 质量并提高 ROSC 的可能性。当 $P_{ET}CO_2$<10mmHg 时，表示心排血量和肺灌注量很低。因此，CPR 时应保证 $P_{ET}CO_2$≥10mmHg，表示心肺复苏有效；当 $P_{ET}CO_2$>20mmHg 时，表示复苏效果理想。

3. 动脉血压（arterial blood pressure，ABP） CPR 期间冠状动脉灌注压的替代指标是动脉舒张压。可通过桡动脉、肱动脉或股动脉导管测量。动脉舒张压可监测 CPR 质量、优化胸外心脏按压和指导血管加压药物治疗。

4. 中心静脉压（central venous pressure，CVP） CVP 是指位于胸腔内的上、下腔静脉或右心房平均压力。CVP 对于评估右心功能与其前负荷之间的关系具有重要的临床意义。在复苏后治疗阶段监测 CVP，既可评价是否存在低血容量或心功能障碍，又是一条非常有效的静脉通路。

5. 脉搏氧饱和度（SpO_2） CPR 期间由于心排血量很低，末梢的血流灌注很弱，难以监测 SpO_2。只有自主循环恢复，末梢血流改善，才能监测到 SpO_2，证明复苏有效。

6. 中心静脉血氧饱和度（$ScvO_2$） $ScvO_2$ 与混合静脉血氧饱和度（SvO_2）有很好的相关性，是反映组织氧平衡的重要参数。$ScvO_2$ 的正常值为 70%～80%。在心肺复苏过程中，$ScvO_2$ 在 40%～72%，自主循环恢复的可能性很大；当 $ScvO_2$ 大于 72%时，自主循环可能已经恢复。因此，在 CPR 期间持续监测 $ScvO_2$ 为判断心肌氧供是否充足，自主循环能否恢复提供了客观指标。

7. 冠状动脉灌注压 冠状动脉灌注压是主动脉舒张压和右房舒张压之差，CPR 期间，其与心肌血流和 ROSC 相关。但因操作不便，临床很少应用。

四、CPR 期间的用药

心肺复苏时用药的主要目的在于：①提高胸外心脏按压效果,激发心脏复跳和增强心肌收缩力；②提高心脑灌注压，增加心肌和脑的血液灌注量；③降低除颤阈值，有利于电除颤和防止室颤复发；④减轻酸中毒和纠正电解质失衡，有助于发挥心血管活性药物的效应。

（一）给药途径

1. 静脉给药 静脉给药安全、可靠，为首选给药途径。心肺复苏时应首选经中心静脉给药，不仅使药物起效快，而且可进行 CVP 测定。从外周静脉系统注射的药物到达心脏的速度较慢且药物浓度较低，可在注药后用液体冲击并抬高肢体，缩短循环时间。

2. 骨内注射 如果静脉通路建立困难或不可用，可考虑改为骨内通路（如胫骨近端、股骨远端等）。

3. 气管内给药 由于药物可被气管内分泌物稀释，或气管黏膜循环血量不足而吸收缓慢，已不再建议气管内给药。

4. 心腔内给药 其他给药方法失败时的最后手段，较少使用。

（二）常用药物

1. 肾上腺素（epinephrine） 是心搏骤停和 CPR 期间的首选药物，应尽早使用。其药理特点：①具有 α 与 β 肾上腺素受体兴奋作用，有助于停搏心脏恢复自主心律；②其 α 受体兴奋作用可使周围血管阻力增加，而不增加冠脉和脑血管的阻力，增加心肌和脑的灌注；③增强心肌收缩力，室颤患者用肾上腺素后可由细颤波转为粗颤波，使电除颤成功率明显提高。

因不可电击心律引发心搏骤停后，应尽早给予肾上腺素。心脏按压若未能使心脏复跳，可静脉或骨内注射肾上腺素 1mg，必要时可重复注射，重复给药时间为 3~5min。儿童注射剂量 0.01mg/kg，重复给药时间为 3~5min。

2. 利多卡因（lidocaine） 适用于治疗室性期前收缩和室性心动过速。对于除颤后又复发 VF 而需反复除颤的病例，利多卡因可使心肌的激惹性降低，减少 VF 的复发。单次静脉注射或骨内注射 1~1.5mg/kg，每 5~10min 可重复应用，重复用量为 0.5~0.75mg/kg。一旦恢复窦性心律，即可以 2~4mg/min 的速度连续静脉输注。

3. 胺碘酮（amiodarone） 具有钾、钠、钙离子通道阻滞作用，非竞争性抑制 α、β 肾上腺素受体。因此，对治疗房性和室性心律失常都有作用。CPR 期间，若电除颤、血管加压药物对 VF/VT 无效，可考虑注射胺碘酮。成人胺碘酮的初始单次剂量为 300mg，静脉注射，必要时可 150mg 重复注射。

第5节　自主循环恢复后治疗与康复

ROSC 往往是心搏骤停复苏成功的第一步，心搏骤停引发的一系列并发症常发生于复苏后期，包括心搏骤停后脑损伤、心肌损伤、全身性缺血-再灌注损伤等。严重的缺血-再灌注损伤可激活免疫系统和凝血系统，最终导致多器官功能衰竭。

复苏后治疗的最初目的：①优化心肺功能及重要器官的灌注；②院外心搏骤停患者转运至适当的医院，进行综合性复苏后治疗，包括急性冠脉介入治疗、神经学评估、目标性的危重病管理以及控制体温；③院内心搏骤停患者转运至重症监护病房；④鉴别及治疗导致心搏骤停的直接病因及预防心搏骤停再次发生。

复苏后治疗的后续目的：①控制体温使神经学恢复达到最优；②识别及治疗急性冠脉综合征（ACS）；③优化机械通气以使肺损伤最小化；④减少多器官损伤风险，给予器官功能支持；⑤客观评价预后；⑥促进康复。

一、呼吸管理

ROSC 后立即建立高级气道，进行机械通气呼吸支持。监测 SpO_2、CO_2 波形或 $P_{ET}CO_2$。调整呼吸参数，通气频率为 10 次/分，降低氧浓度，使 SpO_2 维持在 92%~98%，$P_{ET}CO_2$ 在 35~45mmHg，避免氧中毒和过度通气。

二、循环管理

ROSC 后的血流动力学参数的管理，建议目标收缩压≥90mmHg 或平均动脉压≥65mmHg；输注晶体溶液补充血容量和（或）给予血管加压药或强心剂维持循环稳定。

自主循环恢复后，转运期间及入住重症监护病房均应连续监测心电图。如怀疑心血管疾病导致的心搏骤停，应做 12 导联心电图。如出现以下情况，则考虑紧急心脏介入治疗：ST 段抬高型心肌梗死、心源性休克、持续心肌损害以及电生理不稳定的患者。依据心搏骤停的原因（5H5T）快速排查诊断，进一步治疗。

三、脑复苏

人脑组织按重量计算虽只占体重的2%，但脑血流量却占心排血量的15%～20%，耗氧量占全身的20%～25%，葡萄糖消耗占全身的65%。可见脑组织的代谢率高，氧耗量大，但能量储备有限。当大脑完全缺血4～6min，可导致多发性、局灶性脑组织缺血的形态学改变。当自主循环恢复，脑组织再灌注，可相继发生脑充血、脑水肿及持续低灌注状态，使脑细胞继续缺血缺氧，导致细胞变性和坏死，称为脑缺血-再灌注损伤。防治心搏骤停后缺血性脑损伤所采取的措施称为脑复苏。

（一）脑复苏的措施

ROSC后，脑内的病理过程还在继续演变。脑外的病理因素如低血压、缺氧、高碳酸血症、高体温等也可加重脑损伤。因此，脑复苏的任务在于改善脑缺血-再灌注损伤和预防继发性脑损伤的发生。脑复苏的成败关键在于三方面：①尽量缩短脑循环停止的绝对时间；②确实有效的支持治疗措施；③在降低颅内压、降低脑代谢和改善脑循环的基础上，采取特异性脑复苏措施阻止或打断病理生理进程，促进脑功能恢复。

1. 控制体温 低温可降低脑代谢率和氧耗量，从而减轻脑水肿，降低颅内压。既往认为，心肺复苏后ROSC的患者应将核心体温控制在32～36℃，进行目标温度管理。由于目前尚没有足够证据支持亚低温疗法（核心体温控制在32～36℃）使患者受益更大，2022年国际复苏联络委员会高级生命支持工作组和2023年AHA指南建议：心肺复苏后的昏迷患者应持续监测核心温度，并积极预防发热（体温>37.7℃）。

2. 增加脑血流灌注

（1）提高平均动脉压：心搏骤停后脑组织的灌注主要取决于脑灌注压或动脉压。因此在ROSC之后应将血压维持在稍高于基础水平，可通过补充血容量或应用血管活性药物来实现。

（2）降低颅内压：脑血流量取决于脑灌注压，而脑灌注压为平均动脉压与颅内压之差。因此除了维持适当血压外，还应降低颅内压，防治脑水肿。脱水、控制体温和应用肾上腺皮质激素仍是现今主要的防治急性脑水肿和降低颅内压的措施。脱水过程中应严格维持血容量，血浆胶体渗透压不低于15mmHg（血浆白蛋白30g/L以上），血液渗透压不低于280～330mOsm/（kg·H_2O）。脱水所用药物可根据临床情况选用肾小管利尿药（如呋塞米）或渗透性利尿药（如甘露醇）。血浆白蛋白既有利于维持血浆胶体渗透压，也有较好的利尿作用，是脑复苏常用药物之一。脑水肿的发展一般于心搏骤停后3～4d达到高峰，因此脱水治疗可持续4～5d。

（3）改善脑微循环：通过适当血液稀释维持血细胞比容在30%～35%，可降低血液黏度，利于脑内微循环血流的重建，促进神经功能的恢复。但过度血液稀释不利于血液携氧，应予避免。

3. 血糖控制 血糖增高可使脑缺血期间乳酸产生增多而加剧脑损伤。因此，在脑缺血-再灌注期间无论何种原因（糖尿病、应激反应、应用皮质类固醇等）引起的高血糖，均应予以控制。但在应用胰岛素控制血糖时，一定要避免低血糖的发生。因为低血糖本身可导致不可逆性脑损伤。

4. 药物治疗 神经细胞的保护依旧是脑复苏重要的问题，但目前仍缺乏有效的临床药物，需进一步探索。

（1）钙通道阻滞剂和自由基清除剂：理论上这两种药物均有脑保护作用，但临床应用效果需进一步验证。

（2）肾上腺皮质激素：肾上腺皮质激素对于神经组织水肿的预防作用较明显，但对已经形成的脑水肿是否有作用尚需探讨。因此，只能认为是一种辅助措施，并不能起到主要作用。

5. 高压氧治疗 高压氧是一种间歇性、短暂、高剂量吸氧治疗，在完全性脑缺血病人脑复苏的治疗上取得了一定成效。

（二）脑复苏的结局

根据脑受损的程度和心肺复苏的效果，脑复苏最终结果根据 Glasgow-Pittsburgh 情况分级，可分为 5 个等级（表 18-1）。对于心搏骤停复苏后符合脑死亡标准的患者，可考虑器官捐献。

表 18-1 脑复苏结果分级

分级	临床表现
Ⅰ级	脑及总体情况优良。清醒、健康、思维清晰，能从事日常工作和正常生活，可能有轻度神经及精神障碍
Ⅱ级	轻度脑和总体残疾。清醒，可生活自理。能在有保护的环境下参加工作，或伴有其他系统的中度功能残疾，不能参加竞争性工作
Ⅲ级	中度脑和总体残疾。清醒，但有脑功能障碍，依赖别人料理生活，轻者可自行走动，重者痴呆或瘫痪
Ⅳ级	植物状态（或大脑死亡）。昏迷，自己不能移动，不能进食，大小便失禁，对指令不能思维，可自动睁眼但视物不能，发音无语言意义。具有上述表现，经各种治疗无效，病程超过 3 个月者，称为植物状态
Ⅴ级	脑死亡。全脑功能不可逆的丧失

四、神经系统评估

建议对 ROSC 成人患者进行多模式神经预测，包括颅脑 CT 和 MRI、电生理学-躯体感觉诱发电位、脑电 EEG 以及检测血清神经元特异性烯醇化酶等，在体温恢复正常至少 72h 后进行综合预测。

五、康复期间治疗与支持

心搏骤停存活者在出院前可进行生理、神经、心肺系统和认知障碍等方面的多模式康复评估和治疗，并关注患者是否有焦虑、抑郁、创伤后应激反应等问题。心搏骤停复苏患者往往需要经过较长时间康复，康复期间需要各方面的支持，以确保最佳生理、认知和情感状态，及时恢复社会角色。

第 6 节 终 止 复 苏

一、院前 BLS 的终止

抢救人员开始进行 BLS 后，应持续至以下情况：①恢复有效的自主循环；②治疗已转交给高级复苏团队接手；③复苏人员由于自身筋疲力尽不能继续复苏、在对自身产生危险的环境中或继续复苏将置其他人员于危险境地时；④符合不可逆性死亡标准及复苏终止标准。

成人院前心搏骤停在转运前考虑终止 BLS 复苏应符合全部以下 3 项标准：①心搏骤停发生时无急救医疗服务人员或第一目击者；②3 个周期 CPR 和 AED 分析后仍无自主循环恢复；③复苏时未产生可除颤的心律。

二、院前 ACLS 的终止

美国急救医疗医师协会建议，当患者对 20min 的 ACLS 无反应时，复苏工作可以终止。在实施急救转运前，患者达到以下所有标准时即可考虑终止复苏：①心搏骤停时无目击者；②旁观者未进行 CPR；③野外实施完整的 ACLS 后无自主循环；④未进行 AED 除颤。

三、院内复苏终止

院内是否终止复苏由抢救医师决定，应考虑下列因素，包括心搏骤停至 CPR 启动时间、心搏骤停前状态、基础疾病以及对复苏措施的反应等。经 20min 高质量 CPR 后，$P_{ET}CO_2$ 仍不能达到 10mmHg 以上，可将此作为决定停止复苏的多模式方法中的一个因素，但不能单凭此点就做决定。

（张　兵　邓希锦）

第19章 围手术期神经认知功能障碍

本章要点：

- 根据发生时间，围手术期神经认知功能障碍可大致分为 5 类：术前已经存在的认知功能障碍、术后谵妄（术后 1 周内或出院前）、神经认知恢复延迟（手术结束至术后 30d）、术后神经认知功能障碍（术后 30d 至 12 个月）、术后 12 个月后出现的认知功能障碍。
- 术后谵妄是指在术后 1 周内或出院前出现的一种急性波动性的精神状态改变，通常在术后 24～72h 高发，伴有注意力障碍、意识紊乱、精神运动障碍和睡眠-觉醒周期紊乱等症状。
- 围手术期出现认知功能障碍的高危患者，建议首选区域阻滞麻醉。需要全身麻醉的患者，应监测麻醉深度，避免麻醉过深。围手术期血压应维持稳定，波动范围不应超过术前基线血压的 20%，危重患者血红蛋白水平应尽可能维持在 100g/L 以上，降低脑卒中发生的风险。
- 围手术期隐匿性脑卒中较显性脑卒中发生率更高。尽管隐匿性脑卒中患者无显著的神经学功能受损，但其与术后认知功能障碍、痴呆甚至死亡率增加密切相关。

随着全球脑计划的陆续启动和人口老龄化进程的加剧，社会各界对于脑健康的关注与日俱增。对于需要接受手术治疗的患者，尤其是以老年患者为代表的脆弱脑功能患者，可能出现围手术期神经认知功能障碍（perioperative neurocognitive disorder，PND），直接影响患者预后和转归。维持围手术期脑健康是临床医师、患者及家属的共同任务。在围手术期管理中，麻醉科医师应该对脆弱脑功能患者的神经认知功能进行必要的筛查和评估，并制定相应的多学科保护策略。

第1节 PND 的临床表现与分类

PND 是一组老年人围手术期常见的并发症，表现为注意力、记忆力、思维、逻辑、精神活动或睡眠等功能障碍，严重影响患者术后康复。大多数 PND 患者的症状在术后数周至数月内消退，但仍有部分患者症状持续存在，甚至部分患者发展为痴呆。PND 可导致患者的住院时间延长、住院费用增加，显著降低患者独立性和生活质量，甚至增加死亡率，给家庭与社会造成沉重的负担。目前，PND 的发病机制尚不明确，干预手段有限。

根据认知功能障碍的发生时间，在广义上 PND 可分为 5 类：①术前已经存在的认知功能障碍：包括轻度神经认知障碍（neurocognitive disorder，NCD），即轻度认知受损，以及重度 NCD，即痴呆；②术后谵妄（postoperative delirium，POD）：指术后 1 周内或者出院前出现的谵妄；③神经认知恢复延迟（delayed neurocognitive recovery，dNCR）：指在排除 POD 的情况下，手术结束到术后 30d 内出现的认知功能障碍；④术后 NCD：指术后 30d 到 12 个月内出现的认知功能障碍；⑤术后 12 个月后出现的认知功能障碍。传统的术后认知功能障碍（postoperative cognitive dysfunction，POCD）包括术后 dNCR 及术后 30d 以后出现的认知功能障碍（图 19-1）。

第2节 术 后 谵 妄

一、定义与临床表现

术后谵妄（POD）是指术后 1 周内或出院前在院内出现的一种急性波动性的精神状态改变，常伴有注意力障碍、意识紊乱、精神运动障碍和睡眠-觉醒周期紊乱等症状。

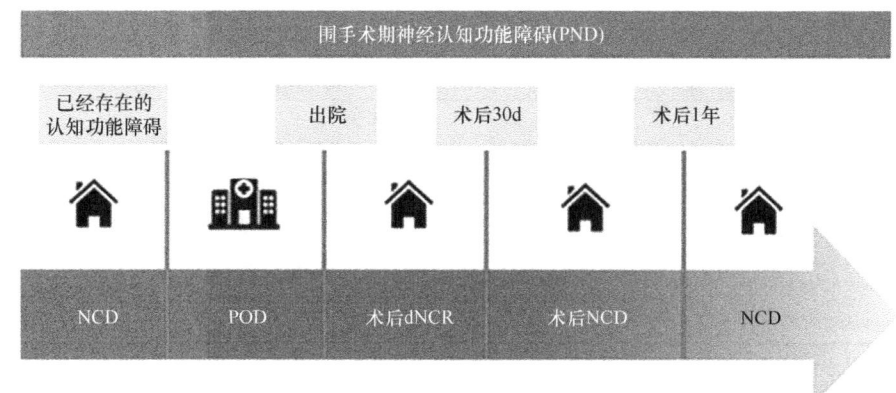

图 19-1　PND 的分类

PND：围手术期神经认知功能障碍；NCD：神经认知障碍；POD：术后谵妄；dNCR：神经认知恢复延迟

POD发作的特点是急性起病、病程波动，症状多在 24～72h 内出现、消失或加重、减轻，常有中间清醒期。POD 可分为三种类型，高活动型、低活动型和混合型。高活动型谵妄约占 25%，患者表现为明显的烦躁不安、易激惹、突发攻击、幻觉和胡言乱语等症状；低活动型谵妄约占 50%，患者主要症状为嗜睡、沉默不语、安静不动和认知分离，常被临床忽视；混合型谵妄约占 25%左右，兼有高活动型和低活动型谵妄的部分临床特点。POD 患者可在以下认知维度出现障碍：

1. 注意力障碍　表现为注意力不能集中，注意力维持或转移障碍，对各种刺激的警觉性及指向性下降。

2. 意识水平紊乱　表现为对周围环境认识的清晰度下降（尤其是缺乏外界环境刺激时）或者出现不同程度的木僵或昏迷。

3. 知觉障碍　患者对物体的形状、大小、位置、运动感知异常，可出现各种形式的错觉和幻觉，以幻觉居多。

4. 思维无序　表现为思维结构解体及言语功能障碍。思维连贯性、推理与判断能力下降，有时伴有不完整、不系统、松散的类偏执症状。

5. 记忆障碍　记忆全过程中各个方面都可有障碍，包括识记、保持、记忆、再认及再现。以瞬时记忆障碍为主，表现为不同程度的顺行性或逆行性遗忘。

6. 睡眠-觉醒周期障碍　患者多表现为睡眠-觉醒周期失去规律，白天昏昏欲睡，夜间失眠，间断睡眠，或完全的睡眠周期颠倒。

7. 神经运动异常　高活动型 POD 患者表现为警觉、激动，易出现幻觉、错觉及激越行为；低活动型则表现为嗜睡，运动活动明显减少；混合型患者可交替出现高活动型和低活动型症状。

8. 情绪失控　患者主要表现为间断出现恐惧、妄想、焦虑、抑郁、躁动、淡漠、愤怒、欣快等，且症状不稳定、有波动。

二、危险因素与发病机制

（一）POD 的危险因素

POD 是易感因素和诱发因素相互作用的结果（表 19-1）。易感因素与患者的基础状况密切相关，其中大脑老龄化、衰弱和痴呆等是谵妄发生的重要易感因素。围手术期应激、麻醉/镇痛药物、疼痛和电解质紊乱等是 POD 发生的重要诱发因素。

表 19-1　POD 的易感因素和诱发因素

易感因素	诱发因素
高龄（≥65 岁）	ICU 环境
认知功能损害或储备减少：痴呆、认知功能损害、抑郁	手术种类：心血管手术、长时间体外循环、矫形外科手术、非心脏大手术和高危手术后
生理功能储备减少：自主活动受限、活动耐量降低或存在视觉、听觉损害；衰弱	药物：镇静催眠药、抗胆碱药、多种药物治疗
摄入减少：脱水、电解质紊乱、严重低蛋白血症及维生素 D 缺乏	术后疼痛、出血等
药物：影响精神活动的药物等	睡眠障碍

（二）POD 的发病机制

POD 的发病机制尚未完全阐明，可能的机制包括神经炎症、神经递质失衡、昼夜节律紊乱、脑网络功能连接异常改变等。神经炎症学说认为，手术刺激促使炎症介质和细胞因子释放，包括白介素 6、白介素 1β、肿瘤坏死因子及 C 反应蛋白等，通过内皮组织激活凝血系统，造成血流循环障碍，血脑屏障受损，加重神经系统炎症反应，相继发生脑缺血和神经元凋亡，最终导致 POD 的发生。神经递质失衡学说认为，乙酰胆碱、多巴胺等神经递质的失衡与 POD 密切相关。抗胆碱药物（如阿托品）以及多巴胺能药物（如左旋多巴）会破坏脑组织内神经递质的平衡，造成胆碱能神经递质的减少或者多巴胺能神经递质的增加，导致谵妄症状的出现。昼夜节律紊乱学说认为，POD 的老年患者术后常经历昼夜节律紊乱的困扰，表现为睡眠-觉醒周期障碍，大多伴有褪黑素分泌量的下降及分泌节律的紊乱。脑网络功能连接异常学说认为，麻醉手术后 POD 患者在影像学上呈现脑萎缩与脑白质完整性改变，脑网络功能连接模式存在异常变化。

三、临床诊断

POD 的主要诊断依据是其临床表现，包括注意力障碍、意识状况异常和认知功能障碍，伴起病急、病程波动的特点。常以美国精神病学会《精神障碍诊断与统计手册（第五版）》（DSM-5）或《国际统计分类（第十一次修订本）》（ICD-11）中的相关标准进行诊断。该标准诊断较为复杂，建议由精神科专业医生评估。

目前，临床广泛应用的谵妄诊断工具还包括意识模糊评估法（confusion assessment method，CAM）、ICU 意识模糊评估法（the CAM for the intensive care unit，CAM-ICU）、3 分钟谵妄诊断量表（3-minute diagnostic interview for CAM-defined delirium，3D-CAM）等。CAM 是目前应用最为广泛的谵妄诊断工具，包括详细版和精简版问卷。详细版包含 9 项诊断条目，具体包括急性起病或波动性、注意力不集中、思维紊乱、意识水平改变、定向力障碍、记忆力损害、感知障碍、精神躁动及睡眠-觉醒周期改变。CAM 精简版包括详细版前 4 项内容，根据这 4 个方面的特征进行评估诊断：①急性起病或波动性；②注意力不集中；③思维紊乱；④意识水平改变。当①和②同时出现，并且③或④出现时，即可诊断 POD，具有良好的阳性和阴性预测价值，可由非精神专业的医护快速掌握并实施。

CAM-ICU 是在 CAM 的基础上改良产生的，可用于机械通气、上鼻胃管或精神药物治疗患者的谵妄评估和诊断。CAM-ICU 评估 POD 分为两个部分：①使用 Richmond 躁动镇静分级（RASS）评估患者镇静深度（表 19-2）；②评估谵妄 4 个方面的特征：急性起病或波动性、注意力不集中、思维紊乱、意识水平改变。第一部分 RASS 评分为-4 或-5 分提示患者处于深度镇静或不能唤醒的状态，不能进行 POD 评估；当 RASS 评分≥-3 分时则进行第二部分 POD 评估。CAM-ICU 评估 POD 的标准是同时出现特征①和②的基础上出现③或④。

表 19-2 RASS 评分

评分	术语	描述
+4	有攻击性	明显的暴力行为，对工作人员有威胁
+3	非常躁动	试着拔出呼吸管、胃管或静脉滴注管道
+2	躁动焦虑	无意义的频繁体动，无法配合呼吸机
+1	不安焦虑	焦虑、紧张但身体只有轻微的移动
0	清醒平静	清醒自然状态
−1	昏昏欲睡	没有完全清醒，但可声音唤醒并维持清醒（睁眼且有眼神交流）≥10s
−2	轻度镇静	声音唤醒后短暂维持清醒，<10s
−3	中度镇静	对声音有反应，或睁眼但无眼神交流
−4	重度镇静	对物理刺激有反应或睁眼
−5	不可唤醒	对声音及身体刺激都无反应

四、预防及治疗

针对 POD，目前尚无特异性治疗方法和药物，因此其围手术期管理的重点在于预防，包括药物预防和非药物预防。

（一）预防措施

麻醉科医师需在术前、术中和术后的各个环节上加以注意，积极纠正危险因素，针对谵妄的促发危险因素采取的非药物和药物措施，以减少 POD 的发生（表 19-3）。

表 19-3 POD 非药物预防措施

促发因素	干预措施
认知损害	改善认知功能和定向力；避免应用影响认知功能的药物
活动受限	早期活动；每日进行理疗或康复训练
水电解质失衡	维持血清钠、钾正常；控制血糖；及时发现并处理脱水或液体过负荷
高危药物	减量或停用苯二氮䓬类、抗胆碱能药物、抗组胺药和哌替啶；减量或停用其他药物，以减少药物相互作用和不良反应
疼痛	使用对乙酰氨基酚或非甾体抗炎药；使用神经阻滞；有效控制术后疼痛；避免使用哌替啶
视觉、听力损害	佩戴眼镜或使用放大镜改善视力；佩戴助听器改善听力
营养不良	正确使用假牙；给予营养支持
医源性并发症	术后尽早拔除导尿管，避免尿潴留或尿失禁；防止尿路感染；加强皮肤护理，预防压疮；促进胃肠功能恢复、必要时可用促进胃肠蠕动的药物；必要时进行胸部理疗或吸氧；适当的抗凝治疗
睡眠剥夺	减少环境干扰，包括声音和灯光刺激；非药物措施改善睡眠

术前详细评估患者，识别高危患者和危险因素，从而针对性地给予预防措施。术前进行认知功能训练、改善营养状态、纠正电解质紊乱、改善睡眠等可以降低 POD 发生率。对于高危患者，应谨慎选择术前用药，尽量避免使用中枢性抗胆碱能药物如阿托品、东莨菪碱等。

术中包括维持充足的氧供、合适的血压和血红蛋白水平、水电解质平衡和正确用药。老年人对药物反应敏感，常伴有代谢或肾功能异常，使药物半衰期延长，麻醉用药要慎重。

高危患者术后仍需严密监测，除原有治疗外还应积极给予支持治疗，包括：①积极处理危险因素、营养和心理支持、尽早活动、认知功能训练；②认真做好疼痛评估，实施个体化多模式镇痛；③早期识别并积极预防术后并发症，尤其注意肺部感染和尿路感染，以改善患者预后。

目前，预防性给予右美托咪定、褪黑素和褪黑素受体激动剂、氟哌啶醇、氯胺酮降低 POD 发生率的证据尚不充分。

(二) 治疗

POD 治疗包括非药物治疗与药物治疗两个方面。

POD 非药物治疗需要给予环境和认知行为支持。外科医生和麻醉科医师需确定和处理 POD 促发因素，如疼痛、睡眠剥夺或节律紊乱、营养不良、感染等；停用可能导致 POD 发作的药物或给予替代药物；给予支持对症处理，患者全身情况好转的情况下，POD 可以得到改善。

药物治疗仅适用于躁动症状严重患者，其目的是镇静、控制精神症状、改善睡眠，应以短效药物为主。抗精神病药氟哌啶醇是目前推荐用于治疗危重 POD 患者的首选药物。氟哌啶醇 0.5~2mg，1 次/2~12h，可口服或经静脉、肌肉或皮下注射给药。但用药期间需警惕锥体外系症状（剂量＞3mg/d）、QT 间期延长及抗精神病药恶性综合征。第二代抗精神病药物如利培酮、奥氮平、喹硫平等也可用于 POD 的治疗。一般不应使用苯二氮䓬类药物治疗 POD，但对于因酒精或苯二氮䓬类药物戒断而产生的 POD，宜选用苯二氮䓬类药物治疗。

其他药物包括右美托咪定、氯胺酮、褪黑素及参附注射液等中药注射液逐渐成为 POD 干预的研究热点，但目前尚无明确定论。

第 3 节 术后神经认知恢复延迟与术后神经认知障碍

术后神经认知恢复延迟（dNCR）与术后神经认知障碍（NCD）是外科患者在麻醉手术后可能出现的两种重要的 PND 类型，部分患者此前可能罹患 POD。鉴于二者的主要区别在术后发生的时间，其发生机制及临床表现趋同，故本节将二者一并论述。

一、定义与临床表现

术后 dNCR 和术后 NCD 指麻醉和手术后患者出现的记忆力、注意力、判断和解决问题的能力下降等认知功能改变，严重者还会出现人格和社会行为能力下降。发生于手术结束到术后 30d 内的认知功能障碍定义为术后 dNCR，发生于术后 30d 到 12 个月的认知功能障碍定义为术后 NCD。

患者在 1 个或多个认知领域内（复杂的注意、执行功能、学习和记忆、语言、知觉运动或社会认知），与先前表现的水平相比存在轻度/显著的认知衰退。根据认知评分较基础值或对照组降低的幅度，可分为轻度和重度神经认知障碍。

二、危险因素与发病机制

(一) 危险因素

术后 dNCR 和术后 NCD 的危险因素包括：年龄≥65 岁、基因易感性、受教育水平低、术前疾病（糖尿病、营养不良、慢性阻塞性肺疾病、高血压、心脏病、脑卒中、帕金森病、抑郁等）和术前脑功能状态、手术类型（心脏等大手术后好发）、再次手术、麻醉方法与时间、镇痛镇静药物的使用、术后感染、呼吸系统并发症等。

(二) 发病机制

术后 dNCR 和术后 NCD 的发病机制至今尚不明了，涉及中枢神经系统、内分泌系统和免疫系统的紊乱。目前认为，术后神经认知功能障碍是在老年患者中枢神经系统退行性改变的基础上，由手术和麻醉诱发，多种因素联合作用所致的神经功能减退。潜在的机制包括：脑损伤、中枢神经递质系统失衡、下丘脑-垂体-肾上腺皮质轴和免疫系统异常、海马突触长时程增强、细胞凋亡等。

三、临床诊断

目前，常用于诊断认知功能障碍的神经心理测验主要包括记忆、语言、精神运动速度和注意力

/集中力等4个方面。常用的神经心理测验项目有：韦氏成人记忆量表中的累加（测验注意力集中程度）、视觉再生（测验视觉记忆能力）、联想学习（测验语言学习和记忆能力）和数字广度-顺向/逆向（测验注意力集中能力）测验；韦氏成人智力量表（修订）中的数字符号测验（测验精神运动速度），以上测验项目得分越高代表认知功能越好；以及连线测验（测验注意力转移和精神运动速度）和钉板测验-利手/非利手（测验精细运动功能），此两项测验项目得分越低代表认知功能越好。

术后 dNCR 和术后 NCD 的诊断均采用 DSM-5 标准。根据其临床表现，轻度神经认知功能障碍是指认知功能评分较基础值或对照组降低1~2个标准差，认知缺陷不干扰日常活动的独立性；重度神经认知功能障碍是指认知功能评分较基础值或对照组降低2个标准差以上，认知缺陷干扰了日常活动的独立性。

四、预防及治疗

目前，术后 dNCR 和术后 NCD 的发病机制尚不明了，从危险因素着手，加强围手术期管理是防治的基础。

（一）术前准备与干预

1. 改善基础状态和认知功能 对于术前合并认知功能损害患者，除基础治疗外，建议积极实施针对性干预，包括改善营养状态、进行体能锻炼和实施认知功能训练。

2. 改善认知功能药物的管理 目前有多种药物被用于改善已有认知功能损害患者的认知功能，包括维生素类、γ-氨基丁酸类、麦角生物碱类、钙离子拮抗剂、胆碱酯酶抑制剂、谷氨酸受体拮抗剂、神经营养因子类等。但这些药物对手术患者的效果仍待证实。

（二）麻醉和术中管理

1. 术前用药 术前禁忌使用抗胆碱药物，慎用苯二氮䓬类药物。

2. 麻醉方法选择 对于老年手术患者，建议首选区域阻滞麻醉。

3. 麻醉药物选择 对于需要全身麻醉的患者，建议采用基于丙泊酚的静脉麻醉。老年手术患者首选丙泊酚为主的静脉麻醉，围手术期可复合右美托咪定，无禁忌证者可给予非甾体抗炎药或对乙酰氨基酚加强镇痛。

4. 术中监测与管理

（1）麻醉深度及无创脑氧饱和度监测：全身麻醉期间建议使用麻醉深度监测，避免麻醉过深。高危患者建议在脑氧饱和度监测下维护脑氧供需平衡。

（2）术中循环管理：老年患者围手术期血压应维持稳定，波动范围不应超过术前基线血压的20%；鉴于循环血红蛋白浓度直接影响大脑的氧供，因此危重患者血红蛋白水平应尽可能维持在100g/L 以上。

（3）术中呼吸管理：建议采用肺保护通气策略；避免过度通气，维持 $PaCO_2$ 在 35~45 mmHg；避免低氧血症，维持 SpO_2 不低于 90%。

（4）体温管理：常规监测体温，积极保温，维持术中体温不低于36℃。

（三）术后管理

在对认知功能障碍患者的术后管理中，应该建立以患者为中心的医疗护理模式，让患者家属或患者熟悉的人参与医疗护理，改善患者预后。

1. 老年患者术后仍需严密监测，除原有治疗外还应积极给予支持治疗，包括营养支持、尽早活动和认知功能训练。

2. 做好疼痛评估，根据个体化原则给予多模式镇痛，在达到理想镇痛效果的同时尽量减少不良反应。

3. 早期识别并积极预防及处理术后并发症，尤其注意 POD、肺部感染和尿路感染，以改善患者预后。

第 4 节　围手术期隐匿性脑卒中

围手术期脑卒中是指在术中或术后 30d 内发生的缺血性脑梗死或脑出血。随着高龄、高危患者手术数量的增加以及神经影像学技术的迅速发展，人们对围手术期脑卒中的认识不断深入。

相对于临床广义的急性脑出血性或缺血性脑血管意外（即显性脑卒中，详见第 17 章第 3 节），无显著神经学功能受损的隐匿性脑卒中（covert stroke，CS）可包括无明显临床症状的脑卒中或短暂性脑缺血发作，仅影像学存在脑梗死表现。围手术期 CS 增加术后谵妄、有症状的脑卒中或短暂性脑缺血发作的风险，增加阿尔茨海默病、认知功能障碍等风险，并增加患者总体死亡率。如果对围手术期 CS 的认识不足，该类患者所出现的轻度神经功能缺损、认知功能障碍、精神心理障碍等在早期易被忽视，将对患者的术后转归造成不良影响。

一、定义及流行病学

CS 亦称无症状脑卒中，是指临床上无显著神经学功能受损或神经学受损症状与缺血病灶无关，CT 可见局灶低密度区，或 MRI 检出 DWI 急性异常、T_1/FLAIR 低信号和 T_2 高信号，缺血容积 $\geqslant$ $3mm^3$、位置在皮层或皮层下、单发或多发的缺血性脑血管病灶。

围手术期 CS 的发生率与手术类型密切相关。在老年、非心脏、非脑血管手术围手术期，CS 发病率为 7%～10%，显著高于该类手术患者发生围手术期显性脑卒中的概率（0.1%～2%）；心血管手术患者中 CS 发生率可达 31%，同样显著高于同类手术患者显性脑卒中的发生率（2.4%）。

二、临床表现

（一）分类

围手术期 CS 包括隐匿性脑梗死、隐匿性脑出血及隐匿性蛛网膜下隙出血。其中隐匿性脑梗死约占 74%，隐匿性脑出血占 21%，隐匿性蛛网膜下隙出血占 5%。

（二）症状及体征

隐匿性脑梗死或脑出血患者可无局灶症状及体征，或仅有头痛、头晕、不自主运动、一过性偏盲或视力减退等表现。部分患者可伴体像障碍或偏盲等轻微的神经系统局灶症状和体征。隐匿性蛛网膜下隙出血患者的症状体征亦不明显，且持续时间短，腰穿可见全程血性脑脊液，或眼底检查可见视网膜出血。

（三）影像学表现

隐匿性脑梗死患者行 CT 或 MRI 检查，其影像学表现可包括：①腔隙性脑梗死：脑深穿动脉及其分支闭塞引起的脑深部的微小梗死，为最常见隐匿性脑梗死类型；②静区脑梗死：在额叶、颞叶、顶枕交界处或脑干等部位检出梗死灶；③分水岭脑梗死：两支主要脑动脉分布区边缘带发生脑梗死，病灶多位于大脑主要动脉供血交界区，呈宽边向外尖角、向内楔形或从前向后走行的带状。隐匿性脑出血在 CT 下可见脑叶、基底节区、脑桥等部位小的血肿或 MRI 检出有含血铁黄素衬边的低信号残腔的陈旧性血肿。病灶可位于颅脑功能相对静区，或存在于脑白间的出血。隐匿性蛛网膜下隙出血患者行头颅 CT 检查可见蛛网膜下隙有高密度出血灶。

围手术期 CS 缺乏定位体征，仅有头痛、头晕等非特异性症状，容易导致漏诊。随着头颅 CT 和 MRI 的广泛应用，围手术期 CS 的检出率日益增多。

三、危险因素

围手术期 CS 危险因素包括患者相关危险因素、手术及麻醉相关因素。强相关的危险因素包括：高龄、高血压、代谢综合征、颈动脉疾病、慢性肾病；弱相关的危险因素包括：冠状动脉疾病、心衰、同型半胱氨酸血症、阻塞型睡眠呼吸暂停低通气综合征；尚不确定的可能的危险因素包括：心房颤动、血脂异常、糖尿病、肥胖、饮酒、吸烟、种族、性别等。麻醉科医师需要识别可干预的危险因素，并积极采取举措防治围手术期 CS 的发生。

四、高危患者围手术期管理

目前尚缺乏针对围手术期 CS 的特异性治疗手段。围手术期 CS 对于患者的危害性不容忽视，充分的病史采集、术前检查、识别危险因素并选择适当手术时机有利于降低围手术期卒中发生率。建议对于围手术期 CS 高危患者实行与脑梗死和脑出血高危患者相同的围手术期管理策略。

（曹君利　李正迁）

第 20 章 围手术期疼痛管理

本章要点：
- 疼痛有多种分类方式：根据持续时间，可分为急性疼痛和慢性疼痛；根据解剖学来源，可分为躯体痛、内脏痛和神经痛；根据病理生理机制，可分为伤害感受性疼痛、神经病理性疼痛和伤害可塑性疼痛。
- 经典的疼痛传导通路：疼痛信号由外周的 Aδ 或 C 纤维传入，经脊髓整合后上传至丘脑，再传递到大脑皮质，产生疼痛感知、情绪反应及反射性或意识性运动。
- 疼痛评估主要有主观评估和客观评估两种。常用的主观评估法有视觉模拟量表和数字评定量表。
- 急性术后疼痛特指术后即刻发生的急性疼痛，包括躯体痛和内脏痛，通常持续不超过 3~7d。
- 对急性术后疼痛的围手术期管理采取多模式镇痛策略。包括 3 个时期的疼痛管理：术前预防性镇痛、术中伤害控制和麻醉优化、术后镇痛。
- 多模式镇痛，定义为联合使用针对外周和（或）中枢神经系统不同作用机制的多种镇痛药物和方法技术（也可与非药物干预相结合），减少不同镇痛药物的用量和不良反应，增强围手术期镇痛效果，同时抑制中枢敏化和外周敏化。

疼痛是实际或潜在的组织损伤相关的不愉快的感觉和情感体验。急性术后疼痛是麻醉科医师处理最多的疼痛类型。围手术期疼痛管理主要聚焦于急性术后疼痛，在术前预防性镇痛、术中伤害控制和麻醉优化、术后镇痛这三个阶段采用多模式镇痛策略，体现个体化、精准医疗的医疗理念，减少疼痛对患者的不良影响、缓解患者的负面情绪、改善患者术后功能恢复、降低并发症发生率、缩短住院时间、加速术后康复、提高患者安全度和满意度。

第 1 节 疼痛概述

一、疼痛的定义

2020 年国际疼痛研究协会将疼痛定义为与实际或潜在的组织损伤相关的不愉快的感觉和情感体验。1995 年，疼痛被提出是与血压、呼吸、脉搏、体温相平行的第 5 大生命体征。

疼痛是一种主观体验，同时不同程度地受到生物学、心理学及社会环境等多方面因素的影响。通常是一种适应性和保护性感受，但疼痛同时也可对身体机能、心理健康和社会功能产生不利影响。

二、疼痛的分类

根据疼痛持续时间、解剖学来源、病理生理机制、性质及对机体功能的影响等进行分类。

（一）根据疼痛的持续时间分类

根据疼痛的持续时间和损伤组织的可能愈合时间，将疼痛分为急性疼痛和慢性疼痛。这两种疼痛其实是连续病理发展过程的两个阶段。疼痛可以从急性疼痛发展为慢性疼痛。

1. **急性疼痛** 与组织损伤、炎症或疾病过程相关，持续时间通常短于 3 个月的疼痛类型。
2. **慢性疼痛** 组织损伤痊愈后依然持续存在的，或者持续时间超过 3 个月的疼痛类型。

(二)根据疼痛的解剖学来源分类

1. 躯体痛 由体表(皮肤组织)或深部组织(骨骼肌肉组织)的痛觉感受器受到各种伤害性刺激所引起的疼痛,前者称为浅表躯体痛,特点为定位明确,反应较快,后者称为深部躯体痛,特点是定位模糊,反应迟钝。常见原因有术后切口痛、肿瘤骨转移等。

2. 内脏痛 胸、腹和盆腔内脏器官受到渗透、压迫、牵拉、扭转、痉挛、缺血和炎症等刺激而激活痛觉感受器引起的疼痛。范围弥漫、定位不明确、缓慢、持续、常伴有牵涉痛、运动和自主神经反射。常见原因如肠梗阻、胆囊炎、盆腔炎等。

内脏痛发生时,常在邻近或远离该脏器的某些特定体表区产生疼痛或感觉过敏,称为牵涉痛。发生牵涉痛的体表区,则称为牵涉区。牵涉痛是内脏病变时一种非常普遍而重要的现象。

3. 神经痛 由神经系统损伤或功能障碍引起的疼痛,如三叉神经痛或带状疱疹后神经痛。

(三)根据疼痛的病理生理机制分类

1. 伤害感受性疼痛 由伤害感受器的激活引起的疼痛。是机体对伤害性刺激的一种正常功能性反应,疼痛感知与刺激强度联系密切。

2. 神经病理性疼痛 由躯体感觉系统的损伤或疾病所引起的疼痛。

3. 伤害可塑性疼痛 由伤害感受改变引起的疼痛,是一种复杂的疼痛状态。通常没有明确的组织损伤或涉及感觉神经系统的病理改变。

(四)疼痛的性质分类

按照性质,大致分为锐痛、钝痛、烧灼痛、刺痛和酸痛。

(五)根据对机体功能的影响分类

1. 生理性疼痛 与生理活动相关的疼痛,也可指疼痛时间短暂,表现为瞬时性、一过性、去除刺激即可消失的疼痛。是机体的防御性反应,无需治疗,可自行恢复正常。

2. 病理性疼痛 由创伤、感染、肿瘤等各种因素引起组织病理性改变而造成的疼痛。

三、疼痛的传导和调控

(一)经典的疼痛传导通路

1. 外周神经传导 伤害性刺激作用于外周的伤害感受器,疼痛信号沿细的有髓纤维(Aδ纤维)和无髓纤维(C纤维)传到脊髓。

2. 脊髓水平 疼痛信号经脊髓后根的背根神经节进入脊髓后角,与二级神经元形成突触,并进行初步整合和调制。

3. 脊髓上传导 信号通过脊髓白质的上行纤维束(如脊髓丘脑束和脊髓网状束)传递到脑干和丘脑,最终到达大脑皮质。在大脑皮质的多个区域(如顶叶、额叶、颞叶等)进行综合分析,产生疼痛感知、情绪反应及反射性或意识性运动控制。

(二)疼痛调控

1. 疼痛的中枢调控机制 外周伤害性刺激冲动传入后,经中枢各级水平的调整作用,痛觉被感知或受抑制。刺激脑的广泛区域以抑制伤害性的疼痛反应,这种抑制作用一方面是通过节段性机制实现,另一方面是通过高位中枢的下行性机制实现。

2. 中枢敏化 是指由于持续或反复的伤害性刺激,中枢神经系统(特别是脊髓和大脑)中的神经元对这些刺激的反应性异常增加的现象。这种敏化导致神经元的兴奋性增加,从而引起痛觉过敏(指对疼痛刺激的过度反应)和触诱发痛(指通常不引起疼痛的刺激引起的疼痛)。中枢敏化可能由多种因素引起，包括炎症、神经损伤、心理因素和社会环境因素。

3. 外周敏化 是指伤害感受器在组织损伤或炎症的情况下，对刺激的敏感性增加的现象。这种敏化导致伤害感受器的阈值降低，使得它们对通常不引起疼痛的刺激（如轻微的触摸或压力）也能产生反应，并且对通常引起疼痛的刺激产生更强烈的反应。外周敏化涉及伤害感受器的生物化学和电生理特性的变化，这些变化可以是短暂的或长期的，并且可能导致痛觉过敏和触诱发痛。理解外周敏化对于制定个性化的疼痛管理方案至关重要。

四、急性疼痛对机体的影响

（一）心血管系统

急性疼痛导致机体产生应激反应，释放一系列的内源性活性物质，导致心率增快、血管收缩、心脏负荷增加、心肌耗氧量增加，冠心病患者心肌缺血及心肌梗死的风险增加。

（二）呼吸系统

急性疼痛通常可致呼吸加快。在高危患者和术前呼吸功能减退的患者，常导致通气/血流比例异常、缺氧和二氧化碳蓄积。疼痛导致咳嗽无力，引起术后肺功能降低，导致术后肺部并发症。

（三）神经内分泌系统

急性疼痛引起合成代谢类激素水平下降，多种分解代谢类激素释放增加，产生相应的病理生理改变。肾上腺素、去甲肾上腺素、肾上腺皮质激素、抗利尿激素、胰高血糖素和甲状腺激素等水平的升高，引起血糖增高，水钠潴留，脂肪和蛋白质分解代谢增强，患者发生负氮平衡。

（四）胃肠道和泌尿系统

急性疼痛引起的交感神经系统兴奋反射性地抑制胃肠道功能，胃肠蠕动减少，胃肠道功能恢复延迟。胃肠道功能紊乱，导致肠麻痹、恶心呕吐，严重时甚至胃肠道的细菌和毒素进入血液循环，诱发内毒素血症和败血症。疼痛引起膀胱平滑肌张力下降，排尿困难，尿潴留。

（五）骨骼肌肉系统

急性疼痛导致肌肉张力增加，肌肉痉挛，限制机体活动并促使深静脉血栓形成。

（六）血液系统

疼痛应激引起血液黏度、血小板功能、血液凝固系统、抗凝系统和纤溶系统发生改变。主要表现为血小板黏附能力增强，纤溶系统活性下降，机体处于高凝状态，发生静脉血栓的概率增加。

（七）免疫系统

疼痛应激可导致淋巴细胞减少，白细胞增多，网状内皮细胞处于抑制状态，单核细胞活性下降。患者细胞免疫和体液免疫功能受到抑制。

（八）心理、行为

疼痛引起患者恐惧、紧张、易怒、失眠、焦虑等心理和精神状态的变化。患者注意力过于集中，情绪过度紧张，烦躁等又会加重疼痛，形成恶性循环。

五、疼痛的评估

疼痛评估有助于确定疼痛管理是否充分、是否需要改变术后疼痛管理方案或进行额外的干预，以及在难以管理疼痛的情况下进行专业咨询或其他措施干预。

（一）主观评估

疼痛量表是最快捷且费用最低的评估手段，经过医护人员的简单培训，患者也可以进行自评，这对患者进行自我疼痛管理非常重要。

1. 单维度疼痛强度评估量表　是对患者的疼痛强度单方面进行评估，是临床上最常用的疼痛评估量表类型。通过数字、文字、图像等形式使患者可以将主观疼痛感受客观地表达出来，简单易行，是疼痛快速评估的首选。主要评估方法包括视觉模拟量表（visual analogue scale，VAS）、脸谱 VAS、修订版 Wong-Baker 面部表情疼痛评估法、口述评分法、数字评定量表。其中 VAS 评分简单易行、有效客观且灵敏度高，在临床和科研中使用广泛。

2. 多维度疼痛强度评估量表　在测量疼痛强度的同时，还会测试疼痛对心理、情绪、睡眠等的影响，较适用于全面了解疼痛给患者带来的影响。

3. 神经病理性疼痛筛查量表

（二）客观评估

1. 痛阈测定　有热辐射法、电刺激法、机械刺激法和冷、热刺激法等。

2. 生理生化指标　疼痛可引起全身各系统不同程度的反应，因此常用的生理生化指标的测定均可在一定程度上作为反映疼痛的指标，尤其在伤害性刺激或损伤的急性期。但这些指标对疼痛本身缺乏特异性，且随着疼痛的持续存在，许多指标逐渐恢复。包括潮气量、心率、血压、心电图、神经功能测定、激素类、诱发电位等。

3. 行为测量　行为测量主要观察内容为躯体行为、功能损害和疼痛的表情。主要用于婴儿、缺乏语言表达能力的儿童、言语表达能力差的成年人、意识不清不能进行有目的交流的患者，需要与患者主观自我评价一起使用时。

4. 心理状态的评价　在大多数患者中，持续疼痛总伴随着自主神经反应，表现为焦虑、抑郁、睡眠障碍、食欲减退、易怒，严重干扰患者的正常生活，造成"疼痛→失眠疲乏→疼痛→心理障碍"的恶性循环。抑郁状态能改变疼痛信号的传递，降低患者应对疼痛的能力。

当患者的主诉症状和疼痛程度超出了体征和诊断性阻滞所能解释的范围时，需要对其进行相应的心理评估。

第 2 节　急性术后疼痛

围手术期疼痛是指在手术前后患者所经历的疼痛，它包括术前、术中和术后的疼痛体验。术中疼痛的管理包含于术中麻醉，而目前麻醉科医师对术前疼痛的管理参与不多，急性术后疼痛是麻醉科医师参与处理最多的疼痛类型。

一、急性术后疼痛的定义

急性术后疼痛（acute postoperative pain，APP）特指术后即刻发生的急性疼痛，包括躯体痛和内脏痛，通常持续不超过 3～7d。

二、常见原因和影响因素

（一）急性术后疼痛的常见原因

急性术后疼痛的常见原因：术前疼痛；术中皮肤、肌肉等的切割、牵拉、压迫所引起的直接损伤；手术引起的炎症反应导致炎症介质释放；手术可能直接损伤神经或引起神经炎症；患者对手术的恐惧、焦虑等心理状态可能加重疼痛感受；术前长期使用阿片类药物可能导致痛觉过敏。

（二）影响急性术后疼痛的其他因素

患者因素如性别、年龄、BMI、吸烟、饮酒、睡眠质量等；手术相关因素如手术类型和范围、手术方式、技术水平，以及术后并发症等；麻醉相关因素包括麻醉方法、麻醉药物和技术等，都是影响急性术后疼痛的因素。如果急性术后疼痛不能在初始状态下被充分控制，则会演变成慢性术后疼痛。

急性术后疼痛的常见原因和影响因素常常共同作用于患者，导致急性术后疼痛的发生，需要麻醉科医师综合考虑并采取个体化的疼痛管理措施。

三、急性术后疼痛的评估

（一）急性术后疼痛的评估要素

急性术后疼痛的评估要素包括疼痛开始的时间及疼痛频率、疼痛部位、疼痛性质、疼痛强度、疼痛加重和缓解因素、先前的治疗、疼痛的影响、疼痛评估障碍等。而重新评估的最佳频率可能取决于多种因素，包括手术的类型、初始疼痛缓解的充分性、副作用、并发症及临床症状的变化。

（二）疼痛强度的评估

急性术后疼痛的主观评估通常采用的是单维度疼痛强度评估量表，常用 VAS 或 NRS，必要时适当使用客观疼痛评估量表。

（三）急性术后疼痛的分类

根据疼痛发生时的生理状态或活动条件，分为静息疼痛和运动诱发疼痛。静息疼痛是指在没有明显外部刺激或活动的情况下感受到的疼痛。运动诱发疼痛是指在进行身体活动或运动时引发的疼痛。后者对阿片类药物反应较弱，并诱发慢性术后疼痛。

为了预防和减轻急性术后疼痛，也为了避免发展成慢性术后疼痛，麻醉科医师对于围手术期疼痛管理应做到提前预判、主动预防、有效控制。

四、急性术后疼痛的治疗原则

1. **个体化治疗** 根据患者的具体情况制定个性化的镇痛方案。
2. **多模式镇痛** 结合使用不同作用机制的药物和镇痛技术，以提高镇痛效果，减少单一药物的剂量和副作用。
3. **及时评估** 定期评估患者的疼痛程度和镇痛效果，根据评估结果调整镇痛方案。
4. **非药物干预** 考虑非药物的镇痛方法，如冷敷、热敷、物理治疗、心理干预等。
5. **避免过度镇痛** 注意避免因镇痛药物剂量过大而导致的呼吸抑制、恶心呕吐、尿潴留等并发症的发生。
6. **患者教育** 向患者提供关于术后疼痛和镇痛的充分信息，包括可能的副作用和自我管理疼痛的技巧。
7. **多学科合作** 与外科医师、护理人员、物理治疗师等其他专业人员合作，共同制定和执行镇痛计划。
8. **关注患者报告** 重视患者的主诉，将患者的自我评估作为疼痛管理和调整治疗方案的重要依据。
9. **安全性和有效性** 确保镇痛治疗的安全性和有效性，同时尽量减少对患者生理功能的影响。
10. 阻断急性术后疼痛演变为慢性术后疼痛。

第3节 多模式镇痛

对急性术后疼痛的围手术期镇痛管理采取多模式镇痛策略。

一、多模式镇痛的定义

多模式镇痛（multimodal analgesia），定义为联合使用针对外周和（或）中枢神经系统不同作用机制的多种镇痛药物和方法技术（也可以与非药物干预相结合），减少不同镇痛药物的用量和不良反应，增强围手术期镇痛效果，同时抑制中枢敏化和外周敏化。

多模式镇痛通过镇痛措施的综合应用，从疼痛发生源头阻断疼痛信号的传递。体现了个体化、精准医疗的医疗理念，是围手术期疼痛管理的最佳策略。

多模式镇痛策略使患者早期活动、早期恢复肠道营养、早期进行功能锻炼以及减轻围手术期应激反应。可减少围手术期并发症、缩短住院时间、提高患者满意度，但并未降低其安全性。多模式镇痛也是加速术后康复的重要组成部分。

二、多模式镇痛的方法和药物

（一）镇痛方法

多模式镇痛方法包括患者自控镇痛、周围神经阻滞、切口局部浸润阻滞、非药物镇痛（如经皮电刺激、针刺疗法、心理治疗等）和关节腔注射。以下详述患者自控镇痛和周围神经阻滞。

1. 患者自控镇痛（patient controlled analgesia，PCA） 由于个体差异，患者可根据自身疼痛程度，间断给予麻醉科医师预设剂量的镇痛药物，以实现疼痛的个体化治疗。PCA 是目前最常见的术后镇痛方案，分为静脉 PCA（patient controlled intravenous analgesia，PCIA）、硬膜外 PCA（patient controlled epidural analgesia，PCEA）、皮下 PCA、鞘内 PCA、周围神经阻滞 PCA。

PCIA 的药物以阿片类药物为主，如舒芬太尼、芬太尼、氢吗啡酮、羟考酮等。另外，氯胺酮、艾司氯胺酮、非甾体抗炎药（NSAID）、对乙酰氨基酚、右美托咪定等可联合阿片类药物用于 PCIA，以提供更好的镇痛效果，提高患者满意度。

PCEA 的药物以长效局麻药物为主，可以加入合适的阿片类药物。

2. 周围神经阻滞 将局麻药物注射到躯干或四肢的神经干、神经丛或神经节旁周围，从而暂时阻滞该神经传导功能，使该神经支配区域产生麻醉作用的技术。也可以提供术后镇痛。

超声可视化技术，使得周围神经阻滞更安全、精准，除了传统的颈丛神经阻滞、臂丛神经阻滞、腰丛神经阻滞、股神经阻滞，还出现了包括胸椎旁阻滞、腹横肌平面阻滞、腹直肌鞘阻滞、肋间神经阻滞、髂筋膜阻滞等周围神经阻滞技术。

（二）镇痛方法的联合应用

多模式镇痛常联合应用多种镇痛方法，使患者对镇痛药的需求量降低，药物不良反应的发生率也随之降低。PCIA/PCEA 和超声引导下的周围神经阻滞作为多模式镇痛中重要的组成部分，常常与其他镇痛方法如关节腔注射、切口局部浸润阻滞等联合应用。

多模式镇痛的联合应用方案很大程度上取决于手术类型。比如，腹部大手术，如无禁忌，选用 PCEA 为主要镇痛方法联合切口局部浸润阻滞，效果较好，可减轻术后肠梗阻及恶心、呕吐的发生。比如，胸部大手术，可以选择 PCEA 联合切口局部浸润阻滞，或选择 PCIA 联合胸椎旁阻滞并实施切口局部浸润阻滞，发挥协同镇痛作用。

（三）镇痛药物的联合应用

依据需要，可合理使用三种作用机制不同的药物实施多靶点镇痛。

阿片类药物、对乙酰氨基酚、NSAID、局麻药物等合理组合联合应用，既减少了各类镇痛药物剂量，又发挥了协同镇痛作用，且减少了各类镇痛药物的并发症发生率。

术前合理应用氯胺酮、艾司氯胺酮、曲马多、加巴喷丁、普瑞巴林、可乐定、右美托咪定等，可减轻术后疼痛，并减少术后阿片类药物的用量。

三、多模式镇痛在围手术期的应用策略

围手术期疼痛管理从术前预防性镇痛，术中伤害控制和麻醉优化，到术后镇痛，多模式镇痛都贯穿其中。

（一）术前预防性镇痛

1. 术前预防性镇痛（preventive analgesia，PA）的定义 广义上是指手术切皮或伤害性操作前给予机体不感知疼痛的所有医疗干预，包括麻醉、镇痛技术和镇痛药物等。狭义的 PA 指在发生痛觉敏化之前给予镇痛措施以阻止中枢敏化和外周敏化，而不限定给药的时机。PA 对镇痛干预的时机是在手术开始（更确切地说是在切皮）之前。

2. 术前预防性镇痛的机制 手术开始前的多模式镇痛干预，利用药物特有的镇痛机制通过预先从不同途径调控生理反应，从多个层面阻断疼痛信号的输入，提高痛觉感受阈值和减少伤害感受器的活化，从而减少甚至阻止中枢敏化及外周敏化、提高术中抗伤害反应、减少术中和术后阿片类药物等镇痛药物的使用量和达到增强术后镇痛或减轻疼痛的目的。

3. 术前预防性镇痛的措施 按照个体化原则，PA 措施主要包括：切皮前使用 COX-2 受体抑制剂、右美托咪定、小剂量艾司氯胺酮、钠通道或钙通道阻滞剂，以及切口局部浸润阻滞、周围神经阻滞等。

（二）术中伤害控制和麻醉优化

1. 术中麻醉 除了 PA 中提及在手术切皮前实施神经阻滞或切口部位局部浸润麻醉外，应让外科医师积极配合，提倡手术微创、伤害控制技术，并提高手术技巧，尽可能减少术后各种人工管道的留置。麻醉科医师除了合理使用强阿片类镇痛药外，应全面加强对各种应激反应尤其是伤害性应激的调控，包括术中意识水平、体温、容量、内环境稳态平衡，以及术前术后的伤害性应激如睡眠障碍、恐惧、紧张焦虑等。麻醉期间手术创伤和应激反应的大小、意识程度的深浅等都可影响急性术后疼痛的严重程度和镇痛药物的用药量。

对于需要全身麻醉的手术，术中的伤害控制主要依靠强阿片类药物。然而，强阿片类药物引发的痛觉过敏或其他不良反应均会影响患者快速康复。为此，提倡全身麻醉联合椎管内麻醉、区域/外周神经阻滞等技术或者联合使用右美托咪定、COX-2 受体抑制剂等辅助药，可以减少强阿片类药物的用药量。

2. 苏醒期镇痛 以全身麻醉为主的麻醉，在停止麻醉用药至患者完全清醒时即出手术室或麻醉恢复室期间的镇痛。以往，苏醒期镇痛常常被轻视甚至忽视，镇痛过度容易导致苏醒延迟，甚至呼吸抑制等严重并发症，但若镇痛不足，患者疼痛并产生其他并发症和继发性伤害。苏醒期镇痛桥接术中麻醉和术后镇痛，值得麻醉科医师高度关注和重视。比如，在患者苏醒前，进行完善的区域/外周神经阻滞或留置导管；在缝皮时主张选用弱呼吸抑制作用的强效阿片类药和 NSAID 的组合；若术后镇痛决定采用 PCEA，建议在停止麻醉用药前预先给予负荷剂量的局麻镇痛药；鼓励术者在缝皮前行切口局部浸润阻滞或关节腔内"鸡尾酒"配方镇痛。

（三）术后镇痛的管理

1. 术后镇痛的策略 依据手术的种类、组织损伤的范围和性质、手术的持续时间、手术后开始治疗的时间、患者因素、预防性用药的药理学特点、术中是否应用其他镇痛药物以及术后镇痛的性质等方面，实施个体化的多模式镇痛方案。

2. 术后镇痛的监测 使用多模式镇痛时，麻醉科医师应了解每种镇痛药物和技术的副作用，提供适当的生命体征监测，以识别镇静过度、呼吸抑制、镇痛不足等。

3. 术后疼痛的评估及反馈 利用疼痛评估工具评估疼痛治疗效果，及时调整治疗方案。

4. 患者镇痛教育 术后绝大部分患者意识已经恢复或基本清醒，可以准确表达疼痛的程度和

部位。对患者和(或)患者家属宣教镇痛治疗时应注意以下几点:

(1)务必让患者学会使用 PCA。

(2)如发现呼吸抑制,及时呼叫医护人员。

(3)如出现镇痛不足,联系相关麻醉科医师或急性疼痛服务团队。

5. PCA 撤除后的镇痛管理　PCA 虽然可以控制术后 48h(除外个别医院做法和个体镇痛需求延迟到 3~7d)内的急性中重度疼痛,但不少患者的术后疼痛持续时间远超过 48h,尤其是撤除 PCA、镇痛药效消失之后,患者再次疼痛加剧,即使有外科医师给予应对性的镇痛药物,效果常常不佳甚至无效。这一时期的术后疼痛,是导致急性术后疼痛演变为慢性术后疼痛的原因之一,也需要麻醉科医师加强关注。

多模式镇痛策略,体现了个体化、精准医疗的医疗理念,是围手术期疼痛管理的最佳策略。使患者早期活动、早期恢复肠道营养、早期进行功能锻炼以及减轻围手术期应激反应。可减少围手术期并发症、缩短住院时间、提高患者安全度和满意度。

(孟庆涛　刘慧敏)

第21章 加速术后康复在临床麻醉中的实施和应用

本章要点：
- 加速术后康复是以患者为中心、以循证医学证据为基础、以临床问题为导向，多个相关学科共同协作，控制应激反应、优化围手术期综合管理策略，以促进患者快速恢复，提升患者安全性与满意度。
- 麻醉科主导的围手术期管理涵盖了术前、术中及术后整个围手术期的始终，是ERAS的关键实施者，是ERAS诊疗的核心。
- 加速术后康复理念在不同类型手术与不同患者中既有共性，也有个性，不可一概而论，应结合患者实际情况，合理应用相关技术与方法。
- 加速术后康复的实施需要多学科协作，针对不同专科、不同患者制定个体化的围手术期综合管理策略，全力促进患者早日康复、改善预后。

加速术后康复（enhanced recovery after surgery，ERAS）是以患者为中心、以循证医学证据为基础、以临床问题为导向，通过外科、麻醉科、护理、内科、营养科等多学科协作，控制应激反应、优化临床处理路径的围手术期综合管理方法。实施ERAS能最大程度改善患者术后功能恢复、降低并发症、缩短住院时间、降低医疗费用、降低再入院及死亡风险，促进患者快速恢复，提升患者安全性与满意度。作为重要的临床平台科室，麻醉科主导的精细化围手术期管理涵盖了术前评估及优化、术中麻醉管理及以术后疼痛管理为核心的并发症预防与处置，贯穿了ERAS全过程，是ERAS诊疗的核心。近年来，数字化医疗病房通过持续性生命体征监测、自动化医疗数据采集与传输，实现了ERAS大数据的智能化管理与分析，为患者与社会提供更高质量的医疗服务。

第1节 ERAS的核心项目及措施

ERAS是贯穿围手术期始终的连续性过程。麻醉科作为ERAS的关键实施者，通过制定围手术期综合麻醉管理策略，形成降低重要脏器功能损害的应激管理方案，是ERAS保障患者术后快速康复的始动因素和最核心的调控环节。围手术期ERAS核心项目的实施可从术前、术中及术后管理三个部分进行。

一、术前部分

（一）术前宣教

患者术前存在的焦虑、紧张等不良情绪是导致手术危险性与术后并发症发生率增加的危险因素。术前通过口头、书面、视频等多种形式向患者及家属讲解并存疾病的诊断与治疗方案、麻醉方法的选择及相关并发症、术前准备与注意事项、手术与麻醉流程、ERAS的具体方案与意义等内容，使患者及家属充分理解术前评估与准备的重要性，并积极配合。耐心解答患者及家属的疑问，消除其认知差异，建立合理的预期治疗效果，并获得其配合。对于精神疾病患者，必要时可根据患者精神障碍的类型和程度予以专科诊治。

（二）术前评估

麻醉科医师获取患者病史、体格检查、辅助检查及既往手术麻醉等相关信息，综合评价患者全身状况，重点关注心、肺、脑、肝、肾、凝血等系统功能，确定 ASA 分级，评估患者对手术和麻醉的耐受性、围手术期并发症的发生风险与死亡风险。重视气道评估，尽可能识别潜在的困难气道。进一步完善相关术前检查、协请专科会诊处置并存疾病，使患者在术前达到最佳的功能状态和生理储备。详见第 6 章第 1 节。

（三）优化机体状况

建议患者术前禁烟至少 4 周，以改善气道反应性与氧合功能，降低肺部并发症发生率。术前禁酒 4 周有助于降低围手术期出血、伤口感染的风险及病死率。根据营养风险筛查 2002（nutritional risk screening 2002，NRS 2002）等指标评估患者营养状况，必要时进行个体化营养支持治疗，增强患者对手术的耐受性。针对病因纠正术前贫血，并充分评估输血的必要性。积极治疗心脑血管疾病、慢性阻塞性肺疾病（chronic obstructive pulmonary disease，COPD）、糖尿病等内科合并症，优化相关系统功能，增强患者对麻醉和手术的耐受。

（四）合理的术前禁食禁饮

长时间禁食禁饮不仅可引发患者的负面情绪，在患者疾病及手术创伤等引起的神经内分泌反应、炎症反应和免疫反应的基础上，加重糖原消耗、血容量不足、电解质紊乱、应激等不良反应，造成患者抵抗力降低、伤口愈合与术后恢复延迟，导致术后并发症发生率增加、住院时间延长、死亡率增高。因此，合理的禁食禁饮对患者术后快速康复具有重要意义。适时适量的口服补液可在不影响胃排空的情况下，缓解患者不适感、减轻应激反应、促进伤口愈合，有助于患者早期下床活动。

对于无误吸风险的患者，麻醉诱导前 6h 可摄入易消化固体食物，麻醉诱导前 2h 可适当饮清液，包括清水、糖水、无渣果汁、碳酸类饮料、清茶等，但除外含奶、咖啡、酒精类的饮品。详见第 7 章第 1 节。

（五）麻醉前用药

麻醉前用药是麻醉前准备的重要环节，有助于患者更好地接受麻醉和手术，减少不适及相关并发症。抗胆碱药物与术后谵妄相关，术前应避免常规使用抗胆碱药物，尤其是老年患者。在进行椎管内麻醉或神经阻滞等操作前可适当予以短效抗焦虑药物和镇痛药物，以缓解焦虑、减轻疼痛。

（六）其他

1. 预康复 术前即开始通过术前教育、呼吸训练、运动训练、家庭社会支持等多种方式进行个体化的康复训练优化患者的整体功能状态、提高对围手术期各种伤害性刺激的应激能力，并缓解患者焦虑、紧张等不良情绪。

2. 术前肠道准备 以减少肠道菌群定植、降低术后并发症发生率为目的，通过物理或化学方法减少肠内容物的机械性肠道准备，可导致患者水、电解质等内环境紊乱，加重应激反应，在老年及衰弱患者中尤甚。除需结肠镜检查、部分左半结肠手术、直肠等手术外，食管、小肠等手术均无需常规行机械性肠道准备。

3. 预防性使用抗生素 合理选择覆盖可能病原菌的抗生素，在切皮前 30~60min 静脉滴注，并根据药物半衰期、手术情况及手术持续时间等综合决定是否需重复使用，以降低术后伤口感染的风险。

二、术 中 部 分

(一)优化麻醉管理方案

1. 优化麻醉方法 区域(局部)麻醉可保证有效镇痛、抑制手术应激、加快胃肠道功能恢复,而全身麻醉较区域(局部)麻醉更具舒适性。因此,应根据患者的具体情况,在保证患者安全、满足手术需求、尊重患者意愿的前提下,尽量选择对患者影响最小的麻醉方法。在实施全身麻醉时,应首选起效快、作用时间短的镇静药、阿片类镇痛药与肌松药,使患者术后能快速苏醒,早期活动。对于创伤较大的手术,全身麻醉联合区域(局部)麻醉有助于在满足镇痛需求的同时减少阿片类药物用量、抑制应激反应、快速苏醒、促进胃肠功能恢复与术后早期活动。

2. 特殊麻醉技术的合理使用 为满足特殊手术操作需求,更好地维持血流动力学稳定与组织氧供,减少围手术期并发症,部分手术可辅助应用特殊的麻醉技术。如应用肺隔离技术以实现胸科手术时手术侧肺萎陷、减少肺内分泌物扩散;出血量较大的手术应用血液回收等血液保护技术以减少异体输血,降低异体输血相关风险。

3. 麻醉深度监测 麻醉深度监测是精准调控麻醉深度的前提和重要保障,也是优化麻醉管理、精准麻醉的重要组成部分。传统的临床实践中,麻醉科医师常以患者的心率、血压等生命体征来判断患者的麻醉深度,缺乏直接、可量化的监测手段。目前,以脑电图及其衍生指数为主的客观监测指标,如脑电双频谱指数(bispectral index,BIS)、脑电熵指数、听觉诱发电位等,可综合监测脑功能状态的动态变化,实时评价麻醉深度,在避免术中知晓的同时,最大程度降低麻醉药物用量及其不良反应,实现精准麻醉。

4. 肌松药与肌松监测 不同手术对肌肉松弛程度的要求不同。可结合手术需求、患者的病理生理状态及药物间相互作用,合理、谨慎、个体化应用肌松药,通过肌松监测仪监测肌肉阻滞的程度,指导肌松药的精细化使用,将肌肉松弛维持在合适范围,为机械通气管理和外科操作创造有利条件的同时避免术后肌松作用残余。四个成串刺激(train of four stimulation,TOF)值达到 0.9 以上方能保证足够肌功能和自主呼吸的恢复,避免拔管后残余肌松造成的危害。

5. 实施肺保护性通气策略 肺保护性通气策略以小潮气量、呼气末正压(positive end-expiratory pressure,PEEP)、低吸入氧浓度、间断性肺复张为主要措施,在维持机体充分氧合的前提下,防止肺泡过度扩张和萎陷、减少呼吸机相关肺损伤,进而保护和改善肺功能、减少围手术期肺部并发症。潮气量以 6~8mL/kg 为宜。个体化设置最佳 PEEP,一般以 5~8cmH$_2$O 居多,对于肥胖、高气腹压手术、胸腔手术等围手术期肺部并发症高危患者,应进一步精细化设置 PEEP 值。以维持正常动脉血氧水平与氧饱和度的最低吸入氧浓度为最佳,避免吸入氧浓度过高导致吸收性肺泡萎陷,应尽量避免吸入纯氧(但麻醉诱导前去氮给氧阶段、低氧血症时除外)。间断性肺复张可有效防止肺泡萎陷,改善氧合与呼吸系统顺应性,通气过程中应每 30min 实施一次,并在手术结束、气管拔管前进行有效肺复张。

6. 围手术期液体管理 围手术期液体管理的目标是维持循环功能稳定,保证组织器官有效灌注和氧供。目前主要采用目标导向容量管理策略,合理输注晶体溶液、胶体溶液或血液制品等,维持循环稳态,避免器官低灌注与液体过负荷,减少组织水肿、肺水肿、吻合口漏等并发症的发生,实现围手术期循环管理精准化。部分手术患者需联合使用血管活性药物,避免仅通过输注大量液体维持血压。

7. 体温管理 围手术期体温管理已成为 ERAS 临床路径中的重要组成部分。根据患者具体情况进行体温监测,并积极进行体温保护,维持核心体温>36℃,尤其是高龄、婴幼儿等患者应尽早实施。详见第 13 章。

8. 血糖控制 在保证患者安全的前提下,围手术期治疗策略以降低胰岛素抵抗且不诱发低血糖为目标。低血糖与认知功能障碍、脑损伤等不良事件有关,应通过识别低血糖高危患者、调整胰岛素用量、合理制定血糖控制目标、密切监测血糖等途径加以预防,并结合及时的诊治措施,以加强对低血糖的管理。

(二) 手术方式

在保证手术效果与患者安全的前提下，尽量选择微创术式、可减少出血和手术并发症的手术方式。使用优化的外科路径，如腔镜手术、机器人手术、单孔腹腔镜技术、减孔腹腔镜技术、经自然腔道标本取出术等。但对于高胸/腹腔压力下的腔镜手术，需外科医生、麻醉医生共同制定合适的手术与麻醉方案，以降低手术操作及高胸/腹腔压力对患者造成的不良影响。

(三) 留置管路原则

鼻胃管、导尿管及引流管等管路的留置，可导致患者术后不适、诱发感染、影响患者术后早期活动。因此，无须常规留置不必要的管路，即使放置也应在术后早期拔除。

三、术 后 部 分

(一) 术后疼痛管理

在明确疼痛来源与类型的情况下，选择合适的疼痛评估方法进行评估，根据手术创伤程度、术后功能锻炼难易程度以及患者对疼痛的耐受性等采取个体化、多模式的预防/控制性镇痛措施，以减轻疼痛、缓解焦虑、降低应激。详见第20章第3节。

(二) 术后恶心呕吐

术后恶心呕吐（postoperative nausea and vomiting，PONV）可影响患者镇痛、饮食、功能锻炼等，增加切口感染率。应在术前常规进行PONV危险因素评估及应用个体化多模式防治PONV策略。详见第17章第4节。

(三) 早期进食

术后长时间禁食可导致内环境与电解质紊乱以及相关并发症的发生，完全胃肠外营养过久不利于胃肠道功能快速恢复。早期肠内营养不仅可促进能量与蛋白质的吸收、补充，也可促进肠蠕动、减少肠麻痹、维护肠黏膜功能，还可降低应激对机体的负面影响、降低严重并发症的发生。在无禁忌时，鼓励术后早期进饮进食。但早期进食的时间在不同疾病中有所差异。

(四) 术后认知功能障碍与谵妄

禁食禁饮时间过长、深麻醉、睡眠-觉醒周期紊乱、抗胆碱药物是导致术后认知功能障碍和谵妄的常见因素，围手术期应尽量避免。术后早期进行认知功能与谵妄的系统性筛查和评估有助于尽早发现，并及时进行心理疏导与治疗。

(五) 麻醉科医师术后随访

麻醉科医师术后首次随访尽量在术后24h内进行，重点关注患者意识状态、生命体征、认知功能、疼痛管理、PONV、区域（局部）麻醉后的运动与感觉功能、穿刺部位皮肤状态、排尿困难及便秘等。当出现并发症时请相关专科医师协助诊治，并继续随访至并发症好转。

(六) 其他

1. 预防性抗血栓治疗 深静脉血栓形成高危者应考虑预防性抗血栓治疗，可采用机械性抗血栓措施联合抗血栓药物，如使用间歇性压力充气泵或弹力袜的同时予以低分子肝素，必要时可考虑延长抗血栓治疗。

2. 术后肠麻痹 患者基础疾病、手术刺激、阿片类药物等多种因素均可导致围手术期胃肠功能紊乱。减少阿片类药物的使用、嚼口香糖、口服镁与爱维莫潘等药物均可促进胃肠道功能恢复。

3. 早期活动 术后清醒后即可半卧位或适量在床活动,在生命体征稳定的情况下,可尽早开始下床活动,并设定每日活动量,循序渐进。但接受椎管内麻醉的患者,需酌情平卧一段时间,待麻醉药物作用完全消退后再调整至患者最舒适的体位。

4. 出院与随访 进入 ERAS 路径的患者,出院过程的规划应从术前宣教时即开始。制定合理的出院标准并遵循规定实施。在患者出院后通过微信、电话、邮件等多种方式进行出院教育和定期随访。

5. 质量控制 评估患者临床结局、衡量患者依从性、了解患者功能恢复情况及就医体验等,并形成反馈促进临床 ERAS 实践优化的闭环。

第 2 节　多学科协作实施 ERAS

多学科协作(multidisciplinary team,MDT)以患者为中心,针对特定疾病,相关的多学科专家通过会诊形式探讨并制定最优的诊疗方案,在提升治疗效果的同时推动学科进步。ERAS 与 MDT 均以患者为中心,ERAS 是一个 MDT 的过程,而麻醉贯穿 ERAS 围手术期管理的始终,与其他学科间的 MDT 是 ERAS 实施的必备条件。随着老龄化人口的增加,进入 MDT 的患者往往存在病情复杂、系统合并症较多、手术与麻醉风险较高等情况,在进行常规麻醉前评估的基础上,通过 MDT 对患者疾病特点进行讨论、沟通与协作,提出针对性的专科诊疗意见,以形成系统化、精准化、个体化的诊疗策略,促进 ERAS 的实施。

一、ERAS 和 MDT 的内容

(一)循环系统

围手术期心血管并发症的风险程度主要取决于患者的合并症、心脏结构与心功能状态以及手术类型。通过纽约心脏病协会心功能分级、运动耐量测试等评估患者心功能,并结合围手术期心血管风险的临床预测指标等评估患者心脏风险。开腹手术、麻醉时间过长、大量体液进/出都将增加围手术期心血管并发症的风险。高血压患者应评估血压控制水平、重要脏器损害程度、药物使用情况,对血压控制不佳者,应权衡利弊决定是否延迟手术。缺血性心脏病患者应明确患者心脏功能状态,识别患者心脏疾病是否得到有效控制并评估心功能储备、明确手术相关风险,同时根据评估结果决定是否需进行超声心动图、负荷试验、心导管检查等补充评价。心律失常的患者需明确心律失常的原因、是否存在器质性心脏疾病,评估其潜在风险及其对血流动力学的影响,积极治疗可能引起循环紊乱的心律失常。

(二)呼吸系统

术后肺部并发症是全身麻醉的常见并发症。术前应重视患者呼吸系统情况,判断其肺部疾病性质、部位及严重程度,并进行肺功能与并发症风险的评估。COPD 患者需明确其基础活动耐量与近期病情变化、诱发与加重因素及呼吸系统感染征象,对可疑 COPD 患者行术前肺功能评估与检查,结合动脉血气分析判断氧合功能与二氧化碳潴留情况,严重者需进一步关注右心功能状态。COPD 患者常合并不同程度的肺动脉高压,严重的肺动脉高压可显著增加围手术期死亡率和严重不良事件发生率,应全面评估患者的手术风险。哮喘患者需明确诱发与加重哮喘的相关因素、肺功能评估与检查结果,控制呼吸系统感染,并继续服用治疗既往肺部疾病的药物。

(三)消化系统

肝功能损害、低蛋白血症、凝血功能低下等异常,使围手术期麻醉管理难度增加。肝硬化患者

可同时使用 Child-Pugh 改良分级和终末期肝病模型评分预测围手术期死亡率。严重或失代偿肝病患者死亡率较高，术前应尽量纠正异常指标，包括凝血功能障碍、低蛋白血症、贫血、腹水控制不良、水电解质紊乱等，重视高糖、高热量、低脂肪、维生素营养的补充以及相关血液制品的输注。肝功能不全时，药物的降解与消除速率减慢、药物时效延长，围手术期应注意药物的合理使用，避免苏醒延迟和肝功能恶化、防治药物相关性肝损伤。

应明确患者是否合并胃肠道疾病，是否存在胃排空延迟，是否并存营养不良和水、电解质、酸碱失衡，尽量予以纠正，审慎评估术前禁食禁饮时间与服用碳水化合物对患者的获益。评估患者 PONV 的危险因素，制定合理的防治方案。

（四）泌尿系统

慢性肾脏疾病患者常并存其他系统的病变，如高血压、冠心病等，术前应同时行相关系统的全面评估。重视改善原发肾脏疾病，纠正低蛋白血症、内环境与电解质紊乱、贫血及凝血功能异常，防治围手术期急性肾衰竭及其导致的其他器官、系统并发症。对于接受血液透析的患者，应详细了解患者血液透析的情况，评估患者血容量、电解质及酸碱状况，制定减轻肾脏负担的围手术期管理方案。

（五）内分泌系统

糖尿病患者需关注其病程、目前治疗方案及血糖控制情况，围手术期调整用药方案，维持血糖正常的同时，防治糖尿病酮症酸中毒、高血糖高渗状态等急性并发症，以及心血管系统、呼吸系统等相关的慢性并发症。甲亢患者围手术期应继续服用治疗甲状腺功能亢进的药物直至术晨，避免甲状腺危象的发生。嗜铬细胞瘤患者由于体内分泌大量儿茶酚胺导致患者出现高血压、低血容量等状态，部分患者可并发心肌炎、营养代谢失调等，应予以关注，并重点控制血压、补充血容量、改善全身情况。

（六）神经系统

关注患者的神志状态、意识障碍程度，确定有无脑水肿、脑积水、中线移位及占位性病变的性质和定位。颅内压增高的患者，根据患者情况决定是否需进行紧急处理，避免颅内压进一步增高导致病情恶化。脑血管疾病患者应将手术的类型和紧迫性，以及患者的合并症作为整体进行考虑，对有围手术期卒中风险的患者进行全面的心血管检查与神经系统检查，并尽可能改善心血管危险因素。

（七）血液系统

接受抗凝治疗的患者明确其抗凝药物的种类与剂量，评估可能与抗凝剂相互作用的药物，关注凝血功能并积极纠正异常指标，减少围手术期出血，以及继发的心血管、呼吸系统不良事件。合理制定围手术期相关血液指标的维持范围，如血红蛋白、凝血相关指标等，通过优化预防与治疗方案实现患者生理功能的最优化。当手术出血量较大时，评估患者是否具备术前自体血储备、血液稀释的基础条件，减少异体输血概率；准备不同成分的血液制品，指导成分输血。

（八）其他

1. 康复运动 制定安全、完整、有效、个体化的围手术期康复训练方案，明确运动形式、强度、持续时间、频率与进阶等五大要素，以改善心肺功能、肌肉适能等。部分患者需减轻体重、改善既往基础疾病所致的运动功能障碍、减少跌倒。

2. 营养状况 使用 NRS 2002 等营养筛查工具评估患者营养状况，决定是否进行营养干预，制定相应的营养诊疗计划，为预康复提供基础支持，为手术后的分解代谢补充足够的储备。部分肥胖患者，需优化饮食结构，制定适当的减重方案，控制体重，降低肥胖引起的合并症和并发症风险。

3. 心理状况　围手术期使用相应评估量表进行专业评估与治疗，缓解患者不良情绪，增强患者战胜疾病的信心。对术后谵妄、术后认知功能障碍等精神症状的高危患者，需制定针对性、个体化的防治方案，并进行合理的心理与精神疏导。

二、ERAS 和 MDT 的流程

患者入院后由收治科室完善病史采集、体格检查及辅助检查等项目，形成完整的病例资料，并组织科内讨论，评估患者是否符合进入 MDT 临床管理路径的条件，如疑难病例、危重病例、手术和（或）麻醉风险高等。对拟进入 MDT 临床管理路径的患者，由收治科室主导发起多学科会诊，以临床诊断（含病理学诊断等）、手术治疗方案、手术风险、麻醉风险、相关并发症风险、围手术期治疗优化方案等为主要内容进行讨论，形成有利于患者术后康复的系统化、个体化、精细化的围手术期综合管理策略，并在治疗过程中根据病情发展及时调整治疗方案，必要时可再次组织多学科会诊。患者治疗结束出院后，继续随访，及时完善病例追踪、了解患者预后、建议下一步治疗。

MDT 实施过程中，应安排专人做好记录，对病例管理、会诊记录、诊疗方案与实施、患者随访等各个环节进行全流程备案管理，并将患者完整的病例资料反馈至医务处，由医务处进行质量评价与反馈。

三、ERAS 和 MDT 的实施

（一）MDT 的设立

MDT 以手术科室和麻醉科为基础，同时纳入包括呼吸科、心内科、营养科、超声科、护理、心理科等专业科室，由高年资主治及以上职称、具有独立诊疗能力的医师参与，会诊场所应配备能清楚展示病理、影像病历资料的显示设备，清晰播放的音频设备及影像采集设备等，参与 MDT 的医师职能分配明确，包括牵头人、讨论专家等。此外，ERAS 方案的实施还需纳入大量的非临床工作人员，如医院管理人员、信息技术人员等。

（二）MDT 模式适应证

伴有多种全身系统性疾病的患者、全身情况欠佳的患者、病情复杂的患者、病情诊断治疗疑难患者及复杂手术、新开展手术、预计术后恢复较差的患者。

（三）MDT 的准备

医院相关职能部门负责 MDT 的管理，制定相应的规章制度，包括责任分工、绩效分配及奖惩措施、日常 MDT 安排等。MDT 发起科室准备病史、体格检查、辅助检查（病理学、影像学资料等）、实验室检查（血常规、生化、血气分析等）并组织会诊，根据会诊建议完成相应医疗处置，必要时可再次进行 MDT 会诊。

（四）MDT 讨论的内容

MDT 讨论的主要内容包括患者原发疾病的诊断及其病理生理的影响、患者合并症及对手术麻醉的影响、术前需进一步完善的检查、术前健康状况优化、手术时机、术前准备方案、手术方案及注意要点、麻醉方案与注意要点、术中各器官功能保护方案、手术与麻醉配合要点、其他相关科室会诊意见、术后快速康复具体措施等。其中，以术前需完善的检查与准备、围手术期器官功能保护措施、手术与麻醉方案及其注意要点、手术医生与麻醉医生配合要点、围手术期促进快速康复的具体措施等为讨论重点与要点。

（五）MDT 质量控制与随访

定期对所有进入 MDT 诊疗流程的患者进行评估，包括及时性、连续性、完成性、序惯性等。

同时对 MDT 实施的数量和占比、绩效、患者获益、科研价值等情况进行评估、反馈，促进 MDT 质量的持续提升。此外，应定期随访和观察患者，评价治疗效果、监测不良反应，若出现病情变化，应及时复诊并经 MDT 讨论调整治疗方案。

近年来，ERAS 数字化病房的建立可通过监控关键指标和医疗行为，为 ERAS 的管理提供依据；质量审查人员可依托数据信息建立质控-反馈体系，及时调整医疗行为，助力 ERAS 和 MDT 实施的规范化与标准化。

（易　斌　甯交琳）

第22章 麻醉恢复室

本章要点：
- 麻醉恢复室是由麻醉科医师管理的对麻醉恢复期患者进行密切监测和治疗，直至患者达到麻醉恢复目标的医疗单元。需有与手术室床位相匹配的空间、设施和设备、人员，并制定相应的工作流程。
- 麻醉科医师在转运全身麻醉患者至麻醉恢复室（PACU）后，须立即评估呼吸道通畅情况、生命体征、氧合和意识水平，监测患者的血压、心率、呼吸频率、脉搏氧饱和度、体温、心电图。患者清醒后，应进行临床神经肌肉功能评估（如抬头和握力）、疼痛评估、有无恶心或呕吐等。
- 麻醉科医师负责决策患者能否转出麻醉恢复室。Steward苏醒评分表和Aldrete评分表是临床常用于评估患者是否达到转出麻醉恢复室标准的量表。一般Steward苏醒评分＞4分或Aldrete评分≥9分可考虑转出麻醉恢复室。门诊患者由麻醉后出院评分系统来评估是否可以离院。
- 麻醉恢复室患者常见并发症有呼吸/循环系统并发症、恶心呕吐、术后谵妄、麻醉恢复期躁动、苏醒延迟、低体温等。呼吸系统并发症绝大多数与气道梗阻、通气不足、低氧血症等问题有关。麻醉恢复期通气不足通常由于麻醉药物的残余作用所致。肺不张、肺泡通气不足及术后阿片类药物镇痛是相对健康患者术后低氧血症的最常见原因。麻醉恢复室患者血流动力学异常可单独或同时表现为高血压、低血压、心动过速或心动过缓。

麻醉恢复室在医疗领域扮演着至关重要的角色。麻醉恢复室的存在显著降低了麻醉和手术后并发症的风险，提高了患者的安全性。此外，麻醉恢复室还有助于提高手术室的周转效率，加速患者恢复过程，同时减轻ICU的床位压力。因此，麻醉恢复室是现代医院麻醉科的标准配置，对于提升医疗服务质量和患者安全具有不可替代的重要性。

第1节　麻醉恢复室设置与管理

麻醉恢复室（post anesthesia care unit，PACU）是由麻醉科医师管理的对麻醉恢复期患者进行密切监测和治疗，直至患者达到麻醉恢复目标的医疗单元。

PACU的主要功能：①麻醉后患者的苏醒和早期恢复，生命体征恢复到接近基线的水平；②术后早期治疗，包括麻醉和手术后早期并发症的发现和治疗；③改善患者情况，以利于其在ICU、特护病房或普通病房的进一步治疗；④术后评估患者转入普通病房、ICU或直接出院；⑤特殊情况下（如需再次手术）对患者进行处理和准备。

一、麻醉恢复室的床位设置、位置及布局

PACU的设置应符合国家《综合医院建筑设计规范》（GB51039—2014）、《医院消毒卫生标准》（GB15982—2012）等标准和国家卫生健康委员会相关文件规范要求。

原则上手术室内PACU床位数与手术台数的比例应达到1:(1~3)。PACU应与手术室或其他实施麻醉或镇静镇痛的医疗区域紧密相邻，以减少患者转入时间且远离容易被干扰的地方，PACU最理想的位置应处于整个手术室的中心区域。如果有多个独立的手术室或其他需要麻醉科医师参与的医疗区域，需要设置多个PACU。

二、麻醉恢复室设施及设备

PACU 的相关医疗设施和设备配置包括以下几点：

1. 设备要求 ①监护设备：需有监测脉搏氧饱和度(SpO_2)、心电图(ECG)、无创血压(NIBP)、呼气末二氧化碳分压($P_{ET}CO_2$)、体温等的床旁监护仪，根据需求配备有创压力监测（直接动脉测压、中心静脉测压）、肌松监测、颅内压监测、心排血量测定等特殊的监护设备，配备足够的便携式监护仪供转运患者使用；②呼吸支持设备：应配备满足临床需求的麻醉机或呼吸机，包括转运呼吸机；③抢救设备：包括氧气筒（袋）、喉镜、简易呼吸器、插管软镜、除颤仪、急救车，有条件的应配备困难气道车等；④生化检测设备：血气分析仪、凝血功能检测仪、脑钠肽监测仪、心衰/心梗检测仪等；⑤中心监护站和麻醉信息系统：配备与床旁监护仪相连的中心监护站，应配备和医院电子病历系统等相连接的麻醉信息系统，便于记录、储存和查询患者资料；⑥医用加温装置、输血输液加温仪；⑦其他设备：微量注射泵、输液泵、超声仪、空气净化装置或消毒装置等。

2. 病床 采用可移动式的转运床，有可升降的护栏和输液架，且能调整体位，每床应配备一定数量的电源插孔、氧气管道接口、医用空气管道接口、负压吸引管道接口，开放式的床位方便观察患者，并在保障患者安全的前提下，保护患者隐私。

3. 必要的液体配制区域、物品储存区域和办公区域。

4. 根据医院的外科特色建立的相应专科 PACU。

三、麻醉恢复室人员配置及管理

PACU 需配备一定数量的麻醉科医师、麻醉科护士和必要的辅助人员。PACU 应至少配备 1 名有能力处理相关并发症的麻醉科医师。护士人数与床位数比不低于 1:3，至少有 1 名中级以上职称的护理人员。PACU 工作的护士应具有一定护理经验，上岗前须接受麻醉专业技能培训，具备一定的操作技术能力，了解患者麻醉恢复期的生理特点，其职责包括监测并记录患者恢复期生命体征变化，及时发现并向麻醉科医师汇报生命体征变化和并发症，执行麻醉科医师医嘱，护理患者平稳度过麻醉恢复期。

PACU 是由麻醉科管理的医院独立医疗单元，应建立健全完善的 PACU 管理制度和岗位职责，应有患者转入、转出标准与流程。

四、麻醉恢复室的转入和转出标准

PACU 转入标准：①全身麻醉后的患者；②椎管内麻醉平面在 T_6 以上的患者；③椎管内麻醉或神经阻滞后在术中或术后生命体征（呼吸、循环、体温等）不稳定，内环境严重紊乱的患者。PACU 中的麻醉科医师负责决策患者能否转出 PACU。

PACU 转出标准：①患者无呼吸抑制的危险，呼吸空气条件下 SpO_2 不低于 95% 或恢复至术前水平；②意识清楚或者意识状态恢复到术前水平；③循环稳定，无不明原因的心律失常或严重出血，心输出量能保证充足的外周灌注；④肌肉张力恢复正常；⑤电解质和血细胞容积在正常范围；⑥疼痛和术后恶心呕吐得到有效控制并有转出 PACU 后的镇痛措施；⑦体温正常；⑧PACU 内使用镇痛药或镇静药者，应至少观察 30min 无异常反应方可转出；⑨椎管内麻醉的患者出现感觉和运动阻滞消退的征象，麻醉平面在 T_6 以下或者距离最后一次椎管内麻醉用药 1h 以上。

临床上常用 Steward 苏醒评分表（表 22-1）和 Aldrete 评分表（表 22-2）作为评估患者能否转出 PACU 的量表。一般 Steward 苏醒评分 > 4 分或 Aldrete 评分表 ≥ 9 分可考虑转出 PACU。

表 22-1 Steward 苏醒评分表

项目	分值	项目	分值
清醒程度		对刺激有反应	1
完全清醒	2	对刺激无反应	0

项目	分值	项目	分值
呼吸通畅程度		肢体活动程度	
可按医生盼咐咳嗽	2	肢体能做有意识的活动	2
可自主维持呼吸道通畅	1	肢体无意识活动	1
呼吸道需要支持	0	肢体无活动	0

注：上述三项总分为 6 分，当患者评分>4 分时，可考虑转出 PACU。

表 22-2 Aldrete 评分表

项目	分值	项目	分值
活动力		全身血压波动幅度超过麻醉前水平的 50%	0
按指令移动四肢	2	意识	
按指令移动两个肢体	1	完全清醒	2
无法按指令移动肢体	0	可唤醒	1
呼吸		无反应	0
能深呼吸和随意咳嗽	2	经皮脉搏氧饱和度	
呼吸困难	1	呼吸室内空气下氧饱和度≥92%	2
呼吸暂停	0	需辅助给氧下维持氧饱和度≥92%	1
循环		即使辅助给氧下氧饱和度<92%	0
全身血压波动幅度不超过麻醉前水平的 20%	2	总分	
全身血压波动幅度为麻醉前水平的 20%~49%	1		

注：上述五项总分为 10 分，由于评分标准尚不能准确反映患者是否恶心、呕吐或心律失常等，故有一定的局限性。

门诊患者使用麻醉后出院评分系统（post-anesthetic discharge scoring system, PADSS）（表 22-3）来评估是否可以离院。区域麻醉后要求本体感觉（如脚趾完整的本体感觉）、交感活性（最小的体位性血压或心率变化）、运动力量恢复，有尿潴留史和糖尿病史患者要求能自主排尿后方能出院。

表 22-3 麻醉后出院评分系统

标准	评分	标准	评分
生命体征（平稳，并与年龄和麻醉前基础值一致）		中度：治疗后控制	1
血压和心率变化在术前基础值的 20% 以内	2	重度：治疗无效	0
血压和心率变化在术前基础值的 20%~40%	1	疼痛：可接受度	
血压和心率变化大于术前基础值的 40%	0	是	2
活动水平		否	1
步态稳定，无眩晕或者处于术前水平	2	手术出血	
需要搀扶	1	轻微：不需要更换敷料	2
无法行走	0	中度：敷料更换 2 次后无继续出血	1
恶心、呕吐		重度：敷料更换 3 次后仍然出血	0
轻度：无需治疗	2	总分	

注：达到 9 分方可离院。

第 2 节 麻醉恢复室患者的管理

一、麻醉恢复期患者的临床表现

麻醉恢复期，即苏醒期，是指停止吸入和（或）静脉输注麻醉药物到麻醉作用完全消失这段时间。患者全身麻醉恢复期可分为：麻醉深度减浅、感觉和运动功能逐步恢复、出现自主呼吸并能逐渐维持正常呼吸、呼吸道反射恢复和清醒四个阶段。部分患者第三、四阶段同步完成，表现为清醒的同时自主呼吸恢复正常且呼吸道反射恢复。苏醒的理想状态是在可控的环境中平稳而逐渐地苏醒。然而，全身麻醉恢复期可能伴有影响多脏器功能的生理紊乱，如气道梗阻、寒战、躁动、谵妄、疼痛、恶心、呕吐、低体温和自主神经功能紊乱等。椎管内麻醉的患者在恢复过程中，由于传递冲动的神经纤维互不相同，局麻药的消退顺序先从有髓鞘的本体感觉纤维及运动神经纤维开始，感觉神经纤维次之，最后是自主神经纤维。不同神经纤维消退顺序依次为：本体感觉恢复—压力感觉恢复—运动恢复—触觉恢复—快痛—慢痛—温度辨别恢复—温觉恢复—冷觉恢复—血管舒缩神经纤维恢复。椎管内麻醉的患者恢复过程中，还可能会出现血流动力学不稳定等临床表现，这主要归因于椎管内麻醉的交感阻滞作用，该作用会阻止代偿性血管收缩的正常发生。

二、影响麻醉恢复的因素

（一）影响吸入麻醉苏醒的因素

吸入麻醉的苏醒需将残余的吸入麻醉药从体内经呼吸道排出体外，药理学上这个过程基本上与吸入麻醉的诱导和加深相反。因此，在确保吸入气中无吸入麻醉药的前提下，麻醉科医师可以通过加大肺泡通气量来加快吸入麻醉药的排出。在停止吸入麻醉药后，影响吸入麻醉苏醒速度的主要因素有：

1. 药物的血/气分配系数　血/气分配系数越小者，患者苏醒越快。

2. 麻醉时间　时间越短者，苏醒越快。

3. 肺泡通气量　在一定范围内肺泡通气量越大者，苏醒越快。

（二）影响静脉麻醉苏醒的因素

静脉麻醉的苏醒有赖于药物在体内的再分布、生物转化和排泄，待中枢神经系统中麻醉药的浓度下降到一定水平后，患者开始苏醒。影响静脉麻醉苏醒速度的因素有：

1. 药物的半衰期　半衰期越短，苏醒越快。单次给药后血药浓度减少一半的时间用分布半衰期和消除半衰期表示。单次给药就能完成的静脉麻醉若需尽早苏醒，应选用分布半衰期和消除半衰期短的药物，如丙泊酚。使用比手术时间更长的药物（如劳拉西泮）作为术前用药可能会延长苏醒时间，咪达唑仑的作用时间短，适合作为短小手术的术前药物。

2. 麻醉时间和药物用量　时间越长和用药总量越大，麻醉苏醒越慢。为了维持适当的麻醉深度，手术中往往需要重复给药或持续静脉注射。由于多数药物在重复和持续给药后在体内都有一定程度的蓄积，此时血药浓度降低的规律不能用分布半衰期和消除半衰期来准确反映，而与时量相关半衰期（药物持续恒速输注一定时间后停止输注，血药浓度减少一半的时间）相关。时量相关半衰期越短的药物，苏醒越快。脑电双频指数（BIS）监测仪的使用可以减少总的药物用量，缩短苏醒时间。

3. 影响药物代谢和排泄的因素　如果药物主要经肝脏代谢，肝功能不全的患者苏醒较慢；如果某种麻醉药的原形或有麻醉作用的代谢产物主要由肾脏排泄，则肾功能不全患者的苏醒较慢；低温可降低所有药物的代谢率，麻醉苏醒也会延长。术前的睡眠剥夺或应用某些药物（镇静药）也会增强麻醉药的作用，延迟苏醒。

三、麻醉恢复期监测

对于接受全身麻醉的患者，必须在到达 PACU 后立即对呼吸道通畅情况、生命体征、氧合和意识水平进行评估。常规监测包括：SpO_2、ECG、NIBP、呼吸频率和体温等基本生命体征。保留气管内插管患者在行机械通气的情况下要监测相关呼吸参数；保留动脉和中心静脉置管者监测直接动脉压和中心静脉压。患者在 PACU 期间应定期评价和监测意识状态、疼痛情况、恶心呕吐情况、液体量、尿量、引流量以及出血量等。已清醒的 PACU 患者，应进行临床神经肌肉功能评估（如抬头和握力)。

区域麻醉后要监测患者感觉和运动阻滞水平,以记录阻滞的消退情况。

麻醉恢复期体温监测:患者入 PACU 后应监测体温。PACU 的室温应保持在 24℃左右,给患者采取保暖措施,维持患者体温正常。如患者有低体温或低体温的征象时(如寒战、肢体末端凉等)应采取主动升温措施,如使用充气式加温装置和输液加温装置等。如监测发现体温升高,应明确病因并采取有效治疗措施,必要时应采取降温措施。

四、麻醉恢复期用药

麻醉恢复期常用药物包括以下几类:预防手术后恶心呕吐的药物、血管活性药物、抗心律失常药物、镇痛药物、镇静药物,对于苏醒延迟的患者可酌情给予肌松、镇静、阿片类药物的相应拮抗药。

(一)肌松药的拮抗

详见第4章第5节。

(二)镇静药的拮抗

氟马西尼是拮抗苯二氮䓬类药物的最有效药物,可拮抗部分患者的呼吸抑制、镇静状态,但拮抗遗忘效果较差,不应常规使用。最初的动物实验表明它无内在药理活性,后续研究显示很弱的激动效应或相反激动效应,也无临床意义。对于以苯二氮䓬类药作为复合全身麻醉用药或区域(局部)麻醉时镇静用药的手术患者,如果手术结束后要求患者立即清醒,可用氟马西尼拮抗其残余作用。首次剂量 0.1~0.2mg 静脉注射(相应血药浓度为 3~6ng/mL),以后 0.1mg/min,直至患者清醒或总量达 1mg。氟马西尼毒性反应较小。它没有局部或组织刺激作用,也无组织毒性,安全范围广。应该注意的是,由于其半衰期相当短,可能发生再次镇静,单次注射氟马西尼拮抗长效苯二氮䓬类药物时应延长监护时间。另有极少数患者可能诱发癫痫。

(三)阿片类药物的拮抗

详见第3章第4节。

五、麻醉恢复期疼痛管理

麻醉恢复期应对每位患者进行疼痛评估并进行个体化治疗。推荐应用多模式镇痛措施,采用静脉注射阿片类镇痛药、非甾体抗炎药(NSAID)、对乙酰氨基酚等,及区域(局部)麻醉等方法。PACU 内对镇痛不足的患者应及时采取补救镇痛措施(详见第20章节2节)。

第3节 麻醉恢复期常见的并发症及处理原则

麻醉恢复期常见并发症有呼吸系统并发症、循环系统并发症、恶心呕吐、术后谵妄、麻醉恢复期躁动、苏醒延迟、低体温等。

一、呼吸系统并发症

呼吸系统并发症是 PACU 内常见的问题,绝大多数与气道梗阻、通气不足、低氧血症有关。由于低氧血症是导致严重损伤或死亡的最终共同途径,在 PACU 中常规监测 SpO_2 可早期识别这些并发症,减少不良结局,应用于所有 PACU 患者。推荐 $ETCO_2$ 监测应用于深度镇静或全身麻醉后的患者。

(一)气道梗阻

气道梗阻的原因包括舌后坠,喉痉挛,喉头水肿,支气管痉挛,分泌物、异物和气管导管堵塞

（详见第17章第1节），气道水肿或血肿等。

气道水肿的治疗：如能自主呼吸可雾化吸入和（或）静脉注射激素，备好困难气道处理设备，必要时行气管切开。气道血肿治疗：立即开放切口以减轻气道压力。迅速诊断和干预气道梗阻可减少负压性肺水肿、低氧血症和呼吸道感染的发生。

（二）通气不足

通气不足指 $PaCO_2$ 高于 45mmHg，可伴有低氧血症。麻醉恢复期通气不足通常是由残留麻醉药的作用导致的。麻醉镇痛药及镇静药的残余作用，是引起中枢性呼吸抑制的主要原因，应以机械通气维持呼吸直到呼吸功能完全恢复，必要时以拮抗药逆转。肌松药的残余主要表现为呼吸窘迫和（或）躁动，应予呼吸支持并评估患者肌松恢复情况，包括握手力度、伸舌、抬腿、抬头持续 5s 等，纠正电解质紊乱和酸碱失衡，应用肌松拮抗药。

（三）低氧血症

低氧血症是指患者在吸入空气时，动脉血氧分压（PaO_2）低于 60mmHg 或 SpO_2 低于 90%。

1. 引起低氧血症的发病机制 ①吸入氧浓度（FiO_2）过低。②肺泡通气不足，常见于限制性或阻塞性通气功能障碍（如睡眠呼吸暂停、神经肌肉功能障碍）。③弥散功能障碍，包括弥散面积的下降和弥散距离的增加（如肺栓塞）。④肺泡通气/血流比失调，导致肺内功能性分流量的增加（如慢性阻塞性肺疾病、哮喘、肺间质病变）。⑤肺内分流，常见于先天性心脏病引起的右向左分流（肺不张、肺水肿、急性呼吸窘迫综合征、肺炎、气胸）。

2. 术后低氧血症的常见原因 临床上能引起患者出现术后低氧血症的原因众多。严重的气道梗阻和通气不足最终都会出现低氧血症。肺不张、肺泡通气不足及术后阿片类药物镇痛是相对健康患者术后低氧血症的最常见原因。

3. 低氧血症的处理措施 ①评估和消除持续低氧血症的病因，保持气道通畅（如上提下颌或插入口咽、鼻咽通气道解除咽部梗阻）；②吸氧和（或）面罩正压通气支持；③拮抗阿片类药物和肌松药的残留作用。

二、循环系统并发症

PACU 患者血流动力学异常可单独或同时表现为高血压、低血压、心动过速或心动过缓。PACU 中血流动力学不稳定对患者远期预后可产生负面影响。值得注意的是，与低血压和心动过缓相比，术后高血压和心动过速使患者意外转入重症监护病房的风险增加且死亡率增高。

（一）心动过缓

心动过缓：任何心率低于 60 次/分的心律失常。用于评估和治疗症状性心动过缓者，其通常被定义为心率低于 50 次/分。心动过缓的心律包括：窦性心动过缓和一、二、三度房室传导阻滞。心动过缓且有脉搏的治疗：①积极寻找并治疗潜在病因。②维持患者气道通畅，必要时辅助通气，如血氧低给患者吸氧。③阿托品 0.5～1mg 静脉注射（心脏移植患者除外），每隔 3～5min 可重复一次，最大量为 2mg。④阿托品效果欠佳时予多巴胺 5～20μg/（kg·min）静脉滴注或肾上腺素 2～10μg/min 静脉滴注或异丙肾上腺素静脉滴注直至患者心率有变化。⑤如上述治疗无效可请相应专科医师会诊和经皮、静脉起搏。

（二）心动过速

心动过速：任何心率高于 100 次/分的心律失常。第一步首要确定是否有脉搏，如果为无脉性心动过速，则按照成人心搏骤停行心肺复苏。如果有脉搏，则按照以下流程治疗。心率≤150 次/分时，不稳定症状不大可能主要由心动过速引起，除非心室功能受损。通常心率≤150 次/分是对生理应激（如发热、脱水）或其他潜在病情的一种反应。心率>150 次/分时，一般会出现症状。

治疗：①维持气道通畅，必要时辅助通气，如血氧过低可给患者吸氧；②若循环稳定且 QRS＜0.12s、波形规则，可刺激迷走神经或静脉注射腺苷（快速静脉注射 6mg，随后使用生理盐水冲管，如果需要第二次可静脉注射 12mg）、β受体阻滞剂或钙通道阻滞剂；③若循环稳定且 QRS≥0.12s 可请相应专科医师会诊；④若循环不稳定可给予镇静药物后行同步电复律。

（张加强　武江霞）

第23章 麻醉重症监护与治疗病房

本章要点：
- 麻醉重症监护与治疗病房是以收治围手术期危重症患者为重点，提供及时、全面、系统、严密的监护和治疗的医疗单元。
- 麻醉重症监护与治疗病房的主要工作包括高龄患者、重大、疑难病例的麻醉手术后监测治疗，麻醉手术患者的抢救、麻醉手术后延续性生命支持、围手术期多器官功能障碍综合征的治疗和器官功能支持以及麻醉后苏醒延迟患者的监测与治疗等。
- 麻醉重症监护与治疗病房收治的危重患者中常见的临床问题主要是急性脑梗死、谵妄、肺水肿、肺栓塞、急性心肌缺血或心肌梗死、急性左心衰竭、低氧血症、感染性休克等。
- 麻醉重症监护与治疗病房的麻醉科医师除了一般的临床监护和诊疗技术之外，还需掌握重症超声、气管镜、经皮气管切开术、呼吸支持、血液净化和体外膜肺氧合等技术。

麻醉重症监护与治疗病房（anesthesia intensive care unit，AICU）是国内近几年发展起来的麻醉亚专业，AICU的发展不仅为外科手术危重患者术后的快速康复、围手术期安全、降低术后并发症等提供了有力保障，也促进了麻醉学向麻醉与围手术期医学的重要转变。

第1节 麻醉重症监护与治疗病房设置和管理

一、建设基本原则

根据国家卫生健康委员会等七部委联合下发的《关于印发加强和完善麻醉医疗服务意见的通知》（国卫医发〔2018〕21号），有条件的医疗机构可设置AICU，AICU建设的基本原则主要包括：①AICU隶属麻醉学科管理，是保障外科手术患者围手术期安全的重要组成部分；②AICU应具备固定的场所，临近手术室；③AICU应配备足够数量、完成专科培训、掌握各种急救/重症医学等基础理论和实践操作技能的专职麻醉科医师和护士；④AICU必须按照重症医学科要求配置相应的监护、治疗和急救等医疗设备，并按照流程和准入标准收治各种外科大手术或危重症患者。

二、床位设置、位置及布局

AICU床位数与手术科室病床总数之比应≥2%，或与手术台比例≥1∶4，或与单日住院手术例数比例≥1∶10。AICU为开放式病床，每床的使用面积为≥15m^2；有条件的AICU可配备单间病房，面积≥18m^2。

AICU设置于方便患者转运和诊疗的区域，首先考虑紧邻手术室和麻醉恢复室，手术室和AICU应有内部通道。AICU的整体布局结合医院实际进行规划，符合医院感染管理要求。辅助用房包括医师办公室、护士站、中央监控站、治疗室、配药室、仪器室、污废物处理室、值班室等。

三、设施及设备

AICU应配备适合使用的病床，每床配备床旁监护系统，具备监测心电图、无创血压、脉搏氧饱和度、体温、呼气末二氧化碳分压、有创压力监测等基本功能。护士站应配备中央监护系统，随时查看每张床位监护参数。另外，应根据实际情况配备便携式转运监护仪。

AICU每床应配备1台呼吸机，可根据情况分不同档次配备，如收治儿科患者，配备具备小儿模式的呼吸机。每床应配备简易呼吸器。应根据实际情况配备便携式转运呼吸机。

AICU每床均应配备输液泵和微量注射泵,其中微量注射泵配备每床应≥3台。必要时配备一定数量的肠内营养输注泵。

其他必备设备,包括超声机、心电图机、血气分析仪、除颤仪、心肺复苏抢救装备车(车上备有喉镜、气管导管、各种管道接头、急救药品以及其他抢救用具等)、体外起搏器、支气管镜、电子升降温设备等。三级综合医院应配置血液净化装置、连续性血流动力学与脑氧代谢监测设备。

医院可根据实际情况选择配置闭路电视探视系统、输液加温、代谢监测、体外膜肺氧合(extracorporeal membrane oxygenation,ECMO)、床边脑电图和颅内压监测、主动脉内球囊反搏(intra-aortic balloon pump,IABP)和左心辅助循环装置、预防下肢深静脉血栓(deep vein thrombosis,DVT)形成的增强体外反搏以及胸部振荡排痰装置等设备。

四、人员配备及资质

(一)医师配备及资质

AICU工作的医师应取得麻醉专业执业医师资格,且经过严格的专业理论和技术培训并考核合格。医师组成应包括高级、中级和初级医师,至少配备1名取得麻醉专业高级专业技术职称的医师全面负责医疗工作。AICU医师人数与床位数之比≥0.5∶1。

AICU工作的麻醉科医师必须具备麻醉学、重症相关理论知识,掌握重症患者重要器官、系统功能监测和支持的理论与技能,对脏器功能及生命的异常信息具有足够的快速反应能力:包括休克、呼吸功能衰竭、心功能不全、严重心律失常、急性肾功能不全、中枢神经系统功能障碍、严重肝功能障碍、胃肠功能障碍与消化道大出血、急性凝血功能障碍、严重内分泌与代谢紊乱、肠内与肠外营养支持、镇静与镇痛、严重感染防治、多器官功能障碍综合征(multiple organ dysfunction syndrome,MODS)、免疫功能紊乱等。

AICU工作的麻醉科医师还应掌握相关学科常用诊疗技术,如床旁即时超声、颅内压监测、持续血液净化等技术。

(二)护士配备及资质

AICU护士的配备可参照:三级医院护士人数与床位数之比≥3∶1,二级医院≥2∶1。护士长应当具有中级以上专业技术职务任职资格,在麻醉或重症监护领域工作3年以上,具备一定管理能力。不具备条件的二级医院,可设置护理负责人。AICU护士应经过严格的专业理论和技术培训并考核合格。应熟练掌握麻醉护理和重症监护的专业技术、输液泵的临床应用和护理操作技术、各类外科导管的护理技术、给氧治疗、气道管理和呼吸机治疗技术、循环系统血流动力学监测、心电监测及除颤技术、血液净化技术、水电解质及酸碱平衡监测技术、胸部物理治疗技术、重症患者营养支持技术、危重症患者抢救配合技术等护理专业技术;同时具备各系统疾病麻醉护理和重症患者的护理、麻醉科和重症医学科医院感染预防与控制、麻醉和重症患者的疼痛管理、麻醉和重症监护的心理护理等专业技术能力。

AICU护士为患者提供监测与治疗护理,包括生命体征监测、机械通气护理、管道护理,遵医嘱进行化验、检查及药物治疗,观察识别患者生命体征变化,遵医嘱处理早期麻醉或手术并发症,患者转运护送与交接等护理服务。做好患者与家属的沟通工作,及时办理入院、转科、转院等手续,并详细记录护理过程。

五、质量控制

(一)规章制度

AICU应建立健全各项规章制度、岗位职责和相关技术操作规范以及临床诊疗指南,并严格遵守执行,以保证医疗质量。

患者由AICU医师负责管理,各专科原床位主管医师应继续对转入AICU的患者负责专科处理。AICU医师与各原专科主管医师密切合作,当意见发生分歧时,各自请示上级医师协商解决,必要时请示各科主任以会诊/病例讨论方式解决。

(二)医疗质量控制指标

AICU由于自身的特殊性,质量控制应有别于综合ICU、其他专科ICU及临床麻醉质量控制指标。由于目前没有统一的质量控制标准,可参考国内部分医院AICU的质控指标:①AICU患者转入病房24h内重返或转入其他ICU率;②AICU气管拔管后24h内再插管率;③AICU患者收治率:指AICU收治患者总数占同期医院手术室内麻醉患者总数的比率;④AICU患者3h内气管拔管率;⑤AICU患者转入病房48h内肺部并发症发生率等。

(三)医疗质量评价体系

AICU应建立医疗质量评价体系:①指定专/兼职人员负责医疗质量和安全管理;②建立和完善AICU信息管理系统,保证及时获得检查结果、质量管理与医院感染监控的信息;③制定AICU危机事件处理流程和预案,并定期组织医护人员进行预案演练,提升危机事件应急处理能力,从而保障对AICU各种突发或意外事件及时、有效地处理;④参照《重症监护病房医院感染预防与控制规范》(WS/T509—2016),严格执行医院感染管理制度,落实各项消毒隔离制度,预防院内感染发生。

第2节 麻醉重症监护与治疗病房患者收治范围

AICU主要服务于围手术期大手术和危重症外科患者。主要收治对象包括:①高龄、术前合并严重的重要脏器系统疾病、高危手术等,术后需继续呼吸、循环等支持与管理的患者;②无严重系统性基础疾病但麻醉手术期间发生较严重并发症,如严重过敏反应、困难气道、休克、大出血、恶性高热等,经抢救后病情趋于稳定但需继续观察的患者;③麻醉恢复室苏醒延迟或病情不稳定,需进一步诊断病因并监测治疗的患者;④手术或其他原因需严密监测并发症情况,但未达到内、外科等重症监护治疗病房收治标准的患者;⑤生命体征不稳定、暂时不宜院内转运的术后患者;⑥麻醉手术后患者在外科病房出现谵妄、认知功能障碍,需要重症监护的患者。

AICU原则上不收治需要长期重症监护治疗的患者、不可逆性器官功能不全和其他不能从麻醉后加强监护治疗中获益的患者。小儿和心脏大血管外科患者,术后是否收治AICU由各医疗机构根据实际情况确定。

第3节 麻醉重症监护与治疗病房工作内容

AICU的主要工作内容是对术后危重症患者各器官功能进行严密监测,收集临床第一手资料;对现有临床资料和既往资料进行综合和科学分析,及时发现和预测术后重症患者的病情变化和发展趋势;针对病情采取积极有效的治疗措施,防止病情的发展,改善和促进器官功能快速康复,或者进行生命支持治疗以便争取时间治疗原发病;经过适当治疗后,应及时对病情进行分析和判断,以衡量治疗效果及其预后。当机体的一个功能系统发生紊乱时,可引起其他系统的并发症,使病情复杂化,并有发生MODS的危险。对术后重症患者进行监测和治疗包括呼吸系统、循环系统的监测和处理,以及重要器官功能支持治疗等内容。

一、呼吸系统的监测和处理

(一)呼吸功能监测

详见第12章第1节。

（二）急性呼吸窘迫综合征的诊断与治疗原则

急性呼吸窘迫综合征（acute respiratory distress syndrome，ARDS）是由危险因素（如肺炎、非肺部感染、创伤、输血、烧伤、误吸或休克）引发的急性、弥漫性、炎症性肺损伤。此类损伤导致肺血管及上皮通透性增加、肺水肿及重力依赖性肺不张，共同导致通气肺组织减少。其临床特征为动脉低氧血症和弥漫性影像学阴影，与分流增加、肺泡死腔增大及肺顺应性下降相关。临床表现受治疗干预（体位、镇静、肌松、呼气末正压、液体平衡）影响。组织学表现多样，可能包括肺泡内水肿、炎症、透明膜形成及肺泡出血。ARDS 是导致重症患者呼吸衰竭和死亡的重要原因之一，需要早期识别，并尽早针对性干预。

1. 早期识别与诊断

（1）2012 年柏林诊断标准（表 23-1）：该标准基于氧合指数（PaO_2/FiO_2），将 ARDS 分为轻度、中度和重度三个亚型，为分层诊疗提供依据。

表 23-1 ARDS 柏林诊断标准

参数	标准
起病时间	起病 1 周以内具有明确的危险因素，或在 1 周以内出现新的/突然加重的呼吸系统症状
胸部影像 [a]	双肺透光度减低影，不能完全用胸腔积液、肺不张或结节解释
肺水肿来源	呼吸衰竭不能完全用心力衰竭或液体过负荷解释；如无相关危险因素，需行客观检查（如多普勒超声心动图）以排除静水压增高型肺水肿
氧合状况 [b]	
轻度	200mmHg＜PaO_2/FiO_2≤300mmHg，且 PEEP 或 CPAP≥$5cmH_2O$ [c]
中度	100mmHg＜PaO_2/FiO_2≤200mmHg，且 PEEP 或 CPAP≥$5cmH_2O$
重度	PaO_2/FiO_2≤100mmHg，且 PEEP 或 CPAP≥$5cmH_2O$

注：CPAP，持续气道正压；PEEP，呼气末正压；PaO_2. 动脉血氧分压；FiO_2. 吸入氧浓度；a 胸部 X 线片或胸部 CT；b 若海拔高于 1000 米，可用以下校正公式：[PaO_2/FiO_2 × 当地大气压/760]；c 轻度 ARDS 患者，可用无创 CPAP。

（2）2023 年 ARDS 新全球定义的诊断标准（表 23-2）：该标准在上述柏林标准基础上进行了更新：①纳入 SpO_2/FiO_2 作为 ARDS 诊断标准之一；②新增非插管患者 ARDS 诊断标准，首次纳入经鼻高流量湿化氧疗（high flow nasal cannula oxygen therapy，HFNC）治疗参数作为不插管患者 ARDS 诊断依据，明确了无创正压通气（non-invasive positive pressure ventilation，NPPV）条件下 PEEP≥$5cmH_2O$ 诊断不插管患者 ARDS 的必要性；③增加超声诊断作为肺部影像学改变诊断依据之一；④资源有限情况下，不需要 PEEP、氧气流量或特定的呼吸支持设备来诊断 ARDS。该标准进一步扩大了 ARDS 的诊断人群，有助于在医疗资源受限条件下及时识别 ARDS。

表 23-2 ARDS 2023 诊断标准

适用于所有 ARDS 类别的标准	
标准	内容
危险因素及水肿来源	由急性诱发因素（如肺炎、非肺部感染、创伤、输血、误吸或休克）引发。肺水肿不能完全或主要由心源性肺水肿/液体过负荷导致，低氧血症/气体交换异常不能主要由肺不张引起。但若同时存在 ARDS 的诱发因素，即使存在上述情况仍可诊断 ARDS
时间窗	危险因素出现后 1 周内急性起病，或新发/加重的呼吸症状导致低氧性呼吸衰竭
胸部影像学	胸片/CT 显示双侧透光度减低影，或超声显示双侧 B 线/实变，且无法完全由胸腔积液、肺不张或结节/肿块解释

续表

适用于特定 ARDS 类别的标准	
ARDS 类别	诊断标准
非插管 ARDS	$PaO_2/FiO_2 \leq 300mmHg$ 或 $SpO_2/FiO_2 \leq 315$（$SpO_2 \leq 97\%$），需满足以下氧疗条件：HFNC（流量≥30L/min）；NIV/CPAP（PEEP≥$5cmH_2O$）
插管 ARDS	轻度：$200 < PaO_2/FiO_2 \leq 300mmHg$ 或 $235 < SpO_2/FiO_2 \leq 315$（$SpO_2 \leq 97\%$） 中度：$100 < PaO_2/FiO_2 \leq 200mmHg$ 或 $148 < SpO_2/FiO_2 \leq 235$（$SpO_2 \leq 97\%$） 重度：$PaO_2/FiO_2 \leq 100mmHg$ 或 $SpO_2/FiO_2 \leq 148$（$SpO_2 \leq 97\%$）
资源有限环境	$SpO_2/FiO_2 \leq 315$（$SpO_2 \leq 97\%$），无需强制要求 PEEP 或最低氧流量条件

注：NIV，无创通气；超声需由经过培训的操作者评估双侧肺通气丧失（如 B 线/实变）及其他非心源性肺水肿征象（如胸膜线异常）；吸入氧浓度（FiO_2）估算公式：FiO_2 =环境氧浓度（如 0.21）+0.03×氧流量（L/min）；血气与血氧饱和度测量规范：测量需在患者静息状态下进行，且调整体位、FiO_2或氧流量后至少等待 30min，脉搏血氧需信号良好，且 SpO_2/FiO_2 仅适用于 $SpO_2 \leq 97\%$；若怀疑血红蛋白异常（如高铁血红蛋白症或碳氧血红蛋白血症），禁止使用脉搏血氧仪诊断。高海拔校正因子：海拔>1000 米时，需按以下公式校正氧合指标：[（PaO_2 或 SpO_2）/FiO_2]×（当地大气压/760）；插管患者 PEEP 要求：所有插管 ARDS 患者均需维持 PEEP≥$5cmH_2O$；患者病情可能随病程进展在不同严重程度分级间转换。

2. 治疗

（1）治疗原则：控制原发病，进行积极有效的呼吸支持。

（2）治疗措施：①首先应该针对原发病进行病因治疗，积极控制感染，早期纠正休克，改善微循环；②评估 ARDS 的严重程度，分层进行呼吸支持治疗，轻度 ARDS 进行无创通气或高流量氧疗，中重度 ARDS 实施小潮气量肺保护性通气，滴定最佳 PEEP，适时采取肺复张来改善氧合；③根据病情进行限制性的液体管理和应用血管活性药物维持循环稳定；④药物治疗，一氧化氮（NO）和糖皮质激素等；⑤必要时采取俯卧位通气、ECMO 等治疗措施改善顽固性缺氧。

二、循环系统的监测和处理

（一）循环监测

详见第 12 章第 2 节。

（二）急性循环功能衰竭的识别和治疗原则

AICU 收治的危重患者中急性循环衰竭较为常见，原因多为术中失血、过敏、急性心梗、感染等引起急性循环系统功能障碍，以致氧输送不能保证机体代谢需要，从而引起细胞缺氧的病理生理状况，具有较高的病死率。

1. 早期识别及诊断 不同原因引起急性循环衰竭的病理生理过程不同，早期临床表现也有所不同，所以识别应个体化。

（1）病因：导致急性循环衰竭的原因众多，按病因可分为脓毒性休克、创伤性休克、失血性休克、心源性休克、中毒性休克、烧伤性休克等；按血流动力学可分为分布性休克、心源性休克、梗阻性休克、低血容量性休克。

（2）临床表现：①意识改变，烦躁、淡漠、谵妄和昏迷是反映脑灌注的敏感指标。②尿量减少，充分补液尿量仍然<0.5mL/（kg·h）提示肾脏血流减少、循环血量不足。③皮肤湿冷、发绀、苍白、花斑反映了外周组织的低灌注，血流分布性休克则表现为皮肤充血潮红。④低血压：定义为收缩压<90mmHg，脉压<20mmHg，或原有高血压者收缩压自基线下降≥40mmHg。⑤代谢性酸中毒。

2. 治疗

（1）治疗目标：急性循环衰竭（休克）治疗总目标是采取个体化措施改善氧利用障碍及微循环，恢复内环境稳定。

（2）监测指标：①血流动力学：包括无创和有创血流动力学监测，各 AICU 根据条件和患者情况选择监测措施；②乳酸及乳酸清除率：每隔 2~4h 动态监测血乳酸水平，排除一过性的血乳酸增高，评判液体复苏疗效及组织缺氧改善情况。

（3）治疗措施：包括病因治疗、摆放休克体位及保暖、重症监护、镇静镇痛、补充血容量、纠正酸碱失衡等内环境紊乱、抗凝治疗、血管活性药物使用、抗炎治疗及器官功能保护等。

三、重要器官功能支持治疗

1. 脑功能支持治疗　多种因素会引起继发性神经功能损坏：低氧血症、低血压、发热、疼痛、躁动、低血糖和癫痫发作等。脑功能支持主要是促进大手术后神经元功能复苏，这些措施主要包括生理学措施、控制感染和控制颅内压的措施。

（1）生理学措施：半卧位可以降低颅内压，增加回心血量，改善氧合通气，减少胃内容物反流误吸，降低医院获得性肺炎发生率；控制 PaO_2 和 $PaCO_2$ 以改善供氧；控制动脉血压，过高或过低均可影响脑血流量，造成脑损伤；控制血糖，缺氧基础上葡萄糖不足将引起严重的神经元坏死，血糖增高则会加重脑损伤；控制血浆渗透压，异常的渗透压在脑损伤尤其是血脑屏障破坏时，将会导致严重的脑损伤；改善营养代谢，代谢障碍既是严重脑损伤的基本病理生理改变，又是继发性脑损伤的基础。

（2）控制颅内压的措施：渗透性利尿、手术、镇静、控制液体和过度通气；控制癫痫；必要时低温；糖皮质激素应用；麻醉剂的应用；神经元保护剂的应用以及高压氧治疗。

2. 肝脏功能支持

（1）一般支持治疗：安静休息，减少体力消耗，减轻肝脏负担；加强病情监测，完善凝血、血氨、血生化监测、血乳酸监测；尽早肠内营养，包括高碳水化合物、低脂、适量蛋白饮食；积极纠正低蛋白血症，补充白蛋白或新鲜冰冻血浆，并酌情补充凝血因子；纠正水电解质平衡；加强消毒隔离、口腔护理及肠道管理，预防院感发生。

（2）病因治疗：针对病毒性肝炎进行抗病毒治疗；药物性肝损伤需要停用所有可疑药物，必要时行人工肝治疗；妊娠急性脂肪肝/溶血、肝转氨酶升高和血小板减少（hemolysis, elevated liver enzymes, and low platelet count, HELLP）综合征建议终止妊娠；对于低灌注导致的肝功能损伤应尽快改善肝脏灌注。

（3）其他治疗：对于自身免疫性肝炎应用糖皮质激素；促进肝细胞生长治疗，为减少肝细胞坏死，促进肝细胞再生，可酌情使用促肝细胞生长素和前列腺素 E_1，但疗效仍需进一步确定；微生态调节治疗，调节肠道菌群。

3. 肾脏功能支持　术后肾脏功能的维护支持可以从多方面着手，以预防急性肾损伤，包括：①纠正贫血，将血细胞比容维持在 0.3~0.35；②监测血容量变化，给予个体化的液体治疗；③尿量监测，持续动态尿量监测是 AICU 患者的护理常规，不仅可以反映患者的血容量状况及器官的灌注水平，还能反映早期肾脏功能的损害；④维持电解质及酸碱平衡；⑤避免使用肾毒性的药物，如氨基糖苷类抗生素；⑥进行肾脏替代治疗，包括腹膜透析以及持续床旁血液透析等。对于 AICU 内大手术后的患者使用无肝素血滤或者柠檬酸抗凝血滤技术，可使血滤对患者凝血功能的影响降到最低，并且只要患者需要，可以在术后立即开始床旁肾脏替代治疗。

四、镇静、镇痛管理

镇静和镇痛是 AICU 的常规治疗。在 AICU 的患者处于强烈的应激之中，由此引发的焦虑和躁动增加了器官的代谢负担，加重患者的病情，甚至影响其接受治疗。AICU 的患者应常规进行疼痛评估，并把镇痛作为镇静的基础，同时根据患者的具体病情采用目标导向镇静策略。对于深度镇静者，宜实施每日镇静中断。AICU 常用的镇痛药物是阿片类药物和非甾体镇痛药，常用的镇静药物为咪达唑仑、右美托咪定和丙泊酚。

联合超声引导下神经阻滞的多模式镇痛技术是 AICU 镇痛管理的重要组成部分，可以明显减少阿片类药物的使用量，有利于患者的快速康复。除上述治疗外，还可以通过改善患者环境、集中进行护理及医疗干预等策略促进患者睡眠，保护患者的睡眠周期。

五、抗菌药物应用

合理使用抗生素，WHO 制定的合理用药 8 字原则：安全、有效、经济、适当。

预防性应用，对于时间小于 2h 的清洁手术，术后不再继续使用抗生素；清洁手术预防使用抗生素不超过 24h，心脏手术可根据患者病情延长至 48h；对于 II 类切口手术，使用抗生素不超过 48h；III 类切口手术使用抗生素不超过 72h。对于存在感染的患者，在使用抗生素前应尽早送标本培养，要注意标本的规范采集和检验结果的正确解读，最后根据培养结果调整抗生素。对于危重患者，应尽早根据经验开始抗感染治疗。院内感染、老年、慢性阻塞性肺疾病、免疫抑制患者感染中，以革兰氏阴性杆菌（如肠杆菌科细菌、铜绿假单胞菌、不动杆菌）和革兰氏阴性球菌及厌氧菌为主。

抗菌药物的给药间隔时间取决于药物的半衰期、有无抗生素后效应以及抗菌作用是否有浓度依赖性，原则上浓度依赖性抗生素应将其 1 日剂量集中使用，适当延长给药间隔时间，以提高血药峰浓度。而时间依赖性抗生素其杀菌效果主要取决于血药浓度超过病菌最低抑菌浓度（minimum inhibitory concentration，MIC）时间，与血药浓度关系不大，故其给药应缩短时间间隔，使 24h 内血药浓度高于致病菌的 MIC 时间至少高于 60%。

六、营养支持治疗

所有 AICU 患者均应进行营养风险评估。入住 24~48h 的患者，均应开始实施营养支持治疗。可以经口进食的重症患者，经口进食优于肠内或肠外营养，早期肠内营养（48h 内）优于延迟肠内营养和早期肠外营养，对于经口进食及肠内营养禁忌的患者，需要在 3~7d 内启动肠外营养，为避免营养过度，可在 3~7d 达标。

需要根据个体耐受情况及手术类型调整口服营养方案，尤其是老年患者应更加谨慎。如果单独经口进食和肠内营养无法满足营养需求超过 7d，应联合使用肠外营养。肠外营养输注时应将各种营养物质按比例混合输入而不是单瓶、多瓶平行或序贯串输等形式输注。对于行癌症大手术的营养不良患者在术后可以使用富含精氨酸、ω-3 脂肪酸、核糖核苷酸的特殊营养制剂。对于大部分患者标准整蛋白配方即可满足营养需求。行减重手术的患者入住 AICU 后，在无严重并发症时，不需要进行肠外营养支持。

七、血栓预防与处理

AICU 的重症患者由于手术创伤、卧床制动、使用镇静剂或肌松药、机械通气等因素，明显降低了患者肢体静脉的血流速度，导致下肢静脉血流淤滞，进而导致 DVT。该类患者多数无法进行早期活动，在 DVT 的预防和治疗上具有显著的特殊性，主要包括风险评估、基础预防、机械预防和药物预防。具体为：①采用 Caprini 血栓风险评估表进行 DVT 风险评估；②抬高患肢，防止深静脉回流障碍，并适当补液，避免脱水；③间歇充气加压装置、足底静脉泵和抗栓弹力袜，在使用机械预防之前需要进行床旁下肢静脉超声的筛查以排除已经形成深静脉血栓的患者；④对于无高出血风险的 AICU 患者，应用药物联合机械方式预防 DVT 的发生，常用的药物包括普通肝素、低分子量肝素和利伐沙班等新型口服抗凝剂。

第 4 节　麻醉重症监护与治疗病房常见的临床问题

AICU 主要收治的危重患者中最常见的临床问题是急性脑梗死、谵妄、肺水肿、肺栓塞、急性心肌缺血或心肌梗死、急性左心衰竭、低氧血症、感染性休克等。

一、急性缺血性脑梗死

AICU 收治的急性脑梗死患者主要来自围手术期缺血性脑卒中和卒中单元的患者。术后拔管时间的延长和残余麻醉药物的影响，往往造成脑卒中识别的延迟，PACU 和 AICU 床旁责任医师及护士需要高度关注有较高脑梗死风险的患者，常规实施神经学评估以早期识别脑梗死，包括对苏醒水平、言语/语言和运动功能的评估。苏醒期或外科病房的术后患者一旦怀疑发生了急性缺血性脑梗死，应迅速启动院内绿色通道，尽早行 CT、MRI 及 MRA 检查，与神经内科及脑血管介入专科医生进行沟通，确定是尽快行脑血管开通手术还是保守治疗等方案。

对于缺血性脑梗死患者的治疗：①氧疗，对于意识水平下降和呼吸功能不全的患者进行机械通气；②避免低血压及低血容量；③控制血糖；④预防及治疗脑水肿；⑤控制体温；⑥纠正风险因素：如使用抗血小板药物、抗凝药物、他汀类降脂药物、改善脑循环的药物等。

二、谵　　妄

AICU 收治的谵妄患者多为高活动型，常来自于外科病房，少部分是在 AICU 内发病。谵妄患者转入 AICU 后首先需要及时识别、确定和处理谵妄的促发因素，如疼痛、睡眠剥夺或节律紊乱、营养不良、感官障碍和感染等，同时要注意与韦尼克脑病和脑卒中等危害较大的疾病相鉴别，必要时尽早进行 MRI 和（或）MRA 检查，以免延误治疗时机。对于高活动型谵妄患者通常需要药物来终止躁动以减少危害，丙泊酚和右美托咪定最为常用，要避免使用咪达唑仑等苯二氮䓬类药物。尽可能纠正上述可逆的促发因素，采用改善患者周围环境、减少噪声和强光刺激、恢复睡眠周期、避免睡眠剥夺等非药物治疗措施。对于幻觉和精神症状明显的患者可以选择抗精神病药物进行治疗，如氟哌啶醇、奥氮平和利培酮等。

三、急性肺水肿

详见第 17 章第 1 节。

四、肺　栓　塞

AICU 收治的肺栓塞患者主要以静脉血栓栓塞引起的急性肺栓塞多见，高危肺栓塞常导致患者死亡，需要迅速的识别和正确的治疗，详见第 17 章第 6 节。

五、"高风险"拔管术后管理

术前困难气道、术中气道管理风险增加、术后再插管受限等"高风险"拔管患者在拔管后可能需要再次插管且再次插管往往困难。此类患者常需要送入 AICU 进行延迟拔管管理，在气管导管拔除阶段，如若管理不当可给患者造成急性缺氧甚至死亡的灾难性后果。因此，拔管时机和气道状况需要严格的评估并制定严密的拔管计划（详见第 8 章第 5 节）。

六、急性心肌缺血或心肌梗死

由于术前基础的心血管系统疾病、术前紧张、术中麻醉和手术应激、术后疼痛等因素的影响，术后入 AICU 后发生急性心肌缺血并不少见，严重者会发生急性心肌梗死（acute myocardial infarction，AMI）。目前在 AICU，患者心肌缺血的主要诊断方法是床旁 12 导联 ECG 及经胸壁超声心动图（transthoracic echocardiography，TTE）。判断患者发生急性心肌缺血后要定时复查心肌酶谱和心梗定量指标，如果存在肌钙蛋白升高，同时发生典型症状、ECG 动态改变，或影像学检查证实有新发存活心肌丢失或新发节段性室壁运动异常，则可确诊为 AMI。

患者一旦发生急性心肌缺血或者 AMI，要迅速进行药物治疗，同时吸氧，保证氧供充足，必要时权衡利弊行急诊经皮冠状动脉介入术（percutaneous coronary intervention，PCI）治疗。如果患者循环不能维持，可以考虑 IABP 辅助或者 ECMO 辅助治疗。同时，在治疗 AMI 时，要限制液体量，预防心衰等并发症的发生（详见第 17 章第 2 节）。

七、急性左心衰竭

心力衰竭是由多种原因引起的心脏泵功能不全综合征。在AICU的术后患者，以急性左心衰竭较常见。急性左心衰竭主要引起肺血管充血，导致急性肺水肿，治疗必须及时。

1. 引起急性左心衰竭的常见原因　①心肌收缩力减弱；②心脏负荷增加：如液体过负荷、主动脉瓣重度狭窄等；③心律失常；④舒张期顺应性下降；⑤心脏功能协调障碍等。

2. 急性左心衰竭的临床表现　①心慌、心率增快、心律失常；②呼吸急促，尤其是出现吸气性呼吸困难，可闻及哮鸣音；③严重时可见粉红色泡沫痰。床旁心脏超声和胸部X线可协助诊断。

3. 急性左心衰竭的治疗　①减轻心脏负荷：常用药物有利尿剂呋塞米、血管扩张剂如硝酸甘油、单硝酸异山梨酯等，使用过程中密切监测电解质及血压的变化；②增强心肌收缩力：常用的药物有多巴胺、多巴酚丁胺、洋地黄类药物等；③氧疗：短期内可提高吸氧浓度，保证组织的氧供，纠正组织的缺氧状态；④其他治疗如应用吗啡等。

八、感染性休克

感染性休克，又称脓毒症休克，是由脓毒症导致的危及生命的低血压（休克）和器官衰竭状态，是脓毒症的最严重表现形式，也是外科较为常见且治疗较为困难的一种休克。

1. 感染性休克的诊断　在明确诊断脓毒症的基础上，伴有持续性低血压，在充分液体复苏基础上，仍需要升压药维持平均动脉压≥65mmHg且血清乳酸>2mmol/L。

2. 感染性休克的治疗

（1）液体复苏和集束化治疗：①测定乳酸水平，如初始乳酸水平高于2mmol/L则予重复测量；②抗生素应用前留取血培养；③使用广谱抗生素；④当低血压或血乳酸≥4mmol/L时，开始输注晶体溶液（30mL/kg）；⑤对初始液体复苏后无反应仍然低血压者使用升压药以维持MAP≥65mmHg。

（2）抗感染治疗

1）控制感染源：对所有感染性休克患者进行评估，确定是否存在可控制的感染源。控制手段包括引流脓肿或局部感染灶、感染后坏死组织清除、摘除可引起感染的医疗器具或对仍存微生物感染的源头进行控制。

2）抗生素使用：针对感染引起的脓毒症，应尽早经验性使用覆盖可能病原菌的一种或联合几种静脉抗生素，并考虑抗生素能否在主要疑似感染部位达到充足的浓度。在使用抗生素之前留取血培养。

（3）血管活性药物：迅速恢复对重要器官充足的灌注压是复苏的关键，如果在初始液体复苏后血压未恢复，则应在第1h内给予血管活性药，以达到MAP≥65mmHg。去甲肾上腺素作为首选的血管活性药物；高选择性患者，如没有快速型心律失常风险，心率相对缓慢的患者，建议使用多巴胺；加用血管升压素或肾上腺素以降低去甲肾上腺素的使用剂量。

（4）炎症反应调节：如经足够液体复苏和血管活性药物治疗血流动力学仍不稳定者可考虑应用小剂量糖皮质激素，一般宜选择氢化可的松（200mg/d）。

（5）血糖控制：对进入ICU后已初步稳定的感染性休克患者合并高血糖时，推荐静脉胰岛素治疗，使血糖维持在7.8~10mmol/L。

九、术后出血

术后出血是外科术后严重的并发症之一，各种外科手术后皆有可能发生，一旦发生将会严重影响患者术后近期及远期临床结局。转入AICU的患者需要对可能导致术后出血的危险因素进行综合评价，给予预防措施并密切监护，保持与外科医生的联系。

AICU工作人员除了常规监测血压、引流管引流量、尿量、血常规和凝血功能外，对于一些特殊患者和外科手术应给予重点观察。如神经外科手术和脊柱外科手术，出血在闭合腔隙积累可能导致神经压迫，需要定时评估患者意识水平、肢体活动、瞳孔大小等的变化；对于颈部手术需要观察引流量、颈部敷料、血肿、水肿和患者呼吸状况;对于腹部胸腔器官手术,内出血体征可能一开始并不明显,要注意腹内压增加、血压下降、尿量减少或血红蛋白的下降趋势。对于凝血功能障碍的患者更要密切观察,积极纠正凝血功能。

一旦怀疑出血增加,进行血红蛋白和红细胞压积监测,床旁超声或进一步CT检查,生命体征不稳者应进行液体复苏和输血治疗,必要时采取外科探查止血、介入手术止血等治疗措施。

第5节 麻醉重症监护与治疗病房常用诊疗技术

一、重症超声

准确的评估和快速的临床决策对于挽救生命和提高危重症患者术后转归至关重要,也是围手术期麻醉科医师工作的重心之一。床旁重症超声是在临床医学理论指导下运用超声对危重症患者,以问题为导向的多目标整合的动态评估过程。

1. 经胸肺超声 与肺部X线、听诊相比,在诊断胸腔积液、肺炎、气胸和肺水肿中经胸肺超声更加敏感准确,同时由于其造价低廉、便携、无辐射的特点,可用于肺间质综合征、气胸、胸腔积液和肺实变等术后并发症的辅助和鉴别诊断。

2. TTE 对于围手术期血流动力学精准治疗,需要对心脏功能做全面的评估,主要涉及心功能、外周血管阻力、循环血容量。TTE可以完成心功能及容量的精准评估。

3. 腹部超声 创伤的超声重点评估(focused assessment with sonography for trauma,FAST)是临床医生对创伤病人胸腹腔作床边超声检查,重点探查各腔隙内游离液体,对于患者血流动力学不稳定病因诊断有积极的临床应用价值。

二、支气管软镜的应用

近年,随着电子技术的发展,支气管镜已从光导玻璃纤维为传导系统的纤维支气管镜发展为同轴电缆为镜体的视频电子软镜,极大地提高了其便携性和耐用性,已经成为呼吸科医师、麻醉科医师、急诊和ICU医师必备的床旁呼吸道管理工具。外科手术后的呼吸道相关并发症在AICU患者中比较常见。支气管软镜能以清晰明亮的视野为患者进行气管内操作,有效地清除患者气道内分泌物,改善患者通气功能,提升治疗效果。

AICU主要用于:①重症肺部感染的病因学诊断:经支气管软镜无菌操作吸取的分泌物、保护性毛刷刷检物及肺泡灌洗液的细菌学培养敏感度高、特异性好,对于临床抗感染药物的应用有较强的指导作用;②肺炎和肺不张的治疗:对于咳痰能力弱的患者,支气管软镜可以进入下呼吸道进行吸痰、清除痰栓和痰痂,给予局部盐水或药物灌洗治疗,配合叩背排痰,达到肺复张的目的;③困难气道的管理:在支气管软镜明视下辅助进行困难气管插管和"高风险"气管拔管操作。

三、气管切开术

气管切开术是通过手术建立人工气道,经由气管套管保持开放。常采用开放式外科手术或经皮扩张技术完成。前者是在直接观察下解剖气管前组织并插入气管导管;后者使用改良的Seldinger技术和支气管镜进行引导。

适用于需要长时间的机械通气(通气7d或更长时间)的患者;上呼吸道梗阻;患有神经系统疾病或脊髓、颅脑外伤等疾病的患者需要保护气道的患者等。绝对禁忌证包括颈椎不稳、不可控制的凝血病和计划切开部位的感染等。

经皮气管切开术是AICU病人的首选方法,优点是手术时间缩短、造口感染和炎症发生率低。超声可观察气管和气管环,从而优化切口点的定位,同时避免对血管和甲状腺的损伤,可以提高气管切开的成功率并减少其并发症。

四、呼吸支持治疗技术

呼吸支持治疗技术是一系列改善、维持、替代自主呼吸作用的技术手段的总称，主要包括氧疗和机械通气。氧疗方式包括鼻导管吸氧、面罩吸氧及HFNC；机械通气则包括无创正压通气和有创机械通气。如何在最短的时间内选择最为合适的氧疗方式和机械通气模式成为AICU关注的重点。

（一）经鼻高流量湿化氧疗

HFNC是指一种通过无须密封的高流量鼻塞持续为患者提供可以调控并相对恒定吸氧浓度（21%～100%）、温度（31～37℃）和湿度的高流量（8～80L/min）吸入气体的治疗方式。适用于轻～中度Ⅰ型呼吸衰竭（100mmHg≤PaO_2/FiO_2<300mmHg）；轻度呼吸窘迫（呼吸频率>24次/分）；轻度通气功能障碍（pH≥7.3）；对传统氧疗不耐受或有禁忌证者；危重患者撤机后氧疗。

（二）无创正压通气

无创正压通气（non-invasive positive pressure ventilation，NPPV）是指不需要侵入性或有创性的气管插管或气管切开，只是通过鼻罩、口鼻罩、全面罩或头罩等方式将患者与呼吸机连接进行正压辅助通气的技术。NPPV已成为呼吸衰竭等病理生理状态早期及紧急情况下的通气支持手段。临床常用的NPPV模式有持续气道正压通气（continuous positive airway pressure，CPAP）、双水平气道正压通气（bilevel positive airway pressure ventilation，BiPAP），以及保证平均容量的压力支持等。

（三）有创机械通气

有创机械通气是指通过有创的方法，如气管插管或气管切开，使用呼吸机进行人工呼吸的一种治疗方法。是纠正严重低氧血症或二氧化碳潴留的最有效措施。

1. 机械控制通气（controlled mechanical ventilation，CMV） 该模式是机械通气的最初模式和基本模式，由呼吸机完成全部的吸气呼吸功，是一种完全呼吸支持模式。包括容量控制通气和压力控制通气。

（1）容量控制通气（volume controlled ventilation，VCV）：是时间启动、容量限定、容量或时间切换。在吸气时由呼吸机产生正压，将预设容量的气体送入肺内，气道压升高；呼气时肺内气体靠胸肺弹性回缩排出气体，气道压力回零。

（2）压力控制通气（pressure controlled ventilation，PCV）：是时间切换压力控制模式。其特点是气道压力迅速上升到预设峰压，后接一个递减流量波形以维持气道压力于预设水平。PCV时，若肺顺应性或气道阻力发生改变时，潮气量即会改变。所以，使用该通气模式时应严密监测，并保持报警系统工作正常。

2. 机械辅助控制通气（assisted mechanical ventilation，AMV） 主要特点是在呼吸机给予通气支持的同时保留患者的呼吸肌收缩力，其目的是减少镇静和肌肉松弛的需要，防止呼吸肌失用性萎缩，并且使与机械通气相关的心血管副作用降到最低。而且与控制通气相比，部分通气支持可能会通过膈肌收缩的作用使肺重力区复张从而改善通气/血流值。

（1）辅助/控制机械通气（assist/control ventilation，A/C）：是一种压力或流量触发、压力或容量限定、时间切换的通气方式。A/C可自动转换，当患者的自主呼吸通过气道压或吸气流量触发呼吸机时，进行辅助/压力控制通气或辅助/容量控制通气。当患者无自主呼吸或自主呼吸负压较小，不能触发呼吸机时，呼吸机自动转换到控制通气。

（2）同步间歇指令通气（synchronized intermittent mandatory ventilation，SIMV）：SIMV是自主呼吸和控制呼吸的结合，在自主呼吸的基础上，给患者有规律地和间歇地触发指令潮气量，并将气体强制送入肺内，提供患者所需要的部分通气量，以保持血气分析值在正常范围（pH<7.45，$PaCO_2$ 35～45mmHg）。与CMV类似，潮气量由呼吸机自动产生，患者容易从机械通气过渡到自主呼吸，而最后撤离呼吸机。

（3）压力支持通气（pressure support ventilation，PSV）：是自主呼吸模式。特点是患者自行调节吸气时间、呼吸频率、由呼吸机产生预定的正压；若自主呼吸的流速及幅度不变，潮气量则取决于吸气用力、预置压力水平及呼吸回路的阻力和顺应性。PSV 的主要优点是减少膈肌的疲劳和呼吸做功。PSV 可与 SIMV 或 CPAP 联合应用，有利于撤机。

（四）高频通气

高频通气（high frequency ventilation，HFV）是一种极小潮气量和较高呼吸频率的非常规通气方式，其能够确保气体交换而不明显增加气道压，避免肺泡过度扩张，同时可以降低吸入氧浓度，降低术后肺部并发症的发生风险。适用于急性呼吸衰竭、支气管镜检查或上气道手术以及气管插管失败的紧急气道。由于气流形式、驱动压力波形以及通气的具体方法各有不同，所使用的频率范围也相差甚大，通常将 HFV 划分为以下三类：高频正压通气（high frequency positive pressure ventilation，HFPPV），常用通气频率为 60~120 次/分，潮气量 3~5mL/kg，吸呼比＜0.3；高频喷射通气（high frequency jet ventilation，HFJV），通气频率为 120~300 次/分，潮气量 2~5mL/kg，与 HFPPV 的主要区别是采用了喷射装置，因此其潮气量除喷射容量外，还有一部分是 Venturi 效应卷吸带来的气体；高频振荡通气（high frequency occilation ventilation，HFOV），通气频率高达 300~3600 次/分，潮气量 1~3mL/kg，与 HFPPV 和 HFJV 的主要区别是频率高和产生正弦波振动形式。

经气管穿刺喷射通气（transtracheal jet ventilation，TTJV）的机制类似于声门下喷射通气，属于 HFJV 的衍生技术，TTJV 通过 14~16 号套管针经环甲膜穿刺进入气管内，成功后将针芯退出，套管连接喷射通气装置，进行经气管穿刺喷射通气。目前较多适用于急救，上呼吸道急性阻塞患者进行紧急气管插管或喉镜检查之前，作为过渡性通气措施，为病人接受下一步治疗创造安全的条件。

五、血液净化技术

血液净化技术是指各种连续或间断清除体内过多水分、溶质方法的总称，分为肾脏替代治疗（renal replacement therapy，RRT）、血液灌流、内毒素吸附和血浆置换等方式。每一种血液净化方式都有各自的特点，且各适用于不同的疾病或不同的疾病状态。

RRT 在危重患者的容量控制、毒素和异常血浆成分清除以及内环境紊乱纠正等方面发挥着重要作用，是 ICU 医师需要掌握的基本技术。RRT 的基本模式包括血液透析、血液滤过和血液透析滤过。根据治疗持续时间长短，将＜24h 的 RRT 称为间断性肾脏替代治疗（intermittent renal replacement therapy，IRRT）；将治疗时间＞24h 的 RRT 称为连续性肾脏替代治疗（continuous renal replacement therapy，CRRT）。由于危重患者往往伴有血流动力学的紊乱和毛细血管渗漏导致的体液潴留，CRRT 以其连续性、温和性和良好的耐受性成为 AICU 优先选用的支持治疗措施，其常用模式包括缓慢连续超滤（SCUF），连续静脉-静脉血液透析（CVVHD），连续静脉-静脉血液透析滤过（CVVHDF）及连续静脉-静脉血液滤过（CVVH）。其中，缓慢连续超滤（SCUF）对溶质的清除能力极弱，常用于充血性心力衰竭患者的脱水治疗。

血浆置换是通过血浆分离器分离出全部或部分病理血浆并弃去，将细胞成分与新鲜冷冻血浆或白蛋白液合并返回到患者体内，以选择性或非选择性地清除循环系统中各种异常物质，如免疫复合物、自身抗体、轻链蛋白、毒素等，以达到改善全身状态和促进康复的目的。因此，血浆置换主要用于治疗自身免疫性疾病、肾移植后排斥反应引起的急性肾损伤、肝衰竭及甲状腺危象等。

危重患者病因复杂，常伴有多器官功能障碍，血液净化技术只是治疗的手段之一，在临床诊疗过程中，尚需要综合多种方法才能提高治疗效果。

六、体外膜肺氧合技术

ECMO 作为一种重要的体外生命支持技术，临床上主要用于心脏功能不全和（或）呼吸功能不全的支持，目前已经成为治疗难以控制的严重心力衰竭和呼吸衰竭的关键技术。

ECMO 是将血液从体内引到体外，经膜肺氧合后再通过静脉或动脉重新灌注到体内，以维持机体各器官的灌注和氧合，对严重的可逆性呼吸和（或）循环衰竭患者进行长时间心肺支持，使心肺得到充分的休息，为心肺功能的恢复赢得宝贵的时间，是体外循环技术的延伸。

按照血液回输的途径不同，通常有两种类型：从静脉系统引出动脉回输为 VA-ECMO；从静脉引出又注入静脉为 VV-ECMO。前者同时具有循环和呼吸辅助功能；后者仅具有呼吸辅助功能。

开始 ECMO 治疗的标准包括病情可能逆转且常规治疗无效的急性严重心力衰竭或呼吸衰竭。

（1）急性严重呼吸衰竭：VV-ECMO 是各种原因所致的急性严重呼吸衰竭患者的首选治疗方法。主要适应证包括常规治疗无效的重症 ARDS、急性肺栓塞、肺移植、重症哮喘和紧急气道等。

（2）急性严重心力衰竭：VA-ECMO 是各种急性双心室功能衰竭合并呼吸衰竭患者的首选治疗方法。各种原因导致的对常规治疗无反应的严重心源性休克，如重症爆发性心肌炎、急性心肌梗死、心脏外科术后、心脏介入治疗突发事件、等待心脏移植、急性大面积肺栓塞或心脏移植后急性右心衰竭等。

（3）各种原因引起的心搏呼吸骤停：在传统救治的同时实施 VA-ECMO 治疗有利于在最短时间内建立呼吸循环，保护心脑等重要脏器灌注，防止心搏骤停的反复出现，为心搏骤停病因的诊断和治疗赢得时间。

七、主动脉内球囊反搏技术

IABP 是一种经股动脉放置于降主动脉上段的球囊，在左心室舒张时充气膨胀，以增加主动脉舒张压和冠脉血流的方法，通过对血流动力学的影响而对心功能起到辅助性治疗的作用。IABP 主要由气囊导管和球囊反搏机两部分组成。

IABP 常用于：①冠心病患者在术前或球囊扩张前，心功能Ⅳ级，EF<30%的患者；②术中心泵衰竭或脱离体外循环机困难的患者；③药物治疗无效的心肌缺血患者；④以上适应证并存以下指征时，应考虑使用 IABP：多巴胺用量>10μg/（kg·min），同时应用两种药物的情况下血压进行性下降；心指数<2L/（min·m²）；MAP<50mmHg；左心房压>20mmHg；CVP>15mmHg；尿量<0.5mL/（kg·h）；末梢循环差，手足凉；精神萎靡，组织氧供不足，乳酸持续上升，动脉血氧饱和度下降明显。

IABP 停机指征：①当多巴胺<5μg/（kg·min）时，血流动力学仍然处于稳定状态；②心指数>2L/（min·m²），MAP>70mmHg；③尿量>0.5mL/（kg·h），末梢循环良好；④自主呼吸时，血气、电解质结果正常。

（张加强　孙铭阳　许晓东）

第二篇 专科麻醉

第24章 普外科手术的麻醉

本章要点：
- 对于饱胃、消化系统结构异常（如胃大部切除术后）、消化道梗阻（如幽门梗阻、肠梗阻）等患者，麻醉前应放置胃管，进行胃肠减压，预防围手术期发生呕吐和误吸。
- 胆-心反射是指胆道手术时由于牵拉胆囊，或探查胆道时所引起的心率减慢、血压下降，严重者可引起冠状动脉痉挛导致心肌缺血、心律失常，甚至心搏骤停等。术前应完善检查，麻醉前准备足量抗胆碱类药物，术中若出现心动过缓应及时静脉注射阿托品，伴有血压下降时加用麻黄碱，必要时应暂停手术刺激。
- 急性胰腺炎中脂肪组织分解释放的脂肪酸可与血液中钙离子结合，导致低钙血症，术前应予纠正，围手术期加强血钙监测。
- 慢性肝病引起的肝硬化可导致门静脉高压和肝衰竭；肝衰竭最终可导致严重的多器官功能障碍以及凝血功能障碍、血小板减少、循环高动力状态、食管静脉曲张、肝性脑病、肝肺综合征、肺动脉高压和肝肾综合征；肝衰竭最终的治疗方法是肝移植，麻醉前应重点针对其主要病理生理改变，做好改善肝功能、出血倾向及全身状态的准备。
- 吸入麻醉药可剂量依赖性地降低平均动脉压和心输出量，导致门静脉血流减少。异氟烷、七氟烷、地氟烷可以保持肝动脉的自主调节能力，维持肝血流量。

普外科手术是临床中常见的手术类型，手术部位涉及甲状腺、乳腺、胃肠道、肝脏、胆道、胰腺等多个器官，手术种类繁多。而患者的情况则因其年龄、基础疾病各不相同，这使得麻醉管理的复杂性和挑战性显著增加。随着医疗技术的不断进步，普外科手术的方式和麻醉技术也在不断发展，旨在为患者提供更加安全、有效和舒适的诊疗方案。

第1节 普外科手术的麻醉前评估及麻醉方法

一、普外科手术的麻醉前评估

普外科手术的麻醉前评估需关注循环和呼吸系统功能，对于有心血管疾病（如缺血性心脏病和心力衰竭等）和呼吸系统疾病（如COPD或支气管哮喘等）病史的患者，麻醉前应评估心肺功能，了解症状及近期变化，并进行相关检查。腹、盆腔巨大肿瘤或大量腹水的患者麻醉诱导时应按饱胃处理，此类患者术前常因腹压过高使膈肌运动受限，或因腹腔感染引起反应性胸膜炎、胸腔积液，导致限制性通气功能障碍。

二、普外科手术常用的麻醉方法

在选择普外科手术的麻醉方案时，麻醉科医生需要综合考虑患者的全身状况、手术方式、医疗设施条件等多方因素，选择最适合的麻醉方法，确保手术安全进行。

1. 区域（局部）麻醉 在普外科手术中，常用的区域（局部）麻醉方法为局部浸润麻醉、神经阻滞麻醉和椎管内麻醉。局部浸润麻醉主要用于体表短小手术、创伤性检查和治疗性操作。然而，由于其阻滞不完善，肌松不满意，术野显露差，已较少单独应用于普外科手术。目前超声引导下神经阻滞，如喉返神经阻滞、椎旁神经阻滞、腹横肌平面阻滞、腰方肌神经阻滞等越来越多地应用于普外科手术的麻醉中。

在选择椎管内麻醉时，需要考虑手术方式、患者合并疾病、穿刺难易程度以及给患者带来利弊等因素。

脊髓麻醉适用于下腹部、下肢及肛门会阴部短小手术，只需要小剂量的药物即可产生快速（＜5min）、充分、可恢复的痛觉阻滞。脊髓麻醉后尿潴留发生率较高，术前应常规放置导尿管。连续脊髓麻醉是通过放置于蛛网膜下隙的导管向其间断注射小剂量的局部麻醉药物或镇痛药物产生和维持脊髓麻醉的方法，其对于呼吸循环干扰小，血流动力学稳定，适用于老年患者和心血管系统高风险患者，但也会出现感染、神经损伤（马尾综合征）等相关并发症。

硬膜外麻醉适用于腹部、腰部、盆腔和下肢的手术及胸壁浅表手术。适用于脊髓麻醉的手术均可采用硬膜外麻醉。相较于前者，硬膜外麻醉需注入更多局麻药，起效也更为缓慢（＞20min）。相比于单次法，连续硬膜外麻醉痛觉阻滞完善，对呼吸、循环、肝、肾功能影响小。因交感神经被部分阻滞，胃肠道蠕动增强，术野显露较好，麻醉作用不受手术时间限制，并可用于术后镇痛。根据穿刺部位和手术要求的不同，可选择不同浓度的局部麻醉药。此外还应根据患者全身状况选择局麻药浓度，虚弱衰老患者浓度宜降低。

脊髓麻醉与腰段硬膜外联合阻滞麻醉，简称为腰硬联合麻醉。腰硬联合麻醉既具有脊髓麻醉起效迅速、运动神经阻滞完善的优点，同时又具备硬膜外麻醉经导管间断给药以满足长时间手术的特点，广泛用于下腹部手术。

对于单独或联合应用椎管内麻醉的患者，术前应排除椎管内麻醉的禁忌证（详见第 10 章）。

2. 全身麻醉 全身麻醉可分为吸入全身麻醉、静脉全身麻醉和静吸联合全身麻醉。由于全身麻醉可提供完善的镇痛效果和肌肉松弛条件，气管插管可提供完善的气道管理，能够最大限度地防止胃内容物的反流误吸，因此，适用于包括老年、体弱、肥胖、病情危重或有椎管内麻醉禁忌证在内的所有普外科手术患者。由于患者全身情况不同、重要脏器损害程度及代偿能力存在差异，麻醉药物的选择需因人而异。同时麻醉诱导方式也需根据患者有无饱胃而定，急症饱胃者（如进食、上消化道出血、肠梗阻等），为防止胃内容物误吸，可选用快速顺序诱导插管或清醒插管。全身麻醉联合区域（局部）麻醉可以明显减少术中全身麻醉药的用量，有利于患者术后快速苏醒，减轻术后疼痛，减少术后镇痛药的用量。

第 2 节　常见普外科手术的麻醉处理

一、甲状腺切除术的麻醉管理

（一）甲状腺手术患者的特点与麻醉前准备

常见的需要手术治疗的甲状腺疾病主要有良性或恶性甲状腺肿瘤及药物疗效不佳的甲状腺功能亢进症（甲亢）。术前需要评估患者的甲状腺功能，轻中度的甲状腺功能异常对围手术期影响较小，但严重的甲状腺功能亢进或减退会增加围手术期风险。甲亢患者的常见临床表现有怕热、多汗、体重减轻、失眠、焦虑、心悸、食欲亢进、大便次数增多等，应接受术前治疗，以降低发生甲状腺危象的风险。巨大甲状腺肿可造成气管移位、气道受压进而导致严重的气道狭窄、霍纳综合征或上腔静脉梗阻，需特别关注延伸到胸骨后的甲状腺肿。术前通过内镜检查及 CT 检查进行气道评估可以确定严重程度及是否需要胸骨切开。

（二）麻醉选择与处理原则

局部麻醉和周围神经阻滞麻醉适用于甲状腺结节较小的手术，目前大部分甲状腺手术常采用快诱导气管插管全身麻醉。对于可能存在困难气道的患者，可采用慢诱导清醒气管插管全身麻醉。

出血是甲状腺切除术后最危险的并发症之一，常见于术后 24h 内，出血过多可致患者出现颈部肿胀、呼吸困难，如处理不及时可危及生命。神经损伤是术后常见的并发症，单侧喉返神经损伤可致同侧声带麻痹、声音嘶哑；双侧喉返神经损伤可致双侧声带麻痹，可立即出现呼吸困难甚至窒息。为防止术中损伤神经，插管后应避免追加肌松药，以便外科医生在术中探查神经。为了预防喉返神经损伤，可在术中进行神经功能监测，但需拮抗肌松药的作用以确保监测的准确性。

二、乳腺切除术的麻醉管理

（一）乳腺手术患者的特点与麻醉前准备

乳腺切除术对全身生理干扰较少，多数患者均能较好地耐受手术。除一般的麻醉前访视项目（详见第 6 章），重点关注患者的心肺功能，还应评估患者的气道条件。麻醉前访视时注意患者的张口度、颈部活动度及下颌大小。如患者已存在肿瘤的肺内转移，或者已接受放、化疗，则应重点关注其肺功能、心电图、血常规及肝肾功能。

（二）麻醉选择及处理原则

对于乳腺肿物的活检操作或者较小的乳腺良性肿瘤切除术，一般可在局部浸润麻醉下完成。若患者较紧张，可辅助使用少量镇静药物。但对于高龄或合并严重心肺疾病的危重症患者，应慎用镇静药物，以免导致呼吸抑制，甚至循环波动。对于较大的乳腺良性肿瘤或乳腺恶性肿瘤根治手术，应采用全身麻醉。

三、胃肠手术的麻醉处理

（一）胃肠手术患者的特点与麻醉前准备

胃肠手术患者的病种以溃疡和肿瘤多见，常伴便秘、呕吐、腹泻、便血、肠梗阻等症状，且多伴有贫血和营养不良。因此，术前应完善相关检查，评估患者的营养状态、禁食情况。因腹部疾病可直接影响营养物质的消化和吸收，术前需及时发现并纠正患者营养不良、贫血、低蛋白血症、电解质异常及肾功能损害。建议术前将血红蛋白纠正至 100g/L 以上，血浆总蛋白至 60g/L 以上，以提高患者对麻醉和手术的耐受性，减少术后并发症的发生。消化道肿瘤、溃疡或食管胃底静脉曲张等疾病常导致严重出血，除出现呕血、便血等明显症状外，胃肠道内可潴留大量血液，导致失血量难以估计，严重者可发展为失血性休克。由于同时伴随胃肠消化液的丢失，血液可能发生浓缩，使得血红蛋白、红细胞压积等指标暂时无明显变化。此外，胃液、血液、胆汁、肠内容物等物质的反流误吸可导致急性呼吸梗阻、吸入性肺炎或肺不张等严重后果。

麻醉前应评估患者的消化系统情况。对于消化系统结构异常（如胃大部切除术后）、消化道梗阻（如幽门梗阻、肠梗阻）等患者，应按照饱胃患者进行麻醉处理。术前怀疑胃潴留的患者，在麻醉前应放置胃管，进行胃肠减压，麻醉诱导前常规备好吸引装置和吸痰管。术前无须常规给予长效镇静和阿片类药物。老年患者术前应慎用抗胆碱药物和苯二氮䓬类药物，以降低术后谵妄的风险。

（二）麻醉选择及处理原则

全身麻醉联合硬膜外麻醉或椎旁神经阻滞、切口局部浸润镇痛等可满足手术无痛的需求并减轻手术创伤所致的应激反应。胃十二指肠手术可经 T8~T9 或 T9~T10 间隙穿刺，阻滞平面以 T4~L1 为宜；右半结肠手术可经 T11~T12 间隙穿刺，阻滞平面控制在 T6~L2 水平；左半结肠手术可经 T12~L1 间隙穿刺，阻滞平面控制在 T6~S4 水平。麻醉中应严格监测和控制阻滞平面，同时还应加强对呼吸、循环、尿量、体液等的监测，维持水、电解质、酸碱平衡。

麻醉药物的选择应以术毕患者快速苏醒、无药物残留效应和快速气管插管拔除为原则。因此，短效镇静药、短效阿片类镇痛药及肌松药为首选。术中加强肌松监测有助于精确的肌松管理,深度肌松可在低气腹压 8~10mmHg 下满足外科腔镜操作的空间需求,同时降低内脏缺血风险和对心肺功能的影响,术毕给予肌松拮抗剂可快速拮抗残余肌松效应,降低术后肺部并发症的发生率。

全身麻醉联合硬膜外阻滞、周围神经阻滞以及切口局部浸润镇痛,还能降低阿片类药物用量,以减少阿片类药物对麻醉苏醒和术后肠道功能的不良影响。

四、肝脏手术的麻醉处理

(一)肝脏手术患者的特点与麻醉前准备

常见的肝脏手术包括原发性或转移性肿瘤切除、撕裂伤修复、脓肿引流。由于肝病患者大多数并存其他疾病,其围手术期管理难度较大,且存在术中大出血风险,因此,术中控制出血和保护肝脏功能是提高手术与麻醉安全性的关键。术前应进行详细的病史询问和体格检查,实验室检查应包括肝功能、凝血功能、血常规、电解质及血气分析等,影像学检查如超声、CT 或 MRI 可用于评估肝脏病变的性质和范围。对合并慢性肝病、肝硬化、门静脉高压或其他严重并发症的患者,应与多学科团队协作,制定详细的围手术期管理方案。

对肝功能损害者,术前应给予高糖、高热量、低脂肪以及多种维生素营养,以增加肝糖原合成,改善肝功能;有出血倾向者可给予维生素 K 等止血药,以纠正出凝血时间和凝血酶原时间(prothrombin time,PT);对于腹水患者注意补充白蛋白,纠正低蛋白血症、贫血和电解质紊乱;对于肝功能异常及血清胆红素升高者,术前应加强保肝治疗,术中术后应加强肝肾功能的监测,预防肝肾综合征的发生。

目前尚缺乏完善的肝功能评估方法来准确评估围手术期风险,但 Child-Pugh 评分已被用于非分流手术、腹部手术和食管反流的麻醉前评估,并被证实在预测围手术期风险方面具有良好的效果。Child-Pugh 评分为 B、C 级的患者不能耐受较大范围的肝切除术。

(二)麻醉选择及处理原则

行右半肝、右后叶及肝脏广泛切除术,因需要充分暴露肝门,控制出血,所以此类手术麻醉应选择全身麻醉,要求镇痛完全,肌松满意,防止长时间低血压及缺氧,尽量保护肝功能免受药物损害。

麻醉药物的选择需要遵循以下原则:①不显著减少肝脏的血流灌注;②避免使用具有肝脏毒性的药物;③个体化使用依赖肝脏代谢的药物,避免蓄积。

(1)吸入麻醉药:氟烷可引起肝动脉收缩,导致显著而持久的肝脏血流灌注下降和肝动脉供氧降低,应避免使用。七氟烷和异氟烷则相反,可抑制肝动脉收缩,保证肝血流灌注,可优先选用。

(2)静脉麻醉药:严重肝病患者的苯二氮䓬类药物应注意减量,避免重复给药或长时间输注;肝硬化患者的丙泊酚需要量应减少;阻塞性黄疸患者的依托咪酯需要量应减少;严重肝功能不全患者需减少右美托咪定的剂量。

(3)阿片类药物:几乎所有的阿片类药物主要经肝脏代谢。肝功能障碍时,阿片类药物半衰期延长、生物活性增强、不良反应(呼吸抑制、过度镇静)发生率增加。晚期肝硬化患者应减少吗啡和芬太尼剂量,阿芬太尼在肝硬化患者中的半衰期可延长 1 倍,但瑞芬太尼的清除则不受影响。

(4)肌松药:维库溴铵和罗库溴铵依赖肝脏代谢清除,严重肝功能不全患者作用时间会延长;阿曲库铵(非特异性酯酶水解)和顺式阿曲库铵(霍夫曼消除)的代谢在肝病患者中不受影响;晚期肝病患者血浆胆碱酯酶水平降低,琥珀胆碱和米库氯铵的恢复时间延长。舒更葡糖酸钠可以逆转甾类肌松药(维库溴铵和罗库溴铵)的作用。

肝脏手术中的麻醉处理应注意以下几点:

(1)肝脏血流供应具有双重循环特点,其中肝动脉占 25%、门静脉占 75%,其对低血压及缺氧耐受性差,如肝血流量明显减少,极易造成肝细胞损害,因此,麻醉期间应充分给氧并防治低血压。术中若需阻断门静脉和肝动脉血流，常温下阻断时间不宜超过30min，时间过长可造成部分脏器，如肝脏、胰腺、小肠等缺血、缺氧及水肿。阻断前应静脉输注适量的胶体溶液和平衡盐溶液，确保血容量充足。肝门阻断后如血压严重下降，应考虑肝门阻断引起的腔静脉受压或扭曲，可调整阻断钳的位置，并加快输血、输液（经上肢静脉）或给予血管活性药物；如果仍不能使血压回升，则应暂停手术，开放阻断钳。开放阻断时，为避免过量血液回流增加心脏负担，可逐步缓慢开放阻断钳。肝门阻断前适当应用地塞米松或乌司他丁，可减轻肝缺血再灌注损伤。肝门阻断开放前后，均应行酸碱与血气分析。同时术中为充分暴露肝门需要提供良好的肌松，且需加强保温，保护残留肝组织功能，并减少凝血功能异常的发生。

（2）手术过程中可能会出现下腔静脉受压或误伤的情况，术前应开放充足的静脉通路以便快速补液，术中根据情况及时补充血容量。尽管现代手术器械和技术有所改进，但肝断面创伤大、止血困难，大量渗血和短时间内大量出血有时仍难避免，此时需要快速补液。

（3）手术过程中实施低中心静脉压（central venous pressure，CVP）技术，即降低中心静脉压并在术中维持低水平（<5cmH$_2$O），可减少肝切除术中来源于肝静脉系统的反流性出血。低CVP不但可使肝静脉血管压力降低，管径缩小，减少单位时间出血量，还可避免腔静脉膨胀，使得复杂肝切除术中更容易解剖和控制肝静脉和肝短静脉，从而有效减少术中出血。目前临床上降低CVP的常用方法是控制性低中心静脉压（controlled low central venous pressure，CLCVP）技术，具体措施包括限制术中液体入量、应用利尿剂和（或）血管舒张剂、调整术中体位及减少潮气量等。

（4）肝包虫病手术时，包囊破裂可造成腹腔污染，甚至即刻发生过敏性休克，应注意避免。若发生过敏性休克，麻醉科医生应密切监测患者生命体征，确保患者气道通畅，必要时调整麻醉药物，并及时给予肾上腺素、抗组胺药和液体支持。

（5）肝脏手术后可出现可逆性肝功能紊乱，主要表现为黄疸、转氨酶和碱性磷酸酶轻度升高。这可能与术中大量输血和肝门阻断使肝细胞缺血损伤相关，麻醉药物等药源性因素也可能参与这一过程。因此，麻醉后仍应注意肝功能的相关监测，尤其是肝功能紊乱的特异表现，如凝血功能的监测。此类肝功能紊乱一般在术后短时间内均可恢复，无须特殊处理。对严重的术后黄疸与肝功能异常，则需考虑有胆道梗阻或肝细胞坏死的可能，需进一步检查以明确诊断。

总之，肝脏手术的麻醉与围手术期管理应遵循如下原则：①作好充分的术前准备，尽一切可能纠正机体的内环境紊乱。②术中减少一切不必要的用药，减轻肝脏的负担。③选用对肝脏血流及代谢等影响最小的麻醉药。④术中维持血流动力学平稳，减轻肝脏的缺血再灌注损伤。⑤围手术期除加强生理监测外，更应注意动态监测生化及凝血功能。⑥保肝治疗应贯穿于整个围手术期。

五、胆道手术的麻醉处理

（一）胆道手术患者的特点与麻醉前准备

胆道手术包括胆囊切除术、胆管探查术、胆管结石取出术和胆道狭窄扩张术等。由于胆道疾病患者多伴有黄疸、感染和营养不良等情况，麻醉前应详细评估患者的全身状况，特别是肝功能和凝血功能。实验室检查应包括肝功能、凝血功能、血常规、电解质及血气分析等。影像学检查如超声、CT或磁共振胰胆管成像可用于评估胆道病变的性质和范围。

（1）术前应对心、肝、肾功能进行全面检查评估。对于肝功能异常及血清胆红素升高者，术前应加强保肝治疗，术中术后应加强肝肾功能保护，预防肝肾综合征的发生。

（2）胆囊、胆道疾病多伴有感染，麻醉前应给予抗感染治疗。阻塞性黄疸可导致胆汁酸、胆固醇代谢异常。维生素K吸收障碍可使维生素K参与合成的凝血因子减少，发生出凝血异常，PT延长。对于这类患者，麻醉前可给予维生素K治疗，使PT恢复正常。对严重梗阻性黄疸者，为确保手术安全，术前宜行胆汁引流，并作消炎保肝处理，待肝功能改善后再行手术治疗。

（3）阻塞性黄疸的患者，自主神经功能失调，表现为迷走神经张力增高，心动过缓。麻醉手术时更易发生心律失常和低血压。

（4）胆囊、胆道疾病患者常有水、电解质、酸碱平衡紊乱、营养不良、贫血、低蛋白血症等继发性病理生理改变，麻醉前均应尽量纠正。

（二）麻醉选择及处理原则

胆道外科患者，病情与体质差异极大，肥胖体型者逐年增多，麻醉选择与处理的难度各不相同。胆囊、胆道手术，可选择全身麻醉、硬膜外麻醉或全身麻醉联合硬膜外麻醉，麻醉方法的选择应视手术类型和患者情况而定。无论选用何种麻醉方法，术中均应注意防止迷走神经反射：加强术前检查和准备，麻醉前准备足量抗胆碱类药；术中出现心动过缓应及时静脉注射阿托品，伴有血压下降时加用麻黄碱；必要时应暂停手术刺激；还可采取预防措施，如用利多卡因作局部表面麻醉或行腹腔神经丛阻滞。

硬膜外麻醉可选择在 T8~T9 或 T9~T10 间隙进行穿刺，向头侧置管，阻滞平面控制在 T4~T12。胆囊、胆道部位迷走神经分布密集，且有膈神经分支分布，在游离胆囊床、胆囊颈和探查胆总管时，可能发生胆-心反射。患者不仅出现牵拉痛，还可引起反射性冠状动脉痉挛、心肌缺血导致心律失常、血压下降。吗啡、芬太尼可引起胆总管括约肌和十二指肠乳头部痉挛，促使胆道内压上升至 $300mmH_2O$ 或更高，持续 15~30min，且不能被阿托品解除，故麻醉前应禁用。阿托品可使胆囊、胆总管括约肌松弛，麻醉前可使用。胆道手术可促使纤维蛋白溶酶活性增强，纤维蛋白溶解而发生异常出血。术中应观察出凝血变化，遇有异常渗血，应及时检查纤维蛋白原、血小板，并给予抗纤溶药物或纤维蛋白原处理。阻塞性黄疸常伴肝损害，应禁用损害肝肾功能的药物。

胆道疾病手术后，虽进行了胆道的引流，但黄疸并不能立即消退。因此，围手术期患者仍处于高迷走张力状态，术毕送返病房或麻醉恢复室的过程中，应继续监测，持续吸氧，防止心律失常的发生。同时，保持引流管通畅，记录胆道引流量，注意水电解质酸碱平衡。

六、胰腺手术的麻醉处理

（一）胰腺手术患者的特点与麻醉前准备

胰腺疾病需手术者，包括急性炎性病变和肿瘤两大类。急性胰腺炎具有典型的定位与腹部临床特征，常腹痛剧烈，当血清淀粉酶超过 500U/L 时，即可明确诊断。急性胰腺炎通常采用非手术疗法，如禁食、消炎、镇痛、输液，以及应用多肽类生长抑素等。若保守疗法无效，尤其是出血坏死型胰腺炎，出现腹膜炎症状时，应及时手术切开引流，清除坏死组织。

胰腺肿瘤又可分为外分泌肿瘤和内分泌肿瘤。胰腺外分泌肿瘤多伴有阻塞性黄疸、肝功能损害、体质衰弱及营养不良。这类患者常需行胰十二指肠切除术（Whipple 术），手术侵袭范围广，时间长，术野渗出较多，血浆和细胞外液丢失严重，容易导致循环血量减少、血液浓缩。因此，术前应做好充分准备，补充蛋白质、维生素等，调整患者的全身状况，提高对麻醉与手术的耐受性。加强支持治疗，给予高蛋白、高糖、低脂膳食，纠正水、电解质、酸碱平衡紊乱。患者显著消瘦时，可伴有贫血和血容量不足，应少量多次输血。有凝血功能障碍者，使用新鲜冰冻血浆 5~6mL/kg，并进行维生素 K 治疗，有适应证时使用抗纤溶药物，使 PT 接近正常。

胰腺内分泌肿瘤较少见，如胰岛素瘤、胃泌素瘤、胰高血糖素瘤及生长抑素瘤等，具有相应的内分泌改变。胰岛素瘤主要表现为低血糖，且反复发作，严重时可出现休克，因此，持续监测血糖水平并将其维持在正常范围至关重要。胃泌素瘤可发生在胰腺，多为恶性，临床表现为顽固性、多发性消化性溃疡，消化道出血、穿孔及腹泻的发生率高，手术是最好的治疗方法，一旦确诊，术前应积极纠正贫血与电解质紊乱，为手术创造条件。

（二）麻醉选择及处理原则

胰腺属腹膜后位器官，位于上腹深部，手术操作困难，要求肌松完善、术野清晰，因此首选全身麻醉，也可考虑全麻联合硬膜外麻醉。应注意急性出血坏死型胰腺炎可引起呕吐、肠麻痹、胰腺出血和腹腔内大量渗出，导致血容量不足、水电解质紊乱，且脂肪组织分解形成的脂肪酸与血中钙离子起皂化作用可引起血清钙偏低，术前需加以纠正。术中应监测血压、CVP、SpO_2、心率、呼吸频率、尿量和体温等，以判断其血容量、外周循环与心脏功能，及时发现血流动力学变化及其他并发症。尽可能补足血容量，使血压升至维持肾功能所必需的水平。扩容以血浆和血浆代用品为主，并根据电解质监测结果进行调整及纠正酸中毒。扩容的同时，应进行强心治疗，慎用血管收缩剂。病情危重的急性出血坏死型胰腺炎患者，手术后可带气管导管送 ICU 行呼吸治疗，预防急性呼吸窘迫综合征（acute respiratory distress syndrome，ARDS）。

胰岛肿瘤属胰腺内分泌肿瘤，以 β-细胞瘤（胰岛素瘤）最为多见。胰岛素瘤明确诊断后，手术切除肿瘤是唯一的治疗手段。胰腺血管造影、CT 检查和术中 B 超等技术的应用，使其诊断、定位准确性显著提高。胰腺肿瘤若伴有黄疸，术中监测与处理可参照胆道疾病的黄疸患者。此外，血糖可因肿瘤的不同性质和手术操作的影响而产生变化。如胰岛素瘤切除前表现为低血糖，则切除后可能立即转变为高血糖，因此需要定时监测血糖，根据血糖水平给予葡萄糖或胰岛素。

七、门静脉高压与脾切除术的麻醉处理

（一）门静脉高压和脾切除术患者的特点与麻醉前准备

门静脉系统是腹腔脏器与肝脏毛细血管网之间的静脉系统，当门静脉压力因各种原因而高于 25cmH_2O 时，可表现出一系列临床症状，统称门静脉高压。其主要病理生理改变为：①肝硬化和肝损害；②高动力型血流动力学改变：容量负荷及心脏负荷增加，动静脉血氧分压差降低，肺内动静脉短路和门、肺静脉间分流；③出凝血功能改变：纤维蛋白原缺乏、血小板减少、PT 延长、第 V 因子缺乏、血浆纤溶蛋白活性增强，有出血倾向和凝血障碍；④低蛋白血症，腹水，电解质紊乱，水钠潴留和低钾血症；⑤脾淤血肿大、功能亢进，全血细胞减少加重贫血和出血倾向；⑥氮质血症，少尿，稀释性低钠血症，代谢性酸中毒和肝肾综合征。

门静脉高压可导致门体静脉之间形成广泛的侧支循环，侧支循环主要包括四个位置：胃食管静脉丛，肛门直肠静脉丛，脐周静脉丛，腹膜后静脉丛，因此门静脉高压的患者术前常会出现腹壁静脉曲张（海蛇头）。食管胃底静脉曲张引起的大出血是肝病患者的主要并发症和死亡原因之一。除急性失血外，血液在肠道中分解、吸收产生的氮负荷可诱发肝性脑病。门静脉高压还伴有不同程度的肝功能损伤，麻醉前应重点针对其主要病理生理改变，做好改善肝功能、出血倾向和全身状态的准备。

（1）增加肝糖原，修复肝功能，减少蛋白分解代谢：给予高糖、高热量、适量蛋白质及低脂肪饮食，补充多种维生素，如复合维生素 B、维生素 B_6、维生素 B_{12}、维生素 C 等。

（2）有出血倾向者可给予维生素 K 和其他止血药，以纠正维生素 K 相关因子缺乏引起的凝血功能障碍。纤维蛋白原、凝血酶原或 X 因子在体外半衰期较稳定，麻醉前可补充新鲜全血或新鲜冰冻血浆。

（3）腹水可反映肝损害的严重程度，大量腹水直接影响呼吸、循环和肾功能，应在纠正低蛋白血症的基础上，予利尿、补钾，并限制液体入量。

（4）纠正水、电解质、酸碱平衡紊乱。

门静脉高压手术麻醉的适应证，主要取决于肝功能损伤程度、腹水量、食管静脉曲张程度及有无出血或出血倾向。其手术方式有单纯脾切除术、门奇静脉断流术、胃冠状静脉结扎术、脾肾静脉或门腔静脉吻合术等。按照肝功能分级（表 24-1），肝功能Ⅲ级的患者不适于进行麻醉和手术，应尽量纠正至Ⅰ或Ⅱ级。此外，糖耐量试验对评价肝细胞的储备能力具有一定价值，若 90~120min 值高于 60min 值，则提示其储备力明显低下，麻醉和手术死亡率增加。对于肝功能Ⅰ~Ⅱ级的患者，也必须进行术前准备，加强护肝治疗，改善全身情况，提高患者对麻醉和手术的耐受性。

表 24-1　门静脉高压患者的肝功能分级

项目		肝功能分级		
		I	II	III
胆红素（μmol/L）		<20.5	20.5~34.2	>34.2
血清白蛋白（g/L）		≥35	26~34	≤25
凝血酶原时间（s）		1~3	4~6	>6
谷丙转氨酶	金氏法（U）	<100	100~200	>200
	赖氏法（U）	<40	40~80	>80
腹水		无	少量，易控制	大量，不易控制
肝性脑病		无	无	有

（二）麻醉选择及处理原则

肝脏是药物代谢的主要场所，多种麻醉药物均可使肝血流量减少，因此麻醉药物及其剂量的选择需考虑维持血压稳定和保护器官持续灌注，避免进一步加重肝功能损伤。巨脾切除术、脾破裂修补术及多数分流手术须采用气管插管全身麻醉（麻醉药物的选择参照肝脏手术的麻醉处理）。

麻醉过程中需注意以下几点：①维持有效循环血量：通过心电图、有创血压、脉搏、SpO_2、CVP、尿量等监测，确保液体出入量平衡，防止因血容量不足或过多引起低血压或右心功能不全，并保护肾功能。此外，通过血气分析，及时纠正水、电解质、酸碱平衡紊乱。②维持血浆蛋白量：对于低蛋白血症患者，在麻醉时应将白蛋白提高至 25g/L 以上，以维持血浆胶体渗透压，预防间质水肿。③维护血液氧输送能力：确保血容量、每搏输出量、红细胞压积、血红蛋白浓度及氧解离曲线处于正常范围。对于心功能正常者，建议将红细胞压积维持在 30% 左右，以降低血液黏滞度，确保最佳的组织灌注。贫血患者可通过输注浓缩红细胞以提高氧运输能力。④处理出血倾向：当患者病史提示有出血倾向时，应进一步追问既往史和服药史，同时检查其凝血功能，包括 PT、活化部分凝血活酶时间（activated partial thromboplastin time，APTT）、凝血酶时间、纤维蛋白原水平等。若检查结果异常，则应进一步检测哪些凝血因子缺乏。一般肝脏疾病患者存在维生素 K 依赖因子缺乏，但严重肝病患者也会出现 V 因子和纤维蛋白原的合成减少，同时也可合并血小板减少、纤溶活性增强等其他出血因素，此类患者术前应给予新鲜冰冻血浆，纠正凝血因子缺乏。⑤处理围手术期出血：在门静脉高压分流术中，出血量超过 2000mL 的情况并不少见，可予血液回收和成分输血，适量使用血浆代用品，输血、输液过程中，应注意补充细胞外液，纠正代谢性酸中毒，确保充分供氧，并适量补钙。⑥保证镇痛效果：避免应激反应，确保患者在术中和术后疼痛得到有效控制。⑦脾功能亢进患者特殊情况的处理：对于长期使用糖皮质激素的患者，若术中出现不明原因的低血压或休克，应考虑是否发生了急性肾上腺皮质功能不全。此时应进行抗休克治疗，并考虑静脉注射糖皮质激素。⑧伴有腹水患者的处理：术中避免一次性放腹水超过 3000mL，以防发生休克或肝性脑病。

为了减少肝硬化门静脉高压患者的术中出血量，麻醉过程中可采用 CLCVP 技术，通过降低 CVP 可以增加肝静脉的回流，减少术中分离肝门和曲张静脉时的出血。术中可使用血管活性药物以维持收缩压大于 80mmHg 和尿量大于 25mL/h。为了在突发大出血时能够迅速有效地维持血容量，使用 CLCVP 技术时，必须具备快速补液的条件，如大口径静脉通路、快速输液装置或输液加压袋。

八、急腹症患者手术的麻醉处理

（一）急腹症患者的特点与麻醉前准备

常见的急腹症包括消化道出血穿孔、腹膜炎、急性阑尾炎、急性胆囊炎、化脓性胆管炎、急性胰腺炎、肠梗阻、肝或脾破裂、异位妊娠破裂出血等。急腹症手术具有紧急性、复杂性和高风险性的特点，术前进行全面检查和麻醉前准备的时间较短，麻醉的危险性大，并发症发生率高。在麻醉前，应尽可能在短时间内对患者的病情以及心、肺、肝、肾等重要器官功能进行全面评估，预防和处理可能出现的意外和并发症，确保手术顺利进行。

急腹症患者常伴有失血失液，导致血容量急剧减少，引发低容量性休克，麻醉前应予以纠正。对于急腹症腹痛患者，避免过早盲目使用止痛药，以免延误诊断。对于饱胃、肠梗阻、消化道穿孔、出血或弥漫性腹膜炎患者，麻醉前应进行有效的胃肠减压。休克患者必须进行抗休克治疗，待休克改善后再行麻醉；然而，有时由于病情发展迅速，需在治疗休克的同时进行紧急麻醉和手术。因此，术前应准备充足的浓缩红细胞和新鲜冰冻血浆，以便在术中进一步补足患者血容量。

（二）麻醉选择及处理原则

（1）胃、十二指肠溃疡穿孔：为常见的外科急腹症，除应激性溃疡穿孔外，许多患者还存在长期溃疡史和营养不良等情况。腹膜炎患者常伴有剧烈腹痛和脱水，部分患者可继发中毒性休克。若穿孔系早期，病情尚未恶化，可谨慎考虑使用硬膜外阻滞，但需控制好药物剂量和阻滞平面。若患者病情恶化、手术复杂或体位调整困难，则应选择气管插管全身麻醉。对于严重营养不良、低蛋白血症或贫血患者，术前宜适量补充全血、白蛋白或血浆，术中需继续纠正脱水、血液浓缩和酸碱平衡紊乱，术后需注意预防肺部并发症的发生。

（2）上消化道大出血：是由食管静脉曲张破裂、胃肠肿瘤或溃疡以及出血性胃炎引起的急性情况，经内科治疗仍难以控制出血者常需紧急手术。在手术麻醉前，患者多伴有不同程度的休克、贫血、低蛋白血症、肝功能不全及代谢性酸中毒等情况。应在麻醉前补充血容量，使红细胞压积提高至25%～30%。对出血性休克或严重活动性出血的患者，为防止诱导时发生反流误吸，可酌情选用清醒插管或快速顺序诱导插管。术中需密切监测血压、心电图、脉搏、CVP、血气分析、尿量等，维持有效循环血量，避免缺氧和CO_2潴留，纠正水、电解质、酸碱平衡紊乱，并维持尿量在30mL/h以上。

（3）急性肠梗阻或肠坏死：此类患者如无继发中毒性休克，可考虑使用连续硬膜外麻醉；而伴有休克的患者，则选用气管插管全身麻醉。麻醉过程中需特别注意防止胃内容物的反流误吸，具体措施详见第11章第2节。在补液方面，以平衡盐溶液为主，或者使用血浆代用品以提高血浆胶体渗透压，维持血流动力学的相对稳定；同时需维护心、肺、肾功能，预防急性呼吸窘迫综合征、心力衰竭和肾衰竭的发生。

（4）急性坏死性胰腺炎：麻醉处理详见本章第2节。

（5）异位妊娠破裂：异位妊娠以输卵管妊娠最为常见，一旦发生破裂，可导致严重出血，甚至引起休克。麻醉处理详见第35章第1节。

第3节　腹腔镜和机器人手术的麻醉特点

腹腔镜手术始于20世纪80年代，相较于传统的开腹手术，具有切口小、术后疼痛轻、恢复快、住院时间短等优点，现已广泛应用于腹盆腔手术。

机器人手术最早出现于1985年，相较于传统腹腔镜手术，因具有诸多优势受到了临床医生与患者的青睐，成为微创外科发展的重要方向。

一、腹腔镜和机器人手术期间患者的病理生理改变

对于腹盆腔手术，腹腔镜与机器人手术期间患者的病理生理改变类似，都需在腹腔内注入CO_2建立人工气腹。CO_2充气速度、腹内压、CO_2的吸收量和特殊体位改变均可引起患者生理功能的变化。

（一）对循环系统的影响

1. 气腹压力　人工气腹压力常在 12～15mmHg，如果压力过小，无法支撑整个腹腔，影响手术操作，而压力过大，可能会压迫内脏和血管，出现组织缺血。人工气腹可显著增加患者的静脉压力，造成下肢淤血，减少回心血量和心室舒张末期容积，从而降低心输出量。人工气腹形成的腹内持续性正压还能通过膈肌传导至胸腔，使胸腔内压力显著升高，导致回心血量减少，并一定程度上影响心输出量和心脏舒缩功能。快速充气时，由于腹膜膨胀刺激腹膜的牵张感受器，兴奋迷走神经，可引起心律失常（发生率约为14%），表现为心动过缓、交界性心律失常、室性期前收缩、房室分离，甚至心搏骤停。

2. 体位改变　在腹腔镜或机器人操作过程中，需改变体位以暴露操作视野。例如，腹腔镜胆囊切除术患者常置于10°～20°的头高足低位，因重力作用，可使回心血量减少，平均动脉压（mean artery pressure，MAP）、心脏指数（cardiac index，CI）以及左室舒张末容积轻度下降，从而刺激机体分泌儿茶酚胺等物质，使患者心率加快，心输出量增加。相反，患者采用头低足高位时，回心血量显著增多，使得心脏前负荷增加，表现出反向的心血管效应。需注意，头低足高位时患者眼内压亦升高，且与倾斜角度和手术时长成正比。

3. CO_2 溶解吸收　CO_2 由于对腹腔表面相对无害且在血液中溶解度高而用于建立人工气腹。但 CO_2 可透过腹膜吸收入血而影响循环，其吸收量及速率与其溶解度、腹腔内压力和手术时长相关。腹膜毛细血管受压不严重时，腹腔内压力越大，手术时间越长，则 CO_2 吸收入血越多。高碳酸血症可抑制心肌、扩张末梢血管；同时刺激中枢神经系统，增加交感活性，促进儿茶酚胺的释放，间接兴奋心血管系统。此外，CO_2 分压升高可使脑血管扩张，从而导致颅内压（intracranial pressure，ICP）升高。而头低足高位可进一步升高 ICP，需警惕其潜在影响，特别注意因 ICP 高需行脑室-腹腔引流术的患者。

（二）对呼吸系统的影响

1. CO_2 溶解吸收　CO_2 吸收可致高碳酸血症和呼吸性酸中毒，机体通过减少肺部低通气部位的血流，从而调整通气/血流值以保证气体交换。因此 CO_2 吸收对肺部血管具有收缩作用。

2. 气腹压力　腹内压升高使得膈肌上抬，导致肺组织受压，引起压缩性肺不张，而头低足高位可进一步加剧压缩性肺不张。此外，CO_2 吸收使肺部血管收缩。两者叠加导致通气/血流比例（V/Q）失衡，从而导致氧合能力降低。气腹的建立还可降低呼吸顺应性，升高气道压力，进一步加重高碳酸血症。

二、腹腔镜和机器人手术的麻醉处理

（一）麻醉前评估与准备

1. 麻醉前评估　若患者存在心肺功能障碍，术前需完善心电图与肺功能检查，以评估能否耐受 CO_2 气腹。对于存在较严重的心肺疾病且内科治疗不满意的患者，术中可能难以耐受气腹和 CO_2 吸收引起的呼吸循环改变，应考虑实施开腹手术。

2. 麻醉前准备　一般情况下，腹腔镜和机器人手术大多需在全麻下完成。麻醉前应严格禁食禁饮。肥胖患者和孕妇腹腔内压通常较高，CO_2 气腹后更易引起恶心、呕吐与误吸，术前或术中可预防性应用镇吐药或抗酸药。术中腹内压增高可影响下腔静脉回流，因此麻醉前应选择开放上肢静脉或颈内静脉。

（二）麻醉选择

腹腔镜和机器人手术的麻醉可选择单纯气管内插管全麻、全麻联合神经阻滞或全麻联合硬膜外麻醉，一般不提倡单纯硬膜外麻醉，尤其是年老体弱、肥胖、合并心肺疾病以及手术时间较长的复杂手术患者，选择气管内插管全麻控制呼吸更为安全。

1. 全身麻醉

（1）全麻的优点：能保证适当的麻醉深度，解除人工气腹的不适；气管内插管可防止腹腔压力增高引起的胃内容物反流与误吸；采用气管插管控制呼吸有利于保持呼吸道通畅和维持有效通气，以对抗膈肌向胸腔移位所致的肺容量减少，并能借助监测呼气末 CO_2 分压（partial pressure of end-tidal carbon dioxide，$P_{ET}CO_2$）调节呼吸参数，确保每分通气量，以维持 $PaCO_2$ 在正常范围内；能够维持术中的深度肌松，有助于降低气腹压，从而减少对内脏血供和循环的影响。

（2）麻醉实施：根据患者全身状况和对药物的反应选择合适的药物。麻醉诱导通常选用速效、短效静脉全麻药（如丙泊酚、咪达唑仑等）、麻醉性镇痛药（芬太尼类）和肌松药（罗库溴铵等）。麻醉维持可选用静脉或吸入为主的麻醉方法。如采用静脉麻醉为主的麻醉方法，可选丙泊酚持续泵注，联合应用芬太尼、阿芬太尼或瑞芬太尼，辅助肌松剂。无论选用静脉或吸入全麻药，均应以短效为原则，停止麻醉后患者能迅速苏醒。

2. 全麻联合硬膜外麻醉 相较于单纯全麻或硬膜外麻醉，此方法可减少镇痛药和局麻药的用量，从而减少药物的毒副作用和不良反应；减少静脉麻醉药或吸入麻醉药的用量，患者苏醒迅速，恢复快；可减少肌松药的用量，避免肌松药导致不良事件；术后保留硬膜外导管行硬膜外术后镇痛。

3. 全麻联合神经阻滞 此方法既可以更好地满足手术需要，又可以减少阿片类药物的用量，同时提供满意的术后镇痛。腹部手术可采用的神经阻滞包括腹横筋膜平面阻滞、胸椎旁阻滞、腹直肌鞘阻滞、腰方肌阻滞。

（三）术中监测

术中监测主要包括血压、心率、体温、心电图、SpO_2、$P_{ET}CO_2$。$P_{ET}CO_2$ 监测在腹腔镜和机器人手术中尤其重要，可避免术中高碳酸血症的发生。且较其他常规监测手段更易及早发现大量气栓的发生。心肺疾病患者 $P_{ET}CO_2$ 和 $PaCO_2$ 可能存在较大差异，需监测 CVP 和肺动脉压，必要时监测血气。术中还需定时检查患者颈部、腋窝等疏松部位皮肤有无肿胀、皮下捻发感或面色发绀等现象，警惕皮下气肿的发生。

三、并发症及其防治

（一）心血管系统并发症

心肺功能不全的老年患者，如果腹腔充气量大，时间长，过度头高足低位，术中可出现低血压，充气过快可引起心动过缓，而高碳酸血症可引起心动过速，严重时均可导致急性心功能不全，甚至心搏骤停。故应在人工气腹、体位改变时密切监测循环情况，控制充气速度与压力，亦可根据情况暂时放气减压，待循环稳定后再充气。血压升高时可加深麻醉，如血压不易控制可应用抗高血压药物。低血压和心动过缓可使用麻黄碱和阿托品。维持血中 CO_2 浓度在正常范围并使用 β_1 受体阻滞药控制心动过速。

（二）高碳酸血症与酸中毒

腹内压越高，手术时间越长，CO_2 吸收入血量越多，可导致高碳酸血症与呼吸性酸中毒。术中应加强呼吸管理，根据 $P_{ET}CO_2$ 变化调整通气量。对肺功能较差的老年患者应注意控制气道压力，采用增加呼吸频率或同时减少潮气量的方法增加每分通气量，以达到过度通气的目的。如手术结束时 $P_{ET}CO_2$ 水平仍较高，可继续维持机械通气，待 $P_{ET}CO_2$ 降低后再行拔管。

（三）CO_2 皮下气肿

CO_2 皮下气肿是一种意外腹膜外充气所致的并发症，但在某种需腹膜外充气的腹腔镜手术中却是一种无法避免的并发症，如腹股沟疝修补术和盆腔淋巴结切除术。皮下气肿如范围较小，程度较轻，一般可自行吸收消散；如发展迅速、范围大，需及时通知术者停止手术、减小气腹压或调整充气针的位置。

（四）反流与误吸

腹内压增高和体位改变可增加胃内容物反流误吸的危险，具体防治措施详见第11章第2节。

（五）CO_2栓塞

其原因主要是CO_2进入开放的小静脉或气腹针误入血管所致。如患者术中出现口唇发绀、SpO_2突然下降、心率减慢、血压降低、循环虚脱、$P_{ET}CO_2$迅速上升、瞳孔散大等，可能发生气栓。此时应立即暂停手术，解除气腹，纯氧通气，并使患者取头低足高左侧卧位，必要时经中心静脉抽出气体，或进行高压氧治疗。

（六）恶心、呕吐

恶心、呕吐是术后最常见的并发症，发生率高达40%~75%，具体防治措施详见第17章第4节。

第4节 肝移植术的麻醉处理

一、肝移植患者的病理生理改变

急性或慢性肝脏损害可使肝脏功能失代偿，从而导致多个器官及系统的病理生理改变。

（一）心血管系统

心脏与肝脏之间存在相互依存的关系。肝硬化患者可出现独特的心脏问题。

1. 心脏功能障碍 大多数终末期肝病患者表现出心指数增加和外周血管阻力（systemic vascular resistance，SVR）降低的高动力循环状态。这种病理生理变化可激活肾素-血管紧张素系统，通过增加血容量来维持平均动脉压和肾脏灌注，同时增强交感神经系统活性，使循环中儿茶酚胺水平升高。

部分肝移植患者术前合并肝硬化性心肌病，表现为心血管系统对应激的反应能力降低。虽然其在静息状态下心脏收缩功能可表现正常甚至增强，但往往存在潜在的心肌变力性和变时性异常、心室收缩和舒张功能不全、QT间期延长以及心肌电机械偶联异常等。

2. 冠状动脉性心脏病 肝移植患者中有5%~26%合并冠心病（coronary artery disease，CAD），存在CAD的患者术中死亡率可达12.5%，移植后3年的存活率可低至50%。

3. 门静脉性肺动脉高压 门静脉性肺动脉高压是指平均肺动脉压在静息时大于25mmHg或运动时大于30mmHg。在肝移植患者中，门静脉性肺动脉高压的发病率为2%~10%。

（二）呼吸系统

晚期肝病可通过多种机制对呼吸功能产生不良影响，故大多数患者伴有呼吸困难。

1. 肝肺综合征 肝肺综合征是指慢性肝病患者伴有肺血管扩张和肺内分流增加的综合征。临床表现为肝病-肺血管扩张-低氧血症三联征。吸空气时，如患者$PaO_2 \leq 44mmHg$，则术后死亡率将明显增加。

2. 肝性胸腔积液 肝硬化患者如胸腔积液超过500mL，并排除由心肺或胸膜疾病引起的胸腔积液，则为肝性胸腔积液。约10%的腹水患者可并发肝性胸腔积液，多见于右侧，可表现为呼吸短促或咳嗽，并伴有低氧血症。

（三）中枢神经系统

慢性肝病患者常可出现肝性脑病，症状以轻度运动失调和行为改变为主；而在急性肝衰竭引起的严重肝性脑病患者中，65%以上可出现脑水肿和不同程度的颅内高压。

（四）泌尿系统

肝功能和肾功能间存在关联性。严重肝病患者病程后期出现的功能性肾衰竭被称为肝肾综合征，常见于晚期肝硬化患者或暴发性肝功能衰竭患者，其特征是肾小球滤过率和肾血流量的显著降低。

（五）血液系统

不同肝移植患者术前凝血功能可存在巨大差异，凝血功能从正常（肝细胞癌）到严重异常（暴发性肝衰竭）都可发生。凝血功能异常时，PT、国际标准化比值（international normalized ratio，INR）和 APTT 均可延长。此外，脾大可导致血小板减少，或血小板数量正常甚至增加但功能下降。在严重的肝衰竭患者中，促凝血因子和抗凝血因子均可降低，凝血功能会出现一种脆弱的"再平衡"现象，凝血系统极不稳定，因此患者可能同时出现异常出血或血栓形成。肝衰竭伴消化道出血的患者还可出现轻到中度贫血。

（六）营养代谢障碍与水、电解质、酸碱平衡紊乱

晚期肝病患者术前可伴有明显的营养代谢障碍：①糖耐量差，血糖升高；但严重者由于血中胰岛素水平升高，在糖原异生能力差及内分泌作用下可发生低血糖症。②血浆蛋白特别是白蛋白合成减少，出现低蛋白血症。③因消化道水肿、淤血，药物口服吸收差；药物的血浆蛋白结合率低，代谢降解力弱，导致血药浓度相对增高，以药效延迟和耐受性差为特征。

水、电解质、酸碱平衡也可发生紊乱，如低钠血症、水潴留、低钾血症、低钙血症和低镁血症。酸碱平衡紊乱与肝脏损害的严重程度相关，包括呼吸性碱中毒和代谢性酸中毒。

二、麻醉前评估与准备

肝移植手术时间长、创伤大，患者凝血功能异常、复杂的代谢和电解质紊乱以及多器官衰竭等均需麻醉科医生做好充分的麻醉前评估和准备。

（一）肝病严重程度评估

CTP 评分广泛用于判断患者肝病的严重程度。CTP 评分取决于血清白蛋白水平、血清胆红素水平、INR、PT、腹水和肝性脑病的严重程度。用于选择肝移植患者的终末期肝病模型（model for end-stage liver disease，MELD）采用血清肌酐、总胆红素、INR 及肝病原发病因作为参数，通过数学公式计算得分。MELD 评分适用于年龄≥12 岁的患者，而<12 岁的患者可采用儿童终末期肝病模型（pediatric end-stage liver disease model，PELD）（表 24-2）。MELD 分值评分越高表示疾病越严重。DMELD 是 30d 内同一患者的 MELD 评分差值，DMELD<0 或=0 表明该患者肝脏病变好转或相对稳定，DMELD>0，表明患者的肝脏病变加重，应尽快进行肝脏移植。

表 24-2　MELD 和 PELD 评分系统

MELD=$10 \times [0.957 \times \ln(肌酐\ mg/dl) + 0.378 \times \ln(总胆红素\ mg/dl) + 1.12 \times \ln(INR) + 0.643 \times (病因学：胆汁淤积型或酒精性肝硬化=0，其他原因=1)]$

PELD=$0.436 \times 年龄(<1\ 岁=1，其他=0) - 0.687 \times \ln(白蛋白\ g/dl) + 0.480 \times \ln(总胆红素\ mg/dl) + 1.857 \times \ln(INR) + 0.667 \times (生长障碍：<正常标准差\ 2\ 倍=1，其他原因=0)$

（二）常规检查与评估

术前患者应进行全身基本情况筛查。常规检测包括以下内容：全血细胞计数；肝功能、肾功能和电解质；凝血功能，包括 PT、INR、APTT 和纤维蛋白原；病毒学检查，包括甲型、乙型、丙型肝炎病毒，巨细胞病毒，EB 病毒，单纯疱疹病毒，HIV，水痘带状疱疹病毒；血型和抗体筛查；

动脉血气；12 导联心电图；胸部 X 线；经胸超声心动图；肺功能检查等。

（三）特殊检查与评估

肝移植患者需完善各器官系统的全面检查，客观评估各器官系统功能，明确有无多器官衰竭，特别是心、肺功能的评估。术前合并心血管疾病是肝移植后 1 年内死亡的主要风险因素。因此建议年龄大于 50 岁、有心脏病临床症状或家族史及糖尿病患者，术前应重视心功能的检查与评估，如进行多巴酚丁胺负荷超声心动图检查或心肌显像。

此外，如果经胸超声心动图怀疑存在肺动脉高压的，应进行右心导管检查以评估肺动脉血管阻力并排除肺动脉高压综合征；有明显的呼吸困难或低氧血症的患者需评估是否存在肝肺综合征，可使用右心声学造影（气泡试验）；如果患者精神状态发生改变，则提示应行颅脑 CT 以评估是否存在颅内出血、有无脑疝以及脑水肿的程度；如果术中考虑行肾替代治疗，则应请肾病科医师会诊。

（四）麻醉前准备

①准备变温水毯、输液加温仪、对流加温装置、加压输液装置等；②准备除颤仪；③配备血气、血糖、电解质、凝血功能和血栓弹力图等监测设备；④准备充足的血液制品，包括浓缩红细胞、新鲜冰冻血浆、冷沉淀和血小板；⑤药品准备：除麻醉药品外，抗生素、肾上腺素、去甲肾上腺素、多巴胺、阿托品、麻黄素、钙剂、葡萄糖、胰岛素、氨甲环酸、利多卡因、特利加压素、凝血酶原复合物、纤维蛋白原等也需根据具体情况备妥。

三、麻醉处理原则

（一）麻醉方法和药物选择

麻醉诱导前应尽量在上肢建立一条不小于 16G 的外周静脉通道。术中至少建立一条膈肌水平以上双腔中心静脉通道，所有通道输液速度总和应不小于 500mL/min。

全麻或全麻联合神经阻滞均可用于肝脏移植手术。考虑到终末期肝病患者常伴凝血功能障碍，联合椎管内阻滞仍需全面评估后谨慎选择。

肝移植患者多有呼吸功能受损，麻醉诱导前应充分预给氧。多数肝移植患者伴腹水，胃内压增高，且终末期肝病患者胃排空延迟，肠胀气，反流误吸风险增加，应按照饱胃患者进行麻醉处理。

丙泊酚是常用的静脉麻醉药之一，其在肝脏缺血-再灌注损伤中具有保护作用。吸入麻醉药包括异氟烷、地氟烷、七氟烷等，体内代谢率均较低，可安全用于肝移植。肌松药方面，罗库溴铵起效快，可用于麻醉诱导，而阿曲库铵和顺式阿曲库铵在人体内代谢较少依赖于肝脏，故可优先选择用于术中肌松维持。阿片类药物方面，舒芬太尼除镇痛效果强于芬太尼外还具有更好的血流动力学稳定性，但二者代谢均依赖于肝功能。瑞芬太尼起效快，作用时间短，消除不依赖肝脏，其药代动力学在肝脏移植受体中并未发生明显变化，且可减轻肝脏缺血-再灌注损伤，因而得到广泛应用。

（二）麻醉管理要点

肝移植一般分为三个阶段：①无肝前期（病肝分离期）/肝脏游离期：包括粘连分离和搬动肝脏；②无肝期：包括切除肝脏和植入供肝；③新肝期（再灌注期）：包括吻合口的操作、止血以及关腹。

1. 无肝前期　是指从切皮至肝动脉、门静脉结扎的时期，常出现大量失血，同时大量腹水引流和（或）血管压迫可导致血流动力学不稳定，以及低体温、高血糖和少尿。

循环波动是这一时期常见的问题，麻醉深度、失血、腹水引流是导致循环波动的重要原因。失血是无肝前期最显著的问题之一，尤其是在术前有上腹部手术史、自发性细菌性腹膜炎、肝脏肿瘤介入治疗后的患者，腹腔粘连严重导致手术分离困难、创面巨大、失血量明显增加，CLCVP 技术可对减少失血量有所帮助。术前凝血功能异常也是导致失血增加的重要因素，因此根据凝血功能及术野的凝血状态进行针对性的凝血功能调节是这一时期麻醉管理的关键。

腹水引流时应注意引流速度，除适当补液外，血管收缩剂通常需从麻醉诱导时开始持续使用，另外血管升压素对门静脉高压和腹水患者扩张的内脏血管床具有良好的收缩作用。

保温也是这一时期麻醉管理的重要工作之一，确保患者在进入无肝期时核心体温＞36℃。另外，需根据血气分析结果及时调节内环境，维持稳定的血红蛋白、血糖和电解质。

2. 无肝期 是指从门静脉结扎至门静脉复流的时期，主要问题是下腔静脉钳闭所致的低血压。此外，在这个时期将出现代谢紊乱，包括代谢性酸中毒、输血后低钙血症、凝血功能紊乱、低体温和肾功能异常等。

这一时期由于下腔静脉阻断，回心血量可降低 50%～60%，表现为 CI、MAP、PCWP 及 CVP 显著下降，而心率、体循环阻力指数和肺循环阻力指数明显增加。如术野无明显出血，应采用"血管活性药物为主、输液为辅"的策略来维持 MAP＞60mmHg。阻断即刻如 MAP 显著下降，可予去甲肾上腺素 10～20μg 静脉注射，必要时重复。后续可予少许升压药持续泵注维持血压，如多巴胺、去甲肾上腺素和（或）肾上腺素。控制此阶段的液体输入总量（500～1000 mL 即可），以避免在供体复流后出现 CVP 过度升高。液体种类应以血制品和白蛋白为主，既可有效扩容又可再次调节凝血功能以应对供体复流期出现的凝血功能紊乱；应谨慎选择人工胶体。

内环境最显著的变化是肝脏乳酸代谢能力的丧失和血浆乳酸的升高以及血浆 pH 的降低，其程度与无肝期时长相关。若无肝期时间较长，酸中毒明显，应使用碳酸氢钠纠正；由于血制品的输注，大多数患者血钙降低。由于 MAP 降低，下腔静脉压力增高，肾灌注降低，肾小球滤过减少，大多数患者在无肝期表现为无尿。此时不首选使用利尿药，而应通过血管活性药的应用和适当的容量补充以维持肾脏灌注。由于缺乏肝脏产热以及冰冷供体器官的置入，大面积长时间的腹腔暴露，在无肝期中心体温可下降 2～3℃，应有效地执行各种保温措施。

3. 新肝期 是指肝移植物的再灌注（通常在完成下腔静脉和门静脉吻合术之后）至皮肤缝合并将患者转移到 ICU 的时期。其间手术操作主要是肝移植物在下腔静脉和门静脉吻合完成恢复灌注后，再序贯完成肝动脉及胆管吻合。麻醉科医生在此期间需积极应对患者的病理生理变化以优化移植物存活的条件。

再灌注后综合征是新肝期最重要的问题，其特征包括显著的心血管功能障碍，心输出量减少，严重的低血压，心动过缓，肺动脉压升高，肺毛细血管楔压升高和 CVP 升高，严重者甚至发生心搏骤停，麻醉科医生应做好充分的应对准备。经再灌注后综合征所致的循环抑制后，多数肝移植患者循环表现为心输出量增加，外周血管阻力降低。可根据循环监测的数据来指导补液和选择合适的血管活性药及剂量。循环不稳定如与容量无关，可能与外周血管扩张及心功能收缩功能下降相关，可使用去甲肾上腺素和（或）肾上腺素予以纠正。

无论患者之前凝血功能是否正常，在此期均可出现凝血功能迅速下降，应根据血气分析和凝血功能监测结果，将血红蛋白水平维持在 80～100g/L，并针对性使用抗纤溶药物，补充凝血物质，如血小板、新鲜冰冻血浆、冷沉淀、纤维蛋白原和凝血酶原复合物等。此期肾脏泌尿功能逐渐恢复，如发生无尿或少尿，应分析原因进行对症治疗。

复流前外科医师会使用白蛋白或血浆通过门静脉系统冲洗供肝，复流后的高钾血症虽不常见，但仍需警惕。血乳酸升高是复流后发生酸中毒的主要原因，如 pH＜7.20 应予纠正。复流后常见血糖升高，可能与循环剧烈波动所致的应激增加和新肝功能尚未恢复相关，当血糖大于 12mmol/L 时应积极处理。再灌注后的几分钟内，患者核心体温可下降 0.5～1℃，之后核心温度的回升可被视为新肝功能开始恢复的重要标志。此外，酸碱状态的改善、血糖水平的稳定、胆汁的产生和新肝呈现的"健康颜色"均是肝脏功能恢复的迹象。

四、术中监测

肝移植麻醉过程要求对各项生命体征及内环境指标进行实时甚至连续监测。监测项目常包括：①5 导联心电监测（ECG）；②有创血压监测（ABP）；③脉搏氧饱和度（SpO_2）；④中心静脉压（CVP）；⑤$P_{ET}CO_2$；⑥氧浓度及吸入麻醉药浓度监测；⑦中心体温；⑧血气分析（pH、电解质、血红蛋白、血乳酸、血糖及 BE 值等）；⑨凝血功能监测（快速凝血四项或血栓弹力图监测）；⑩血流动力学监测[Swan-Ganz 导管或脉搏指示连续心输出量监测（PiCCO）]；⑪麻醉深度监测。

五、术后监测及管理

患者术后常规转入 ICU 监护治疗。此阶段应密切监测心肺功能、肾功能，并维护其他重要器官功能，同时处理并发症、纠正凝血功能、评估移植物功能。历经 30 多年的发展，肝移植患者术后早期拔除气管导管已形成了较为成熟的模式。对于术前原发肝病严重程度较轻、移植物功能相对正常、术中失血输血较少、生命体征平稳的患者，在充分评估风险之后可根据医疗单位条件和麻醉科医生的经验，尝试早期复苏和拔除气管导管。

六、术后镇痛

（一）镇痛管理策略

多模式疼痛管理策略是肝移植术后镇痛的基石，包括联合使用阿片类、非阿片类镇痛药、胸段硬膜外镇痛和腹横肌平面阻滞等方式，由多学科疼痛管理团队参与。如术前凝血功能正常，可考虑使用胸段硬膜外镇痛，这种方式效果确切，并可减少阿片类药物的使用。如无法使用硬膜外镇痛，可考虑使用躯干区域（局部）麻醉，如腹横肌平面阻滞或腰方肌阻滞及腹部伤口局部浸润麻醉。

（二）药物使用注意事项

由于肝移植患者常有肝功能异常，大多数镇痛药物的剂量和频率需要调整，以避免过量或毒性反应。应通过优化多模式镇痛方案使阿片类药物的用量最小化，以减少潜在的药物副作用。

（陆智杰　陈万坤）

第 25 章 胸科手术的麻醉

本章要点：
- 侧卧位、开胸和单肺通气是胸科手术和麻醉对患者生理功能影响最大的三大要素。
- 胸科手术麻醉前评估呼吸功能以及心血管合并症是重要环节。
- 肺隔离技术是胸科麻醉气道管理的核心技术，主要工具包括双腔支气管导管和支气管封堵器。
- 单肺通气期间的低氧血症处理以及保护性肺通气是麻醉管理的要点。
- 食管手术创伤大、手术时间长，保护性肺通气、良好镇痛管理、个体化液体治疗等对加速患者康复至关重要。
- 巨大纵隔肿瘤由于其瘤体本身的重量和容积可能压迫气管及支气管、心脏及主要血管，麻醉诱导期可能会出现气道危机和血流动力学失代偿现象。
- 气管手术虽然少见，但气管病变本身以及术中外科医师和麻醉科医师共用气道对麻醉管理提出了挑战。

胸科手术围手术期并发症发生率较高，因此胸科手术麻醉前评估呼吸功能以及心血管合并症是重要环节。熟悉胸腔内组织结构、理解单肺通气带来的机体生理功能的改变，有助于预防和处理单肺通气期间的低氧血症；术中良好的肺隔离、保护性肺通气策略是胸科麻醉的核心要素，有助于实现手术野的显露、减少术后肺部并发症；此外胸科手术围手术期镇痛、液体管理和全流程术后快速康复促进理念的实施等均对胸科手术患者预后产生影响。本章将从胸科麻醉的普遍概念开始，拓展到肺外科、食管外科、气管及纵隔外科的麻醉。

第 1 节 胸科手术和麻醉对患者生理功能的影响

一、侧卧位对患者生理功能的影响

胸科手术最常见的体位是侧卧位，侧卧位对患者生理的影响主要体现在重力作用下对肺内通气/血流值（V/Q）的影响。主要的影响因素是重力引起的肺内血流再分布和机械通气引起的通气再分布，包括由自主呼吸切换到机械通气和由双肺通气切换到单肺通气（one-lung ventilation，OLV）。

（一）清醒状态

侧卧位时，清醒自主呼吸状态下，重力依赖侧（下侧肺）的肺泡体积小、顺应性高，而非重力依赖侧的肺泡体积较大且顺应性较低。此时膈肌向头侧移位，有助于产生更有效的膈肌收缩，因此重力依赖侧肺相对于非重力依赖侧肺能优先获得通气。肺血流灌注改变恰好与之适应，在重力作用下，重力依赖侧肺大约多接收10%的心输出量（cardiac output，CO）。受心脏影响，左右肺血流量的分布有一定差异，右肺为重力依赖侧肺时将接收65%的CO（直立状态或仰卧状态下接收55% CO）；左肺为重力依赖侧肺时接受的CO将从仰卧状态下的45%增加到55%。通气和血流的这种适配，使得清醒侧卧位有利于重力依赖侧肺的通气和血流，V/Q 匹配得以维持。

（二）麻醉状态

麻醉诱导后膈肌和吸气肌的张力下降，肺功能残气量（functional residual capacity，FRC）减少

15%~20%。侧卧位时非重力依赖侧肺（上侧肺）通气好、血流差，重力依赖侧肺（下侧肺）则通气差、血流好，此时容易发生 V/Q 不匹配。使用肌松药后膈肌和吸气肌的张力完全消失，进一步改变了肺通气的分布。腹腔内容物对膈肌的挤压和纵隔的重力压迫会进一步损害下侧肺的顺应性，下侧肺 FRC 下降约 35%。V/Q 不匹配加剧，易造成低氧；此时如果切换成单肺正压通气，反而可以纠正一部分 V/Q 不匹配，从一定程度上改善低氧。

二、开胸对患者生理功能的影响

（一）开胸、全身麻醉及肺隔离对呼吸生理的影响

开胸不影响肺血流，但术侧胸膜腔负压破坏，在重力作用下，纵隔压迫下侧肺，使之顺应性变差。开胸后上侧肺自由扩张，顺应性增大，肺隔离后该侧肺将会塌陷。麻醉、侧卧位、肌松药和机械通气都会对 V/Q 匹配产生影响，V/Q 匹配不佳可导致 OLV 期间出现低氧血症。

（二）缺氧性肺血管收缩

OLV 对患者生理功能的影响主要是通过缺氧性肺血管收缩（hypoxic pulmonary vasoconstriction，HPV）机制来实现的，这是 OLV 时维持机体 V/Q 值的重要生理机制。HPV 通过减少缺氧肺组织的灌注来实现 V/Q 匹配，HPV 在成人 PaO_2 40~100mmHg 时发挥调节作用，与缺氧的严重程度成正比，也与缺氧肺组织的数量成正比。OLV 时，HPV 使手术侧肺的分流减少大约 40%，保证了大部分患者 OLV 期间不至于发生严重低氧。

（三）OLV 时通气-血流的再匹配

OLV 时如何调整 V/Q 的匹配是胸科麻醉的关键问题。一旦肺隔离建立，非通气侧肺内残余的氧气将逐渐被吸收，直到肺完全萎陷。此时，流向手术侧非通气肺的血流属于无效灌注或右向左分流（后面简称为分流）。由于流向每侧肺的血流大致相等（右肺占 CO 的 55%，左肺占 CO 的 45%），理论上若分流分数超过 50%，即使给予高浓度氧也不能保证正常的氧合。手术操作、侧卧位和重力都会降低非通气侧肺血流；此外，HPV 增加非通气侧肺的血管阻力，可以使分流分数逐渐降低，从而使得 OLV 期间通气血流比值趋于匹配，不至于发生严重低氧。

（四）麻醉药物对 HPV 的影响

不同麻醉药物对 HPV 的影响有所差异。乙醚、氟烷和一氧化二氮以剂量依赖的方式抑制 HPV，而异氟烷、地氟烷和七氟烷在临床使用剂量下对 HPV 无明显抑制；异丙酚不影响 HPV；低体温、血液稀释以及左房压力增加均可以抑制 HPV；内源性一氧化氮可以扩张肺血管从而抑制 HPV；其他能增强 HPV 效应的药物，如去氧肾上腺素和静脉用铁剂是否可改善 OLV 期间的低氧仍需要进一步的研究。

三、胸科麻醉中的其他特殊生理状态

（一）其他手术体位

胸壁切除、胸交感神经切除等可能采用仰卧位，实施 OLV 时，仰卧位较侧卧位的耐受性差。这是由于仰卧位时缺乏血液的重力再分布，非通气侧肺的分流大于侧卧位时的分流，从而导致 V/Q 失衡，氧合更差。对于俯卧位微创食管切除术，与仰卧位相比，俯卧位下纵隔结构对肺压迫小，肺顺应性较仰卧位有一定改善，FRC 维持得更好，动脉血氧分压也有明显改善。与仰卧位相似，俯卧位也缺乏肺血流的重力再分布，因此，OLV 时的分流率和氧合较仰卧位相当或稍好，但较侧卧位差。

（二）人工气胸

部分胸科手术不使用肺隔离技术，而是采用一侧胸腔内注入 CO_2 气体的方法来辅助胸腔镜手

术的术野显露。例如，涉及纵隔、食管的手术，此时应注意观察和预防胸腔内 CO_2 压力过高带来的风险，如气栓、循环抑制及高碳酸血症等，一般 CO_2 充气压应控制在 10mmHg 以下，对于高龄衰弱患者或心血管代偿能力较差的患者 CO_2 充气压可初始设定在 6mmHg，再视循环改变进行调整。

第2节 胸科手术麻醉的基本要求

一、胸科手术患者的麻醉前评估

有 15%～20% 的胸科手术患者在围手术期会发生严重的呼吸系统并发症，如肺不张、肺炎和呼吸衰竭，预期死亡率为 3%～4%。10%～15% 的患者会发生心脏并发症，如心律失常和心肌缺血等。麻醉科医师评估除了现病史、既往史、过敏史、药物使用史等常规项目外，围绕呼吸功能应重点评估肺通气功能、肺换气功能和心肺联合功能这三个要素。而术前合并冠心病的评估和治疗较为复杂，需要与外科医生、心内科医生以及患者协商，制定个体化围手术期管理策略。

（一）术前常规呼吸功能的评估

1. 肺通气功能　术前肺功能测定中第 1 秒用力呼气量（forced expiratory volume in the first second，FEV_1）、用力肺活量（forced vital capacity，FVC）、最大自主通气量（maximal voluntary ventilation，MVV）和残气量（residual volume，RV）/肺总量（total lung capacity，TLC）等指标与开胸术后转归相关。肺功能测定值中，根据年龄、性别和身高校正的预测量的百分比（如 $FEV_1\%$）是最重要的参考指标。预测评估术后肺功能最常用的是术后 FEV_1 预计值（predicted postoperative FEV_1，$ppoFEV_1\%$），其计算公式：

术后 $ppoFEV_1\%$ = 术前 $FEV_1\%$ ×（1–切除功能肺组织的百分比）

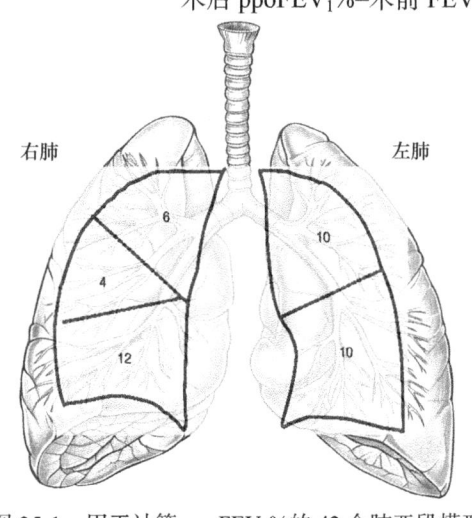

其中切除功能肺组织的百分比，是基于 42 个肺亚段计算的（图 25-1）。例如，右下肺叶切除术后，术前 FEV_1 为正常的 70% 的患者，预计 $ppoFEV_1\%$ = 70% × [1–（12/42）× 100%] = 50%。

当 $ppoFEV_1\%$ < 40% 时呼吸系统并发症发生率显著增加，$ppoFEV_1\%$ < 30% 的高风险患者可能需要术后机械通气支持。

2. 肺换气功能　肺换气功能主要评估肺的气体交换能力，主要指标是肺一氧化碳弥散量（diffusing capacity for carbon monoxide，DLCO）。校正后的 DLCO 可用于计算肺切除后的预计值（predicted postoperative diffusing capacity for carbon monoxide，ppoDLCO），ppoDLCO 预计值小于 40% 时，呼吸和心脏并发症发生率增加，其预测性能独立于 FEV_1。

图 25-1　用于计算 $ppoFEV_1\%$ 的 42 个肺亚段模型

在评估肺切除患者时，$ppoFEV_1\%$ 或 ppoDLCO 中较低的一个推荐作为风险评估的指标。此外，动脉血气数据如 PaO_2 < 60mmHg 或 $PaCO_2$ > 45mmHg 被用作肺切除术能否施行的临界值。

3. 心肺联合功能　心肺联合运动试验是评估心肺功能的"金标准"，其中最大耗氧量（maximal oxygen consumption，VO_{2max}）是最有用的预测开胸术后预后的指标。标准的 VO_{2max} 测量需要真实统计剧烈运动时氧气的消耗，需要在实验室中测量，比较繁琐；一般情况下可通过 Cooper 方法（12 分钟跑方法）来估计 VO_{2max}。预计最大摄氧量是基于患者的年龄、性别和身高计算的。对于身高 170cm，体重 70kg 的 50 岁男性，其预计 VO_{2max} 为 34mL/（kg·min）。如果术前 VO_{2max} < 15mL/（kg·min），则术后并发症发生率和死亡率的风险极高；而 VO_{2max} > 20mL/（kg·min）的患者极少出现呼吸系统并发症。

如果没有条件做心肺联合运动试验，可采用 6 分钟步行试验（6-minute walk test，6MWT）进行替代。6MWT 的距离与 VO_{2max} 有很好的相关性，可以通过 6MWT 距离除以 30 来估计 VO_{2max}。在肺叶切除术患者中，术前 6MWT＜500m 的患者术后并发症发生率明显高于 6MWT＞500m 的患者。其他替代方法还有登楼试验，运动期间如果脉搏氧饱和度（SpO_2）下降＞4%（爬楼梯 2~3 层或等值），则预示术后发生率和死亡率增加。

（二）术前合并心脏疾病的评估

大多数肺切除患者有吸烟史，冠心病风险较高。而老年患者术前高血压、糖尿病、脑血管疾病较多。围手术期可以用修订心脏风险指数（revised cardiac risk index，RCRI）来做评估（表 25-1）。RCRI 是一个简单、易于使用的风险评分工具，根据总评分可评估患者围手术期主要心血管不良事件（major adverse cardiovascular events，MACE）发生的风险。对于仅存在 0 或 1 个预测因子的患者，其围手术期 MACE 风险较低，而存在≥2 个预测因子的患者 MACE 风险会显著升高。对于术前心血管合并症患者临床评估及响应处理可以参照心脏病病人非心脏手术的指南来进行，值得注意的是，胸科手术中如肺癌、食管癌多为限期手术，在术前充分评估的情况下，是否暂停手术，一方面取决于是否需要进一步明确诊断，另一方面取决于心脏疾病是否可以在限定的时间内获得显著改善（改善在 20%以上），有改善条件的建议暂停非心脏手术，实施心脏治疗。部分患者如果具备心胸联合手术条件的，可以在多学科讨论的前提下，制订心肺同期联合手术方案。

表 25-1　RCRI 评分

RCRI	分数
高风险手术（定义为腹腔内、胸腔内的手术或腹股沟以上的周围血管手术）	1
缺血性心脏病史（包括既往心肌梗死、运动试验阳性、主诉缺血性胸痛或需使用硝酸酯类药物、心电图发现病理性 Q 波、接受冠状动脉旁路移植或血管成形术）	1
充血性心力衰竭病史（包括肺水肿/夜间阵发性呼吸困难症状、查体发现双肺湿啰音或第三心音奔马律、胸部 X 线发现肺淤血）	1
脑血管病史（包括卒中或短暂性脑缺血发作史）	1
糖尿病需要胰岛素治疗	1
术前血肌酐水平＞2mg/dL（＞177μmol/L）	1

二、肺隔离工具和技术

（一）肺隔离的适应证和禁忌证

肺隔离技术的常见适应证：①用于外科手术野的暴露；②防止对侧肺因脓液、血液、气道分泌物或盐水灌洗（肺脓肿，咯血，支气管扩张和肺灌洗）等引起的污染；③用于两肺独立通气，或用于有类似支气管胸膜瘘的患者保持健侧气道的有效通气。实现肺隔离技术的主要工具包括双腔支气管导管（double-lumen endobronchial tube，DLT）和支气管封堵器，二者在很多场合下具备共同适应证。对于"湿肺"，即肺出血或肺脓肿，以及气管支气管瘘的患者，应当选择 DLT；支气管封堵器主要适用于困难气道，张口度受限或者已经行气管插管或者气管切开的患者，随着可视化技术的发展，支气管封堵器在胸科手术中的使用也在增多。

肺隔离技术相对禁忌证包括患者依赖双肺通气（严重肺疾病、既往对侧肺叶切除术、病态肥胖、肺动脉高压），困难气道患者，气管或支气管近端肿瘤患者等，需要进一步评估肺功能、预计困难插管的程度或气道阻塞的风险，来决定插管方式。

（二）肺隔离的常用工具和插管技术

肺隔离的常用工具详见第 8 章第 3 节。本节仅介绍肺隔离技术。

1. 双腔支气管导管（DLT）插管　DLT 插管时常使用两种技术：盲法和支气管软镜引导技术。盲法是在喉镜下插管，到达预计深度后，采用听诊法确认导管位置和方向。DLT 常见并发症包括气道损伤、声音嘶哑和咽喉痛。

2. 单腔气管导管插管联合支气管封堵器　支气管封堵器通过阻塞一侧主支气管实现肺隔离，可以通过单腔气管导管进行插入。放置支气管封堵器，需要支气管软镜确认封堵球囊位置是否处于目标支气管内并且封堵器球囊在主支气管水平，以确保有效的肺隔离。

3. 支气管软镜辅助肺隔离导管定位　支气管软镜检查和辅助定位是 DLT 或支气管封堵器定位的"金标准"。支气管软镜检查较传统听诊定位法可提高 DLT 定位的准确率和速度，并可在术中发现导管尖端移位时迅速纠正。电子支气管软镜较小尺寸如 2.8mm 和 3.2mm 分别用于 32F 及 35F 以上 DLT 的定位。使用中确定左右方向时，可在气管隆嵴上气管下段观察，一般遵循"前环部后膜部"的定位方式，从而明确左右总支气管。

4. 喉罩联合支气管封堵器　喉罩联合支气管封堵器是肺隔离的一种新形式，需要联合支气管软镜使用。声门部位损伤较小，置入喉罩时应激较轻，麻醉苏醒期拔除喉罩时患者无明显气道刺激。成人可选择 4 号或 5 号喉罩，麻醉诱导后置入喉罩，然后在支气管软镜直视下置入支气管封堵器至目标支气管。

5. 可视化肺隔离工具

（1）可视双腔支气管导管：可视 DLT 是高分辨率摄像机的一次性无菌 DLT，可与外部显示器相连，实现插管、定位及术中气道的持续监测。可视 DLT 可以快速准确地实现对位，减少喉部和气道内损伤，减少支气管软镜的使用以及消毒和设备损耗成本。需要注意的是，同尺寸的可视 DLT 较传统 DLT 稍粗（约粗 36%），尽管具有清洗通道，但血性、脓性分泌物污染镜头后仍然会导致镜头视物模糊，影响使用。

（2）可视支气管封堵器：可视支气管封堵器是可视单腔气管导管与支气管封堵器的结合体。摄像头位于单腔气管导管远端，能观察支气管封堵器套囊的位置，一旦发生移位，可在直视下迅速调整纠正，推荐用于长时间 OLV 的患者和食管手术患者（图 25-2）。可视喉罩也可与支气管封堵器联合应用实现 OLV，在可视喉罩下置入支气管封堵器，然后经支气管软镜引导将支气管封堵器置于目标支气管。

6. 困难气道患者的肺隔离　胸科困难气道在分类上既有上气道困难也有下气道困难，上气道困难详见第 8 章第 7 节。

"下气道"相关的困难气道往往更加棘手，主要涉及喉以下或声门以下的气道问题，通常可分为以下三类：①外压导致的管腔狭窄：常见于肿瘤、瘢痕组织外压导致的气管和（或）支气管狭窄。如气道外压变形，导致插管困难或插管后无法通气。②瘘道型：如气管食管瘘和支气管胸膜瘘，这些通道可能导致无效通气、瘘相关的反流误吸或漏气。③阻塞型：如气管或支气管肿瘤引起的气道内阻塞，阻碍气流通过。

处理外压型下气道困难时，对于严重气道狭窄的患者，尤其是呼吸困难且仰卧位不耐受（表现为咳嗽和压迫感）的患者，使用肌松药要非常谨慎。术前进行多学科会诊，结合患者具体情况制定针对性处理方案，必要时需术前放置气管支架。由于靠近气管隆嵴处的压迫可能导致插管后无法通气，推荐使用 DLT，以支撑气管隆嵴附近的气道。严重狭窄患者可能会需要使用体外膜肺氧合（extracorporeal membrane oxygenation，ECMO）。对于瘘道型下气道困难，处理策略包括快速顺序诱导、快速准确的肺隔离（可借助可视单腔导管或支气管软镜引导）；在气道管理难度较大时考虑保留自主呼吸。针对阻塞型下气道困难，麻醉评估结果决定气道管理方式，评估重点包括 CT 扫描、气管镜检查和患者平卧位的症状。

术前评估面罩通气困难的病人：首选清醒气管插管，单腔气管导管联合支气管封堵器实现肺隔离是主要的考虑；若必须使用 DLT，则可用换管器将单腔管置换为 DLT。

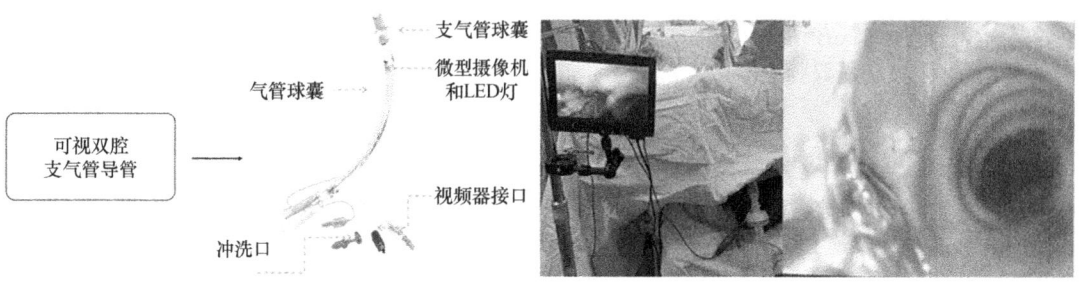

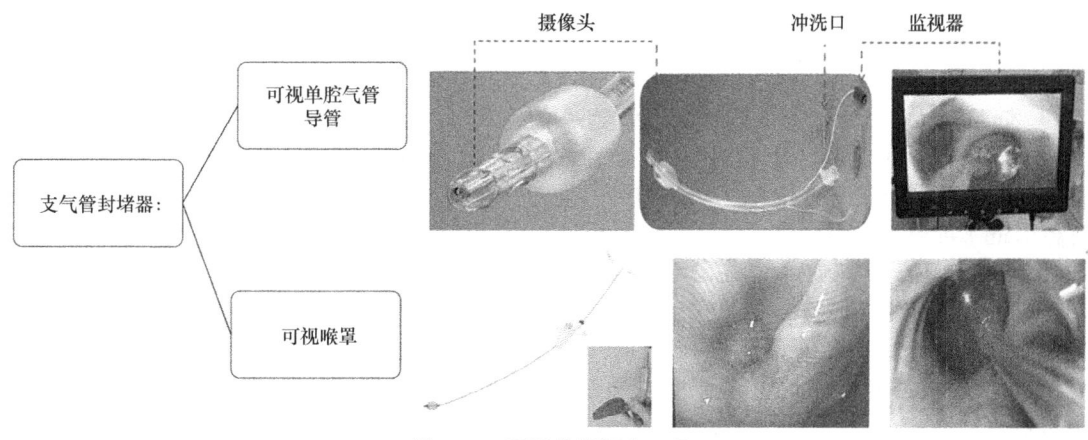

图 25-2　可视化肺隔离工具

三、单肺通气期间的管理

(一) OLV 期间低氧血症的风险因素

影响 OLV 期间通气血流比值低氧血症的重要风险因素包括：术前肺功能、手术侧选择、体位以及 V/Q。术前肺功能不佳，肺部储备功能较差，OLV 期间容易出现低氧血症。如果术侧肺属于优势灌注肺，由于 HPV 机制在 OLV 期间只能减少术侧肺约一半的血流量，OLV 期间更容易发生低氧血症。例如，右侧肺手术，由于右肺的体积和血流量较大，OLV 期间术中分流增加可导致低氧血症。仰卧位较侧卧位更容易导致低氧血症，是因为仰卧位时缺乏侧卧位重力作用所致的血流再分布，并且由于膈肌松弛、腹腔内容物向头侧推移，肺功能残气量进一步降低，V/Q 失调更为明显。术中 V/Q 不匹配，也是低氧血症的预测指标。

(二) OLV 期间低氧血症的处理

1. 如果发生轻度低氧血症（SpO_2 90%～95%），处理流程如下：
(1) 确认肺隔离装置的位置：使用支气管软镜确认 DLT 或支气管封堵器的位置。
(2) 复张通气侧肺：通过增加潮气量或使用复张手法确保通气肺的充分膨胀。
(3) 确保心输出量充足：维持适当的血流动力学状态。
(4) 增加吸入氧浓度（FiO_2）至 1.0，以增加动脉血氧饱和度。
(5) 优化非手术肺的 PEEP：调整 PEEP 至最佳值，如压力容量环吸气支的低位拐点上 $2cmH_2O$。
(6) 对手术侧肺使用以下方法：持续气道正压（CPAP）/高频喷射通气（HFJV）或氧气导管持续吹入等方法维持手术肺的部分通气。
(7) 考虑减少挥发性麻醉药物和（或）使用全静脉麻醉：减少对 HPV 的抑制作用。
(8) 确保足够的携氧能力：维持适当的血红蛋白水平。
2. 如果发生严重（$SpO_2 < 90\%$）或难治性低氧血症，处理原则如下：

（1）恢复双肺通气并使用100%氧气。

（2）如果无法恢复双肺通气，考虑以下措施：

1）在肺切除术或移植术中夹闭手术侧的肺动脉：减少手术侧的血流量。

2）吸入一氧化氮（NO）和（或）静脉输注阿米曲林/去氧肾上腺素：调节HPV，改善通气血流比值。

（3）体外支持：在极端情况下使用ECMO或体外循环（cardiopulmonary bypass，CPB）提供氧合支持。

（三）OLV期间的保护性通气策略

OLV期间保护性通气策略的核心目标是通过优化通气参数，减少机械通气对肺组织的损伤。其基本原则包括：

1. 低潮气量 低潮气量通气通过减少肺泡过度膨胀，降低肺泡壁的机械应力，从而减少肺泡损伤和炎症反应。OLV期间，建议使用4~6mL/kg理想体重（ideal body weight，IBW）的潮气量。计算IBW的公式：男性：IBW（kg）=50+0.91×[身高（cm）－152.4]；女性：IBW（kg）=45.5+0.91×[身高（cm）－152.4]。

2. 呼气末正压（PEEP） PEEP通过维持肺泡开放，防止肺泡塌陷，减少肺泡的反复开放和关闭，从而减少肺损伤。适度的PEEP可以显著改善OLV期间的氧合，减少术后肺损伤。一般建议在OLV期间使用5~10cmH$_2$O的PEEP，但具体数值应根据患者的个体情况进行调整。关于个体化滴定PEEP的方法一般有以下几种：压力-容量曲线法、动态顺应性法、氧合指标法、电阻抗断层成像。

3. 限制平台压和驱动压 平台压是指在吸气末暂停时测得的气道压力，反映了肺泡的压力状态。高平台压会导致肺泡过度膨胀，增加肺损伤的风险。驱动压是指平台压与PEEP之间的差值，是评估机械通气对肺损伤风险的重要指标。保护性通气策略强调限制平台压，通常建议保持平台压低于30cmH$_2$O，然后设定合适的PEEP同时降低驱动压。

4. 避免高吸入氧浓度（FiO$_2$） 高吸入氧浓度（FiO$_2$）可能会增加氧毒性的风险。使用较低的FiO$_2$（如0.5~0.8）可以有效减少氧毒性，同时维持良好的氧合状态。因此在OLV期间，在保证充分氧合的前提下，应尽量使用较低的FiO$_2$。

5. 肺复张手法 肺复张手法在OLV期间的应用可以有效防止肺泡塌陷，改善氧合状态。然而肺复张手法也存在一定的风险，如气压伤和血流动力学不稳定，因此在应用时应谨慎。

四、胸科手术麻醉的监测

（一）基本监测

基本监测是所有胸科手术麻醉的基础，涵盖了患者的生命体征和基本生理参数，主要包括：五导联心电图监测、无创血压监测、脉搏氧饱和度监测、呼气末二氧化碳分压监测和体温监测等。

（二）高级监测

高级监测包括有创动脉血压监测、中心静脉压监测、肺动脉导管监测以及其他一些微创血流动力学监测等。麻醉科医师可根据患者术前合并症、手术操作等对监测项目进行综合考量后选择。

五、胸科手术的常用围手术期镇痛方法

（一）硬膜外阻滞

胸部硬膜外阻滞曾是开胸手术镇痛的"金标准"，能够提供术中和术后的持续镇痛，有效减少阿片类药物的需求及其相关副作用，有利于患者术后早期活动和有效咳嗽，从而减少肺部并发

症，促进患者快速康复。胸部硬膜外阻滞的并发症包括尿潴留、低血压、局麻药毒性反应、硬膜外血肿等。

(二) 胸椎旁神经阻滞

胸椎旁神经阻滞的解剖和实施详见第9章。随着超声技术的发展，超声引导下胸椎旁神经阻滞在胸科手术中的应用非常普遍，尤其在微创胸科手术患者的围手术期镇痛中发挥了重要的作用。

(三) 其他胸部神经阻滞

其他胸部神经阻滞包括肋间神经阻滞、竖脊肌平面阻滞、前锯肌平面阻滞和胸横肌平面阻滞等。这些方法通常需要在超声引导下完成，通过局部注射局麻药，阻断胸壁神经及其分支提供局部镇痛，对凝血状态的要求较低，操作简便，不阻断交感神经链、低血压发生率低，在胸腔镜微创手术中的应用也越来越多。

(四) 阿片类、非甾体抗炎药及其他镇痛药物的使用

阿片类药物、非甾体抗炎药和其他镇痛药物在胸科手术围手术期镇痛中也起着重要作用，具体详见第20章第3节。

六、胸科手术麻醉的液体管理

(一) 胸科手术麻醉液体管理的基本原则

胸科手术麻醉液体管理的总目标是维持血流动力学稳定，防止低血压和休克；避免液体过载导致肺水肿和心功能不全，增加术后并发症风险。胸科手术患者的液体管理需遵循加速术后康复（enhanced recovery after surgery，ERAS）方案的基本原则。ERAS方案建议术前2h禁饮清水液体，限制术中液体输注，以避免高血容量。一般建议术中维持输液量为1~2mL/（kg·h），额外液体仅用于补偿失血。术后尽快恢复经口进食进饮，避免过多的体液正平衡。

(二) 胸科手术麻醉目标导向的液体管理

目标导向的液体管理详见第15章第2节。在胸科手术中，目标导向的液体管理有助于优化容量、指导补液时机和血管活性药物的使用，且与降低术后并发症相关。

七、胸科手术患者的苏醒期管理

胸科手术患者的苏醒期管理与其他专科基本相同，但由于患者疾病、手术操作等原因，患者呼吸系统并发症更为常见，包括低氧血症、呼吸抑制、胸腔持续漏气、皮下气肿和肺不张等；此外，心血管并发症如低血压、高血压和心律失常的发生率也较高；由于一些胸科手术创伤较大，65岁以上患者苏醒期谵妄发生率高；即便是微创手术，术后疼痛发生率仍然相对较高，这主要是由于术中肋间神经损伤、术后胸腔引流管刺激等因素造成，如果术后镇痛管理不当，患者可能经历剧烈疼痛，影响早期活动和恢复。

加强苏醒期管理可以显著减少并发症的发生，尤其需要着重加强呼吸管理：①术后立即给予氧疗，带气管插管转运至麻醉恢复室（PACU）的患者，应当在气道充分吸引并复张肺后，采用同步间歇指令通气模式继续呼吸支持直至拔管，拔管后采用文丘里面罩或者鼻导管吸氧以保证患者氧合。②密切监测呼吸频率、脉搏氧饱和度和二氧化碳分压。间断进行血气分析，确保患者在出PACU前呼吸功能在正常范围。③通过肺复张手法和鼓励患者深呼吸、咳嗽，预防和治疗肺不张。④对于呼吸抑制严重的患者，可能需要短期机械通气支持，并根据病情决定是否带气管导管回重症监护病房继续呼吸支持。

第3节 常见胸科手术的麻醉管理

一、肺部手术的麻醉管理

肺部手术通常需要全身麻醉。所有接受肺部手术全身麻醉的患者均应重视术前麻醉评估，尤其在老年或合并术前呼吸、心血管系统疾病的患者更为重要。麻醉前评估需要着重两大基本问题，即患者的呼吸功能评估和心血管系统功能评估（详见本章第2节）。对评估为术后肺部并发症高风险的患者应联合术前戒烟、呼吸道理疗、肺功能锻炼和强化围手术期镇痛的多学科治疗。

肺部手术患者不推荐使用术前用药。全身麻醉多采用全凭静脉麻醉，也可静脉快速诱导进行支气管内插管后使用静脉麻醉联合吸入麻醉维持。

麻醉诱导后，肺部手术患者手术体位一般采取患侧在上、健侧在下的侧卧位，需要注意体位安放对神经可能造成的压迫损伤。侧卧位后需再次确认 DLT 或支气管封堵器套囊是否发生移位。即使在吸入纯氧的情况下，由于 V/Q 的不匹配，OLV 期间低氧血症的发生率在 1%～10%，因此术中应严密监测 SpO_2。由于术中可能刺激或损伤胸腔内大血管、心脏、迷走神经等，导致大出血、心搏骤停，因此建议除标准监测外还应进行有创动脉压监测。

肺部手术的麻醉应确保完善的肺隔离和快速的肺萎陷，以提供更好的手术视野的显露。术中对患者实施保护性肺通气，以减少术后肺部并发症的发生。围手术期加强镇痛管理对于促进术后患者快速康复非常重要，主要包括加强术前宣教，合理应用阿片类药物、局部阻滞和 NSAID 等在内的多模式镇痛方案，充分考虑患者的个体需求（个体、性别、基础疾病），兼顾疗效与不良反应，使镇痛达到更佳的效果。

手术结束后，绝大多数肺部手术患者都可以在手术间内或 PACU 内拔除气管内导管。拔管必须符合一定的标准，即肌力恢复、意识清醒、无明显麻醉药物的残留、气道内无明显血性分泌物、胸腔引流管无活动性出血，有条件的单位可以在拔管后进行动脉血气检测，以更好地保障患者安全。

以下我们就几种常见的肺部手术做分类讲述。

（一）亚肺叶切除术和肺叶切除术

亚肺叶切除术包括肺楔形切除术和肺段切除术，多适用于早期肺部肿瘤或心肺功能不能耐受肺叶切除术的年老体弱患者。亚肺叶切除术一般在胸腔镜下进行，因肺组织切除范围较局限，切除后对呼吸和循环的影响较小。肺叶切除术是肺癌根治术最经典的术式，目前一般在胸腔镜下进行，如肿块较大、局部进展期淋巴结清扫困难或需要行联合肺叶切除时，可能需要在开胸下完成。

对于亚肺叶切除和肺叶切除术，肺隔离工具的选择依手术部位、手术方式和麻醉科医师的习惯进行选择。例如，对于右上叶切除术，支气管封堵器在术中由于手术操作可能会发生移位影响操作，建议置入左侧 DLT；而对于左侧肺叶切除和亚肺叶切除，由于左总支气管较长，肺隔离工具较不容易移位，所以既可以选择 DLT，也可选择支气管封堵器。

对于开放肺叶切除术，连续硬膜外阻滞是镇痛金标准；而对于胸腔镜手术或机器人辅助的腔镜手术，椎旁神经阻滞的效果不逊于硬膜外阻滞，且操作更为简单方便。凝血功能障碍患者可选择筋膜平面阻滞如前锯肌平面阻滞或竖脊肌平面阻滞。

肺上沟瘤（Pancoast 瘤）可压迫或侵犯局部组织结构包括臂丛神经、锁骨下血管、星状神经节和椎体。Pancoast 瘤切除是比较特殊的肺叶切除术，需要注意术中可能发生大出血；由于手术可能损伤臂丛神经或星状神经节，术前和术后需要注意受累手臂的感觉改变或是否有霍纳综合征的发生。

（二）袖状肺叶切除术

支气管袖状肺叶切除术是指癌变位于单个肺叶内，侵及局部主支气管或中间支气管，为保留正常的邻近肺叶，避免作一侧全肺切除术，仅切除病变的肺叶及一段受累的支气管，再吻合上下切缘的手术方式。支气管袖状肺叶切除术也适用于气管腺样囊性癌侵及一侧总支气管的情况。

接受袖状肺叶切除术的患者推荐使用对侧 DLT 进行肺隔离（即使用右侧 DLT 进行左袖状肺叶切除术；反之亦然）。在置入 DLT 时，建议在支气管软镜明视下将导管置于准确位置，避免盲探操作下 DLT 进入病变支气管导致肿瘤脱落出血。可视 DLT 可能是最佳选择。由于手术操作可能引起 DLT 导管尖端移位，需密切监测并随时调整。术中离断主支气管时，术野的血液可能会倒灌入支气管或总气道，需要间断进行吸引。

袖状肺叶切除术手术较复杂，手术时间也较长，需要注意液体管理和保温。

（三）全肺切除术

全肺切除指切除左侧或右侧肺脏。由于切除范围较大，全肺切除术患者术后心脏并发症和急性肺损伤发生率增加，全肺切除术后的死亡率是肺叶切除术的 2 倍以上，术后 30d 内总手术死亡率为 5%～13%。术后危险因素包括右全肺切除术、高龄（年龄≥70 岁）等。

后外侧入路是全肺切除术的标准术式。术前放置大口径外周静脉导管是必要的。建议放置有创动脉测压通路和放置深静脉导管以便使用缩血管药物或强心药物。DLT 是全肺切除术患者首选的肺隔离工具，一般来说右全肺切除术选择左侧 DLT；反之亦然。

全肺切除术会显著降低患者的通气功能，并对右心室功能产生一定影响。全肺切除后，肺血管床大面积减少，在肺血管顺应性正常的患者中，肺动脉压力可无明显变化，同时右心室收缩力的增加可以代偿后负荷的增加。但原发性肺动脉高压患者在 OLV 或肺动脉夹闭期间可加重肺高压，导致右心室后负荷明显增加，因此术前需进行完善的评估及准备，在肺动脉阻断前后严密观测血流动力学指标，防止肺动脉压力增高引起右心室功能障碍。

全肺切除术后还需要特别考虑胸腔引流问题。全肺切除术后胸膜腔内压力的变化可能导致纵隔移位。术后引流患侧胸膜腔内液体及气体时，患者自主呼吸吸气过大时会导致胸膜腔内压力进一步变小，纵隔及健侧肺向手术侧移位，导致腔静脉回流受限，可能会影响心功能，甚至搬动体位、转运患者时可能会发生循环衰竭、心搏骤停。应禁用负压引流装置，可全夹闭或半夹闭胸腔引流管，并定时开放引流。如果出血量多、需要长时间引流，可采用平衡式全肺引流装置，这种装置可以让空气同时进入和流出，维持两侧胸腔压力的平衡。术后严密监测，相对严格控制补液。

二、食管手术的麻醉管理

（一）食管癌手术的麻醉处理

由于吞咽困难病史持续时间较长和（或）肿瘤消耗等原因，食管恶性肿瘤患者常出现营养不良、衰弱等术前表现。术前应尽量改善其营养状况，使血浆总蛋白浓度在 60g/L 以上，以降低伤口感染和围手术期并发症发生率和死亡率。部分患者在手术前已经接受过放化疗或免疫治疗，可能出现贫血、血小板减少、白细胞减少等表现，目前一般要求患者血红蛋白浓度在 80g/L 以上，高龄、合并心肺疾患的患者血红蛋白浓度宜在 90g/L 以上，并对症纠正血小板和白细胞的减少。一些化疗药物具有心脏毒性，表现为室上性或室性心律失常、传导异常和 ST-T 改变；博来霉素和丝裂霉素等化疗药物或一部分免疫药物具有肺毒性。麻醉前访视应充分了解和评估。

临床上常见的食管癌手术包括开放手术和微创手术。随着微创技术的兴起和术前新辅助治疗的开展，微创食管癌根治术近些年逐渐在国内成为主流，其中 McKeown 是食管癌根治术最常用的方式。McKeown 三切口手术一般分为两个阶段，第一阶段右进胸游离切除食管并进行纵隔淋巴结清扫，第二阶段翻身平卧后游离胃及清扫腹腔淋巴结、制作管状胃，在左颈部进行食管-管状胃吻合。整体手术时间较长，平均为 4～5h。

食管癌手术患者围手术期并发症发生率高达 30% 以上，主要并发症包括呼吸系统并发症（肺炎、肺不张、急性呼吸窘迫综合征和低氧血症）、心血管系统并发症（心律失常、心肌损伤、心肌梗死等）、吻合口瘘，术后谵妄，感染，肾功能损伤等。麻醉管理的重点在于实施个体化的 ERAS 策略，减少心肺并发症，降低术后谵妄的发生率，具体体现在：①最大可能地做好肺保护；②实施个体化的液体管理；③给予有效的镇痛。

在肺保护方面，应加强术中 OLV 及双肺通气期间的呼吸管理。既往多选择左支 DLT，近年来随着微创手术的开展，单腔管联合支气管封堵器的使用日益增多。单腔管联合支气管封堵器对气管隆嵴及左右主支气管张力较小，便于外科游离和清扫气管隆嵴周围淋巴结；同时这种方式可实现良好的肺隔离，降低维持人工气胸的二氧化碳充气压力，减少对循环的干扰。麻醉中全程实施保护性肺通气策略。

食管癌根治术在胸段操作时，需要建立二氧化碳人工气胸以改善手术野的暴露，而二氧化碳气胸的建立会导致胸腔内静脉受压，腔静脉回心血量减少，引起心输出量降低，导致低血压，这在术前高龄、衰弱或容量不足的患者尤为明显，因此二氧化碳气胸充气压应控制在 8mmHg 以内，必要时给予扩容或缩血管药物进行对症处理。

食管癌手术的液体管理具有特殊性。围手术期液体过多，术后肺部并发症、吻合口水肿发生率增加；而液体补充不足容易导致组织低灌注，出现食管替代物缺血，进而导致消化道瘘。食管癌手术液体治疗建议遵循以下几项原则：①围手术期补液量必须充足，以满足重要脏器的灌注和胃肠道黏膜灌注的需要。②避免液体过量，尤其应限制晶体溶液入量，通常建议 24h 晶体溶液入量＜3000mL，总液体入量＜4000mL。③推荐采取个体化的目标导向液体治疗以减少术后并发症。

有效的术后镇痛对于减少食管癌根治术患者术后并发症、加速术后康复至关重要。食管癌手术的镇痛管理极具挑战，目前普遍接受的观点是实施多模式镇痛，推荐的镇痛方案为硬膜外自控镇痛或椎旁阻滞联合腹横肌平面阻滞。

（二）良性食管疾病患者的麻醉处理

良性食管疾病主要包括食管平滑肌瘤、食管黏膜及黏膜下良性病变、贲门失弛缓症、胃食管反流病等。一些食管良性病变手术的患者由于存在食管动力学异常，反流和误吸的风险增加，尤其是患有贲门失弛缓症和其他食管运动障碍、严重食管梗阻、食管憩室和严重胃食管反流病的患者。需注意避免麻醉诱导时发生反流、误吸。应考虑适当延长术前禁食禁饮时间，放置胃管进行引流减压，麻醉诱导采用清醒插管或快速顺序诱导。

三、纵隔手术的麻醉管理

通常将纵隔分为三个区域：前上纵隔、中纵隔和后纵隔。前上纵隔内包括下段气管、主动脉弓及其分支、上腔静脉和奇静脉；中纵隔内包括心脏、气管隆嵴和左右主支气管、肺门和上腔静脉的终末部分；后纵隔包括了各种神经和神经根、交感神经链、降主动脉、食管和奇静脉。

纵隔肿瘤是麻醉科医师在职业生涯中所遇到的最具挑战的疾病之一，麻醉管理的决策主要基于以下几个关键点：①熟悉纵隔肿物的解剖学知识，包括肿物的位置，与其他重要脏器（气管或支气管、心脏、大血管）的关系，以及病理生理学影响；②全面而详细的麻醉前评估；③术前与外科医生讨论患者病情，明确肿瘤的手术入路和基本操作流程，制定围手术期计划；④预防心脏和肺部并发症。

（一）麻醉前评估

麻醉前评估主要关注患者的症状和体征、诊断性检查，并进行风险分层。

一般来说，40%的纵隔肿瘤没有明显症状，这些肿瘤逐渐增大，在特定位置增大至一定尺寸时就会使麻醉倍具挑战。不管确切病理诊断、实际尺寸和位置如何，所有巨大纵隔肿瘤都可能由于其瘤体本身的重量和容积压迫纵隔内重要脏器。一旦压迫气道，就会出现急性或慢性呼吸功能不全。

肿瘤如果压迫心脏和大血管，可能会出现血流动力学失代偿现象。肿瘤对呼吸和循环系统的影响可能会因麻醉诱导和体位改变而加重，从而危及生命。

在诊断性检查中，CT 和 MRI 是重要的影像学检查手段。CT 空间分辨率高，有助于明确肿瘤的形态和解剖位置，确定病变与周围脏器组织的关系。静脉注射造影剂后的增强 CT 图像可区分肿瘤与周围血管的关系。MRI 对于明确纵隔肿瘤的性质、血管受压和组织侵犯效果更好。麻醉科医师必须术前亲自去查阅这些图像，尤其应关注纵隔病变是否引起气道阻塞和心血管系统压迫。超声心动图可以评估患者的心脏结构和功能，为危险分层提供有价值的信息。

根据患者术前症状和体征、影像学诊断，可将患者进行危险分层。一般来说，如果患者术前没有症状、纵隔肿物比值（定义为前后径胸片上纵隔肿物的最大宽度除以胸腔最大宽度）小于等于 0.3、气管横截面积小于 50%、无血管受压，为低风险患者；如果患者术前不能平卧或端坐呼吸、纵隔肿物比值大于等于 0.45、气管横截面积大于 50%或合并上腔静脉综合征、肺动脉主干受压，则为高风险。高风险患者需详细设计麻醉诱导方案，以避免麻醉诱导后患者气道及心血管系统症状进一步加重。

术前化疗、激素治疗或放疗可缩小肿瘤尺寸且降低术中风险，巨大纵隔肿物患者在化疗、放疗、手术切除或姑息治疗前，为保障气道通气安全，可放置气管支架。

（二）麻醉管理

麻醉策略的选择基于术前风险分级。建议高危患者术前谨慎使用镇静药物，因为呼吸抑制、上呼吸道梗阻和任何程度的肌肉松弛都可能加重纵隔肿物的压迫症状。右美托咪定可减少患者麻醉诱导前的紧张、焦虑，无肌肉松弛作用，使用后患者可以维持自主呼吸，是一种理想的麻醉镇静药。

在麻醉诱导前，应制定完备的气道管理和循环管理的方案。低危和中危患者，可正常麻醉诱导，高危患者中需要多学科讨论后决定是否需要保留自主呼吸下气管插管或者诱导前建立体外循环。

麻醉诱导前，选择大口径静脉通路有利于给药和静脉输液，巨大纵隔肿瘤的患者应进行有创动脉穿刺置管连续监测血压。中心静脉通路的建立根据病情进行个体化选择：①单纯的不累及无名静脉的纵隔病变，可选择颈内静脉穿刺置管；②如累及左右无名静脉，需要建立股静脉通路，以备术中阻断上腔静脉时从股静脉通路给药或输注液体；③前纵隔肿瘤合并上腔静脉综合征患者如需术中血管重建，需要同时行颈内静脉和股静脉穿刺置管。麻醉诱导后气道通路的建立方式依气道受累阻塞的程度而定，原则上气管导管或 DLT 尖端应通过狭窄段，以保证通气的有效性。

除了容积压迫和重力效应，一些纵隔肿瘤如胸腺瘤可能具有副肿瘤综合征。最常见的副肿瘤综合征是重症肌无力。重症肌无力是一种由自身抗体介导的神经-肌肉接头信号传递障碍的获得性自身免疫性疾病，乙酰胆碱受体抗体是最常见的致病性抗体。患者表现为波动性骨骼肌无力，活动时加重，休息时改善。麻醉方面的考量包括麻醉前充分评估肌无力的严重程度和分型、围手术期最大限度地降低肌无力危象的风险、术中谨慎使用非去极化肌松药，并在全身麻醉结束时评估是否能拔除气管导管。

纵隔肿瘤术后容易发生与纵隔肿物相关或手术相关的并发症，因此需要密切监护。绝大多数纵隔肿瘤患者术后麻醉苏醒期即可拔除气管导管，但以下情况时需要特别注意：①巨大纵隔肿物长期压迫气道容易造成气道软化，需要在术中或拔除气管导管前检查气管软化的风险；②气道水肿和上腔静脉阻塞的患者拔管后有呼吸困难的风险，必要时需延迟拔管；③术中可能损伤单侧或双侧膈神经，一侧膈神经受损即可引起膈肌功能障碍，应警惕拔管后低氧血症或再插管的可能性。

四、气管手术的麻醉管理

当良性病变或肿瘤导致气道狭窄时，会增加呼吸做功，并影响有效的氧合和气体交换。对于合并轻、中度临床症状的气管狭窄，机械扩张、支架置入、激光消融等措施可使气道维持通畅，但通常效果有限且持续时间短暂。当气道狭窄出现严重症状或为其他难治性气道狭窄时，则必须进行手术干预。主气道和气管隆嵴部位的手术可改善患者生活质量，且成功率＞90%，但手术本身相对复杂，需要多学科共同协作。麻醉方面的挑战包括气道解剖结构和生理异常，以及在维持通气功能的同时需要与外科医生共享气道。

气管切除重建手术的适应证包括良性和恶性病变导致的气管狭窄。对于良性病变，气管插管后的插管损伤即插管后气管狭窄是最常见的气管切除重建手术的适应证，还有一些先天性或后天性的气管良性病变虽不常见，但仍需手术矫正，包括血管环（即血管的畸形发育造成血管对后方的气道压迫产生症状）、气管囊肿、吸入性气道损伤相关的气管狭窄。无论是原发性还是继发性气管肿瘤，均是气管切除重建的适应证。术前严重呼吸功能不全是气管切除重建手术的禁忌证，其他禁忌证还包括广泛或复杂的气管病变手术无法重建，以及存在严重的合并症手术风险极高的患者等。

（一）麻醉前评估

非特异性症状，如劳力性呼吸困难或咳嗽，可能是气道疾病最早出现的症状。成人气管内径减小至原始大小的一半（大约＜8mm）时劳力性呼吸困难可能才会出现。当管腔进一步缩窄至＜5mm时，可进展为静息时呼吸困难和喘鸣。除外症状和体征，术前应仔细查看近期CT图像、支气管镜的检查结果，以确定气管阻塞的位置、范围、严重程度以及肿瘤是否容易脱落出血。

气管重建手术需要多学科协调合作。麻醉前应与外科医生进行详细的术前讨论，以了解手术步骤、明确共享气道的关键部位，从而制定插管及通气策略。除了气道管理必要的工具和用品外，如果发生严重的通气功能障碍，应保障应急"救援"设备随时可正常使用，其中包括各种型号的气管插管，加长单腔管，高频通气设备等。此外，如果需要体外生命支持，则提前与心外科和体外循环团队联系。

（二）手术常规操作

上1/3的气管病变可采用颈部切口入路，中1/3气管病变可采用颈部切口入路或颈部切口向下延伸至胸骨（劈开胸骨），而下1/3远端气管病变通常采用第4或第5肋间隙入路行右进胸手术。累及气管隆嵴的长气管病变需要正中劈开胸骨，尤其是需要行双侧肺门松解的手术。胸腔镜下微创气管隆嵴切除重建手术目前也已顺利开展，一般为右侧进胸游离肺门及拟切除病变，然后行气管隆嵴切除重建。

（三）麻醉管理

气管或气管隆嵴切除和重建手术常规使用全身麻醉和气管插管。绝大多数患者，行全身麻醉诱导可安全控制气道；然而严重气道狭窄的患者，推荐多学科讨论后共同确定气道管理方案。全凭静脉麻醉是气管手术的理想选择。当气道状况发生变化，或可能需要转换为另一种抢救性的气道技术时，全凭静脉麻醉仍可提供恒定的麻醉深度。

对于主气道手术而言，理想的气道管理应确保充足的通气和氧合，防止胃内容物和术野血液、组织碎屑进入远端气道，保证适当的手术条件。气管手术患者气道管理方式的选择，应遵循个体化原则，根据患者具体气管病变的情况选择特定的气道工具和插管方式。

共享气道的手术需要麻醉科医师与台上外科医师密切进行沟通和协调，根据需要随时调整插管路径。上中段气管重建手术的气道管理策略为：①经口气管插管，如气管导管能够越过病变部位，则将气管导管尖端越过狭窄段；如气管导管不能越过病变部位，先位于其病变近端通气。高位声门下狭窄但氧合尚可的患者可选择经喉罩通气。②气管切开后，应将原有气管导管退至吻合口近端（可以在导管尖端固定丝线避免滑出声门），随后迅速将备好的无菌气管导管插入远端气管并将套囊充气，无菌回路穿过手术区域连接气管导管进行通气。③吻合过程中，尤其是吻合气管后壁时，需要间断停止通气撤出导管，密切观察SpO_2，必要时提醒外科医师恢复通气。④吻合前壁时，头后垫枕使头前屈以减少吻合口张力；吻合完毕，切换回经口腔插管和原呼吸环路。对于气管下段靠近气管隆嵴附近的气管切除重建手术的气道管理策略：①对于需要进胸的患者，如果管腔内肿瘤大小尚可，可直接置入左支 DLT 或单腔管加支气管封堵器实现肺隔离，便于外科进胸，如果最初无法实现肺隔离，可先插入气管导管至总气管内；②切除气管隆嵴病变，进行气管隆嵴部位重建时，将无菌加长支气管导管（支气管导管套囊较短可避免阻塞肺叶）插入一侧支气管，连接无菌呼吸环路跨过手术区域接呼吸机进行 OLV；③吻合完毕后，原有气管插管退至总气道，保留在气管吻合口上方，直至拔管。术中需要间歇性的呼吸暂停，以方便外科医生更好地暴露与缝合。

高频喷射通气（high frequency jet ventilation，HFJV）是气管手术中气道管理的一种替代方案。HFJV 的优点是在吻合过程中，可控制氧合并对手术视野暴露干扰小，不干扰手术操作。需要注意的是所有类型的喷射通气都可能出现通气不足，因此长时间 HFJV 时应进行动脉血气分析。喷射通气其他的潜在缺点包括 CO_2 潴留、气压伤、张力性气胸等。

体外生命支持是一种替代策略，包括 ECMO 和 CPB。体外生命支持在气管手术方面的主要优势是无须依靠专门气道工具即可维持足够的通气和氧合，缺点是创伤性较大，仅用于无法麻醉插管的患者。

第4节 特殊胸科手术的麻醉管理

一、肺移植手术的麻醉管理

肺移植是一些终末期肺部疾病或肺血管疾病患者的首选治疗方法，包括肺叶移植、单肺移植和双肺移植。肺移植的适应证包括终末期慢性阻塞性肺疾病（chronic obstructive pulmonary disease，COPD）、α1-抗胰蛋白酶缺乏、囊性纤维化、肺动脉高压和间质性肺疾病等。肺移植患者术前常伴有低氧血症、高碳酸血症、肺动脉高压和右心功能不全等，对麻醉管理特别是围手术期呼吸和循环管理提出了挑战。

由于肺移植的性质，麻醉科医师往往术前评估时间有限。患者通常虚弱，心肺储备较差，潜在的缺血性心脏病和肺动脉高压、右心室功能不全并不少见，特别是在老年患者中。入院后，优化患者全身情况的时间有限。除标准的术前评估外，麻醉评估应侧重于基本诊断、术前肺功能、通气/灌注扫描、动脉血气的氧合指数、肺动脉压力（这将决定使用体外生命支持进行手术的可能性）、心功能等。

麻醉前任何镇静剂都应谨慎使用，因为可能加剧低氧血症和高碳酸血症。常规监测包括心电图、脉搏氧饱和度、有创动静脉测压、肺动脉漂浮导管连续心输出量和肺动脉压力测定、体温测量等。麻醉诱导需谨慎缓慢进行，避免心血管系统崩溃。诱导后一般选择左侧 DLT 插管，便于定位并吸引气道内痰液等分泌物。术中呼吸管理，对于 COPD 患者，应避免呼气末正压过大，以减少动态肺过度膨胀和严重低血压。限制性肺病的患者通常需要更高的通气压力才能提供足够的潮气量，应用较高水平的 PEEP 使患者受益。

OLV 开始，肺内分流增加，对于术前就存在肺功能障碍的患者可能会迅速出现低氧血症甚至氧合无法维持。阻断肺动脉可以减少分流和改善氧合，但会导致肺动脉压力急剧增加，可能导致右心室功能衰竭。因此对于既往肺动脉高压的患者，外科医生可以尝试阻断肺动脉来确定对肺动脉压力和右心功能的影响。TEE 有助于连续观察肺动脉压力和右心室功能状态。重度肺动脉高压患者很少能耐受肺动脉阻断，因此建议使用体外生命支持。

当肺动脉压力明显增高时，可使用选择性肺血管扩张剂、吸入一氧化氮和前列环素治疗减少肺血管阻力，改善氧合，逆转右心衰竭。儿茶酚胺类药物和磷酸二酯酶抑制剂可提供正性肌力支持，改善心脏功能。前列环素可以减少肺血管阻力，但也有全身血管扩张和低血压的不良副作用，可选择雾化吸入伊洛前列素。去甲肾上腺素是首选的缩血管药物，可提高体循环血管阻力增加冠脉灌注，但不显著增加肺血管阻力。在顽固性低血压的情况下可以加用加压素。重度肺动脉高压和（或）术中氧合、血压不能维持的患者需要使用体外生命支持如 ECMO。

肺血管及支气管吻合完成开放后,由于供体的肺保护液、炎症介质、酸性代谢产物和气栓可能会进入体循环,导致严重的低血压,需要进行对症处理。支气管开放后,应首先对移植后的新的同种异体肺采用保护性通气策略,小潮气量通气,最初吸入氧分数低于 40%。在最初的再灌注后,逐渐增加吸入氧浓度以维持全身氧合,同时防范可能发生的缺血再灌注肺损伤,后者主要表现为肺水肿、低氧血症。

二、常见胸科急诊手术的麻醉处理

胸科急诊不多,但一旦发生,处理起来相对复杂。常见急诊包括手术后大出血紧急剖胸探查术、支气管胸膜瘘、气管食管瘘、膈疝、大咯血等。

所有胸科急诊患者都应明确术前是否饱胃。术后大出血紧急剖胸探查手术,患者术前多合并低血压休克,麻醉诱导前应开放粗大静脉、局麻下建立有创动脉压后进行麻醉诱导,置入 DLT 便于肺隔离;术中依出血情况进行相应血制品补充,间断测定动脉血气调整内环境。

支气管胸膜瘘(bronchopleural fistula,BPF)是胸外科手术后较少见但严重的并发症,BPF 的发生率为 1.1%~28%,与结核、糖尿病、手术技术及外科医生的经验都有关系。BPF 患者由于支气管与胸膜腔存在异常通道,急诊术前可能存在严重的吸入性肺炎及伴随的呼吸窘迫。麻醉风险主要来自于术前氧储备较低及麻醉诱导后可能发生的张力性气胸。一般患者术前会留置胸腔引流管,要保持引流管通畅。麻醉诱导前,需要评估瘘口的大小和患者的氧储备。当 BPF 较大时,常规麻醉诱导正压通气可能会出现无效通气(气体从瘘口漏出),从而导致严重缺氧和通气困难。最安全的方法是在麻醉诱导前确定瘘口的大小,当 BPF 较大或氧储备较低时,诱导期应维持患者自主呼吸直至 DLT 隔离瘘口后改为正压通气,并立刻行健侧 OLV。

食管与气管或主支气管之间的病理性交通称为气管食管瘘。患者的麻醉管理面临独特的挑战。成人气管食管瘘患者麻醉管理的计划取决于瘘口大小、位置和术前患者的氧储备。如果瘘口不大,可进行常规麻醉诱导后插入单腔管或 DLT 后迅速隔离瘘口;如果瘘口较大且位于气管隆嵴附近,麻醉风险较大。首先,麻醉诱导正压通气会导致气体通过瘘口进入食管和胃,漏气过多可能导致无法有效通气,出现严重的低氧血症;其次,通过瘘口进入胃肠道的气体可能会导致胃内压增高,增加误吸风险。所以,对于瘘口较大且术前氧储备较差的患者,通常首选麻醉诱导时维持自主呼吸,单腔管或 DLT 置入后气管镜定位完善后迅速隔离瘘口,而后再给予正压通气。

(吴镜湘　邱郁薇)

第26章 心血管手术的麻醉

本章要点：
- 心脏泵功能主要取决于心率、前负荷、心肌收缩力及后负荷。
- 心血管手术患者的标准监测包括：心电图、有创动脉压、中心静脉压、尿量、体温、呼气末二氧化碳分压、脉搏氧饱和度及血气分析等。
- 推荐心血管手术中应用经食管超声心动图，不干扰术野，能够全面直观地提供心脏形态、结构和功能状况的评估。
- 心血管手术的麻醉一般采用气管内插管的全身麻醉方法，常用的诱导方案是使用中低剂量阿片类药物复合小剂量镇静催眠药及中短效肌松药，麻醉维持采用全凭静脉麻醉或静吸复合麻醉。
- 围手术期循环管理的目标是维持和保护心脏和机体的代偿机制，提供平稳的血流动力学支持，保证足够的心排血量和重要器官灌注，减少并发症的发生。
- 大部分心血管手术需要在体外循环辅助下进行，体外循环能够临时替代或辅助循环和呼吸功能，从而为外科医师提供一个静止、无血的手术视野。
- 激活全血凝血时间是体外循环期间抗凝管理的关键指标。肝素是最常用的抗凝药物，逆转肝素抗凝作用的药物是鱼精蛋白。

心血管疾病是影响人类健康与寿命的主要疾病之一，心血管外科手术需要心脏团队的密切协作，这个过程中麻醉科医生的作用至关重要。心血管手术的麻醉和围手术期管理是影响手术成败的关键环节之一，也是临床麻醉学中最具挑战的组成部分。

第1节 麻醉前评估、用药和一般管理原则

一、麻醉前评估

麻醉前评估是心血管手术麻醉管理的重要组成部分。主要内容包括：访视患者，阅读病历和各项重要检查，全面了解病情和疾病诊断；了解手术方案以及对麻醉、体外循环的特殊要求；评估麻醉手术风险及患者耐受程度，制定围手术期麻醉处理方案；确定麻醉前用药等。

1. 主诉和现病史 了解患者的发病、治疗过程和治疗效果，重点询问可耐受的最大活动量、是否有心前区疼痛、晕厥、活动后发绀等情况。

2. 既往史 了解患者并存的疾病、近期变化和重要脏器的功能。术中拟行经食管超声心动图检查的患者，需询问上消化道的相关病史。

3. 用药史 明确常用药物的剂量和效果，尤其是抗高血压、治疗心绞痛、抗心律失常、抗凝（华法林）、抗血小板（阿司匹林、氯吡格雷）、抗炎等药物和内分泌治疗等用药。围手术期用药对心血管手术麻醉的影响较大，需注意药物的不良反应及相互作用。

4. 体格检查 观察全身状态、发育营养情况，有无贫血、发绀、水肿、肥胖和发热等。测量记录四肢血压，警惕有无左锁骨下动脉狭窄或大血管病变，这对选择动脉测压的部位很重要。听诊心肺杂音，注意心率和心律，双侧呼吸音是否对称，有无干湿啰音和哮鸣音。有无胸廓畸形，气管有无受压，判断呼吸困难程度。确定患者的意识状态，检查运动和感觉功能，注意患者的精神和心理状态。

5. 实验室检查 关注心血管系统相关重要指标及其变化趋势，如心肌酶谱、B 型脑钠肽或氨

基末端脑钠肽前体等,分别用于评估心肌缺血和心力衰竭的严重程度。

6. 心血管相关的辅助检查

（1）心电图：关注心率、心律、QRS 复合波和 ST 段的变化。

（2）超声心动图：最重要的心脏无创检查之一，可以评估心脏的结构与功能，如心脏解剖、血流、瓣膜功能和心室收缩舒张功能等。

（3）心导管检查：可以提供包括血流方向、心脏各房室腔压力、心室功能和瓣膜功能等血流动力学方面的信息，如左右心室舒张末期压力、肺动脉压、心排血量、EF 值、体循环阻力和肺循环阻力等指标。

（4）CT 检查：可提供心脏、肺的影像学信息，如心脏的大小和形态、肺血流和肺血管的改变。CT 血管成像（CTA）可提供全身主要血管的 CT 影像，进行大动脉血管的三维重建，也可作为冠状动脉造影前的筛选。

（5）造影：冠状动脉造影是确诊冠心病的金标准，显示冠状动脉解剖，提示狭窄的部位、程度、侧支循环和优势供血血管。左心室、头臂动脉和肾动脉等的造影检查可以了解左心室大小、室壁运动和其他重要脏器动脉的病变。

二、术 前 用 药

1. 术前心脏治疗用药及停药原则 患者术前大都有长期用药史，有些药物在手术和麻醉过程产生较大影响。术前继续使用或需要停用的常见药物种类见表 26-1。

表 26-1 术前继续使用或需要停用的常见药物

药物种类	继续使用	需要停用
心血管药物	β受体阻滞剂	血管紧张素转化酶抑制剂
	钙通道阻滞剂	血管紧张素Ⅱ受体阻滞剂
	抗心律失常药物	利尿剂
	他汀类药物	
	硝酸盐类药物	
影响凝血药物	阿司匹林	华法林
		直接作用的口服抗凝剂
		二磷酸腺苷 P2Y12 受体拮抗剂
		GP Ⅱb/Ⅲa 抑制剂
		非甾体抗炎药
内分泌药物	类固醇皮质激素	双胍类（二甲双胍）
	甲状腺素	SGLT2 抑制剂
	抗甲状腺硫脲类药物	GLP-1 受体激动剂

2. 麻醉前用药 良好的镇静和镇痛有利于维护患者的心功能储备。在患者被转运到手术间前，推荐使用镇静药或者阿片类药物（或者两种药物联用），如咪达唑仑 5~15mg 口服，吗啡 0.1mg/kg 肌内注射。有心衰表现或肺高压者慎用，以免进一步抑制心功能或因呼吸抑制而加重肺高压。

三、心血管手术麻醉管理原则

1. 监测 使用标准 5 电极系统心电监测、有创动脉置管测压和中心静脉置管测压等，同时需监测尿量、体温、BIS、脑氧饱和度、血气分析和抗凝监测，如全血凝血时间（activated clotting time, ACT）等。对于高危和急重症患者，还需要进行肺动脉导管（漂浮导管）监测肺动脉压力和心排血量等。

2. 经食管超声心动图（transesophageal echocardiography, TEE）检查 不干扰术野，可以提供直观和实时的心脏形态、结构和功能状况的评估。术中 TEE 检查既是对术前超声结果的修订和补充，也可于术中获取有关手术决策的重要信息，在评判手术效果方面甚至成为部分手术的金标准。从循环管理的角度，TEE可以提供实时的心脏功能和容量状态的监测。术中如遇突发危及生命的血流动力学不稳定，需快速进行TEE检查，有助于尽快明确病因和指导治疗。

3. 麻醉方法　大部分心血管手术患者需要全身麻醉，包括气管内插管、呼吸机控制通气。遵循加速康复心脏外科的理念，目前常用的麻醉方法是使用中低剂量的中短效阿片类药物、小剂量镇静催眠药和中短效肌松药，进行全凭静脉麻醉或者复合低浓度吸入麻醉药的静吸复合麻醉方案，同时可以联合神经阻滞等麻醉技术，以促进患者早期恢复。危重复杂的心血管外科手术仍推荐采用较大剂量的阿片类药物为主的麻醉方法，以充分抑制应激反应并利于维持血流动力学的稳定。

4. 循环管理　围手术期维持和保护心脏与机体的代偿机制，根据心血管手术患者不同病种的病理生理和手术要求，给予相应的血流动力学支持，维持足够的心排血量和器官灌注，减少并发症的发生。

5. 液体管理　体外循环回路中的预充液会导致明显的血液稀释，因此体外循环前通常需要限制液体入量，液体种类以平衡盐溶液为主。体外循环后要时刻评估血管内容量状态，进行输液治疗，并根据患者的具体情况决定是否输注血液制品。

6. 肺保护措施　采用肺保护性通气策略，包括低潮气量、低驱动压和适度的呼气末正压通气（PEEP），调节合适的吸入氧浓度，以减少肺部并发症。

第2节　体外循环

体外循环又称心肺转流（cardiopulmonary bypass，CPB），该过程是指通过体外循环装置建立体外循环，将体内静脉血液引流至体外，使血液在氧合器内进行有效的气体交换，再由机械泵输回体内。体外循环能够临时替代或辅助循环和呼吸功能，提供静止、无血的手术视野，为心脏直视手术创造必不可少的条件。

一、体外循环技术概论

1. 体外循环装置　体外循环装置主要由机械泵、氧合器、各种插管及管路、储血器、滤器和变温水箱等部分组成，此外还配有管路压力、温度、血氧饱和度等监测系统，以及安全报警装置等（图26-1）。

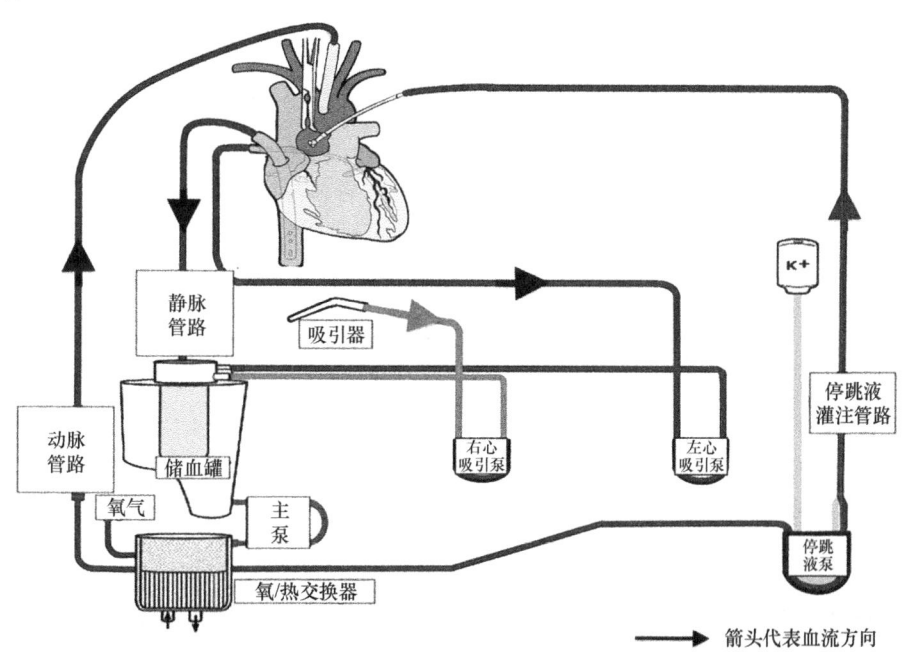

图26-1　体外循环装置示意图

2. 体外循环辅助方式　根据手术种类的不同，可以分别采用浅低温（32～35℃）、中度低温（28～32℃）或深低温（<28℃）等不同体外循环技术。冠状动脉旁路移植术通常采用浅低温（约34℃）；心脏瓣膜手术耗时长，操作相对复杂，一般选择中度低温；某些大血管或新生儿等手术类型，需要暂时停止循环，则需要采用更深程度的低温（如20℃）或深低温低流量体外循环技术。

3. 体外循环下的病理生理　体外循环管路表面没有内皮覆盖，与血液接触会引发一系列炎症反应。这些炎症反应包括：①激活血小板，启动凝血级联反应，降低循环凝血因子水平；②内皮细胞和白细胞活化后释放炎性介质，可能导致毛细血管渗漏和组织水肿。体外循环期间及其脱机后出现的很多并发症都与炎症反应有一定关系，如心肌功能障碍、外周血管扩张、出血和肺部并发症等。另外，体外循环运转期间对血液成分的破坏，加上体外循环管路预充液（通常是1～2L平衡盐溶液）对血液的稀释，可以引起暂时或持续性贫血和凝血功能障碍。

二、体外循环期间的管理

1. 体外循环开始　体外循环灌注师提前完成体外循环管路的预充、安装和调试，检查报警。体外循环前必须要进行抗凝，目前肝素仍是首选的抗凝药物，通过中心静脉给予300～400IU/kg的初始剂量，3～5min后测量激活ACT，通常建议将ACT维持在400～480s，以防止体外循环管路中血液凝固。体外循环期间需要每20～30min复测ACT，若低于目标值需要追加肝素（通常50～100IU/kg），维持抗凝效果。外科医师根据手术种类和需求选择并建立好大动脉和静脉插管后，即可开始转流过程。

2. 体外循环前并行　体外循环转流开始到阻断升主动脉期间，体外循环和患者自主循环并行。升主动脉阻断后患者由自主循环过渡到全流量的体外循环，外科医师予灌注不同类型的心脏停搏液。同时根据手术需要控制降温过程。

3. 体外循环期间的管理

（1）流量：正常体温下流量要达到接近正常心脏指数水平，一般为2.0～2.4L/（min·m^2），低温体外循环时的流量随体温降低的程度相应下降。

（2）血压：依患者的生理和病理生理不同而决定，通常成人患者宜维持在平均动脉压50～80mmHg水平。

（3）充分的器官灌注：可根据血气分析、血乳酸水平和混合静脉血氧饱和度（SvO_2）结果来评估。体外循环期间应持续监测并维持SvO_2≥65%，监测动脉血气、血糖和乳酸水平。

（4）心脏停搏期间的心肌保护：心肌保护的主要目标是保证心肌功能的可逆性恢复。通过放置于主动脉插管和主动脉瓣之间的灌注针经由主动脉根部灌注高钾停搏液，使心脏停搏在舒张期，中止心肌的电机械活动，这是降低心脏代谢最重要的一步。钾诱导的心脏停搏本身能降低90%的心肌氧耗。高钾停搏液联合降低心肌温度，能进一步降低心肌耗氧，并使心肌耐受长达20～40min的血流完全中断。一旦手术结束，通过灌注钾浓度正常的温血可以使心脏复跳。心脏停搏液主要含10～30mmol/L的高浓度钾离子，此外还有其他离子成分和能量底物等。

（5）麻醉维持：可以通过体外循环管路上的挥发罐给予吸入麻醉药，或经静脉管路实施全凭静脉麻醉。

4. 体外循环后并行　心脏恢复跳动至脱离体外循环之间的并行循环阶段，也称辅助循环阶段。此阶段需要依据血气等监测调整内环境状态，复温，治疗各种心律失常，使用血管活性药支持心脏功能，并恢复机械通气。

5. 体外循环停止　又称为脱机过程，是指由体外循环转为完全的自主循环的过程。血流动力学的管理目标是保证机体各项生理学参数的稳定和器官的充分灌注：①心率控制在80～90次/分，该心率下心室充盈和心脏指数更易达到最佳水平。除给予调整心率的药物治疗外，可根据需要安装心外膜临时起搏，如心房起搏、心室起搏或房室顺序起搏等；②平均动脉压维持在60～90mmHg；③确保容量和心室前负荷充分；④心脏指数达到2.0～2.4L/（min·m^2）；⑤血液相关指标达标，血液血红蛋白纠正至适合患者的水平,通常＞70～80g/L。正常的电解质和酸碱平衡状态,血钾 4～5.5mmol/L;⑥鼻咽温度36～37℃,直肠温度35.5℃以上。

6. 脱离体外循环后 用鱼精蛋白逆转肝素的抗凝作用,使ACT恢复至接近基线(100～130s)避免术后出血。撤除体外循环管道,外科进入止血关胸阶段。体外循环停止后的早期,可因出血、血管张力不足、心肌功能恢复欠佳等原因,导致血流动力学不稳定,需要相应给予容量、缩血管药和正性肌力药物的支持和治疗。

7. 短期机械循环辅助 对于难治性低心排血量的患者,若无法通过优化容量状态和药物治疗得到有效纠正,则需积极考虑采用机械循环辅助装置进行循环支持,如主动脉内球囊反搏、经皮或植入式心室辅助装置、体外膜肺氧合等。

第3节 先天性心脏病手术的麻醉管理

先天性心脏病,简称先心病,是心脏及大血管胚胎发育异常所致的先天性畸形,发病率居我国出生缺陷的首位。简单的先心病可以采用微创的经皮介入等方式治疗,无法行介入治疗的先心病患者,需在直视下行外科手术矫治。通常,先心病外科手术可分为根治手术和姑息手术两种类型,前者可实现完全的解剖或生理矫治,后者仅为部分心脏解剖或生理矫治,改善患儿的临床症状或为后续实施根治手术创造条件。

一、先天性心脏病的分类和病理生理

(一)先天性心脏病的分类

先天性心脏病的分类方法有很多种,最常用的分类方法是根据临床症状、病理生理改变和结合血流的解剖分流情况,将先天性心脏病分为三类。

1. 左向右分流型(潜伏发绀型) 左、右两侧的心腔及大血管间存在异常通道,由于左侧房室及体循环的压力大于右侧房室及肺循环压力,所以早期血流从左向右分流,不出现发绀。主要包括三个水平的分流,即房水平分流、室水平分流和动脉水平分流。房水平分流病变主要包括卵圆孔未闭、房间隔缺损、心内型部分性肺静脉异位引流等;室水平分流病变主要为室间隔缺损;动脉水平分流主要为动脉导管未闭。该类单纯的左向右分流类型是临床上最常见的先心病类型。

2. 右向左分流型(发绀型) 血流从非氧合血液的右侧循环系统分流向氧合血液的左侧系统,导致主动脉血氧含量下降,患者出现皮肤黏膜发绀。常见疾病类型包括法洛四联症、大动脉转位、完全性肺静脉异位引流等。这类发绀型先心病多为复杂病变。

3. 无分流型(无发绀型) 左、右两侧的心腔及大血管间不存在异常通道和分流,不产生发绀。包括阻塞性病变(如主动脉缩窄、主动脉瓣狭窄和肺动脉瓣狭窄等)和反流性病变(如三尖瓣下移畸形)等。

(二)先天性心脏病的病理生理

1. 左向右分流型 高压的体循环血液分流入低压的肺循环,可引起以下病理改变:①肺循环血流量增加,肺静脉回左心房血流量增加,左房压升高,促使肺动脉压出现动力性升高;②持续的高分流量影响,使肺动脉血管床出现结构性变化,肺小动脉肌层增厚,内膜增生,瘢痕及血栓形成并纤维化,肺血管阻力增高,出现进行性和不可逆的肺动脉高压;③当肺动脉压力超过体循环压力时,产生右向左分流,患者出现发绀症状,称为艾森曼格综合征,此时行根治手术反而增加死亡率。

不同水平的分流病变,其病理生理变化进程也不尽相同:①房水平分流:肺循环承受的压力负荷影响较小,且由于右心房、右心室代偿性肥厚扩大,临床症状出现较晚、较轻,表现为缓慢进展的心衰症状和肺动脉高压,甚至部分患者终身没有症状。然而房间隔缺损一旦出现症状,往往提示

已出现心衰。②室水平或动脉水平分流：肺循环直接受到高体循环压力和高肺血流量的冲击，肺动脉高压进展较快。室间隔缺损患者分流量较大时，较早出现心室肥厚、心脏扩大和相关临床症状。动脉导管未闭患者缺少右心的缓冲适应和调节，可以较早出现肺血增多、反复肺部感染等表现。

2. 右向左分流型 该类分流的病理生理类型包括：①右心室静脉血流入肺动脉路径存在梗阻，肺血流减少，同时合并左右两侧心血管腔的解剖分流，以法洛四联症为典型代表；②肺静脉血与周围静脉血在心内完全混合，如完全性心内膜垫缺损、共同心房或共同心室等；③体循环静脉血不经肺循环的氧合交换，直接流入主动脉系统，体循环和肺循环处于平行状态，如大动脉转位等。

二、常见先心病手术的麻醉管理

（一）简单左向右分流型先心病手术的麻醉管理

1. 术前评估 大部分简单左向右分流型先心病患儿，如房间隔缺损、室间隔缺损和动脉导管未闭，可以没有明显的临床症状。术前访视及评估的重点是确认是否有肺动脉高压和心衰的相关表现。

（1）病史：反复发作的肺部感染病史往往提示肺循环血流量明显增多；喂养困难、生长曲线滞后往往提示心脏功能受累；发绀提示重度肺动脉高压，分流方向可能出现逆转；近期有呼吸道感染史的患儿气道敏感性高，围手术期易出现气道痉挛和缺氧。

（2）体格检查：室水平或动脉水平分流明确但杂音很轻，需考虑肺动脉压明显增高导致的分流量减少；四肢湿冷、皮肤花斑、肝大等体征均提示心衰较为严重。

（3）X线胸片：肺动脉段突出是肺动脉高压的表现。

（4）心脏超声：是先心病最重要的无创性检查项目。可以显示心脏的异常解剖结构和血流动力学的异常变化，测量心腔和血管的直径，评估心室功能、估算肺动脉压力等，多普勒超声能够提供血流方向、速度和压差等信息。

（5）心导管检查：是先心病解剖和生理功能评估的金标准，可帮助明确复杂病例的解剖关系，提供分流的位置、方向和程度、心腔压力、体肺循环阻力等信息。

2. 麻醉管理

（1）基本原则：稳定心率，维持适当的前负荷，保持心肌的收缩功能，调控体循环阻力和肺循环阻力，避免其向加重异常分流的方向变化。婴幼儿肺动脉高压是影响该类手术死亡率的重要危险因素。肺循环阻力急剧上升者可能诱发肺高压危象，导致急性右心衰竭，使心排血量明显下降，是合并肺动脉高压患儿导致心搏骤停的主要病因，对其实施麻醉需要特别谨慎。

（2）麻醉方法和药物的选择：可考虑快通道麻醉，也很少需要血管活性药物的支持。

（3）大部分左向右分流患儿可以较好地耐受吸入麻醉诱导。挥发性麻醉药首选七氟烷，其芳香味更易耐受，心肌抑制程度较轻。早产儿、合并呼吸窘迫综合征或充血性心衰的患儿对吸入麻醉诱导耐受性差，可联合应用小剂量阿片类药物。较大剂量阿片类药物可以抑制应激反应，避免手术伤害性刺激造成肺血管收缩和肺动脉高压的加剧，常用于合并重度肺高压患儿的手术麻醉。

（4）房间隔缺损手术或麻醉操作过程中可能出现一过性右房压高于左房压的情况，需注意排尽测压和静脉通路内的气体，避免气栓逆向分流到体循环系统内，引起脏器的动脉栓塞。

（二）右向左分流型先心病手术的麻醉管理

右向左分流型先心病以法洛四联症最典型。法洛四联症是临床上最常见的发绀型先心病，主要病变包括：右室流出道梗阻、室间隔缺损、主动脉骑跨和右心室肥厚。狭窄梗阻的右室流出道阻碍血流进入肺循环，使肺血流减少，减少的这部分没有经过氧合的血液经室间隔缺损进入左室和骑跨的主动脉，低氧的体循环血液使得患儿表现出发绀症状。另外，法洛四联症较特异的特征是在应激情况下，可以出现右室流出道肥厚心肌的痉挛，从而加剧右室流出道梗阻，患儿出现氧饱和度急剧下降、心动过速等急性严重缺氧的表现，被称为缺氧发作。

1. 术前评估 对于复杂分流患儿的术前评估，最关键的是要掌握具体病变的病理生理特点，制定个性化的围手术期麻醉管理方案。病史需要详细了解缺氧发作的频率和程度，有无姑息手术史和喂养困难、出汗、呼吸急促或吸吮无力等心衰症状。X线胸片、心电图、超声心动图为常规检查项目。CT血管造影能够较好地评估肺动脉及心室发育情况、室间隔缺损的类型、冠状动脉畸形以及肺内侧支循环血管等信息，可作为心导管检查和选择性右心室造影的替代方法。

2. 麻醉管理

（1）管理原则：尽量减少麻醉对循环的影响，维持肺血管阻力和体循环阻力比例的平衡，维持较充足的血管内容量，避免和积极处理缺氧发作。

（2）术前准备：术前禁食水的时间不宜过长，避免出现因长时间禁食水导致代谢性酸中毒，血容量减少也会引起右室容积和右室流出道管腔减小，诱发右室流出道的痉挛和缺氧发作。分离焦虑严重和缺氧发作频繁的患儿，需给予较充分的术前镇静。

（3）麻醉方法：复杂畸形矫治手术仍采用较大剂量阿片类药物为主的麻醉方法，能够充分抑制手术和体外循环导致的伤害性应激反应，保持血流动力学稳定。氯胺酮可增加体循环阻力和心排血量，减少右向左分流，常用于发绀患者的麻醉诱导。氯胺酮可静脉注射或肌内注射给药，但肌内注射可能导致疼痛、躁动和随后的动脉氧饱和度降低。发绀患儿因为肺血流量少的原因，吸入麻醉药物的起效和排除均较慢；而静脉麻醉药则由于部分药物可以直接不经肺循环而进入体循环，起效相对较快，给药过快可能导致一过性的血药浓度过高。

（4）缺氧发作时的处理：停止一切可能的诱因，改为纯氧吸入；补充容量以扩大心腔和心室流出道容积；给予去甲肾上腺素等药物提高主动脉血压，提高冠脉灌注压，同时减少右向左分流；使用艾司洛尔等β受体阻滞剂缓解右室流出道痉挛。如以上措施无法有效缓解缺氧发作，应迅速建立体外循环，避免长时间缺氧造成机体各脏器功能受损。

第4节 心脏瓣膜病手术的麻醉管理

心脏瓣膜的作用是维持心脏正常的前向血流。当心脏瓣膜受炎症、先天性病变、退行性病变、缺血性坏死或创伤等因素的影响，引起瓣膜结构（瓣叶、瓣环、腱索和乳头肌等）和功能出现异常，称为心脏瓣膜病。通常表现为瓣膜狭窄和（或）关闭不全，导致心脏前向血流的梗阻和（或）反流，继而引起心腔的容量和（或）压力负荷异常和心排血量下降，从而出现相应的临床症状。现阶段心脏瓣膜疾病的主要治疗手段仍是开胸直视下行心脏瓣膜置换或者成形术。

心脏瓣膜病手术的麻醉管理原则是避免加重心脏异常的容量和（或）压力负荷，维持和保护机体的各种代偿机制，保障有效的前向心排血量，尽可能减少并发症的发生。超声心动图是提供瓣膜病诊断、评估和治疗决策的金标准，麻醉科医师应掌握术中TEE技术，能够在明确手术诊断和决策、评估手术效果、掌握心脏功能和发现并发症等方面发挥重要作用。

一、二尖瓣狭窄手术的麻醉管理

（一）病理生理改变

正常成人二尖瓣的瓣口面积为 $4\sim6cm^2$。风湿性炎症等可造成二尖瓣瓣叶纤维化、交界区融合和瓣下腱索挛缩并继发整个二尖瓣的钙化，形成逐渐加重的二尖瓣狭窄病程。二尖瓣狭窄时舒张期左房向左室的前向血流受阻，导致左房的容量和压力负荷增加，左室的舒张末容量负荷不足，心排血量下降。

（1）二尖瓣狭窄代偿期：左房压力和容量负荷的增加，使肺循环回流受阻，引起肺动脉压升高。由于左室在舒张期不能得到足够的容量负荷，引起左室有效前向每搏量下降。左房可以出现扩大、房壁心肌纤维化和肌束排列紊乱，引起心电传导的异常导致发生房颤。二尖瓣狭窄和房颤引起的血流减慢或淤滞易导致左心耳血栓形成。

（2）二尖瓣狭窄失代偿期：长期病程可形成慢性肺动脉高压，引起右心功能不全和体循环淤血。二尖瓣狭窄晚期，在左室腔变小的同时左室收缩功能也受损，并出现充血性心衰症状。

（二）二尖瓣狭窄手术的麻醉管理

1. 二尖瓣狭窄程度的评估 二尖瓣狭窄的严重程度可通过心脏超声测得的相关数据来评估（表26-2）。

表26-2 二尖瓣狭窄的程度分级

项目	轻度	中度	重度
瓣口面积（cm²）	1.5~2.5	1.0~1.5	≤1.0
平均跨瓣压差（mmHg）	<5	5~10	≥10

2. 麻醉前用药 为避免患者入室前发生心动过速，需给予充分镇静。

3. 麻醉管理

（1）瓣膜置换前的处理：避免使用可以引起心动过速、增加肺血管阻力或抑制心肌收缩力的药物。肺动脉高压和心功能不全患者仍宜采用以阿片类药物为主的麻醉方案。①避免心动过速：血流在舒张期通过二尖瓣进入心室，心动过速缩短舒张期时相，使左室充盈时间缩短，进一步增加左房压，加重肺动脉高压，同时降低心排血量和血压。所以术中尽量保持窦性心律，避免心动过速，房颤患者应控制心室率。室率过快时应找出病因并消除，窦性心动过速可给予短效的 $β_1$ 肾上腺素受体阻滞剂如艾司洛尔，房颤心室率过快时可缓慢静脉注射去乙酰毛花苷0.2~0.4mg以控制心室率，术中新发的快速房扑或房颤严重影响循环时，需立即给予电复律治疗。②维持适宜的体循环阻力：二尖瓣狭窄导致长期心排血量不足，机体的代偿机制是增加体循环阻力以维持血压，对于心功能较好的患者，可少量给予去甲肾上腺素等缩血管药，以维持体循环阻力和升高血压。③维持心肌收缩力：足够的前向血流有赖于心肌收缩力，严重心功能不全的患者需给予适量正性肌力药物，如多巴胺、多巴酚丁胺或肾上腺素等，以在保证麻醉深度的同时能够维持足够的心排血量和循环的稳定。

（2）瓣膜置换后的处理：患者术前普遍左室容积减小，二尖瓣瓣膜置换后前向血流改善，左室对于即刻的高容量负荷相对不能耐受，常需控制输液量及速度，避免左室容量超负荷；宜维持稍快心率（80~100次/分），必要时使用临时起搏器；维持足够心肌收缩力，心脏复跳后往往需要正性肌力药物支持。上述措施也有利于降低左室舒张末压和室壁张力，降低发生左室破裂的风险。

二、二尖瓣关闭不全手术的麻醉管理

（一）病理生理改变

临床上导致二尖瓣关闭不全的常见病因包括风湿性心脏病变、先天性二尖瓣脱垂、感染性心内膜炎、瓣叶黏液样变性、缺血性心脏病引起的乳头肌梗死等。其中，感染性心内膜炎导致的瓣叶毁损、心肌缺血梗死导致的乳头肌断裂等情况，常引发急性二尖瓣关闭不全。二尖瓣关闭不全时收缩期左室血流反流入左房，造成左房和左室容量负荷增加，而有效前向心排血量减少。

（1）慢性二尖瓣关闭不全代偿期：左房和左室舒张末期容量显著增加，左室发生偏心性扩大，以维持左室舒张末压和前向心排血量相对正常。扩大的左房在早期也能维持接近正常的左房压力来缓冲和保护肺血管床。因此，病程进展缓慢的二尖瓣关闭不全可以多年没有明显的临床症状。

（2）慢性二尖瓣关闭不全失代偿期：左室、左房的持续扩大，导致二尖瓣环扩张，进一步增大反流量。左室功能的失代偿导致有效前向心排血量持续严重的下降，引起左房压和肺动脉压进一步增高，引发充血性心衰并最终导致右心衰。

（3）急性二尖瓣关闭不全：左房容量急性超负荷，左房压和肺动脉压力急剧升高，导致严重肺淤血和急性肺水肿，使麻醉和手术风险增大。

（二）二尖瓣关闭不全手术的麻醉管理

1. 二尖瓣关闭不全程度的评估　通常根据心脏超声测定的反流量、反流分数和有效反流口面积等指标综合评估二尖瓣反流的严重程度（表26-3）。

表26-3　二尖瓣关闭不全程度分级

项目	轻度	中度	重度
反流量（mL）	<30	30～59	≥60
反流分数（%）	<30	30～49	≥50
有效反流口面积（cm²）	<0.2	0.2～0.39	≥0.4

2. 麻醉前用药　谨慎给予，避免过度镇静导致心动过缓。

3. 麻醉管理

（1）瓣膜置换前的处理：避免使用减慢心率和抑制心肌收缩力的药物，心功能受损严重仍以较大剂量阿片类药物为主。①避免心动过缓：较慢的心率会延长收缩期时相，增加收缩期二尖瓣反流量。应维持患者的心率在正常或较高水平，心率较慢时可以给予阿托品或山莨菪碱。②维持心肌收缩力：为保障有效的前向血流并减少反流量，严重的失代偿期或者急性二尖瓣反流的患者，常需给予正性肌力药物支持。诱导过程中发生心动过缓和低血压，首先考虑给予小剂量的正性肌力药物。③降低体循环阻力：左室后负荷的增加会导致二尖瓣反流量的增加，所以尽量避免使用去甲肾上腺素等缩血管药物。

（2）瓣膜置换后的处理：术后二尖瓣反流消失，左室需将全部每搏量泵入主动脉，左室负荷和室壁张力增加，对于术前合并左心明显扩大和收缩功能不全的患者，常需使用正性肌力药物支持，以保障术后左室能够适应新的血流动力学状态。以维持较快心率（80～100次/分）为宜，适当降低体循环阻力并控制血压，尤其是行二尖瓣成形的患者，左室负荷的降低有利于维护二尖瓣成形效果。

三、主动脉瓣狭窄手术的麻醉管理

（一）病理生理改变

正常成人主动脉瓣口面积为3～4cm²。主动脉瓣狭窄的常见病因包括风湿性病变、老年性主动脉瓣退行性变、先天性主动脉瓣二瓣化畸形等。主动脉瓣狭窄时收缩期左室血流流向主动脉受阻，造成左室压力负荷增加。

（1）主动脉瓣狭窄代偿期：表现为代偿性的左心室向心性肥厚。心肌做功明显增加，氧耗增加，而左心室收缩末容积可保持相对正常。左心室肥厚导致的左心室顺应性降低和舒张末压力增高，使左室容量被动性地充盈减少，此时心房的收缩可为左心室提供高达40%的充盈量，因此维持窦性心律和心房收缩对于维持心排血量和血压极为重要，突发房颤可导致循环状态出现急剧恶化。

（2）主动脉瓣狭窄失代偿期：左室收缩功能受损，心脏扩大，每搏量降低，患者出现心衰症状。增高的左室容量及压力负荷，使心肌的氧耗明显增加，患者极易发生心肌缺血和猝死。

（二）主动脉瓣狭窄手术的麻醉管理

1. 主动脉瓣狭窄严重程度的评估　常用心脏超声测量瓣口面积、平均跨瓣压差指标综合评估主动脉瓣狭窄的严重程度（表26-4）。当患者出现心绞痛、晕厥或呼吸困难等充血性心力衰竭症状时，预示患者病情严重，围手术期管理难度增大。

表 26-4　主动脉瓣狭窄程度的评估

项目	轻度	中度	重度
瓣口面积（cm^2）	>1.5	1.0~1.5	<1.0
平均跨瓣压差（mmHg）	<20	20~40	≥40

2. 麻醉前用药　强调术前用药的重要性，良好的镇静有助于预防主动脉瓣狭窄患者发生围手术期心动过速。

3. 麻醉管理

（1）瓣膜置换前的处理：任何可引起心肌抑制、血压下降、心动过速或其他心律失常的药物均应小心使用，这些变化可导致病情出现急剧恶化。准备好去甲肾上腺素等血管收缩药物以维持血压。特别危重的主动脉瓣狭窄患者一旦发生室颤，复苏难度极大，故该类患者麻醉诱导时应有外科和体外循环医生在场，做好紧急实施心外按压和体外循环的准备。①维持较充足的血容量：左室顺应性的降低需要较充足的前负荷，以维持足够的左室容量。②维持窦性心律和相对较慢的心率：以维持50~75次/分的窦性心律为佳。心率过快使心肌氧需增加，冠状动脉灌注下降，明显降低心排血量。因每搏量受限，过慢的心率同样有害。此类患者心肌兴奋性增高，容易发生心律失常乃至室颤，需要及时处理。③保证足够的血压：左室射血的阻力主要来自主动脉瓣的固定狭窄，降低心脏后负荷不能增加心排血量，只会引起动脉压下降。血压降低时需积极给予缩血管药物提升血压，维持住冠脉的灌注，防止因心肌缺血导致室颤等严重事件的发生。

（2）瓣膜置换后的处理：瓣膜狭窄解除后，左房压和左室舒张末压随即降低，有效前向每搏量增加，循环功能得以迅速改善，单纯瓣膜狭窄的患者大部分不需要正性肌力药物支持。术后早期肥厚的左心室仍需维持较高的前负荷，数月后左室肥厚可逐步减轻。

四、主动脉瓣关闭不全手术的麻醉管理

（一）病理生理改变

主动脉瓣反流的原因包括先天性病变、退行性改变和风湿性疾病等，上述因素可致主动脉瓣瓣叶异常或主动脉瓣环和（或）主动脉根部扩张，造成主动脉瓣关闭不全。主动脉瓣关闭不全时主动脉的血液在舒张期反流入左心室，造成左室容量负荷增加，有效前向心排血量降低。

（1）主动脉瓣关闭不全代偿期：左室心腔扩大，缓慢增加的左室舒张末容积使得左室舒张末压保持相对正常，且由于容量做功的心肌氧耗低于压力做功，患者可在很长时间内不出现相关症状。

（2）主动脉瓣关闭不全失代偿期：出现不可逆的左室心肌损害，表现为左心功能不全和肺动脉压增高。主动脉血流在舒张期反流回左室，导致舒张压降低，使冠状动脉灌注不足，加之心室扩大导致的室壁张力增大等因素，都可加剧心肌氧供需失衡，使心排血量进一步降低，最终发生充血性心衰、严重心律失常和猝死。

（二）主动脉瓣关闭不全手术的麻醉管理

1. 主动脉瓣关闭不全严重程度的评估　通常根据心脏超声测定主动脉瓣的反流量和反流分数等指标综合评估其严重程度（表26-5）。

表 26-5　主动脉瓣关闭不全程度的评估

项目	轻度	中度	重度
反流量（mL）	<30	30~59	≥60
反流分数（%）	<30	30~49	≥50
有效反流口面积（cm^2）	<0.1	0.1~0.29	≥0.3

2. 麻醉前用药 建议使用较小剂量的术前用药，避免抑制心肌和减慢心率。

3. 麻醉管理

（1）瓣膜置换前的处理：麻醉药物的选择要针对保持前负荷、降低后负荷、不增加外周血管阻力、不影响心肌收缩力等因素综合考虑，避免和及时处理心动过缓。①维持较快的心率，心率增快使舒张期缩短，舒张压提高，左室舒张末期压下降，反流分数因而降低，前向血流明显增加，使心内膜下血流也可得到改善。反之，心动过缓使舒张期延长，反流增加，前向血流明显减少。维持心率在90次/分左右较为理想，既可增加心排血量又不至于引起心肌缺血。②降低体循环阻力可使前向血流得到改善。③维持心肌收缩力：重度关闭不全、左室严重扩大的心功能受损患者，常需应用正性肌力药物来促进前向血流和维持有效的心排血量。

（2）瓣膜置换后的处理：主动脉瓣膜修复后，伴有心衰和左心室明显扩大的患者，术后需常规给予正性肌力药物和血管扩张药物，以支持循环功能和维持心排血量。

五、联合瓣膜手术的麻醉管理

联合瓣膜病变指累及两个或两个以上的瓣膜病变。联合瓣膜病变的病因、病理生理和治疗策略与单一瓣膜病变有很大不同，手术和麻醉风险比任何单一瓣膜病变都要高，临床上经常低估其严重程度，围手术期血流动力学的管理原则有时表现为相互矛盾，容易产生歧义，难以抉择。对于联合瓣膜病变，应根据最严重、对血流动力学影响最大的病变来制定围手术期麻醉管理方案。麻醉管理既要考虑瓣膜成形或置换前后的病理生理改变，又要考虑联合瓣膜病变的不同特性，需要紧密围绕患者循环血容量（前负荷）、血压（后负荷）、心率、心律和心肌收缩力的变化来仔细分析和处理，避免加重已经异常的容量和（或）压力负荷，保护和利用机体的各种代偿机制，尽量维持有效的心排血量，减少并发症。

第5节 冠状动脉旁路移植术的麻醉管理

冠状动脉粥样硬化性心脏病（简称冠心病），是因冠状动脉粥样硬化等病变引起管腔狭窄或痉挛，导致心肌发生缺血缺氧，又称缺血性心脏病。冠心病经内科药物或介入治疗后心肌缺血症状不能缓解，或冠状动脉主干或多支主要分支存在严重狭窄等情况时，需要进行冠状动脉旁路移植术。

一、冠心病的病理生理

1. 病理生理 冠心病最基本的病理生理改变是心肌氧供和氧耗失衡导致心肌缺血。冠状动脉管腔的狭窄使得冠状动脉血流量减少，直接引发心肌缺血或使心肌的氧供需储备降低，心脏负荷加重时心肌耗氧量增加，心肌需氧量超过冠状动脉供氧量造成心肌缺血，临床表现出心绞痛或心肌梗死症状。另外，冠状动脉舒张功能障碍导致的动力性狭窄（痉挛），在心肌缺血的发展过程中也起重要作用。

2. 影响心肌氧耗的因素 ①心肌收缩力：心肌收缩过强增加心脏氧耗；②心率：心率增快增加氧耗，此外还会缩短舒张期，减少冠脉血供；③心室壁张力：主要取决于心室跨壁压力、心室腔大小和室壁厚度。

3. 影响心肌氧供的主要因素 ①动脉血氧含量：血液足够的供氧能力首先取决于足够的血红蛋白浓度、血氧饱和度和氧分压；②冠状动脉血流量：冠状动脉血流量＝冠状动脉灌注压/冠状动脉的血管阻力。血流动力学的因素影响冠状动脉灌注压，而心肌代谢产物、自主神经张力、内分泌激素水平等因素影响冠状动脉的血管阻力。

二、麻醉前评估

1. 病史 重点关注心绞痛发作的性质和频率，有无呼吸困难，运动耐力是否明显下降，有无晕厥或黑矇发作等。明确症状与活动强度之间的关系，住院期间上述症状有没有得到改善。若患者有久坐的生活习惯，即使有严重冠心病也可能没有症状。糖尿病患者容易出现无症状性心肌缺血。易疲劳或呼吸短促提示心功能受损。

2. 辅助检查

（1）心电图：注意部分病例可为正常心电图表现。心律失常和传导阻滞多见于既往有心肌梗死或反复严重心肌缺血者。术前频发多形性室性心律或短阵室性心动过速是术中发生恶性事件的高危因素。

（2）胸部 X 线：升主动脉有严重钙化征象，提示术后脑或其他脏器栓塞的风险增加。

（3）放射性核素显像：有助于了解术前心肌血流的储备、心肌缺血的部位及范围，鉴别心肌细胞处于缺血还是坏死状态，可为移植物吻合部位、坏死心肌切除范围等提供重要参考。

（4）心导管检查及冠状动脉造影：左心导管测定的左室舒张末期压，对评价左心室功能具有重要价值。冠脉造影可确定狭窄的部位及其严重程度，是诊断冠心病和指导手术的金标准。

（5）超声心动图：显示心肌缺血的节段、心室舒张和收缩功能及心室顺应性等。多巴酚丁胺负荷试验可用于检测在静息状态下功能障碍但仍然存活心肌的"正性肌力储备"。

3. 危险因素评估 ①高龄（年龄＞70 岁）。②低体重的女性患者，往往由于冠状动脉细小从而使得吻合难度增加，影响移植物畅通率。③肥胖。④不稳定型心绞痛，易发生冠状动脉痉挛导致急性缺血事件，特别是术前无 β 受体阻滞药或钙通道阻滞药治疗以及静息状态下 ST 段下移者，更为危险。⑤左心室功能差（充血性心力衰竭病史或 EF＜30%），合并室间隔穿孔或较大左室室壁瘤等。⑥左主干严重狭窄或合并弥漫性多支病变。⑦冠状动脉介入治疗失败行外科急诊手术，或心肌梗死 7d 内手术。⑧合并严重高血压或糖尿病。高血压常伴有左心室肥厚，心肌舒张功能不全，顺应性差，此类患者有效循环血容量减少，麻醉状态下的交感张力降低可使血压明显下降，且对应激反应和血管加压药物敏感，血流动力学不易维持稳定。糖尿病患者的冠状动脉常呈弥漫性病变，心肌血运重建的效果不能保证，并且此类患者的自主神经张力异常，血压波动大。⑨合并肾功能不全、肺疾患或联合瓣膜病变等。⑩合并其他血管疾病。严重颈动脉狭窄患者，原则上有手术指征应分期或同期作颈动脉支架置入或内膜剥脱术，顺序上先作颈动脉支架置入或内膜剥脱术。该类患者如需放置主动脉内球囊反搏导管，应注意股动脉或髂动脉病变的情况。

三、麻醉管理

（一）术前用药管理

1. 麻醉前用药 取决于患者心绞痛发作的严重程度和心功能状态。对心功能尚好但较紧张患者，可以适度加大术前药的用量，使其充分镇静；若为急危重症的患者，可入手术室建立基础监测后静脉注射小剂量咪达唑仑（1～2mg）镇静。

2. 术前治疗用药及停药原则 术前服用的硝酸酯类药物、β 受体阻滞剂、钙通道阻滞剂和抗心律失常药物通常不应停用，并根据术前心绞痛控制情况进行调整。ACEI 及 ARB 类药物容易引起围手术期低血压，需在术前 24h 停用。术前已服用他汀类药物的患者应在整个围手术期内继续服用。高危冠心病患者术前常需抗血小板治疗：①血栓素 A_2 抑制剂（阿司匹林）是抗血小板治疗的基本药物，目前推荐继续使用阿司匹林直至术晨；②二磷酸腺苷 P2Y12 受体拮抗剂（氯吡格雷、替格瑞洛等），建议在术前 5～7d 停药。因心脏导管介入治疗而接受紧急负荷剂量的氯吡格雷口服患者，需注意出血风险，必要时配备血小板。

（二）麻醉及循环管理

1. 麻醉诱导和维持 通常使用苯二氮䓬类药物（咪达唑仑）联合麻醉镇痛药和肌肉松弛剂进行麻醉诱导，依托咪酯或丙泊酚也经常被使用。为使诱导过程平稳，既抑制气管插管时的应激反应又避免气管插管前发生低血压，须在心电图和有创动脉测压监测下，采取间断及缓慢的给药模式。

术前合并严重心功能不全者，诱导应以阿片类药物为主小剂量镇静药为辅。大部分心功能良好的患者可遵循加速康复心脏外科的原则，使用中低剂量和（或）中短效的阿片类药物，行全凭静脉麻醉或静吸复合麻醉。诱导期及维持期发生低血压时，可以静脉注射小剂量去甲肾上腺素或甲氧明处理，维持血压及冠脉灌注压。

2. 心肌缺血的监测 ①常规采用五电极系统心电监测，推荐联合监测Ⅱ导联和V_5导联，并进行连续动态的ST段分析，了解其压低或抬高的变化趋势，以及新发的心律失常等。②TEE对急性心肌缺血导致的新发节段性室壁运动异常的检测非常敏感。由于室壁各节段与冠状动脉供血之间存在相对固定的对应关系，可通过运动异常的室壁节段帮助判断心肌是否发生缺血和定位犯罪血管。③中心静脉压可间接反映右心室充盈压，肺动脉楔压（PCWP）则间接反映左心室充盈压，两者的升高也可提示心肌缺血发生的可能。

3. 术中TEE的应用 术中遇到严重循环障碍，需考虑即刻行TEE检查，对心室大小和功能、瓣膜的结构和功能、容量状态、心包情况、是否有血管并发症等进行评估。合并瓣膜病变时，其动态评估结果可为手术决策提供参考。

4. 血流动力学维持目标 ①保持血流动力学状态稳定，保障冠状动脉灌注压，维持正常或稍慢的心率。②心动过速伴低血压时可静脉注射小剂量缩血管药物，如去甲肾上腺素或去氧肾上腺素。③心动过速伴高血压时，首先检查麻醉深度，追加麻醉药物。麻醉深度保证的情况下，需要给予β受体阻滞剂和钙通道阻滞剂降低心率和血压。④密切关注血气和电解质变化，维持$PaCO_2$在正常范围，避免过度通气。过低的$PaCO_2$可导致冠状动脉收缩，并可使氧离解曲线左移，不利于红细胞释放氧，影响心肌细胞对氧的摄取。

5. 心肌缺血的处理 心肌缺血事件与不良预后密切相关，发生心肌缺血时需及时采取措施。①改善氧合，维持足够麻醉深度。②及时纠正外科技术或机械性因素，如移植血管吻合不佳或扭结等。③维持冠状动脉灌注压。④静脉输注硝酸甘油，硝酸甘油可以扩张冠状动脉及侧支循环，改善冠状动脉血流量，同时可以扩张静脉系统，使回心血量减少，降低左心室前负荷和室壁张力，从而降低心肌耗氧量。⑤使用小剂量β受体阻滞剂，减慢心率，增加心脏舒张期和冠状动脉灌注时间，降低心肌耗氧量。⑥若怀疑冠状动脉痉挛，可选钙通道阻滞剂。⑦纠正低心排血量状态，正确使用正性肌力药物。当PCWP>16mmHg、收缩压<90mmHg、心指数<2.2L/（min·m^2）、SvO_2<65%时，酌情选择肾上腺素、多巴酚丁胺、多巴胺等正性肌力药物，适当改善低心排血量状态。需要注意的是，过度使用正性肌力药物会明显增加心肌耗氧量，从而加重心肌缺血。

四、非体外循环下冠状动脉旁路移植术的麻醉管理

冠状动脉旁路移植术既可以在体外循环下进行，也可以在非体外循环下实施（图26-2），后者是在不停跳的心脏上进行，搬动心脏和固定吻合口部位等操作会干扰心脏的泵血功能，有时可引起血流动力学的剧烈改变，麻醉和循环管理的难度较大。

1. 麻醉处理原则 遵循冠状动脉旁路移植手术的常规麻醉管理原则，格外强调维持冠脉灌注压和控制心率的重要性，保证心肌氧供的同时也能够为外科的吻合操作提供良好的手术条件。

2. 麻醉选择 对于中低危患者，可应用较小剂量阿片类药物，利于术后早期拔除气管插管，实现快速恢复。

3. 搬动或固定心脏时的影响和处理 冠状动脉固定器对吻合部位相应节段室壁的外在压迫和固定，心脏位

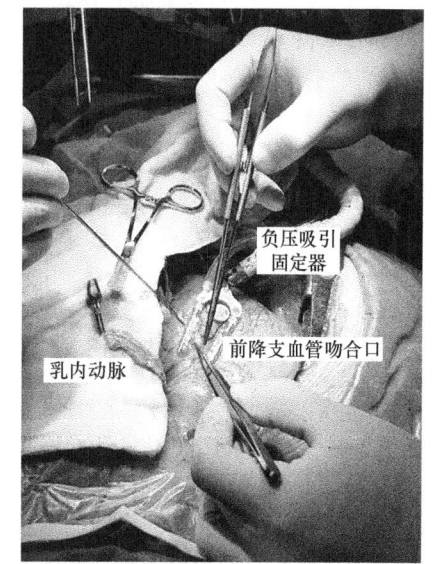

图26-2 非体外循环下冠状动脉旁路移植术

置的扭转变形等，都可导致心排血量下降和血压降低，必须采取措施预防严重低血压，最大限度减少因血流动力学变化导致的冠状动脉灌注减少和术中心肌缺血。暴露和吻合回旋支和后降支对血流动力学的影响最大，可以采取头低和向右侧倾斜的体位，增加回心血量和利于术野暴露。

4. 积极处理心肌缺血　冠状动脉吻合期间，若出现 ST 段明显压低或抬高、新发心律失常（心率突然减慢或增快、房颤或室性心律）等，同时伴有血压严重下降难以回升，提示可能发生心肌缺血，须即刻处理（见上述心肌缺血处理）。

5. 维持适当的前负荷　通常需要限制输液量，因为液体量输入过多可导致心脏胀满，不仅增加心室舒张末期压，降低心肌的有效灌注压，减少心肌血供，也不利于外科搬动心脏。但也要处理因禁饮禁食时间过长和术中失血引起的明显低血容量。

6. 血液回收　常规使用自体血液回收装置回收术中失血，经洗涤、离心和浓缩后再输回患者体内，基本不需要输注异体血。

7. 保温　低温增加外周血管阻力，导致心肌氧耗增加，增加心肌应激性，同时低温还会增加手术期间的失血量。使用变温毯和呼吸道气体保温、保湿设备，保持合适的室温（>25℃），保持患者体温在 36℃以上。

8. 转为体外循环　对于处理无效的严重血流动力学不稳定、恶性心律失常、严重大面积心肌缺血等紧急情况，或冠状动脉靶血管暴露极端困难时，需要及时转变为体外循环辅助的冠状动脉旁路移植术。

第6节　主动脉疾病外科手术的麻醉管理

主动脉疾病外科手术复杂多变，麻醉科医师既要充分了解患者的病理生理过程，还要熟悉手术操作步骤及其对血流动力学的影响，同时在单肺通气、体外循环（包括停循环选择性脑灌注）、重要器官保护、TEE、血液保护等方面，都要有足够的知识和临床经验。另外，主动脉外科需要多学科（外科、麻醉、体外循环、放射、神经和康复等）团队的协作，需时刻保持团队之间的有效沟通与交流。近年来大血管外科技术和血管腔内修复技术发展迅速，使主动脉疾病手术的并发症明显减少，死亡率明显下降。

一、主动脉疾病的病因和分类

1. 病因　主动脉以膈肌为界分为胸主动脉和腹主动脉，胸主动脉按解剖走行又分为升主动脉、主动脉弓和降主动脉。主动脉疾病的病因主要包括：先天性因素（如马方综合征）、动脉粥样硬化（腹主动脉瘤中 90%以上、胸降主动脉瘤中近 50%）、创伤（主动脉损伤）和感染（如梅毒性或细菌性主动脉瘤）等。

2. 分类　①主动脉瘤：动脉壁全层扩张，动脉内径瘤样增大。②主动脉夹层：主动脉内膜和中膜撕裂，血液通过撕裂破口进入中膜，主动脉被分隔成真假腔，动脉真腔实际并不扩大。③主动脉破裂：多继发于创伤或主动脉夹层破裂，多数病例可因即刻大出血而死亡。

二、主动脉疾病手术的麻醉管理

1. 术前评估　需明确病变性质和部位，预计阻断部位和阻断时间，制订周密合理的麻醉计划。①明确病变性质：主动脉瘤常到病程中晚期才出现症状，大多在出现并发症或检查其他疾病时发现；主动脉夹层通常突然起病，为急性病程。②特殊病情评估：主动脉根部病变可导致主动脉瓣关闭不全，出现心肌缺血或左心功能不全；心肌酶谱升高预示可能累及冠状动脉；瘤体的扩大可以压迫左主支气管，导致气管移位、变形和肺组织挤压；病变累及头臂血管可导致脑供血不足，瘤壁血栓的脱落可出现脑卒中，任何神经功能的恶化征象都是急诊手术的指征；肌酐和尿素氮升高则提示肾动脉受累；病变累及两支以上的内脏主要血管时，可表现为肠麻痹或肝肾功能不全，胃肠道缺血可导致严重的酸中毒；若夹层内大量血栓形成，可以消耗大量血小板和凝血因子等，患者可表现为严重出血倾向。

2. 术前准备和处理 ①控制血压，避免瘤体的扩大和破裂，是术前准备最重要的工作。控制收缩压在 100～120mmHg，常用的控制血压药物包括硝普钠和尼卡地平等。②降低射血速率和心肌收缩性，从而降低主动脉壁的剪切应力。主要使用β受体阻滞剂，如艾司洛尔、拉贝洛尔等，控制心率在 60～80 次/分。③输液和备血，建立快速输液的大口径外周静脉通路和中心静脉通路，完善备血。④充分镇静和镇痛。主动脉夹层患者通常伴有焦虑和剧烈疼痛，镇静和镇痛不仅减轻患者痛苦，还有助于降低血压和增加β受体阻滞剂的效果，除考虑累及脑血管导致严重神经精神方面问题外，均应合理使用包括阿片类药物在内的镇静和镇痛药物。

3. 麻醉管理原则 ①严格控制血压和心率：血流动力学的剧烈变化可能引起灾难性后果（如瘤体或夹层破裂等）。②注重器官保护：主动脉弓部手术的重点在于脑保护，胸降主动脉的手术更侧重于脊髓和肾保护。③实施血液保护：外科出血、体外循环后凝血功能异常在大血管手术中非常多见。④麻醉选择：麻醉方法的选择取决于患者病情、病变部位、手术涉及的范围、体外循环方式等。麻醉方法最常选择的是较大剂量阿片类药物为主的静吸复合麻醉。

4. 不同部位主动脉手术的麻醉处理

（1）升主动脉和主动脉弓部手术：需正中开胸并在体外循环辅助下进行。①主动脉夹层手术的麻醉诱导应谨慎进行，该类患者术前应用的控制血压和心率的药物会和静脉麻醉药物产生协同作用，诱导过程中容易出现严重低血压。②合并有严重主动脉瓣反流的患者，慎用降低心率或抑制心肌收缩力的药物。③主动脉弓部手术会暂时夹闭头臂干和（或）左锁骨下动脉，需要采取深低温停循环和选择性脑灌注技术以及其他脑保护措施，如头部冰帽和给予脑保护药物等。

（2）胸降部主动脉手术：需经左侧胸廓切开或胸腹联合切口，临时钳夹病变近端主动脉后行人工血管替换术。该类手术循环波动大，麻醉及循环管理要求较高。

1）监测：累及或需阻断左锁骨下动脉时，需用右桡动脉置管监测阻断以上部位的血压，同时用足背动脉或股动脉监测阻断部位以下的血压。主动脉阻断部位在肾动脉以上水平，可选择性放置肺动脉漂浮导管监测。涉及肾动脉的手术，注意尿量。手术范围累及脊髓血供的高危患者，需进行脑脊液测压和引流。

2）单肺通气：需要双腔支气管插管行右侧单肺通气，通常选择左侧双腔支气管插管。

3）主动脉阻断过程的循环处理

A. 血流动力学改变：阻断的位置离心脏越近，血流动力学波动越大，对生理干扰也大。①阻断后心脏后负荷急性升高，有导致急性左心衰竭、灾难性脑血管事件（脑动脉瘤破裂）的风险；②阻断的远端血压降低，肝肾等内脏血流和脊髓血流下降，引起缺血。

B. 处理措施：①阻断之前：控制收缩压在 80～90mmHg，避免阻断钳夹部位的血管损伤和近端严重高血压；②血管切开后可能会有大量失血，需要及时调整控制血压的药物剂量和补充血容量；③常温阻断主动脉的时间尽可能短于 30min。

4）主动脉开放过程的循环处理

A. 血流动力学改变：开放后最主要的循环改变是严重低血压：①大血管阻力突然下降，阻断远端反应性充血，血液丢失导致相对或绝对的低血容量；②组织缺血缺氧产生的酸性代谢产物如乳酸、氧自由基和心肌抑制因子等释放，引起外周血管严重扩张和心肌收缩功能障碍。

B. 处理措施：①开放主动脉前：注意手术进程并与术者密切沟通，开放前 10～15min 充分补足血容量；使用碳酸氢钠注射液减轻酸中毒，暂时停用所有麻醉和扩血管药物，必要时给予缩血管药物，使血压回升至一定水平，待一切调整和准备妥当后再缓慢开放主动脉。②主动脉开放后的低血压，及时使用血管收缩药和小剂量正性肌力药处理，通常时间较短且可以耐受。严重时可以短暂部分或重新阻断远端血管，待血流动力学改善后再逐渐开放。

第7节　心包相关疾病手术的麻醉管理

一、慢性缩窄性心包炎的麻醉管理

1. 病理生理　①缩窄性心包炎是指炎症等病变累及心包，致使心包出现粘连、增厚，限制心脏舒张期的充盈，继而引起全身血液循环障碍。慢性缩窄性心包炎早期仅心外膜下心肌出现萎缩，晚期可发生心肌的广泛萎缩和纤维化。②缩窄的心包限制右心室舒张功能，上下腔静脉回流受阻，导致颈静脉怒张、脏器淤血并产生大量浆膜腔积液。当左心室受限时，肺静脉回流受阻可导致肺循环淤血，出现呼吸困难。以上的腔静脉和肺静脉回流受阻使心脏每搏量和心排血量下降，血压降低。③机体的代偿机制为交感神经反射性兴奋，心率代偿性增快，当心率增快不足以满足需要时，可出现心源性休克。④慢性缩窄性心包炎自然病程预后不良，心包剥脱术是最有效的治疗手段。

2. 麻醉管理　①使用电刀在心脏表面行心包剥脱的过程中易诱发室性心律失常甚至室颤，需在手术开始前放置体外除颤电极板。②采用麻醉性镇痛药为主的全身麻醉方法，以最轻程度的循环抑制为目标。③患者循环缓慢，药物起效时间延长，麻醉诱导药应小剂量分次给予。心率尽量保持在术前水平，以维持心排血量。④麻醉维持过程中严密观察血压、中心静脉压、心率的变化等与手术操作的关系。⑤心包剥脱的顺序应从左心室、左心房、右心室、右心房、上下腔静脉环形束带的逆血流方向进行，以减少术中右心衰和肺水肿的发生。⑥右心室心包剥离后需给予利尿剂，同时采用适当头高位，避免心包剥脱后萎缩的心肌因不能适应骤然升高的前负荷而发生低心排血量综合征。⑦大部分患者在术中和术后都需要持续输注正性肌力药物（多巴胺、肾上腺素）和（或）血管收缩药（去甲肾上腺素、血管升压素）进行循环的支持。

二、急性心脏压塞手术的麻醉管理

1. 病理生理　急性心脏压塞是指心包积液量短时间内骤增所导致的综合征。急剧上升的心包腔内压力压迫心脏，导致舒张期心室充盈障碍，腔静脉血不能顺利回流入右心室，临床上出现静脉压增高、心排血量下降和低血压，严重者可造成急性循环衰竭，需要行紧急手术。急性心脏压塞的病因包括胸主动脉瘤破裂、纵隔外伤、心胸外科手术切口出血以及心导管手术时意外导致的心脏或血管穿刺伤等。

2. 麻醉管理　①建立有创监测，麻醉诱导前应确保大口径静脉通路的建立。严重血流动力学紊乱的患者可先对其实施心包穿刺引流术，待心脏压塞部分解除后再进行全身麻醉诱导。②急性心脏压塞时机体的主要代偿机制是交感神经系统的兴奋，心率增加是维持心排血量最重要的代偿机制，应避免使用可能引起心肌抑制的药物。可使用氯胺酮进行麻醉诱导，以提高心率和维持血管张力。③适当补充容量，维持后负荷，必要时使用血管收缩药和正性肌力药物以支持循环。④大潮气量的控制性正压通气可进一步减少静脉回流，使血压下降，应选择高频率低潮气量的通气模式。⑤一旦解除了心脏压塞，内源性产生和外源性输注的儿茶酚胺会导致心率和血压突然急剧升高，应预见这一现象并给予处理。

第8节　心脏移植手术的麻醉管理

近几十年，心脏移植被证实是唯一有效的治疗终末期心力衰竭的外科方法。

一、心脏移植相关的病理生理

1. 移植前病理生理　①心脏收缩功能和舒张功能衰竭，交感张力增高，全身血管收缩和水钠潴留；②患者体内儿茶酚胺受体密度降低，导致心脏和血管床对其敏感性下降（下调），心肌细胞内肾上腺素储备减少。

2. 移植后的病理生理　①由于神经切断，移植心脏失去自主神经和躯体神经的直接支配，去神经支配的移植心脏具备心脏基本的收缩和舒张功能，但对低血容量、缺氧、贫血等情况的反应会延迟。此外，间接作用于心脏交感神经系统和副交感系统的药物无效，对心脏既有间接作用又有直接作用的药物则仅表现出对心脏的直接作用。②去神经后的心脏容易发生进展迅速的动脉粥样硬化，心脏移植术后超过 2 年的患者应视为潜在冠脉病变的患者来处理。

二、心脏移植术的麻醉

1. 麻醉前评估和准备 ①除按常规详细采集病史外，还应着重了解心脏疾病种类、病程及治疗情况；有无植入心脏永久起搏器或植入型心律转复除颤器；许多患者需输注正性肌力药或主动脉内球囊反搏、左心室辅助装置或 ECMO（体外膜肺氧合）等装置，要充分了解整个治疗过程、用药情况和各种辅助装置的使用情况。②大多不给术前药，入室后可在监护下谨慎地使用小剂量镇静药（如咪达唑仑 1~2mg）。③保留患者术前持续静脉输注的血管活性药物。

2. 移植前的处理 麻醉诱导是该类手术的高危期，麻醉诱导方案可以选用依托咪酯、舒芬太尼结合快速起效的肌松药。患者处于低心排血量状态，麻醉药物起效缓慢，用药过量或相对过量都会导致明显的交感神经系统抑制，极易造成循环不稳定，麻醉诱导期间常需要继续静脉输注正性肌力药和血管加压药。体外循环前需维持足够的灌注压，追加阿片类药或镇静药以小剂量叠加给药和不影响灌注压为前提。

3. 移植后的处理 ①使用直接作用于心脏受体的儿茶酚胺类药物。移植心脏的每搏量相对固定，需要维持较快的心率（90~110 次/分）。常规放置心外膜临时起搏电极，建议使用心房起搏或房室顺序起搏。②体外循环脱机时需联用多种血管活性药物来实现心脏正性变时和正性肌力支持，大部分患者可以较顺利地脱离体外循环。缺血时间较长的移植心脏往往需要更长时间的并行体外循环辅助。③脱机困难常见的原因是右心功能障碍，右心衰竭也是术后早期死亡的主要原因，通常与患者术前的肺动脉高压、供体心脏缺血时间过长和供体心脏较小等因素有关，处理原则包括维持动脉血压，保证右心室血流灌注，维持足够的右心室心肌收缩力，应用肺血管扩张药物降低肺动脉压力等。④术前严重肺动脉高压、供体心脏本身病变或心肌保护欠佳等原因所致顽固性严重的心脏功能障碍，经药物治疗无效者，应积极考虑实施机械辅助循环支持。

（袁　素　王剑辉）

第 27 章　神经外科手术的麻醉

本章要点：
- 麻醉药物对脑血流量、脑代谢和脑电生理功能的影响呈现剂量相关性。麻醉方法和麻醉药物对疾病状态大脑的影响对于神经外科患者具有重要的临床意义。
- 颅内压升高是神经外科麻醉最常见的问题，其原因包括脑脊液增多、颅内血容量增加、脑容积增加、颅内占位病变、脑实质水肿等。
- 中枢神经系统监测是脑功能保护的重要手段，包括脑血流与脑氧供需平衡监测、颅内压监测、脑电图与诱发电位监测等。
- 神经外科手术的麻醉策略取决于患者的全身及神经系统功能状态、手术类型和手术方式，麻醉科医师应全面了解，根据手术方案整体考虑。

神经外科手术是针对中枢神经系统和外周神经系统疾病的手术，近年来神经外科手术技术飞速发展，逐渐进入了网络神经外科时代，从神经解剖结构保护提升到了神经功能保护。神经外科麻醉学也取得了相当大的进步，神经外科麻醉的最佳目标从保证手术期间生命体征和生理机能，进展到了围手术期全程脑功能的保护。要成为合格的神经外科麻醉医师，需要具备扎实的理论知识，熟知各种神经外科疾病的病理生理特点，了解神经外科手术的主要步骤和掌握围手术期麻醉管理要点，还需要了解各种中枢神经系统监测手段，保护脑功能。

第 1 节　麻醉对脑血流、脑代谢和颅内压的影响

麻醉药物对脑生理的很多方面产生剂量相关的可逆性改变，包括脑血流量（cerebral blood flow，CBF）、脑代谢率（cerebral metabolic rate，CMR）、颅内压（intra-cranial pressure，ICP）和脑电生理等。麻醉科医师应熟知麻醉方法和麻醉药物对疾病状态大脑的影响，通过精细化麻醉管理和个体化麻醉用药以减少麻醉对 CBF、CMR 和 ICP 的影响，可提高手术安全性，改善患者预后。神经外科手术麻醉以全身麻醉和局部麻醉最常见，但单独应用局部麻醉较少，多为全身麻醉联合局部浸润麻醉或超声引导下神经阻滞麻醉。本节主要介绍神经外科常用全麻药物对 CBF、CMR 和 ICP 的影响。

（一）静脉麻醉药

1. 巴比妥类　巴比妥类药物是目前已知对脑代谢抑制作用最强的麻醉药，甚至在意识消失前就可使 CMR 明显降低。它同时还能增加脑血管阻力，因此使用巴比妥类药物麻醉时，CBF 下降明显。动物实验表明，严重低血压和（或）低氧血症时，应用巴比妥类药物麻醉对缺血/缺氧的脑组织有保护作用，能减轻神经后遗症或延长动物存活时间。

2. 依托咪酯　依托咪酯能显著收缩脑血管，引起 CBF、CMR 和 ICP 剂量相关性下降。其可降低颅内肿瘤和脑外伤患者的颅内压，但不引起脑灌注压下降。使用依托咪酯麻醉时，脑血管对 CO_2 的反应性仍存在。依托咪酯对循环功能影响轻微，能够降低 CBF 和颅内病变患者的 ICP，但依托咪酯具有肾上腺皮质功能抑制和肾损害作用，应避免持续泵注或大剂量使用。

3. 丙泊酚　丙泊酚呈剂量相关性抑制 CBF 和脑氧耗，脑血管对 CO_2 的反应性仍存在。丙泊酚可降低颅内压、平均动脉压和脑灌注压。此外，丙泊酚还可抑制兴奋性氨基酸的释放从而降低兴奋

性氨基酸的神经毒性；减少钙离子内流，清除氧自由基，进而保护细胞膜完整性，对脑缺血再灌注损伤有保护作用。丙泊酚靶控输注是神经外科较理想的麻醉维持用药方法。

4. 氯胺酮/艾司氯胺酮　在所有的静脉麻醉药中，氯胺酮/艾司氯胺酮是唯一引起CBF和CMR升高的药物。氯胺酮/艾司氯胺酮麻醉时不影响脑血管自身调节机制和其对CO_2的反应性。其他麻醉药（地西泮、咪达唑仑、异氟烷、N_2O、丙泊酚）可以减弱或消除氯胺酮引起的ICP或CBF增加。应用丙泊酚镇静的脑外伤患者给予大剂量的氯胺酮（1.5～5mg/kg）后，颅内压下降。所以，氯胺酮不应单独用于颅内顺应性差的患者，但可以谨慎地和其他麻醉药物联合应用。

（二）吸入麻醉药

吸入麻醉药均增加CBF，降低CMR，在一定吸入浓度范围内，CBF/CMR的变化与吸入药浓度呈线性相关（图27-1）。吸入麻醉药对CBF的最终影响取决于药物所致CMR抑制引起的CBF下降和脑血管舒张引起的CBF增加之间的平衡。与清醒状态相比，0.5 MAC时，CMR抑制引起的CBF下降占优势；1.0 MAC时，CBF不变，此时CMR抑制和血管扩张之间达到平衡；超过1.0 MAC，血管扩展占优势，即使CMR明显下降，CBF也会明显增加。值得注意的是，随着吸入麻醉药剂量增加，脑血管扩张到一定程度会减弱脑血管自身调节能力。大剂量地吸入麻醉药会损害脑血管自身调节功能，脑灌注呈现压力依赖性。

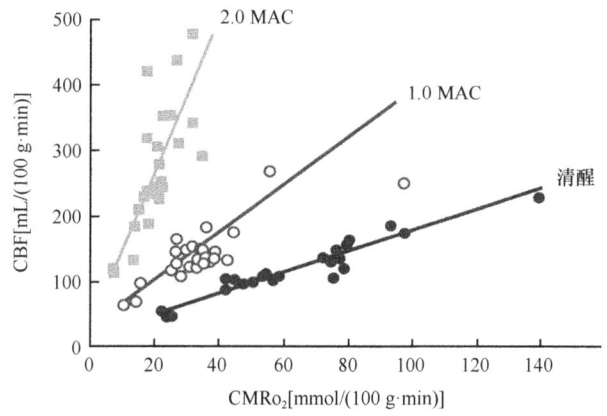

图27-1　不同剂量吸入性麻醉药对脑血流的影响曲线

吸入麻醉药导致的重要临床结局是CBF和ICP的增加。吸入麻醉药中，脑血管扩张效能依次为氟烷、恩氟烷、地氟烷、异氟烷、七氟烷；氧化亚氮不只扩张脑动静脉，还可增强患者CMR，引起ICP升高。

（三）麻醉性镇痛药

目前对麻醉性镇痛药如吗啡、芬太尼等是否影响CBF和ICP的看法尚不一致，但一般认为该类药物单独应用时对正常神经系统的CBF和CMR影响很小。

（四）肌肉松弛药

肌肉松弛药不能通过血脑屏障，从而对脑血管无直接影响，但具有显著间接作用。肌肉松弛药可降低静脉回流阻力，从而降低颅内压；此外，如果肌肉松弛状态下患者血压升高，则可加剧高颅内压患者的ICP升高。大多数非去极化肌松药都可用于高颅压的患者，但需要密切关注循环变化。筒箭毒碱、阿曲库铵和米库氯铵的剂量应加以控制，以防止低血压的发生。罗库溴铵在非去极化肌肉松弛药中起效最快，在麻醉诱导和术中维持肌肉松弛的应用中日渐增多。

第2节 颅内压升高的常见原因和处理

(一) 概念

颅腔周壁为坚硬的颅骨,其内包含脑组织(80%)、血液(12%)和脑脊液(cerebrospinal fluid, CSF)(8%)等内容物。颅内压(ICP)是指颅内容物对颅腔壁产生的压力。Monro-Kellie 假说认为在正常情况下,颅内间隔腔、脑血容量和颅腔内容积都是固定的。如果颅内容量增加,则必然出现代偿机制以维持 ICP 在正常范围内。通常情况下,这些代偿措施包括 CSF 置换、静脉血向下进入脊髓腔和脑血容量降低。这些代偿措施使 ICP 维持在正常范围(5~15mmHg),超过该值上限就称为颅内压升高。严重 ICP 升高会迫使部分脑组织嵌入周围孔隙,形成脑疝,严重时可导致中枢性呼吸衰竭甚至呼吸骤停,危及患者生命。

ICP 升高是神经外科麻醉最常碰到的问题,麻醉科医师需熟练掌握其成因和处理。ICP 升高的典型症状是头痛、喷射性呕吐和视神经乳头水肿。头痛开始一般呈阵发性,间歇时间长,发作时间短。随后逐渐演变为持续性头痛伴阵发加剧。典型的喷射性呕吐常与剧烈头痛同时发作,可伴有脉搏缓慢、血压升高等症状。在急性 ICP 升高早期,视神经乳头水肿表现可不明显,一般在颅内压力显著增高后数小时可出现轻度视神经乳头水肿,数天至数周演变成重度水肿。

(二) 颅内压升高的病因

1. 脑脊液增多 有高压力性脑积水或正常压力脑积水两类,后者即慢性脑积水,又称间歇性脑积水。

2. 颅内血容量增加 易见于严重脑外伤后 24h 内,多为脑血管扩张所致,也见于蛛网膜下隙出血。

3. 脑容积增加 常见于脑水肿,可分为血管源性、细胞毒性、渗透压性和间质性脑水肿。

4. 颅内占位病变水肿 因颅内容积增加、脑脊液循环障碍(多见于脑室、脑组织中线附近及颅后窝肿瘤或肉芽肿)或灶周脑水肿(见于脑内血肿、脑脓肿)而引起,水肿的部位主要在白质,是 ICP 增高的最常见原因。

5. 良性颅内压增高症 又称假脑瘤,是一种颅内压力调节障碍疾病,伴有 ICP 增高、头痛、视神经乳头水肿和视力障碍,无阳性神经系统体征,脑脊液化验正常,放射线检查示脑室大小正常或偏小,无颅内占位病变和脑积水,以内分泌失调的育龄期肥胖妇女最为多见;视力减退甚至视力丧失是假脑瘤最重要和最严重的症状。

(三) 颅内压升高的处理

1. 处理原则 原发病及继发病症兼治。降低 ICP 是对症性措施,解除颅压增高的原因和终止其发病机制才是根治性措施。对急性 ICP 升高患者必须首先评估并处理危及生命的并存疾病,如大出血、呼吸道阻塞、低氧血症和(或)高碳酸血症、休克等,当 ICP 升高到一定程度也需要适当降低 ICP,为下一步紧急手术做好术前准备。对慢性 ICP 升高主要是针对原发病进行确诊和治疗,直接降低颅压的措施不能替代原发病的治疗。

2. 降低颅内压的措施

(1) 渗透性脱水药:静脉注射一定量高渗液体能快速增加血浆渗透压,使脑组织与脑脊液中的水分进入血浆,通过肾排出,达到脱水、降颅压的目的。代表药物为甘露醇,首选 20% 甘露醇 0.25~1.0g/kg,快速静脉输注,一般 6~8h 一次;高 ICP 危象或脑疝时,2~4h 一次,注射时间一般以 30min 为宜,重症者可缩短至 15min。使用甘露醇时间不宜过长,以 3~5d 为宜。如患者同时合并低血压表现(收缩压<90mmHg),应避免使用甘露醇。使用甘露醇应监测血电解质、渗透压及肾功能。甘露醇输注后可引起一过性血容量增加,对于心功能不全的患者应谨慎使用。除甘露醇外,

此类药物还包括甘油、高渗盐水等。高渗盐水既能降低ICP，又能快速恢复心排血量，升高血压和脑灌注压，因此高渗盐水对顽固性ICP升高，尤其伴多发颅外损伤的脑外伤患者的降颅压治疗具有特别优势，临床常用浓度为1.6%~30%。高渗盐水可用于治疗难治性ICP升高，它与甘露醇相比起效更快、作用更持久、效力相当，而利尿作用弱、不易结晶。

（2）利尿药物：利尿药物因其利尿脱水作用而使血浆渗透压增高，与脑组织间形成渗透压差，脑组织脱水而缩小脑容积和降低ICP。其优点在于不必同时输入大量液体，应用方法简便；缺点是降低ICP效果差，易导致电解质紊乱。常用药物为呋塞米，每次20mg，肌内注射或静脉注射，每日2~3次，但不宜多日反复应用。

（3）皮质类固醇药物：此类药物可加强和调整血脑屏障功能，降低脑毛细血管通透性；可使细胞从血液中摄取钠过程减慢，从而减少细胞内钠，减轻脑水肿；皮质类固醇药物具有明显的抗炎作用，使脑毛细血管对蛋白质等的通透性降低，防止或减轻间质性脑水肿发生；皮质类固醇药物也有一定减少脑脊液产生的作用。

地塞米松抗炎作用最强且水钠潴留副作用最弱，为治疗脑水肿的首选药物，其次为泼尼松龙和甲泼尼龙，前者较后者作用强5倍。地塞米松常用剂量为，口服2~4mg，每日3~4次；肌内或静脉注射5~10mg，每日2~3次；在重症或紧急情况下，可首先静脉滴注10mg，其后每6h静脉或肌内注射5~10mg，数日后如情况许可改为口服并逐渐减量。泼尼松龙和甲泼尼龙，口服5~20mg，每日3~4次；静脉滴注10~25mg，每日3~4次。脑肿瘤伴有明显瘤周组织水肿是ICP增高的重要原因，特别适合应用皮质类固醇药物进行治疗。

3. 其他降低颅内压的方法

（1）体位：应保持患者绝对安静，避免躁动、咳嗽等，卧床时头肩抬高25°~30°，利于颅内血液回流。有脑疝前驱症状时，以平卧位为宜。

（2）通气治疗：$PaCO_2$每降低1mmHg，CBF降低2%~3%。CBF降至一定水平后，$PaCO_2$进一步降低，这种反应会减弱甚至消失。由于过度通气引起的脑血管收缩可以加重脑缺血，尤其是CBF减少的急性脑损伤，如脑外伤和蛛网膜下隙出血等情况，因此在临床使用时要充分权衡利弊。美国重型颅脑损伤诊治指南中已禁止将$PaCO_2$降低到25mmHg及以下水平，同时仅将过度通气作为应对脑疝或急性重度ICP增高的应急措施，不推荐长时间应用。

（3）高压氧疗法：可使脑血管收缩和CBF减少，通过减少脑血液容积而使ICP降低。两个大气压的高压氧可使动脉氧分压（PaO_2）增加到1000mmHg，使ICP迅速降低30%。高压氧引起CBF减少仅为过度通气的1/3，所以其降低ICP的效果较弱。过多或过久高压氧治疗可引起氧中毒，引起支气管痉挛，损害肺泡，脑血流降低可加重脑缺血。

（4）脑室外引流：大多数用于严重急性脑外伤，一般是在创伤72h后进行，此时脑水肿开始消退，由于脑脊液动力学障碍，脑脊液产量增多而脑室扩大，ICP较早期更高。引流管高度不应低于180~200mm，以免脑室塌陷而出现颅内血肿。

第3节　中枢神经系统监测

一、脑血流与脑氧供需平衡监测

（一）脑血流监测

经颅超声多普勒（transcranial Doppler，TCD）和激光多普勒流量仪是临床常用的脑血流监测手段。

1. 经颅超声多普勒脑血流监测　TCD是以应用物理学原理为基础、以发生声波的装置为能源的一种Doppler检查方法。脉冲式多普勒探头间隔一定时间发放一次超声脉冲，此时间间隔即为脉冲从探头到达声靶，然后再从声靶返回探头所需时间。单位时间内发射脉冲群的次数称作脉冲重复频率。脉冲多普勒的这个特征对于 TCD 十分重要，使之能检测颅内某一特定场中的信号，检测脑动脉中某一点的血流，并能识别脑动脉。

TCD 的常用参数包括：深度、增益、取样容积、功率和屏幕扫描速度等。深度是鉴别正常颅内血管的重要参数，也是在检查过程中需要不断调节的参数；增益的含义是全屏幕信号显示的强度，可以调整，增益高则整个屏幕信号强，增益低则整个屏幕信号弱；取样容积是指脉冲超声波在某一深度所检测到的范围，取样容积的宽度不能调整，取样容积 X 轴长度以 mm 表示，可以调节；功率是指 TCD 机器输出的功率，增大发射功率能够增强超声波的穿透力，但同时也限制了超声波的探测深度；屏幕扫描速度在遥控器或屏幕菜单上可以找到扫描速度的键或字样，从而调节屏幕扫描速度，屏幕扫描速度越快，一次显示在屏幕上的频谱数目越少，频谱被放大；屏幕扫描速度越慢，一次显示在屏幕上的频谱数目越多，频谱被压缩。

TCD 可以提供与围手术期脑血管病相关的所有主要因素的信息，包括介入性和手术后栓子形成，夹闭过程所致低灌注，介入或手术后血栓形成以及手术后过度灌注综合征等。

2. 激光多普勒流量仪　激光多普勒流量仪可连续监测，迅速反映 CBF 变化，无须注射示踪剂。尽管非脑组织内监测，但是探头必须靠近脑组织表面（颅骨下，可于硬脑膜外监测）。测量值为相对值，不以 mL/（100g·min）为单位，定性多于定量，且探头测量范围较局限。

（二）脑氧供需平衡监测

维持患者适宜的脑氧供以满足脑组织新陈代谢需求是围手术期脑保护的核心任务之一。脑氧饱和度监测技术用以评估脑组织氧供与氧耗，以及氧供与脑灌注间的平衡，现已广泛用于神经外科、心血管外科围手术期麻醉管理及 ICU 床旁监测等，而在全身麻醉或镇静的患者中脑组织缺血缺氧不易发现，脑氧饱和度监测可及时发现此类情形中脑氧饱和度受损，指导预防及减少脑组织缺氧缺血损伤。脑氧饱和度监测的主要方法有颈静脉球部氧饱和度监测（jugular venous bulb oxygen saturation，$SjvO_2$）和近红外光谱脑氧饱和度监测（near-infrared spectroscopy，NIRS）（详见第 12 章第 3 节）。

1. 颈静脉球部氧饱和度监测　$SjvO_2$ 监测有助于发现脑缺氧/缺血事件。$SjvO_2$ 监测是一项较早期应用的技术，近年来临床应用再度兴起。早期是通过颈静脉球部穿刺抽取血样的单次监测方法。应用颈内静脉逆行置管，可以分次间断抽取血样，进行血气分析，间断监测 $SjvO_2$。近年来，随着光纤导管的应用，可以对 ICU 中神经系统创伤的患者进行连续监测 $SjvO_2$。$SjvO_2$ 监测已在重度脑创伤患者中广泛应用。然而，此项技术存在技术与生理方面的局限性。技术方面：导管置入需要临床经验丰富的医生完成，在长时间应用 $SjvO_2$ 监测时，有时较难确保导管尖端位置的准确，所以需要临床医师在应用 $SjvO_2$ 时慎重处理和解释。

2. 近红外光谱脑氧饱和度监测　NIRS 分析技术是一种能够无创测量、连续监测、实时反映局部脑组织代谢和氧合状态的方法。应用 NIRS 监测脑氧代谢状态存在一些局限性：目前缺少真正的无创手段测量脑氧饱和度、氧化/还原血红蛋白，所以还不能直接验证局部脑氧饱和度（regional cerebral oxygen saturation，rSO_2）监测的准确性。另外，传感器在前额的放置位置影响脑氧饱和度基础值的测量，目前传感器只能放置在前额无显著毛发的皮肤处。最后，由于 rSO_2 监测反映了额叶前部皮层的氧合状态，前额放置的传感器不能发现颅内前循环或后循环大部分区域的局部低灌注情况。

二、颅内压监测

目前，颅脑外伤是 ICP 监测的主要适应证，约占 61%；脑出血为第二适应证，占 23%。ICP 监测无绝对禁忌证。凝血功能异常、医源性或病理性免疫抑制等常规手术的禁忌证同样为有创 ICP 监测禁忌证。ICP 监测有无创和有创两大类。无创方法包括前囟测压、经多普勒超声测脑血流、生物电阻抗法、视网膜静脉压等；有创 ICP 监测仍为目前临床常用方法，按其准确性和可行性依次排序为：脑室内导管＞脑实质内光纤传感器＞蛛网膜下隙螺栓＞硬膜外传感器。其常见并发症为感染、出血、阻塞和移位。大量的临床应用表明，ICP监测技术的并发症并不常见。颅内植入压力感受器会发生压力漂移，通常连续监测1周，会发生1～2mmHg的压力漂移。对于急性颅内创伤ICP升高患者，腰椎穿刺有导致脑疝危险，不推荐其作为临床ICP监测常规方法。

三、脑电图与诱发电位监测

（一）脑电图

1. 脑电图概述　脑电图是从颅外头皮或颅内记录到的大脑皮层局部神经元电活动的总和，包括头皮电极脑电图和颅内电极脑电图。脑电图的波形是由频率、波幅和位相等基本要素组成。脑电图检查就是分析这些基本要素及其相互关系，并进一步分析各个脑波在时间和空间的分布特征（详见第12章）。

正常脑电图是一个统计学的概念，即在健康人群中脑电图的各项指标在95%的可信区间范围内属于正常脑电图，在95%的可信区间范围之外属于异常脑电图。但实际上少数正常人的脑电图会出现异常脑波，而部分中枢神经系统异常的患者，甚至少数癫痫患者的脑电图呈现为正常脑电图。当分析判断脑电图时，要考虑特定年龄、精神状态、服药情况等要素，因为同样的波形在不同的年龄段、不同的部位出现时意义不同。

2. 麻醉药物对脑电图的影响　随着麻醉深度的增加，脑电图可逐渐出现变化：首先额区出现快波活动；进而快波活动逐渐广泛并出现阵发性慢波活动；之后频率逐渐减慢，波幅增高；呼吸麻痹期出现爆发-抑制图形。

吸入麻醉药对脑电图的影响和剂量有关，低浓度时引起兴奋作用，高浓度时引起抑制作用。N_2O（笑气）可抑制癫痫患者的癫痫样放电，因此癫痫术中进行皮层脑电图记录时不宜应用。氟烷首先引起β活动增多，而后δ和θ慢波逐渐增多，大剂量时可引起爆发-抑制图形。异氟烷低浓度时抑制癫痫样放电，高浓度时引起脑电图突然抑制甚至出现等电位。地氟烷低浓度时对脑电图无明显影响，高浓度时有明显抑制作用。七氟烷低浓度时使脑电图频率和波幅均增加，高浓度时使频率和波幅降低，可诱发出癫痫样放电。

静脉麻醉药如短效巴比妥类药物低浓度时可引起癫痫样放电，高浓度时有抗惊厥作用。短效巴比妥类药物给药后出现β活动增多，随着剂量增加δ活动增加，大剂量时可引起爆发-抑制图形。依托咪酯对脑电图的影响与巴比妥类相似。丙泊酚和苯二氮䓬类药物低浓度时β活动增多，大剂量时δ活动增加。氯胺酮可兴奋中枢神经系统的各个部位，引起广泛性或局限性癫痫样放电，用于儿童麻醉时可引起癫痫发作，发生率为0.14%～0.5%。

麻醉性镇痛药如瑞芬太尼，当剂量较低时对癫痫患者术中皮层脑电图的尖波活动影响很小，高剂量瑞芬太尼会显著增加棘波或重复性棘波爆发的频率，同时使周围脑区电活动受到抑制。

右美托咪定具有剂量依赖性镇静、催眠和抗焦虑作用，因其镇静效果类似于自然睡眠，因此不会影响功能神经外科手术中的电生理监测。在癫痫患者颅内电极埋置术中或致痫灶切除术中应用右美托咪定，调整麻醉药物浓度至不影响术中皮层脑电图监测的时间比对照组明显缩短。

（二）诱发电位监测

诱发电位是应用计算机叠加技术检查神经功能状态的一种重要监测手段。近20年来的临床和科研实践证实，EP监测是一种有临床辅助诊断价值和科学研究前途的电生理检查技术，在监测中枢神经系统的完整性及评价神经系统的功能方面具有很大的优势，可用于神经外科、骨科手术监测、判断脑外伤和缺氧昏迷患者的预后、研究麻醉机制和判断麻醉深度等。一般来讲，在各科各类手术中，凡是可能影响脑、脊髓、神经根和周围神经功能的手术，均可在手术中通过不同方式的神经监测技术，直接了解神经功能的完整性，降低神经损伤的风险，提高手术质量及患者的预后。

1. 麻醉对躯体感觉诱发电位（somatosensory evoked potential，SEP）的影响　由于部分全麻药物对神经传递有抑制作用，特别是对大脑皮质神经元间的传递有明显的抑制作用，所以对 SEP 也有明显的抑制。其中所有吸入麻醉药对 SEP 的抑制均呈剂量（浓度）依赖性，当吸入麻醉药超过 0.5MAC 时，SEP 潜伏期延长、中枢传导时间延长且波幅降低。所以，推荐应用对 SEP 影响较小的吸入麻醉药或合理吸入麻醉浓度进行静脉复合麻醉。麻醉引起的皮层 SEP 衰减，在儿童和青少年尤为明显，对下肢 SEP 的影响较上肢 SEP 影响大，对皮层下 SEP 成分影响最小。在条件允许的情况下，可使用静脉麻醉药丙泊酚，剂量为 1.5~2.5mg/（kg·min），可完全不影响 SEP 的波幅，但潜伏期可延长 8%~20%。

手术中因需要而辅助应用的药物，如降压药，在降低血压的同时可引起 CBF 减少，使 SEP 改变。神经电生理监测人员必须了解这些药物的作用，并及时与麻醉科医师和手术医师交流。手术中人体的生理状态，亦可对 SEP 的潜伏期和波幅造成较大的影响：①体温：肢体温度升降可使周围神经传导速度相应增减。②血压：低血压可使 SEP 的波幅降低和潜伏期延长。

2. 麻醉对运动诱发电位（motor evoked potential，MEP）的影响　肌肉松弛药和吸入麻醉药对 MEP 监测的影响较大，其影响皮质运动神经元、皮质脊髓束、锥体纤维与脊髓神经元间的突触联系、前角运动神经元及神经肌肉接头等运动传导通路的各个部分，从而引起 MEP 波幅的降低。此外为保证监测顺利进行，必须在术中保持麻醉药物的稳定，避免静脉注射等单次大剂量给药等直接影响神经电生理监测的操作。

肌松药因选择性地作用于神经肌肉接头型 N 型胆碱能受体，干扰阻断了正常神经肌肉接头兴奋的传递，使肌肉松弛。监测过程中使用肌肉松弛药，将严重影响 MEP 的监测。因此进行 MEP 监测时，应避免使用肌肉松弛药；如果必须使用，尽量采用超短效肌肉松弛药，平稳给药，避免单次大剂量给药。

大脑皮层是吸入麻醉药干扰冲动信息传递的重要部位，吸入麻醉药对大脑皮层作用首先表现的是抑制，吸入麻醉药达到一定浓度时，即产生肌肉松弛作用，七氟烷浓度为 0.5~1.0MAC 时，MEP 非常不稳定；为 1.0~1.5MAC 时，MEP 基本消失。因此，进行 MEP 监测时，应控制七氟烷小于 0.5MAC。此外，MEP 能否成功引出，还与刺激电极的位置、病变部位、手术切口、患者年龄及术前的运动功能评价等密切相关。

3. 麻醉对脑干听觉诱发电位的影响　脑干听觉诱发电位对麻醉药物和镇静药物的作用保持相对稳定，常规剂量不会引起明显的改变。体温降低可引起脑干听觉诱发电位波潜伏期和波间期的明显改变，并呈线性相关。手术室内电干扰的因素对记录的影响很大，使用单极、双极电凝或超声雾化吸引器、电动手术床等都会干扰信号，绝大多数监测仪器对这类噪声都有自动抑制系统。

4. 麻醉对肌电图的影响　在临床麻醉中，肌松药主要是为麻醉诱导时方便气管插管和全身麻醉时减少肌张力提供良好的手术条件，其可选择性作用于神经肌肉接头 N 胆碱受体，暂时阻断正常神经肌肉接头兴奋的传递，使肌肉松弛，会影响肌电图监测。因此，肌电图监测中应尽量避免应用肌松药。

第 4 节　神经外科手术麻醉前评估与准备

一、麻醉前评估

神经外科手术的麻醉策略除了对患者全身状态的评估，还需要对神经系统状态进行全面了解，并考虑拟定的手术方案等因素。

术前评估包括以下内容：

1. 评估患者的神经系统功能状态。
2. 评估患者发病前及目前其他器官/系统的功能，重点关注可能受病变影响的器官功能。
3. 与神经外科医师进行沟通，明确患者的手术体位及特殊监测等方面问题。

4. 纠正患者生化及生理功能的紊乱，力求达到最佳状态。

（一）全身状态评估

神经系统病变可以涉及多器官功能，同时神经外科患者也可以伴发其他疾病而增加麻醉风险及围手术期并发症。因此对于任何伴有脏器功能障碍或有复杂既往史的患者，均应评估患者全身状况及麻醉耐受力，对于神经外科手术患者心血管和呼吸系统的功能维持尤为重要。神经外科的病变可累及呼吸系统导致困难气道的发生，对于生长激素过度分泌导致的肢端肥大症患者，应警惕气道梗阻的可能；颈椎病变或外伤致颈椎不稳定和强迫头位的患者，气道管理难度也会相应增加。

（二）神经系统功能状态评估

目的是评估 ICP 升高的程度、颅内顺应性和自动调节功能受损的程度以及在脑缺血和神经系统受损之前，ICP 和 CBF 稳态调节的储备情况。要仔细阅读各方面与麻醉有关的临床资料，根据病史、疾病过程特点，结合 CT、MRI、MRA（磁共振血管造影）、DSA（数字减影血管造影）、脑电图、诱发电位检查等作出疾病诊断，依据发病急缓、神经系统定位症状和 ICP 增高情况、意识状态及相应的临床症状和生命体征进行神经功能评估。

（三）水、电解质评估

神经外科患者在接受术前准备措施的过程中，一般都进行限制液体量和脱水治疗，容易发生水、电解质紊乱和酸碱平衡失调。此外，某些特殊疾病如功能性垂体瘤可能导致机体液体分布和排泄发生严重改变。

（四）麻醉前用药

神经外科手术患者麻醉前应用镇静药物要小心谨慎，特别是伴有 ICP 增高的患者异常敏感，因为镇静药物可引起通气受限制或气道阻力增加，从而使 ICP 升高并导致神经系统失代偿。对于已经有意识障碍的患者手术前不应该给予镇静药物。一般仅在患者特别焦虑，且无明显 ICP 升高的情况下可在患者到达手术室时追加镇静药物。通常应用短效的苯二氮䓬类药物即可。抗胆碱能类药物仅在需要时应用，通常选择作用时间较长的盐酸戊乙奎醚，心率慢者用阿托品。

二、麻醉方法选择

理想的神经外科麻醉方法除了提供基本的麻醉状态，如术中不动、无痛、无知觉等，还需要关注全身和脑的血流动力学稳定，维持体温、血浆渗透压、电解质、血糖的稳定，维持适当的脑松弛，并能根据需要快速苏醒。目前神经外科手术麻醉方法涵盖已知麻醉的各个领域，包括全身麻醉、局部麻醉、监测麻醉等。

（一）全身麻醉

1. 吸入麻醉药 神经外科的麻醉方法一般选择全身麻醉，可以使用吸入麻醉、全凭静脉麻醉和静吸复合麻醉。需选择对 ICP 影响轻微的吸入麻醉药，现有的吸入麻醉药包括 N_2O、恩氟烷、异氟烷等在深麻醉下都可引起脑血管扩张导致 CBF 增加、ICP 升高的不良后果。异氟烷、七氟烷和地氟烷为目前神经外科常用吸入麻醉药，恩氟烷因为可能诱发癫痫性棘波而较少应用于神经外科麻醉。同时要注意在进行神经电生理监测，尤其是运动诱发电位监测时，吸入麻醉浓度太高会影响监测结果。另外，较高浓度的吸入麻醉会对癫痫脑电图及致病灶的判定产生影响，此时以使用静吸复合麻醉方法或全凭静脉麻醉方法为宜。

2. 静脉麻醉药 氯胺酮/艾司氯胺酮能增加 CBF 和 ICP，对颅脑患者和脑外伤患者不利，一般不用于神经外科手术的麻醉；其余静脉麻醉药物大多可以不同程度地降低 CBF、ICP 和 CMR，有的还能增加血管阻力，可以很好地满足神经外科手术麻醉的需要。目前最常用的是丙泊酚复合瑞芬太尼的全凭静脉麻醉方案。肌松药可以提供满意的肌肉松弛，并减少麻醉用药量，但本身无麻醉作用，不能代替麻醉药。因此应用肌松药必须维持一定的麻醉深度，以避免术中知晓和痛苦。

（二）神经阻滞麻醉

神经外科头皮神经阻滞常使用枕大和枕小神经阻滞、耳颞神经阻滞、眶上和滑车上神经阻滞，常用于头皮神经阻滞的局部麻醉药有利多卡因、布比卡因和左旋布比卡因及罗哌卡因，完善的头皮神经阻滞是神经外科唤醒麻醉的基础。

（三）唤醒麻醉

大脑功能区主要指与语言、运动、感觉和视觉功能密切相关的皮质和皮质下结构所构成的网络。功能区手术的核心技术是脑功能定位技术。神经外科中唤醒麻醉是指患者在手术中处于可唤醒的状态，采用电刺激技术监测脑功能，在切除语言及运动区病灶的同时，尽可能保留脑功能的有效方法。唤醒麻醉的成功实施需要患者、麻醉科医生、手术医生、神经电生理医生等共同协作。

唤醒麻醉既需要充分镇痛，使患者在开、关颅过程中能够耐受手术，在麻醉与清醒过程平稳过渡，又需要患者术中皮层电刺激时足够清醒配合神经功能测试，而且术中需要有效控制气道，避免呼吸抑制，同时保证患者的舒适性，避免误吸、体动等发生。术前应严格筛选评估患者，认知障碍、交流困难、极度焦虑恐惧、困难气道、呼吸系统疾病等患者均为唤醒麻醉的禁忌证。目前常用的麻醉方法主要有静脉全身麻醉或监护麻醉、复合手术切口局部麻醉及头皮神经阻滞麻醉。麻醉科医师需依据开颅手术的范围选择神经阻滞范围，以减轻手术切口及头架头钉刺入引起的疼痛。术中严密监测，当患者出现唤醒期严重躁动、严重的呼吸抑制、功能测试时癫痫大发作、ICP 升高、大出血等并发症时，麻醉科医师应当及时终止唤醒麻醉并进行相应对症处理，保证患者的安全。

（四）监护麻醉

实施监护麻醉管理的方法多种多样，要在保证患者安全的前提下，根据手术和患者的要求、患者的实际情况以及麻醉科医师的经验来选择药物和给予方式，监测麻醉在神经外科的应用较少，一般可用于手术创伤较小的颅外手术、钻孔引流术、神经放射介入治疗、立体定向功能神经外科手术等。

第5节　常见神经外科手术的麻醉管理

常见的神经外科手术包括颅内肿瘤手术、脑血管手术、颅脑创伤手术、功能神经外科手术和介入手术等，本节重点讲述开颅神经外科手术，神经介入手术麻醉管理详见第 36 章。

一、颅内肿瘤手术的麻醉管理

颅内肿瘤手术患者的诱导应遵循以下原则：诱导期间适当镇静、充分镇痛、维持适当的麻醉深度，避免知晓；降低伤害性刺激反应、抑制交感神经反射、防止循环剧烈波动；控制通气，诱导期间可适当过度通气；保持最佳体位，对 ICP-容量曲线影响最小，确保脑静脉回流通畅。通过注意上述细节，改善患者的颅内压力-容积曲线的状态，保证充足的脑灌注压，防止麻醉诱导期间 ICP 明显升高。推荐的术中麻醉方案为：静吸复合麻醉：七氟烷或地氟烷（<1.5MAC）复合瑞芬太尼；或全凭静脉麻醉：丙泊酚复合瑞芬太尼，间断追加长效的镇痛药和非去极化肌肉松弛药。如术中进行电生理功能监测尤其是运动诱发电位监测，宜采取静吸复合麻醉（七氟烷或地氟烷<0.5MAC）复合瑞芬太尼和丙泊酚，或采取丙泊酚-瑞芬太尼全凭静脉麻醉。

对于颅底或脑干的神经外科手术，应保证脑灌注，防止脑缺血，降低 CMR，避免药物和手术麻醉操作引起 ICP 增高，应用降低 ICP、促进脑松弛的技术，创造最佳手术条件。由于颅底邻近呼吸循环中枢，手术时间长，难度大，并发症多，死亡率高，麻醉风险极大。如患者术前有后组脑神经受损症状和体征术后宜保留气管导管的患者,一般选择经鼻气管插管。插管前应做到充分镇静和黏膜表面麻醉。

后颅窝及脑干周围手术常用的体位包括侧卧位、俯卧位和坐位。由于神经外科手术时间较长,无论选择哪种体位均应保证颅内静脉回流、避免神经和组织压伤、维护呼吸和循环功能稳定。由于在全麻下使用肌松药,脊柱特别是颈部和其他各大小关节均处于无有效支撑状态,容易造成软组织、韧带、神经、血管牵拉损伤。在改变为俯卧位时应特别注意搬动体位时保持头、颈、背、下肢围绕一个纵轴转动,否则极易发生脊柱(颈椎、腰椎)损伤。

坐位常用于颅底和脑干周围手术,其优点包括手术视野暴露好、静脉回流好、利于脑脊液引流和降低 ICP,减少手术失血,便于手术医师操作,但由于易发生空气栓塞、低血压、气脑、硬膜下血肿、周围神经压迫性损害、口腔分泌物反流误吸等并发症,目前已较少采用。开颅手术过程中,任何部位只要存在开放的静脉且与右心房相比存在压力梯度均可致静脉空气栓塞(venous air embolism,VAE)的发生,尤以坐位手术风险高。VAE 可致右室流出道梗阻、心内分流等引起血压骤降、心衰等。VAE 的危害主要取决于进气的速度和容积:如快速进气<0.5mL/kg 仅表现为 $P_{ET}CO_2$ 下降,伴或不伴脉搏氧饱和度下降;若快速进气>2.0mL/kg,则会出现胸痛、右心衰竭、循环衰竭等,甚至危及生命。极少量的气体进入血液循环可逐渐被分解吸收,不会引发其他并发症或后遗症。其治疗包括即刻通知术者,用盐水灌满术野,压迫静脉破口,采用头低足高位,经右心房导管抽吸空气,维持生命体征等。

颅底手术术中常出现三叉神经心脏反射。目前,尚无明确可以预防术中牵拉引起三叉神经心脏反射的方法,手术医生在三叉神经及其分支周围操作时尽可能轻柔缓慢牵拉,同时辅助神经电生理监测协助判断神经及周围组织结构,避免不必要的损伤及操作。手术过程中需严密监测心电图、有创动脉压等血流动力学变化,严密监测神经电生理参数变化,一旦发生应及时处理。

二、脑血管病手术的麻醉管理

临床上常见的脑血管病手术包括颅内动脉瘤手术和颈动脉内膜切除术。

(一)颅内动脉瘤手术

颅内动脉瘤患者麻醉管理的目标是控制动脉瘤的跨壁压力、保证满意的脑灌注及氧供、避免 ICP 急剧变化。另外还应保证术野暴露充分,使脑松弛。麻醉诱导期间,任何导致 MAP 升高的情况(如麻醉浅、呛咳、手术应激)和使 ICP 降低的因素(如脑脊液引流、过度通气、脑过度回缩等),均可升高 TMP,并增加颅内动脉瘤破裂的危险。因此,麻醉诱导应力求平稳,避免高血压、呛咳和屏气。阿片类药物、β 肾上腺素受体阻滞剂和利多卡因等对抑制气管插管心血管反应效果明显,但同时需要注意避免低血压,以保证满意的脑灌注压,尤其是 ICP 升高的患者。

丙泊酚具有诱导迅速平稳,降低 CBF、ICP 和脑氧代谢,不干扰脑血管自主性调节和脑血管对 CO_2 反应性等特点,因此具有脑保护及维持心血管状态稳定的效应,是目前诱导用药的首选。肌松药宜选择起效较快的非去极化肌松药如罗库溴铵,可以迅速完成气管插管。对于老年患者或体质较差者可以选择依托咪酯,可预先静脉注射小剂量咪达唑仑或阿片类药物预防肌阵挛。另外,在上头钉部位行局部浸润麻醉是一种简单有效的减轻血流动力学波动的方法。若 ICP 明显升高或监测体感诱发电位时宜选用全凭静脉麻醉。在处理巨大颅内动脉瘤或复杂颅内动脉瘤时,为了减少出血和便于分离瘤体,常采用包括对载瘤动脉近端夹闭在内的临时阻断技术,为改善其供血区的侧支循环,可静脉注射去氧肾上腺素升高血压,以最大限度地保证脑供血。手术中补液应根据失血量、尿量和 CVP 进行。手术中动脉瘤破裂可导致急性大量失血和血压急剧降低,此时可适当减浅麻醉,并快速补液,输血应首选手术野回收的红细胞。如果血压过低,可应用血管收缩药物维持血压。手术中必须准确估计失血量,可通过输入全血、血制品或胶体溶液快速补充血容量。颅内动脉瘤夹闭成功后,可适度升高血压和维持液体正平衡,以预防手术后脑血管痉挛。

（二）颈动脉内膜切除术

颈动脉内膜切除术（carotid endarterectomy，CEA）患者术前常合并有全身血管动脉粥样硬化和（或）多重要脏器功能不全。区域（局部）麻醉或全身麻醉均能为 CEA 的手术提供良好的手术条件。CEA 手术可选择局部浸润麻醉，也可采用颈浅丛阻滞或联合颈浅丛和颈深丛阻滞。由于全身麻醉可以更好保证气道安全和足够的通气，同时全麻药物又具有脑保护作用，可提供更好的手术条件，临床应用越来越普遍。

全麻的主要优点是整个手术过程中更好保障气道安全，并且可以通过改变呼吸参数方便地调节动脉血二氧化碳分压。不论是吸入麻醉，还是静脉麻醉，或者两者联合均可用于 CEA 手术，目前并未发现何种全麻技术具有突出的优势。全麻诱导时须避免血压的剧烈波动，尤其应避免低血压事件。对于脑缺血高危患者，宜在诱导前就建立直接动脉压监测，以更好指导诱导期和手术中用药和血压管理。

CEA 手术可以分为颈动脉阻断前期、阻断期和开放期，各阶段对血压调节的要求不同，维持稳定、适宜的脑灌注是麻醉管理的重点。颈动脉阻断前期血压调控的目标是维持术前基础水平。此期需要适当扩容、使用小剂量升压药物，以纠正术前禁食造成的容量不足和麻醉药造成的血管扩张。此期的手术操作主要是游离颈总、颈内和颈外动脉，可能牵拉颈动脉窦和迷走神经导致严重的心动过缓和血压下降，需暂停手术操作，必要时给予阿托品提升心率。颈动脉阻断期会造成同侧脑半球灌注减少，必须提升血压以增加侧支循环血流，满足脑组织代谢需求。通常建议将血压维持在基础值至高于基础值 20%范围内。颈动脉开放期大量血液经通畅的颈内动脉进入颅内，易出现脑血流高灌注状态，此时应适当降低血压，减少 CBF，避免脑过度灌注。

三、颅脑创伤手术的麻醉管理

颅脑创伤，又称创伤性脑损伤，约占全身创伤的 20%，其致残率和死亡率在各种类型的创伤中位居首位。致伤原因多为交通肇事、工伤事故等意外伤害。包括软组织开放性损伤、颅骨骨折、脑实质挫裂伤、急慢性硬膜外和硬膜下血肿、颅内血肿等。在临床中最常用于评估创伤性脑损伤严重程度与昏迷程度的就是格拉斯哥昏迷评分（glasgow coma scale，GCS）。对于已经气管插管或气管切开无法评估言语反应的患者，可以选用改良 GCS 评分（表 27-1）。患者的预后与入院时 GCS 评分、脑 CT 扫描表现、年龄、循环呼吸功能状态、继发性颅脑创伤的救治等因素有关。重度脑创伤（GCS≤8）患者的死亡率可达 33%，轻度（GCS 13~15）和中度（GCS 9~12）脑创伤患者死亡率大约为 50%，可遗留残疾和认知功能障碍。

表 27-1　改良格拉斯哥昏迷评分

睁眼反应	评分	意识反应	评分	运动反应	评分
不睁眼	1	昏迷	1	无反应	1
刺激睁眼	2	嗜睡	2	异常伸展（去脑状态）	2
呼唤睁眼	3	躁动	3	异常屈曲（去皮质状态）	3
自动睁眼	4	混乱	4	对疼痛刺激有屈曲反应	4
		正常	5	对疼痛刺激有定位反应	5
				依指令动作	6

颅脑创伤患者气管插管方法通常采取快速序贯诱导法，充分吸氧去氮后，采用颈椎保护器或颈椎保护手法，在轴向稳定颈椎，麻醉科医师采用传统的环状软骨按压 Sellick 手法，即上提患者下颌，且不移动其颈椎，向后推环状软骨关闭食管。给予快速起效的丙泊酚 1.5~3.0mg/kg 以及肌肉松弛药罗库溴铵 0.8~0.9mg/kg，在气管插管完成前避免人工正压通气，最大程度上防止气体进入患者胃内引起的反流误吸。患者因面部创伤或躁动导致预吸氧困难时，传统的 Sellick 手法可导致患者脉搏氧

饱和度快速下降。出现严重面部骨折、中耳腔出血、脑脊液耳漏或鼻漏、乳突瘀斑（Battle征）和眼周瘀斑（熊猫眼征）时应强烈怀疑颅底骨折，颅底骨折时禁忌经鼻气管插管。气管插管前必须准备好应对困难气管插管的措施，如可视喉镜、光棒及插管软镜等，紧急时应迅速实施气管切开。

麻醉维持的原则是不增加ICP、CMR和CBF，维持合理的血压和脑灌注压，提供脑松弛。根据颅脑创伤患者的心血管状况，几乎所有的静脉麻醉药均可用于麻醉诱导，如丙泊酚、依托咪酯或咪达唑仑等。伴有低血容量的颅脑创伤患者应用丙泊酚实施麻醉诱导可引起明显的低血压，可选用依托咪酯或咪达唑仑；循环功能衰竭患者可不应用任何镇静催眠药物，置入喉镜前90s静脉注射利多卡因1.5mg/kg可减轻气管插管引起的ICP升高。当ICP明显升高和脑松弛不良时，宜采用静脉麻醉方法。如果选用吸入麻醉药，浓度宜低于1MAC。另外，合并气颅和张力性气胸患者禁忌使用氧化亚氮。

颅脑创伤患者是否采用过度通气应综合ICP和脑松弛等进行综合考虑。目前的指南建议，宜避免过度通气，避免$PaCO_2$降低至25mmHg以下，在过度通气时可连续监测$SjvO_2$或CBF以指导治疗。当患者不再需要过度通气或已有脑缺血表现时，应将$PaCO_2$恢复至正常水平。

严重ICP升高可导致患者出现高血压和心动过缓，这是机体为维持脑灌注的重要保护性反射，此时不可盲目地将血压降低至非创伤正常水平。目前认为对创伤性颅脑损伤患者应给予积极的血压支持治疗，维持脑灌注压至少在60mmHg以上对改善脑血流十分重要。手术减压后（打开颅骨瓣或剪开硬脑膜）脑干压迫缓解，库欣反射消失，很多患者可表现为血压突然降低和心率增快，在此期应维持MAP高于60~70mmHg，可通过使用血管收缩药和加快输液升高血压。在关颅期一般需要将MAP维持在70~80mmHg以上。

四、功能神经外科手术的麻醉管理

功能神经外科使用现代立体定向和微侵袭神经外科技术，针对特定的神经根、神经通路或神经元群，旨在有意识地改变其病理过程，重建神经组织的正常功能，主要包括用于治疗那些引起功能障碍而不能直接进行手术的神经系统疾病的颅内电极植入与刺激术、立体定向手术、迷走神经刺激术、小脑刺激术、癫痫病灶切除术等。

治疗运动障碍病、癫痫病、疼痛、精神紊乱等的功能神经外科手术通常创伤小、时间短，可采用局部麻醉技术，亦称清醒镇静/神经安定镇痛麻醉。癫痫手术一般采用全身麻醉，其优点是患者舒适、避免体动，循环呼吸系统监测完善，可控制ICP，并可同时应用诱发电位监测或者手术中唤醒麻醉技术，以观察和保护患者的感觉、运动功能。麻醉管理和监测的基本原则包括：①避免应用可诱发癫痫的药物；②适当增加麻醉药物用量；③长时间手术应考虑给予抗癫痫药物；④过度通气可诱发癫痫发作，除非手术需要，应尽量予以避免；⑤由于麻醉药物和手术中生理状态改变可影响抗惊厥药物的血浆浓度，手术后有发生癫痫的可能。脑深部刺激器植入术应分步进行。一般说来，第一步均可在监测麻醉或神经阻滞下完成，第二步常需全身麻醉。不论选用何种麻醉方法，脑深部刺激器植入术的麻醉管理应达到以下目的：①提供良好手术条件，充分镇痛，维持体温，使患者舒适；②协助术中的神经监测，如微电极记录或试验性刺激测试来确认靶点位置；③能及时发现并快速诊治相关并发症。脑深部刺激术的患者头部被立体定位框架固定，妨碍了面罩和喉镜的使用及通气和颈部伸展，需注意困难气道的可能。

（韩如泉　菅敏钰）

第28章 眼、耳鼻喉科手术的麻醉

本章要点：
- 眼科手术全身麻醉管理的目标是维持眼内压稳定、避免严重眼心反射、防止体动和确保苏醒迅速、平稳，满足眼科手术短、频、快的要求。
- 监护麻醉是指患者在接受区域（局部）麻醉的过程中，由麻醉科医师提供镇静和镇痛的麻醉方法，特别适合于不适宜接受全身麻醉的老年患者。
- 气道管理是耳鼻喉科手术麻醉的核心技术，麻醉科医师必须针对患者的特定情况，审慎考虑气道管理方案，选择最安全的气道管理方式。
- 耳鼻喉科手术的循环控制是通过适度抑制心肌收缩力及控制心率，达到降低心输出量的目的，从而减少术中渗血、提升术野清晰度。

眼科手术的目的是改善视力或治疗眼部疾病，大多数手术可在区域（局部）麻醉下完成。然而，随着眼科手术范畴的扩大和复杂程度的增加，手术医师对精细化操作的要求逐步提高，同时患者对舒适度的需求也越来越高。因此，麻醉科医师在眼科手术的麻醉管理、监测以及围手术期的安全和舒适保障等方面，发挥了越来越重要的作用。耳鼻喉科涵盖多个疾病领域，手术类型多样，涉及范围广泛，包括头面部、颈部、气管乃至颅底。在所有外科领域中，耳鼻喉科手术尤其突显了外科医师与麻醉科医师之间协作的重要性，两者往往共享气道，通过深度的理解和协同工作，共同规划手术方案。一个出色的麻醉科医师必须掌握与耳鼻喉科手术相关的专业知识和技能。

第1节 眼科手术麻醉

一、眼科手术的麻醉特点

眼科手术总体创伤较小，但操作精细，大部分需要在显微镜下操作，因此要求患者保持充分的安静和配合。为此，麻醉管理不仅需要提供完善的镇痛，还要保证患者合作、保持术中眼位固定、维持眼内压稳定，同时避免眼心反射等不良反应。此外，眼科手术患者的年龄跨度较大，从新生儿到高龄的老年人都有接受手术的需求，因此术前需要对患者进行充分评估，做好术前准备，以降低围手术期风险。

（一）眼心反射

牵拉眼外肌或压迫眼球导致的心动过缓、房室传导阻滞甚至心搏骤停等现象，称为眼心反射。眼心反射属于三叉迷走反射，其外周感受器为眼眶内容物，传入通路为三叉神经的眼支，中枢为三叉神经感觉核，传出支通过迷走神经到达心脏，引起心率减慢和心肌收缩力下降。麻醉深度过浅、低氧或高碳酸血症可明显加剧该反射，儿童比成人更易发生。

维持适宜的麻醉深度，保持正常的二氧化碳分压以及预防性应用抗胆碱药物可以在一定程度上预防眼心反射的发生。当出现严重心律失常时，应立即要求眼科医师暂停操作，待心律恢复正常后再继续手术。如果心动过缓持续存在或反复出现，可行眼外肌局部浸润麻醉或应用抗胆碱药物进行治疗。

（二）眼内压

眼内压（intraocular pressure，IOP）是指眼内容物对眼球壁施加的压力，正常值为10～21mmHg

（1.3～2.8kPa）。IOP 对于维持眼球形态以及确保视网膜和视神经的正常血液供应起着重要的作用。

IOP 增高不仅会影响眼内供血和角膜代谢，还有造成眼内容物脱出、视神经受压的风险，从而导致永久性失明。IOP 的急性增高还可引起剧烈的疼痛。眼球外压迫、血压升高、二氧化碳蓄积、咳嗽、呕吐、气管内插管以及散瞳药物都可能导致 IOP 的升高。

IOP 降低会增加视网膜脱离和玻璃体积血的风险。降低 IOP 的因素包括过度通气、低温、中枢神经系统抑制药及甘露醇等药物的使用。

大部分静脉或挥发性麻醉药、麻醉性镇痛药、镇静药和非去极化肌松药都可以使 IOP 降低。而氯胺酮可通过兴奋交感神经导致 IOP 中度升高，去极化肌松药琥珀胆碱可使 IOP 升高 6～12mmHg，并持续 5～10min。

（三）眼科用药

眼科手术术前常会使用药物调节瞳孔大小、控制 IOP、预防感染或减轻炎症反应。由于存在血-眼屏障限制了血液内物质进入眼内，大部分眼科用药采取局部给药方式，但这些药物仍可能产生全身效应，对麻醉管理也有不同程度的影响。

阿托品是常用的散瞳药，可引起心动过速、皮肤干燥、发热和易激动。东莨菪碱也用于散瞳，在幼儿和老年患者可引起定向障碍和幻觉。去氧肾上腺素是 α 肾上腺素受体激动剂，局部应用可使瞳孔扩大，眼科常用 10% 制剂，全身吸收后可能引起严重高血压、心律失常、头痛和心肌缺血。

毛果芸香碱和乙酰胆碱是胆碱能药物，用于缩瞳，从而降低 IOP，但可引起视物模糊、心动过缓和支气管痉挛。二乙氧膦酰硫胆碱是一种局部抗胆碱酯酶药，在治疗青光眼时具有持续缩瞳作用。该药经血液吸收后，可抑制全身胆碱酯酶活性，延长琥珀胆碱的肌松作用时间，并由于抑制了酯类局麻药代谢，也增加了局麻药中毒风险。乙酰唑胺通过抑制碳酸酐酶降低 IOP，但可产生利尿作用导致钾离子丢失。噻吗洛尔是一种局部应用的 β 受体阻滞剂，通过抑制房水生成来降低 IOP，但其吸收后可引起心动过缓、支气管痉挛或加重充血性心衰和重症肌无力。甘露醇的渗透性利尿作用可使眼压降低并维持 4～6h。由于甘露醇会增加血容量，因此在心功能不全或慢性阻塞性肺疾病的患者中应慎用。

二、眼科手术的麻醉选择

眼科手术麻醉方法的选择可根据患者年龄、合作程度、术前全身状态、手术方式、手术时间以及患者自身意愿等因素来综合决定，目的是在术中实现眼球和结膜操作无痛感，并确保眼球放松且居中固定。对于不需要眼球固定的手术，可采用局部注射局麻药物满足手术需求；如果需要眼球、眼睑和眼轮匝肌保持固定，则需要区域（局部）麻醉、监护麻醉（monitored anesthesia care，MAC）或全身麻醉。

（一）区域（局部）麻醉

区域（局部）麻醉对 IOP 影响较小，能够满足眼科手术的麻醉和制动需求。与全身麻醉相比，它们在术后可以提供良好的镇痛效果，且术后恶心呕吐的发生率较低。患者通常可以更早地恢复自行活动，有利于术后恢复。常见的区域（局部）麻醉有表面麻醉、结膜下浸润麻醉、球后阻滞、后球周阻滞及面神经阻滞等。区域（局部）麻醉尤其适用于白内障和青光眼的手术干预，以及角膜移植、屈光手术、局部眼整形手术等小型眼科手术。区域阻滞则适用于患者能够配合且无眼部区域阻滞禁忌证，且手术时间不超过 2h 的手术。

（二）监护麻醉

MAC 是指患者在接受区域（局部）麻醉的过程中，由麻醉科医师提供全身镇静和镇痛的麻醉方法。尽管区域（局部）麻醉可满足眼科手术术中镇痛的需求，但手术操作仍可能引发患者的紧张情绪和疼痛感。部分患者术中可能出现可怕的视觉体验，对光线、颜色甚至术者的手和器械产生不适或恐惧，可能会增加手术难度。MAC 可使患者达到预设的镇静、镇痛深度，同时不影响呼吸，让患者感到舒适、无痛和放松，并能对指令有反应，从而避免因体动而导致的眼球创伤。只要手术条件合适，患者能够配合，大多数眼科手术都可以在 MAC 下进行。高龄患者，特别是合并重要脏器疾病而不适宜接受全身麻醉的老年患者，是实施 MAC 的理想人群。MAC 苏醒较快，在麻醉恢复室（PACU）停留时间短，是眼科日间手术开展的良好基石。

如果 MAC 实施中镇静、镇痛不当，可导致呼吸抑制、低氧、对疼痛的无意识体动及血流动力学不稳定。因此，接受 MAC 的患者需要进行与全身麻醉相同的术前评估、术中监测及术后护理。实施 MAC 的麻醉科医师需要及时处理区域（局部）麻醉及眼科操作可能引发的全身并发症，在 MAC 不充分或者气道不稳定的情况下随时准备进行全身麻醉。因此，麻醉科医师必须具备在任何紧急情况下进行气道干预和及时调整麻醉方法的能力。

MAC 常使用镇静类药物（咪达唑仑、低剂量丙泊酚、右美托咪定）和镇痛类药物（阿片类及非甾体类）的组合。对于一些全身合并症严重的患者，还需应用血管活性药以保持血流动力学稳定，防止心脑血管意外。无论使用何种镇静和镇痛药物，维持适宜的麻醉深度最为关键。药物种类和剂量应个体化，在患者舒适与安全之间找到最佳平衡点。

（三）全身麻醉

眼科手术实施全身麻醉的适应证包括：多数儿童、患者不能交流或配合、患者合并幽闭恐怖症以及无法耐受 MAC 下进行手术操作的患者。

全身麻醉需对患者进行详细术前评估。对于儿童，眼部疾病可能是全身性疾病的眼部表现，如黏多糖贮积症患儿可能因眼球突出接受角膜移植，而马方综合征患儿晶体脱位的发生率较高。因此，除眼部情况外，还应仔细询问是否存在先天性或者代谢障碍性疾病，以及是否存在困难气道等。对于成人，术前评估主要关注糖尿病和心血管疾病等合并症，高龄和合并症控制不佳是此类患者全身麻醉期间血流动力学不稳定甚至手术取消的主要原因。

眼科手术全身麻醉管理的目标是维持 IOP 稳定、避免严重眼心反射、防止体动和确保苏醒迅速平稳，以适应眼科手术"短、频、快"的要求。可弯曲喉罩作为一种非侵入性声门上通气工具，在眼科手术中的应用日益增多。相较于气管插管，喉罩的优势体现在插管期间血流动力学更加平稳，对 IOP 影响较轻微，减少了对镇痛药物的需求，无须或仅需要少量肌松药，苏醒期咳嗽反射、屏气等不良事件发生率低等方面。但眼科手术期间，麻醉科医师远离患者头面部，难以接近呼吸道，调整喉罩时操作困难且有污染术野的可能。因此，应由熟练掌握该项技术的麻醉科医师实施喉罩置入，确认对位良好、漏气压测量满意后，才可开始手术。应用短效静脉麻醉药（如丙泊酚、瑞芬太尼）或挥发性麻醉药（如地氟烷、七氟烷），配合喉罩通气技术可显著缩短苏醒时间。肌松药的使用应根据手术类型而定，多数眼科手术对肌松程度要求不高，甚至可在患者自主呼吸下完成手术。然而，对于角膜移植或玻璃体、视网膜等部位的眼内手术，防止体动至关重要。术中突然的体动或咳嗽可能导致严重并发症，如眼内容物膨出和视网膜完全脱离，最终可能导致患者失明。但过量的肌松药又会延长苏醒时间。因此，在眼手术中合理使用肌松药是减少相关并发症、促进快速康复的关键。进行肌松监测可以帮助优化肌松药物的使用。全身麻醉较 MAC 更容易出现术后恶心呕吐。避免氧化亚氮和挥发性麻醉药，预防性使用地塞米松和 5-HT_3 拮抗剂可降低恶心、呕吐的发生率。

小儿眼科手术麻醉有其独特的特点。婴幼儿静脉通路的建立可能存在困难，常采用吸入诱导的方式。然而，患儿术前常表现出焦虑情绪，难以与父母分离，甚至拒绝使用面罩，这些都增加了全身麻醉的风险及实施难度。通过家长陪伴、使用术前动画视频陪伴，联合无创性镇静药物干预可有效增加吸入麻醉诱导的配合度。值得注意的是，接受全身麻醉的小儿眼科患者是术后躁动的高危人群，特别是那些仅使用七氟烷吸入麻醉的患儿。术前遮挡术眼进行视觉预适应、诱导前动画视频陪伴、术中合理应用镇静和镇痛药物以及术后早期父母的陪伴，可以在一定程度上减少术后躁动的发生。

三、常见眼科手术的麻醉管理

(一)斜视矫正术

斜视矫正术的目的是恢复正常立体视觉和美容,患者多为学龄前儿童,也有一部分儿时未治疗或外伤致斜视的成年患者。成年患者和部分配合度好的患儿可选择区域(局部)麻醉或MAC,学龄前和不能配合的患儿应选择全身麻醉。

麻醉注意事项:①先天性斜视患儿需考虑是否合并其他先天性疾病;②斜视患者有发生恶性高热的可能,具体预防和处理详见第48章第2节;③术中分离牵拉眼肌,眼心反射发生率高;④易发生眼胃反射,引起术后恶心呕吐;⑤手术时间与涉及的眼肌数量有关,通常在1h以内。

(二)白内障超声乳化及人工晶体植入术

一般可在区域(局部)麻醉或MAC下完成,全身麻醉仅用于儿童、认知障碍患者及白内障玻璃体视网膜复合手术。

麻醉注意事项:①患者年龄跨度大,从刚出生的先天性白内障患儿到高龄的老年性白内障患者都有接受手术的可能,需仔细评估合并症情况;②术中要求眼球制动,避免IOP突然升高;③手术刺激小、手术时间短。

(三)青光眼手术

青光眼手术术式较多,复杂程度不同,手术时间长短各异。成人青光眼手术通常在区域(局部)麻醉下实施,儿童或复杂长时间手术需要全身麻醉。

麻醉注意事项:①对不同年龄患者应关注其相应的并发症和生理特点,与处理白内障手术类似;②控制IOP,避免IOP急性升高的因素,未手术的闭角型青光眼患者禁用阿托品;③术前常使用多种药物控制IOP,注意眼科用药对麻醉的影响;④预防低血压,避免视网膜血供进一步减少。

(四)玻璃体视网膜手术

玻璃体视网膜手术是治疗多种眼底疾病的重要手段,包括视网膜冷冻、视网膜剥离修复和玻璃体切割术等。此类手术通常在显微镜下完成,操作精细,手术时间相对较长,通常选择全身麻醉更为适宜,部分合并症控制不佳的患者可选择MAC。

麻醉注意事项:①眼底病变与全身系统疾病密切相关,特别是与糖尿病相关的视网膜病变,患者术前可能合并血糖控制不佳、肾功能不全和高钾血症等情况,需全面评估麻醉风险;②手术精度高,要求眼球制动;③术中会使用硅油、惰性气体填充眼内以支撑视网膜。使用惰性气体时应避免使用氧化亚氮。使用硅油的患者术后需要俯卧以保持手术效果。

(五)角膜移植术

角膜移植术是用透明的角膜片置换病变的角膜,以达到增视、治疗和改善外观的目的。移植材料来源于新鲜尸体,保存时间有限,属于限期手术。对于不能配合或者联合眼表重建手术的患者,可选择全身麻醉。

麻醉注意事项:①穿透性角膜移植术钻取病变角膜后,眼球处于开放状态,应保持患者绝对制动,避免IOP突然升高导致眼内容物脱出;②角膜烧伤或化学灼伤患者,可能同时合并头颈部的损伤、瘢痕,存在困难气道的可能。

(六)眼外伤手术

眼外伤属于眼科急诊手术,开放性眼球损伤应在伤后几小时内开始治疗,麻醉的实施必须考虑患者的禁食情况和全身情况。小儿眼外伤、复杂的颅面复合损伤需要全身麻醉。

麻醉注意事项：①对外伤患者，应全面评估颅脑、颌面、胸腹、四肢及潜在的气道损伤，避免只关注眼部手术而忽视其他部位损伤对麻醉的影响；②对于饱胃患者，麻醉诱导既要防止患者误吸胃内容物，又要避免 IOP 急性改变导致眼内容物脱出；③多数小儿眼外伤合并上呼吸道感染，应根据手术时间、饱胃情况、术中呼吸抑制的风险选择合适的气道管理方式。

第 2 节　耳鼻喉科手术麻醉

一、耳鼻喉科手术的麻醉特点

（一）耳鼻喉科手术的气道管理

麻醉科医师与外科医师共享气道是耳鼻喉科手术的特点，甚至在某些情况下需要将气道主导权交给外科医师。由于术中远离气道，需要麻醉科医师与外科医师时刻保持沟通，共同商讨气道建立方式、导管型号选择、插管深度等细节，以保障患者生命安全。耳鼻喉科患者的特殊病理变化，如颌面部畸形、阻塞型睡眠呼吸暂停低通气综合征（OSAS）、喉或气道内占位等，常使面罩通气和插管过程变得复杂且难以预测。此外，这类患者进行全身麻醉手术更易呈现气道高反应性，药物、麻醉操作及迷走神经刺激等都可能诱发支气管痉挛。因此，气道管理是耳鼻喉科手术麻醉的核心技术之一，麻醉科医师必须针对患者的特定情况，审慎考虑气道管理方案，选择最安全的气管插管方式和围手术期用药，以确保手术的顺利进行。

术前应根据病史、症状及影像学检查等综合分析，进行系统全面的气道评估，识别可能存在的困难气道。对于舌根、会厌、咽部及声门上区肿物的患者，可根据患者呼吸困难的严重程度、肿物位置、大小、质地及活动度仔细评估，结合颈部 CT 和频闪喉镜检查结果，了解肿物在喉部空间的占位情况，预测气管插管的困难程度。对于声门下占位或压迫气管的头颈部肿瘤患者，术前评估的重点和难点是导管能否顺利通过狭窄部位且不引起创伤、出血和肿瘤播散。麻醉诱导前，应准备好处理困难气道的设备，外科医师应做好紧急建立外科气道的准备。

在选择建立气道方式时，麻醉科医师应综合考虑临床环境、自身的气道管理技能以及可用的气道工具。在对控制通气缺乏把握的情况下，应避免贸然进行麻醉诱导和使用肌松药。随着声门上通气技术、窒息氧合技术、多种气道工具联合应用技术以及体外膜肺氧合（extracorporeal membrane oxygenation，ECMO）技术等气道管理策略的不断发展，麻醉科医师在处理耳鼻喉科患者气道时拥有了更多选择。

对于气道高反应的患者，术前应常规行肺功能检查及支气管舒张试验评估哮喘控制情况，如控制不理想应先接受内科正规治疗后再行择期手术。预防性静脉应用激素、吸入短效 β_2 受体激动剂、以声门上通气代替气管插管等可降低气道高反应发生的风险，围手术期慎用有组胺释放和迷走兴奋作用的药物。

（二）耳鼻喉科手术的循环控制

耳鼻喉科手术的循环控制主要目的是减少术中渗血、提升术野清晰度。传统的控制性降压方法是通过应用血管扩张药降低体循环阻力，然而在耳鼻喉科手术中，局部血管的扩张会增加组织灌注，反而加剧术野渗血；同时反射性的心率增快也会增加已降低的心输出量，进一步削弱降压效果。因此，通过适度抑制心肌收缩力及控制心率，达到降低心输出量的循环控制技术更适合于耳鼻喉科手术。

全身麻醉中常用的瑞芬太尼、丙泊酚等药物具有降低心率及心肌收缩力的作用，是耳鼻喉科手术麻醉的首选药物。麻醉维持建议采用以丙泊酚联合瑞芬太尼为基础的全静脉麻醉，或辅以低浓度（<1%）七氟烷或（<4%）地氟烷的静吸复合麻醉，这样的麻醉方案往往不需要血管扩张药物即可达到降压目标。

除了药物控制，还有一些其他方法可以辅助耳鼻喉科手术的循环控制。调节术中体位是一种简单有效的方法。通过降低局部灌注压力、增加静脉回流，可以有效减少局部充血。鼻内镜手术中，将患者体位调至头高脚低10°～15°位时，能明显减少术中失血量、改善术野质量。对于鼻窦炎病变较重的患者，术前静脉应用氨甲环酸等抗纤溶药物也可以显著改善术野清晰度。

二、常见耳鼻喉科手术的麻醉管理

（一）耳科手术的麻醉

耳科手术既有鼓膜置管这类可区域（局部）麻醉完成的简单手术，也有涉及小脑或颅底需要全身麻醉的复杂手术。

麻醉注意事项：①耳科手术通常出血量较少，但出血可能影响显微手术视野，需要进行循环控制；术后恶心呕吐较常见，应预防性给予抗呕吐药；②为避免人工听骨或移植的鼓膜移位，应确保患者苏醒平稳，必要时可在深麻醉下拔管；③氧化亚氮可能升高鼓室内压力，并增加术后恶心呕吐风险，故在中耳手术中应禁用；④与气管插管比较，可弯曲喉罩对机体刺激较小，术中循环更易于管理，苏醒期也更平稳，可在自主呼吸和保护性反射完全恢复后再拔出喉罩，更有利于患者安全。可弯曲喉罩不受耳科手术改变头位的影响，在确保密闭和通气良好的前提下，可安全用于手术时间少于3h的耳科手术。

（二）鼻内镜手术的麻醉

内镜下行鼻、鼻窦手术已经成为鼻科的标准治疗手段，麻醉管理的目标是术野清晰，患者无体动，呼吸循环稳定，苏醒期平稳。

麻醉注意事项：①为了维持术野清晰并减少渗血，可能需要循环控制；②慢性鼻窦炎、鼻息肉患者常伴有哮喘及阿司匹林不耐受，围手术期应警惕气道高反应性，避免使用环氧合酶-1抑制剂，积极预防、及时准确判断和处理支气管痉挛；③术中为减少出血常应用肾上腺素收缩鼻腔黏膜，应注意其对患者潜在的心血管效应；④为防止术后鼻腔出血导致误吸，应力求苏醒期平稳。可弯曲喉罩可以更好地保证手术条件和苏醒平稳。喉罩在咽喉部形成密封屏障，阻挡血液及冲洗液向下流入气管，可安全有效地用于鼻内镜手术。

（三）喉激光手术的麻醉

二氧化碳激光能够精确地切除目标并有凝固、止血和汽化等多种功能，广泛应用于声带息肉、喉乳头瘤等喉部良恶性肿物的切除。手术操作精度要求高，通常在支撑喉镜下应用显微镜完成。

麻醉注意事项：①与术者共享气道，为方便手术操作，通常选用较细的气管导管。②手术时间通常较短，但显微手术要求声带固定，对麻醉和肌松要求高，必须保证足够的麻醉深度，并尽可能选择短效的麻醉药和肌松药。③固定支撑喉镜刺激强，迷走反射常见，麻醉诱导期给予抗胆碱药物可有效降低术中迷走反射的发生。④声门、声门下或气管内的肿物，术中需要拔出气管导管间断进行无通气下的手术操作。采用经鼻加湿快速通气交换等窒息氧合技术，可以延长无通气时间，增加二氧化碳清除率，增加术者可操作时长，大大提高了手术效率和安全性。⑤气管内激光手术存在气道烧伤风险，应做好激光防护，将氧浓度设置为可接受的最低值，并避免使用氧化亚氮。

（四）咽部手术的麻醉

常见的咽部手术包括扁桃体切除术、腺样体切除术及腭垂腭咽成形术（uvulopalatopharyngoplasty，UPPP）等。简单的咽部手术可在区域（局部）麻醉下完成，复杂手术、小儿以及不能合作的患者需在全麻下进行。

麻醉注意事项：①腺样体、扁桃体肥大的患儿，通常存在不同程度的上呼吸道感染和气道梗阻，诱导时可能发生面罩通气功能障碍；②由于会延长手术时间并增加并发症发生率，喉罩用于腺样体、扁桃体手术并无明显优势；③拔管前应仔细清理口咽腔的分泌物和血液，避免引起喉痉挛、恶心呕吐等并发症；④UPPP麻醉注意事项参考本节"三、阻塞型睡眠呼吸暂停低通气综合征患者的麻醉"。

（五）头颈部手术的麻醉

头颈部肿瘤易压迫、侵损气管，部分患者术前已存在呼吸困难，术前放、化疗也可能导致张口和颈部活动受限，维持安全可靠的气道是麻醉科医师面临的最大挑战。常见的手术有喉切除术、颈淋巴结清扫等。

麻醉注意事项：①对于预期气管插管无明显困难的患者，在充分给氧去氮的情况下，可先给予少量镇静药物，待患者入睡后行面罩加压给氧预通气，如无通气困难可行快速诱导，否则应及时唤醒患者；对于可预料的困难气道应选择保留自主呼吸的清醒插管或局麻下先行气管切开；②多种气道工具的联合应用可在一定程度上提高插管的成功率；③术中牵拉、压迫颈动脉或颈部过度旋转时可能引起颈动脉窦反射，出现血压下降、心动过缓甚至心搏骤停，应提醒术者轻柔操作并保持足够的麻醉深度；④有时需要移植皮瓣组织修补肿瘤切除后的缺损，应注意预防低血容量和低血压，慎用血管加压药以防血管收缩引起移植物的缺血。

（六）气管、支气管异物取出手术的麻醉

气管、支气管异物多见于3岁以内的儿童，最常见的异物是食物，其中圆形物体最有可能导致气道完全梗阻和窒息。此类患儿常不能配合术前检查，异物吸入史是最重要的诊断依据，患儿常有不同程度的吸气性呼吸困难，肺部可能有肺不张、肺气肿等征象。一般需要在全身麻醉下行硬质支气管镜异物取出术。

麻醉注意事项：①对情况稳定且不太可能进展为气道梗阻的患儿，术前应常规禁食以降低误吸风险。呼吸窘迫、疑似主气道异物或有进展为气道梗阻风险的患儿应立即行急诊手术。②麻醉原则是维持气道通畅，保证充分氧合，减少并发症的发生。有明显呼吸窘迫或高度怀疑异物位于声门下或主气管时，应尽可能保留自主呼吸；无明显呼吸窘迫、考虑异物在一侧支气管内时，可以使用肌松药控制呼吸。③当患儿因异物阻塞主气道而有明显发绀、意识不清等症状时，应立即由耳鼻喉科医师插入支气管镜取出异物或将异物推入一侧支气管。④应用抗胆碱药物可减少气道分泌物，预防迷走反射。保留自主呼吸的麻醉方案可选择七氟烷、氯胺酮、丙泊酚或右美托咪定，复合阿片类药物时应警惕呼吸抑制。⑤与术者共享气道，术中需通过硬质支气管镜连接高频喷射呼吸机通气，应严密监测生命体征，避免缺氧和二氧化碳蓄积。⑥存留时间较长的异物常导致肺部炎症，术中和术后易出现低氧血症，术毕根据手术情况判断是否需要延迟拔管。

三、阻塞型睡眠呼吸暂停低通气综合征患者的麻醉

（一）阻塞型睡眠呼吸暂停低通气综合征患者麻醉概述

阻塞型睡眠呼吸暂停低通气综合征（OSAS）是一种以睡眠打鼾伴呼吸暂停和日间思睡为主要临床表现的睡眠呼吸疾病。在呼吸肌功能正常的情况下，自然睡眠时每小时发生呼吸暂停（口鼻气流消失或明显减弱≥10s）与低通气（口鼻气流较基线水平降低≥30%并伴SaO_2下降≥4%）的次数≥5次，即可诊断OSAS。每小时呼吸暂停与低通气的次数之和称为呼吸暂停低通气指数，可用来评估OSAS的严重程度（表28-1）。

表28-1 成人OSAS病情程度判断依据

主要指标[AHI（次/时）]	程度	参考指标[最低SaO_2（%）]	程度
5~15	轻度	85~90	轻度
16~30	中度	80~<85	中度
>30	重度	<80	重度

OSAS 患者频繁发生的憋醒及睡眠结构的紊乱，不仅会对中枢神经系统产生损害，还会导致自主神经系统功能的紊乱，表现为交感神经的过度兴奋、全身炎症反应和氧化应激的加剧。长此以往，可诱发多种系统并发症。

（二）阻塞型睡眠呼吸暂停低通气综合征患者的术前评估

OSAS 患者属于困难气道的高发人群，且常合并高血压和心肌缺血。术前访视应对面罩通气、气管插管难度作出评估，并全面了解全身并发症的控制情况。

1. 气道评估　OSAS 患者的显著特征包括肥胖、大颈围、高 Mallampati 分级，麻醉过程中均应按困难气道处理。麻醉诱导后，咽部肌肉失去张力，咽腔塌陷，加之舌后坠的影响，极易造成严重的上呼吸道的梗阻，使面罩通气也可能出现困难。因此在实施麻醉诱导和气道管理时，应在充分评估的基础上，准备常规和紧急气道管理工具，制定应急方案。可视化气道工具可大大降低 OSAS 患者气管插管的难度。预计明显困难气道者，应避免盲目地快速诱导。

2. 重要器官评估　OSAS 患者由于长期通气不足导致低氧血症和高碳酸血症，血管阻力增加，加重心脏后负荷，可引发高血压、冠心病、心律失常、脑供血不足、呼吸储备功能下降等系统并发症。OSAS 的严重程度越重，重要器官受累的风险与严重程度越高，围手术期的风险也越大。术前评估时必须仔细考量各器官的受累状况，并在必要时实施相应的治疗，使受损器官功能恢复至相对较好的状态，从而为手术提供更安全的条件。

（三）阻塞型睡眠呼吸暂停低通气综合征患者行鼾症手术麻醉注意事项

OSAS 的手术治疗包括鼻腔扩容术、腺样体扁桃体切除术以及 UPPP。其中 UPPP 是目前应用最广泛的术式。保障有效通气与氧合、维持循环稳定、充分镇痛以及减少术后并发症的发生是此类手术麻醉管理的核心。

UPPP 疼痛刺激强，手术范围涉及呼吸道，以气管内插管全身麻醉为宜，可根据气道评估情况选择清醒或快速诱导气管插管。OSAS 患者对镇静药、阿片类药物和挥发性麻醉药的呼吸抑制作用十分敏感，应选用起效快、消除迅速的药物。肌松药的选择应坚持速效、短效原则，术后尽可能安全合理拮抗。术中应保持足够的麻醉深度，严密监测生命体征，定期检测动脉血气，以确保组织氧合与灌注。

手术往往不能解决 OSAS 患者全部的上呼吸道梗阻，且术后存在局部水肿或出血的风险，建议留置气管导管，继续呼吸机支持通气，待患者在 PACU 或重症监护病房完全清醒、术野无出血、水肿减轻后拔管。对于气道梗阻程度轻、气管插管无困难的患者，可在完全清醒后尝试在手术间拔管。采用不同作用机制药物组合的多模式镇痛方法可减少术后阿片类药物的需求，对 OSAS 患者更为安全可靠。

（四）阻塞型睡眠呼吸暂停低通气综合征患者行非鼾症手术麻醉注意事项

OSAS 患者行非鼾症手术的术前评估与行鼾症手术相同。如条件允许，区域（局部）麻醉可作为首选，包括局部浸润麻醉、外周神经阻滞及椎管内麻醉等。如需合并镇静，则镇静深度应控制在最小并严密监测。对于气管插管全麻患者，由于可能的呼吸道梗阻并未改善，苏醒期合理判断拔管时机至关重要。多数患者应延长在 PACU 观察的时间。

（王古岩　梁　轩）

第29章 口腔颌面外科手术的麻醉

本章要点：
- 口腔颌面外科患者年龄跨度大、困难气道风险高、可并存综合征或精神心理问题。
- 气道管理是口腔颌面外科手术麻醉管理的关键，气道管理贯穿围手术期各个阶段，包括术前建立气道、术中维持气道和预防术后气道并发症，重点在于困难气道的识别和处理。
- 口腔颌面外科术对出血和维持良好术野要求高，常用的方法包括体位调节、应用止血药物、控制性降压等措施。
- 口腔颌面外科手术中应重视不良神经反射。

口腔颌面外科是一门在牙外科基础上发展起来的医学分支学科，其手术内容广泛，相关的麻醉也具有一定的特色。简单的口腔颌面外科手术可在区域（局部）麻醉下完成；较为复杂的口腔颌面外科手术需要在全麻下进行。因大多在口腔及附近操作，对麻醉要求很高。气道管理是口腔颌面外科手术麻醉管理的关键，贯穿围手术期各个阶段，麻醉科医师需重点掌握困难气道的识别和处理。

第1节 口腔颌面外科患者和手术的特点

一、口腔颌面外科患者的特点

1. 患者的年龄跨度大 口腔颌面外科手术患者年龄跨度较大。例如，唇腭裂手术的患者首次手术时多为1岁以内的婴幼儿，颌面部创伤及正颌外科手术人群以青壮年为主，而高龄、合并全身其他疾病的患者在颌面肿瘤手术人群中更为常见。

2. 困难气道常见 口腔颌面外科患者中，困难气道的情况较为普遍。这种情况常见于颅颌面畸形、颌面骨折、颌面部间隙感染、颞下颌关节强直、口腔颌面部肿瘤以及口腔颌面部血管畸形等疾病的患者。部分患者可能在术前就存在通气功能障碍，如口咽部肿物阻塞气道或阻塞型睡眠呼吸暂停低通气综合征等。此外，颌骨巨大肿物、颌面部缺损或畸形等情况可能导致面罩通气困难。患者开口受限、牙齿松动、下颌后缩等问题也可能增加喉镜置入和声门暴露的难度。对于存在颈部放疗史、颈部手术史及颈前脓肿及肿瘤的患者，建立颈前气道可能面临巨大挑战。

3. 综合征较为常见 唇腭裂患者常伴随多种综合征。与单纯唇腭裂患者相比，合并综合征患者往往表现出更为复杂的颅颌面畸形，且常伴有困难气道风险因素。例如，Pierre-Robin 综合征和 Treacher-Collins 综合征患者可能表现为下颌后缩和舌根后坠，而 Goldenhar 综合征患者则可能表现为单侧面部发育不全和下颌骨发育不良。Klippel-Feil 综合征患者可能因颈椎融合而出现颈部活动受限。除了颅颌面畸形，合并综合征患者还可能伴有全身多系统畸形，包括先天性心脏病、肺部发育异常、神经肌肉系统异常以及中枢神经系统功能障碍等。

4. 部分患者合并精神心理问题 口腔颌面畸形或肿瘤可对患者的精神心理健康构成负面影响。颅颌面畸形患者因容貌的异常可能遭受社会歧视和心理压力，导致精神心理问题。颌面肿瘤患者可能因担忧手术对外貌和口腔功能的影响以及对疾病预后的不确定性而出现焦虑、抑郁等精神心理问题。此外，对于患有颞下颌关节紊乱的患者，疾病的发生发展本身与精神心理不良因素互为因果，也常伴随精神心理问题。

二、口腔颌面外科手术的特点

1. 颌面外科手术的气道管理具有特殊性

（1）常见的手术类型及其对建立气道的要求：口腔颌面外科常见的手术类型包括唇腭裂修复手术、正颌外科手术、口腔颌面肿瘤手术、口腔颌面创伤手术等。其中唇腭裂手术常采用经口气管插管，其他涉及口腔内操作、需要术中确定咬合关系的手术常采用经鼻气管插管。对于病变侵犯鼻腔、颅底骨折或鼻骨严重外伤，但同时又需要口内操作或确定咬合关系的患者，则需经颏下置管或在气管切开下完成手术。口腔颌面外科手术常使用异型气管导管，可以减少气管导管对手术操作的干扰。

（2）术中手术和麻醉共用气道：口腔颌面外科手术大多在口腔及附近操作，不利于麻醉的气道管理。术中容易出现呼吸回路意外脱开、气管导管移位甚至不慎损伤气管导管。因而气管导管应固定牢固，术中应警惕呼吸回路脱开和手术操作损伤导管。

（3）术后强调气道管理：口腔颌面外科手术后，口腔内多存在不同程度的组织肿胀、渗血等情况，手术还可导致口腔内解剖结构改变、咽腔狭窄、张口受限等情况，均可显著增加术后误吸和气道梗阻的风险。因此，对于口腔颌面外科手术患者，术后气道管理至关重要。对于预计拔管后气道梗阻风险高的患者，多考虑延迟拔管，必要时行预防性气管切开。

2. 术中积极控制出血并改善术野 颌面部血运丰富，特别是在进行颌骨切除和血管畸形手术时，出血量往往较大。加之口腔内空间有限，增加了止血难度。因此积极控制出血和保持良好术野是口腔颌面外科手术麻醉的重要内容之一。常用的方法包括体位调节、应用止血药物、控制性降压等措施。

3. 手术操作易引起不良神经反射 口腔颌面部神经支配丰富，强烈的手术刺激可引起不良神经反射。术中压迫眼球、鼻腔内操作、颌骨截骨、颞下颌关节操作及放置开口器，可引起三叉神经-心脏反射，表现为突发的心动过缓甚至心搏骤停。另外，在行颈部淋巴结清扫时，也有可能因刺激颈动脉窦诱发迷走反射。

4. 日间及门诊口腔颌面外科手术的特点 口腔颌面外科的日间手术和门诊手术通常时间较短、手术周转快。部分患者对牙科治疗恐惧焦虑或咽部敏感，需要在镇静镇痛下完成。由于手术操作主要在口腔内进行，为防止术中出血、牙钻喷水、牙齿碎屑等引起误吸，通常采用保留意识的镇静。

5. 血管化游离皮瓣修复手术的特点 显微外科技术和游离皮瓣修复重建手术在口腔颌面外科应用日益广泛，尤其多用于口腔颌面肿瘤外科手术。此类手术操作时间长、手术创伤较大，通常涉及中老年患者群体，这些患者往往伴有多种全身性疾病，增加了围手术期管理的复杂性。此外，口腔颌面肿瘤患者面临较高的困难气道风险。在游离皮瓣血管吻合期间，维持稳定的内环境、避免低血压的发生、保持体温正常有利于血管吻合的成功。另外，术后需要密切观察移植皮瓣存活情况，如发生血管危象应及早处理。

第2节 口腔颌面外科手术的麻醉选择和围手术期管理

一、麻醉选择

口腔颌面外科手术的麻醉方法包括区域（局部）麻醉、监护麻醉和全身麻醉。应该根据手术的部位、范围、时间，以及患者的全身情况综合考虑，选择最适宜的麻醉方法。

二、常用麻醉方法

1. 区域（局部）麻醉 包括局部浸润麻醉和神经阻滞麻醉等。区域（局部）麻醉一般由手术者操作，多应用于拔牙及短小手术，对患者生理干扰小，相对易于管理。

2. 监护麻醉 包括轻中度镇静和深度镇静，目的是减轻患者的紧张焦虑，抑制咽反射，提高患者的舒适性。主要方式包括笑气吸入、口服药物和静脉用药。口腔颌面外科的镇静镇痛通常在区域（局部）麻醉充分控制疼痛的基础上，辅助给予轻中度镇静镇痛药物，以保留患者的意识和合作能力。对于无法配合手术的患者，可采用保留自主呼吸的深度镇静，但必须在严密监测下进行，确保患者的气道安全和生命体征稳定。

3. 全身麻醉　气管内插管的全身麻醉是口腔颌面外科手术最常用的麻醉方法。全身麻醉的实施包括全凭静脉麻醉、全凭吸入麻醉和静吸复合麻醉。全身麻醉下复合局部浸润麻醉或神经阻滞麻醉，有利于减少全麻药物的应用，降低全麻相关并发症发生风险。

三、麻醉管理

1. 术前评估　麻醉科医师在术前应对患者进行全面的评估，包括既往病史、体格检查、实验室检查、影像学检查等。

对于气道的评估，应重点关注口腔颌面疾病相关的困难气道危险因素，包括困难气道病史、颈部放疗史、口腔颌面部手术史、张口度、是否存在下颌后缩以及颈部活动度下降等。颌面部影像学检查有利于辅助困难气道的评估，通过影像学检查，能够发现患者鼻腔内情况、鼻咽、口咽通畅程度，以及其他可能导致困难气道的解剖因素，术前应予以重视。

对于患者的全身情况，应重点关注患者的心肺功能、有无其他系统性疾病及其治疗情况，以及是否为合并综合征或罕见病患者。

2. 气道管理　对于预计非困难气道患者，可采用麻醉诱导后气管插管。对于预计困难气道的患者，包括可能发生面罩通气困难、声门上通气困难、高误吸风险、无法耐受短暂呼吸暂停，或紧急建立颈前有创气道困难的患者，推荐采用清醒镇静下气管插管。对于无法配合的患者，如合并精神疾病的患者及低龄儿童，可采用保留自主呼吸麻醉下气管插管。

在需要经鼻气管插管的情况下，应先评估患者双侧鼻腔的通畅程度，以及鼻腔条件对手术操作的潜在影响，选择更通畅的一侧进行插管。插管前，应彻底检查和清洁鼻腔，使用表面麻醉剂和血管收缩剂进行鼻腔准备，以减少插管过程中的不适和出血风险。插管过程中，操作应轻柔，避免对鼻黏膜造成损伤，减少鼻腔出血的可能性。在口腔颌面外科手术中，气管导管意外脱出可引发灾难性的后果。因此，在气管插管完成后，必须妥善固定气管导管，必要时可用缝线固定。应紧密连接呼吸回路和气管导管，避免术中松动和脱落。对于经鼻气管插管的患者，应注意气管导管对鼻翼的压力性损伤。

3. 循环管理　术中应密切监测患者的循环功能和容量水平。

部分颌面创伤和肿瘤的患者术前存在进食困难和容量相对不足，应积极补充缺失容量。对于合并心脑血管疾病的患者，术中通过液体治疗和适宜的血管活性药，维持循环的稳定。

另一方面，由于口腔颌面部血运丰富，颌骨等部位及深部组织不易止血，部分手术涉及多个手术部位、时间长、出血多。因此对于颌骨切除、创伤较大的手术，推荐进行有创血流动力学监测，并根据需要采用控制性降压技术以减少术中出血和改善手术视野。在大量出血的情况下，及时输注血制品。

4. 控制不良神经反射　三叉神经支配区域的手术操作可引起三叉神经-心脏反射，表现为突发的心动过缓甚至心搏骤停。处理措施包括立即停止手术操作，停止麻醉药物输注，静脉注射阿托品。如出现心搏骤停，应立即启动心肺复苏。

四、麻醉后患者的管理

（一）气道管理

对于困难气道患者、饱胃患者、术后口鼻腔出血风险高及预计术后再次插管困难的患者，推荐在患者完全清醒后拔除气管导管，必要时可延迟拔管或行预防性气管切开。拔管前，将患者口咽部分泌物及血液充分吸引，避免拔管后误吸以及刺激声门诱发喉痉挛。对于组织切除范围大，尤其是涉及口底、舌根及咽部等部位组织切除的手术应考虑行预防性气管切开。

术后应加强气道分泌物的吸引，避免反流误吸。对于高风险的患者给予糖皮质激素雾化吸入并加强呼吸物理治疗，积极预防肺部并发症的发生。

（二）镇静和镇痛管理

口腔颌面外科术后推荐多模式镇痛，运用神经阻滞技术、术毕行伤口局部浸润麻醉以及联合非甾体抗炎药等方式降低术后阿片类药物使用时间和使用剂量。

对于术后延迟拔管和气管切开的患者，在早期往往需要一定的镇静镇痛治疗以增加患者对导管的耐受性。在充分镇痛的基础上，给予轻度至中度镇静即可。右美托咪定对自主呼吸影响较小，在口腔颌面外科手术后镇静中具有一定优势。

（三）恶心呕吐的防治

口腔颌面外科手术患者术后恶心呕吐发生率相对较高，尤其多见于正颌外科和肿瘤手术等。严重的呕吐可导致口腔颌面部伤口出血、裂开、感染，甚至患者发生误吸窒息。

对于术后恶心呕吐高风险的患者，术中可预防性给予地塞米松和5-HT_3受体拮抗剂，建议尽量缩短吸入麻醉药物使用时间，减少阿片类药物的用量。对于采取预防措施但仍发生恶心、呕吐的患者进行补救性镇吐治疗，应给予与预防用药作用机制不同的止吐药物。

（四）术后躁动和谵妄的处理

苏醒期躁动常见于小儿和术后留置导管的患者。对于发生苏醒期躁动的患者，应及时识别和去除危险因素，同时给予患者足够的制动和防护，防止患者意外坠床及导管意外脱出。对于严重躁动患者，可给予镇静镇痛治疗。

术后谵妄（postoperative delirium，POD）常见于老年患者，其可增加护理难度，危及医疗安全和影响患者恢复质量，对于POD的防治相关内容详见第19章第2节。

口腔颌面外科术后的镇静应密切监测患者的生命体征，尤其是已经拔除人工气道的患者，应充分评估患者维持气道通畅能力，避免呼吸抑制和呼吸道梗阻。对于气道梗阻风险较高的患者，应做好气道急救的准备。

第3节　常见口腔颌面外科手术的麻醉

一、唇腭裂手术的麻醉

婴幼儿唇腭裂修复术的麻醉管理需要特别关注。术前充分评估患儿的生理状况，包括是否存在生理性贫血、营养发育不良，以及先天性心脏病等先天性发育异常。唇腭裂手术患儿因呼吸道开口处的缺陷易发生上呼吸道感染，增加了麻醉后发生支气管痉挛或痰及分泌物阻塞小气道的风险。对于合并先天性心脏病的患儿，应判断患儿心脏结构及功能情况，明确是否存在右向左分流，评估手术风险。以小下颌为特点的综合征在唇腭裂患儿中并不少见，在气管插管时应遵循困难气道的处理原则。对于预计有通气困难的患儿，通常采用吸入麻醉诱导，在保留自主呼吸下进行气管插管。

唇腭裂手术通常采用经口腔气管插管。腭裂修复手术中放置和移除开口器时易发生导管脱出或插管深度改变。此外，开口器可能会压迫气管导管阻碍通气，而开口器长时间过度压迫可导致术后舌体肿胀和呼吸道梗阻。唇腭裂手术操作时应提醒术者保护好气管插管，及早发现意外脱管或导管打折。

婴幼儿唇腭裂手术对肌松的要求不高，术中可机械控制通气或保留自主呼吸。对于保留自主呼吸的患儿，术中应密切关注患儿的潮气量和呼气末二氧化碳分压，避免呼吸抑制。腭裂手术中患儿呈头部后仰位。此时声门处于最高位，咽腔处于最低位，血液易积存于咽部，术毕应充分吸引，避免拔管后血液流入气管内。

唇腭裂患儿的拔管宜采用侧卧位或仰卧位头偏向一侧,以利于呼吸道的通畅和分泌物及血液的流出。腭裂伴有小颌畸形的患儿应在完全清醒后拔除气管导管。部分患儿拔管后可出现严重舌后坠、喉痉挛等,应做好再次插管的准备。

二、口腔颌面部肿瘤手术的麻醉

口腔颌面部肿瘤可发生于舌、口底、腭部、咽旁、腮腺嚼肌区、颌下区、翼腭窝、颞下窝及上下颌骨等部位。发生在上颈部、颌下区、舌根、口底、软腭和咽旁部位的较大肿瘤,患者可出现上呼吸道梗阻的症状,表现为睡眠时打鼾明显或不能平卧入睡,吸气时有三凹征表现。上颈部肿物可将气管推向另一侧,使气管移位。腮腺嚼肌区和翼腭窝肿瘤可影响开闭口肌群,患者出现张口受限或张口困难,妨碍喉镜片的置入。上下颌骨较大的肿瘤面部畸形严重,可能妨碍呼吸面罩通气。较大的舌根部肿瘤,即使患者张口度正常,在喉镜暴露声门时也可能存在困难。

口腔颌面部肿瘤如果不影响呼吸道通畅,可采用快速诱导的方法行气管内插管。如患者存在通气困难或误吸风险,推荐保留自主呼吸条件下,采用清醒镇静气管插管,避免出现不能插管不能通气的危险情况。

颌面部肿瘤切除术中要牢固固定气管导管,防止术中呼吸回路脱开。对于经鼻插管的患者,行上颌肿物切除及截骨时应提醒术者避免损伤气管导管。颈淋巴结清扫手术应维持充分的肌松和平稳的麻醉深度,避免术者因患者呛咳或肌肉抽动损伤重要神经和血管。对于颈动脉窦附近的操作,应警惕发生颈动脉窦反射引起的血压波动和心律失常。可通过在颈动脉窦周围局麻浸润来预防异常反射。上颌肿物切除时通常出血较多,常采用控制性降压来减少术中出血。对于手术时间较长的游离皮瓣修复手术,尤其要注意术中循环的维持和体温的保护。

预防术后气道并发症是口腔颌面部肿瘤切除术后管理的关键。通过术中给予激素、留置舌牵引线、放置鼻咽或口咽通气道等措施有利于缓解术后气道梗阻。对于困难气道或术后出血风险较大的患者,应待患者完全清醒后拔除气管导管或延迟拔管。肿瘤切除手术明显改变口腔解剖结构,可能严重影响术后气道通畅时应考虑行预防性气管切开术。

对于留置气管导管或气管切开的患者,应给予患者适当的镇静,包括右美托咪定、苯二氮䓬类药物和小剂量阿片类药物,以避免导管刺激引起的呛咳和躁动,提高患者的舒适度。

三、口腔颌面创伤手术的麻醉

口腔颌面创伤多见于车祸、跌倒、高处坠落、工伤事故等意外情况。患者除颌面部创伤外常并存头颅、四肢、胸腹部联合创伤,应进行全面的术前检查和评估,优先处理危及生命的创伤,并迅速控制患者的气道。

颌面创伤患者常合并牙齿损伤、颌骨骨折、颌面部出血肿胀、开口受限,麻醉前应进行充分的气道评估,做好困难气道处理的准备。对于新鲜的口腔颌面部创伤,若患者存在口腔内出血,应备好吸引装置,按饱胃患者的麻醉处理。下颌部的离断性骨折可导致舌后坠,患者应取半卧位或侧卧位。选择经鼻腔气管插管时,应关注患者是否合并鼻骨骨折、颅底骨折等经鼻气管插管相对禁忌证。

颌面创伤的患者术中应关注患者容量的补充,避免大量失血导致失血性休克。对于眼眶周围骨折,警惕外科操作压迫眼球可导致眼心反射。对于陈旧性骨折,如颞下颌关节强直的患者,术中强烈的开口刺激也可导致明显的三叉神经心脏反射,发生严重心动过缓甚至心搏骤停,应给予警惕。

四、正颌外科手术的麻醉

正颌外科手术是矫正各类口腔颌面畸形的主要临床治疗手段,常见的术式包括上颌 LeFort Ⅰ至Ⅲ型截骨术、下颌升支矢状劈开截骨术、颏部成形等,上下颌均进行截骨的双颌手术具有创伤大、手术时间长的特点。接受正颌外科手术的患者通常较为年轻,全身系统疾病相对较少,但对治疗的期望值较高,部分患者可能并存阻塞型睡眠呼吸暂停低通气综合征等通气功能障碍以及精神心理疾病。

正颌外科手术需采用经鼻气管内插管,便于手术操作和咬合关系的确定。由于上颌骨血运丰富,截骨手术时刺激强烈,容易渗血,通常需要通过头位抬高、给予止血药物,以及控制性降压等措施减少术中出血。控制性降压的目标通常为平均动脉压降低到 50~65mmHg,收缩压维持在 80~90mmHg,或降低幅度不超过基础值的30%,在保证重要脏器灌注的同时减少手术视野的渗血。

术后恶心呕吐是正颌外科手术后最常见的并发症。通过减少吸入麻醉药物的使用、降低阿片类药物用量以及联合应用不同机制的止吐药物等措施有利于降低术后恶心呕吐的发生。

随着术后加速康复理念的深入,积极预防术后恶心呕吐、多模式镇痛、减少阿片类药物、早期活动等措施有利于减少正颌外科手术的患者围手术期并发症,促进患者术后恢复。

(杨旭东　王立宽)

第 30 章　泌尿外科手术的麻醉

本章要点：

- 截石位是泌尿外科手术患者最常用的体位，该体位对患者呼吸、循环功能可产生影响，体位摆放不当可能导致压疮，神经损伤或骨筋膜室综合征。
- 经尿道前列腺切除术综合征是经尿道前列腺电切术最严重的并发症之一，是术中冲洗液吸收引起的以稀释性低钠血症及血容量过多为主要特征的临床综合征。
- 腹膜后肾和肾上腺腔镜手术可能出现严重的皮下气肿和二氧化碳蓄积，建议术中监测血气变化，及时调整呼吸参数，维持内环境稳定。
- 机器人前列腺切除术中长时间的头低脚高位（又称特伦德伦堡位）可能造成上呼吸道水肿、气道压增加、眼睑水肿、脑水肿等并发症和气管导管移位。
- 肾移植手术麻醉过程中，须选择合适的麻醉药物并通过优化围手术期的液体治疗，维持适当的血容量和血压，保证移植肾的血液灌注，促进移植肾功能的恢复。

泌尿外科手术涉及腹腔、盆腔、腹膜后及会阴部，手术类型从膀胱镜检查、经皮肾镜碎石术，到根治性膀胱切除回肠代膀胱术，再到肾癌合并下腔静脉癌栓的根治性肾切除术等，手术种类和患者风险差异较大。经腹泌尿外科手术的麻醉原则与腹部其他手术基本相同，但有些手术类型的麻醉管理具有特殊性，在本章重点讨论。

第 1 节　经尿道手术的麻醉管理

一、膀胱镜和输尿管镜手术的麻醉管理

（一）手术及患者特点

经尿道膀胱镜和输尿管镜检查及治疗可实施膀胱活检、经尿道膀胱肿物切除、肾及输尿管取石等手术。此类手术一般时间较短，通常是门诊或日间手术患者，因此在麻醉实施和管理过程中应考虑术后苏醒及快速康复问题。

（二）麻醉方法

可采用表面麻醉、监护麻醉、区域麻醉和（或）全身麻醉。由于女性尿道短，大部分女性患者在行诊断性膀胱镜检查时，使用表面麻醉（如奥布卡因凝胶）即可达到满意的效果。男性患者尿道存在 2 个弯曲和 3 个狭窄，通常需要在区域阻滞麻醉或全身麻醉下完成诊断性膀胱镜检查。涉及取活检、烧灼等操作的治疗性手术，均需使用区域阻滞麻醉或全身麻醉。小儿患者难以配合，多使用全身麻醉。术后一般不需要阿片类药物镇痛。

1. 全身麻醉　大多数经尿道手术时间较短，采用全身麻醉时可以考虑应用喉罩通气。对于肥胖、高龄或肺功能储备较差的患者，在采用截石位或头低脚高位时，应该密切关注患者脉搏氧饱和度及气道压变化，警惕肺不张和反流误吸风险。

2. 椎管内麻醉　硬膜外和脊髓麻醉均可以满足此类手术要求。脊髓麻醉要关注不同手术体位时局麻药的比重对麻醉平面的影响。感觉阻滞平面达 T10 即可满足膀胱镜手术。经尿道输尿管肾镜取石术一般应维持感觉阻滞平面达 T6 水平。对于术后须早期离院的患者，应确保患者下床活动

前下肢肌力恢复正常。

（三）围手术期管理要点

1. 体位摆放和对生理功能的影响 截石位是膀胱镜检查及治疗最常用的体位，体位摆放不当会导致压疮、神经损伤或骨筋膜室综合征。截石位中体位架与身体接触的部位需放置棉垫，且固定带不能影响血液循环。膝关节侧面受压可造成腓总神经损伤，导致足背屈受限。腿部中段受压可损伤隐神经，导致小腿内侧麻木。大腿过度屈曲可造成闭孔神经与股神经损伤，或拉伤坐骨神经。上肢位置摆放不当（如腋窝过度伸展），可能造成臂丛神经损伤。麻醉前应当详细了解病史，记录术前存在的神经系统疾病或功能异常。

截石位可导致患者功能残气量减少，出现肺不张与低氧血症。膀胱镜检查治疗中患者常处于头低脚高的截石位，这会加重上述现象。下肢抬高可导致静脉回心血量增加。相反，从截石位或头低脚高位恢复正常体位时，静脉回心血量迅速减少，加上区域（局部）麻醉或全身麻醉导致的血管扩张，可导致患者出现明显的低血压，在老年患者中更为显著。因此，对于循环不稳定的患者及老年患者，避免术后同时快速放平双下肢，建议分步进行，并实时监测血压。

2. 体温保护 术中须持续使用大量冲洗液来充盈膀胱、改善视野以及清除积血、组织和结石碎块，大量低于体温的冲洗液可能导致患者术中低体温，影响凝血功能。同时术后寒战也会引起血凝块脱落，加重术后出血。因此，建议术中使用温热的冲洗液。

3. 膀胱穿孔 术中膀胱过度充盈、患者突然体动、膀胱挛缩或存在其他病变、电刀操作刺激膀胱侧壁诱发闭孔神经反射，引起大腿内收肌群强烈收缩时，均有导致严重膀胱出血甚至膀胱穿孔的风险。椎管内麻醉不能完全阻断闭孔神经刺激后引起的远端肌群不随意收缩。因此，术中维持合适的全麻深度和肌松或椎管内麻醉联合有效的闭孔神经阻滞，可以更好地提高手术安全性。

二、经尿道前列腺切除术的麻醉管理

（一）手术及患者特点

经尿道前列腺切除术（transurethral resection of prostate，TURP）是治疗良性前列腺增生症（benign prostatic hypertrophy，BPH）的标准术式。为改善手术视野，术中须持续灌洗以充盈膀胱、清除积血及切除的组织。目前常用的灌洗液为加入非离子化溶质的低渗溶液（如1.5%甘氨酸溶液、2.7%山梨醇溶液或0.54%甘露醇溶液）或电解质溶液（生理盐水、乳酸林格液）。因前列腺含有较大的静脉窦，灌洗液不可避免地会被吸收进入血液系统，从而导致医源性低钠血症或容量超负荷。液体吸收量取决于三个因素：静水压、手术持续时间、静脉窦开放的数量和大小。因此术前应了解前列腺的大小，预估手术时间。

此类手术患者通常高龄且多存在严重并存疾病，术前应仔细评估。围手术期麻醉常见并发症包括：TURP综合征、膀胱穿孔、低体温及出凝血异常。

（二）麻醉方法

感觉阻滞平面达T10的硬膜外或脊髓麻醉，或者全身麻醉均可为TURP综合征手术提供满意的手术条件。

1. 全身麻醉 如果选用全身麻醉，应避免患者咳嗽或体动，否则可能增加出血或导致膀胱/前列腺包膜的穿孔。正压通气可增加静脉压力，从而减少冲洗液的吸收。

2. 椎管内麻醉 相较于全身麻醉，椎管内麻醉可松弛膀胱，改善手术视野，利于止血。椎管内麻醉下患者保留自主意识，可及时描述不适症状，利于早期发现手术相关并发症。椎管内麻醉时推荐感觉阻滞平面在T10水平，以避免膀胱扩张导致的疼痛。

近年来，闭孔神经阻滞、竖脊肌阻滞等神经阻滞技术，也常被用于TURP综合征的复合麻醉，可减少术中并发症、缓解术后疼痛。

(三)围手术期管理要点

1. TURP综合征　TURP综合征是该手术最严重的并发症之一,是由冲洗液经手术创面大量、快速吸收引起的以稀释性低钠血症及血容量过多为主要特征的临床综合征。主要表现:①中枢神经系统改变,包括恶心、兴奋、意识模糊、视力障碍、抽搐和昏迷;②心血管系统改变,包括高血压、心动过缓、心律失常、肺水肿和心搏骤停;③呼吸系统改变,肺水肿时出现呼吸困难、呼吸急促或缺氧表现。

区域麻醉下的清醒患者一般以恶心、头痛、头晕为首要表现,继而进展为呼吸困难和意识模糊。随后出现躁动、血压升高和心动过缓。在全身麻醉下,其首要表现为高血压、顽固性心动过缓,术前心脏代偿能力较差的患者甚至可能出现心搏骤停。TURP综合征的发生原因详见表30-1。

表30-1　TURP综合征的发生原因

■ 稀释性低钠血症	■ 溶血
■ 低渗透压	■ 灌洗液毒性
■ 液体超负荷	高甘氨酸血症(甘氨酸灌洗液)
充血性心力衰竭	高血氨(甘氨酸灌洗液)
肺水肿	高血糖(山梨醇灌洗液)
低血压	

手术时间超过90min或患者出现TURP综合征的轻度症状,应测定其血钠浓度。如果存在低钠血症,应立即告知手术医师尽快完成手术,同时可限制液体输注和使用袢利尿剂(呋塞米5~20mg静脉注射)。当患者出现严重低钠血症时,以小于或等于100mL/h的速度输注3%氯化钠溶液。同时应动态监测血钠水平,上升速度大约为0.5mmol/h,避免快速升高引起神经系统并发症,如渗透性脱髓鞘综合征。如患者出现惊厥,可静脉给予咪达唑仑2~10mg,必要时可应用肌松药。

2. 低体温　使用大量冲洗液可能导致患者术中低体温,影响凝血功能,同时术后寒战也会引起血凝块的脱落,加重术后出血。

3. 膀胱穿孔　穿孔可发生于腹膜外(最常见)或腹膜内。清醒患者腹膜外穿孔可表现为脐周、腹股沟或耻骨上区疼痛。腹膜内穿孔通常发生在膀胱壁,疼痛可扩散到上腹部或从膈肌放射到肩部。其他症状和体征包括面色苍白、出汗、恶心、呕吐、呼吸急促、板状腹和循环衰竭。全麻患者突然出现高血压或低血压,尤其伴有心动过缓、循环衰竭时,应该考虑膀胱穿孔可能。可以通过影像学检查(如超声或CT)明确穿孔部位。

4. 出血和凝血异常　由于大量使用冲洗液,术中很难精确计算出血量,通常有赖于临床表现及经验来判断。总出血量通常为200~300mL,术后短暂的血细胞比容降低可能仅为大量冲洗液吸收造成的血液稀释,很少有患者需要术中输血。部分患者可能发生凝血功能异常。

第2节　肾及肾上腺手术的麻醉管理

一、常见手术种类

泌尿外科涉及的肾及肾上腺疾病有肿瘤、外伤、先天性畸形及感染等,常见手术有根治性肾切除术、肾部分切除术、肾修补术、肾上腺切除术等。手术方法包括传统开放手术、腹腔镜手术或机器人手术。随着微创技术的发展,腹腔镜或机器人辅助下手术的开展越趋普及。

1. 根治性肾切除术　根治性肾切除术是肾脏恶性肿瘤的首选治疗方法,其手术范围包括结扎肾动脉和肾静脉,摘除肾脏和去除肾筋膜,有时还需要摘除同侧肾上腺。约10%的肾细胞癌会侵犯静脉系统,形成静脉癌栓。在开放手术时代,根据静脉癌栓顶部的解剖位置,多采用梅奥分级

(表30-2)。若证据表明癌栓累及下腔静脉和（或）右心房，但无远处或淋巴结转移时，应在根治性肾切除的同时行下腔静脉癌栓取出术。在微创机器人手术时代，多采用解剖学标志更明确的"301分级"。

表 30-2　下腔静脉癌栓的梅奥分级

分级	癌栓位置
0 级	癌栓局限在肾静脉内
Ⅰ级	癌栓进入下腔静脉，顶端距离肾静脉开口处≤2cm
Ⅱ级	癌栓顶端距离肾静脉开口>2cm，但低于肝静脉水平
Ⅲ级	癌栓超过肝静脉水平，但在膈肌以下
Ⅳ级	癌栓位于膈肌以上，有时可延伸至右心房

2. 肾部分切除术　手术切除肾脏病损部分，并尽量保留其他肾脏组织功能。适用于病损小、双侧肿瘤或伴随其他疾病如糖尿病或高血压的患者。随着肿瘤的早期发现以及对预后的改善，该手术已越来越普及。

3. 肾修补术　在肾外伤后，清理肾破损组织和积血，并填补和缝合残留肾缺损组织，达到肾修整、恢复肾完整性为目的的手术。

4. 肾上腺切除术　肾上腺切除术适用于肾上腺良性和恶性肿瘤，其中有内分泌功能的肾上腺肿瘤，如嗜铬细胞瘤的麻醉管理详见第40章第4节。

二、开放性肾及肾上腺手术的麻醉管理

根据肿瘤的大小和位置以及手术操作者的习惯，手术可选择腹膜后入路或经腹腔入路。

（一）术前准备

泌尿系统疾病多伴有肾功能障碍。慢性肾功能不全患者，常合并全身多器官功能改变。

1. 肾功能的评估　肾小球功能不全、肾小管功能不全或尿路梗阻均可能造成肾脏功能损害，临床上主要依靠肾小球滤过率、肌酐清除率及其他实验室检查进行综合评估。

2. 并存疾病的评估　慢性肾功能不全患者可继发高血压、贫血、低蛋白血症、水电解质及酸碱失衡，以及心、肺、肝、内分泌等器官的病理改变，麻醉前应加以评估并优化术前状态。

下腔静脉癌栓的患者，尤其是Ⅲ级及以上级别癌栓患者，术中可能需要血管外科、肝胆外科、心脏外科等多学科协作完成手术操作，必要时可能需要建立体外循环，因此术前的多学科会诊非常必要。

（二）麻醉方法

肾及肾上腺手术麻醉可以选择硬膜外麻醉和全身麻醉。由于手术位置较高，硬膜外穿刺位置以T9~T10或T10~T11间隙为宜，麻醉阻滞平面须达到T4。但由于手术常需要特殊体位，以及越来越多腹腔镜微创手术的开展，目前更多地选择全身麻醉。

（三）围手术期管理要点

1. 循环及容量管理　肾脏血流量大，正常人安静时每分钟有1000~1200mL血液流经肾脏，相当于心排血量的20%~25%。术中可能会突然发生大出血，应严密监测循环及血容量变化。切除较大的肾脏肿瘤时，建议使用有创血流动力学监测，并建立大口径静脉输液通路。

术中液体治疗的原则为在保证肾脏灌注的同时，避免输入过多液体。手术开始阶段可适当输液，补充因肠道准备和禁食造成的液体不足，这对于老年患者尤其重要。终末期肾病患者术前进行透析也是导致血容量相对不足的原因之一。术中适当控制晶体溶液使用量，可采用动态血流动力学监测

指导补液。此外，肾功能受损者应监测血钾。

患者一般取侧卧位，并升高手术床的腰桥（图30-1）。腰桥升高可引起静脉回流受阻，肝脏可压迫腔静脉和纵隔，进一步减少静脉血回流和心输出量，导致血压下降。侧卧还可引起神经牵拉或受压，导致颈丛、臂丛和腓总神经损伤等。

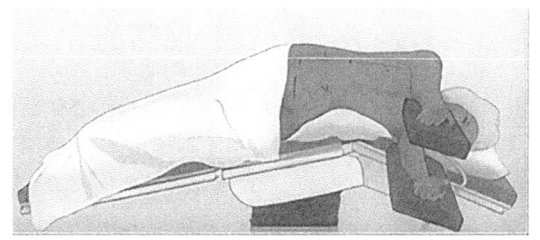

图30-1　肾切除术患者体位（腰桥）

2. 呼吸管理　侧卧位可导致胸廓顺应性和功能残气量下降，常导致肺不张，引起术中低氧血症。全麻患者需要使用手法肺复张或设定合适的PEEP来预防肺不张。手术操作可能损伤膈肌导致气胸，进而产生明显的呼吸和血流动力学影响。

3. 急性肾损伤（acute kidney injury, AKI）的预防　AKI是围手术期常见并发症，指患者48h内血清肌酐增加26.4μmol/L或以上，或7d内增加超过基线值1.5倍或以上。AKI会显著增加术后并发症、死亡率和治疗费用。其术前危险因素包括基础肾脏疾病、高血压、糖尿病、低血容量、高龄等，应用非甾体抗炎药、放射造影剂、抗生素等也可增加AKI的发生率。

（1）药物选择：避免使用潜在的肾毒性药物，如氨基糖苷类药物和非甾体抗炎药。麻醉药物对肾功能的影响详见本章第4节。

（2）热缺血时间：是指肾脏在未降温时的缺血或血流中断时间，是术后早期肾功能损害的重要影响因素之一。肾部分切除术中，通常须暂时中断肾脏的血液供应，以保证相对清晰的视野，便于操作。一般认为肾脏可耐受的热缺血时间为30～55min。然而，缺血时间超过30min，术后肾功能损害程度明显增加。因此，术中热缺血时间一旦超过20min，应及时告知手术医师，尽量缩短热缺血时间。

当术中肾缺血的预期时间超过30min时，需采取额外的保护措施。局部低温是保护肾脏最有效和最常用的方法。

4. 肺栓塞　肾静脉或下腔静脉癌栓通常情况下较稳定，一旦脱落，可诱发致命性肺栓塞。在积极维持呼吸循环的同时，术中可以通过监测动脉血气和CVP变化，联合使用心脏超声技术辅助加以判断。如超声观察到肺动脉内脱落的癌栓，应联系多学科团队，尽快实施介入治疗或手术取栓。

5. 术后镇痛　硬膜外镇痛是开放性肾切除术后镇痛的有效方法。切口局部浸润麻醉或腰方肌阻滞也可以一定程度上缓解术后疼痛，联合患者自控静脉镇痛泵，可降低术后疼痛评分。肾脏手术后，部分患者会出现AKI。因此，术后应谨慎使用非甾体抗炎药。

三、腹腔镜肾及肾上腺手术的麻醉管理

目前腹腔镜技术在泌尿外科应用广泛，由于肾及肾上腺位于腹膜后，更适合开展后腹腔镜手术，手术体位与开放性手术类似（图30-1），通过在患侧腰部腋后线斜切口充气扩张后腹腔。

麻醉方法一般为全身麻醉，可根据患者和手术情况，建立有创动脉监测，便于术中麻醉管理。虽然所有腹腔镜的常规并发症和相关问题都可以发生在泌尿外科腹腔镜手术过程中，但应该注意肾脏和肾上腺腔镜手术的几个关键问题。

1. 皮下气肿　后腹腔入路腔镜手术中，须在腹膜后间隙注入大量二氧化碳气体。这些气体可在腹膜后间隙、与胸腔及皮下组织的交通结构中扩散，导致较严重的皮下气肿，并可能扩散至头颈

部。严重者可因纵隔气肿压迫上呼吸道而危及生命。术中应密切关注呼气末二氧化碳分压变化,并在拔管前注意评估皮下气肿情况,避免严重不良事件。

2. 二氧化碳蓄积 手术时间较长者,可因二氧化碳大量吸收引起高二氧化碳血症和明显的酸中毒。建议在术中监测血气变化,及时调整呼吸参数,维持酸碱平衡及内环境的稳定。

3. 液体管理 腹腔镜手术中"第三间隙"液体丢失量明显少于开腹手术,且没有蒸发所致的液体丢失,这些在计算液体需要量时须考虑。干燥的二氧化碳气体充入腹腔湿化后,仅引起微量的隐性失水,一般可以忽略不计。

4. 尿量 腹腔镜手术中常发生短暂少尿,在气腹结束后,尿量和肾功能也迅速恢复正常。主要考虑与腹膜后间隙充入气体增加肾周压力有关。

第3节 根治性膀胱与前列腺切除手术的麻醉管理

一、常见手术种类

1. 根治性膀胱切除术 根治性膀胱切除术手术复杂,术中行膀胱及周围脂肪切除、输尿管远端切除,以及盆腔淋巴结清扫。男性患者还须行前列腺和精囊切除,女性可能须行子宫、附件和部分阴道前壁切除。此外,还需行尿流改道,常见的方式为回肠(结肠)代膀胱术。

2. 膀胱部分切除术 对于身体条件不能耐受根治性膀胱切除术,或不愿接受根治性膀胱切除、膀胱肿瘤局限的患者,可以考虑行保留膀胱的部分切除术,术后结合放化疗,并进行密切随访,定期进行膀胱镜检查。

3. 前列腺切除术 前列腺癌患者,根据肿瘤分期和分级、患者年龄、前列腺特异性抗原浓度及合并症的情况不同,治疗方式从密切随访到根治性手术存在较大差异。前列腺癌传统手术为经耻骨后入路根治性前列腺切除术及淋巴结清扫术,随着微创技术的普及,此类手术多在机器人或腹腔镜辅助下完成。

二、根治性膀胱切除术的麻醉管理

根治性膀胱切除术是泌尿外科手术中围手术期并发症和死亡率较高的手术,尤其是老年患者。机器人辅助根治性膀胱切除术创伤较小,在减少围手术期并发症、加快患者康复方面具有一定优势。

(一)麻醉方法

此类手术多采用全身麻醉或椎管内麻醉复合全身麻醉。复合麻醉时要保证静脉全麻药或吸入全麻药的最低有效血药浓度,以防止患者术中知晓,建议实施麻醉深度监测。由于手术时间长、创伤大、出血多,应考虑留置较粗的静脉输液通路,并同时监测有创动脉血压,维持内环境稳定。

(二)围手术期管理要点

1. 循环及容量管理 该手术创伤大、手术时间长,应做好大量输血准备。术中体液蒸发或隐性失水较多,且输尿管阻断,导致尿量无法监测,术中血容量评估常较困难,因此可以采用目标导向液体治疗的方式,通过有创动脉压、每搏量变异度(stroke volume variation,SVV)或脉搏压变异度(pulse-pressure variation,PPV)和中心静脉压等指标,动态监测循环及容量变化,从而指导围手术期合理输血、补液,降低围手术期液体超负荷带来的组织水肿、术后胃肠功能恢复慢等问题。

2. 体温管理 应常规进行体温监测并采取必要的保温措施。

3. 术后镇痛与并发症防治 推荐采用多模式镇痛方案。可考虑联合阿片类药物、非甾体抗炎药、罗哌卡因切口局部浸润麻醉、椎管内镇痛、神经阻滞等方式,控制术后疼痛,从而减少围手术期阿片类药物的使用,缩短术后胃肠功能恢复时间。

三、耻骨后根治性前列腺切除术的麻醉管理

耻骨后根治性前列腺切除术可用于局限性前列腺癌的治愈性治疗,偶尔也用作放射性治疗失败后的补救措施。通常取下腹部正中切口,多与盆腔淋巴结清扫术同时进行。

(一)麻醉方法

此类手术多采用全身麻醉。椎管内麻醉时感觉阻滞平面须达到 T6 水平,但由于患者处于过伸仰卧位(图 30-2),通常需要复合深度镇静才能耐受手术。非甾体抗炎药和对乙酰氨基酚可用于辅助镇痛,减少阿片类镇痛药的使用剂量。

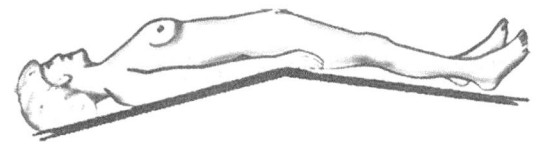

图 30-2　仰卧过伸体位

(二)围手术期管理要点

1. 出血　耻骨后(开腹)前列腺切除术,术中失血量在不同的医疗中心差异很大,平均失血量通常少于 500mL。影响失血量的因素包括前列腺的大小、手术时长及术者的技术水平。

2. 低体温　术中应注意保温及体温监测,降低术中低体温风险。

3. 循环波动　术者可能要求静脉内注射靛蓝胭脂红以便于显示输尿管,这种染料可能会造成血压波动。

4. 手术相关并发症　盆腔静脉周围的广泛分离会增加术中静脉空气栓塞和术后血栓栓塞的风险。术后可能发生的并发症包括出血、深静脉血栓形成(可伴有肺栓塞)、闭孔神经损伤、输尿管损伤、直肠损伤及尿失禁等。

四、机器人辅助根治性前列腺切除术的麻醉管理

机器人辅助根治性前列腺切除术于 2001 年被 Binder 和 Kramer 首次报道,目前已成为西方国家治疗前列腺癌的首选手术方式。自 2006 年我国引进达芬奇机器人手术系统之后,该术式在我国得到快速普及。

(一)手术特点

机器人辅助根治性前列腺切除术的优点很多。手术机器人是多臂的、有关节,可以提供平稳运动,并且能够减少外科医生的颤抖。它还具有三维放大视图功能,可提供很好的手术视野视图。此外,机器人辅助手术还具有出血少、切口小、疼痛轻以及术后恢复时间短等优点。

(二)围手术期关注要点

此类手术一般为全麻,术中气腹对机体的影响同腹腔镜手术,须关注 CO_2 吸收入血后导致的高碳酸血症、酸中毒、心动过速、心律失常及其他血流动力学和中枢神经系统改变。机器人辅助根治性前列腺切除术常采用比传统腹腔镜更倾斜的特伦德伦堡位(steep Trendelenburg position,图 30-3)。患者仰卧,双腿弯曲外展,床尾抬高 30°~45°,患者处于极端头低脚高位,再抬高头板 15°~20°。该体位有利于盆腔器官暴露和手术操作,但可对患者生理功能产生显著影响。

1. 呼吸系统变化　术中气腹及头低脚高位,导致腹腔内容物上移,限制膈肌运动,显著降低功能残气量,导致双肺顺应性下降、通气血流比异常,影响患者氧合,在老年和肥胖患者中影响更显著。应用保护性肺通气策略,滴定式调节 PEEP 有助于改善患者的氧合。术中还可能发生上呼吸道水肿、气道压增加、眼睑水肿和气管导管移位。在术后拔管时,除常规拔管标准外,还需要考虑

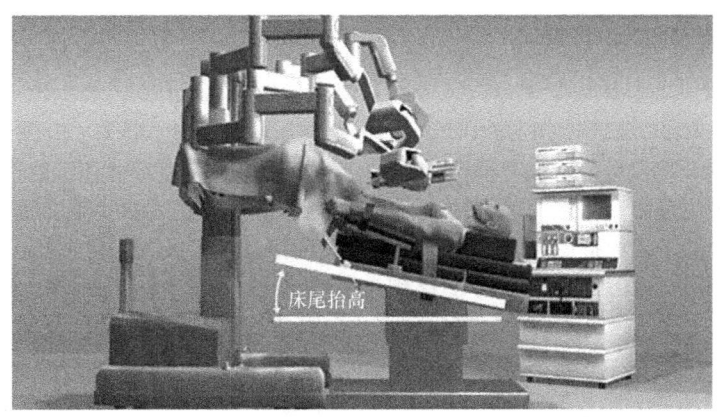

图 30-3　机器人辅助前列腺切除术常用体位

皮下气肿和组织水肿等问题。严重的皮下气肿（通过捻发音和持续性高碳酸血症可以诊断），需要持续机械通气并吸氧。如果发生头面部水肿、静脉充血以及头颈部青紫，需推迟拔管时间。检查舌体、眶周、结膜或眼睑水肿情况。拔管前可将气管插管的套囊抽气，检查是否存在气体漏出，如果不漏气，应继续保留气管导管，直至水肿缓解。

2. 循环系统变化　对于血容量正常的患者，头低脚高位可引起四肢灌注压降低和回心血量增加。合并心血管疾病患者，可能引起心肌耗氧量增加、心肌缺血、心律失常等问题。

3. 神经损伤　除了水平仰卧位可能发生的神经损伤外，当肩部支撑物（如肩托或沙袋）放置在颈部时，可能会压迫臂丛神经根部，导致臂丛神经损伤。手臂外展也可导致臂丛神经受牵拉损伤。因此，术中应做好体位摆放和肢体保护。

4. 其他影响　头低脚高位的其他影响包括颅内压和眼内压升高，高风险患者可以在术中动态监测。有反流病史的患者在该体位下反流风险增加。由于长时间维持气腹，术中还需要关注内环境和体温变化。此外，还应警惕空气栓塞。

5. 术后镇痛　术后患者可能会感到轻到中度疼痛，围手术期阿片类联合非甾体药物，可有效控制疼痛。也可采取区域阻滞等方式减轻疼痛刺激。

第4节　泌尿系统结石手术的麻醉管理

泌尿系统结石又称尿石症，包括肾结石、输尿管结石、膀胱结石和尿道结石，是泌尿外科常见病。根据结石位置、大小等，可采用经尿道输尿管镜取石术、腹腔镜取石术、体外冲击波碎石术以及经皮肾镜碎石术等不同治疗手段。

一、体外冲击波碎石术的麻醉管理

（一）手术特点

该手术利用体外冲击波击碎体内的结石，使之裂解成沙状颗粒，再随尿液自然排出体外。冲击波可能造成周围肾组织损伤，导致肾周血肿。反复多次碎石增加肾脏损伤的风险。

（二）麻醉方法

老式水浴体外碎石需要将患者浸入热水浴槽中并坐在液压椅上，使声波传导至患者体内。因此，通常采用连续硬膜外麻醉，感觉阻滞平面达到 T6，可以保证足够的麻醉效果。新型碎石器是利用电磁或压电晶体产生低强度冲击波，通过塑料膜上的耦合剂与患者接触，通常只需轻度镇静或监护麻醉即可完成，儿童可能需要考虑全麻。

(三)围手术期关注要点

1. 心律失常 有心律失常病史以及安装起搏器或植入型心律转复除颤器的患者在行冲击波碎石时出现心律失常的风险高,冲击波可能会对电路和压电晶体造成损坏,电磁干扰可能会导致起搏器输出受到抑制。建议术前咨询专科医生,治疗时应有一名受过专业训练的医生/护士在现场并携带编程器。如果仅观察到房性期前收缩(又称早搏)、室性期前后缩或非快速型房颤,可继续碎石治疗。如果起搏器输出被抑制,则应在手术期间将起搏器重新编程为非感知、固定输出模式。

2. 出血 几乎所有患者都会在术后出现血尿,绝大部分无须特殊干预。对于血尿程度较重、持续时间较长和(或)伴发剧烈腰痛的患者,应尽快行B超或CT检查,判断有无肾损伤、血肿可能,并监测生命体征变化。

3. 疼痛 一般指局部皮肤疼痛、冲击部位的内脏疼痛和术后排石过程中的肾绞痛。结石越大、数量越多,发生率越高。缓解肾绞痛的首选药物为非甾体抗炎药,其次为阿片类药物。

4. 尿路感染 治疗后菌尿的发生率为7.7%~23.5%,菌血症的发生率可以高达14.3%。多数情况口服或静脉输注抗生素可控制。如出现发热或体温降低、白细胞变化、心动过速、呼吸急促、血压下降等全身炎症反应或休克表现时,应立即按感染性休克处理原则实施治疗。

二、经皮肾镜碎石术的麻醉管理

(一)麻醉方法

手术须在腰部建立一条从皮肤到肾脏的通道,利用激光、超声等碎石工具,经肾镜击碎并取出肾结石。手术可选择仰卧位或俯卧位。仰卧位穿刺范围局限,俯卧位可选择的穿刺范围更大,较多使用。肥胖患者俯卧位时须关注呼吸和循环的变化。麻醉方法多采用全麻、椎管内麻醉或全麻联合神经阻滞。全麻方便围手术期的呼吸管理,椎管内麻醉或神经阻滞后患者复苏快、术后镇痛效果较好。

(二)围手术期关注要点

1. 出血 出血是最常见的并发症。孤立肾、多通道、糖尿病、尿路感染、大负荷结石(直径>2cm)是术后严重出血的独立危险因素。如术中出血严重,应留置肾造瘘管并终止手术,尽早将患者置于仰卧位严密观察。如果患者出现严重腰痛、造瘘管或导尿管引流出鲜红色液体、血红蛋白持续下降、血流动力学不稳定等,应尽早行选择性肾动脉栓塞治疗。

2. 气胸 选择肾上盏或第11肋以上穿刺会增加损伤胸膜或肺组织的风险,进而造成气胸、胸腔积液或血胸可能。如选择椎管内麻醉,患者出现呼吸窘迫、脉搏氧饱和度下降,应高度怀疑,胸部X线或CT检查可确诊,操作熟练者也可选择肺超声检查。少量气胸或胸腔积液可行保守治疗,严重气胸及大量胸腔积液则需行闭式引流。全麻患者应注意气道压和脉搏氧饱和度变化,出现不明原因气道压增加、皮下气肿、脉搏氧饱和度下降、血流动力学改变等,应及时排除。

3. 腹腔脏器损伤 肝脏或脾脏损伤可能导致腹腔内出血、血流动力学不稳定。肠道损伤可导致腹膜炎症状或者肾造瘘管有粪渣样引流物出现,多需剖腹探查。

4. 液体外渗和尿瘘 术中患者出现进行性腹部膨胀、脉搏氧饱和度下降或无法解释的气道高压时,应考虑液体外渗的可能,及时留置肾造瘘管后终止手术。严重者则需在超声引导下放置引流管充分引流腹腔或盆腔积液。

5. 尿源性脓毒血症 长时间肾盂高压导致细菌内毒素吸收是导致尿源性脓毒血症甚至感染性休克的重要因素。在排除活动性出血的前提下,患者出现血流动力学不稳定、神志变化或不明原因腹胀时,需考虑尿源性脓毒血症的可能。白细胞计数过低或过高($\leq 3\times 10^9$/L 或$\geq 20\times 10^9$/L),白介素6、C反应蛋白和降钙素原等生化指标升高有助于诊断。除尽早应用敏感抗生素治疗外,还应启动液体复苏和血管升压药物治疗以维持循环稳定,气管插管和机械通气维持呼吸,保证重要脏器的灌注和氧合。

第5节 肾移植手术的麻醉管理

一、麻醉前准备

(一)术前透析

大多数肾移植患者术前已接受长时间的维持透析,透析方式包括血液透析和腹膜透析。对于此类患者,一般不建议在移植手术前24h内实施常规透析,以降低移植肾功能延迟恢复的风险。这一点不同于终末期肾病透析患者行择期非移植手术时的推荐,后者一般建议情况允许时在手术前一日或当日进行血液透析。

移植前紧急透析的主要指征是高钾血症和容量超负荷。患者血清钾浓度应低于5.5mmol/L,存在的凝血功能异常应予以纠正。移植手术前患者一般不应接受超滤(即液体清除),因其可能导致血管内容量不足,甚至引起低血压,从而造成移植肾功能延迟恢复。准备在透析后24h内移植的患者最好不要使用肝素。

(二)术前合并症

终末期肾病患者通常存在多系统合并症,包括心血管疾病(如冠状动脉、脑血管和周围血管疾病,心力衰竭,心脏瓣膜病,肺动脉高压及心房颤动)、贫血、凝血功能异常、胃肠道疾病或肾性骨营养不良等。

心血管疾病是肾移植后患者死亡的首要原因。一般建议常规行超声心动图评估有无左心室功能不全、心脏瓣膜病和肺动脉高压等。正在使用抗凝或抗血小板药物的移植患者,应邀请心血管内科、肾内科及血液科医师讨论停药方案。

对于有脑卒中危险因素(如高龄、高血压、吸烟和高胆固醇血症)的患者,应在术前行颈动脉超声检查评估颈动脉狭窄情况并予以处理。有脑卒中或短暂性脑缺血发作(transient ischemic attack, TIA)病史的患者应由神经科医生进行评估。基于目前专家共识建议,患者应在脑卒中后至少等待6个月,TIA后至少等待3个月再进行移植手术。

(三)术前备血

任何涉及结扎和吻合大血管的手术操作都可能引起大量失血,因此通常在肾移植手术前须交叉配血,随时备用。

(四)免疫抑制计划

免疫抑制治疗一般在手术当天开始,使用的药物可能包括皮质类固醇、环孢素、他克莫司、硫唑嘌呤、霉酚酸酯、抗胸腺细胞球蛋白、针对特定T淋巴细胞亚群的单克隆抗体和白介素2受体抗体(达利珠单抗或巴利昔单抗)。麻醉科医师应提前与手术团队讨论围手术期需要给予免疫抑制剂的时间和剂量。

二、术中麻醉管理

(一)麻醉方法及药物选择

虽然椎管内麻醉是最早报道的肾移植手术麻醉方法,但由于气管插管全麻易于维持血流动力学稳定,可提供良好肌松以及能调节麻醉深度,因此目前更多应用于肾移植手术。尿毒症性血小板功能障碍和(或)透析残留肝素可能引起凝血障碍,此类患者应谨慎选择椎管内麻醉和其他区域麻醉技术。

1. 静脉麻醉药物

（1）丙泊酚与依托咪酯：肾脏功能受损对丙泊酚和依托咪酯的药代动力学影响不大。低蛋白血症患者由于依托咪酯的蛋白结合率降低，使药效增强。

（2）巴比妥类：虽然巴比妥类药物在肾脏功能不全时药代动力学参数变化不大，但肾病患者在麻醉诱导时对巴比妥类药物敏感性增加。酸中毒时这类药物非离子化成分增加，使之易于穿透血脑屏障。

（3）氯胺酮：肾脏疾病对氯胺酮药代动力学影响小。氯胺酮经肝代谢后产生的部分活性产物依赖肾排泄，在肾衰竭时可蓄积。

2. 吸入性麻醉药 由于挥发性吸入麻醉药不依赖肾消除、对肾血流影响小，因此是肾脏疾病患者麻醉的较理想药物。地氟烷具有高度稳定性，很难被钠石灰和肝降解，可以安全地应用于肾衰竭患者。七氟烷稳定性较差，钠石灰可以导致其分解，并在肝脏进行生物转化，其代谢产物可能存在肾毒性，但目前没有吸入麻醉药对肾功能有远期损害的证据。

3. 阿片类药物 吗啡、哌替啶等镇痛药及其活性代谢产物部分依赖肾清除，在肾衰竭患者中可能会在体内蓄积，应谨慎使用。对这类患者，芬太尼、舒芬太尼、阿芬太尼和瑞芬太尼是安全的选择。舒芬太尼在终末期肾病患者和健康者体内的药代动力学参数相似。瑞芬太尼在终末期肾病患者体内的作用时间也很短暂，虽然瑞芬太尼的主要代谢产物在肾脏清除，但代谢产物活性仅为瑞芬太尼的1/4000，因此可以在这类患者中安全使用。

4. 肌松药 琥珀胆碱并非绝对禁忌，患者在接受插管剂量的琥珀胆碱后，不会出现肌松时间延长的现象，除非患者还合并血浆胆碱酯酶异常。一般患者可以耐受插管剂量的琥珀胆碱导致的血清钾升高。

长效肌松药（如泮库溴铵）依靠肾清除，因此在终末期肾病患者体内作用时间延长。阿曲库铵和顺式阿曲库铵依靠Hofmann消除和血浆胆碱酯酶消除，因而它们的作用时间不受肝-肾功能的影响。终末期肾病患者对维库溴铵敏感性增加且作用时间延长。罗库溴铵单次剂量达0.6mg/kg时，其作用时间也会延长。

5. 肌松拮抗药 肾排泄是依酚氯铵、新斯的明与吡斯的明的主要消除途径。因此，在肾功能受损患者中，这些拮抗药物的半衰期也会延长。因此，肌松拮抗药作用时间不足导致"再箭毒化"的可能性很低。

舒更葡糖酸钠在与维库溴铵或罗库溴铵结合后，可迅速、完全地经肾消除。但在肾功能下降的患者中，舒更葡糖酸钠的拮抗作用可能会有延迟，其与肌松弛药形成的复合物可能会在血浆中持续存在数天。由于舒更葡糖酸钠与肌松药形成的复合物持续存在可能有安全隐患，因此不建议在肌酐清除率低（＜30mL/min）或行肾替代治疗的患者中使用舒更葡糖酸钠。

（二）循环管理

对于肾功能正常的患者，通常将少尿（每小时尿量＜0.5mL/kg）作为低血容量的指标，但大多数接受肾移植的患者在完成最后的血管和输尿管吻合前都无尿。一些患者可能因手术原因（如输尿管梗阻或血管血栓形成）或移植肾灌注低而在移植肾植入后仍存在少尿。因此，在常规麻醉监测基础上，肾移植术中通常使用有创血流动力学监测，以更好地维持血流动力学稳定并指导输液。单纯为增加尿量而补液，可能导致液体过负荷。

术前存在高血压、冠心病、充血性心衰等合并症的患者，在诱导时应严格控制心率和血压的波动，以减少心肌缺血的发生。可使用阿片类药物，抑制插管反应。对于左室射血分数正常的终末期肾疾病患者，也可使用短效β受体阻断剂控制气管插管时的血流动力学反应。

（三）移植肾再灌注

移植肾恢复灌注时常会发生低血压。由于移植肾的功能高度依赖灌注压，因此应维持足够的血压（通常为 MAP 70~90mmHg）才能保证移植肾的灌注。可通过优化围手术期的液体治疗或调整体位维持足够的肾灌注压。利用动态血流动力学监测指标，如 SVV、PPV 等，评估液体反应性，维持 CVP 于 8~12cmH$_2$O。如果发生严重出血（如血管吻合口出血），应积极给予容量复苏。术中静脉液体治疗建议采用平衡盐溶液。避免使用大量生理盐水，因其会导致高氯血症、代谢性酸中毒、肾血管收缩、肾小球滤过率下降等问题。

外科医师常在肾脏再灌注后要求给予利尿剂。如果持续少尿，可能提示移植肾血管或输尿管受到挤压。目前不推荐常规使用低剂量多巴胺能药物。

（四）高钾血症的处理

应注意术中监测血钾，尤其是心电图出现 T 波高尖、P 波增宽或 PR 间期延长等高钾血症征象时。高钾血症者可采用：①静脉给予钙剂（如氯化钙 500~1000mg），拮抗高钾血症的细胞膜作用；②静脉注射胰岛素（通常同时静脉输注葡萄糖），促进细胞外钾离子转移至细胞内；③给予利尿剂；④如果发生重度急性代谢性酸中毒（即 pH<7.1），可通过过度通气将 PaCO$_2$ 降低至 30~35mmHg，并给予碳酸氢盐，促进细胞外钾离子转移至细胞内。

三、术后管理

（一）术后恢复

肾移植患者术毕应在确保无肌松残余后尽可能地拔除气管导管。部分情况下需要进行术后机械通气，如肺水肿、肌松残余等。

术后应严密监测尿量，肾移植术后常有 3~5d 的多尿期，尿量可达 5000~10 000mL/d。任何时候尿量明显减少都要高度怀疑移植肾可能存在机械性原因，如动静脉血栓形成、移植肾动脉狭窄等。如果怀疑血管吻合处或移植肾输尿管吻合口处发生梗阻，应尽快行再次探查手术。术后发生顽固性高血压或持续感染的移植失败患者可行移植肾切除术。

（二）术后镇痛

1. 静脉镇痛药物 通过患者自控镇痛（patient-controlled analgesia，PCA）方案静脉给予芬太尼或氢吗啡酮通常可提供满意的镇痛。停止 PCA 后，可使用对乙酰氨基酚和（或）羟考酮。

2. 局部麻醉 髂腹股沟、髂腹下和腹横平面阻滞可用于肾移植术后的镇痛，可以减少患者对阿片类药物的需求。患者并存凝血功能障碍或术前透析残留肝素等原因，限制了椎管内麻醉在术后镇痛中的应用。

（刘艳红　杨路加）

第 31 章　烧伤外科手术的麻醉

本章要点：
- 危重烧伤患者的病理生理过程复杂且多变，主要包括烧伤休克、烧伤后心功能损伤、肺功能损伤、贫血、脑水肿、消化道功能及肝肾损伤等。麻醉科医师需熟悉此类患者的麻醉处理原则，从而提高麻醉手术的安全性。
- 烧伤患者的病情评估是烧伤治疗的基础和前提，主要包括对烧伤面积、深度、严重程度、临床分期的分析和判断。
- 充分的术前评估和准备、严密的麻醉监测、个体化的麻醉管理是烧伤患者麻醉成功的关键。
- 危重烧伤患者的容量管理、麻醉监测、人工气道的建立、低氧血症的预防和处理等是麻醉处理的难点。

烧伤是指由热力、电能、化学物质、放射线等导致的组织损害。主要引起皮肤和（或）黏膜的损伤，严重烧伤也可伤及皮下和（或）黏膜下组织如肌肉、骨、关节甚至内脏。手术是处理烧伤创面常用的治疗方法，包括切痂、削痂、扩创、植皮等。小面积烧伤患者的麻醉管理并无特殊，危重烧伤患者除局部组织遭受严重的破坏以外，血流动力学、代谢及脏器功能均会发生显著改变，给麻醉带来挑战。麻醉科医师需熟悉此类患者的病理生理以及外科手术特点，从而提高该类患者的麻醉安全，减少麻醉意外的发生。

第 1 节　烧伤患者的病理生理及病情评估

一、危重烧伤患者的病理生理

（一）烧伤休克

烧伤休克的主要病理生理特点是体液丢失、心功能和血管舒缩功能异常。烧伤后局部及全身毛细血管通透性升高，大量体液渗漏至创面和组织间隙，导致有效循环血量锐减和微循环障碍，引发重要组织器官功能紊乱和结构损害。在热力的直接作用下，大面积的皮肤组织变性坏死，炎症介质、细胞因子、毒性物质的释放导致强烈的全身炎性反应，造成机体内环境紊乱、免疫功能异常，继而可诱发多器官功能衰竭。

（二）烧伤后心脏功能损伤

严重烧伤后，在毛细血管通透性增加导致血容量显著下降之前，心肌即可发生缺血缺氧损害和功能减退。这种迅速发生的心肌损害及心脏泵功能减弱，不仅引起心功能不全，还可诱发或加重休克，成为烧伤早期缺血缺氧的重要始动因素之一（称为"休克心"）。烧伤早期心肌损害的机制较为复杂，在应激因素作用下，肾素-血管紧张素系统可迅速被激活，血管紧张素增加、心肌微血管收缩、局部血流灌注减少，这是严重烧伤后出现心肌损害和心功能减退的重要原因之一。

（三）烧伤后肺脏功能损伤

烧伤后，肺毛细血管内皮细胞与肺泡上皮细胞肿胀，肺、气管内液体渗入肺间质和肺泡，使肺血管外液量增多，导致气体交换障碍，发生低氧血症。同时，吸入干热烟雾、机体内分泌因子失衡、炎症反应失控，这些因素的共同作用可引起急性呼吸窘迫综合征（acute respiratory distress syndrome，ARDS）。

有 5%~10%的烧伤患者合并吸入性损伤。吸入性损伤是指吸入大量热气、蒸汽、烟雾或化学毒性物质等引起的呼吸道乃至肺实质的急性损伤。烟雾成分非常复杂，物质不完全燃烧会产生大量有毒物质，因此吸入烟雾可发生不同程度的化学损伤和中毒。此外，由于含碳物质燃烧不完全会产生一氧化碳，使致伤现场氧浓度低和一氧化碳浓度高，也是吸入性损伤的重要致伤因素。

（四）烧伤后贫血

烧伤后几小时内红细胞的损失是热力直接损伤的结果。烧伤周围组织的温度在 65℃以上时，经过血管的红细胞立即溶解。烧伤后 12~24h，患者发生延迟性溶血，这是由于部分红细胞受到热力损伤后虽没有立即破裂，但变形性降低，渗透脆性和机械脆性升高，在通过微血管时破裂或被网状内皮系统清除。此外，大量细胞因子的产生、有毒物质的吸收及创面的感染都会抑制骨髓的造血功能，使红细胞生成减少。

（五）烧伤后脑水肿

脑水肿是烧伤后全身损害的局部表现。由于细胞因子和兴奋性氨基酸的释放、氧自由基的产生、能量代谢障碍、钙离子稳态失衡等多种因素的作用，导致血脑屏障破坏，血管通透性增加，最终引起弥漫性脑水肿。儿童的脑耗氧量大、神经组织尚未发育完善，对缺氧耐受差，因此儿童严重烧伤后极易并发脑水肿。

（六）烧伤后消化道功能损伤

严重烧伤可伴有不同程度肠道血流量减少，在此基础上随着血供的恢复，组织器官的损伤加重。表现为肠道缺血再灌注损伤，肠黏膜破坏，微生态失衡和免疫功能低下，引起肠道内细菌、真菌和内毒素移位入血，这些因素是烧伤后全身炎症反应综合征及多器官功能障碍综合征发生、发展的重要诱因。

（七）烧伤后肾脏损伤

严重烧伤后，循环血容量不足，肾皮质血流量减少，导致急性肾小管坏死，即肾前性肾脏损伤。若烧伤伴有严重感染，入侵的细菌、真菌、病毒可直接侵害肾实质。深度烧伤使血红蛋白、肌红蛋白沉积，堵塞肾小管，进一步导致肾小囊内压力升高，肾小球滤过功能受损，引起肾实质损伤。

（八）烧伤后肝脏损伤

严重烧伤后，由于肝组织低灌注缺氧，烧伤创面坏死组织分解产生毒素以及肠道细菌移位产生内毒素，炎症反应等因素导致肝损害，多出现于烧伤总面积45%以上者。

二、烧伤患者的病情评估

危重烧伤患者的病理生理过程复杂且多变，而烧伤患者的病情评估，是烧伤治疗的基础和前提，对于确定治疗方案、预测病情发展及评估预后具有重要意义。病情评估主要包括对烧伤面积、深度、严重程度和临床分期的分析和判断。

（一）烧伤面积的估算

烧伤面积指烧伤区域占全身体表面积的百分比，为便于记忆常将体表面积划分为 11 个 9%的等份，另加会阴部分的 1%构成 100%的总体表面积。即头颈部 1×9%，躯干 3×9%，双上肢 2×9%，双下肢 5×9%，会阴部 1%，共为 11×9%+1%。此外不论性别、年龄，将患者的手五指并拢，单掌面积为总体表面积的 1%。此法可辅助九分法，测算小面积烧伤较便捷（表 31-1）。

表 31-1　中国九分法

部位		占成人体表面积百分比（%）	占儿童体表面积百分比（%）
头颈	头部	3	9	9+（12-年龄）
	面部	3		
	颈部	3		
双上肢	双手	5	9×2	9×2
	双前臂	6		
	双上肢	7		
躯干	躯干前	13	9×3	9×3
	躯干后	13		
	会阴	1		
双下肢	臀	5*	9×5+1	9×5+1-（12-年龄）
	双大腿	21		
	双小腿	13		
	双足	7*		

*成年女性的臀与双足各占6%。

（二）烧伤深度的判定

烧伤深度采用三度四分法进行分类，根据伤及的皮层分为Ⅰ度烧伤、浅Ⅱ度烧伤、深Ⅱ度烧伤、Ⅲ度烧伤（图 31-1）。

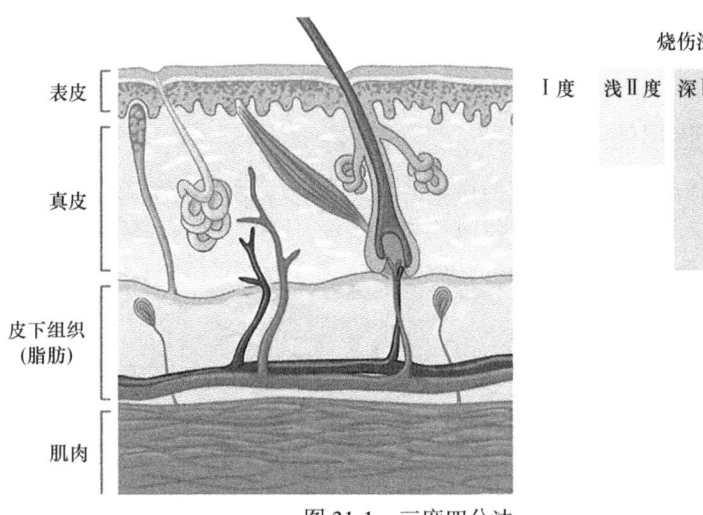

图 31-1　三度四分法

（三）烧伤的严重程度

根据烧伤严重程度，将烧伤分为轻度烧伤、中度烧伤、重度烧伤和特重烧伤。
轻度烧伤：Ⅱ度烧伤面积在 10% 以下。
中度烧伤：Ⅱ度烧伤面积 11%～30%；或Ⅲ度烧伤面积在 10% 以下。
重度烧伤：Ⅱ度烧伤面积 31%～50%；或Ⅲ度烧伤面积 11%～20%。
特重烧伤：Ⅱ度烧伤面积在 50% 以上；或Ⅲ度烧伤面积在 20% 以上。
有下列情况之一者，均属重度烧伤：①全身情况较差或已休克；②复合伤或中毒；③中、重度吸入性损伤；④婴儿头面部烧伤超过 5%。

（四）烧伤的临床分期

根据烧伤病理生理特点，将烧伤临床发展过程分为四期，各期之间常相互交错，需根据具体情况针对性地选择治疗方案（表31-2）。

表 31-2 烧伤临床分期

分期	临床特点	治疗原则
体液渗出期	伤后6～12h内渗出速度最快，持续24～36h，严重烧伤可延至48h以上，可致休克	防止休克
急性感染期	多继休克后或休克的同时，高代谢及高血流动力学状态	防治感染
创面修复期	Ⅰ度、浅Ⅱ度多能自行修复；深Ⅱ度靠残存的上皮岛融合修复；Ⅲ度靠皮肤移植修复	加强营养
康复期	深度创面愈合后形成瘢痕，严重者影响外观和功能	功能锻炼、整形手术

第2节 烧伤患者的麻醉

烧伤患者麻醉管理的难易程度取决于烧伤面积的大小和烧伤的深度。烧伤面积越大，手术切痂、植皮范围就越广，对患者创伤也越大，出血越多，对循环和呼吸系统的影响也越剧烈。烧伤部位的不同会直接影响麻醉的选择和处理，不同致伤原因引起的烧伤需要不同的麻醉处理方式。

一、麻醉前评估和准备

烧伤患者的术前访视与评估与一般患者既存在共性，又具备其特殊性。麻醉科医师应充分了解烧伤面积、烧伤严重程度、烧伤部位、烧伤患者所处病程阶段（体液渗出期、急性感染期、创面修复期及康复期）、手术方法、有无烧伤并发症、是否有并存疾病等，据此制定相应的个体化麻醉方案，确保患者的安全。

大面积烧伤患者常伴有低蛋白血症、贫血、营养不良及水电解质紊乱，术前应积极纠正，提高患者对麻醉及手术的耐受力。面部、上呼吸道烧伤及伴有吸入性损伤的患者，常在2～3d内发生气道水肿，故应在气道水肿发生前尽快行气管内插管或气管切开，否则随着气道软组织进行性肿胀，将导致气道管理更加困难。烧伤患者常处于高代谢状态，如不能摄入足够的热量，常通过管饲补充能量，需注意防止反流误吸。术前用药种类及剂量需视麻醉方法及病情而定，对高热、心动过速者不宜使用阿托品。吗啡会引起血管扩张加重低血压、可释放组胺导致支气管痉挛，同时具有呼吸抑制作用，因此，大面积烧伤及伴有吸入性损伤的患者不宜使用。

二、麻醉药物的选择

大面积烧伤患者病情严重，常合并低蛋白血症、多器官功能障碍，导致麻醉药物代谢与消除过程紊乱、游离药物浓度升高，机体对药物耐受性降低，应适当减少麻醉药物用量。

静脉麻醉药可选择艾司氯胺酮、咪达唑仑、依托咪酯、丙泊酚、环泊酚等；吸入麻醉药是大面积严重烧伤患者手术的理想麻醉药物，其中氧化亚氮（N_2O）与其他吸入麻醉药复合用于烧伤患者麻醉有一定优势，但不宜用于烧伤伴有严重感染或肠麻痹的患者，否则可能会导致肠胀气的发生。镇痛药可选择非甾体类抗炎镇痛药、弱阿片类镇痛药、阿片类镇痛药等。

在使用肌松药时应考虑下列因素：严重烧伤24h后乙酰胆碱受体数量急剧增加，使用去极化肌松药琥珀胆碱可能引起高钾血症，严重情况下可导致致命性心律失常甚至心搏骤停。因此，大面积烧伤患者24h至2年内绝对禁用琥珀胆碱；不宜使用有组胺释放作用的肌松药，以免对循环功能产生影响；烧伤若引起肝肾功能受损或多器官功能障碍，宜选择不经肝肾代谢的肌松药，如顺式阿曲库铵；烧伤手术对肌肉松弛的要求不高，能满足气管插管、肢体制动即可，同时要考虑吸入麻醉药对肌松的协同作用。推荐采用肌肉松弛监测仪指导肌松药的应用。

三、麻醉方法

烧伤患者麻醉方法的选择受多重因素影响，如手术部位、烧伤面积、严重程度、手术方法、麻醉条件等。

(一) 区域（局部）麻醉

区域（局部）麻醉多用于小面积取皮和植皮，也可用于辅助病情危重患者的麻醉管理。除非存在禁忌，上肢手术原则上都可采用区域（局部）麻醉；中小面积和单纯肢体烧伤的切痂植皮及晚期整形手术，可选择区域（局部）麻醉（如穿刺部位已经烧伤或感染则不适用）。值得注意的是：电击伤的患者可出现神经脱髓鞘病变，在此基础上使用局麻药会加重其神经损害，因此严禁对该类患者实施任何类型的区域（局部）麻醉。

(二) 监护麻醉

监护麻醉多用于大面积烧伤患者的无痛清创换药，通过药物来镇静、镇痛和缓解焦虑，提高患者舒适度，对高龄或高危患者具有一定优势。

(三) 全身麻醉

对于大面积烧伤、手术范围较大的患者以及合并各种脏器功能不全的烧伤患者均应选择全身麻醉。采用静脉麻醉药诱导，气管插管或喉罩置入，静吸复合维持麻醉，是目前国内普遍采用的麻醉方法。

四、麻醉管理

烧伤患者的麻醉管理涉及多个方面，为了确保患者的安全和舒适，麻醉科医师应在术前进行全面评估，制定合适的麻醉方案和管理策略；术中密切关注患者的各项生命体征，及时处理异常情况；术后还需继续监测患者的恢复情况，提供必要的支持和管理，最大程度地保障患者安全。

(一) 建立有效输液通道

大面积烧伤患者创面大、渗血多、止血困难，常需加压输液、输血以及时补充血容量，但由于浅表静脉损伤，常规的静脉穿刺存在困难，因此术前常需行静脉切开，同时为保持静脉通路畅通，应妥善固定留置针。通常需要建立至少两条粗大的静脉通路，若外周静脉置管失败，可行锁骨下静脉、颈内静脉或股静脉穿刺置管，以保障围术期的容量补充，并可根据患者病情进一步实时监测中心静脉压。

(二) 呼吸管理

严重烧伤尤其是头、面、颈以及呼吸道烧伤患者，可能存在不同程度的呼吸功能受损，需要进行呼吸功能评价：①有无吸入性损伤；②昏迷患者还需要判断是否有中枢性通气功能障碍；③判断是否有外周性通气功能障碍：胸部焦痂形成可限制胸廓运动，呼吸道并发症可引起阻塞性通气功能障碍；④判断建立人工气道的难易程度。此外，术前还应了解已实施的相关治疗措施，如吸入氧浓度和流量、是否进行辅助呼吸及人工通气的参数等。

(三) 循环管理

术中液体管理需在有效循环功能监测下进行，液体管理适当的标志是血流动力学稳定，尿量适中以及机体容量平衡。尿量监测对于烧伤患者至关重要，一般情况下，尿量>0.5mL/（kg·h）表示组织的血流灌注满意，若应用了影响周围血管阻力的药物，则应保持尿量>1mL/（kg·h）。

应避免麻醉药对循环功能的抑制，休克期患者应选择无循环抑制或抑制作用轻的麻醉药，如依托咪酯、艾司氯胺酮等。重视动脉血气监测，及时发现并纠正水电解质及酸碱平衡紊乱。严重烧伤术中常因创面或取皮等原因变换体位，常以矢状轴为中心 180°转身，应高度警惕患者在翻身后可能出现的血流动力学的波动，如严重低血压。预防措施包括翻身前纠正血容量不足并维持血流动力学稳定，变换体位前关注气管导管、静脉通道、监护仪导线等，防止脱落。同时麻醉科医师应保护好患者颈椎，避免发生体位相关的并发症。

（四）低体温防治

大面积烧伤患者由于皮肤体温调节功能丧失，体温受环境温度的影响较明显。此外，麻醉后血管扩张，手术暴露面积大，以及大量输液、输库存血均可使体温下降。体温过低容易导致心律失常，影响组织灌注，且出血、感染风险增加。因此，烧伤相关低体温防治需要采取综合措施，详见第 13 章。

（五）疼痛治疗

烧伤患者病情特殊，需要多次手术修复和封闭创面，病程较长，镇痛方式并非一成不变。烧伤后存在以下几个疼痛时段：烧伤早期、术后及创面换药时。不同时期疼痛特点不同，应该区别对待，实施精准镇痛。烧伤早期，疼痛程度相对剧烈，可按需适量选择阿片类镇痛药物。术后，特别是创面包扎后，患者疼痛明显减轻，常使用"负荷剂量+持续剂量+患者自控镇痛"的多模式、个体化镇痛方案（详见第 20 章）。

五、危重烧伤患者麻醉处理的难点

危重烧伤患者麻醉处理的难点包括容量管理、麻醉监测、人工气道的建立、低氧血症的预防和处理等。

（一）容量管理

针对危重烧伤患者围手术期的容量管理，麻醉科医师面临巨大挑战，具体表现在以下几个方面：①患者有效血容量不足或容量过负荷；②手术创面大、出血量多，难以确切判断失血量，肾上腺素盐水及止血纱布的应用可使血压升高，掩盖了低血容量的情况；③能够实施的容量监测手段有限；④病情复杂，可能合并多器官功能不全如肺水肿、肾衰竭等；⑤切痂、削痂和植皮后创面渗血、渗液各有不同，失液量估算困难；⑥手术复杂，出入量大，患者在术中和术后易出现凝血功能紊乱而导致止血困难；⑦麻醉苏醒后由于疼痛、恐惧、导管刺激、自主神经功能恢复等因素，多伴随显著的高动力循环状态，这种情况又会加重创面出血。因此，危重烧伤患者围手术期容量管理是一大难题，麻醉科医师应综合分析，制定合理的容量管理策略。

建议采用"目标导向液体治疗"策略（详见第 15 章第 2 节），通过动态调整补液成分和速度，使患者得到有效复苏并防止补液过量，从而使机体达到良好的组织灌注和氧合状态。

烧伤患者围手术期晶体溶液、胶体溶液的选择没有统一的标准，需要根据具体情况分析，实施个体化补液，建议以平衡盐溶液为主。烧伤患者在补充充足的液体后，如果心排血量仍较低，血流动力学不稳定，应及时应用血管活性药物。常使用的血管活性药物为去甲肾上腺素和多巴酚丁胺。此外，还应积极纠正贫血，水、电解质、酸碱平衡紊乱以及凝血功能障碍。

（二）麻醉监测

危重烧伤患者皮肤受损严重，烧伤范围广泛且深浅不一，常规的监测设备使用受限，可能会影响监测数据的准确性和可靠性。全面覆盖并准确反映患者整体状况的监测手段尤为重要。

术中麻醉监测主要包括：①心电图：心电图波形及心率等多项指标具有重要临床意义；②脉搏氧饱和度通常选择在手指部位监测，如所有手指均受伤或均需手术，可选择足趾、耳垂、鼻翼、嘴唇、前额等部位；③血压：当四肢无创测压部位均有烧伤或处于手术区域时，可建立有创动脉血压监测。通常选择桡动脉，若桡动脉穿刺点有皮肤烧伤破损，也可选择足背动脉、肱动脉、股动脉等；④呼气末二氧化碳分压监测可反映肺通气功能，也可反映循环功能和肺血流情况；⑤体温：烧伤患者需加强体温管理，核心温度低于36℃应采取复温措施；⑥尿量。

危重烧伤（烧伤面积＞30%、Ⅲ度烧伤面积＞10%或存在严重并发症）患者还需监测以下指标：容量指标如心输出量、SVV等，主要反映心功能和有效循环血容量；氧供需平衡指标如 $ScvO_2$、脑氧饱和度、乳酸等，有助于了解患者的微循环功能、组织氧供氧耗；此外，危重烧伤患者监测动脉血气分析和凝血功能等在其围手术期管理中具有重要意义。

（三）人工气道的建立

对于部分烧伤后整形的患者，麻醉科医师面临建立人工气道困难的问题，主要原因如下：①瘢痕挛缩导致小口畸形或张口受限，喉镜无法置入口中暴露声门，甚至无法置入喉镜；②烧伤瘢痕挛缩导致鼻孔闭锁，限制经鼻气管插管；③严重颏颈胸粘连导致头颈部活动受限；④严重的颈部瘢痕挛缩或皮肤扩张器的埋置，难以在颈部进行外部压迫操作和逆行引导气管插管；⑤面颈部烧伤瘢痕挛缩患者同时合并其他导致困难气管插管的因素，如小下颌、短颈、牙齿和面部发育异常等；⑥面罩通气困难，面部瘢痕使面罩与皮肤密闭不良；⑦气管切开后导致的肉芽形成和声门下狭窄。

基于以上原因，头、面、颈部烧伤瘢痕愈合需要整形的患者在接受手术前必须进行全面的困难气道评估：①病史：有气管切开史的患者，应行支气管镜检查明确有无气道狭窄、气道内肉芽形成；了解和分析既往困难气道插管的具体经过、困难程度、插管技术。②体格检查：鼻腔检查；口腔检查，重点检查有无小口畸形；颈部检查，注意瘢痕的严重程度、检查颈部伸展能力。③影像学检查：行头颈部及上胸部CT，重点检查气道有无狭窄，对于气道狭窄的患者还应做气道三维重建。

对于已预料的困难气道患者，术前应制定完善的气道管理方案，清醒气管插管仍是现阶段处理困难气道最安全的手段。而清醒镇静和表面麻醉的质量是清醒气管插管成功与否的关键，应充分准备，耐心操作，避免仓促进行。对于术后需要气道保护的患者可以留置气管导管或气管交换导管，保证气道通畅。

（四）低氧血症的预防和处理

烧伤患者由于肺水肿、肺部感染、肺不张、肺栓塞等原因导致肺氧合功能障碍。临床上常用氧合指数（动脉氧分压/吸入氧浓度，PaO_2/FiO_2）评估肺的氧合功能，$PaO_2/FiO_2<300mmHg$ 为诊断急性肺损伤的重要标准之一。对于烧伤患者，可采用保护性机械通气策略，即小潮气量以减少容量创伤，设置呼气末正压（positive end-expiratory pressure，PEEP）以减少肺不张损伤，以及手法肺复张操作（recruitment maneuver，RM）以恢复肺塌陷区域。术后根据患者具体情况，决定是否继续呼吸支持治疗。合并吸入性损伤的危重烧伤患者低氧血症常难以纠正，围手术期应积极防治。

1. 及时清除呼吸道分泌物，保持呼吸道通畅；若存在下呼吸道烧伤，坏死物脱落堵塞导致单叶或多叶肺不张，需及时行气道吸引，必要时在支气管镜下行支气管内坏死物清除。

2. 通常使用 4～6mL/kg 潮气量，维持平台压力（P_{plat}）＜30cmH$_2$O；在 ARDS 急性期，最小的呼气末正压为 10～12cmH$_2$O 以减少肺泡塌陷，病情严重时可能需要更高的 PEEP，平衡肺泡复张和肺泡过度膨胀，以达到最佳氧合；RM 对肺部施加高于正常水平的膨胀压力（通常≥35cmH$_2$O）维持 20～40s，使肺不张区域复张，在肺保护性通气期间反复进行 RM 可改善肺顺应性和氧合，并且不会加重 ARDS 的肺损伤。允许性高碳酸血症可使 ARDS 患者获益。

3. 严密监测，在器官充分灌注的情况下给予最少的液体，可酌情使用白蛋白和利尿剂。

4. 俯卧位通气，能够改善气体交换；吸入性肺血管扩张药，如一氧化氮和依前列醇，可选择性增加通气区域的肺血流，进而改善通气血流比并改善氧合；如果其他 ARDS 抢救策略未能改善氧合，可考虑使用体外膜肺氧合（ECMO）。但只有在烧伤治疗和 ARDS 体外支持方面有经验的医疗中心才能为烧伤患者实施 ECMO。

（高昌俊　田芳芳）

第32章 整形外科手术的麻醉

本章要点：
- 整形外科手术分为美容整形和修复重建两大类，患者特点包括年龄跨度大，病情复杂，心理问题和困难气道发生率高等。
- 麻醉前评估应重视气道、麻醉和手术等风险因素评估，根据手术需要和患者特点完善术前准备，制定预案。
- 术中麻醉管理应关注头面部手术气管导管固定及气道管理，预防长时间手术患者压疮和深静脉血栓，控制出血。
- 术后恢复期应重视气道管理、疼痛管理和生命体征监测。
- 预防并有效处理常见并发症，包括气道梗阻、呼吸抑制、恶心呕吐、疼痛、血肿、脂肪栓塞等。

伴随整形需求患者群体日益增多，整形外科在我国逐渐形成完整的医疗体系。麻醉科医师应了解整形外科手术和患者特点，重视围手术期精细化麻醉管理。麻醉前应全面评估患者状况和手术风险，制定个体化麻醉预案，关注先天颅颌面畸形及面颈部瘢痕患者困难气道，制定周密的气道管理方案。在此基础上，还应重视患者围手术期容貌焦虑和抑郁情绪，了解患者心理需求，提供围手术期舒适化医疗，有效预防并及时处理麻醉和手术相关并发症，为整形外科手术顺利开展提供围手术期高质量、安全和舒适化麻醉管理。

第1节 整形外科的特点

一、整形外科手术分类与特点

（一）整形外科手术的定义和分类

整形外科（plastic surgery）为现代外科学重要分支，主要运用外科技术改善、修复和重建患者外观和功能，提升生活质量。根据手术目的，整形外科手术分为美容整形外科手术和修复重建外科手术两大类。

1. 美容整形外科手术 旨在改善正常人体外观，满足个人审美和心理期望，提升生活质量和自信心。包括轮廓整形和软组织整形两类：轮廓整形优化面部骨骼，如下颌角截骨、颧骨降低术等；软组织整形针对皮肤和皮下组织，如面部提升、自体脂肪填充等。这类手术在追求美学效果的同时，也兼顾功能改善。

2. 修复重建外科手术 旨在修复、重塑异常人体组织结构，解决先天畸形、外伤、疾病、手术及衰老导致的形态和功能障碍。不仅关注外观修复，更注重恢复生理功能和运动能力，改善生活质量。

上述两类整形外科手术虽各有侧重，但相互融合，都遵循以患者为中心、改善其生活质量的核心原则。

（二）整形外科手术的多样性特点

整形外科涵盖多个亚专科，如烧伤整形、颅颌面外科、手外科和显微外科等，病种多样，手术范围广。不同亚专科聚焦的手术部位各异，对麻醉要求各有侧重，如颅颌面外科手术需关注气道管理；修复重建显微外科等大型手术因时间长、创伤大、出血多、风险高等特点，需全程精细监控和管理，预防低体温、深静脉血栓等并发症。

二、整形外科手术患者的特点

整形外科手术患者具有年龄跨度大、病情复杂，以及心理需求特殊等特点。

（一）年龄跨度大

1. 婴幼儿（3岁以下）患者 常见手术有唇腭裂修复、小耳畸形矫正等。婴幼儿气道管理难度大、体温调节功能不全、对禁食禁饮耐受差，围手术期需密切监测水、电解质平衡和血糖。

2. 儿童患者 主要涉及先天性畸形矫正，如小耳再造、颅颌面畸形矫正等，常需多次手术。颅颌面畸形患儿常伴气道解剖异常，困难气道风险高，应制定周详的气道管理计划。头面部手术患儿，需确保气管导管固定牢固，避免意外脱落，还需重视体温管理。合并上睑下垂、脊柱畸形患儿，需警惕恶性高热的发生。

3. 中青年患者 一般状况通常较好，但对手术效果期望高。麻醉时应关注细节管理，加强与患者沟通，了解诉求，术前详细说明麻醉相关风险和问题，取得患者信任和配合。

4. 老年患者 多为改善衰老外观。常伴多种慢性病，增加围手术期心脑血管意外风险。术前需评估和优化全身状态，选择相对安全的麻醉和手术方案。术后管理应重视并发症防治，加强监测。

不同年龄段患者各有特点，整形外科麻醉需根据手术需要和患者个体差异，给予个体化围手术期麻醉管理，以保障患者安全，提高舒适度，加速康复。

（二）病情复杂

整形外科重建手术涉及烧伤、创伤、先天性畸形和遗传性疾病等多种复杂病情。

1. 烧伤患者 皮肤、深层组织损伤广泛，面颈部瘢痕增生挛缩可导致面颈部解剖结构改变，增加气道管理难度。

2. 创伤患者 可能涉及多器官系统损伤，麻醉科医师应全面术前评估，确保麻醉安全。

3. 先天性畸形和遗传患者 可能伴有其他系统异常，如唇腭裂患者合并心脏异常，小耳畸形患者合并气管软骨发育不全等。应详细了解患者全身状况和合并症，警惕困难气道，麻醉中避免加重心肺负担。

麻醉科医师需充分了解病情，制定个体化麻醉方案，降低风险。

（三）心理需求特殊

美容手术患者容貌焦虑、抑郁情绪发生率高。畸形、瘢痕或疾病导致容貌改变可加重心理负担。部分患者服用精神类药物。麻醉科医师应全面了解患者病史和具体用药，必要时调整麻醉管理方案，降低药物相互作用风险。

鉴于美容整形外科手术患者具有特殊的心理特征，医疗团队需重视患者心理需求。通过术前耐心细致的沟通解释，尽可能减轻患者疑虑和恐惧；重视患者舒适化医疗；必要时联合精神科、心理科等多学科，提供心理疏导等。

第2节 麻醉前评估与术前准备

一、麻醉前评估

麻醉前应全面评估患者状况和手术风险，制订周密的麻醉预案。

1. 病史和体格检查 全面收集患者病史，包括既往史和现病史，尤其是与麻醉相关的心血管、呼吸、内分泌、凝血功能障碍等；既往手术及麻醉史，以及相关并发症；用药史及过敏史；家族特殊疾病史，如恶性高热。针对整形手术特点，还需了解鼻腔、口腔、颌面部手术外伤史，有无气道狭窄、睡眠呼吸暂停等症状、体征。

体格检查应涵盖主要器官系统，并针对手术方式和麻醉方法，评估心肺功能、腹部、四肢、脊柱，以及特定区域如面部或手术部位。

2. 气道评估　气道评估在整形外科手术麻醉前至关重要。面颈部瘢痕、先天性颅颌面畸形、肥胖、气道手术史等可能导致气道异常，增加气道管理难度。气道评估包括 Mallampati 分级、张口度、甲颏间距、颈部活动度、下颌前伸度、鼻腔通畅度等。

对高危困难气道患者，可借助超声、头颈胸部 CT、CT 三维气道重建、电子喉镜等辅助评估。若评估为可预料困难气道，需告知风险，取得配合。

3. 麻醉和手术风险因素评估　包括患者的年龄、器官功能、并存疾病以及手术风险。例如，大范围手术存在出血风险；长时间手术需关注循环稳定，预防低体温、深静脉血栓及压疮等。

二、术前准备

根据手术需要和患者特点进行术前准备，制定预案。

1. 婴幼儿和儿童患者　儿童患者多为唇腭裂、小耳畸形、尿道下裂等先天性疾病。术前外科、麻醉科医师共同评估。关注患儿体重、合并症、过敏史、用药史及既往麻醉情况，准备合适型号的气道管理工具和药物。重视患儿术前禁食水时长，以及心理准备等。

2. 伴有慢性疾病患者　伴有高血压、糖尿病或心脏疾病等慢性疾病患者，麻醉和手术风险相对较高。术前评估应详细了解慢性疾病的治疗情况，与外科医师沟通，调整术前用药，如停用阿司匹林等；必要时多学科会诊，以期有效控制患者慢性疾病，抑或推迟择期手术日期。

3. 可预料困难气道患者　对于可预料困难气道患者，术前应制定详尽的气道管理预案和备选方案，准备人员、药品和气道管理工具。确保有困难气道处理经验的医师在场。准备气道局麻药（如利多卡因）、急救药（如阿托品）、肌松药、丙泊酚等。备好适宜型号的口咽/鼻咽通气道、可视喉镜、软镜、喉罩等工具。麻醉诱导前充分预给氧，必要时考虑保留自主呼吸气管插管。

4. 麻醉前用药　整形外科手术患者通常无须麻醉前用药。小儿或成人焦虑患者可术前给予咪达唑仑口服液（0.25～0.5mg/kg，不超过 1mg/kg，小儿患者最大剂量 15mg）或右美托咪定滴鼻剂（2μg/kg）缓解术前焦虑。

第3节　整形外科手术的麻醉管理

一、麻醉方法选择

整形外科手术麻醉方法的选择需要综合考虑，制定个体化最佳方案。麻醉方法选择的一般原则详见第6章第4节，本节重点介绍整形外科麻醉方法选择的特殊性（表 32-1）。

表 32-1　整形外科手术常用麻醉方法比较

麻醉方法	适用手术	优点	要点
区域（局部）麻醉	短小、浅表手术	创伤小，术后恢复快，风险低	确保局麻药使用安全
全身麻醉	大部分整形手术	充分镇静、镇痛、肌松	术前严格评估，术中密切监测
全身麻醉联合外周神经阻滞	可应用神经阻滞的手术	减少阿片类药物用量；减轻术后疼痛	超声引导下神经定位；术后监测神经功能
镇静镇痛麻醉	中等浅表手术，如脂肪抽吸术	患者舒适，恢复较快	调整药物剂量；密切监测呼吸和意识水平

1. 区域（局部）麻醉　区域（局部）麻醉广泛应用于短小、浅表的整形外科手术，如小切口面部提升、眼睑整形等。其优势在于患者清醒、恢复快，并发症少。

区域（局部）麻醉不适用于大范围整形手术或需要完全静止的精细操作。对于创伤程度中等的整形手术，常需结合镇静镇痛或全身麻醉以提高患者舒适度。

2. 全身麻醉　全身麻醉适用于较大范围或较为复杂的整形手术，如腹部整形、乳房重建、面部提升、颌面部截骨等手术。肌松完全有助于精细操作，并利于在截骨整形手术中实施控制性降压等技术。全身麻醉是整形外科应用最广泛的麻醉方法。

3. 全身麻醉联合外周神经阻滞　在某些整形手术，全身麻醉可与外周神经阻滞联合使用，以提供更优的疼痛管理。肋间神经阻滞适用于胸部或上腹部手术，如取肋软骨耳再造或鼻整形、乳房重建或乳房整形手术。臂丛神经阻滞适用于上肢手术。骶管阻滞适用于尿道下裂等会阴部手术。

4. 监护麻醉　某些中等程度整形手术如脂肪抽吸术、脂肪填充术等，可采用监护麻醉。监护麻醉是在术区完善局部浸润麻醉基础下，经静脉给予患者适量的镇静镇痛药物，以减轻患者焦虑、保持镇静，提升镇痛效果。

二、常见整形手术的麻醉管理

（一）面部整形手术

面部是整形外科最常见的手术部位，包括面部提升术、鼻整形术、眼周整形术，以及口腔颌面部整形手术等。

1. 面部提升术　常采用全身麻醉。因手术涉及广泛面部皮肤松解、悬吊和缝合，时间较长。维持患者头略高体位（可抬高床头 20°~30°），减轻面部水肿和淤血。密切监测并维持循环稳定。拔管时应待患者完全清醒，避免气道梗阻。术后确保充分镇痛，预防恶心呕吐，减少血肿风险。主要并发症为术后血肿和面神经损伤。预防措施包括术后加压包扎和精细操作。

2. 鼻整形术　常采用经口气管插管全身麻醉。肋软骨采取隆鼻术可联合应用肋神经阻滞术，以减少术中阿片类药物用量，缓解术后疼痛。为使手术视野清晰，可用氨甲环酸、鼻血管收缩剂减少出血。清醒气管拔管，以防拔管后因包扎导致面罩通气困难。主要并发症为术后出血和呼吸道梗阻。预防措施包括术中精细止血、术后鼻腔填塞和抬高头位。

3. 眼周整形术　包括重睑术、上睑下垂矫正术等。单纯眼整形术多在局部麻醉或静脉监护麻醉下实施，术中常需要患者配合睁眼进行手术调整。全身麻醉适用于手术时间长、极度焦虑患者。主要并发症是角膜暴露损伤，术中应注意角膜保护。

4. 口腔颌面部整形手术　如正颌术、下颌角截骨术等，多采用经鼻气管插管全身麻醉。鼻导管可用胶带或缝线缝合固定，避免鼻部压伤。术中严密监测生命体征，可使用控制性降压技术，以减少出血；警惕鼻导管意外脱出。若术中出血较多，术后可在持续镇静镇痛下保留气管导管，以保护气道、减少出血。拔管后需关注口腔内血肿引起的气道梗阻，必要时需行紧急气管插管。

面部术后疼痛通常不剧烈，但适当使用镇痛药可提高患者舒适度。术中注意保温，预防低体温寒战和血压升高。警惕并及时处理术后面部血肿。

（二）乳房整形术

乳房整形术包括隆乳、乳房缩小、乳房再造术等。根据手术需要，采用全身麻醉或区域（局部）麻醉联合监护麻醉。

1. 乳房假体置入隆乳术　常采用全身麻醉。术中警惕出血和血压波动，与外科医师密切沟通。因假体常置于胸大肌后，术后疼痛明显，可联合肋间神经阻滞、静脉自控镇痛和口服止痛药缓解疼痛。

2. 乳房再造　多在乳腺癌根治术后，重建乳房外形。常采用自体腹部组织瓣移植，手术时间长。全身麻醉下应注意体温管理，严密监测生命体征，维持适当灌注压。术后可发生组织瓣坏死和深静脉血栓，预防措施包括维持适宜血压、抗凝和早期活动。

3. 乳房缩小术 多见于巨乳症。大面积乳房切除术首选全身麻醉，可联合应用肋间神经阻滞术。应警惕血肿和出血等并发症。

4. 自体脂肪移植隆胸术 常采用区域（局部）麻醉联合监护麻醉。术中给予合适的镇静镇痛深度，避免呼吸抑制。关注患者术中保温保护。警惕脂肪栓塞。

（三）小耳畸形修复术

小耳畸形是先天性外耳发育异常，多采用分期手术治疗，最佳修复时机一般在6～8岁。因患儿生理解剖特点和可能合并其他畸形，麻醉管理具有一定挑战性。

气道评估和管理至关重要。小耳畸形可作为颅面短小畸形的部分表现，常伴发气道解剖改变、气道狭窄，增加困难气管插管风险。术前需全面评估气道，并备好合适的气道管理工具。

小耳畸形再造术一期手术埋置耳后扩张器，手术时间短，多倾向全身麻醉。术者操作及移动患者头部时应关注喉罩或气管导管固定移位。

二期手术取肋软骨重建耳廓，需全身麻醉。取肋软骨时谨防气胸，密切关注呼吸和血氧变化。肋软骨采取增加术后镇痛需求，可采用多模式镇痛方案，包括局部浸润麻醉、肋间神经阻滞、静脉自控镇痛、口服镇痛药等。

小耳畸形患儿术后易发生急性喉痉挛、呼吸道梗阻、肺不张、误吸、疼痛等并发症。应做好术后监测，包括生命体征、疼痛评分等，发现问题及时处理。并加强家属宣教，观察患儿情绪变化，配合术后治疗和功能锻炼。

（四）皮瓣修复手术

皮瓣修复手术是整形外科常见的组织修复重建技术，广泛应用于烧伤瘢痕、创伤缺损、肿瘤切除后等修复领域。术前应详细了解瘢痕受累范围、程度，做好气道评估，制定个体化气道管理和麻醉方案。

游离皮瓣移植术常需全身麻醉，应做好复杂、长时间手术的准备，包括气道管理、体温保护、血流动力学监测等。麻醉科医师应与外科密切配合，术中维持适当灌注压以利于皮瓣存活，优化容量管理，合理使用血管活性药物。常见并发症是术后血肿，危险因素包括头颈部手术、术后高血压和凝血异常。亦可见皮瓣坏死和感染。

（五）体态整形手术

体态整形手术通过雕塑身体曲线，改善体型，提升外观。临床最常见的手术是脂肪抽吸术和自体脂肪填充术。常用麻醉方法包括区域（局部）麻醉联合监护麻醉或全身麻醉。

脂肪抽吸术采用大容量稀释局麻药皮下浸润的肿胀麻醉技术，起到止痛和减少出血的作用，肿胀液在注入皮下脂肪后，大部分会随吸脂带出体外。吸脂范围广，采用全身麻醉更安全。需警惕低体温、感染性休克、脂肪栓塞等并发症。监护麻醉中，应严密监测患者呼吸，防止过度镇静导致呼吸抑制，必要时改为全身麻醉。

其他如肉毒素注射等门诊手术，无须全身麻醉，但需把控肉毒素用量，完善急救预案、药品和设备。一旦出现中毒或过敏反应，立即启动抢救。

三、麻醉管理的注意事项

（一）困难气道评估和管理

部分整形外科患者由于头颈部畸形，如小颌症、面颈部瘢痕挛缩，显著增加气道管理难度。麻醉科医师术前应进行详尽的气道评估，制定困难气道管理方案。对于可预料困难气道，应遵循困难气道管理和气管拔管指南。

1. 困难气道的处理 若发生未预料困难气道，应采取措施维持氧合，并立即寻求帮助。避免发生"无法插管、无法氧合"（cannot intubate，cannot oxygenate，CICO）的紧急气道情况。可采取环甲膜穿刺、环甲膜切开和气管切开等方法建立颈前人工气道，紧急气道处理详见第8章第7节。

2. 气管导管固定及管理 在头面部手术中，因需移动患者头部，气管导管必须牢固固定，防止移位或脱出。经口气管插管可采用7号丝线门齿固定导管；无牙或牙松动者可用胶布联合贴膜固定或牙龈缝合固定法；经鼻气管插管可用胶布或鼻小柱缝合固定。麻醉科医师应在手术开始前确认导管位置和固定；术中注意观察导管是否移位，尤其在外科医师调整头颈部位置时，需及时调整导管摆放位置，以防过度牵拉导致气管导管移位或脱出。

（二）注意手术时长与体位

1. 预防压疮 部分整形手术涉及广泛皮肤移植或显微外科手术，耗时长达数小时。长时间手术注意受压部位保护，预防压疮发生。

2. 预防下肢静脉血栓 可采用弹力袜、间歇充气加压装置，以及围手术期低分子量肝素皮下注射以减少下肢静脉血栓的发生；防止低体温；适当补充液体，避免水电解质紊乱、贫血和容量超负荷。

（三）控制出血

整形外科手术常在血管丰富区域进行，如颌面部整形手术，控制出血尤为重要，不仅可为手术提供最佳操作条件，还能减少输血需求。控制出血常用方法包括：

1. 抬高床头20°~30°，改善静脉回流。
2. 应用抗纤溶药物氨甲环酸。
3. 控制性降压用于出血风险相对较高的大手术，应避免深度或长时间低血压。
4. 适宜浓度的肾上腺素用于局部止血。

需与外科医师密切配合，监控患者血压、血红蛋白和凝血功能，确保出血控制在安全范围内。术后密切观察患者是否出现血肿影响气道安全。

（四）合理应用肾上腺素

整形手术中常局部注射含肾上腺素的局麻药，以减少出血和减轻局部疼痛。过量肾上腺素可能导致局部缺血、血压波动、心律失常。应密切监测患者生命体征，尤其在老年和心脑血管功能异常患者，合理调整或避免使用肾上腺素。

第4节 整形外科手术患者的术后管理

一、整形外科手术术后管理要点

1. 麻醉苏醒期的气道管理 对于可预料困难气道，或颌面部、鼻部、耳部手术等面颈部包扎后患者，气管拔管需特别谨慎。此类患者在麻醉苏醒期可能出现气道梗阻及面罩通气困难。拔管前必须确保患者完全苏醒，气道反射恢复正常，能有效咳嗽并自主维持气道通畅。

2. 麻醉恢复期管理 根据手术复杂程度、患者状况和术后恢复情况，按需将患者转至常规病房、麻醉恢复室（PACU），或麻醉重症监护与治疗病房（AICU）。大部分整形手术患者在PACU观察，待生命体征平稳后可转至常规病房。手术创伤大、有潜在并发症风险或需保留气管导管的患者，应在AICU或重症监护病房（ICU）密切监护。

3. 术后监测管理 术后持续监测患者的生命体征、疼痛程度、气道和切口状态。对于接受大手术或有并发症风险的患者，需密切关注呼吸、循环和精神状态，及时处理异常情况。术后疼痛管理尤为重要，需使用适当的镇痛策略，满足患者个体需求。

二、常见并发症及处理

1. 急性喉痉挛 急性喉痉挛易导致窒息,是极度危险的并发症。一旦发生,首要任务是确保氧合,使用吸引装置清理咽喉分泌物,并实施正压通气,吸入高浓度纯氧。可给予琥珀胆碱(0.5~1 mg/kg)或丙泊酚解除喉部肌肉痉挛。如常规措施无效,需进行气管插管,甚至需要建立颈前紧急气道。具体预防措施详见第17章第1节。

2. 术后恶心呕吐 术后恶心呕吐(PONV)是整形外科术后常见并发症,常见于女性、使用阿片类药物、有晕动病史或长时间手术患者。具体预防措施详见第17章第4节。

3. 术后疼痛 应关注整形外科手术后疼痛管理,通过术中给予多种镇痛药物如阿片类药物、非甾体抗炎药和局部麻醉药,可有效控制术后早期疼痛。术后可采用多模式镇痛策略,包括静脉自控镇痛、区域阻滞技术和口服镇痛药物。定期评估疼痛程度,及时调整镇痛方案。

4. 血肿 血肿是整形外科常见并发症,尤其是在血管丰富区域手术。小血肿可自行吸收,较大或进展性血肿可能影响呼吸和(或)循环,需要及时给予加压包扎、穿刺引流或再次手术处理。预防措施包括应用抗纤溶药物氨甲环酸,术中仔细止血、适当加压包扎,对于创面较大、有出血风险的手术,谨慎使用非甾体镇痛药。术后密切监测手术区域,及时处理术区血肿。

5. 脂肪栓塞 脂肪栓塞是脂肪抽吸术和脂肪填充术中一种罕见且严重的并发症。手术操作中应避免过度负压抽吸,控制脂肪注射压力。一旦发生,立即停止手术操作,给予纯氧吸入,维持循环稳定,必要时使用血管活性药物。严重者需转入ICU治疗,甚至给予体外膜肺氧合(ECMO)支持。脂肪栓塞处理详见第34章第3节。

(杨 冬 徐 瑾)

第33章　脊柱外科手术的麻醉

本章要点：
- 脊柱外科手术患者年龄跨度大，常伴随有心、肺功能异常，术前应充分了解患者病史，并全面评估患者的呼吸和循环系统功能。
- 通过影像学检查评估脊柱手术患者的颈椎稳定性，有助于识别潜在的困难气道。对于术前已有颈脊髓损伤的患者，气管插管、摆放体位时应保持颈椎中立位，避免二次损伤。
- 多节段胸腰椎退行性病变手术、重度脊柱畸形矫正术和脊柱肿瘤切除术术中出血量可能较大。术前应积极纠正贫血，术中应采用有创血流动力学监测，维持有效循环血容量，并采用血液保护措施。对于非肿瘤患者，可考虑使用自体血液回收技术以减少异体输血的需求和风险。
- 脊柱手术经常需要患者采取俯卧位，这种体位可能带来一些风险，如眼部损伤、外周神经损伤和上呼吸道水肿等。因此，在摆放患者体位时需要格外谨慎。

脊柱外科手术是临床常见的治疗手段，涵盖了广泛的适应证。手术方式多样，包括脊柱骨折手术、减压手术、融合手术、矫形手术以及脊柱肿瘤手术等。手术的主要目标是为了减轻或消除神经压迫，恢复神经功能，重建和维持脊柱稳定性。随着脊柱外科技术的进步和患者病情的日益复杂化，对麻醉管理的要求也在不断提高。本章将从脊柱外科手术概述、术前评估、常见手术的麻醉管理以及并发症等方面进行介绍。

第1节　脊柱外科手术概述

一、常见的脊柱外科手术及其特点

脊柱手术临床常见的手术方法可以分为传统开放手术和微创手术两大类。

开放手术适用于复杂的脊柱病变，涉及较大的切口和更广泛的软组织暴露，术中存在较高失血风险。微创手术通过较小的切口和内窥镜技术进行，适用于某些椎间盘突出、轻度脊柱滑脱和早期脊柱退行性疾病等，具有创伤小、疼痛轻、恢复快等优点。

二、脊柱外科手术的患者特点

脊柱外科手术患者年龄跨度较大，常伴随有心、肺功能异常。麻醉科医师术前应全面了解患者病史，评估各脏器功能状况，特别注意手术创伤程度、预计失血量及手术特殊要求（如术中电生理监测、唤醒试验等）。

脊柱外伤患者可能发生急性脊髓损伤，不同节段的损伤会导致不同的病理生理改变及临床表现。对疑似脊髓损伤的患者，除快速检查神经系统功能外，还应对其他系统进行损伤评估，综合考虑患者的整体状况，包括呼吸系统的稳定性、循环系统的功能完整性及可能的并发症。

脊髓损伤对呼吸的影响取决于损伤的部位。高位颈髓损伤（C1~C4）会影响支配呼吸肌的神经，可能导致呼吸功能严重受损或无法维持有效通气。此外，脊髓损伤还可能引起自主神经系统紊乱，导致气管、支气管分泌物增多，肺内血管扩张、充血和支气管平滑肌收缩，进一步加重通气功能障碍。

急性脊髓损伤患者早期可能出现血压升高，但随后可能出现低血压、心动过缓、心律失常等症状。后期症状与颈胸髓损伤阻断了高级中枢对心脏交感神经的支配，心脏代偿功能受到抑制有关。

脊柱畸形根据其发生部位可以分为颈椎、胸椎和腰椎畸形。根据形态学特征可以分为前凸、侧凸和后凸畸形。脊柱畸形对循环、呼吸等各系统均有影响。

1. 呼吸功能 脊柱畸形，尤其是胸椎侧凸，可能导致胸腔容积减小、胸壁顺应性下降，从而发展为限制性肺疾病，增加围手术期肺部并发症风险。儿童特发性脊柱侧凸患者中，发病年龄越小，对肺功能的影响越显著，可能影响凸侧肺发育，导致肺血管发育不全、肺膨胀不全甚至肺不张。

2. 循环功能 特发性脊柱侧凸患者中合并先天性心脏病的比例显著高于正常人群。此外，若病程较长，长期肺泡低通气可能导致通气-灌注失衡，进而引发低氧血症、肺血管阻力增加、肺动脉压增高及右心功能障碍。因此，在术前评估中，应特别关注心脏功能，常规进行超声心动图检查。

第2节 术前评估

一、呼吸系统评估

（一）气道评估

对于所有拟行脊柱手术的患者，尤其是拟行颈椎或上胸椎手术的患者，或患有导致气道解剖异常疾病的患者都应进行细致的术前气道评估。例如，类风湿关节炎和强直性脊柱炎可能导致颈部活动受限，头颈部放疗史可能会引起张口受限、组织纤维化及气道黏膜的脆弱水肿，造成面罩通气困难和（或）气管插管困难。

除体格检查外，可通过影像学检查如侧位颈部过伸位及过屈位的 X 线平片及磁共振成像来评估颈椎的稳定性。主要目的是识别可能存在困难气道的患者，并据此选择适当的气道管理技术，如可视喉镜、插管软镜辅助插管或清醒插管等方法。严重脊柱后凸患者术前可能无法平卧，需要特别关注插管体位的选择。术前应制定详细的困难气道管理预案，并与患者充分沟通，确保其理解插管过程中可能面临的挑战和应对措施，这对于提高患者的信心和合作度至关重要，有助于优化围手术期管理。

（二）呼吸功能评估

脊柱畸形可能导致限制性通气功能障碍，肺活量和肺总量下降，严重时可发展为肺动脉高压和肺心病。因此，麻醉科医师应对所有脊柱畸形患者进行全面的呼吸功能评估（详见第6章第1节）。

二、心血管系统评估

脊柱外科手术患者的年龄跨度大，老年患者术前常合并高血压、冠心病、心律失常等心血管系统疾病，而青少年患者可能合并其他系统畸形或功能障碍。因此，术前评估对于所有手术患者都至关重要，其中包括详细了解患者既往病史、发病过程、目前用药种类及效果，并评估患者运动耐量与心功能。心功能不全可能是原发脊柱疾病的并发症，如严重脊柱侧后凸患者可能合并肺动脉高压。而术前存在肺动脉高压和心力衰竭与脊柱手术围手术期不良事件的发生高度相关。

值得注意的是，许多即将接受脊柱手术的患者可能由于疼痛或其他相关症状的限制，影响对患者心肺功能和运动耐量的准确评估。因此，在术前评估中，需要依赖其他临床参数和辅助检查结果，如超声心动图、肺功能检查等。

评估围手术期心血管风险时，既要考虑患者的个体因素（如临床合并症），也要评估手术相关因素（如是否为急诊手术、手术类型和持续时间等）。大多数涉及椎体融合和内植物置入的手术属于中等风险手术。而复杂的脊柱畸形矫正手术、脊柱肿瘤切除术等手术由于手术时间长、失血量大、对患者生理状态影响显著，属于高风险手术。

三、神经系统评估

在进行脊柱外科手术前，对患者的神经系统进行全面评估非常重要，包括记录患者术前已存在的肢体感觉或运动障碍，以便术后能够及时识别和诊断任何新发的神经损伤。对于术前已存在运动功能受损或神经肌肉病变的患者，合理选择肌松药种类至关重要，并应选择适当的位置进行肌松监测。术前还应测量脊柱畸形患者 Cobb 角度，与外科医生沟通，了解手术方案。

由于患者可能存在关节活动度受限，术前应详细评估各关节活动范围及确定患者的舒适体位。在某些情况下，可能需要在镇静或麻醉前进行体位摆放试验，以确保患者在手术过程中能够安全地维持所需体位。

第 3 节　脊柱手术的围手术期管理

一、麻醉方法选择

脊柱外科手术患者需根据手术部位、方式及患者术前情况等选择适当的麻醉方法。

对于开放性手术，多采用全身麻醉。对于微创手术（椎间孔镜手术及椎体成形术），常用麻醉方法为局部浸润麻醉，其优势是术者可于术中判断患者肢体感觉、运动变化，进而指导手术操作，且局部浸润麻醉相比于全身麻醉对患者全身情况影响较小，有利于患者术后快速康复。腰椎和胸椎手术在适合的情况下可采用椎管内麻醉（困难气道除外），但需要评估患者的焦虑水平及上肢各关节活动度，以确保其能耐受清醒俯卧位手术，且需特别注意保持术中血流动力学稳定，以避免低血压对脊髓灌注的影响。随着加速术后康复的发展，全身麻醉联合竖脊肌阻滞或局部浸润麻醉的应用越来越广泛。

二、常见脊柱手术的麻醉管理

（一）颈椎退行性病变手术的麻醉管理

颈椎病手术治疗按入路不同，主要分为前入路、后入路与前后联合入路。为了保证患者术中气道安全以及避免发生体动，目前多采用气管插管全身麻醉。

术前评估的重点在于气道评估：应充分了解患者病史，包括颈部疼痛严重程度、加重情况，是否伴有呼吸功能受损，以及四肢活动和感觉异常等。术前颈部过伸位及过屈位 X 线平片可以有效帮助麻醉科医师评估患者颈部活动度，并预估插管难度。与其他手术不同的是，除评估面罩通气、声门上装置置入及气管插管难度外，对于拟行颈椎手术患者，还应注意颈椎稳定性评估。即使对于非困难气道的患者，气管插管时也应避免头颈过度后仰。若患者合并颈髓压迫损伤，行气管插管时应保持颈椎中立位，因为过伸或过屈位均可能加重脊髓损伤。对于存在困难气道的颈椎手术患者，麻醉诱导前应准备好困难插管工具，必要时可借助插管软镜进行清醒气管插管，以确保气道管理的安全性。

体位摆放时，患者上肢收拢于躯干两侧。前路手术使用颈枕并固定头部，以充分暴露手术区域；后路手术通常使用 Mayfield 金属头架进行牵引和固定。颈椎手术可能涉及多种体位调整（如俯卧位与仰卧位的转换，或术中颈部屈曲角度改变），因此应妥善固定气管导管，避免因体位变换导致导管脱出。

术后重点关注颈部血肿、气道水肿导致的气道梗阻。颈部血肿形成的手术相关危险因素包括：暴露超过 3 个节段、手术时长大于 5h、术中出血量大等。高危患者术后床旁备好血肿处理抢救器械，密切观察患者颈部伤口外形、颈围、引流情况，发现患者有呼吸困难、窒息、伤口肿胀或引流不畅，加大氧流量至 6~8 L/min，床边进行血肿拆线引流，随即进手术室行伤口探查。全麻下伤口探查术应采用清醒气管插管；若无法通气也无法插管，应建立外科气道。术后气道水肿危险因素包括：多节段手术、手术时长较长、前后路联合手术，以及手术过程中对喉部、气管的牵拉、挤压操作等。因此，术后应充分评估气道水肿风险，高危患者可予采取漏气试验、影像学检查等评估，对可疑气道水肿患者应考虑延迟拔管。

（二）胸腰椎退行性病变手术的麻醉管理

后入路是胸腰椎退行性病变手术的最常见入路。患者取俯卧位，头部由俯卧位头枕支撑，根据手术部位不同，双上肢收拢于躯干两侧或放松置于头部两侧。

麻醉科医师术前应与术者充分沟通手术节段、范围及预计失血量。对于拟行多节段脊柱手术患者，由于手术创面大、预计失血量多，围手术期的液体管理、血液保护及体温管理等方面要求更为精确。

围手术期液体管理的总体目标是维持循环稳定，保障组织器官的有效灌注。术中自体血液回收技术是节约用血和血液保护的重要措施，对于预期失血量超过 400mL 的手术均可考虑应用。相较于异体血输注，自体血输注可显著降低发热、溶血、感染等并发症风险，且对患者免疫功能影响较小，利于术后快速康复。氨甲环酸作为一种有效的抗纤溶药，可有效减少术中输血需求，已成为血液保护策略的重要组成部分。但对于妊娠期或哺乳期女性、儿童及老年患者，仍需谨慎使用，对于有血栓史或可能引起血栓形成患者，或肾功能不全患者，应避免使用。

由于胸腰椎手术时间长且体表暴露面积大，术中低体温发生率显著高于颈椎手术患者。术中低体温不仅会影响凝血和免疫功能，还会增加术后出血、切口感染和心血管并发症的风险。因此，对于复杂胸腰椎手术患者，尤其是高龄和儿童患者，术中应常规进行体温监测，并采取主动保温措施，包括输注加温液体、使用体表加温装置及适当提升手术间温度等方法，以维持患者正常体温。

（三）急性脊髓损伤患者的麻醉管理

急性脊髓损伤常见于车祸、坠落、运动及作业相关事故，且后果往往是灾难性的。我国每年新发急性脊髓损伤病例约 9 万例。除神经功能损伤外，颈椎及上胸椎急性脊髓损伤还可导致严重心血管及呼吸系统并发症，进一步增加了维持气道和血流动力学稳定的难度，给麻醉管理带来巨大挑战。

1. 术前评估 应尽可能地细致全面，包括受伤机制、救治过程及合并损伤（如颅脑损伤、面部骨折、胸腹部外伤）等。重点关注气道评估：张口度、牙列情况、颌面部损伤、误吸风险（如出血、呕吐）、气道梗阻风险（如颈部血肿、喉或气管损伤、肥胖、阻塞型睡眠呼吸暂停低通气综合征）及患者配合程度等。患者可能使用颈托、Halo 固定架或其他装置保持颈椎固定，气道评估时应考虑这些装置对于面罩通气和气管插管的潜在影响。除非已明确排除颈髓损伤，所有急性脊髓损伤患者均应被视为颈椎不稳，术前评估应查阅影像学检查结果。

2. 麻醉方法 急性脊髓损伤患者的手术治疗通常选择全身麻醉。除常规监测外，对于颈段或上胸段损伤者，建议麻醉诱导前进行有创动脉穿刺置管，连续动脉测压，以及时对血流动力学波动进行处置。由于患者术前可能已伴随呼吸功能受限，因此应谨慎给予术前药，如有必要，则采取小剂量滴定给药方式。对于术前已存在严重心动过缓或神经源性休克患者，可给予抗胆碱药物。对颈段或上胸段脊髓损伤患者，在麻醉诱导前及诱导过程中，可持续小剂量泵注血管活性药物，以预防低血压，维持足够的脊髓灌注。肌松药选择方面，琥珀胆碱可引发高血钾危象，因此在受伤 48h 后应避免使用。根据是否进行神经电生理监测选择合适的非去极化肌松药，避免对监测结果的干扰。

3. 气道管理 麻醉诱导前进行充分预充氧，若因面部骨折导致面罩吸氧不充分，可采用鼻导管吸氧。诱导应注意给药时机和顺序，避免阿片类药物造成的呛咳。在建立安全气道前，使用徒手固定颈椎手法保护颈椎稳定性。对于颈段或上胸段脊髓损伤的患者，推荐采用快速顺序诱导，避免环状软骨加压，以降低颈椎移位风险。采取中立位插管，避免颈部过度前屈或后仰。对于下胸段或腰段脊髓损伤，若需要面罩通气，可置入口咽或鼻咽通气道，以在不引起颈部后仰的前提下改善通气。与使用传统喉镜气管插管相比，使用可视喉镜、插管软镜可减少颈椎移位。应根据患者情况、临床场景和麻醉科医师熟练度综合选择气道管理工具。围手术期变换患者体位时，也应保持躯干和头颈在同一水平线，避免脊髓二次损伤。

4. 术中管理 创伤性脊髓损伤后，由于急性交感神经失支配和低血容量，患者往往表现为低血压。且脊髓损伤后自主调节功能受损，使其更易因低血压引发缺血性损伤。因此，应严格管理血压，保证脊髓灌注。虽然目前尚无高级别证据明确建议目标血压范围，但国际神经外科领域指南推荐脊髓损伤后1周内应将平均动脉压维持在85～90mmHg，避免收缩压低于90mmHg。血压管理的手段包括静脉补液、血制品输注、血管活性药物以及正性肌力药的使用。注意避免液体过荷，可能造成肺水肿和脊髓水肿。可参考脉搏压变异度及每搏量变异度指导液体治疗。

脊髓损伤可能导致体温调节传导通路受损，从而影响体温调节功能。因此，术中应注意患者体温监测与保护。由于脊髓损伤后副交感神经功能亢进，可引发气管、支气管分泌物增多，肺内血管扩张、充血等，围手术期还应关注患者气道压力及分泌物情况，必要时及时吸引，避免分泌物过多堵塞气道。

5. 术后管理 术毕，麻醉科医师应与外科医师及时沟通，评估术后气道并发症的风险，包括喉咽水肿、血肿、椎旁软组织水肿和脑脊液漏等，以决定是否暂缓拔除气道导管。创伤性脊髓损伤后的疼痛是伤害性疼痛通路和神经病理性疼痛通路的激活所致。神经病理性疼痛可能发展为难治性疼痛，降低患者的生活质量。因此，术后应采取多模式疼痛管理，除局部浸润麻醉、非甾体抗炎药、患者自控静脉阿片类药物外，可考虑使用普瑞巴林、加巴喷丁等药物，减轻神经病理性疼痛。

（四）脊柱矫形术的麻醉管理要点

后入路手术是脊柱矫形术最常见的手术方式，其他方式还包括前路融合内固定术及联合入路手术。

1. 术前评估 了解既往手术史，是否合并其他骨骼肌肉疾病（如类风湿关节炎、软骨发育不全等），评估困难气道及恶性高热风险。充分问诊患者运动耐量、是否有反复肺部感染、呼吸衰竭或心力衰竭史。肺功能检查可帮助外科和麻醉团队确定手术范围、是否需分期手术以及术后是否需要通气支持。术前肺活量低于正常值的40%对术后机械通气支持有较好的预测价值。超声心动图可评估肺动脉高压和右心室肥厚情况。

2. 术中管理 麻醉方法为全身麻醉。药物选择应考虑脊髓神经功能监测需求，采取低剂量吸入麻醉药[最低肺泡有效浓度（MAC）<0.5]或全凭静脉麻醉。根据运动诱发电位监测需求选择肌松药种类和应用时机。除美国麻醉科医师协会（American Society of Anesthesiologists，ASA）标准监测项目之外，还需监测有创动脉压、中心静脉压、脊髓电生理监测、核心体温及尿量。在大量失血的情况下，应维持终末器官灌注，以防止脊髓缺血、肾功能衰竭、心肌缺血、卒中等并发症的发生。控制性降压为矫形术中标准治疗，详见第14章。植入胸段椎弓根螺钉或胸段椎体切除时关注胸膜损伤可能，临床表现为突发低氧血症、血压下降、气道压升高。应及时与外科医生沟通并制定处理方案。

3. 神经电生理监测 吸入麻醉药对体感诱发电位影响最大，可引起剂量依赖性的波幅降低和潜伏期延长，应尽量维持MAC在0.5以下。临床剂量的静脉麻醉药和阿片类药物对诱发电位的影响较小。如果监测运动诱发电位，应避免或谨慎使用肌松药。若使用肌松药，必须进行肌松监测，目标是四个成串刺激（train-of-four stimulation，TOF）计数为2，或第一个肌颤搐（twitch 1，T_1）为基础值的10%～20%。如果体感诱发电位波幅降低超过50%和（或）潜伏期延长超过10%，或肌源性运动诱发电位波幅小时（<50μV），提示可能出现脊髓损伤，应积极寻找原因，如外科操作、技术故障、体位改变或麻醉药物。麻醉管理方面可积极优化生理参数以减少潜在神经损伤，如适当情况下提高平均动脉压，提高吸入氧浓度，提高血红蛋白水平和维持体温等。确定原因后积极纠正，必要时通过唤醒试验验证（详见第27章第3节）。若拟行唤醒试验，注意提前放置牙垫、保护导管及口腔口周组织避免损伤。

4. 血液管理 脊柱侧凸手术创伤大，因可能涉及截骨操作，围手术期出血量较多。推荐使用抗纤溶药物氨甲环酸，负荷量10mg/kg，随后静脉持续给药1mg/（kg·h）。这种策略既安全又有效，能够减少术中和术后出血量，降低输血需求，且不增加深静脉血栓形成等不良事件的发生。其他围手术期血液保护措施包括：术前预存自体血、合理摆放术中体位（避免腹部受压）、充分外科止血、术前等容性血液稀释、术中自体输血，以及术后应用促红细胞生成素/铁剂等。为了减少术中出血量和输血需求，可考虑采取控制性低血压技术。此技术的实施需要连续动脉血压监测，配合快速实验室检测以监测血细胞比容、动脉血气和血乳酸水平；注意避免血压过低或低血压维持时间过长导致的器官缺血或缺氧。

5. 恶性高热的预防 先天性脊柱侧凸患者发生恶性高热的风险增加，术中需进行 $P_{ET}CO_2$ 及体温监测，避免使用琥珀胆碱和挥发性吸入麻醉药等可能触发恶性高热发作的药物（详见第 48 章第 2 节）。

6. 术后管理 重点关注患者肺功能恢复及疼痛控制。应采取预防性多模式镇痛方案，包括术前给予加巴喷丁和对乙酰氨基酚、术中使用局麻药局部浸润和低剂量氯胺酮，术后使用患者自控静脉镇痛，并联合使用加巴喷丁、对乙酰氨基酚和非甾体抗炎药。多模式镇痛有助于减少阿片类药物使用量，同时实现有效的疼痛控制，并加快术后康复。

（五）脊柱肿瘤切除术麻醉管理要点

根据手术方式不同，常见麻醉选择包括区域（局部）麻醉、全身麻醉及复合麻醉。其中全身麻醉为最常用的麻醉方法。围手术期管理重点注意以下几点：

1. 术前评估 脊柱肿瘤患者，尤其是转移性肿瘤患者可能面临高龄、合并多种基础疾病、接受过放化疗治疗、靶向药物心肺毒性以及营养状况差等问题，因此术前需要严格评估手术风险。重点关注术前阿片类药物应用情况、困难气道风险、患者心肺功能及既往手术史。麻醉科医师应仔细进行体格检查及影像学阅片，与手术医生充分沟通手术方案，了解手术入路、范围、预计失血量等。

2. 气道及呼吸管理 颈椎和上胸椎肿瘤可能引起脊柱不稳定或畸形，增加困难插管、脊髓损伤等风险。此外，既往颈部手术史或放疗史可能造成解剖结构异常。根据患者的气道评估结果，可能需清醒气管插管。颈椎不稳定患者，在搬运和插管过程中均需注意保持中立位。复杂或侧前方入路胸椎肿瘤切除可能需切开胸膜，应采用肺隔离技术以保证有效通气。对于 C5 以上的脊柱肿瘤，患者可能伴有部分膈肌麻痹和肋间肌麻痹，术后可能需要呼吸支持。

3. 液体及血液管理 除遵循液体治疗一般原则外，脊柱肿瘤切除术还需重点关注：①维持有效循环血容量；②维持脊髓组织灌注；③维持有效凝血功能。尽管部分患者术前已接受选择性介入血管栓塞以减少术中出血，但麻醉科医师术中仍需做好准备，警惕可能出现的快速失血。应对措施包括：术前进行自体血液分离，准备充足的红细胞、血浆、血小板、凝血酶原复合物及纤维蛋白原。开放大口径静脉通路（16G 或 18G）、有创血流动力学监测，必要时需动态监测红细胞比容、血红蛋白、血乳酸、碱剩余等指标，结合动脉血压、中心静脉压、尿量、肺动脉楔压、心输出量及容量状态参数（如每搏变异度）等动态评估患者的容量反应性，指导液体治疗与复苏。保持充分脊髓血供的措施包括：维持足够的血压以保证脊髓灌注压（平均动脉压＞80mmHg），维持脊髓氧供（保持足够血红蛋白及氧浓度），避免过度通气（低碳酸血症可能减少脊髓血流）等。

4. 神经功能监测 T1～T4 节段脊髓受压可影响心交感神经而致心动过缓。对自主神经功能不稳定的患者应根据需要合理使用血管活性药物。对于存在神经损伤风险的手术，建议采用体感诱发电位及运动诱发电位等神经功能监测技术（详见第 27 章第 3 节）。

5. 围手术期镇痛 采取预防性镇痛及多模式镇痛方案。该类患者术前可能已存在中重度疼痛，因此制定围手术期镇痛方案时应注意统一换算术前已使用的镇痛药物剂量，并在此基础上进行追加。具体措施可根据患者疼痛评分联用以下 2 种或多种镇痛方案：切口周围局部浸润、区域阻滞、患者自控镇痛、非甾体抗炎药、对乙酰氨基酚、加巴喷丁或普瑞巴林等。

第4节　围手术期常见并发症及处理

一、栓塞风险

脊柱肿瘤切除手术面临较高的栓塞风险，主要包括空气栓塞、血栓脱落及肿瘤细胞脱落。对于俯卧位脊柱手术患者，术野通常处于最高点。如果术中血容量不足和中心静脉压降低，空气可能从术野中开放的硬膜外静脉或椎旁静脉进入血液循环，引起空气栓塞。术中发生空气栓塞，一般表现为手术野气泡、低血压、低 $P_{ET}CO_2$、心率增快和脉搏氧饱和度下降。空气栓塞的处理详见第27章第5节。

术前合并血栓的患者，围手术期存在血栓脱落风险（详见第17章第6节）。此外，术中脂肪及肿瘤细胞脱落进入循环也会造成栓塞的发生（详见第34章第3节及第30章第2节）。如因任何原因导致心搏骤停，应立即用生理盐水纱布填塞术野，转为仰卧位后立即进行心肺复苏。

二、手术体位相关风险

脊柱手术可采用仰卧位、俯卧位、侧卧位等不同体位，复杂手术术中可能需进行体位变换，因此麻醉科医师应警惕体位相关风险，参与指导体位摆放。常见风险包括：

1. 眼部损伤　角膜擦伤是最常见的眼部并发症，应妥善遮盖眼部，并于术中定期检查。脊柱手术中罕见但灾难性的术后并发症之一是视力丧失，通常是由于缺血性视神经病变、中央视网膜动脉阻塞或眶上神经受压引起的。危险因素包括长时间俯卧位、眼部受压、大量术中出血及晶体溶液的过度应用。对于高危患者，应术前纠正贫血，术中定期巡查，避免不当体位导致眼球直接受压。

2. 外周神经损伤　外周神经直接受压可造成相应区域术后神经功能障碍，如肩过度外展可导致臂丛神经牵拉或受压；尺骨鹰嘴内侧受压可导致尺神经压迫；腓骨小头受压可导致腓总神经压迫；髂前上棘受压可引起股外侧皮神经损伤。髋关节过度屈曲可能引起股静脉扭曲，增加术后深静脉血栓形成风险。

3. 俯卧位胸腹部受压　患者因肿瘤或退行性变可能存在脊柱畸形，体位摆放时应注意避免胸廓受压，防止肺活量及顺应性显著下降。为最大程度减少患者术中及术后出血，推荐俯卧位摆放时保持腹部悬空，以减轻腹部受压，降低下腔静脉和椎管内静脉丛压力，从而减少术野出血。

其他并发症包括：颈部过度屈曲使舌、咽静脉引流障碍，进而引起口咽部软组织肿胀，气道分泌物增多阻塞导管，气管导管扭曲或移位，上呼吸道水肿，以及易受压部位（如面部、乳房、外生殖器、髂前上棘等）压疮等。

（李　民　曲音音）

第34章　四肢及骨盆手术的麻醉

本章要点：
- 骨盆手术患者多为高龄，术前评估重点关注患者重要脏器功能及凝血功能。
- 骨盆骨折部分手术具有操作复杂、出血量大、并发症多等特点，要做好大出血的应急预案。
- 椎管内麻醉与超声引导下周围神经阻滞是该类手术常用的麻醉方法，对于全身情况不佳或进行较复杂的手术时，建议选择全身麻醉以确保安全。
- 关注术中特殊体位，如肩关节镜的"沙滩椅位"、髋关节置换术的侧卧位等体位，可能会增加围手术期心血管不良事件的发生率。
- 警惕围手术期特殊并发症，如止血带相关并发症、脂肪栓塞、骨水泥植入综合征等，这是增加该类手术患者死亡率的主要原因。

在外科手术及麻醉管理领域，四肢及骨盆手术的麻醉是极为重要的组成部分。四肢及骨盆手术是外科中常见的一类手术，涵盖了手部、上肢、肩部、骨盆、髋关节、下肢及足部等部位的手术操作，因其解剖结构的复杂性和手术操作的特殊性，对麻醉管理提出了更高的要求。

四肢及骨盆手术常用的麻醉方法包括区域（局部）麻醉及全身麻醉。椎管内麻醉常作为大多数下肢手术首选的麻醉方法，既可为术中提供良好的麻醉效果，又可提供完善的术后镇痛。超声引导下周围神经阻滞在四肢手术的麻醉管理中应用越来越广泛。对于较复杂的手术，为了确保患者更加安全舒适地度过围手术期，常采用全身麻醉联合超声引导下周围神经阻滞。该类手术最突出的特点是围手术期特殊并发症发生率较高，如止血带相关并发症、脂肪栓塞、深静脉血栓及骨水泥植入综合征等，是增加围手术期死亡率的重要原因，麻醉科医生需提高警惕。

第1节　麻醉前评估

四肢及骨盆手术的患者可见于任何年龄，先天性畸形多见于小儿患者，骨折与骨关节病多见于老年患者。常见病因包括创伤、肿瘤、畸形、感染、坏死等，手术范围涉及骨骼、肌肉及相关软组织。该类患者常伴有多种并存疾病，麻醉科医师不仅要关注手术区域，更要结合病史、体格检查、实验室检查及特殊检查等，对患者进行全面的评估。

1. 全身情况的评估　髋关节、膝关节置换手术患者多为老年人，常合并多种全身系统性疾病，应对患者全身情况进行评估。了解患者是否存在营养不良、贫血等情况。通过询问病史，了解患者是否存在手术部位的神经损伤。

2. 心血管系统的评估　合并冠心病的患者，应重点明确冠状动脉狭窄的部位、程度以及心肌供血的情况。高血压患者，应了解高血压的原因、是否存在其他心血管危险因素、有无靶器官的损害等。通过心血管风险评分、活动耐量和手术风险等级对患者围手术期心血管风险进行评估。

3. 呼吸系统的评估　询问患者有无咳嗽、咳痰、呼吸困难等症状，检查肺功能，了解患者呼吸储备能力。对于吸烟患者，建议术前戒烟2周。长期卧床增加肺炎的风险，如患者存在肺部感染，应在感染控制至少2周后再行择期手术。

4. 免疫系统的评估　如患者合并免疫系统疾病如类风湿关节炎、强直性脊柱炎等，由于颈椎、髋关节、肩关节等可能受累，应重点评估患者是否存在困难气道。

5. 神经系统的评估　术前应重点关注神经系统的检查与评估，包括神经系统疾病的发病情况，通过查体确定患者的意识状态、脑神经和运动感觉功能是否存在缺陷。

6. 血栓栓塞风险的评估 骨盆骨折手术、全髋关节置换手术、全膝关节置换手术术后深静脉血栓（deep venous thrombosis，DVT）和肺栓塞的风险增加。高龄、肥胖、恶性肿瘤是 DVT 的危险因素。建议采用 Caprini 评分对手术患者进行 DVT 风险评估。抗凝治疗、充气加压和早期活动是预防术后 DVT 的有效措施，但是围手术期使用抗凝剂，可能增加区域阻滞麻醉出血，尤其是椎管内麻醉硬膜外血肿的风险。进行抗栓治疗的患者，术前应行血小板计数及凝血功能检查。预防剂量的低分子量肝素（LMWH）应至少停用 12h，治疗剂量的 LMWH 至少停用 24h，华法林应至少停用 5d，且 INR<1.2，方可进行椎管内麻醉。

第 2 节　四肢及骨盆手术的麻醉管理

常见的四肢手术包括长骨骨折手术、关节镜手术、关节置换手术、骨盆手术、断肢（指）再植等，麻醉方法应依据患者的情况、手术方式、手术时间等，选择椎管内麻醉、神经阻滞麻醉、全身麻醉，或采用神经阻滞联合全身麻醉。

一、麻醉方法的选择

1. 神经阻滞麻醉 神经阻滞麻醉是四肢手术常用的麻醉方法，主要包括臂丛神经阻滞以及下肢神经阻滞。肩关节手术可采用臂丛神经阻滞，选择锁骨上入路臂丛神经阻滞、肩胛上神经或腋神经阻滞。肌间沟入路阻滞臂丛神经的上干和中干，也适用于肩部手术，但可能阻滞同侧膈神经而引起膈肌麻痹，可能导致肺功能下降。前臂和手部的手术可采用肌间沟入路臂丛神经阻滞，但由于下干（C8~T1）阻滞不全，需联合尺神经阻滞。肘部、前臂及手部手术可采用锁骨上入路臂丛神经阻滞，但锁骨上入路臂丛神经阻滞气胸的发生率为 0.5%~6%。上肢（指）再植术，可选用臂丛神经阻滞。膝关节镜手术可采用股神经阻滞和坐骨神经阻滞。下肢（指）断肢再植术可选用连续硬膜外阻滞或腰硬联合阻滞。

2. 椎管内麻醉 膝关节手术的麻醉常采用椎管内麻醉。对于术前合并肺功能不全、肺气肿、慢性支气管炎等，以及术后长期卧床易发生呼吸系统及血栓等并发症的髋关节手术患者，硬膜外阻滞为首选的麻醉方法。存在椎管内麻醉禁忌或穿刺困难时可选择周围神经阻滞，联合静脉麻醉维持镇静。髋关节置换术患者如果选择蛛网膜下隙阻滞，建议使用轻比重或等比重局麻药。

3. 全身麻醉 全身麻醉适用于双上肢手术、肩关节镜手术、骨盆骨折或病情较重的下肢骨折手术。对椎管内麻醉或神经阻滞有禁忌的患者也建议选择全身麻醉。

二、常见的四肢、骨盆手术的麻醉管理

（一）肩关节镜手术的麻醉管理

1. 特点及注意事项 肩关节镜手术多采用侧卧位或坐位（"沙滩椅位"），侧卧位时容易导致周围神经损伤，"沙滩椅位"时，静脉回流减少刺激心内机械感受器，导致交感神经张力降低、副交感神经活动增强，可能引发严重低血压和心动过缓（Bezold-Jarisch 反射）。由于术中不能应用止血带，为减少术野出血，需要行控制性降压。"沙滩椅位"联合控制性降压，可能减少脑动脉血流，造成脑灌注的不足，导致失明、中风甚至脑死亡等。关节腔的冲洗液进入关节周围，可引起肩关节及周围水肿，可造成严重的上呼吸道水肿。此外，由于手术区位于心脏平面以上，应警惕术中发生空气栓塞的风险。

2. 麻醉管理 肩关节镜手术要求肌肉充分松弛，全身麻醉联合周围神经阻滞可提供满意的肌肉松弛和有效的术后镇痛。

由于下肢的无创血压比上肢高约 40mmHg，因此肩关节镜手术的患者行无创血压监测时，应将袖带置于上臂。在沙滩椅位进行肩部手术时，应谨慎实施控制性降压技术，尤其对脑卒中

风险较高者,平均动脉压(MAP)建议维持在>70mmHg。如需控制性降压,建议监测有创动脉血压,以外耳道高度作为血压监测的零点水平,血压波动幅度不超过基础值的 30%。术中应通过脑血流监测、脑氧饱和度监测、脑电监测等维持脑血流灌注、脑氧代谢及脑功能稳定。此外,术中可预防性应用 β 受体阻滞剂、抗胆碱药物以及进行一定的容量治疗,可减少 Bezold-Jarisch 反射的发生。拔出气管导管时,应考虑冲洗液外渗是否引起颈部水肿压迫颈外静脉回流,导致上呼吸道梗阻。

术后镇痛可采用多模式镇痛,以减少术后阿片类药物的用量,如无禁忌,围手术期可使用非甾体抗炎药、应用长效局麻药进行周围神经阻滞或周围神经置管持续给药。

(二)髋关节手术的麻醉管理

成人常见的髋关节手术包括髋部骨折修复手术、全髋关节置换术和髋关节脱位闭合复位术。

1. 特点及注意事项 髋关节手术多见于体弱的老年人,此类患者术前常合并冠状动脉疾病、脑血管疾病、慢性阻塞性肺疾病或糖尿病等疾病;大多数全髋关节置换术患者由于活动受限,心肺功能难以评估;术前常因摄入不足而存在不同程度的脱水,合并低血容量;骨折部位不同,失血量不同(图 34-1);也可能存在低氧血症,原因包括:脂肪栓塞、制动引起的双肺底肺不张、充血性心力衰竭引起的肺淤血(渗出)以及感染引起的肺实变等。早期手术治疗(如入院 48h 内实施手术)除可减轻患者疼痛外,还可降低术后并发症发生率和死亡率、改善术后自理能力。

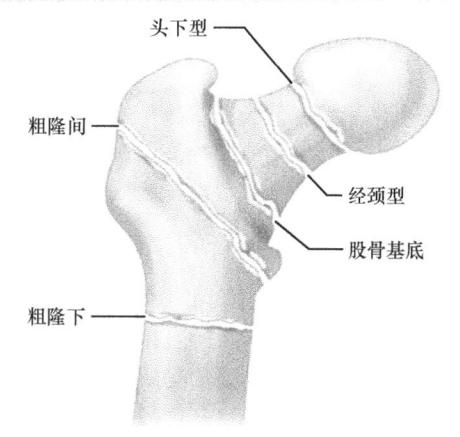

图 34-1 髋部骨折的失血量取决于骨折的位置(粗隆下、粗隆间>股骨基底>头下型、经颈型)

2. 麻醉管理 老年髋部骨折患者常伴有全身性疾病,术前评估应该完善重要脏器功能检查,尤其要关注深静脉血栓(DVT)和肺栓塞风险。由于患者常伴有剧烈疼痛,术前可实施超声引导下髂筋膜阻滞缓解疼痛。

麻醉方法选择个体化麻醉方案,老年髋部骨折建议在无禁忌时优先选择椎管内麻醉,并在患者摆体位前实施患侧髂筋膜阻滞。蛛网膜下隙阻滞的局麻药首选轻比重药液。术中患者通气和血流比例失调及栓子导致的肺血管内膜损伤等因素,易导致低氧血症和肺水肿等并发症。大多数全髋关节置换术采取侧卧位,术中易产生体位性通气血流比例失调,从而引发低氧血症。因此对老年或全身条件差的患者,尤其是复杂的手术,术中应使用有创血流动力学监测,并严密监测氧合情况。如行椎管内麻醉,应严格控制麻醉平面。麻醉管理也需要考虑复位内固定的方式,这取决于骨折部位、骨折端的移位程度、患者的术前状况等。术中需警惕骨水泥植入综合征、出血和血栓栓塞这三种危及生命的并发症。手术开始前建议常规输注氨甲环酸可减少术中失血。

术后镇痛建议采用硬膜外持续镇痛或神经阻滞技术,均可提供良好的镇痛效果。局麻药中混合地塞米松或阿片类药物,可延长术后镇痛持续时间。持续的外周神经阻滞技术,如髂筋膜置管可提供选择性的长效镇痛,而且不会发生呼吸抑制等不良事件。此外,可复合 NSAID 类药物及切口周围局部浸润麻醉镇痛。

(三)骨盆手术的麻醉管理

1. 特点及注意事项 骨盆手术包括骨盆骨折和骨盆肿瘤手术。这类手术具有出血多、手术难度大、并发症多、围手术期死亡率较高等特点。

对于骨盆骨折的患者,术前需注意是否存在失血性休克、贫血、邻近脏器(如尿道、膀胱及直肠）损伤、合并其他部位的骨折、长期卧床史、肺部感染及发生深静脉血栓的风险，对已存在下肢深静脉血栓的患者，术前可建议放置下腔静脉滤器。对于肿瘤患者，术前需要了解肿瘤的大小、骨质破坏程度及是否压迫周围脏器，患者是否有营养不良、贫血，以及是否进行过放疗或化疗和这些治疗对全身情况的影响。

2. 麻醉管理 对于操作简单、出血较少且手术时间较短的骨盆骨折，可选择连续硬膜外阻滞或腰-硬联合阻滞麻醉，需要注意的是，对于术前存在血容量不足的患者，应在麻醉前进行容量补充。对于严重骨盆骨折或肿瘤患者，由于手术范围广、创伤大、出血多，建议选择全身麻醉。

预计出血量较大的患者，术前适量备血并备好血管活性药物和抢救药品，术中除常规的血压、心电图、脉搏氧饱和度、体温及出入量等监测外，还需进行有创动脉血压和中心静脉压（CVP）的监测。术中可使用控制性降压技术，适当使用止血药物，采用血液保护措施。对预计术中大出血风险较高的患者，建议术前采用髂动脉球囊阻断技术。围手术期还应监测凝血功能，并做好保温措施。

若手术累及骨盆大血管或神经，可在足趾监测脉搏氧饱和度（SpO_2），以观察下肢循环情况。由于此类患者为发生脂肪栓塞及深静脉血栓的高危人群，术中若观察到 SpO_2 和呼气末二氧化碳分压突然下降及心率增快等情况，应警惕发生肺栓塞的可能。

（四）股骨干骨折的麻醉管理

1. 特点及注意事项 股骨干骨折是临床中较为常见的骨折类型之一，占全身骨折的 4%～6%，多见于青壮年，多因强大的直接暴力所致，亦有少量间接暴力所致者，如扭伤、跌倒等。儿童可为青枝骨折或不完全骨折，为稳定骨折。临床表现以疼痛、肿胀、畸形、异常活动、骨擦音和骨擦感及功能障碍等为主，如合并神经、血管损伤，可出现足背动脉搏动减弱或消失、患肢循环异常、浅感觉异常或远端被支配肌肉肌力异常等症状。严重者可出现失血性休克表现，如血压下降、面色苍白等。

2. 麻醉管理 术前评估除了解患者的一般情况及骨折情况外，还要注意患者心理状态评估，必要时给予心理支持和安慰。

全身麻醉适用于大多数股骨干骨折患者，尤其是复杂骨折、合并其他严重损伤或不能配合区域（局部）麻醉的患者。椎管内麻醉适用于身体状况较好、无椎管内麻醉禁忌证的患者。神经阻滞麻醉如股神经阻滞、坐骨神经阻滞等常与全身麻醉联合应用，作为术中及术后主要的镇痛方式，也可单独用于简单骨折患者的术中麻醉，其对全身生理功能影响小，术后镇痛效果良好。

麻醉管理注意密切监测患者生命体征变化，做好镇痛、液体、呼吸、循环及体温管理。术前合理使用镇痛药物，减轻患者的疼痛。术中根据麻醉方法选择合适的镇痛方法。术中加强体温管理，保持手术室温度适宜，可使用加温毯等设备主动保温。评估患者的失血情况，必要时术前采用髂动脉球囊阻断技术，术中酌情进行输血治疗。采用血液保护措施，如自体血回输等，减少异体血的输入。术后建议采用多模式镇痛，包括口服镇痛药、神经阻滞、患者自控镇痛等，密切观察患者的生命体征，包括呼吸、心率、血压、血氧饱和度等。鼓励患者早期活动，预防并发症的发生，如深静脉血栓、肺部感染等。

总之，股骨干骨折的麻醉管理需要综合考虑患者的病情、手术方式和麻醉选择等因素，制定个性化的麻醉方案，以确保患者安全舒适地度过围手术期。

（五）膝关节手术的麻醉管理

1. 特点及注意事项 膝关节手术中最常见的是膝关节镜检查、全膝置换术和单侧膝关节置换术等。膝关节镜检查通常作为门诊手术进行，要求早期下床、充分的镇痛。全膝置换术患者常患有类风湿关节炎和骨关节的退行性变，除了骨关节病变以外，一般还并存其他重要脏器的损害和功能不全。由于活动减少或服用激素，部分患者存在肥胖问题，活动受限妨碍对其运动耐量的评估可能掩盖冠心病和肺功能不全的病情，难以准确评估心肺功能，增加麻醉风险。对于类风湿关节炎及强直性脊柱炎的患者，存在困难气道的风险。对于年龄≥75岁、ASA Ⅲ级以上、有活动性缺血性心脏病、射血分数（EF）＜40%以及存在氧依赖性肺疾病、肾功能不全、肺动脉高压、病态肥胖、慢性肝病、脑血管疾病等情况的患者，不建议同时行双侧膝关节置换术。

2. 麻醉管理　膝关节镜手术的麻醉方法可选择椎管内麻醉、神经阻滞及全身麻醉。日间手术术中麻醉用药以短效药物为主，注意完善术后镇痛，减轻恶心呕吐，促进患者术后快速康复。膝关节镜手术需要止血带以减少术中出血，需警惕止血带相关并发症。术后镇痛可静脉注射NSAID，也可采用神经阻滞或关节腔内注射镇痛药物。

膝关节置换手术患者如年龄不大，首选椎管内麻醉，存在椎管内麻醉禁忌或穿刺困难时可选择周围神经阻滞联合静脉麻醉，对于椎管内麻醉或外周神经阻滞有禁忌的患者可选择全身麻醉。术中密切监测患者的血流动力学变化。

术后避免使用大剂量阿片类药物，膝关节置换术可采用硬膜外镇痛、神经阻滞或腰丛阻滞、内收肌管阻滞以及关节腔注射镇痛。关节腔内注射局麻药混合地塞米松或阿片类药物可在术后提供更满意的镇痛效果。

（六）断肢（指）再植手术的麻醉管理

1. 特点及注意事项　断肢（手指）再植手术患者可能合并多处创伤，存在术前失血的情况，部分患者存在抑郁、焦虑情绪或创伤性应激障碍。手术本身具有风险高、难度大、手术时间长、血管吻合操作精细等特点。

2. 麻醉管理　上肢（指）再植术，可选用臂丛神经阻滞。断肢位置在上臂上1/3，或双侧上肢同时手术者，可选择C7～T1颈段硬膜外阻滞或全身麻醉。下肢断肢再植术可选用连续硬膜外阻滞或腰硬联合阻滞。伴有多处伤或休克，以及不能合作的患者，建议选择全身麻醉。

在手术开始前行血液稀释，以降低血液黏稠度。术中收缩压不应低于100mmHg，以保证再植肢（指）体的血液灌注，改善微循环。为防止吻合口血栓形成，吻合血管两端时用肝素液冲洗。吻合小血管时如需全身肝素化，可预防性使用肝素或低分子量肝素，同时加强凝血功能监测。注意患肢（指）保温，可用温生理盐水冲洗，必要时应用罂粟碱30mg。

断肢（指）再植手术患者的术后镇痛管理应依据不同的手术部位及麻醉方法，术后可采用连续神经阻滞镇痛、硬膜外镇痛（PCEA）或患者自控静脉镇痛（PCIA）。

第3节　四肢及骨盆手术围手术期并发症

一、止血带相关并发症

止血带常用于四肢手术中，可减少出血，并使术野清晰，有助于手术操作。止血带压力一般高于收缩压100mmHg，持续时间不宜超过1.5h，长时间充气（＞2h）可导致短暂的肌肉功能障碍，甚至外周神经的永久性损伤，严重的会导致横纹肌溶解症。

（一）止血带反应的临床表现

1. 循环系统　肢体驱血及止血带充气后，患者血容量及体循环阻力增加，心脏前后负荷增加。

2. 止血带痛　止血带加压几分钟后可能会产生疼痛，与无髓鞘的C神经纤维有关。随着时间延长，疼痛逐渐加重。非全麻患者会感到烧灼样胀痛，全麻患者则表现为心率加快、血压升高和出汗。不同麻醉方法对止血带痛的抑制效果不同，全身麻醉最佳，其次是腰麻、硬膜外麻醉和局部麻醉。

3. 局部组织细胞缺血、缺氧　长时间使用止血带可导致局部血供阻断和细胞内酸中毒，破坏细胞膜结构。充气时间超过60min会破坏血管内皮完整性，引起组织水肿。神经轴索长时间缺氧和过度受压可能导致不可逆的神经损伤。

4. 松解止血带时患者多有心率增快、血压下降的表现 其原因一方面是由于缺血肢体发生再灌注，MAP 及 CVP 下降，同时缺血肢体累积产生的代谢产物进入循环系统后抑制心肌收缩。清醒患者可能会出现每分通气量的增加，甚至可能出现不规则呼吸。此外，止血带可能诱发下肢深静脉血栓的形成，因此在松解止血带时要密切关注患者生命体征的变化。

（二）防治措施

鉴于止血带在四肢手术中广泛使用及其常见的反应，其应用应遵循以下原则：

1. 术中应记录止血带的使用时间和部位。在使用止血带时，先在肢体表面放置毛巾或棉絮，避免止血带直接接触皮肤。在紧急情况下，可以将裤管和袖口卷起，将止血带缠绕其上。

2. 止血带的长度及宽度应适宜，避免神经、血管挤压伤。

3. 根据患者的年龄、身体状况和四肢末端供血情况的不同，使用止血带的时间不相同。每小时放松 10~15min，上止血带部位超过 2h 者，应向近心端调整位置。

4. 止血带压力与收缩压的压力梯度一般为 150mmHg。临床上上肢止血带充气时间一般为不超过 60min，下肢不超过 90min。

5. 松解止血带时放气要缓慢，不可过急过快。注意预防低血压的发生，适当补充液体。

二、脂肪栓塞综合征

脂肪栓塞综合征（fat embolism syndrome，FES）指机体因各种原因导致血液中出现脂肪栓子而引发的病理性反应，表现为皮肤黏膜出血点、进行性低氧血症和意识障碍等症状。该综合征常在骨骼创伤性手术及整形手术早期发生。

（一）脂肪栓塞综合征的发生机制及病理生理改变

1. 机械性脂肪栓塞理论 机械理论认为，在创伤或侵入性手术等外力作用下，骨髓或脂肪组织中的脂肪微粒会进入静脉循环。创伤后，机体应激反应和血液中脂肪微粒相互作用，导致血液流变改变，凝血功能异常。这些异常进一步促使血液中脂肪微粒体积增大，通过肺微血管时易发生栓塞，引起肺功能障碍，同时也可阻塞其他器官系统的微血管，导致多器官功能障碍。

2. 生化游离脂肪酸理论 除机械性脂肪栓塞外，生化反应在 FES 中也发挥重要作用。脂肪栓子进入静脉循环后，会引发机体炎症反应和凝血功能异常，迅速产生纤维蛋白和血小板聚集，进一步促进游离脂肪酸产生和释放。在炎症因子的作用下，游离脂肪酸聚集为脂肪滴，随血液循环进入组织器官的微血管系统，导致一系列临床症状，如急性呼吸窘迫综合征（ARDS）、心肌收缩功能障碍、多器官功能障碍和衰竭。这些症状也可能是两种理论共同作用导致的病理生理改变。

（二）脂肪栓塞综合征的临床表现及诊断

长骨骨折是围手术期脂肪栓塞综合征最常见的原因，约 90% 的患者出现脂肪栓塞，但只有 2%~5% 的患者会出现症状并被诊断为 FES。早期持续性心动过速可能是其首个征兆，其典型表现是在创伤后 12~36h 逐渐出现肺部和神经症状，同时也常累及血液系统和皮肤。

在长骨手术中，若生命体征突然改变，特别是出现不明原因的缺氧和（或）低血压时，鉴别诊断时应考虑 FES 可能性。FES 能在短时间内引发严重的脂肪栓塞，其中急性肺动脉栓塞和肺动脉高压可导致右心室衰竭，并伴有低血压、心动过速、低氧血症和心血管衰竭。

Gurd 诊断系统于 1970 年提出，是最为广泛应用的临床诊断系统。Gurd 诊断系统包括主要特征和次要特征，见表 34-1。除出现脂肪微球蛋白血症外，至少还出现 1 个主要和 4 个次要特征，即可诊断。

表 34-1　Gurd 诊断系统

主要特征	次要特征
呼吸系统症状，肺部 X 线（暴风雪样改变）	心动过速、发热
无头部创伤而出现神经症状	视网膜脂肪或瘀点
皮肤点状出血	尿脂肪球或少尿症
	血红蛋白水平骤降、痰中脂肪球
	血小板减少、红细胞沉降率高

（三）脂肪栓塞综合征的预防和治疗

1. FES 的预防　早期固定骨折可有效减少脂肪栓塞，通过减少循环中反复出现的脂肪栓子来降低 FES 发生率。24h 内进行早期固定能降低单一骨折和多发伤患者的 FES 发生率。改进外科手术技术，减少骨髓内容物、限制髓内压力，并在扩髓后进行冲洗，同样能降低 FES 发生的风险。预防性应用糖皮质激素可减少脂肪栓塞的发生，并减轻其严重程度。

2. FES 的治疗　FES 治疗方案包括预防、早期诊断和对症支持治疗，重点在于保障氧合、通气和血流动力学稳定。

肝素、皮质类固醇激素和右旋糖酐是 FES 的常用治疗药物。FES 引发的呼吸衰竭与急性肺损伤（ALI）和 ARDS 相同。其治疗原则是使用呼气末正压，维持有效的气体交换和氧合，同时避免呼吸机相关肺损伤。若术中麻醉状态下出现 FES，应与外科团队充分沟通，通过容量复苏和正性肌力药物维持氧合、通气和血流动力学稳定。术后，患者需转入 ICU 继续接受监护治疗。

三、深静脉血栓

深静脉血栓（deep venous thrombosis，DVT）形成是指血液在深静脉腔内不正常的凝结，可发生于全身各部位静脉，以下肢多见，是四肢及骨盆手术患者围手术期常见的并发症。该病可继发致命性的肺栓塞，是围手术期患者死亡的主要原因之一。

（一）深静脉血栓的发生机制及影响因素

深静脉血栓形成的机制包括血管损伤、高凝状态及静脉血流缓慢。

围手术期深静脉血栓形成的高危因素包括高龄（＞60 岁）、女性、肥胖（体重指数＞30kg/m^2）、有血栓栓塞病史、长期卧床、癌症、既往血液高凝状态。深静脉血栓的发生还与手术类型、时间、体位、术中使用止血带以及麻醉方法有关。

（二）临床表现及防治措施

详见第 17 章第 6 节。

四、骨水泥植入综合征

骨水泥植入综合征（bone cement implantation syndrome，BCIS）是指骨水泥植入后所引起的一系列临床症状，包括低血压、低氧血症、心律失常（如心脏传导阻滞和窦性停搏）、肺栓塞、肺动脉高压、心血管功能衰竭和猝死等，死亡率为 0.6%～1%。

（一）骨水泥植入综合征的发生机制

1. 机械性栓塞学说　骨水泥注入骨髓腔后，可能导致压力升高和热损伤，破坏静脉结构，使空气、脂肪、骨髓进入静脉导致肺栓塞。

2. 骨水泥毒性学说　骨水泥单体，尤其是甲基丙烯酸甲酯，可能对人体产生毒性，导致心肌收缩力减弱、血管扩张和血压下降，同时激活补体系统，增加细胞因子释放，诱发弥散性血管内凝血

（DIC），加剧循环障碍。

3. 脂质介质学说　骨水泥植入后，内源性脂质介质如花生四烯乙醇胺和花生四烯酸甘油释放增加，引起血管扩张。

（二）骨水泥植入综合征的临床表现

临床上 BCIS 的发生及预后受多种因素的影响，如骨水泥的种类和品牌、手术的创伤程度、手术时间、骨水泥操作的规范性以及患者术前的合并症状态等，因而其临床表现和严重程度往往存在较大的差异。依据病情的轻重缓急，其常见的临床表现包括：不同程度的低氧血症、低血压、心律失常、肺动脉高压、凝血功能障碍、支气管痉挛、心肌梗死、意识障碍，甚至心搏骤停等。

心血管系统的表现常发生在植入骨水泥后 30min 以内，其中以一过性的动脉血氧分压下降最为常见，轻者可在 10min 内自行恢复，重者可持续至术后 48h 或更久。区域麻醉患者最早出现的症状可能是呼吸困难和（或）意识改变，全身麻醉者最早出现的症状可能是呼气末二氧化碳分压（$P_{ET}CO_2$）下降，应及时识别和处理。

（三）骨水泥植入综合征的预防和治疗

1. 预防　①早期使用皮质激素，对骨水泥毒性反应可能有一定的预防作用。②适当提高血压，目标是将收缩压维持在高于诱导前基础值的 20% 以内，为预防血压急剧下降，可静脉缓慢静注多巴胺，维持血压平稳。③短时吸入纯氧。④适当加快输液，避免低血容量。

2. 治疗　BCIS 目前尚无特异性的治疗，仍以对症和支持治疗为主。术中应密切观察患者的心电图和血压，保持适当的麻醉深度，避免使用抑制心肌收缩力的药物，心率下降时及时使用阿托品。一旦发生低血压静脉注射肾上腺素是一个非常有效的处理方法。对于高危患者，填充骨水泥后只要发现动脉压下降，就应静脉注射肾上腺素。一旦出现心搏骤停，则需增加肾上腺素剂量，进行标准的心肺脑复苏。

（李　超　申军梅）

第35章 妇产科手术的麻醉

本章要点：

- 妇科手术麻醉需要充分的镇痛和肌肉松弛，注意特殊体位如头低仰卧位、截石位等对呼吸及循环系统的影响。
- 产科镇痛或麻醉管理，不仅要考虑产妇安全，也要考虑麻醉药物及麻醉技术对胎儿的影响。
- 椎管内镇痛因镇痛效果确切，对母婴安全性高，是首选的分娩镇痛方式。
- 剖宫产全身麻醉管理中要注意产妇饱胃、困难气道、仰卧位低血压综合征等问题。
- 分娩过程应确保有能够实施初步复苏并启动正压通气的医护人员在场。
- Apgar 评分使用肤色、心率、对刺激反应、肌张力、呼吸五项指标评估窒息程度。在新生儿出生后 1min Apgar 评分 0~3 分诊断为重度窒息，4~6 分为轻度窒息，7~10 分为正常。
- 评估新生儿复苏主要基于三项指标：呼吸、心率和脉搏氧饱和度。其中心率是最重要的指标。

第1节 妇科手术麻醉管理

子宫与附件均位于盆腔深部，要求妇科手术麻醉有充分的镇痛和肌肉松弛；注意特殊体位如头低仰卧位、截石位对呼吸及循环系统的影响；预防周围神经长时间受压引起的损伤和深静脉血栓形成。

一、麻醉前评估

妇科手术多为择期手术，术前应积极改善可能合并的并存疾病及内环境紊乱。宫外孕破裂出血、卵巢囊肿蒂扭转、黄体破裂出血等妇科急症手术病情危重程度取决于失血或休克的严重程度与时间长短。麻醉前要对患者的失血量和全身状态进行快速评估，做好快速输液和输血的准备，在积极抗休克治疗的同时紧急进行麻醉和手术。

二、麻醉方法选择

麻醉方法的选择依据手术范围及患者心肺功能情况，可选择椎管内麻醉或全身麻醉。椎管内麻醉基本能满足开腹和经阴道妇科手术，阻滞平面需达到 T8~S4；涉及上腹部的开腹手术阻滞平面需达 T6~S4。临床上为了提高患者舒适度，减少迷走神经紧张综合征的发生率和快速康复，全身麻醉更为常用。随着微创技术的发展，腹腔镜手术或机器人辅助腔镜手术在妇科手术中的应用普及，全身麻醉成为腔镜妇科手术麻醉首选。

三、麻醉管理

1. 巨大卵巢肿瘤手术的麻醉管理 巨大卵巢肿瘤可引起膈肌上抬，胸廓内容积缩小，呼吸运动和肺通气功能受限，容易并发肺膨胀不全。巨大肿瘤使患者难以平卧者，如是良性囊肿，麻醉前可试行囊肿穿刺引流改善患者呼吸功能后再行麻醉手术。

巨大肿瘤可能压迫下腔静脉，导致回心血量减少，引起下肢淤血水肿，并容易形成静脉血栓。巨大肿瘤亦可压迫腹主动脉，增加心脏的后负荷。术中抽吸囊液及探查、搬动肿瘤等操作时，要严密监测生命体征，防止因腹内压骤然下降，回心血量突然增加诱发急性肺水肿；或因腹主动脉的压迫解除，后负荷突然降低而导致血压骤降。术中需要准确判断心脏前、后负荷的增减，及时调节循环容量平衡，必要时使用血管活性药物维持血压平稳。

2. 妇科腹腔镜手术的麻醉管理　妇科腔镜或机器人手术需要头低脚高位（头低 30°～45°甚至更低），加上 CO_2 气腹使得膈肌上移，患者的肺顺应性和功能残气量降低、无效腔量和气道阻力增加；胸腔内压增加，可压迫心脏，减少回心血量；同时上腔静脉受压可减少头面部的血液回流，长时间会造成颜面部肿胀，气道、声门、舌体亦可能发生水肿。因此长时间的妇科腔镜手术提倡采用低气腹压力（气腹压力一般不超过 12mmHg），配合深度肌肉松弛的全麻方案，术中加强呼吸、循环功能及肌松监测，术毕待患者组织水肿消除、清醒、呼吸功能恢复后方可拔除气管导管。

3. 经阴道妇科手术的麻醉管理　此类手术需采用高截石位，椎管内麻醉操作后要重视体位摆放及其对呼吸、循环系统的影响。此外，经阴道操作过程中需要关注外科医生局部使用肾上腺素引起的血压升高和心率增快，亦要警惕子宫颈受到牵拉刺激后引起的迷走神经反射，患者可能突然出现低血压、心动过缓，甚至心搏骤停。

4. 宫腔镜手术的麻醉管理　宫腔镜能观察到子宫腔内病变，常用于妇科检查、子宫内膜病变及黏膜下子宫肌瘤剔除手术。为了膨胀子宫，获得清晰的操作视野，减少子宫出血，需要用到膨宫介质。膨宫介质有二氧化碳、低黏度液体（生理盐水、乳酸林格液和 5% 葡萄糖）和高黏度液体（2% 右旋糖酐-羟甲基纤维素钠液）。低黏度液体因其成分和浓度与人体组织液相近、价格低廉、无菌，适用于各种宫腔镜操作，但因其黏度低，易于通过输卵管，操作时间过长，可致液体超负荷。宫腔镜下肌瘤电切手术，术中若使用单极电切镜，需使用含甘露醇、山梨醇溶液等等渗且不导电的液体进行膨宫。

宫腔镜手术麻醉期间应注意保温，如加热膨宫液或进行暖风毯保温，避免大量低温膨宫液引起的低体温。对于长时间的手术操作应密切监测血流动力学和电解质，注意出入量的观察，防止液体超负荷和水中毒的发生。扩张宫颈管时可能引发迷走神经反射，阿托品有一定预防和治疗作用。

5. 妇科急症手术的麻醉管理　妇科急症手术的麻醉处理取决于失血程度，麻醉前要对患者的失血量和全身状态进行评估，做好大量快速输血输液的充分准备。对合并心功能不全的患者，全麻时宜选用对心血管系统影响较小的药物，如依托咪酯、小剂量氯胺酮等。麻醉诱导时要严防胃食管反流和误吸，术中根据实际情况可采取自体血回收，必要时进行成分输血，及时纠正酸碱失衡和电解质紊乱，维护重要脏器的灌注。

第 2 节　产科麻醉

分娩过程中孕产妇生理及各器官功能将发生一系列变化，必须针对这些变化进行麻醉处理，既要满足手术要求，又要保证母婴安全。产科麻醉须全面考虑麻醉用药对母婴的影响，麻醉方法力求简单、安全。合并基础疾病或妊娠并发症的孕产妇，分娩过程中并存疾病易于恶化，威胁母婴安全，同时给麻醉管理带来困难。

一、孕产妇生理特点

1. 循环系统　为满足母体和胎儿的代谢需要，产妇心输出量和血容量增加，外周血管阻力降低。外周血浆容量增加超过红细胞容量增加，导致稀释性贫血和血液黏度下降。足月时孕妇血容量可增加 1000～1500mL，总血容量达到 90mL/kg，心输出量亦可在产程中和分娩后增加达 40%，分娩后 2～3 周血容量恢复至妊娠前水平。

8%～10% 的孕妇在胎儿足月时出现仰卧位低血压综合征，其主要症状是血压下降（平均动脉压下降幅度超过 15mmHg，且心率升高幅度大于 20 次/分）伴有面色苍白、出汗、恶心和呕吐等，这是由于下腔静脉被增大的子宫压迫所导致。当仰卧位低血压综合征同时合并椎管内麻醉或全身麻醉引起的血压下降时，腔静脉受压容易导致胎儿窒息。麻醉后让产妇左侧卧位（手术床左侧倾斜 30°或右臀部垫楔形物），可以减轻产妇腹主动脉和下腔静脉的压迫，减少血压下降的幅度，从而维持子宫和胎儿血流的稳定。

2. 呼吸系统 孕妇的氧耗量和每分通气量逐渐增加，足月时可增加达50%，$PaCO_2$降至28～32mmHg。由于潮气量增加导致补呼气量减少，功能残气量也逐渐下降，足月时下降20%。氧耗量增加和功能残气量减少使呼吸暂停时氧饱和度迅速下降，因此在全麻诱导前必须进行预吸氧，以免引起产妇低氧血症。妊娠期呼吸道黏膜肿胀，容易造成上呼吸道损伤、出血和梗阻。全麻时应轻柔地使用喉镜并应用较细的气管导管（6.0～6.5mm）。

3. 中枢神经系统 所有吸入性麻醉药的最低肺泡有效浓度（MAC）在妊娠期间逐渐降低，到足月时降低幅度可达40%，在产后第3天恢复正常，这可能与孕妇在足月时具有镇静作用的孕酮增加到原有水平的20倍相关。孕妇在进行椎管内麻醉和镇痛时对局麻药物的敏感性增强，应用较低浓度的局麻药即可产生神经阻滞的效果，局麻药剂量可减少达30%，这可能与激素变化及硬膜外静脉丛扩张充血有关。孕妇增大的子宫压迫下腔静脉，使得硬膜外静脉丛扩张和硬膜外血容量增加，导致硬膜外穿刺或导管置入血管的可能性增加。

4. 消化系统 妊娠子宫增大使胃上移，导致横膈下食管向胸腔移位，降低了食管下段括约肌的张力，产妇发生反流误吸的风险增大。阿片类药物和抗胆碱药物会降低食管下段括约肌压力，加剧胃食管反流。产妇肝功能和肝血流量总体无变化，妊娠晚期血清转氨酶和乳酸脱氢酶水平可有轻度增高。

5. 血液系统 妊娠期间的高凝状态有助于减少分娩时出血。纤维蛋白原和凝血因子Ⅶ、Ⅷ、Ⅸ、Ⅹ、Ⅻ均增加，仅凝血因子Ⅺ可能减少。妊娠晚期除可出现稀释性贫血，还可出现白细胞增多和血小板计数减少。由于胎儿的利用，孕妇要及时补充铁和叶酸，否则容易出现缺铁性和叶酸缺乏性贫血。

6. 内分泌代谢系统 妊娠期易诱发糖尿病，胎盘分泌的人绒毛膜生长激素可能与妊娠期相对性胰岛素抵抗有关。人绒毛膜促性腺激素的分泌和雌激素水平升高促进甲状腺肥大，并使甲状腺结合球蛋白增加，虽然T_3、T_4水平升高，但游离三碘甲状腺原氨酸（FT_3）、游离甲状腺素（FT_4）水平正常。产妇松弛素水平升高，松弛素可以软化子宫颈、抑制宫缩、放松耻骨联合和骨盆关节，为分娩做好准备，但脊柱韧带松弛会增加腰背部受伤的风险，这可能与妊娠期腰背痛相对较高发有关。

二、子宫胎盘循环和麻醉

1. 子宫血流和胎盘功能 足月时子宫血流量占心输出量的10%，其中80%供应给胎盘，其余供应给子宫肌层。妊娠期间发生的全身性低血压、子宫血管收缩及子宫收缩是减少子宫血流的三个主要因素。在产程中或使用缩宫素期间子宫强力收缩会导致子宫血流显著减少。胎盘由母体和胎儿组织共同构成并共同供血。胎儿依靠胎盘进行呼吸气体交换、营养摄取和清除废物。

2. 麻醉药物胎盘交换 所有吸入性麻醉药和绝大多数静脉麻醉药均可以自由通过胎盘，肌松药是高度离子化的药物，难以通过胎盘，对胎儿几乎没有影响。

吸入性麻醉药用量较小（<1MAC）并且在吸入诱导10min内娩出胎儿，其对胎儿呼吸抑制轻微。氯胺酮、丙泊酚和苯二氮䓬类药物都容易通过胎盘，而且可以在胎儿循环中检出。

阿片类药物易透过胎盘屏障，但是在分娩时不同类型的阿片类药物对胎儿的影响不同，最容易出现呼吸抑制的阿片类药物是吗啡。尽管哌替啶有呼吸抑制作用，在给药后1～3h达到峰值，但其抑制作用小于吗啡。芬太尼易于通过胎盘，起效快，作用时间长，舒芬太尼与芬太尼类似，但效能大于芬太尼，硬膜外或蛛网膜下隙注射小剂量芬太尼或舒芬太尼几乎不影响胎儿的呼吸。瑞芬太尼是速效、短效的阿片类镇痛药，也易于通过胎盘，有可能对新生儿产生呼吸抑制作用，但瑞芬太尼在新生儿体内代谢较快，进入胎儿循环后可迅速被酯酶代谢，是产科全身麻醉诱导的首选阿片类药物，推荐0.5～1μg/kg静脉注射或4ng/mL效应室目标浓度靶控输注。

局麻药分子量小，均较易通过胎盘。但是不同的局麻药进入胎盘的速度不同，这与局麻药的脂质溶解度、血浆蛋白结合度及分解代谢相关。酯类局麻药如普鲁卡因、丁卡因等，大多经血浆或假性胆碱酯酶水解，也可在胎盘内水解，因此移行至胎体的量少，故较安全。酰胺类局麻药如利多卡因、布比卡因等，代谢过程较慢，不被胎盘分解，但因作用可靠，渗透性强，作用时间较长，仍普遍用于产科麻醉。罗哌卡因作用强度大于布比卡因，对运动神经阻滞弱于布比卡因，毒性作用特别是心脏毒性作用小，0.125%以下的浓度可产生感觉阻滞而不产生运动神经阻滞，是产科镇痛较理想的局部麻醉药。

3. 麻醉药物对子宫胎盘血流的影响 静脉注射麻醉药对子宫胎盘血流有不同的影响。丙泊酚和巴比妥类是典型的轻度减少子宫胎盘血流的药物，因其有剂量依赖性降低母体血压的作用。氯胺酮在剂量小于 1.5mg/kg 时不会明显改变子宫胎盘血流，氯胺酮的剂量超过 2mg/kg 时会造成子宫张力升高。依托咪酯对子宫胎盘循环的作用目前尚不清楚。

N_2O 对母体的循环和子宫收缩力有增强作用，用于分娩镇痛多取半紧闭法作间歇吸入，可在第一产程宫缩前 20～30s 吸入。卤族吸入性麻醉药高浓度吸入会降低血压，也可能会减少子宫胎盘血流，产生剂量依赖性的子宫松弛和子宫血流轻度减少。氟烷对宫缩抑制较强，恩氟烷和异氟烷次之，异氟烷在浓度小于 1MAC 时影响轻微。

血液中高浓度的局麻药可引起子宫动脉收缩，尤其是利多卡因，这种高浓度仅见于药物误注入血管。椎管内麻醉通常不会减少子宫血流，除非发生低血压。此外，对于子痫前期产妇，硬膜外麻醉实际上可以改善产程中的子宫血流，血液循环中的内源性儿茶酚胺类物质减少可能会减轻子宫血管收缩。

三、剖宫产麻醉

剖宫产包括择期剖宫产与急诊剖宫产。择期剖宫产指具有剖宫产指征，如瘢痕子宫、臀先露，或是孕妇意愿，孕妇与胎儿情况良好，先于产程发动的择期手术。急诊剖宫产多为一种抢救产妇与胎儿而必须立即进行的剖宫产术，尤其是针对大出血（前置胎盘、胎盘早剥或子宫破裂）、脐带脱垂和严重胎儿窘迫的"紧急剖宫产"，麻醉科医师应与产科医师保持密切联系，重点是快速了解产妇和胎儿情况，选择合适的麻醉方法，保障母胎安全。

（一）麻醉前评估

除了基础病史采集及相关检查外，需重点了解产妇禁食禁饮情况，判断是否存在困难气道、椎间隙异常、穿刺部位感染等麻醉禁忌。另外，建议麻醉前后进行胎心率监测，有助于判断危急程度，指导麻醉方案制定。

（二）麻醉前准备

1. 麻醉设备及物品 无论选择何种麻醉方法，必须准备并检查人工气道相关的设备（如面罩、气管插管工具、麻醉机、吸引装置及监护仪等）处于正常工作状态，并准备相关麻醉药品及抢救药品，开放至少一条 16～18G 针头通畅的上肢静脉。

2. 预防反流误吸措施 妊娠引起胃动力和胃食管括约肌功能的减退以及胃酸分泌过多使产妇具有较高的反流误吸风险，所以无论是否禁食，所有产妇均应视为饱胃患者。择期剖宫产手术时，无合并症的产妇麻醉前禁饮清液体至少 2h，严格禁食 6～8h，肥胖、糖尿病、困难气道等误吸风险增加者禁饮禁食时间需延长。建议产妇进入产程后，以无渣的流质饮食为主，禁止摄入固体食物，对可能中转剖宫产的产妇应尽早开始禁饮禁食。麻醉前 30min 酌情口服非颗粒性抑酸药（0.3mol/L 枸橼酸钠 30mL）、静脉注射 H_2 受体拮抗剂（如雷尼替丁 50mg）和（或）甲氧氯普胺 10mg。对于急诊饱胃者应尽量避免全身麻醉，必须全麻者，首选清醒气管插管或快速顺序诱导气管插管以防反流误吸。

（三）麻醉方法选择

剖宫产的麻醉选择取决于手术紧急程度、产妇及产科医师的选择以及麻醉科医师的判断与技术水平等，主要包括椎管内麻醉和全身麻醉。相较于全身麻醉对母体及胎儿引起的并发症，椎管内麻醉能够避免静脉镇痛镇静药对胎儿的影响，降低反流、误吸的风险，并且产妇可以在清醒状态下体验分娩。因此，对于大多数剖宫产手术而言，首选椎管内麻醉。

1. 椎管内麻醉 椎管内麻醉分为硬膜外麻醉、蛛网膜下隙阻滞麻醉（又称腰麻）、腰-硬联合麻醉。禁忌证详见第10章椎管内麻醉。

（1）腰麻具有起效迅速、效果确切、阻滞完善、下腹部肌肉松弛良好的优点，由于局麻药用量少，局麻药中毒等不良反应发生率低，对胎儿影响小。但腰麻后容易出现低血压，通过预先静脉补液扩容、左倾子宫及运用血管活性药物升压来预防或纠正。此外，单次腰麻麻醉时间有限，无法满足手术时间长的需求，可控性差。

操作时，产妇通常取侧卧位或坐位，多选择L3~L4椎间隙，用笔尖式腰麻针行正中入路或侧入路穿刺。临床常用局麻药为罗哌卡因和布比卡因，常用剂量为罗哌卡因10~20mg或布比卡因5~15mg。局麻药中添加阿片类药物，如芬太尼10~25μg或舒芬太尼2.5~5μg可以减少局麻药用量、降低低血压发生率，同时增强阻滞效果、延长阻滞时间。注射腰麻药物后，需严密观测麻醉平面及生命征，避免出现平面过广及呼吸循环抑制，建议麻醉阻滞最高平面为T6~T4。

（2）硬膜外麻醉相较于腰麻，硬膜外麻醉起效较慢，对循环影响较小，术中可通过硬膜外导管追加麻醉药，麻醉时间可控性高。但可能出现镇痛不全或牵拉反应，且局麻药用量较大，需警惕局麻药中毒等不良反应。

产妇取侧卧位或坐位，选择L1~L2或L2~L3椎间隙，穿刺针到达硬膜外隙，向头端置入导管3~5cm，回抽无血或脑脊液且给予试验量后如无异常表现，再分次缓慢地注入局麻药，直至最高平面达T6~T4。临床常用局麻药为1.5%~2%盐酸利多卡因，亦可选择0.5%~0.75%罗哌卡因和左旋布比卡因。急诊剖宫产或者硬膜外分娩镇痛产妇中转剖宫产时可选择起效快的1.7%碳酸利多卡因或者3%氯普鲁卡因作为硬膜外麻醉的局麻药。硬膜外麻醉局麻药用量较大，需警惕局麻药中毒，注药前需回抽，给予试验量的局麻药。

（3）腰硬联合麻醉联合了腰麻起效迅速、阻滞完善及硬膜外麻醉灵活可控的优点。穿刺方法包括单点法及双点法，单点法即硬膜外穿刺点和腰麻穿刺点相同，采用"针内针"技术，通常选择L3~L4或L2~L3椎间隙进行穿刺；双点法则二者在不同间隙穿刺进行麻醉，通常硬膜外穿刺点选择L1~L2或T12~L1椎间隙，腰麻穿刺点选择L3~L4或L4~L5椎间隙，一般先进行硬膜外穿刺，再行腰麻穿刺。

单点法先行硬膜外穿刺，穿刺成功用笔尖式腰麻针经硬膜外穿刺针管腔穿破硬脊膜，确认脑脊液流出后缓慢注入腰麻药液。拔出腰麻针，经硬膜外穿刺针向头端置入硬膜外导管3~5cm。双点法先行硬膜外穿刺置硬膜外导管备用，然后行腰麻。单点法需要注意硬膜外药物可以经腰麻针在硬脊膜上造成的穿刺孔渗入脑脊液，增强麻醉效果，通过硬膜外导管追加药物时需谨慎。

2. 全身麻醉 与椎管内麻醉相比，全身麻醉具有诱导迅速、效果确切、控制气道保证通气、麻醉舒适度高等优点，但也存在反流误吸、新生儿呼吸抑制、术中知晓、插管拔管困难等缺点。主要适用于存在椎管内麻醉禁忌证或存在产科危急重症如羊水栓塞、子宫破裂、胎盘早剥、严重产科大出血以及脐带脱垂、严重胎心异常需要紧急剖宫产、术中需抢救和气道管理的产妇等。

由于妊娠引起的体重增加、咽喉黏膜水肿和舌体增厚等因素会增加气管插管难度，而困难气道、反流误吸和气管插管失败所致的低氧血症是产科全身麻醉导致死亡的主要原因。因此，全身麻醉一般不作为剖宫产首选麻醉方法。

剖宫产全身麻醉管理：①术前给予抑酸剂，确认择期剖宫产严格禁饮禁食。②准备好吸引器、插管工具及困难气道用具，诱导前将肥胖产妇头部和肩部垫高，使外耳道与胸骨颈静脉切迹成水平线，可使口、咽、气管轴成直线，利于呼吸道通畅。③产妇仰卧后于右髋下放置楔形物，使其子宫左移。④连接监护仪后予产妇充分给氧去氮，推荐3分钟潮气量法或8次深呼吸法。⑤手术医师完成手术消毒铺巾，准备切皮前进行麻醉诱导，尽量缩短全麻给药到胎儿娩出之间的时间。⑥选择起效快且对母婴影响小的静脉麻醉诱导药，如丙泊酚1.5~2.5mg/kg加琥珀胆碱1.0~1.5mg/kg或罗库溴铵0.6～1.2mg/kg进行快速顺序诱导。如果血流动力学不稳定,也可选择依托咪酯0.2～0.3mg/kg或者氯胺酮1.0～1.5mg/kg。麻醉诱导期间可采取环状软骨压迫的方法减少反流误吸的风险。使用可视化插管工具可提高气管插管成功率。⑦阿片类镇痛药物并非常规用于剖宫产全麻诱导,但是针对合并子痫前期、妊娠期高血压、对血流动力学波动耐受性差的心脑血管产妇,建议联合短效阿片类镇痛药如瑞芬太尼0.5～1μg/kg,若使用阿片类药物,胎儿断脐前需做好新生儿复苏准备。⑧避免过度通气（$PaCO_2<25mmHg$）,因其减少子宫血流造成胎儿酸中毒。⑨可采用吸入麻醉药或静吸复合麻醉进行麻醉维持;胎儿断脐后,可适当追加镇静药与阿片类镇痛药,要注意麻醉药物对子宫收缩的影响。⑩手术结束时,应充分拮抗肌松药,待产妇清醒后拔管,以减少误吸风险。

四、高危妊娠产妇的麻醉管理

高危妊娠指孕妇或胎儿可能面临健康风险或并发症的妊娠情况。可能导致高危妊娠的因素包括年龄、基础疾病、妊娠并发症等。高危妊娠需要更严密的监测和管理,以确保母婴的健康。

（一）产前出血

产前出血又称妊娠晚期出血,常见前置胎盘、胎盘植入、胎盘早剥和子宫破裂等。

1. 前置胎盘　正常情况下,胎盘附着于子宫中段或以上位置,若胎盘位置低于胎儿先露部,称为前置胎盘。前置胎盘通常表现为无痛性阴道出血。麻醉前评估产妇血流动力学情况及贫血程度。若产妇有休克表现,建议在全麻下行剖宫产,同时纠正循环血容量不足,必要时输血。

2. 胎盘早剥　正常附着的胎盘,在胎儿娩出前部分或全部剥离,称为胎盘早剥。胎盘早剥的产妇通常有疼痛性阴道出血,触诊有压痛,腹部超声检查有助于诊断。隐匿性胎盘早剥可能没有阴道出血,出血留滞于宫腔内导致出血量的低估。麻醉方法的选择取决于分娩的紧急程度、产妇血流动力学稳定程度和凝血功能。严重的胎盘早剥可引起凝血功能异常,尤其是继发于胎儿死亡时,需要紧急行剖宫产术,建议行全身麻醉,做好大量输血的准备,包括补充凝血因子、纤维蛋白原和血小板。

3. 子宫破裂　剖宫产术后阴道分娩试产在临床中开展越来越多,其最严重的并发症是子宫破裂。分娩过程中应严密监护,关注胎心、腹痛情况。如突然出现胎心率下降、宫缩消失、突发并持续的剧烈腹痛（分娩镇痛时可能腹痛被掩盖）、血压下降、大量出血等情况,应紧急行床旁超声检查。子宫破裂一旦诊断应紧急手术,麻醉优先选择全身麻醉,需要立刻容量复苏保证循环血流动力学稳定。产科医师可能结扎髂内动脉,必要时切除子宫以控制出血。

近年来,血管与影像介入技术的发展明显减少了剖宫产大出血和子宫切除的风险。对于术前诊断为凶险型前置胎盘或胎盘植入等高出血风险剖宫产手术,胎儿娩出后进行动脉球囊阻断,能够即刻减少术野出血,为下一步手术创造良好条件;在子宫缝合后再进行动脉栓塞,可以预防术后出血和子宫切除。介入手术用于产科的最大争议是射线对胎儿的影响,目前认为200mGy以下放射剂量对新生儿的影响无临床意义,而放置球囊时胎儿辐射剂量通常控制在10mGy以下。因此,目前认为剖宫产产妇行介入手术是安全的。介入手术如果应用抗凝药物,剖宫产麻醉应避免选择椎管内麻醉。

（二）妊娠期高血压疾病

妊娠期高血压疾病可分为妊娠期高血压、子痫前期、子痫、慢性高血压伴发子痫前期和慢性高血压合并妊娠五大类,其中子痫前期在临床上最常见。子痫前期的诊断标准为:孕前血压正常,在孕20周后至少间隔4h,两次收缩压大于140mmHg或舒张压大于90mmHg,伴蛋白尿大于300mg/d或蛋白/肌酐值大于0.3,并且在产后48h缓解。当合并抽搐时称为子痫。

1. 子痫前期　子痫前期的病理生理可能与胎盘血管功能障碍导致的前列腺素代谢异常有关。胎盘血管的强反应性和内皮细胞损伤可减少胎盘灌注并导致广泛的多系统症状。重度子痫前期易并发心衰、脑出血、胎盘早剥等严重并发症。HELLP综合征是重度子痫前期的一种特殊情况,在妊娠期高血压疾病的基础上并发溶血、肝酶升高和血小板减少，一般发生在妊娠中晚期及产后数日内。

子痫前期的治疗包括卧床休息、镇静、降压及硫酸镁预防惊厥（4g 负荷量后 1~3g/h 持续静脉滴注）。临床上观察到孕妇的腱反射减弱、视物模糊、过度镇静、呼吸和循环抑制，应怀疑镁剂过量，可以给予钙剂治疗。对子痫前期的最终治疗是胎儿和胎盘的娩出。

根据孕妇相关脏器受损情况综合考虑母婴安全选择麻醉方法。无凝血功能异常、无循环衰竭、意识清醒的产妇，首选椎管内麻醉，处于休克、昏迷、子痫、凝血功能异常的产妇，选择全身麻醉。

对于重度子痫前期孕妇，无论采用全身麻醉还是椎管内麻醉，都需要监测有创动脉血压。不建议积极地进行容量扩充来改善血流动力学，除非有明确的容量不足证据。子痫前期产妇腰麻时低血压发生率低于非子痫前期，术中血管活性药物剂量应适当减量。在全身麻醉中可能需要应用血管扩张剂来抑制气管插管引起的应激反应和术中高血压。镁剂可能增强肌松效果，接受镁剂治疗的产妇使用非去极化肌松药应减量并在肌松监测仪指导下用药。由于产后肺水肿、持续性高血压及卒中等风险依然存在，应密切监测血压、尿量及液体摄入量。

2. 子痫　子痫是在妊娠期或产后新发的抽搐或不能解释的昏迷，伴有子痫前期的症状或体征。子痫发作时的紧急处理是终止抽搐，预防产妇外伤坠地；保持气道通畅，预防低氧血症和误吸；使用硫酸镁预防反复抽搐；控制血压，适当限液，预防肺水肿及心脑血管意外。

（三）妊娠合并心脏病

对于合并心脏病的孕妇，妊娠时期的生理改变可能导致原有心血管疾病恶化。纽约心脏协会（NYHA）心功能分级为 3~4 级的产妇，围产期死亡率高达 5%~15%。妊娠合并心脏病，麻醉管理的核心目标是降低分娩时的各种应激反应，避免心血管功能恶化。

对于合并左向右分流的先天性心脏病、心脏瓣膜关闭不全反流或者慢性心力衰竭的产妇，实施椎管内麻醉，阻滞交感神经，降低外周血管阻力，减低心脏前、后负荷，改善肺淤血，可能改善原有的心功能状态。硬膜外麻醉优于腰麻，通过逐渐追加药量，延缓起效过程，避免外周血管阻力骤降引起体循环低血压而危及母胎安全。

对于心脏瓣膜狭窄、右向左分流、双向分流的先心病或者原发性肺动脉高压的产妇，麻醉管理需要维持血管内容量及静脉回流，维持足够的体循环阻力，避免增加肺循环阻力。单次腰麻引起外周血管阻力下降后，可能恶化原有心功能状态。这类产妇可以在适当扩容基础上，采用硬膜外麻醉缓慢给药的方式，让产妇有足够的代偿时间，维持血流动力学稳定。全身麻醉时可选用对心肌抑制作用弱的依托咪酯和阿片类药物进行诱导，避免下腔静脉压迫，维持有效循环容量，谨慎使用血管活性药物。

不管采用哪种麻醉方法，产妇分娩后由于子宫收缩引起产后自身输血，需警惕发生容量过负荷，引起心功能不全。

（四）羊水栓塞

羊水栓塞是很罕见但却很致命的并发症，在产程中、分娩时、剖宫产或产后均可以发生。羊水可以通过任何胎膜破裂口进入母体血液循环。在此基础上，敏感的母体由于胎儿的异体抗原激活致炎介质产生炎症、免疫等瀑布样级联反应，进而产生一系列临床表现。

临床表现形式多样，主要表现为"三低"：低氧血症、低血压、低凝血功能，如突发的呼吸急促、发绀、与出血量不符的低血压、呼吸心搏骤停等。羊水栓塞确诊需要在母体循环中发现胎儿有形成分，但在临床中一旦出现突发的呼吸窘迫、循环衰竭和凝血功能异常，排除其他原因（肺栓塞、过敏性休克、局麻药中毒、产后大出血等）后应考虑羊水栓塞。

羊水栓塞的治疗包括心肺复苏和对症支持治疗。如发生心跳呼吸骤停，按照心肺复苏标准流程进行基础生命复苏和高级生命支持。在胎儿娩出前心脏骤停，迅速分娩可能改善母婴预后，需要立即行剖宫产术。一旦复苏成功，应在有创血流动力学监测指导下进行机械通气、充分的液体复苏和使用血管活性药物或正性肌力药物。根据实验室检查结果补充凝血物质和促凝血药物纠正凝血功能，发生持续性、顽固性凝血功能障碍，特别是难以制止的子宫大出血时，应考虑行子宫切除术。建议应用肺动脉扩张药物，如一氧化氮、前列环素、氨茶碱等治疗羊水栓塞的肺动脉高压，肾上腺皮质激素、5-HT_3受体阻滞剂等也可应用。

第3节 分娩镇痛

分娩全过程即总产程，指从规律宫缩开始至胎儿、胎盘娩出的全过程。第一产程又称宫颈扩张期，指从规律宫缩到宫口开全（10cm）。第一产程又分为潜伏期和活跃期：潜伏期为宫口扩张的缓慢阶段，初产妇一般不超过20h，经产妇不超过14h；活跃期为宫口扩张的加速阶段，宫口扩张速度≥0.5cm/h，直至宫口全开。第二产程又称胎儿娩出期，指从宫口开全到胎儿娩出。初产妇最长不超过4h，经产妇不超过3h。第三产程又称胎盘娩出期，指从胎儿娩出到胎盘娩出。一般5～15min，不超过30min。

一、产程生理

（一）产程的疼痛传导途径

第一产程疼痛主要是子宫收缩和宫颈扩张引起的内脏痛。疼痛最初出现在下腹部，随产程进展，会逐渐出现腰骶部、臀部和大腿的牵涉痛，强度也随宫颈扩张和子宫收缩强度频率的增加而增加。潜伏期疼痛局限于T11～T12皮节，但随产程进入活跃期，疼痛累及T10～L1皮节。

分娩疼痛的内脏传入纤维与交感神经纤维伴行先加入子宫阴道丛，然后通过下腹下神经丛，经T10～L1神经根进入脊髓。第一产程末，会阴疼痛的出现标志着胎儿下降和第二产程的开始。盆腔和会阴部结构的拉伸与压缩加剧疼痛。会阴部感觉神经由阴部神经（S2～S4）支配，因此第二产程的疼痛涉及T10～S4皮节。

（二）产程对产妇的生理学影响

在伴有剧烈疼痛的宫缩期间，产妇每分通气量增至300%，耗氧量较妊娠晚期增加60%。严重过度通气导致的低碳酸血症会降低子宫血流量，导致胎儿酸中毒。

每次宫缩会使300～500mL的血液从子宫转移到中心循环，增加心脏额外负担（类似自身输血）。产妇的心脏负荷在分娩后即刻达到最大，强烈的宫缩和骤然解除了下腔静脉阻塞，使心输出量较妊娠晚期增加80%。

（三）药物对宫缩和分娩的影响

七氟烷、地氟烷、异氟烷和氟烷具有剂量依赖性的子宫松弛作用。大剂量会抑制宫缩，增加分娩时出血量，小剂量（<0.75MAC）不会影响缩宫素对子宫的作用。阿片类药物对产程的影响轻微，氯胺酮在剂量小于2mg/kg时几乎没有影响。硬膜外镇痛应用较高浓度的局麻药会影响产力，延长产程，但目前分娩镇痛联用低浓度局麻药和小剂量阿片类药物可以保留运动功能和有效的分娩推进力。

静脉注射缩宫素可诱导或增强子宫收缩，或在产后维持子宫张力，但是快速静脉输注缩宫素会引起血管平滑肌舒张，导致一过性低血压和反射性心动过速。二线缩宫药物甲麦角新碱可以引起强烈和持久的子宫收缩，同时也会收缩血管平滑肌，静脉快速注射会引起严重高血压；卡前列素氨丁三醇（欣母沛）肌内注射可刺激子宫收缩，常见副作用包括恶心、呕吐、支气管收缩和腹泻，严禁用于哮喘产妇。$β_2$肾上腺素受体激动剂利托君和特布他林可以抑制子宫收缩，用于治疗早产。硫酸镁在产科用于预防早产和子痫发作，需要注意的是治疗剂量的硫酸镁会增强非去极化肌松药的神经肌肉阻滞作用。

二、分娩镇痛方法

分娩镇痛遵循产妇自愿和临床安全的原则,通过实施有效的分娩镇痛技术,达到最大程度减轻产妇疼痛的目的。分娩镇痛方法主要有非药物性和药物性两大类。非药物性分娩镇痛方法包括针刺镇痛法和心理支持疗法,如呼吸疗法、音乐疗法、水中分娩等,这些方法的优点是对产程和胎儿无影响,但镇痛效果相对较差。药物性分娩镇痛方法包括椎管内分娩镇痛技术、阴部神经阻滞和全身药物镇痛方法。其中椎管内分娩镇痛技术因其镇痛效果确切,对母婴安全性高,是首选的分娩镇痛。在第二产程镇痛效果不满意时,可联合使用阴部神经阻滞和会阴局部浸润进行会阴部麻醉。当椎管内分娩镇痛方式存在禁忌时,根据医院条件可选择吸入镇痛或静脉使用瑞芬太尼来进行分娩镇痛,但是这些药物容易通过胎盘并影响胎儿,必须在麻醉科医师严密监控管理下方可实施。以下重点介绍椎管内分娩镇痛技术。

(一)分娩镇痛前评估

1. 病史采集　了解产妇既往病史(包括麻醉史)、孕期保健、相关产科病史、抗凝和抗血小板药物使用史、有无腰背部疼痛或外伤史。

2. 体格检查　评估基础生命体征、气道情况、心肺功能,判断是否存在困难气道、严重腰椎病变、穿刺部位感染等禁忌证。

3. 实验室检查　包括血常规、凝血功能检查。

4. 存在合并症或其他异常情况会增加麻醉和镇痛风险者,进行相应的特殊实验室检查,必要时进行多学科会诊。

(二)分娩镇痛前准备

1. 实施分娩镇痛技术前,应备好产妇和新生儿复苏设备及抢救药品。镇痛期间监测产妇生命体征、疼痛评分和胎心情况。

2. 产妇临产后应避免摄入固体食物,可适当摄入清饮料。镇痛前开放外周静脉,根据禁食情况适当补液。

3. 分娩过程中需要产科医师、麻醉科医师、助产士及新生儿科医师多学科合作,共同保障母婴安全。

(三)椎管内分娩镇痛技术

椎管内分娩镇痛技术主要包括硬膜外镇痛、腰-硬联合镇痛和单次蛛网膜下隙镇痛技术。

1. 硬膜外分娩镇痛技术　产科医师评估患者情况后,在产程早期阶段即可实施硬膜外镇痛技术,此时产妇疼痛感较轻,更易配合摆穿刺体位。第一产程镇痛需要 T10~L1 节段感觉阻滞,而第二产程镇痛要求 T10~S4 节段感觉阻滞。产妇可取侧卧位或坐位,选择 L2~L3 或者 L3~L4 间隙行硬膜外穿刺。对于解剖定位不明显的肥胖产妇,超声辅助定位或超声引导硬膜外穿刺有助于定位硬膜外间隙、判断硬膜外隙深度及进针角度。建议使用多孔硬膜外导管置入硬膜外间隙 4~6cm,以便获得足够的感觉阻滞平面。硬膜外隙内置管过短容易导致导管脱出,置管过深会增加单侧镇痛、置入硬膜外静脉的风险。

硬膜外穿刺置管成功后,临床上多采用试验剂量 1.5%利多卡因 3mL(可加入 1∶200 000 肾上腺素,妊娠高血压疾病、子痫前期、心脏病等产妇慎用肾上腺素)排除导管误入血管或蛛网膜下隙。如果试验剂量局麻药误注入血管,将会出现感觉异常,如眩晕、耳鸣、口周麻木感;如果误注入蛛网膜下隙,则会导致下半身麻木和运动阻滞。观察 3~5min 无异常后,给予硬膜外负荷量 6~15mL 的药液,测量镇痛平面同时监测生命体征至少 30min,保证产妇生命体征平稳。

硬膜外镇痛负荷量和维持阶段药物可选用局麻药和(或)阿片类药物。使用低浓度的局麻药联合阿片类药物,可以减少药物的总量,在提供良好镇痛效果的同时减少不良反应,且几乎不引起新生儿呼吸窘迫。目前常用的硬膜外镇痛负荷量和维持阶段的常用药物及浓度见表 35-1，建议实施个体化给药。浓度极低的局麻药通常不会产生运动神经阻滞，患者可以自行走动，这种镇痛方法也被称为"可行走的硬膜外镇痛技术"。

表 35-1 硬膜外镇痛常用药物及浓度

药物		负荷量	维持量
局麻药	罗哌卡因	0.0625%～0.15%	0.0625%～0.125%
	布比卡因	0.04%～0.125%	0.05%～0.125%
	左旋布比卡因	0.04%～0.125%	0.05%～0.125%
阿片类药物	舒芬太尼	0.2～0.6μg/mL	0.3～0.6μg/mL
	芬太尼	0.5～2μg/mL	1～2μg/mL

硬膜外镇痛维持阶段可采用自控镇痛装置。患者自控硬膜外镇痛（patient-controlled epidural analgesia，PCEA）联合连续硬膜外输注（continuous epidural infusion，CEI）技术参数如下：设置背景输注速度 0～12mL/h，产妇自控剂量 5～8mL/次，锁定时间 15～30min。现有研究发现程控间歇硬膜外脉冲技术（每 30min 脉冲 6～8mL，无背景输注量）结合 PCEA 可进一步提高患者满意度。

2. 腰-硬联合镇痛技术 腰-硬联合分娩镇痛技术起效快，镇痛效果完善，适用于第一产程早期严重疼痛或在接近第二产程才接受镇痛的产妇。使用该技术需警惕胎心率减慢的风险和鞘内使用阿片类药物可能引起的瘙痒。

操作准备及监测同硬膜外镇痛，首选 L3～L4 间隙行硬膜外穿刺，使用针内针技术，穿破硬脊膜，确认脑脊液回流后注入药物（表 35-2），留置硬膜外导管，硬膜外给药及方法可参考硬膜外镇痛方案。

表 35-2 蛛网膜下隙常用药物

	阿片类药物	局麻药
单次给药	舒芬太尼 2.5～7μg	
	芬太尼 15～25μg	
		罗哌卡因 2.5～3.0mg
		布比卡因 2.0～2.5mg
联合用药	舒芬太尼 2.5μg	罗哌卡因 2.5mg
	舒芬太尼 2.5μg	布比卡因 2.0mg
	芬太尼 12.5μg	罗哌卡因 2.5mg
	芬太尼 12.5μg	布比卡因 2.0mg

3. 单次蛛网膜下隙分娩镇痛技术 单次蛛网膜下隙镇痛技术适用于可预见的短时间内分娩。蛛网膜下隙注射药物及剂量可参考表 35-2，实施个体化给药。

4. 椎管内分娩镇痛的不良反应及处理 同其他椎管内阻滞相比，椎管内分娩镇痛药物剂量小，浓度低，不良反应并不多见。

（1）低血压：评估低血压原因，排除产科因素。治疗方法包括吸氧、左侧卧位和加速输液，必要时给予缩血管药物。

（2）宫缩乏力：积极进行产程管理，适当调整局麻药剂量及浓度。

（3）胎心率异常：产科常规处理，产妇可吸氧，调整体位，排除镇痛平面过高全脊麻等引起的低血压，加快输液，暂停缩宫素。

（4）镇痛不全：排除其他因素导致的疼痛如膀胱膨胀、宫缩过强、子宫破裂等。检查硬膜外导管位置，如脱出需重新穿刺置管。检查镇痛范围不足或只有单侧阻滞，调整镇痛药液容量或导管位置；若处理无效，重新置管。

（5）硬脊膜意外穿破：按照蛛网膜下隙注药方案给药或选择上一间隙穿刺行硬膜外镇痛。需注意，经过硬膜外隙给予的药物可能通过硬脊膜破口进入蛛网膜下隙，导致高平面阻滞。因此首次剂量需分次给药，根据产妇反应调整剂量。

（6）发热：硬膜外镇痛相关母体发热（≥38℃）的发病机制仍不明确。初产妇、胎膜早破、产程延长、妊娠期特殊生理变化、硬膜外阻滞操作等，均是引起发热的危险因素。目前尚无有效预防措施，治疗应根据母婴监测及检查结果对症处理。

（7）瘙痒、尿潴留：一般是使用阿片类药物不良反应，鼓励产妇下床小便或导尿，掌握阿片类药物适合剂量。

第4节 新生儿复苏

新生儿出生后数分钟内，如果不能建立正常的自主呼吸，发生窒息缺氧时应立即进行复苏。新生儿窒息是新生儿死亡、伤残的重要原因之一。

一、新生儿的临床评估

新生儿出生时窒息缺氧常与胎儿窘迫有关，分娩全过程进行胎儿监测有助于发现胎儿窘迫及评估干预措施的效果。电子胎心监护常用于评估胎儿宫内状态，正常胎心率在110～160次/分。当胎心率基线<110次/分，持续≥10min为胎儿心动过缓。如发现胎心率减慢至100次/分以下，要高度怀疑胎儿发生低氧血症，易发生新生儿窒息。

Apgar评分（表35-3）使用肤色（appearance）、心率（pulse）、对刺激反应（grimace）、肌张力（activity）、呼吸（respiration）五项指标评估窒息程度。在新生儿出生后1分钟Apgar评分0～3分诊断为重度窒息，4～6分为轻度窒息，7～10分为正常。5分钟Apgar评分<7分时，应每隔5min评分一次，直至20min。

Apgar评分敏感性高，是新生儿出生时最简捷实用的初筛评估方法，但特异性低，具有一定的局限性。新生儿出生时严重窒息应立即启动复苏，不应等1分钟Apgar评分结果。

表35-3 Apgar新生儿评分法

项目	0分	1分	2分
肤色	青紫或苍白	四肢青紫	全身红润
心率	无	<100次/分	>100次/分
呼吸	无	微弱、不规则	良好、哭
肌张力	松软	有些弯曲	动作灵活
对刺激反应	无反应	反应及哭声弱	哭声响，反应灵敏

脐动脉采血进行血气分析，通过新生儿血pH、血氧分压、血二氧化碳分压可以判断新生儿有无缺氧、酸中毒及其严重程度。

二、新生儿复苏术

评估复苏主要基于三项指标：呼吸、心率和脉搏氧饱和度。其中心率是最重要的指标。

（一）初步复苏

初步复苏包括保暖、开放通畅的呼吸道和刺激新生儿。

设置产房温度为24～26℃，提前预热辐射保暖台。新生儿出生后均需用预热毛巾擦干、包裹并置于辐射保暖台上进行保温。早产儿特别是极低体重儿,可采用塑料膜保温措施来减少热量散失。维持新生儿头部轻度仰伸,呈鼻吸气位。如气道有较多分泌物且呼吸不畅,可用吸球或吸管清理口、鼻分泌物。如仍无呼吸,用手指弹足底或摩擦背部2次以诱发自主呼吸。如无效,则需要正压通气。

(二)正压通气

新生儿复苏成功的关键是建立有效的通气。

当新生儿呼吸暂停或出现喘息样呼吸或心率<100次/分,要求在黄金时间1min内实施有效的正压通气。即立即用面罩和气囊辅助通气,要求吸气峰压为20~25cmH$_2$O,频率为40~60次/分,吸气时间≤1s,足月儿或≥35周早产儿开始给空气,胎龄<35周早产儿自21%~30%氧气开始,并根据脉搏氧饱和度调整给氧浓度。正压通气开始后,观察胸廓是否起伏,同时连接脉搏氧饱和度仪和3导联心电监测,持续评估心率。

30s有效正压通气后,若心率≥100次/分且自主呼吸恢复,可逐渐停止复苏;若心率在60~99次/分,评估通气的有效性,再做矫正后的正压通气;若心率<60次/分,考虑气管插管,增加氧浓度至100%,并开始胸外按压。

(三)气管插管

新生儿置于轻度仰伸位,使用带直喉镜片(早产儿0号,足月儿1号)的喉镜经口气管插管,选用2.5mm、3mm或3.5mm的气管导管(分别用于体重<1kg、1~2kg和>2kg的新生儿),插管深度为新生儿的体重千克数加6cm,通过胸部听诊确认。喉罩气道是用于正压通气的气道装置,多用于体重≥2kg的新生儿。

(四)胸外按压

在正压通气的同时,开始胸外按压。

胸外按压推荐使用双手拇指环绕手法,即双手环绕新生儿,两拇指置于胸骨下1/3(两乳头连线中点下方),按压深度为胸廓前后径的1/3。按压通气比例为3∶1,要求每2s有3次胸外按压和1次正压通气,达到每分钟120个动作。

胸外按压和有效通气1min后评估心率,如心率≥60次/分,停止按压继续正压通气。

(五)药物

新生儿复苏时很少需要用药。新生儿心动过缓通常源于通气不足和严重缺氧,纠正心动过缓最重要的步骤是有效的正压通气。

1. 肾上腺素 正压通气和胸外按压1min后,心率仍<60次/分,需使用肾上腺素。首选脐静脉给药,若静脉置管尚未完成,可气管内给药。复苏应使用1∶10 000的肾上腺素,静脉用量0.1~0.3mL/kg,气管内用量0.5~1mL/kg,必要时间隔3~5min重复1次。

2. 扩容剂 对有低血容量的新生儿尽管给予了正压通气、胸外按压和肾上腺素,心率仍<60次/分,应使用扩容剂。可经脐静脉或骨髓腔缓慢推入10mL/kg的生理盐水,必要时可重复使用。

3. 其他 如果母体在产程最后4h内曾使用阿片类药物而导致新生儿出现呼吸抑制,可静脉使用0.1mg/kg或肌内注射0.2mg/kg纳洛酮进行拮抗。只有在通气充足但血气分析证实存在严重代谢性酸中毒时才使用碳酸氢钠,输注速度不宜过快,以免引起渗透压增高和颅内出血。对于存在呼吸窘迫综合征的早产儿,可经气管导管给予肺泡表面活性物质。

接受长时间正压通气或高级复苏的新生儿可能有病情变化的风险,稳定后应在新生儿重症监护病房接受密切监护和治疗。

(郑晓春 郑春英)

第 36 章 介入性诊疗的麻醉

本章要点：

- 介入性诊疗麻醉的工作环境、药物和仪器设备、人员配置均不同于手术室内麻醉，麻醉科医师应严格按照工作流程进行麻醉前准备，加强术中监测和苏醒期管理，以确保患者安全。
- 术前评估应基于患者的病史、体格检查及拟实施的诊疗方案进行综合评估，尤其是小儿和无法配合的患者。对于存在基础疾病且正在接受治疗的患者，应根据麻醉、手术需要作必要的调整。
- 麻醉方法选择除考虑诊疗操作的需要、患者身体状况和特殊需求外，还应考虑工作场所的条件配置。一般分为区域（局部）麻醉、监护麻醉和全身麻醉。小儿自控力较差，通常选择全身麻醉。

随着介入放射学诊疗技术的飞速发展，介入性诊断检查与介入治疗日益增多。为了减轻患者对医疗操作的恐惧及不适，提高诊疗的舒适性和满意度，许多检查与治疗需要在麻醉/镇静下进行，尤其是小儿和无法配合的患者。介入性诊疗多在有放射防护的环境中开展，与手术室相比较，该工作场所药物和仪器设备配置不全，麻醉人员较少，医护配合相对不熟悉等特点，导致麻醉风险增加，并发症和不良事件发生率增高。诊疗完成后需在麻醉恢复室（区）进行监测观察，符合离室标准（改良 Aldrete 评分 ≥ 9 分）后方可转回病房或者离院。介入性诊疗引导设备包括 X 线电视透视、超声、电子计算机断层扫描（CT）和磁共振成像（MRI）。医护人员在大型放射设备和强磁场环境下，不可避免会受到辐射危害，因此在介入放射诊疗工作中，需注意加强职业安全防护。

第 1 节 介入性诊疗麻醉的特殊性

一、工作环境的特殊性

1. 介入性诊疗工作场所面积相对狭小，空间封闭，室内光线昏暗，给麻醉管理和病情观察带来很多困难，甚至会影响麻醉和急救操作的顺利进行。

2. 介入性诊疗场所通常远离手术室，工作环境不熟悉且缺乏配置齐全的麻醉设备和急救设施，应严格按照手术室内麻醉要求准备好麻醉机、麻醉监护设备及各种药品，确保在紧急情况下可实施有针对性的急救，如给氧、吸引、除颤等。

3. X 线与 CT 检查时，医护人员应注意辐射防护，如穿戴防护衣，佩戴甲状腺护围等。工作场所应配备可移动铅防护屏风，屏风放置应尽量远离放射设备。除操作者外，其他医护人员尽可能到屏风后躲避，但患者的监护情况必须在麻醉科医师的视野内，麻醉科医师应高度警惕和预防不良事件的发生。

4. 诊疗过程中应注意患者体位护理，避免局部长时间受压，避免神经、关节损伤。调整体位或搬动患者时，应警惕体位变化对呼吸和循环系统的影响，如呼吸道梗阻、气管导管扭曲或移位（误入支气管或脱出声门）、体位性低血压等。

二、造影剂的不良反应

造影剂又称对比剂，是为增强影像观察效果而将密度高于或低于周围组织的化学制品注入人体组织或器官，产生人工对比，借以成像。医用造影剂包括碘剂、钡剂及气体造影剂。不同造影剂的不良反应各有差异，以临床常用碘造影剂为例，不良反应发生率与碘造影剂的类型、渗透压、黏度、患者自身情况等相关。恶心、呕吐、脸红、燥热、皮肤瘙痒等症状常在使用碘造影剂后即刻出现，其中恶心最为常见。严重者可见呼吸困难、低血压，甚至出现过敏性休克和急性冠脉综合征。少数患者还可能出现造影区域缺血、甲状腺功能障碍。对于可纠正的危险因素如低血压、贫血、脱水状态等，造影剂使用前应予以纠正。

三、技术操作的危险性

介入诊疗操作可造成相关脏器及血管损伤。如心导管检查可引起心脏穿孔，致心脏压塞，亦可引起大血管损伤、冠状动脉栓塞、严重心律失常等。因此，在麻醉管理中，应密切观察患者的生命体征及介入科医师的操作进程。

四、麻醉人员与配置条件的特殊性

（一）人员配备

大部分实施介入操作的医护人员对麻醉工作不熟悉，危急事件发生时不能有效协助麻醉科医师救治。因此，建议配备至少2名麻醉科医师，以便紧急情况下完成有效救治。

（二）配置条件

1. 氧源及吸氧装置（中心供氧设备、氧气筒、简易人工呼吸器、鼻导管、面罩）。
2. 多功能监护仪（可监测无创血压、心电图、脉搏、脉搏氧饱和度和呼吸频率等，如条件许可建议配置有创血压、$P_{ET}CO_2$模块）。
3. 麻醉机（具有废气排除系统为佳）。
4. 微量输注泵。
5. 麻醉深度监测仪如脑电双频指数（BIS）监测仪。
6. 负压吸引装置。
7. 急救车（备急救药品及其他急救设备，如困难气道处理工具、除颤仪）。
8. 应急电源插座。
9. 应急照明设备。
10. 充足的工作空间，以备人员操作和麻醉设备放置。
11. 如条件允许建议配置体温监测模块及保温设施。

第2节 麻醉处理原则

一、麻醉前评估与术前用药

麻醉前访视有助于减轻患者术前紧张和焦虑情绪，避免患者交感神经兴奋引起的应激反应。对合并其他疾病或正在接受治疗的患者，应充分评估器官损害程度和代偿能力，纠正术前存在的问题，减少或避免并发症发生，对于可能发生的并发症和不良事件要有充分的认识和紧急处理的准备。合理的麻醉前用药有助于增强麻醉效果，减少术中麻醉药量，防治麻醉并发症。但介入诊疗通常时间较短，成人一般不用术前用药。相较成人，小儿面对陌生环境会有明显的焦虑和恐惧，若强行将患儿与家人分离送至诊疗室，会增加患儿心理痛苦、哭闹和应激反应，基于此原因，提倡患儿术前适当用药。

二、麻醉方法选择

麻醉方法选择除考虑诊疗操作的需要、患者身体状况和特殊需求外，还应考虑工作场所的条件配置。一般可分为区域（局部）麻醉、监护麻醉（MAC）和全身麻醉。介入诊疗操作大多数可在区域（局部）麻醉、MAC下完成，成人常用药物为苯二氮䓬类和阿片类药物的联合使用，咪达唑仑和芬太尼是最常见的组合。丙泊酚可使患者迅速达到麻醉状态，常用于患者的短时深度镇静或麻醉维持。环泊酚作为一种新型静脉麻醉药，其作用与丙泊酚相似，但不良反应发生率低于丙泊酚，目前已广泛用于手术室外麻醉镇静。小儿自控能力差，无法配合，通常选用全身麻醉。

三、麻醉管理

围手术期的麻醉管理涉及术前评估及用药、术中麻醉管理及术后麻醉苏醒和并发症处理。对于术前合并高血压、冠心病、心律失常等基础疾病且正在接受药物治疗的患者，应根据麻醉和诊疗需要作出必要的调整。ACEI 和 ARB 类药物会增加麻醉中低血压的风险，目前循证医学证据推荐手术当天停用。高血压是围手术期发生心肌缺血的重要因素，术前使用 β 受体阻滞剂，可减少围手术期血压波动和心肌缺血的发生，对于术前服用 β 受体阻滞剂者可持续应用到手术当日。使用抗血小板或抗凝药物者，术前应请相应专科医师会诊，评估停药风险，协助调整相关用药。

实施 MAC 及全身麻醉的患者术中需持续监测患者氧合、通气、循环和体温的变化，常规监测包括血压、心电图、脉搏氧饱和度、呼吸频率和 $P_{ET}CO_2$。对于持续时间较长、血流动力学影响较大的检查或手术，还需进行持续有创动脉压监测、血气分析及尿量监测。麻醉科医师应密切关注诊疗进程，熟悉主要操作步骤，依据生命体征和 BIS 监测数值适时调整麻醉深度以适应手术刺激强度，一方面保证患者术中生命体征平稳，另一方面缩短患者术后苏醒时间，提高麻醉质量。介入诊疗结束后，患者即转入麻醉恢复室（区）进行监护观察。术后疼痛及恶心呕吐是苏醒期常见的并发症，可给予非甾体抗炎药或阿片类镇痛药缓解术后疼痛，但应注意非甾体抗炎药的适应证和禁忌证，以及阿片类镇痛药的副作用如恶心呕吐等。诊疗结束前可使用止吐药预防或减轻术后恶心呕吐的发生（详见第 17 章第 4 节），麻醉诱导时预防性给予地塞米松也有一定效果。符合离室标准改良 Aldrete 评分≥9 分（评分内容包括呼吸、脉搏氧饱和度、意识、循环、按指令活动）的患者，在有看护能力的成人陪同下可转回病房或者离院。

第 3 节　常见介入性诊疗的麻醉

一、常见介入性诊断检查的麻醉

（一）心血管造影检查

心血管造影术是将造影剂通过心导管快速注入心腔或血管，使心脏和血管腔在 X 线下显影，从而了解心脏和血管生理及解剖的变化。心血管造影术是先天性和后天性心脏病及血管疾病，特别是冠状血管疾病诊断与治疗的必要手段。该类患者多有心血管功能异常，而检查本身又会带来诸多风险，如心脏压塞、心律失常甚至心搏骤停等，麻醉科医师应充分评估并完善麻醉前准备。心血管造影检查要求患者安静配合无体动，对于成人，检查大多可在区域（局部）麻醉下完成，小儿和无法配合者需在 MAC 或全身麻醉下完成。

1. 麻醉前准备　患者准备同全身麻醉。对于未接受过检查的患儿，通常口服咪达唑仑是有效的，对于有过检查史的患儿，单独使用咪达唑仑可能效果不佳，可同时给予氯胺酮口服或肌注。术前用药量需个体化，以避免呼吸抑制。抗胆碱药一般可用阿托品，对于需避免心率过快者可选用盐酸戊乙奎醚。

2. 麻醉管理及注意事项　右心导管检查是先天性心脏病和肺动脉高压患者的重要检查手段，患者可为小儿和成人。患儿的年龄、心肺功能、发绀程度以及情绪状态都会影响麻醉方法的选择。多数患儿需采用全身麻醉。静脉麻醉诱导时需滴定式给予镇静及镇痛药，检查面罩通气情况并确保通气无障碍后，给予肌松药，然后行气管插管和机械通气。心导管检查术中疼痛刺激并不大，通常采用吸入 1%～2% 的七氟醚维持麻醉。左心导管检查是后天性心脏病或血管疾患，为确定病变部位及其严重程度的检查手段，患者多为成年人。左心导管检查通常可在区域（局部）麻醉下完成，但高压下快速注入造影剂时通常可引起患者不适，甚至发生严重并发症。麻醉科医师可在注入造影剂前给患者吸氧数分钟，给予适当镇静药物，并面罩辅助呼吸，患者自主呼吸下即可完成检查。对于 MAC 或全身麻醉的患者，需注意麻醉深度必须适当，以防止心肌抑制和血管扩张。

3. 常见并发症及处理 ①心律失常：心导管检查和冠状动脉造影时较常见，多由导管或造影剂直接刺激心内膜、瓣膜、腱索导致。处理方法：迅速将导管撤离心律失常诱发点，并依心律失常的性质酌情给予处理。②低血压：血容量不足、麻醉药作用、造影剂刺激、缺氧或高碳酸血症、冠脉气栓、心律失常均可引起血压下降，应依原因给予相应处理。③心力衰竭、急性肺水肿：心功能不全患者可因导管刺激，加压注入造影剂诱发左心衰竭和急性肺水肿。充血性心力衰竭伴发绀的婴幼儿，可因心导管输入液体过多而诱发心力衰竭和肺水肿。应依原因给予相应处理。④气胸：多发生于右心导管检查。在锁骨下静脉穿刺中，患者出现胸闷、气急、呼吸窘迫等症状时，应停止操作，行胸部 X 线检查明确诊断，必要时行胸腔闭式引流。⑤血管迷走神经反射：紧张、疼痛刺激、导管及介入器械对心脏大血管和心室的直接刺激，均可诱发血管迷走神经反射。患者表现为面色苍白、大汗淋漓、恶心呕吐等，严重者心率迅速减慢、血压迅速下降，甚至意识丧失。如患者仅表现为心率减慢，可静推或肌注阿托品，如患者血压下降明显，可静脉给予多巴胺或麻黄碱升高血压。⑥其他并发症：心肌梗死、冠脉破裂、血栓栓塞、急性脑缺氧等。

（二）脑血管造影检查

脑血管造影是通过将含碘造影剂注入颈内动脉、椎动脉或股动脉内，使脑血管显影，观察脑血管本身的形态和病变，以及病变的性质和范围。脑血管造影检查可分为择期造影和急诊造影。择期患者一般全身情况较好，麻醉耐受力良好。急诊患者多数可伴昏迷、颅内压增高、低氧血症、电解质紊乱、酸碱失衡等症状，病情恶化者甚至出现脑疝，麻醉风险较高。麻醉处理除避免造影剂注入时引起患者的不适、体动外，还需保持呼吸道通畅，控制血压，避免脑出血及脑缺血等并发症。

1. 麻醉前准备　患者准备同全身麻醉。

2. 麻醉管理及注意事项　成人一般可配合在区域（局部）麻醉下实施脑血管造影术。但需注意由于高压注射且造影剂渗透压比较高，注入瞬间常可引起患者头部血管扩张，出现短暂轰鸣的感觉或明显的眼球后疼痛，导致患者紧张，出现头部随意摆动，影响患者安全与医师操作，因此可在造影前给予适量麻醉性镇静、镇痛药物。患儿或无法配合者，需采用区域（局部）麻醉复合基础麻醉或全身麻醉。基础麻醉时注意保持气道通畅，必要时行辅助或控制呼吸。药物的选择应视病情和全身情况决定，优选起效快、可控性强的药物，便于术后尽早苏醒。颅内压增高者应避免使用氯胺酮、异氟烷和琥珀胆碱。病情恶化，紧急危重患者宜在全麻气管插管下行脑血管造影，可采用静脉复合麻醉或静吸复合麻醉。麻醉管理应注意避免一切增高颅内压的因素，如缺氧、高碳酸血症和脑水肿等。

3. 常见并发症及处理　①颈动脉血肿：大的血肿可压迫气管，需紧急开放血肿减压，必要时行气管切开术。②出血：年老体弱者、婴幼儿应注意补充失血量。③造影剂有渗透性利尿作用，加之术前禁食水影响，麻醉中应视患者情况补充液体。④其他并发症：造影剂肾病、脑血管痉挛、腹膜后血肿等。

（三）经食管超声心动图与磁共振成像

1. 经食管超声心动图（transesophageal echocardiography, TEE）　TEE 检查是心血管疾病诊断、治疗和疗效评价的重要手段。超声探头置入时可引起患者咽部不适，部分患者耐受性差可造成置入困难，增加操作者的检查难度，甚至引起口腔、咽部及食管的机械性损伤，因此可在镇静、保留自主呼吸的麻醉状态下进行 TEE 检查。麻醉时应避免选择对血流动力学有严重影响的药物，常用药物为咪达唑仑和芬太尼。持续静脉泵注丙泊酚/环泊酚也可安全用于检查，右美托咪定和完善的表面麻醉可减少全麻药物用量，提高麻醉安全。TEE 检查麻醉需持续鼻导管或面罩给氧，当患者出现呼吸浅慢甚至呼吸暂停时，应及时提醒超声科医师暂停检查。即刻采取抬下颌、高流量（大于 6L/min）吸氧，必要时退出 TEE 探头，面罩加压给氧以保证患者氧合。

2. 磁共振成像（magnetic resonance imaging，MRI）检查 MRI 检查噪声大，持续时间长，全程要求被检查者平卧且静止不动，因此患儿甚至部分成人患者常难以配合。MAC 或全身麻醉均可用于 MRI 检查，由于 MRI 检查时麻醉科医师难以靠近患者，气道管理较困难，通常情况下可选择全麻置入喉罩或气管插管，以减少深度镇静时气道梗阻的风险。MRI 检查时间较长，通常需要开放外周静脉便于间断或持续给予镇静药。氯胺酮麻醉后患者会有大量唾液和呼吸道分泌物，并常伴有不自主运动，可影响检查效果。麻醉处理的特殊问题包括：①禁止金属、磁性物品进入检查室。②由于心电图导线穿过动态磁场造成信号失真，因而 MRI 检查时心电图对心肌缺血诊断价值有限。③用于 MRI 检查的特殊麻醉机和监护仪现已供临床使用。

二、心血管介入治疗的麻醉

（一）房间隔缺损、室间隔缺损、动脉导管未闭等先天性心脏病介入治疗

先天性心脏病介入治疗是指经皮穿刺外周血管，在 X 线透视引导和超声心动图的辅助下，利用导管将封堵器推送至心脏病变的相应部位，进行缺损封堵的治疗方法。目前，临床上用于介入治疗的先天性心脏病多为左向右分流病变，如室间隔缺损、房间隔缺损（atrial septal defect，ASD）、动脉导管未闭等。

1. 麻醉前准备 充分了解患儿营养状况和术前用药情况，做到个体化用药。近 2 周有上呼吸道感染史者，围手术期呼吸系统不良事件的发生率增加，应建议延迟手术。一般而言，禁食禁饮原则可以用于患先天性心脏病的婴幼儿，但由于小儿机体耐受性差，在没有静脉补液的情况下应尽量缩短婴儿的禁食时间，禁食时间较长者可静脉滴注适量葡萄糖。麻醉前用药与心血管造影检查相同。

2. 麻醉管理及注意事项 患儿心脏循环存在异常分流，术中易引起呼吸、循环功能紊乱，麻醉方法通常选择喉罩或气管插管全麻，并准备好急救用药。术中需严密观察患儿血压、心率、心电图及脉搏氧饱和度的变化。麻醉诱导面罩通气时，可根据患儿状态和疾病种类选择吸入氧浓度，新生儿及左向右分流患儿应避免吸入纯氧。左向右分流患者，由于肺血流量增加可加速七氟醚吸入麻醉诱导，而静脉麻醉诱导由于药物在肺内的再循环而减慢，易导致麻醉用药过量。术中麻醉维持可采用异氟醚或七氟醚，不推荐小儿长时间输注丙泊酚或在婴幼儿中使用丙泊酚，以免发生代谢性酸中毒等并发症。对于左向右分流病变的麻醉管理还应注意：①维持适当心率、心肌收缩力和前负荷，以保证心输出量。②避免体循环阻力增加，导致体循环灌注不足及氧供下降。③避免肺循环阻力增高，引起右向左分流出现动脉血氧饱和度下降的风险，提高氧分压和适当降低二氧化碳分压有助于降低肺血管阻力。

3. 常见并发症及处理 ①心脏压塞：心脏压塞多见于房间隔缺损封堵术，是介入操作中最严重的并发症。多因导管、导丝或鞘管穿破房壁、封堵器过大磨蚀心房壁所致。术中必须严密监测生命体征，一旦出现进行性血压下降、心率加快、脉压变小的情况，要考虑心脏压塞的可能，有心脏压塞则应立即心包穿刺，并给予升血压、补充血容量等对症治疗。病情重、血压持续下降者尽快转外科手术。②心律失常：可由导管对心室壁的刺激引起，术中须持续关注心电图变化，一旦出现恶性心律失常，应立即提醒介入科医师暂停操作，一般解除刺激后均能恢复。③喉痉挛：多由麻醉过浅、咽喉部分泌物过多、缺氧和二氧化碳蓄积引起，可术前应用抗胆碱药抑制腺体分泌，操作中严密监测呼吸和脉搏氧饱和度的变化。④低体温：术中做好患儿体温保护，导管室温度保持在 23℃以上、应用加温毯保温，避免低体温导致苏醒延迟、凝血功能障碍、酸中毒等。⑤低血压：小儿对缺血耐受性差，术中应重视患儿出血情况，必要时补充红细胞或血制品。⑥其他并发症：封堵器脱落或移位，血小板减少等。

4. 其他先天性心脏病介入治疗 随着临床介入技术的不断发展，介入封堵手术已经成为一些

罕见的先天性血管异常，如冠状动脉瘘、肺动静脉瘘、主肺动脉窗的主要治疗手段之一。冠状动脉瘘是一个或多个冠状动脉与心腔或大血管之间存在异常通道，多主张早期治疗。患儿年龄较小，多不能配合手术，需在全身麻醉状态下进行。手术操作易导致冠状动脉血栓形成、心肌梗死及冠状动脉穿孔等，术中应严密监测患儿心电图变化，尤其是 ST 段改变。肺动静脉瘘分流特点为高流量低阻力的右向左分流，常表现出呼吸困难、发绀、杵状指、红细胞增多和氧分压下降等症状。术中注意改善缺氧症状和预防并发症如脑栓塞的发生。主肺动脉窗又称主肺动脉间隔缺损，即主动脉-肺动脉之间形成交通，造成主动脉向肺动脉的血液分流，其血流动力学与粗大的动脉导管未闭相似，出现心力衰竭和肺血管阻力升高的时间较早，大多数患儿一经诊断即应手术治疗。

（二）经皮主动脉瓣置换术等瓣膜介入治疗

经皮主动脉瓣置换术（transcatheter aortic valve replacement，TAVR）是指将组装好的生物瓣通过导管经股动脉、颈动脉或心尖等置入主动脉根部，替代原有主动脉瓣，在功能上完成主动脉瓣的置换。TAVR 是目前较为成熟的心脏瓣膜介入手术，尤其适用于失去外科手术机会的老年主动脉瓣病变患者。

1. 麻醉前准备　术前麻醉评估注意有无房颤、颈静脉怒张、呼吸急促、周围性水肿等慢性心力衰竭表现及神经认知状态等。除此以外，还应重点关注影像学指标，如瓣口面积、压差或流速、射血分数、肺动脉压，以及有无冠脉病变、有无主动脉钙化、涉及血管有无狭窄、夹层等。充分预判患者术中及术后可能出现的紧急状况。术前适当口服镇静药物可帮助患者缓解入室后的紧张焦虑情绪，避免因心动过速诱发心脏不良事件。β 受体阻滞剂应继续用至手术当天或者术前 24h，已服用他汀类药物应继续使用。

2. 麻醉管理及注意事项　麻醉方法主要依据患者状态、手术路径等进行选择。常用的麻醉方法有区域（局部）麻醉、MAC 及全身麻醉。MAC 及全身麻醉均应按照心血管手术麻醉要求进行准备，体外循环装置应处于备机状态。麻醉诱导应遵循缓慢诱导原则，避免诱导后低血压，注意维持适宜的左心室前负荷。积极处理低血压，尽量缩短低血压持续的时间，必要时使用去氧肾上腺素，对于心功能差者可泵注多巴胺或去甲肾上腺素。术中管理避免心动过速，保证心室的充盈时间，维持足够的平均动脉压和冠脉灌注压，从而保证重要脏器灌注。主动脉病变的患者，特别是主动脉瓣狭窄的患者，难以耐受心房颤动，心房收缩对该类患者心室充盈至关重要，一旦出现房颤，心房收缩功能丧失，心室充盈将明显减少，心输出量降低，应尽快恢复窦性心律。由于患者心输出量明显受限，抗心律失常药可能无效，此时应考虑电复律治疗。

主动脉瓣球囊扩张、生物瓣膜释放是 TAVR 操作的核心，需植入心室起搏器进行快速起搏，以减少心室充盈，从而达到心室无有效射血，确保球囊和瓣膜在正确位置。心室快速起搏前应将心功能调控至最佳状态，可使用小剂量去氧肾上腺素或去甲肾上腺素提高冠脉灌注压。起搏后若出现室性或室上性心律失常，可给予胺碘酮或利多卡因等抗心律失常药物处理，若无法恢复自主心律，则需使用人工起搏器。若出现持续性室性心动过速或心室颤动，立即实施电复律/电除颤，同时应用冰帽行脑保护，必要时应用肾上腺素。

3. 常见并发症及处理　①血管损伤：一旦出现血管夹层、穿孔，应评估损伤大小，可先予球囊扩张止血，严重者可行外科手术修补。②心包积血/心脏压塞：可行心包引流处理，并密切观察，积极维持血流动力学平稳，必要时行外科手术治疗。③传导阻滞：术中出现传导阻滞合并心动过缓可用临时起搏器控制心率，部分患者出院前需要植入永久起搏器。④瓣周漏：轻度及以下的瓣周漏一般无须处理，中重度瓣周漏可再次采取球囊扩张、瓣中瓣置入或介入封堵。⑤其他并发症：冠状动脉阻塞及心肌梗死、脑卒中、急性肾损伤等。

4. 其他心脏瓣膜介入治疗　心脏瓣膜病介入治疗除主动脉瓣置换外，还包括经皮肺动脉瓣置换、二尖瓣置换、三尖瓣置换以及经皮球囊扩张术。经皮肺动脉瓣置换术是最早应用于临床的经皮瓣膜置换技术，主要用于治疗法洛四联症外科矫正术后并发肺动脉瓣反流的患者。对于心功能受损、肺动脉压升高或严重低氧血症的患儿,静脉麻醉诱导是更好的选择,麻醉维持可持续输注瑞芬太尼复合吸入七氟烷。麻醉管理避免肺血管阻力升高,改善右心室舒张功能,避免术后低心排综合征的发生。

二尖瓣复合体解剖结构相对复杂,介入瓣膜研发难度大,经皮二尖瓣置换目前仍处于探索阶段。经皮二尖瓣钳夹术(Mitra Clip)是现阶段较成熟的二尖瓣介入治疗技术。Mitra Clip 是使用特制的二尖瓣夹合器,在经食管超声心动图引导下,将二尖瓣前、后叶中部夹住,使二尖瓣在收缩期由大的单孔变成小的双孔,进而改善或消除二尖瓣反流。患者通常需要气管插管全身麻醉,麻醉药物的选择遵循二尖瓣关闭不全手术的麻醉原则,维持相对较低的体循环阻力可减轻二尖瓣反流,改善心功能,但应避免血压过低。

经皮三尖瓣介入治疗是经颈静脉或股静脉入路将瓣膜植入到上腔静脉和下腔静脉中,以减少反流至心房的血液进一步逆流入腔静脉,起到改善体循环淤血以及减轻全身脏器尤其是腹腔脏器损伤的目的。多数患者术前已存在较严重的右心功能不全,麻醉过程应避免心肌抑制,可用多巴酚丁胺等改善右心功能。该类患者极易发生室上性心律失常,可持续静脉输注胺碘酮。

经皮球囊扩张术即通过介入手段将球囊导管送入瓣口的位置,通过球囊扩张的压力撑开狭窄的瓣膜,达到恢复瓣膜功能和瓣口面积的目的。多选用区域(局部)麻醉或 MAC。

(三)大血管介入治疗

胸腹主动脉瘤是一种主动脉扩张性疾病,多数病情危急,麻醉风险大。经股动脉置入覆膜支架到病变部位是治疗胸腹主动脉瘤的主要方式,可根据患者情况选择区域(局部)麻醉或全身麻醉。患者意识清楚且能够配合可进行区域(局部)麻醉,但为避免围手术期精神紧张、疼痛等因素引起的血压升高和心率增快,以及利于术中实施控制性降压亦可选择全身麻醉。

胸腹主动脉瘤患者常合并高血压,动脉瘤血管壁张力高,随时有破裂大出血的可能。高血压患者需静脉持续输注硝普钠或硝酸甘油,以避免主动脉局部夹层形成和主动脉瘤破裂。术前用药可缓解患者紧张、焦虑情绪,避免引起血压升高、心率增快。麻醉诱导及术中应避免出现高血压,血压宜控制在正常偏低水平。术中持续监测心电图、脉搏氧饱和度、持续有创动脉血压、尿量,视出血量和红细胞压积变化情况补充血容量。气囊、覆膜支架膨胀会阻断主动脉血流,导致主动脉近端的压力迅速增高,注意控制性降压,避免发生严重心、脑血管并发症。

(四)其他介入治疗

1. 射频消融术 射频消融术是通过外周血管将电极导管置入患者心脏内部,找到病灶位置,释放高频电流能量达到毁损病变心肌的目的,是治疗心律失常如心房颤动、阵发性室上性心动过速、室上性心动过速、频发室性期前收缩等以及心肌病的重要方法。成人可在区域(局部)麻醉下完成,小儿由于长时间制动、热刺激等会感到明显不适和疼痛,为避免小儿不适与体动,可采用 MAC 或全身麻醉。

2. 左心耳封堵术 左心耳封堵术是避免房颤患者血栓脱落的非药物治疗手段,封堵器放置过程需借助经食管超声心动图引导,患者多在全麻气管插管下进行。麻醉药物应选用对循环影响轻微的药物,避免血流动力学波动。手术操作期间易发生快速性心律失常,注意控制心室率,维持血流动力学稳定。

3. 心脏杂交手术 心脏杂交手术是指将微创心脏外科技术和心内介入技术相结合的治疗方式,主要用于先天性心脏病、心脏瓣膜病以及冠心病的治疗。术前准备除按心血管手术麻醉准备外,还应在患者体表相应部位贴好体外除颤电极片(位置:心底电极片-右侧背部肩胛下区,心尖电极片-左侧第 5 肋间与腋后线交界处),并连接好除颤仪,确保有效放电。以心脏外科加速康复理念为原则,麻醉方法可采用"快通道"全身麻醉。以小剂量阿片类药物为基础,复合神经阻滞麻醉,以减少全身麻醉用药量,实现术后早期气管拔管。

三、脑血管介入治疗的麻醉

(一)血管内栓塞术

血管内栓塞术是指在影像设备的引导下,通过动脉或静脉内导管将栓塞物、硬化剂等注入病变的供应血管,使之发生闭塞,从而达到控制出血、治疗肿瘤和血管性病变的目的。血管内栓塞治疗适用于颅内动脉瘤、血管性肿瘤的术前栓塞,亦可用于脑和脊髓的动静脉畸形、动静脉瘘或颈动脉-海绵窦瘘的栓塞治疗。脑血管栓塞术操作精细,要求患者绝对无体动,可在MAC或全身麻醉下完成。常用的药物有苯二氮䓬类、阿片类、右美托咪定和丙泊酚等,麻醉维持可选择吸入麻醉或全凭静脉麻醉,原则是保证患者术毕苏醒迅速、平稳,无躁动,能早期进行神经功能的检查。

1. 麻醉前准备   某些颅脑疾病可能影响病人的精神和意识状态,麻醉科医师可通过患者家属完善麻醉前评估,并根据病情特点制定合适的麻醉方案。麻醉前用药应视病情而定,用药原则同神经外科手术麻醉前用药,可预防性给予止吐药。

2. 麻醉管理及注意事项   需全身麻醉的患者,除常规监测外,通常需要持续有创动脉测压,便于术中实施控制性降压。麻醉诱导力求平稳,最大限度降低气管导管或喉罩置入时引起的应激反应,避免呛咳导致颅内压增高,造成颅内动脉瘤破裂出血。除氯胺酮外,大多数静脉麻醉药可不同程度地降低颅内压和灌注压。卤族吸入麻醉药对颅内压、脑血流、脑代谢几乎没有影响,配合适当过度通气可降低颅内压。去极化肌松药如琥珀胆碱可因肌纤维成束收缩而导致颅内压一过性增加。对于术前已存在颅内压增高的患者,术前宜采取脱水、利尿、控制液体入量等措施降低颅内压,术中应重点关注患者有无内环境紊乱、酸碱失衡及因颅内压过度降低引起的神经损伤。

3. 常见并发症处理   对于血栓形成、血管堵塞,可给予肝素治疗。动脉瘤、血管畸形破裂等所致颅内出血,需尽快填塞止血,严重者需紧急行神经外科手术。

(二)脑血管取栓术

脑血管取栓术是急性缺血性卒中的非药物治疗手段,可及时开通闭塞的血管,恢复梗塞部位以及周边组织的血液供应。根据患者术前情况、是否躁动以及严重程度,选择合适的麻醉方法。MAC患者静脉用药应以不抑制呼吸为基本原则,阿片类镇痛药常有呼吸抑制的风险,一般仅用于有明显疼痛症状的患者。

(三)脑血管杂交手术

对于血供丰富的颅内肿瘤、脑血管畸形、颅内外闭塞血管再通及复杂动脉瘤的治疗,杂交手术技术可显著降低出血风险,提高手术成功率。麻醉准备及注意事项同神经外科气管插管全身麻醉。此外,术中还应注意麻醉机管路、监护仪线路摆放,避免管路脱落及线路对DSA设备旋转的影响。

四、外周血管介入治疗的麻醉

肝血管瘤、肝癌介入治疗包括:经肝动脉栓塞,消融治疗,硬化剂注射。目前临床上主要以经肝动脉栓塞及消融治疗为主,适用于瘤体巨大,无法手术切除或者不能够耐受外科手术的患者。为减轻患者治疗中的不适可在MAC或全身麻醉下完成,药物选择与用量均以对肝功能影响最小为原则。静脉麻醉药可选择丙泊酚、环泊酚或依托咪酯,麻醉性镇痛药选择芬太尼、瑞芬太尼或阿芬太尼等,肌松药选择不经肝脏代谢的药物,如顺式阿曲库铵。术中应注意肝功能异常者对凝血功能的影响以及手术操作引起的胆心反射。

肺栓塞、大咯血介入治疗时,患者可有血流动力学不稳定、呼吸功能不全等临床表现,麻醉选择通常以气管插管全身麻醉为主。支气管扩张大咯血患者,需行双腔支气管插管肺隔离术。麻醉前做好紧急抢救准备,备好负压吸引设备。

五、CT 介入治疗的麻醉

消融治疗方法包括射频消融、热消融、冷消融、电穿孔等。CT 引导下射频消融是一种新型微创技术，临床适应证较为广泛，如肝癌、肾癌和肺癌等。在 CT 引导下，将消融针插入肿瘤中心位置后积聚热量，杀死肿瘤细胞。通常区域（局部）麻醉下即可完成，但对因无法耐受高温灼烧而产生的中度甚至剧烈疼痛患者，可采用右美托咪定复合瑞芬太尼等实施 MAC 方案，保留自主呼吸下完成治疗。

疼痛微创介入治疗，是指在 CT 介入引导下，选择性阻滞或毁损靶神经，阻断疼痛信号的传导或解除病变对神经的损害。常用方法包括经皮椎间盘微创消融术、经皮脊柱内镜技术、经皮穿刺内脏大小神经毁损术等。多可在区域（局部）麻醉下完成治疗，但此类患者术前多伴有长期慢性疼痛病史，可造成抑郁、焦虑且对疼痛的耐受力下降，术中可辅以 MAC 缓解不适。

（刁玉刚　王　丽）

第37章 日间手术的麻醉

本章要点：
- 日间手术是指患者入院、手术和出院在1个工作日（24h）内完成的一种手术模式。
- 日间手术的术前访视和风险评估以及签署知情同意书通常在麻醉科门诊进行，手术当天入手术室后须由麻醉科医生再评估。
- 日间手术麻醉方法的选择以及术中管理都应以患者快速康复为目的，即遵循加速术后康复理念。
- 日间手术患者的麻醉方法首选全身麻醉或联合超声引导下的周围神经阻滞，一般不建议选择椎管内麻醉。
- 日间手术后除确保患者苏醒安全外，还要着重关注术后恶心呕吐、疼痛等问题，以促进患者的快速康复。
- 日间手术患者麻醉后出院评分≥9分时，可在监护人陪同下离院。

随着外科技术的进步、微创外科的兴起、麻醉学的发展和医疗管理能力的提升，日间手术在我国得到迅猛发展。2022年国家卫生健康委员会发布了《医疗机构日间医疗质量管理暂行规定》，明确日间医疗是指在24h内完成入院、手术和出院等全流程诊疗服务的医疗服务模式，属于住院服务的组成部分，不包括在诊所或医院开展的门诊手术。日间手术具有提高床位周转率、缩短住院时间、提高医疗资源使用效率、降低住院费用等优势，日渐受到国家政府部门的认可和重视。

第1节 麻醉前评估与准备

通常情况下日间手术创伤小，时间短，整个围手术期对身体机能影响小，但这些患者术前可能合并稳定或潜在不稳定的内科疾病或外科疾病，引起机体相应的病理生理改变，另外患者的精神状态如恐慌、焦虑等也会影响患者病情。充分的麻醉前评估、完善的术前准备不可或缺。日间手术与传统择期手术的区别是术前访视和风险评估以及签署知情同意书通常在麻醉门诊进行，但其实际上仍属于择期手术范畴。此外，必须强调的是考虑到患者在手术等待期间病情变化的可能，手术当天的麻醉科医生须再次对手术患者进行麻醉门诊病史的回顾和术前评估。

一、适合日间手术的患者和手术种类

（一）日间手术及麻醉的适应证

1. ASA Ⅰ级/Ⅱ级患者；ASA Ⅲ级患者如果并存疾病稳定，且经过严格的术前评估及充分的术前准备，亦可接受日间手术。
2. 一般建议选择1~65岁的患者。但年龄本身不作为日间手术的独立禁忌因素，高龄患者应结合手术类型、全身情况、合并症严重程度和控制情况、可选的麻醉方法来综合判断，以决定是否适合日间手术。许多高龄患者，或者一些合并多系统疾病的高风险患者，术前经过充分的治疗和准备，稳定后也可行日间手术。
3. 预计患者围手术期生理机能变化较小或者可控。
4. 预计影响患者出院的术后并发症（如呼吸道梗阻、剧烈疼痛及严重恶心呕吐等）发生率低。

(二)日间手术及麻醉的禁忌证

1. 全身情况不稳定的 ASA Ⅲ级/Ⅳ级患者,术后需较长时间的监护和治疗。
2. 高危婴儿或早产儿,患有不稳定的呼吸系统疾病或心血管系统疾病的患儿。
3. 估计术中失血多和手术创伤较大的患者。
4. 因潜在或已并存的疾病可能导致术中出现严重并发症的患者(如恶性高热家族史,过敏体质者)。
5. 近期出现急性上呼吸道感染未愈、哮喘发作及持续状态患者。
6. 困难气道患者。
7. 估计术后呼吸功能恢复时间长的病态肥胖或阻塞型睡眠呼吸暂停低通气综合征(OSAS)患者。
8. 吸毒、滥用药物者。
9. 心理障碍、精神疾病及不配合的患者。
10. 离院后 24h 无成人陪护的患者。

需指出的是,随着麻醉技术水平的提升,上述情况的患者并不完全是日间手术麻醉的绝对禁忌。部分患者(如困难气道、OSAS 患者)经过麻醉科充分评估和完善的术前准备后,根据医疗单位的医疗水准也可纳入日间手术范畴。

(三)日间手术的种类

原则上日间手术的病种应选择对机体生理功能干扰小、手术风险相对较小、手术时间短(一般不超过 3h)、估计出血量较少、术后疼痛轻、恶心呕吐发生率低且易于控制的手术。2015 年中国日间手术合作联盟正式向全国推荐的日间手术种类一共是 56 种,涵盖消化、骨科、眼科等 9 个学科,而截至 2022 年,由国家卫健委印发的《日间手术推荐目录(2022 年版)》向全国推荐的日间手术种类一共是 708 种。随着外科技术的提高以及日间手术管理的逐步成熟,进行日间手术的种类可能还会增加。各医院应综合考虑其医疗场所、设备条件、医疗水平及患者情况等多方面因素,在确保医疗质量和医疗安全的前提下,选择可开展的日间手术。

二、日间手术的麻醉前评估

(一)日间手术麻醉前评估流程

通常情况下,日间手术麻醉前评估在麻醉门诊完成。2017 年 12 月 12 日,国家卫计委发布《国家卫生计生委办公厅关于医疗机构麻醉门诊和护理单元设置管理工作的通知》,要求医疗机构开设麻醉科门诊和护理单元。麻醉科设立专门的术前麻醉评估门诊,既有利于保证患者的安全,也可有效避免因评估及准备不足导致手术延期或取消,同时还能减轻患者对手术麻醉的焦虑,提高患者满意度。故目前日间手术麻醉前评估流程是:外科医生对拟行日间手术的患者完成必要的常规检查和专科检查后,建议患者去麻醉科门诊进行麻醉前评估;然后根据麻醉前评估结果决定患者行日间手术或传统住院手术(图 37-1)。

麻醉前评估指麻醉科医师在手术前根据患者病史、体格检查、实验室检查以及特殊检查结果等对患者整体状况做出评估,制定麻醉和围手术期管理方案的过程。应麻醉质控的要求,麻醉门诊医生应有一定临床麻醉经验基础,建议至少是主治或主治以上的麻醉科医师出诊以确保麻醉评估的质量。

日间手术患者实施麻醉前应进行两次评估,即手术前在麻醉科门诊进行术前麻醉评估和手术当日再次评估。后者是指日间手术当日主责麻醉科医师应在麻醉实施前参考之前门诊麻醉评估结果进行再次评估,以确定是否适合进行日间手术麻醉以及相应麻醉方案。除常规询问病史及体检,还需特别注意有无新发的疾病或慢性疾病急性发作以及外科手术疾病有无新的变化,如急性上呼吸道感染、不明原因的胸痛、哮喘急性发作、输尿管结石导致血行感染等。

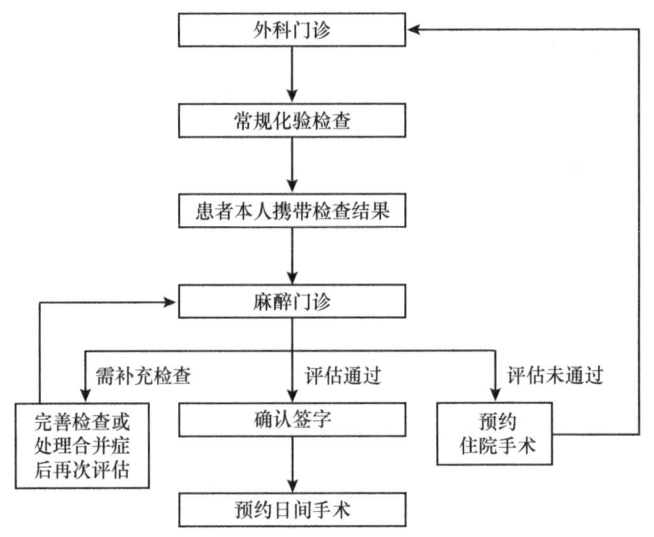

图 37-1　日间手术麻醉前评估流程

（二）日间手术麻醉前评估的基本内容

日间手术麻醉前评估内容主要包括三个方面：获得相关病史、体格检查和化验结果及辅助检查的结果；拟实施的手术情况；处方药和非处方药的使用情况。具体评估内容可参见第 6 章，与传统住院手术患者的麻醉前评估方法基本一致。

总体而言，日间手术麻醉前所评估内容是围绕患者是否可行日间手术麻醉展开。麻醉科医师在评估时，应采取个体化的原则，特别是术前有严重并存疾病或检查结果提示明显异常者，需进一步完善相关检查，必要时请相关科室会诊给予诊治意见或建议按传统手术流程进行。合并症控制不理想的患者，通过调整治疗方案、完善术前准备仍可能赢得日间手术的机会。

三、日间手术麻醉前准备

（一）日间手术麻醉前准备的目的和任务

日间手术患者的麻醉前准备与住院手术患者的麻醉前准备同等重要。与后者不同的是，麻醉前准备除麻醉设备、用具、仪器和药品等方面的准备须在手术室内当天进行外，其他准备（如用药调整）均在术前的麻醉门诊完成。日间手术有些围手术期不良事件的发生与麻醉前准备不足有关，故麻醉科门诊医生在门诊评估阶段进行的麻醉前准备非常重要。

日间手术麻醉前准备的目的：①以加快术后康复为最终目的，尽可能使患者在心理和脏器功能方面处于最佳状态，提高麻醉手术安全性，缩短住院时间。②充分利用麻醉门诊优势、多学科合作，使部分不完全适合日间手术条件的患者在非住院情况下完善术前准备以达到日间手术标准。

麻醉前准备的主要任务包括：①做好患者精神和体格方面的准备。②酌情考虑特殊患者的麻醉前用药。③做好麻醉设备、用具、仪器和药品等方面的准备。具体的术前准备内容详见第 7 章，以下结合日间手术特点作简要概述。

（二）全身脏器功能的准备

麻醉前应尽量改善患者的全身状况，采取相应措施使各脏器功能处于最佳状态。日间手术患者术前并存内科疾病并不少见，故麻醉科门诊医师应充分认识这些疾病的病理生理改变，从而决定术前还应再完善哪些检查，调整现阶段所用的药物方案，使患者在术前达到最佳的功能状态和生理储备，从而降低手术和麻醉风险。在日间麻醉门诊就诊过程中，一些常见的内科疾病，如控制欠佳的高血压、糖尿病、心功能不全、心律失常（房颤、室早等）、凝血功能障碍等，作为门诊医生应熟练掌握其准备原则，具体可参考第6章，积极指导和调整用药方案包括手术当天是否继续用药以及使用剂量等，这些都应在门诊就诊阶段予以明确，从而实现机体各脏器功能的最优化，以促进患者术后快速康复。

另外日间手术麻醉应重视患者发生术后恶心呕吐（PONV）的风险，因为这将影响患者出院时间，不利于日间手术的正常开展，故麻醉科医师应早期识别这些高风险人群并在就诊记录中予以体现，手术当天的麻醉科医师应根据患者风险程度制定预防PONV的合理麻醉方案。

（三）心理方面的准备

患者的术前准备不仅要求生理指标符合标准，同时应进行适当的心理准备。手术前患者难免紧张和焦虑，甚至有恐惧感，对生理功能有不同程度的干扰，影响患者的恢复。麻醉前通过发放健康科普资料、日间手术宣传墙报及签署麻醉同意书等形式与患者进行沟通，就禁食禁饮时间、麻醉方法、手术概要和是否需要家属陪伴等相关事宜向患者作恰当的解释，耐心听取和解答患者提出的问题，消除患者对麻醉及手术的顾虑和恐惧。另外儿童的心智尚不成熟，这类患者行日间手术需格外注意，具体可参考第7章第1节。

（四）术前禁食禁饮的准备

日间手术禁食禁饮时间与住院患者基本一致：成人术前2h禁饮清液体，术前6h禁食固体食物，术前8h禁食油炸、脂肪以及肉类食物。儿童术前禁食时间的标准推荐：术前2h可饮清水，术前4h可喂食母乳，人工喂养禁食6h。

根据手术类型，对进饮无绝对禁忌证的日间手术患者，推荐术前2~4h口服3~5mL/kg富含碳水化合物饮品或其他高能量饮品可降低术后胰岛素抵抗发生率、维持葡萄糖动力学稳定、维持蛋白质平衡、减少餐后激素分泌增加和机体高代谢反应、增强免疫功能、降低术后并发症的发生，有利于术后患者快速康复。

（五）麻醉前用药的准备

麻醉前用药应包括两方面：①患者术前常用药物的指导和准备；②酌情指导使用镇静和抗胆碱能药物。前者主要指患者原有的基础疾病在手术前可能需要调整用药方案（见上述脏器功能准备内容）。而后者主要指的是对于一些有明显焦虑的患者酌情使用镇静药物以使患者情绪安定，产生必要的遗忘作用，或者给予部分人群如儿童使用抗胆碱能药（如阿托品、东莨菪碱等）抑制腺体分泌。一般而言，日间手术不常规使用镇静抗焦虑药物以及抗胆碱能药物，若使用应遵循个体化原则。

（六）麻醉相关设备、用具与药物的准备

麻醉相关设备、麻醉用具及药物的准备要求与住院手术患者的准备并无差异。无论实施何种麻醉，都必须准备麻醉机、监护仪、吸引器、插管用具、急救设备和药物以确保麻醉和手术能安全顺利进行，防止任何意外事件的发生。麻醉实施前对已经准备好的设备用具和药品等，应再次双人检查和核对。

第2节 日间手术的麻醉选择与术中管理

日间手术的麻醉方法选择和术中管理都应遵循加速术后康复（enhanced recovery after surgery，ERAS）的理念，故麻醉科医师在具体实施麻醉过程中应力求尽可能减少患者围手术期的应激反应、减轻患者疼痛、促进器官功能的早期恢复，从而促使患者机体尽快恢复到术前状态。

一、日间手术常用的麻醉方法

（一）全身麻醉

1. 喉罩通气全身麻醉 相对于气管插管全身麻醉而言，喉罩通气方式的全身麻醉降低了声嘶、咽喉痛、肺部并发症的发生率，减少了阿片类药物、肌松药等全身麻醉用药的使用剂量，并提高患者在苏醒期的舒适度。但同时也要考虑到它的一些缺点：主要是术中反流误吸以及喉罩移位导致通气不良的风险。对于一些在诱导时就发现喉罩对位不良的情况应及时改为气管插管麻醉，一般而言只要严格把握喉罩使用指征以及术中严密的监测管理，喉罩通气的全身麻醉是日间手术值得推广和优先选择的一种全身麻醉方法。

2. 气管插管全身麻醉 气管插管全身麻醉也是日间手术常用的麻醉方法之一，对于一些需俯卧位或口腔、头面部手术等而言，气管插管全身麻醉具有其他全身麻醉方法不可替代的优势。气管插管全身麻醉使用的麻醉药物种类和剂量可能要多于其他全身麻醉方法，故在具体实施过程中更要注意合理选用麻醉药，精准调控麻醉深度，有利于日间手术患者术毕快速苏醒，并能在24h内安全离院。

3. 静脉麻醉 静脉麻醉即通过静脉给予镇静、镇痛药物但保留患者自主呼吸、不插管的全身麻醉。它已被广泛用于无痛胃肠镜、无痛人流等门诊手术操作，同样也非常适用于一些疼痛刺激相对较轻且时间短的日间手术，如前列腺穿刺、宫腔镜检查等。静脉麻醉具有苏醒快、舒适度高等优点，相对于部分日间手术而言是非常理想的一种麻醉方法，但因其呼吸抑制、误吸风险、不适合有肌松要求的手术等缺点限制了它的使用，故在日间手术种类中选择静脉麻醉方法应由有经验的麻醉科医师严格把关，同时作好充分的麻醉前准备以提高安全性。

总体而言，全身麻醉具有术中无自主意识、完善的镇痛、完美的肌松要求、绝对的制动、可控性强等优点，是目前日间手术最常用的麻醉方法。

（二）区域（局部）麻醉

1. 周围神经阻滞 超声可视化技术使得神经阻滞定位更准确、成功率更高、并发症更少，甚至可选择性地阻滞某一神经干以满足该支配区域的手术镇痛，同时减少对其他周围神经功能的影响以达到快速康复的目的。超声引导下的臂丛阻滞、股神经阻滞、坐骨神经阻滞、椎旁阻滞、腹横肌平面阻滞等区域神经阻滞已被广泛用于日间手术的麻醉，为患者术中术后提供完善的镇痛，提高了患者的舒适度和满意度。

2. 局部浸润麻醉 对手术部位作局部浸润麻醉是减轻术后早期疼痛最简便、最安全、最经济的方法，也是日间手术后镇痛方法常用的一种选择。

3. 椎管内麻醉 椎管内麻醉尤其是蛛网膜下隙阻滞镇痛效果确切，避免了全身麻醉相关不良反应。但该麻醉方法可能导致术后尿潴留，需要患者下肢感觉、运动功能完全恢复后方能回家，可能延长留院时间；同时可能并存术后数天内发生神经损伤、感染等并发症，不适合在日间观察，故椎管内麻醉不作为日间手术患者的首选麻醉方法。

（三）监护麻醉

监护麻醉（MAC）一般指在局麻手术中，由有经验的麻醉科医师根据患者情况以及手术特点合理选择镇静、镇痛药物实施适度镇静和（或）镇痛，并监测患者生命体征。这种麻醉方法往往适用于一些紧张、焦虑的局麻患者，或为一些病情复杂的患者提高局麻手术中的安全性，其主要目的是确保患者术中的安全，同时提高其舒适度和满意度。理想的MAC应该使患者轻度镇静（能唤醒、无呼吸抑制）、无不自主体动、无疼痛、配合度高、在安静舒适的环境下完成手术，如一些老年患者行白内障等局麻手术以提高术中的安全性。

二、日间手术的术中监测和管理

（一）日间手术的术中监测

日间手术患者所需的常规监测项目与住院手术患者基本一致，包括心电图、无创血压、脉搏氧饱和度（SpO_2）、呼吸、呼气末 CO_2 分压（$P_{ET}CO_2$）等。条件允许时可行肌松监测和麻醉深度监测。对于一些基础疾病比较复杂、术中可能发生循环剧烈波动或可能存在内环境紊乱的患者可酌情监测有创动脉压、动脉血气、中心静脉压等。随着日间手术种类的增加、日间手术患者准入标准的放宽，一些 ASA Ⅲ级和高龄患者行日间手术日益增多，适时应用这些有创监测项目可提高术中的安全性和麻醉质量。

（二）日间手术的术中麻醉管理

在确保手术麻醉安全的前提下，日间手术管理应积极提倡快速康复的理念，优化麻醉方法和用药、提供良好的操作条件以满足微创手术的需要、加快术后麻醉恢复、保障完善的术后镇痛、减少或避免术后麻醉的副反应及早期并发症，使患者手术后能尽快恢复到术前状态。

1. 麻醉用药　为达到术后快速康复的目标，全身麻醉用药应遵循选择起效快、作用时间短、消除快、对肝肾功能影响小的药物。瑞马唑仑、丙泊酚、环泊酚、依托咪酯、七氟烷、地氟烷等均可安全用于日间手术麻醉。对于镇痛药物，麻醉科医师应根据患者情况和手术类型选择不同种类的阿片类药物，如芬太尼、舒芬太尼、阿芬太尼、瑞芬太尼等。对于肌松药物，可选择中短效非去极化肌松药。全身麻醉实施过程中同时要兼顾全身麻醉苏醒后的质量，如有无延迟性呼吸抑制、恶心、呕吐、尿潴留、疼痛等。因此，条件允许情况下可考虑全身麻醉联合周围神经阻滞以提供完善的镇痛并减少全麻用药总量。对于存在 PONV 高风险的人群，建议使用全凭静脉麻醉（包括联合周围神经阻滞），酌情使用抗呕吐药物以降低术后呕吐的发生率，最终提高患者术后的舒适度，实现快速康复和 24h 出院的目标。

2. 循环管理　一般情况下日间手术创伤小、出血少、耗时短，手术对机体循环产生剧烈波动的概率较小，术中循环管理相对简单。但日间手术围手术期因手术、麻醉、患者自身因素等导致血压波动仍不在少数，麻醉科医生应根据监测指标综合分析，在术中进行精准、个体化的液体治疗，合理使用心血管活性药，确保脏器良好的灌注，同时也避免液体过负荷。

3. 呼吸管理　日间手术麻醉术中呼吸管理以维持有效通气和氧合为目标。对于手术时间长、腹腔镜手术患者及合并肺部疾病的患者可采用保护性肺通气策略，其主要措施包括小潮气量（6～8mL/kg）、低吸入氧浓度、呼气末正压通气及间断性肺复张。术中应根据呼气末二氧化碳分压、氧分压等调整通气参数，对于特殊体位或腹腔镜手术的患者，呼气末二氧化碳分压并不能如实反映动脉血二氧化碳分压，必要时根据动脉血气分析指导呼吸参数的调节。全麻期间纯氧通气可增加术中及术后肺不张的风险，因此麻醉期间应避免高浓度氧气吸入。对于拟行区域阻滞麻醉、MAC 的患者术中建议常规吸氧。

4. 体温监测和管理　术中低体温可增加切口感染风险，增加围手术期心血管事件风险，诱发凝血功能障碍，影响机体药物代谢，导致麻醉苏醒延迟等。因日间手术本身的特点，低体温虽并不多见但仍不可忽视，防治低体温也是日间手术 ERAS 的组成部分。因此建议对于全麻手术麻醉时间>30 min 的患者，术中进行体温监测并予主动保温措施维持患者体温≥36℃。保温措施包括环境温度调控、压力暖风毯、加温输注液体、加温冲洗液等。

第3节　日间手术的术后管理

对于麻醉科医师而言，日间手术患者术后的管理主要包括恢复室的苏醒监测管理、病房以及出院后的随访观察。在这些过程中除确保患者苏醒安全外，还要着重关注疼痛、PONV 等问题，以促进患者的快速康复。

一、日间手术的麻醉恢复

日间手术麻醉后恢复通常分为三个阶段：①早期阶段，麻醉后苏醒室（PACU）阶段：通常指的是手术结束后停止麻醉到患者恢复意识、保护性反射和运动能力的阶段。在 PACU 期间，由恢复室的麻醉科医师和护士严密监测患者生命体征，并及时发现和处理手术或麻醉后并发症。当改良 Aldrete 评分≥9 分时，即可将患者转入日间手术病房。②中期阶段，即日间手术病房阶段：患者从 PACU 返回日间病房休息至逐步能下床活动/排便，并在监护人陪同下准备出院。为尽量缩短患者住院时间，达到术后尽早回家，减轻经济负担的目的，有些医院根据需求常常设有"第二阶段恢复室"。一般而言符合中转至"第二阶段恢复室"往往是实施静脉麻醉或简短全身麻醉后的患者，而该类手术俗称为"日归手术"，即当天入院、当天手术、当天出院。在保障安全的情况下，在 PACU 待至神志、呼吸、运动恢复良好，能够独自坐立、站立、行走后便可以进入"第二阶段恢复室"。在这个区域通常设有躺椅或是坐椅，患者在该区域休息，接受照顾直至能够正常自由活动，便可在监护人陪同下办理离院。在前面所述的两阶段除保障安全外，也要兼顾患者的舒适度，积极处理 PONV、疼痛等问题。③晚期阶段，即居家恢复阶段：患者出院后居家休息至所有功能完全恢复，能正常进行日常活动和工作。

二、日间手术的术后镇痛

日间手术后疼痛是导致患者延迟出院的重要因素，有效的疼痛管理和治疗是促进患者尽早康复、及早出院的重要措施。应遵循以下原则：①在确保安全的前提下，达到有效的镇痛；②无不良反应或不良反应发生率低且轻微，患者易于耐受；③镇痛不妨碍日常活动或功能锻炼的进行；④方法简单、实用。日间手术的术后镇痛具体策略分两步：第一步，根据手术创伤情况对疼痛程度、病因等进行充分评估；第二步，根据评估结果采取相应的镇痛治疗方案。

（一）日间手术的术后疼痛评估

日间手术术后疼痛评估包括疼痛强度、疼痛病因、镇痛效果及副作用、患者满意度评估等。简便、准确且及时的疼痛评估是解决患者术后疼痛的重要前提。在术后急性疼痛中，疼痛强度是最重要的评估之一，应在患者的静止状态和运动状态分别评估其疼痛强度；在镇痛治疗前后再次进行疼痛评估，而后根据评估结果调整镇痛治疗方案。术后疼痛强度评估方法主要有视觉模拟量表、数字评定量表等，具体可参考第 20 章第 1 节。

（二）日间手术后的镇痛策略

1. 日间手术后镇痛 日间手术后疼痛管理采用预防性镇痛和多模式镇痛策略，并贯穿术前、术中及术后。首先术前常规超前镇痛：可给予患者口服非甾体抗炎药以减少术后阿片类药物的用量和减轻术后疼痛，一般不给予阿片类药物。术后可能出现中、重度疼痛的患者优先考虑术中或术后给予超声引导下的周围神经阻滞或伤口局麻药浸润的镇痛策略，如腹部外科手术可在超声引导下进行腹横肌平面神经阻滞或椎旁阻滞。其次也可以考虑术后使用镇痛药物，其管理要点包括：①术后镇痛药物首选口服用药，尽量避免肌注给药；②弱阿片类药物主要用于轻、中度急性疼痛的治疗，强阿片类药物可用于中、重度疼痛的治疗，对于内脏痛明显的患者可考虑使用 κ 受体激动剂；③加巴喷丁、普瑞巴林、氯胺酮、利多卡因、右美托咪定等作为多模式镇痛的一部分；④评估疼痛治疗效果，及时调整疼痛治疗计划；⑤对于接受阿片类药物疼痛治疗的患者监测不良事件，并予相应处理。

2. 日间手术出院后的随访镇痛 日间手术患者住院时间相对较短，医务人员对患者术后镇痛的效果通常难以全面评估和完整记录。即使给予了良好的术后镇痛方案，仍有部分患者离院回家后遭遇持续性中到重度的疼痛感受。因此应保持对出院后的患者进行定期密切随访，及时评估其居家疼痛情况和镇痛效果，以便随时指导患者使用口服镇痛药，在保障安全的前提下实现有效的镇痛。

三、日间手术的离院标准和术后随访

（一）日间手术患者术后离院标准

患者的离院标准包括稳定的生命体征、自由活动且无明显头晕头痛、呕吐轻微、手术部位出血很少且疼痛轻微。具体可按麻醉后出院评分系统（PADSS）（详见第22章第1节）来判断，通常情况下当评分≥9分时患者可在监护人陪同下离院。

需注意患者离院前应有家属陪同，并且以书面形式告知患者及家属术后注意事项：如24h内患者不能驾驶车辆、进行高危作业或是做重要的决策。并且告知患者可能存在的短期术后症状，如在24h内存在轻微头痛、头晕、恶心、呕吐、肌肉酸痛或是伤口疼痛。完善的告知可大幅度减轻患者离院居家恢复期的紧张情绪，但需强调如果症状持续或加重，应及时联系随访医生。

（二）术后随访

虽然日间手术患者在术后达到了离院标准，但仍有部分患者可能出现医疗安全或康复问题需要观察和随访，因此医院建立完善的日间手术后随访制度是必须且极为重要的。随访的医护人员通常在术后第一天通过电话对患者进行询问以了解患者的恢复情况，一方面可及时发现异常情况并及早进行干预治疗，另一方面便于指导诸如镇痛药物使用方法、伤口护理、呼吸功能锻炼等康复问题。该随访工作应持续至患者完全康复。

（苏殿三　朱　辉）

第 38 章 诊疗性操作的麻醉

本章要点：

- 诊疗性操作的麻醉是指在基本的监护条件及抢救措施的基础上，通过应用适当的麻醉镇静和（或）镇痛等药物以及相关麻醉技术，使患者达到一定程度的镇静或麻醉状态，以消除或减轻患者在诊疗过程中的疼痛和不适感，同时为诊疗医生提供良好的操作条件。

- 诊疗前评估应结合患者病史、体格检查及拟施诊疗性操作进行综合评估，重点关注困难气道、反流误吸风险，高龄及严重合并症的患者应做相关系统检查。

- 诊疗性操作理想的麻醉状态应确保患者安全、舒适、无记忆，且操作易于实施。麻醉深度受患者年龄、健康状况、正在使用的药物、诊疗前焦虑状态、疼痛耐受程度、操作类别及操作者熟练程度等因素影响。

- 麻醉恢复期监测是诊疗性操作的麻醉中的重要环节，包括监测患者的生命体征、意识状况、皮肤黏膜颜色、呼吸及气道通畅情况等。排除低氧血症及心血管抑制等风险，且无明显并发症的患者可以离院。

诊疗性操作的麻醉是指在基本的监护条件及抢救措施的基础上，通过应用适当的麻醉镇静和（或）镇痛等药物以及相关麻醉技术，使患者达到一定程度镇静或麻醉状态，以消除或减轻患者在诊疗过程中的疼痛和不适感，同时为诊疗医生提供良好的操作条件。诊疗性操作的麻醉是舒适化医疗的基础和核心，是实现精准安全医疗、快速康复、提高患者满意度的重要方法。诊疗性操作的麻醉贯穿患者诊疗全程。操作过程中除涉及镇静与麻醉管理外，还需应对随时可能发生的不良反应及紧急情况的抢救，因此一般需麻醉科医师主导麻醉。

第 1 节 诊疗性操作的麻醉处理原则

一、适应证与禁忌证

1. 适应证 ①所有因诊疗性操作需要并愿意接受麻醉的患者；②对诊疗性操作心存顾虑或恐惧感、高度敏感而不能自控的患者；③时间较长、较复杂的诊疗性操作；④一般情况良好，ASA Ⅰ或Ⅱ级患者；⑤处于稳定状态的 ASA Ⅲ或Ⅳ级患者，在密切监测条件下可酌情考虑。

2. 相对禁忌证 ①存在严重器官功能障碍的患者，如近期发生心肌梗死或脑梗死，或患有严重的心脏传导阻滞、恶性心律失常，存在重要器官功能失代偿，处于哮喘持续状态或急性期，合并严重肺部或上呼吸道感染等；②没有监护人（或委托人）或监护人不在场的特殊人群，如儿童或患有精神类疾病的青少年患者等。

二、诊疗前评估与麻醉准备

（一）诊疗前宣教与准备

在诊疗前，根据不同类型的诊疗操作，向患者介绍相应的麻醉方案以及诊疗操作的细节，以确保患者和家属对诊疗过程有清晰的认识，减少不必要的担忧，并更好地配合诊疗的实施。建议患者在诊疗前一定时间内戒烟戒酒，以促进诊疗后的恢复。

(二)诊疗前评估

评估内容应等同于手术室内患者的术前评估,重点判断患者是否存在困难气道、阻塞型睡眠呼吸暂停低通气综合征、急性上呼吸道感染、肥胖及其程度、哮喘等可能导致严重呼吸系统事件的情况;是否存在急性冠状动脉综合征、未控制的高血压、严重心律失常和心力衰竭等可能导致严重心血管事件的情况;是否存在胃肠道潴留、消化道活动性出血、反流或梗阻等可能导致反流误吸的情况。

(三)诊疗前禁饮禁食

禁饮禁食的原则应根据患者的年龄和既往健康状况来确定(详见第7章第1节)。对于存在上消化道梗阻、胃排空功能障碍、胃潴留、胃食管手术史、糖尿病等情况的患者,需要综合考虑麻醉深度,必要时延长禁饮禁食时间。紧急情况下可以进行超声或影像学检查评估胃内容物,并在麻醉前进行胃肠减压。此外,也可以考虑进行快速顺序诱导气管内插管,以保护气道并减少反流误吸的风险。

(四)诊疗前用药

在诊疗前,通常不推荐给予镇静和抗胆碱能药物(如阿托品等),尤其是老年患者应慎用抗胆碱能药物及苯二氮䓬类药物,以避免增加诊疗后谵妄的风险。对于儿童患者,如果需要诊疗前用药来减轻分离恐惧和焦虑情绪,应谨慎选择药物、确定剂量和给药方式。

三、麻 醉 方 案

(一)麻醉方法、药物选择和麻醉深度管理

1. 麻醉方法 诊疗性操作过程中应用镇静/麻醉药物可使患者意识水平下降或消失。根据患者意识水平受抑制的程度,麻醉深度可分为四级:轻度镇静、中度镇静、深度镇静和全身麻醉(表38-1)。诊疗性操作所需的麻醉深度受到多种因素的影响,包括患者的年龄、健康状况、正在使用的药物、诊疗前的焦虑状态、疼痛耐受程度、诊疗性操作的类型及操作者的熟练程度等。在确定适当的麻醉深度时,需要进行全面的评估,包括患者的病史、体格检查结果、心理状态和诊疗性操作的性质等,同时还需要与患者和家属进行充分的沟通,解释不同麻醉深度的优缺点以及可能的风险和并发症。根据评估结果和患者的意愿,选择最适合患者的麻醉方案,并在操作过程中密切监测患者的生命体征和反应,以确保患者的安全和舒适。

表38-1 诊疗性操作的麻醉深度及其评估要点

项目	轻度镇静	中度镇静	深度镇静	全身麻醉
Ramsay镇静评分	2~3分	4分	5~6分	—
反应	对语言刺激反应正常	对语言或触觉刺激存在有目的的反应	对非伤害性刺激无反应,对伤害性刺激有反应	对伤害性刺激无反应
通气功能	无影响	足够,无须干预	可能不足,可能需要干预	通常不足,通常需干预
心血管功能	无影响	通常能保持	通常能保持	可能受损

2. 麻醉药物的选择和使用 应根据药物的起效、达峰和持续时间选择满足操作需求和患者耐受的最小用药剂量,可分次给药或持续输注。在联合用药时,需要考虑药物之间的协同效应以及呼吸、循环抑制的风险。因此,应选择短效或可滴定的药物,并在使用过程中密切监测患者的生命体征,及时调整药物剂量以确保安全。正确选择药物、合理控制用药剂量、密切监测患者的生命体征以及处理可能的不良反应及并发症可保证诊疗过程的安全。

3. 麻醉深度管理 定时评估麻醉深度是确保患者在手术或诊疗过程中处于适当麻醉状态的关

键,既可保证诊疗性操作的顺利进行,又可避免麻醉过深引起的不良反应。常见的方法是通过患者的反应(包括指令应答或其他形式的双向交流)来评估麻醉深度。此外,也可以借助一些镇静量表来评估患者的意识水平,如 Ramsay 评分、MOAA/S 评分等。这些评分系统可以帮助医生更客观地评估患者的麻醉深度,并据此调整麻醉药物剂量。在一些情况下,可能需要更精确的麻醉深度监测,如使用脑电双频指数(BIS)等监测设备。总之,应根据患者的具体情况选择合适的评估方法和监测设备,并结合患者的临床表现和生理参数进行综合判断和调整。

(二)麻醉中监测

在麻醉过程中,为确保患者安全,常规进行以下监测:无创血压、心电图、脉搏氧饱和度及呼吸频率。对于存在严重心肺疾病或血流动力学不稳定的患者,应额外进行有创动脉血压的监测。为评估通气效果,可利用面罩、鼻导管、口咽/鼻咽通气道、喉罩或经气管导管监测呼气末二氧化碳分压($P_{ET}CO_2$)。若手术时间较长,建议进行体温监测。

(三)气道管理与肺通气策略

1. 鼻导管吸氧 诊疗性操作的麻醉前常规鼻导管吸氧,可明显降低诊疗中低氧血症的发生率。鼻导管吸氧的氧流量通常设置为 3~4L/min,而深度镇静时则需要更高的氧流量(6~8L/min),充分吸氧去氮,从而增加氧储备。诊疗中应持续吸氧,并常规监测脉搏氧饱和度,在中、深度镇静或患者合并呼吸系统疾病时,建议进行呼气末二氧化碳分压监测。

2. 面罩通气 面罩能够贴合面部形成一个相对紧密的空间。与鼻导管吸氧相比,面罩有聚氧功能,可提供更高的氧浓度。对于深度镇静下 $SpO_2<90\%$ 的患者,应及时给予面罩辅助通气。对于阻塞型睡眠呼吸暂停低通气综合征患者,应考虑存在困难气道的风险,除面罩外,困难气道相关工具设备应准备齐全,触手可及。

3. 口咽、鼻咽通气道通气 当面罩吸氧、双手托颌法无法改善低氧血症时,口咽通气道置入可快速解除大部分患者的上呼吸道梗阻。鼻咽通气道可有效预防舌根后坠引起的气道阻塞,还可促进深度镇静时自主呼吸功能恢复。与口咽通气道相比,鼻咽通气道不易移位,轻、中度镇静下鼻咽通气道的耐受性更高,喉痉挛的发生率更低。

4. 高频通气 适用于深度镇静下的(支)气管镜诊疗操作,较常规吸氧能更有效地改善氧合。

5. 经鼻高流量湿化氧疗 重度肥胖、有阻塞型睡眠呼吸暂停低通气综合征病史、呼吸系统疾病、脏器功能障碍、高龄衰弱的患者,诊疗体位或操作显著影响呼吸功能时,可应用经鼻高流量湿化氧疗技术,以改善氧合、延长无通气安全时间。

6. 机械通气 气管插管全身麻醉适用于气管远端及支气管内的长时间诊疗操作,操作时间长、有潜在误吸风险以及患者体位可能明显影响呼吸的消化内镜操作。喉罩适用于声门下(气管与主支气管)的诊疗操作,以及预计时间较长的结肠内镜黏膜下剥离术、宫腔镜及输尿管、膀胱镜诊疗等。

(四)循环管理及液体治疗

在操作过程中,应密切监测心电图,注意心率(律)的变化和异常,并根据需要决定是否使用心血管药物(如麻黄碱、阿托品等)。抢救车及除颤仪应随时可用。一般患者每 3~5min 行无创血压测量,但对于合并严重心肺疾病患者,应进行有创动脉压监测。

对于行肠道准备或禁食禁饮时间过长,麻醉前有脱水趋势的患者,应在麻醉诱导前适当补液,以防止发生循环衰竭和其他与脱水相关的并发症;补液的方式和补液量应根据患者的具体情况(如体重、脱水程度、肾功能等)确定。对于存在大出血风险的患者,建议使用 18G(或更粗)的套管针开放外周静脉通路,以确保在紧急情况下能够快速、有效地进行输液和输血。对操作时间较长(>4h)的诊疗性操作,建议留置导尿。

（五）麻醉并发症及处理

1. 呼吸系统并发症

（1）呼吸抑制：镇静或镇痛药物相对过量或推注过快，以及患者心肺功能较差等都会增加发生呼吸抑制的风险。应加强患者的呼吸监测，如呼吸频率、潮气量、气道压、$P_{ET}CO_2$和SpO_2等指标，以便及时发现呼吸抑制情况并及时采取辅助/控制通气措施，确保患者安全。

（2）上呼吸道梗阻：对于疑似舌后坠的患者，应采取托下颌等措施，并考虑放置口咽/鼻咽通气道，同时增加吸氧流量，必要时嘱诊疗医生暂停检查，采取面罩控制通气，如仍无效应考虑放置喉罩或行气管内插管。

（3）喉痉挛：在麻醉深度不足或患者过度紧张的情况下，进行胃镜或（支）气管镜操作可能引发喉痉挛。为了预防这种情况的发生，应确保患者表面麻醉效果良好，并且达到适当的麻醉深度。如果喉痉挛已经发生，应立即停止所有操作，给予患者面罩加压给氧并加深麻醉。必要时，可以考虑给予肌松药来减轻喉痉挛的程度。

（4）反流误吸：原因包括深度镇静使咽喉反射受到抑制，胃肠道蠕动减弱，消化内镜检查中大量注气注水，部分患者伴有上消化道梗阻、出血等。因此需严格禁食禁饮，出现呕吐应立即侧卧，清理口腔。一旦发生误吸，立即头低足高右侧卧位，上消化道内镜操作时可退内镜并沿途吸引，必要时气管插管，在支气管软镜明视下吸尽误吸液体及异物，行机械通气，纠正低氧血症。

2. 循环系统并发症

（1）心律失常：诊疗性操作及镇静/麻醉药物均可能引起心律失常。当出现窦性心动过缓时，可以考虑静脉注射阿托品（0.2~0.5mg）。若伴随血压下降，可选用麻黄碱（5~10mg）单次静脉注射。对于患有缺血性心脏病的患者，在诊疗性操作中应特别警惕可能诱发或加重心肌缺血的风险。为此，应采取措施确保充分吸氧、加强监测，并维持心肌氧供与氧耗的平衡。

（2）诊疗中出血：少量出血通常无须特殊处理，但对于出血风险高或出血量较大的患者，需要确保其循环功能的稳定，积极采取止血措施并查明出血原因进行治疗；在胃镜或（支）气管镜操作中应特别注意保护气道以防止误吸。

3. 其他并发症　其他诊疗相关并发症包括气胸、气栓、穿孔等，在处理这些并发症时，与诊疗医生之间的密切沟通尤为重要，以便及时了解诊疗操作的进展情况和患者的生命体征，及时发现并处理并发症可以有效降低患者的风险。老年患者保护性反射降低，应加强监护，警惕误吸、苏醒延迟、坠床和跌倒等风险。

四、麻醉恢复与管理

在麻醉恢复期，对患者进行生命体征监测是重要环节。这包括监测患者的血压、心率、呼吸、脉搏氧饱和度等指标，同时观察患者的神志状态以及有无恶心呕吐等并发症。在患者离院前，需要确保其生命体征稳定，并排除潜在的风险因素。门诊接受诊疗性操作的麻醉患者，可使用改良的Aldrete评分来评估其离院条件（详见第22章第1节）。评分超过9分的患者，建议在亲友陪同下离院。此外，还需要向患者及其家属提供详细的离院指导和康复建议。如为住院患者，则按麻醉恢复常规管理。

第2节　不同诊疗性操作的麻醉

一、消化内镜诊疗的麻醉管理要点

消化内镜诊疗的麻醉适用于胃镜、结肠镜、小肠镜、超声内镜、内镜下曲张静脉套扎术、食管异物取出、内镜黏膜下剥离术（endoscopic submucosal dissection，ESD）、经口内镜食管下肌切开术（peroral endoscopic myotomy，POEM）、内镜下逆行胰胆管造影术（endoscopic retrograde cholangiopancreatography，ERCP）等消化内镜诊疗技术。

（一）胃镜、结肠镜诊疗性操作的麻醉

1. 诊疗前评估与麻醉准备 诊疗前评估应重点关注困难气道、反流误吸的风险。对于高龄及严重合并症的患者，建议进行相关系统检查。

禁食禁饮：患者应禁食至少 8h，禁饮至少 2h。对胃排空无异常的患者，诊疗前 2h 可适量饮用清流质饮料包括清水、糖水、无渣果汁、碳酸类饮料等，不包括含酒精类饮品。胃肠道诊疗前准备可参照有关消化内镜手术指南。对于存在上消化道梗阻、胃排空障碍、胃-食管反流、贲门失迟缓等特殊患者，应适当延长禁饮禁食时间，并在必要时进行诊疗前胃肠减压。

2. 麻醉方法

（1）中度镇静：主要适用于 ASA Ⅰ～Ⅲ级、能够合作的患者。静脉给予舒芬太尼 0.1μg/kg 或咪达唑仑 1～2mg；术中根据需要酌情追加剂量。也可采用小剂量瑞芬太尼滴定法给药或静脉泵注右美托咪定等其他方法。胃镜诊疗患者可于麻醉前在咽喉部喷洒表面麻醉药或含服利多卡因凝胶。

（2）深度镇静：适用于大多数呼吸功能储备良好的患者。自主呼吸下充分吸氧去氮，静脉给予舒芬太尼 0.1～0.2μg/kg，或瑞芬太尼 0.4～0.6μg/kg，复合使用丙泊酚达到深度镇静状态。在诊疗过程中，应确保维持稳定的麻醉深度，使患者保持无知觉和无体动的状态，直至诊疗结束。

3. 麻醉中监测 常规监测包括呼吸监测（呼吸频率与呼吸幅度）、血压监测（间隔 3～5min）、心电监测（心率、心律的变化）和氧合监测（脉搏氧饱和度）。在条件允许的情况下，可以使用面罩、鼻导管、鼻咽通气道等监测 $P_{ET}CO_2$。

4. 诊疗后管理 麻醉后患者均需进入麻醉恢复室（区），待其生命体征平稳，且定向力恢复后，经麻醉科医生评估确认后方可离开内镜中心。

（二）超声内镜的麻醉

超声内镜结合了内窥镜和超声两种技术的优势，使得临床医师能够在实时内镜下观察消化道及其邻近脏器的结构，并进行超声扫描，以获取更深入的解剖和组织学信息。在消化道疾病的诊断、分期以及治疗方案的制定中，超声内镜发挥着重要作用。

1. 诊疗前评估与麻醉准备 超声内镜在诊疗时需向检查部位注入无气水作为超声介质，在诊疗前，需明确患者检查部位，并特别关注患者反流误吸的风险。

2. 麻醉方法

（1）中度镇静：是超声内镜检查较为推荐的麻醉方法，但需注意，超声胃镜探头需在注水后检查病变，可能增加患者呛咳、误吸的风险。因此，患者应处于头高足低位，内镜医生需控制注水量及注水速度，并及时吸引，应遵循操作最少、时间最短的原则。

（2）深度镇静：若病变位于食管下段或胃，可由有经验的麻醉科医生实施深度镇静，但由于反流误吸风险高，选择时需谨慎。

（3）气管插管全身麻醉：当超声内镜操作时间预计较长，或患者存在困难气道、通气/供氧有风险，或有反流问题，或需行超声内镜下治疗（如超声内镜下囊肿穿刺引流）时，建议进行气管插管全身麻醉。

3. 麻醉中监测 在麻醉过程中，常规监测心电图、呼吸、血压、SpO_2，必要时监测气道内压和 $P_{ET}CO_2$。

（三）内镜下曲张静脉套扎术的麻醉

内镜下曲张静脉套扎术是一种安全、有效、简单的治疗食管静脉曲张破裂出血以及预防出血的手术方式。

1. 诊疗前评估及麻醉准备 诊疗前评估应重点关注患者的一般状态（血常规、出凝血功能、肝肾功能、胸腹水、肝性脑病等）、术中出血的可能性（静脉曲张部位及程度）。麻醉准备需要充分完善，包括使用18G套管针开放外周静脉、准备吸引器和气管插管设备等。

2. 麻醉方法

（1）中度镇静：适用于能良好合作且ASA Ⅰ～Ⅲ级的患者。

（2）深度镇静：对于已经进行过胃镜检查，并明确食管、胃、十二指肠无活动性出血的静脉曲张患者，在谨慎评估后，可以选择深度镇静下进行内镜治疗，但此操作应由有经验的麻醉科医生施行，并备齐紧急气管插管设备，建议配备可视喉镜。

（3）气管插管全身麻醉：对于小儿、有严重腹水、活动性出血、困难气道或操作不耐受等情况的患者，建议在气管插管全身麻醉下进行内镜治疗。

3. 麻醉中监测 常规监测血压、心电图、SpO_2，对于未行气管插管患者应密切关注呼吸频率和呼吸幅度，并注意观察是否存在气道梗阻的迹象。对于气管插管患者，推荐进行$P_{ET}CO_2$监测，并密切关注患者气道压力的变化，以便及时发现操作中是否有不适当充气和食管损伤。食管曲张静脉治疗中最严重的并发症是大出血，应立即控制气道，快速实施内镜下止血；必要时应采取补液、输血等有效抢救措施。

4. 诊疗后管理 诊疗后72h内密切关注消化道出血的情况，防止术后呼吸、循环抑制。

（四）食管异物胃镜诊疗的麻醉

食管异物常嵌于咽连接处，而穿膈肌处是异物易滞留的常见部位。对于不配合内镜操作、高危异物取出的患者，可在麻醉下进行操作，必要时进行气管插管以保护气道安全。处理方式依据异物种类、嵌顿时间以及紧迫程度的不同而有所差异。

1. 诊疗前评估与麻醉准备 患者多急诊就医，麻醉前准备可能不充分，因此麻醉风险较高。麻醉科医生需重视与患者及其家属、接诊医生的沟通，短时间内了解患者基本病史及治疗情况，评估麻醉风险，并确定合适的麻醉方法。

2. 麻醉方法 取决于患者、异物、操作者等综合情况。对于意识清楚且可配合的患者，可采用中度镇静复合表面麻醉；对于不配合的老年患者、异物相对较大及不耐受操作的成年患者，可实施深度镇静/全身麻醉；对于婴幼儿、异物临近大血管有出血风险、异物取出需一定肌松及操作时间长的情况，建议采用气管插管全身麻醉。

3. 麻醉中监测 常规监测血压、心电图、SpO_2，必要时监测$P_{ET}CO_2$。非气管插管患者应监测呼吸频率和呼吸幅度，确保气道通畅。对于气管内插管患者，应监测患者气道压变化，必要时进行肌松监测。

4. 诊疗后管理 食管异物多为门、急诊患者，建议选择短效药物；特别是对于气管插管全身麻醉患者，应关注肌松作用的消除。

（五）内镜黏膜下剥离术的麻醉

内镜黏膜下剥离术是一种利用电刀对病变进行黏膜下剥离，并将病变黏膜与黏膜下层完整剥离切除的内镜微创技术。该技术具有侵袭性小、能够一次性完整切除较大黏膜病变、病理诊断准确、术后复发率低及康复快等特点。

1. 术前评估与麻醉准备 术前评估应重点关注心血管系统和呼吸系统。ESD治疗在消化内镜出血风险分层中属于高风险分级。对于术前合并心脑血管疾病且正在服用抗血小板或抗凝药物的患者，应严格评估施行ESD的紧迫性，权衡栓塞与出血风险，并调整围手术期用药。术前患者需禁食禁饮，可酌情使用抗胆碱能药物。

2. 麻醉方法

（1）上消化道ESD手术：由于术中冲洗液和出血可能增加误吸风险，因此气管插管全身麻醉为首选。在部分操作简单、时间短且患者可耐受的情况下，也可选择中度镇静。深度镇静因其有较高的误吸风险，需谨慎选择。

（2）下消化道 ESD 手术：可在中度/深度镇静下完成。对于手术时间长、创伤较大的情况，可酌情使用喉罩或行气管插管全身麻醉，以利于防治穿孔、腹腔胀气等并发症。

3. 麻醉中监测 在麻醉过程中，常规监测无创血压、心电图、SpO_2。对于非气管插管患者，需密切关注呼吸频率和呼吸幅度；气管插管患者推荐进行 $P_{ET}CO_2$ 监测；儿童或老年患者应注意监测体温；危重患者需监测有创动脉血压。

4. 术后管理 ESD 术后患者均需进入麻醉恢复室（区），按手术室内麻醉恢复期常规管理。

（六）经口内镜食管下肌切开术的麻醉

经口内镜食管下肌切开术是一种用于治疗贲门失弛缓症的微创手术，其疗效和安全性较高。

1. 术前评估及麻醉准备

（1）术前营养与饮食调整：术前需禁食禁饮至少 8h，对于营养不良的患者，术前应提供适当的营养支持。患者术前 2d 应流质饮食，入院后改为少渣饮食。

（2）呼吸系统事件干预与处理：术前需戒烟，如遇急性呼吸道感染，手术应推迟至感染完全控制后 2 周，术前可根据患者情况增加体能锻炼和呼吸训练。

（3）术前用药：术前 1d 开始静脉注射质子泵抑制剂，术前 30min 静脉使用抗生素。不建议术前常规使用镇静药物。

2. 麻醉方法 POEM 手术通常采用气管插管全身麻醉。

（1）麻醉诱导与气管插管：麻醉诱导前建议使用大钳道内镜行食管胃十二指肠检查并吸除食物残渣，如仍有较多固体残渣无法清除，应推迟手术。明确已清除食物残渣后，可实施常规麻醉诱导。如有反流误吸风险，应采用快速顺序诱导。鉴于 POEM 手术疼痛刺激较小、时间短，建议选用速效、短效的麻醉药物，并在诱导期间减少除瑞芬太尼外其他镇痛药的用量。气管插管后，置入胃镜咬口，将气管导管固定于右侧口角。手术麻醉期间需关注误吸的风险，选择合适的气管导管并注意套囊的充气压力。

（2）麻醉维持：持续静脉泵注小剂量瑞芬太尼[0.05～0.1μg/（kg·min）]镇痛以及采取静脉泵注丙泊酚或吸入七氟醚维持镇静。手术时间超过 1h，可考虑追加芬太尼或舒芬太尼等。

3. 呼吸管理 在 POEM 手术中，建立隧道及肌切开时需灌注二氧化碳气体，由于 CO_2 的溶解度高，易导致体内 CO_2 分压升高，进而出现高碳酸血症。因此，需根据患者的呼吸情况（如潮气量、呼吸频率、血氧饱和度）调整呼吸参数（如增加呼吸频率、潮气量等），以维持正常的 CO_2 分压和酸碱平衡。

4. POEM 手术相关并发症及防治

（1）皮下气肿及纵隔积气：POEM 术中和术后这两种并发症最常见，主要是因为术中 CO_2 气体灌注所致。通常情况下无须特殊处理，CO_2 可在数小时内被吸收并排出。

（2）气腹：术中注意观察腹部张力及隆起，如叩诊鼓音，气道峰压升高 20% 以上，应考虑是否经皮腹腔穿刺减压。使用 14～16G 套管穿刺针行右侧麦氏点放气，明显改善症状后可继续施行手术。

（3）气胸：术中术后气胸的发生率可达 25% 以上。术中出现气道平均压 > 20mmHg，SpO_2 < 90%，经胸片证实为气胸，则建议行胸腔闭式引流。

（4）其他：肺炎、胸腔积液、黏膜损伤、穿孔、出血以及术后疼痛和术后恶心呕吐等。

5. 术后管理 手术快结束时适当减浅麻醉。当患者意识清醒、吞咽反射和自主呼吸恢复并达到相应指征后拔除气管导管，拔管期间重点关注反流误吸风险。对于少数危重患者，建议送入重症监护病房进行观察和治疗。

（七）内镜下逆行胰胆管造影术的麻醉

内镜下逆行胰胆管造影术是一种使用内镜和 X 线技术的诊断性检查，主要用于检查和治疗胆道和胰管疾病。

1. 诊疗前评估与麻醉准备 ERCP 诊疗前，需对患者进行详细的评估，特别是针对危重、合并症较多的高龄患者。ERCP 常在俯卧位或侧俯卧位下进行，在患者身下垫软枕，可以减轻患者自身重力对胸腹的压迫，并有助于改善通气功能。

2. 麻醉方法

（1）中度镇静：适用于 ASA 分级 Ⅰ～Ⅲ级、依从性良好的患者。但需注意，部分患者在此镇静深度下仍不能耐受诊疗操作，同时还可能增加迷走神经反射的发生率。

（2）深度镇静：对于不接受中度镇静或不能配合的患者，在全身状态稳定且呼吸功能储备良好、侧俯卧位下手术且手术时间较短的情况下，可由有经验的麻醉科医生在必要的辅助通气条件下谨慎实施。但需警惕深度镇静下患者发生呼吸抑制的风险增加。

（3）气管插管全身麻醉：鉴于 ERCP 手术的特殊体位、经上消化道进镜使患者的胸肺顺应性下降和麻醉呼吸管理困难，多数患者适宜采用气管插管全身麻醉。特别是对于小儿（年龄≤12 岁）、重度肥胖（BMI＞35kg/m^2）、消化道出血、反流误吸风险高、预计操作复杂手术时间过长（超过 2h）、呼吸道梗阻或十二指肠梗阻及合并严重疾病（如肝硬化、腹水、冠心病心绞痛等）的患者，更推荐采用经口或经鼻气管插管的全身麻醉。

3. 麻醉中监测 常规监测血压、心电图、SpO_2 和 $P_{ET}CO_2$，有条件建议监测脑电双频指数。

4. 诊疗后管理

（1）诊疗后恢复：ERCP 诊疗结束后，患者通常转入麻醉恢复室（区），待患者生命体征平稳，意识清醒，肌力完全恢复，符合离室标准后送回病房。

（2）关注"黄金 24 小时"：术后第一个 24 小时是并发症最易发生的时段。术后 3 小时及次日清晨化验血常规、血淀粉酶/脂肪酶，并根据患者情况决定是否延长观察期。

二、支气管镜诊疗的麻醉管理要点

支气管镜是一种用于呼吸道疾病诊断和治疗的重要工具。它通过自然腔道进入肺内，对肺部和纵隔的病变进行诊断、穿刺活检，同时可在镜下进行气道内止血、肿瘤治疗、支架置入等手术。支气管镜的操作会刺激气道黏膜，容易引起剧烈的咳嗽和气道痉挛，甚至引发低氧血症和血压急剧波动，给患者带来强烈的不适感和呼吸、循环风险。适当的镇静和麻醉可以有效减轻患者的不适感，降低呛咳和气道痉挛的发生率，从而提高诊疗的成功率和安全性。

（一）可弯曲支气管镜诊疗的麻醉

支气管镜通常分为可弯曲（软性）支气管镜和硬质支气管镜，目前应用最多和用途最广的是可弯曲支气管镜，包括纤维支气管镜、电子纤维支气管镜等。相较于硬质支气管镜，可弯曲支气管镜更为灵活，能够深入到亚段支气管，进行气道的直视下观察。可弯曲支气管镜的主要用途包括：支气管冲洗刷检、肺泡灌洗、活检等。总的来说，可弯曲支气管镜具有操作灵活、可视性好、可进行多种检查和治疗操作等优点，是呼吸道疾病诊断和治疗中不可或缺的重要工具。

1. 诊疗前评估与麻醉准备 对于接受支气管镜诊疗的患者，通常都存在肺部或气管方面的疾病。诊疗前的评估中，应特别关注以下几个方面：呼吸功能、循环功能及有无哮喘、呼吸衰竭病史和用药史。对于支气管哮喘患者或患有慢性阻塞性肺疾病并且长期使用支气管舒张剂的患者，建议在诊疗前预防性使用支气管舒张剂。

2. 麻醉方法

（1）表面麻醉复合轻/中度镇静：适用于操作时间短、能够合作、气道敏感性不高、需要快速离院的患者。此外，对于存在全身麻醉或气管插管禁忌的患者，也应首选表面麻醉复合轻/中度镇静。

（2）深度镇静/全身麻醉：适用于①患者有强烈要求或者无法配合检查；②复杂内镜操作时间长、操作精细，要求患者制动；③硬质支气管镜诊疗。选择深度镇静/全身麻醉时，仍推荐复合表面麻醉，可降低气道敏感性，减轻操作刺激和生命体征剧烈波动，减少全麻药物用量，加快麻醉苏醒。

3. 麻醉中监测 在麻醉过程中，常规监测应包括心电图、血压、呼吸频率和脉搏氧饱和度，有条件者宜监测 $P_{ET}CO_2$。

4. 呼吸管理 在支气管镜诊疗中，操作医师与麻醉科医生共用气道，支气管镜进入气道可能导致部分管腔阻塞，增加气道阻力，并减少肺泡通气量。此外，使用镇静/麻醉药物也可能引起呼吸抑制，因此呼吸管理在此时显得尤为重要。为确保诊疗的顺利进行，诊疗前应与操作医生明确沟通检查内容，并确定是否有治疗性操作，双方应密切合作，采用合适的通气策略。

（1）镇静患者呼吸道管理：推荐在诊疗开始前吸入氧气以提高氧储备能力。

推荐诊疗中使用内镜面罩吸氧：相对于传统面罩，内镜面罩有一个额外的孔道配以软硅胶密封圈，能通过纤维支气管镜，可在面罩吸氧的同时进行纤维支气管镜检查。在发生呼吸抑制时，也能进行面罩加压通气而无须中断检查。

若无内镜面罩，可用经口或鼻导管吸氧。如置有鼻咽通气道或者防咬口塞，可通过这些孔道吸氧，吸氧流量依据情况需要和途径而不同。

（2）全身麻醉患者呼吸管理：全身麻醉期间，推荐置入喉罩或者气管导管以控制气道，通过特制转接头和延长管，可以插入纤维支气管镜操作而无须中断通气，也便于重复进镜或者更换纤维支气管镜。

喉罩通气：置入喉罩刺激较小，放置成功率高，可不需要肌松药或较深的麻醉，麻醉恢复期咳嗽发生率低，有利于诊疗后快速恢复。喉罩内腔较大，便于通过粗大的超声纤维支气管镜。喉罩置于声门上，便于操作医师观察声门和近端气管。为避免胃胀气及反流风险，建议使用带引流通道的双管喉罩。

（支）气管导管通气：适用于误吸风险高，预计通气压力高或操作时间长的气管远端与支气管内诊疗操作。

如无特殊顾虑，操作过程中可使用高浓度氧或者纯氧。气道内操作需应用电刀、电凝器或激光等时，为防止气道内起火，宜选用全凭静脉麻醉，并选择适当的气管导管（如抗激光导管），在保证患者 $SpO_2>90\%$ 情况下，控制吸入氧浓度低于40%。

（二）硬质支气管镜诊疗的麻醉

硬质支气管镜是一种粗而直的金属管，可经管腔置入器具进行诊疗操作，可查看气管和近端支气管，最常用于处理气管或近端支气管梗阻的患者，因为管腔较大，有利于抽吸和移除碎片，或用于介入性操作，如置入气道支架、气管内异物取出等。

1. 诊疗前评估与麻醉准备 麻醉前的一般准备与可弯曲支气管镜相同。对于气管狭窄的患者，应了解气道阻塞的程度和部位。对于气管内异物的患者，还需了解异物在气道中的位置和停留时间。诊疗前可给予地塞米松 10mg 以减轻气道和声带水肿。

2. 麻醉方案 硬质支气管镜的操作过程中，患者会因气道刺激而感到极度不适。因此，通常采用全身麻醉以确保患者能够耐受操作过程。推荐使用全凭静脉麻醉，并在麻醉过程中使用肌松药。静脉麻醉药物一般选择丙泊酚复合瑞芬太尼，也可以考虑使用环泊酚、右美托咪定、氯胺酮等药物。在某些特殊情况下，可能需要保留患者的自主呼吸，如气管狭窄或异物梗阻气管，可使用吸入麻醉药物进行诱导，待气道风险解除后再转为全凭静脉麻醉并使用肌松药。

3. 麻醉中监测 麻醉中监测与可弯曲支气管镜相同。使用高频通气时，注意严密监测气道压力、通气频率、呼气末二氧化碳分压等，及时发现并处理可能的并发症（如气压伤、二氧化碳蓄积等)。

4. 呼吸管理 通气模式可选择间歇正压通气或者高频通气。推荐常规选择间歇正压通气。呼吸回路连接至硬质支气管镜侧方接口，需要通气时堵住支气管镜后方开孔。优点是简便易行，无须额外设备，能同时适配软镜/硬镜操作通气。缺点是支气管镜周围可能存在漏气导致通气不足，可能需要暂停术者操作保证患者通气。

高频通气无须暂停术者操作，是硬质支气管镜诊疗期间的一种替代通气技术，适用于气道无阻塞且喷射气体能被排出的患者。缺点是驱动压力高，可能产生气压伤，严重者导致气胸、纵隔气肿。推荐有经验医生使用，且需要随时注意有无气道阻塞情况发生。

在硬质支气管镜操作结束时，患者一般仍处于较深的麻醉状态。为确保患者安全，建议退出气管镜，并置入喉罩以控制气道。待麻醉药物完全消除、肌松恢复后，方可拔除喉罩。

三、其他诊疗性操作的麻醉

诊疗性操作的麻醉技术目前在泌尿科和妇科的诊疗操作中得到广泛的应用，给患者带来了舒适的就医体验，提高了患者对诊疗性操作的耐受性和满意度，极大地降低了诊疗操作过程中发生损伤和意外的风险，为外科医师提供了最佳的诊疗条件。

泌尿科诊疗性操作的麻醉适用于：膀胱镜检查；输尿管支架/双J管拔出术；成人包皮环切术；体外冲击波碎石术等。妇科诊疗性操作的麻醉适用于宫腔镜手术（如不孕症行宫内检查、药流或人流不全行宫腔镜下清宫术、异常子宫出血诊治、宫腔粘连诊治等）、计划生育手术（如宫内节育器放置术、取出术、人工流产术）、辅助生殖（如无痛取卵术）等。

（苏殿三　朱慧琛）

第三篇 特殊患者麻醉

第39章 心血管疾病患者非心脏手术的麻醉

本章要点：
- 术前评估：了解心脏病史、严重程度、用药情况、器官功能状态和预估围手术期心脏事件的风险。
- 风险评估：使用多种评分系统如 NYHA 心功能分级、代谢当量（MET）、修订心脏风险指数（RCRI）和临床衰弱评分来评估患者围手术期心血管事件的风险。
- 术前改善措施：控制心血管危险因素、生活方式干预、药物应用调整、抗血栓药物治疗优化以及血液管理。
- 麻醉原则：心脏病患者非心脏手术的麻醉原则包括保持麻醉过程平稳、循环状态稳定、通气适度，并维持心肌供氧与需氧之间的平衡。
- 特殊心脏病管理：对于不同类型的心脏病患者，如高血压、冠心病、慢性心衰、结构性心脏疾病和心律失常患者，需要根据其特定的病理生理特点制定个性化的麻醉管理策略。

心血管疾病是麻醉工作中最常见的疾病之一，也是导致患者围手术期并发症发生和死亡率升高的主要原因。随着人口老龄化及心脏病年轻化的趋势，伴发心脏病接受非心脏手术的患者也逐年增多，我国心血管疾病患者人数约 3.30 亿，其中大量患者需接受非心脏手术。心脏病患者行非心脏手术的围手术期管理变得越来越重要。手术应激、麻醉药物以及气管插管、正压通气、术中失血补液等围手术期相关操作都会影响心脏功能诱发血流动力学改变，加重心脏负担。麻醉医师应掌握心脏病变的基本病理生理过程、心脏和循环功能代偿情况，才能够正确完成术前评估和准备，有效维持围手术期血流动力学稳定、妥善处理各项危象，保障患者安全。

第1节 麻醉前的评估与准备

一、术前麻醉评估

准确的术前评估和有效的处理有助于降低围手术期心血管事件的发生率。术前应重点关注患者心血管病病史如心脏疾病的类型、发现心血管疾病的时间、病程经过及治疗情况、严重程度如是否出现过急慢性心肺功能不全、休克或卒中；近期正在使用的药物如 β 受体阻滞药、钙通道阻滞药、糖皮质激素、洋地黄类药、抗血小板药等；对相关器官的影响及其他慢性合并症，如慢性阻塞性肺疾病、肾功能下降和糖尿病等。评估围手术期发生心血管事件的风险并制定降低围手术期心血管事件的方案和麻醉管理策略。

▶ **（一）一般情况**

所有患者均应进行体格检查，听诊心脏和双肺情况。除常规项目外，还应检查四肢动脉血压、脉搏、皮肤与黏膜颜色和温度、杵状指（趾）、儿童发育与合作程度，有无颈静脉怒张、呼吸急促、肝大、腹水、周围性水肿等慢性心力衰竭表现。体格检查发现患者新出现心脏杂音、呼吸困难、水肿或心绞痛可能提示严重的心血管疾病，需完善经胸超声心动图、心电图和 N 端 B 型利钠肽原/B

型利钠肽（NT-proBNP/BNP）检测。

（二）术前风险评估

患者在进行非心脏手术时，心血管不良事件的发生率和患者死亡率主要取决于两个方面，即患者相关风险和手术相关风险。对所有计划接受非心脏手术的患者都应在术前进行精确的临床评估。以下主要介绍术前心脏风险评估常用评分及评估方法，可以结合其他评估工具，在临床工作中需要综合考虑。

1. 心功能分级 临床工作中对于心脏功能的评价有不同的分级标准，但最常见的仍是纽约心脏病协会（NYHA）四级分类法（详见第6章表6-3），心功能为Ⅰ～Ⅱ级患者进行一般麻醉与手术，安全性通常有保障。Ⅳ级患者则属高危患者，麻醉和手术的危险性很大。Ⅲ级患者经术前准备与积极治疗，可使心功能获得改善，增加安全性。NYHA分级较为笼统，量化程度不够，许多有关因素无法概括，但优点在于简便易行，仍为临床广泛所用。

2. 活动耐量评估 代谢当量（metabolic equivalent，MET）是一种表示评价能量代谢水平和运动强度的重要指标，可以用来评估患者心肺功能的储备状态（详见第6章表6-2）。心脏病患者接受非心脏手术时，<4MET则患者耐受力差，手术危险性大；>4MET临床危险性较小。

3. 修订心脏风险指数 心脏病患者非心脏手术术前有多个风险评估指数可供使用，大多数风险计算器将患者和手术相关的风险因素结合在一起并做出评分。既往临床最常选用的是Goldman等提出的多因素心脏危险指数（cardiac risk index，CRI），该指数累计53分，>25分为高危。CRI没有涵盖手术本身带来的风险，因此目前常用改良后的CRI（revised cardiac risk index，RCRI）来替代，用于预测术后心梗、肺水肿、室颤或心搏骤停及完全性房室传导阻滞（表39-1）。0分：心脏并发症发生率0.4%；1分：心脏并发症发生率0.9%；2分：心脏并发症发生率为6.6%；≥3分：心脏并发症发生率为11.0%。

表39-1 改良心脏危险指数（RCRI）

参数	评分	参数	评分
缺血性心脏病史	1	术前需要应用胰岛素的糖尿病	1
充血性心衰病史	1	慢性肾病（血清肌酐水平>2mg/dL）	1
脑血管病史（脑卒中和TIA）	1	高风险手术	1

注：缺血性心脏病史包括既往心肌梗死、运动试验阳性、主诉缺血性胸痛或使用硝酸酯、心电图发现病理性Q波、接受冠状动脉旁路移植术或血管成形术；充血性心力衰竭病史包括肺水肿/夜间阵发性呼吸困难症状、查体发现双肺湿啰音或第三心音奔马律胸部X线片发现肺淤血；脑血管病病史包括卒中或短暂性脑缺血发作史；高风险手术定义为腹膜内、胸廓内的手术或腹股沟以上的周围血管手术。

4. 衰弱 衰弱是一种由身体多个系统功能衰退导致的机体抵御能力下降的状态，与失能和死亡等不良结局密切相关，是预测老年患者预后的极好指标。年龄≥70岁的老年患者拟行中高风险非心脏手术前应进行衰弱筛查（表39-2）。

表39-2 临床衰弱评估量表

序号	衰弱等级	具体测量
1	非常健康	身体强壮、积极活跃、精力充沛、充满活力，定期进行体育锻炼，处于所在年龄段最健康的状态
2	健康	无明显的疾病症状，但不如等级1健康，经常进行体育锻炼，偶尔非常活跃
3	维持健康	存在可控制的健康缺陷，除常规行走外，无定期的体育锻炼
4	脆弱易损伤	日常生活不需要其他人帮助，但身体的某些症状会限制日常活动。常见的主诉为白天"行动缓慢"和感觉疲乏
5	轻度衰弱	明显的动作缓慢，工具性日常生活活动需要帮助（如去银行、乘公交车、干重的家务活、用药）。轻度衰弱会进一步削弱患者独自在外购物、行走、备餐及干家务活的能力

续表

序号	衰弱等级	具体测量
6	中度衰弱	所有的室外活动均需要帮助，在室内上下楼梯，洗澡需要帮助，可能穿衣服也会需要（一定程度的）辅助
7	严重衰弱	个人生活完全不能自理，但身体状态较稳定，一段时间内（<6个月）不会有死亡的危险
8	非常严重的衰弱	生活完全不能自理，接近生命终点，已不能从任何疾病中恢复
9	终末期	接近生命终点，生存期6个月的垂危患者

注：1~4级无衰弱；5~6级为衰弱前期；7~9级为衰弱；>6级时需考虑暂停手术。

5. 手术相关风险 手术相关风险取决于手术的类型、持续时间以及手术的紧迫性。手术风险评估是30d内心血管死亡、心肌梗死和卒中风险的大致近似值，该评估只考虑了具体手术或操作的种类，而没有考虑患者的合并症（表39-3）。年龄<65岁，没有心血管危险因素的体征、症状或病史的患者被认为是低风险患者，可以进行低、中等风险手术，不需要额外的术前风险评估，行高风险手术前，应进行心电图和生物标志物检查；年龄≥65岁、有心血管疾病风险因素的患者在围手术期并发症的风险增加，在进行中、高风险手术之前需要额外的评估和对风险因素的有效处理，行低风险手术的患者不需要额外检查和处理。

表39-3 根据手术或干预措施进行手术风险评估

低危手术（<1%）	中危手术（1%~5%）	高危手术（>5%）
体表手术	头颈部手术	主动脉和大血管手术
乳腺手术	外周血管成形术	肝切除术，胆道手术
牙科手术	血管内主动脉瘤修补术	十二指肠-胰腺手术
短小的妇科手术	肾移植	食管手术
眼科手术	结肠手术	全膀胱切除术
甲状腺手术	胸腔内小手术	肠穿孔修补术
整形手术	泌尿外科或者妇科大手术	肾上腺切除术
泌尿外科短小手术（如TURP）	开腹手术（脾脏切除术，裂孔疝修补，胆囊切除术）	全胆囊切除术
胸腔镜下肺叶切除术	神经外科或者骨科大手术（髋关节和脊柱手术）	肺移植或肝移植术
骨科短小手术（半月板切除术）	无症状颈动脉手术（颈动脉内膜切除，支架）	肺切除术（胸腔镜或者开放）
	有症状颈动脉手术（颈动脉内膜切除）	开放的下肢血管再造或截肢或者血栓切除术

注：上述风险根据术后3d内心血管事件（心源性死亡或者心肌梗死发病率）判断；TURP：经尿道前列腺切除术。

虽然术前有多种对围手术期不良事件的预测评分，但是不推荐单纯依赖特定的评分系统，应结合临床情况综合评估。

二、常规检查与特殊检查

1. 常规心电图、24小时动态心电图 术前常规心电图检查可发现节律改变、传导异常和心肌缺血等，但应注意心血管疾病患者术前常规心电图检查可以是正常的，如冠心病患者休息时常规心电图至少有15%在正常范围。24小时动态心电图检查可用于判断是否存在潜在的心肌缺血、心率变化和有无心律失常，但是对大血管手术后心肌梗死和心源性死亡的预测价值较低，不适合用于术前心脏风险的分层评估。建议年龄≥65岁或已知心血管疾病、心血管危险因素或有心脏疾病症状，并计划接受中高风险手术的患者在术前进行12导联心电图检查。如发现相关异常，应尽可能与既往的心电记录进行比较。另外，术前心电记录也有助于识别术中和术后的心电图动态变化。

2. 经胸超声心动图、经食管超声心动图 心脏超声包括经胸超声心动图（transthoracic

echocardiography，TTE）和经食管超声心动图（transesophageal echocardiography，TEE），后者越来越多地用于评估手术效果和指导临床决策。运动耐量差、异常心电图、可疑或新出现的以及在过去 90d 内没有随访的心血管疾病、原因不明的呼吸困难或同时存在其他临床危险因素是 TTE 的适应证。TTE 发现的左心功能不全、心脏瓣膜病和心肌病是心脏意外的主要危险因素。左心室收缩功能不全是术后心衰的重要预测因素，左心室射血分数小于 35%常提示心功能差、围手术期充血性心力衰竭风险增高。

3. 放射性核素心肌显像 该方法可用于明确有无冠心病、心肌缺血的部位和严重程度，判断是否需要进一步进行有创冠脉造影检查，但不能提供心脏功能状态信息。对可疑的冠心病或心肌缺血患者，需常规进行负荷心肌显像，以提高诊断的敏感性和特异性。负荷心肌灌注显像可评价接受非心脏手术患者的心肌血流状态，预测围手术期心脏事件的发生。对于有明显的负荷诱发的可逆性缺血患者，应做冠状动脉造影进一步评价，评估手术和麻醉风险。

4. 冠状动脉计算机断层血管造影（冠脉 CTA）和冠状动脉造影 冠脉 CTA 为无创检查，用于冠心病可能性较低或既往无冠心病的患者。冠状动脉造影是判断冠状动脉病变的金标准，可观察冠状动脉精确的解剖结构，冠状动脉粥样硬化的部位与程度。非心脏手术前进行冠脉检查指征包括：

（1）急性 ST 段抬高型心肌梗死患者；非 ST 段抬高型急性冠脉综合征；确诊的不稳定型心绞痛患者，需要进行冠脉造影。

（2）拟行颈动脉内膜切除术等血管类手术患者，建议术前进行冠脉 CTA 或冠脉造影。

（3）对于术前合并高血压、糖尿病及心电图提示 ST 段改变并且接受中高危手术的患者，尤其曾经有胸痛、胸闷、心前区不适者，建议术前行冠脉 CTA 检查。

（4）不推荐拟行低风险手术的冠心病稳定状态患者术前进行冠脉造影。

5. 生物标志物 围手术期心脏并发症的风险取决于是否患有心脏疾病及其严重程度，广泛可用的简单生物标志物可以检测和量化心脏受累的基本预后。其中，高敏肌钙蛋白和 BNP 在预测心脏并发症方面都具有相当高的准确性，前者常用于诊断心肌梗死或损伤，后者是常用的心力衰竭血清标志物。

第2节 术前改善措施与实施

一、生活方式干预

术前应积极控制血压、血脂和血糖；吸烟与术后 30d 的并发症发生率较高有关，故应术前戒烟；计划进行重大或复杂择期手术患者可以考虑进行术前锻炼计划；不建议肥胖症患者在术前短期内进行减肥。

二、合并用药的使用

心血管疾病患者术前常用的药物包括抗高血压药、抗心律失常药、洋地黄类药、利尿剂等。术前访视时应了解患者术前长期口服的药物种类、用量，并熟知其可能的副作用和在麻醉当中可能导致的异常状况，以便术前及时调整并制定合理的麻醉方案。

1. 他汀类药物 他汀类药物在心血管疾病或心血管疾病高危患者中的长期使用已得到公认，可以降低心血管死亡率和心血管事件发生风险。正在接受他汀类药物治疗的患者，应在围手术期继续服用。有他汀类药物适应证但尚未使用的患者可以尽早开始服用。他汀类药物累积剂量是其预防作用的关键，预防性应用最好在术前 2 周以上开始。

2. 利尿药 利尿剂常用于高血压或心力衰竭患者。一般来说，用于治疗高血压的利尿剂应在手术当天暂停服用。心衰患者应提前调整利尿剂的用量，以达到术前液体平衡的最佳状态，并避免液体潴留或脱水。长期使用利尿药的患者应重视术前补钾并维持血钾在 3.5mmol/L 以上。快速利尿会使血容量减少，应适当纠正容量。

3. β受体阻滞药　β受体阻滞剂通过降低心肌收缩力和心率来减少心肌耗氧量，也是有效的抗心律失常药物。术前β受体阻滞剂可减少围手术期非致命性心肌梗死及心房颤动的发生，但是并不降低死亡风险。术前短时间开始大剂量使用β受体阻滞剂可能增加患者全因死亡率和术后卒中风险。因此，对术前规律服用β受体阻滞剂者围手术期应继续服用，但对于术前未使用β受体阻滞剂的患者，开始用药需谨慎。

4. 钙通道阻滞药　钙通道阻滞药有降低围手术期心肌缺血、心肌梗死和室上性心动过速发生率的作用，应继续使用直至手术当日晨。需要注意心肌缺血者突然停用钙通道阻滞药可发生撤药综合征，出现心率及血压的上升，继发急性冠脉综合征。使用该类药物患者麻醉及手术中注意调整吸入麻醉药和肌松剂的剂量，不建议单纯为预防围手术期心血管事件而加用钙通道阻滞药。

5. 肾素-血管紧张素-醛固酮系统（RAAS）抑制剂　多数观点认为，术前继续使用肾素-血管紧张素-醛固酮系统（renin-angiotensin-aldosterone system，RAAS）抑制剂会增加围手术期低血压的发生风险。麻醉状态下交感神经系统受抑制，同时合并低血容量，易发生顽固性低血压，并可能导致肾损伤、心肌损伤和卒中。对于长期服用RAAS抑制剂的患者，术前24 h内暂停服用，在患者血流动力学稳定情况下，术后第2天可以恢复相应药物治疗。病情稳定的心力衰竭和左心室射血分数40%以下且未使用RAAS抑制剂患者，可以考虑术前1周开始使用，并充分观察患者的血压耐受情况。

三、抗血栓药物治疗

围手术期抗栓治疗、出血、血栓事件和死亡率之间存在密切联系，心脏病患者很多需要抗栓治疗，该类患者的风险评估和决策制定十分具有挑战性，手术前的多学科风险评估至关重要，有助于判断及区分患者相关的缺血和出血风险及手术相关风险，这里仅简单罗列。

1. 抗血小板药物　抗血小板药物主要用于冠心病、冠脉内介入治疗后以及脑卒中后等情况下的维持治疗，常用药物有阿司匹林、氯吡格雷等。目前关于抗血小板药物的围手术期使用方案各用药指南大致相同，我们主要参考欧洲心脏病学会2022年发布的指南：

（1）非高出血风险手术时，围手术期可不停用阿司匹林。

（2）脊柱、神经外科或眼科等高出血风险的手术，术前应停用阿司匹林至少7d。

（3）没有PCI手术史的患者，如出血风险大于缺血风险，则术前停用阿司匹林至少3d。

（4）近期进行过PCI手术的患者，抗血栓形成药物管理应该由麻醉科医师、外科医师和心内科医师根据手术风险及药物收益比共同商定。PCI手术类型常见的包括经皮冠状动脉球囊血管成形术及冠状动脉支架植入术，球囊血管成形术患者的择期非心脏手术应推迟至术后14d。对于植入药物洗脱支架的患者，我们参考指南建议首先考虑手术的紧迫性及出血风险，择期手术至少推迟6个月，若因急性冠状动脉综合征（acute coronary syndrome，ACS）而进行的PCI，择期手术至少推迟12个月。

（5）如患者无抗血小板治疗禁忌，术后48h内应尽快恢复推荐的抗血小板治疗。

2. 抗凝药物　常用的抗凝药物分为口服药物和注射药物。口服药包括维生素K拮抗剂华法林，非维生素K拮抗剂如利伐沙班、阿哌沙班、依度沙班以及Ⅱ因子（凝血酶）抑制剂达比加群。注射药物包括Ⅹa因子抑制剂，抗凝血酶激活剂普通肝素以及低分子量肝素。心脏瓣膜置换术后、心房颤动和静脉血栓栓塞症患者需长期使用口服抗凝药物，目前常用这些患者在接受非心脏手术时需调整用药，主要参考2022年欧洲心脏病学会所发布的指南。

华法林术前一般停用5天，若患者栓塞风险高危，应用治疗剂量的低分子肝素进行桥接治疗。患者的国际标准化比值（INR）<1.5，大部分手术均可安全进行；如INR>1.5，可给予小剂量（1~2mg）维生素K。必要时可输注新鲜冰冻血浆（5~8mL/kg）或凝血酶原复合物。若手术出血风险极低危，非维生素K拮抗剂无需停用；若手术出血风险低/中危或高危，术前停用策略见

表 39-4。

表 39-4　非心脏手术非维生素 K 拮抗剂口服抗凝药停药策略

手术出血风险	药物	服药时间					
		术前			术后		
		3d	2d	1d	当天	2d	3d
极低	达比加群 阿哌沙班	每天 2 次	每天 2 次	晚上停药 1 次	术后 6h 开始服用	每天 2 次	每天 2 次
	利伐沙班 依度沙班	每天 1 次	每天 1 次	每天 1 次		每天 1 次	每天 1 次
低	达比加群 阿哌沙班	每天 2 次	每天 2 次	停药不用桥接	当晚考虑开始服用	每天 2 次	每天 2 次
	利伐沙班 依度沙班	每天 1 次	每天 1 次			每天 1 次	每天 1 次
高	利伐沙班 依度沙班	每天 2 次	停药不用桥接		停药，应用低分子量肝素桥接		术后 48～72h 后开始服用
	达比加群 阿哌沙班	每天 1 次					

四、围手术期患者的血液管理

1. 术前贫血的治疗　贫血与死亡率升高、住院时间延长和术后重症监护的增加显著相关。特别是对于冠心病患者而言，贫血可能导致心肌缺血。贫血的主要原因为缺铁，大多数类型的贫血应在术前 2～4 周内得到纠正。口服和静脉注射铁剂疗法可用于治疗缺铁性贫血患者。

2. 减少手术相关失血

（1）术前采取适当的抗凝和抗血小板治疗。

（2）应用个体化术中控制性降压方案，保障重要组织和器官灌注、精细止血的外科技术、注意限制出血、局部使用止血药物。

（3）在考虑输注红细胞之前，需要进行适当的凝血治疗以减少失血，可以使用抗纤溶药物氨甲环酸。

（4）在预计失血量＞500mL 的手术中，可进行回收式自体输血。

3. 以患者为中心、多学科协作的方式来管理贫血，改善患者预后　以患者为中心，遵守预防为主和循证医学的原则，应用多学科技术和方法，使可能需要输血的患者获得最佳治疗和良好结局。在输注异体血液产品之前，应征得患者的知情同意。有效地向患者传达各种潜在干预措施的风险和益处。在制定医疗计划时，应考虑患者自己的偏好和价值观。

五、重视特殊疾病的围手术期管理

某些特殊患者可能会有隐性的心脏病高发风险，需要在围手术期预估这些风险并且做出处理。例如对于肥胖患者，需要关注其心肺功能，评估围手术期心血管疾病风险。特别是肥胖且伴有通气功能障碍的高危患者，术前应完善相关检查。恶性肿瘤患者需询问其放化疗病史，化疗药物可能导致心脏毒性，放疗可能引起纤维化。此外，肿瘤患者由于疾病本身以及患者和治疗相关的因素，血栓风险明显增加。

第 3 节　心脏病患者非心脏手术麻醉的基本原则

一、基本要求

麻醉过程平稳，循环状态稳定，通气适度，保持心肌供氧与耗氧之间的平衡。麻醉深浅适度，既达到良好的镇痛又不致抑制循环，能将应激反应控制在适当水平，全身麻醉术中不出现知晓。

二、区域阻滞与椎管内麻醉

区域阻滞与椎管内麻醉适用于手术范围局限、精神不易紧张、心功能尚好的患者，术中应提供良好的镇痛及适当的镇静，避免不良刺激。实施过程中应注意局麻药的用量和用法，局麻药中是否加入肾上腺素应考虑利弊。为避免疼痛和焦虑引起的心动过速和高血压，可给予小剂量短效镇痛、镇静药物。需连续监测生命体征，防止低血压、呼吸抑制及其所导致的低氧血症的发生。

心脏病患者施行非心脏手术，椎管内麻醉是否优于全身麻醉尚有争论。蛛网膜下腔阻滞若平面控制欠妥，对血流动力学影响较大，对心脏病患者有一定危险。单侧蛛网膜下腔阻滞对循环呼吸影响更小，在下肢手术中的应用具有一定优势。连续硬膜外麻醉可分次小量注入局麻药液，适当控制阻滞范围，对血压影响也较缓和。

三、全身麻醉及联合麻醉

全身麻醉是心脏病患者施行非心脏手术最常采用的麻醉方法。对病情严重、心功能储备差、手术复杂、术中可能出现显著血流动力学不稳定及预计手术时间冗长的患者均主张采用气管插管下全身麻醉，可维持呼吸道畅通，有效维持氧合，术中如有意外事件发生，抢救复苏均较方便。

1. 麻醉药物的影响　各种全身麻醉药对血流动力学的影响均与剂量有关。常用吸入麻醉药对心肌收缩力均有不同程度的抑制。氧化亚氮可增加肺血管阻力，对已有肺动脉高压和（或）右室功能障碍者要慎用。镇痛药芬太尼、舒芬太尼等对心肌收缩力和血压无明显影响，但可降低心率。静脉麻醉药中，依托咪酯对心血管系统无明显影响，常用于心功能差的患者麻醉诱导。临床实践中一般多主张采用复合麻醉性镇痛药的静-吸复合麻醉，根据麻醉深度和血流动力学变化动态调整麻醉药和镇痛药物用量。对于需避免心动过速的患者，建议选用对心率无明显影响的肌松药，如维库溴铵、阿曲库铵等。

2. 气道管理　在全麻诱导过程中，应尽量减轻气管插管引起的心血管反应，熟练的插管技术是减轻心血管反应的关键。此外，拔管时也应注意避免对心血管造成不必要的刺激。除维持呼吸道通畅外，还应根据患者情况进行合理的通气管理，避免缺氧或二氧化碳蓄积。过度通气使 $PaCO_2$ 降低，可降低肺血管阻力，但却可使冠状动脉收缩或痉挛，对于冠心病患者，在麻醉中应避免较长时间 $PaCO_2$ 低于 30mmHg。

3. 血流动力学管理　通过适当的输血和输液管理，保持前负荷稳定，避免血压出现明显波动。在使用血管活性药物时，需注意适应证、用法、用量。同时，要及时纠正电解质紊乱和酸碱平衡失调。术中应尽量避免心律失常的发生，一旦出现心律失常，除进行必要的紧急对症处理外，还需针对病因进行治疗。根据心脏病患者不同的病理生理特点，麻醉时在血流动力学方面有不同的要求，如二尖瓣狭窄患者应避免心动过速，而二尖瓣关闭不全患者则轻度增快心率，维持稍低的血管阻力可以减少反流而改善心功能。

4. 联合麻醉　在全身麻醉基础上联合神经阻滞或椎管麻醉，适用于上腹部手术、大血管手术和胸科手术等。近年来，随着超声引导神经阻滞技术的发展，几乎所有手术均可采用全麻联合神经阻滞的方式。对减轻和抑制术中疼痛及应激反应、稳定心率和血流动力学具有显著效果，且术后可保留导管用于术后镇痛。然而，对于心脏病患者，使用抗血栓药物时需注意相关操作的风险，因为神经阻滞穿刺部位出血可能导致神经压迫，椎管内操作也可能引发严重的椎管内血肿。

第4节　不同类型心脏病非心脏手术麻醉特点

一、高血压患者

1. 术前评估与准备　术前访视时做好安慰和解释工作，保证良好的睡眠，可口服镇静药，术前用药管理参考本章第 3 节内容。大多数患者应在围手术期将血压控制在 140/90mmHg 以下，60 岁以上且不伴糖尿病及慢性肾脏病的患者可将收缩压控制在 150mmHg 以下。若患者进入手术室后，经必要处理血压仍高于 180/110mmHg，建议推迟择期手术。

2. 麻醉管理 应根据病情和手术要求，选择对循环影响最小的麻醉方法和药物，并提供完善的镇静和镇痛。在进行局部浸润麻醉或神经阻滞时，局麻药中不宜加用肾上腺素，阻滞需完全并予以适当镇静。椎管内麻醉需控制好麻醉平面，注意容量补充，合理使用血管活性药物。全身麻醉药物中，吸入性麻醉药可用于术中控制血压；氯胺酮可使血压显著升高，心率加快，不宜用于高血压患者；丙泊酚的心肌抑制和血管扩张作用呈剂量依赖性，使用时需注意；芬太尼及其衍生物对心血管系统影响较轻，不抑制心肌收缩力，一般不影响血压，小剂量芬太尼或舒芬太尼可有效地减弱气管插管的高血压反应。

3. 气管插管与拔管时高血压的预防 实施全身麻醉时，置入喉镜、气管插管和拔管时易引起高血压反应。气管插管前可采用以下方法减轻高血压反应：使用吸入或静脉麻醉药加深麻醉；单次静脉注射阿片类药物；静脉或气管内使用利多卡因；静脉给予小剂量硝酸甘油等。拔除气管导管时，尤其浅麻醉下更易引起血压的严重反跳。在手术结束、尚未完全清醒前，就应开始实施术后镇痛，同时可实施一定深度麻醉下的拔管。

二、冠心病患者

冠心病患者术前评估应着重考虑冠心病的严重程度、患者的体能储备以及手术的危险性。患者术前是否进行介入性检查或治疗应该由麻醉科医生、外科医生和心内科医生共同决定。冠心病患者术前检查及用药管理参考本章第 3 节内容。

冠心病患者的麻醉管理基本原则包括保持心肌氧供需平衡，通过增加心肌供氧和减少心肌耗氧来预防心肌缺血；监测缺血的发生并及时处理，避免心率和血压的剧烈波动；避免贫血，保持 Hb＞10g/dl；严密监测心电图 ST 段变化；术后加强镇痛治疗，尽早恢复术前 β 受体阻滞药和抗血小板药物等治疗。

三、慢性心力衰竭患者

慢性心力衰竭（简称心衰）患者计划接受非心脏手术时，应尽量维持原有治疗方案。对于新诊断的射血分数降低的心力衰竭患者，如条件允许，应将择期手术推迟至治疗药物稳定起效后。不建议术前不经充分滴定而快速给予大剂量 β 受体阻滞剂和（或）ACEI 类药物。心力衰竭患者在择期手术前要注意容量管理，避免诱发心力衰竭或影响器官灌注。

如患者术后的症状、体征提示可能发生心力衰竭时，应完善心电图、超声心动图及必要的影像学检查，监测 BNP、NT-proBNP、肌钙蛋白等心脏标志物。尤其需要关注容量及液体平衡状态。心力衰竭诊断明确后，治疗与非手术患者相似，术后需谨慎评估出院指征并密切随访，以避免再次发生心力衰竭。

四、结构性心脏疾病患者

（一）术前评估及手术决策

结构性心脏病包括心脏瓣膜病以及先天性心脏病，根据病史及体征疑诊结构性心脏病的患者，术前应接受超声心动图检查以明确心脏结构异常的类型、严重程度并评估心功能。

心脏结构异常患者的术前评估，关键是判断血流动力学是否发生明显改变。无症状的中度以下瓣膜关闭不全或瓣膜狭窄、无须矫正治疗或已完全矫正治疗的先天性心脏病患者无须推迟手术。如伴有严重的结构性心脏病，可以在严密血流动力学监测下行紧急非心脏手术。限期或择期手术需多学科评估后决定与心脏手术的先后顺序以及非心脏手术的必要性。植入人工心脏瓣膜的患者需评估瓣膜功能及心功能，抗凝药物的管理可参考本章第 3 节内容。

（二）瓣膜性心脏病患者的麻醉管理

1. 二尖瓣狭窄患者心输出量相对固定，代偿能力低。轻、中度二尖瓣狭窄，控制围手术期心率，避免肺水肿，避免心室率过快，维持足够长的舒张期。

2. 慢性二尖瓣关闭不全围手术期耐受性一般较好，前负荷不宜太高，维持较低的后负荷，维持正常或较快的心率，避免心动过缓，患者血压低时不推荐使用强效的缩血管药物。

3. 主动脉瓣关闭不全患者应维持前负荷正常或偏高，维持较低的后负荷，必要时增加心肌收缩力，维持正常或偏快的心率，不推荐使用强效缩血管药物。

4. 主动脉瓣狭窄患者由于主动脉瓣口狭窄导致左心室射血受阻以及左室内压力增加，严重者可以导致明显症状甚至猝死。此类患者对药物治疗的反应较差，外科瓣膜置换术是唯一有效的治疗手段。患者接受非心脏手术麻醉管理的重点是维持心输出量和预防低血压，做好处理严重突发事件的准备。

五、心律失常患者的管理

对于有心律失常病史并长期使用抗心律失常药物的患者，围手术期应继续使用原有药物。已植入永久心脏起搏器的患者在术前应进行起搏器程控调整。单纯的室上性早搏、室性期前收缩及非持续性心动过速患者不应在围手术期常规使用抗心律失常药物治疗或预防性射频消融手术治疗。

（一）房颤患者的管理

1. 根据术式及抗凝治疗情况决定麻醉方法。
2. 建立有创动脉血压监测，根据手术类型及心功能状态酌情进行中心静脉置管。
3. 防止心室率加快，避免低血容量。
4. 陈旧性房颤者若无血流动力学影响，可不予处理。
5. 术中新发房颤如对血压影响显著，首先提升血压，选择去甲肾上腺素或去氧肾上腺素，无效者予以电复律治疗；如生命体征平稳，可应用 β 受体阻滞剂、钙通道阻滞剂控制心率；若 EF＜40%，可选择小剂量 β 受体阻滞剂加胺碘酮控制心室率，必要时加用毛花苷丙。

（二）频发室性期前收缩患者的管理

1. 根据病情和手术要求，选择对循环影响最小的麻醉方法和药物。
2. 麻醉前进行有创动脉血压监测，根据术式酌情进行中心静脉置管。
3. 术前室性期前收缩对血流动力无影响且没有持续加重者，无须积极处理。
4. 若为术中新发室性期前收缩，积极寻找原因，给予对因治疗。纠正低钾、低镁等电解质紊乱；若可疑冠心病，提升血压保证窦房结供血；若合并心动过缓，适当提升心率，在保证心率的情况下，选择 β 受体阻滞剂、胺碘酮、利多卡因，必要时持续泵注。

（三）传导阻滞患者的管理

1. 麻醉及术中用药要充分考虑对心率的影响，避免加重已有的心动过缓或传导阻滞。对于已放置起搏器的患者，麻醉科医师需要了解起搏器的起搏方式及电池状态，并在术前关闭起搏器的特殊功能，如体外除颤和频率适应性。推荐使用双极电刀或超声刀，若使用单极电刀，电极应距离起搏器至少 15cm。对于未放置起搏器的患者，必要时可放置临时起搏器，并在麻醉前准备阿托品、山莨菪碱、异丙肾上腺素及多巴胺等药物。

2. 置入中心静脉及肺动脉漂浮导管时，可能发生三度房室传导阻滞，尽可能避免放置漂浮导管，置入中心静脉管时注意深度。

3. 有降低心率作用的麻醉药物如瑞芬太尼、丙泊酚、右美托咪定等，应用时应谨慎。

（于泳浩　王晨旭）

第 40 章　内分泌疾病患者手术的麻醉

本章要点：
- 甲状腺危象是甲亢患者在围手术期最严重的并发症，应在患者甲状腺功能恢复正常后再进行择期手术。甲状腺部分切除术可能会发生喉返神经麻痹、伤口早期出血等潜在的外科并发症。
- 库欣综合征患者应激能力差，因此麻醉药物的用量较一般患者少，且应尽可能减少对循环、呼吸功能的影响。
- 肾上腺功能减退患者麻醉处理的关键是围手术期给予充分的类固醇替代治疗。
- 螺内酯与醛固酮竞争性结合肾小管上皮细胞盐皮质激素受体，拮抗醛固酮效应，从而起到保钾排钠和降压的作用。醛固酮增多症患者术前宜用低盐饮食、口服螺内酯作准备，以纠正低血钾、减轻高血压。
- 对于嗜铬细胞瘤患者，应尽量避免使用可引起血压升高的麻醉药物和操作。围手术期精神紧张、应激、肿瘤部位的挤压等均可诱发儿茶酚胺的释放，出现严重高血压危象；而一旦肿瘤血流完全阻断，又会因儿茶酚胺浓度急剧下降而导致严重低血压等循环紊乱。
- 糖尿病酮症酸中毒应尽快补液以恢复血容量、纠正失水状态，降低血糖，纠正电解质及酸碱平衡失调，同时积极寻找和消除诱因，防治并发症。

在临床实践中，经常需要对内分泌功能异常的手术患者进行麻醉管理。此类患者可分为因内分泌功能异常接受手术治疗和伴有内分泌功能异常接受其他手术两种。麻醉科医生需要熟悉常见内分泌疾病的病理生理变化及其相关治疗措施，并根据具体病情和手术类型制定相应的麻醉方案，以确保围手术期患者的安全。本章将重点讨论合并甲状腺功能异常、肾上腺功能异常及糖尿病的手术患者麻醉管理问题。

第 1 节　甲状腺功能亢进症患者的麻醉

甲状腺功能亢进症（甲亢）是由甲状腺腺体本身产生甲状腺激素过多，引起以神经、循环、消化等系统兴奋性增高和代谢亢进为主要表现的一组临床综合征，其中弥漫性毒性甲状腺肿（Graves 病）是甲亢最常见的病因。甲亢的主要临床表现包括怕热、多汗、多食易饥、体重下降、肌无力、紧张焦虑、易激动等。部分患者会出现窦性心动过速、心房颤动甚至心力衰竭等心血管系统症状。游离性 T_4（FT_4）及游离性 T_3（FT_3）直接反映甲状腺功能状态，是临床诊断甲亢的主要指标。而促甲状腺激素（TSH）作为诊断甲亢最敏感的指标，对亚临床甲亢的诊断尤为重要。

一、手术前评估和准备

术前评估应包括甲亢症状、甲状腺功能和抗甲状腺药物的使用情况，密切关注有无心房颤动、充血性心力衰竭和缺血性心脏病等心脏方面的变化，必要时请专科会诊。甲状腺危象是甲亢患者在围手术期最严重的并发症，因此应在患者甲状腺功能恢复正常后再进行择期手术。抗甲状腺药物和 β 受体阻滞剂应持续使用至手术当天早晨，避免突然中断治疗。如必须进行急诊手术，可使用艾司洛尔控制心率和循环的高动力状态。对于接受甲状腺手术的患者，为减少手术中松软充血的甲状腺组织出血，术前应口服碘液。如存在甲状腺肿，应评估是否存在气道管理困难。术前避免紧张等情绪波动，适当使用苯二氮䓬类镇静药物，但应特别注意避免呼吸抑制，尤其对于巨大甲状腺肿、已有气管移位或压迫症状的患者需谨慎用药。

二、麻醉方法

甲状腺手术主要以全身麻醉为主。对于行非甲状腺手术的甲亢患者，可根据专科需要采用相应麻醉方法。当患者存在甲状腺明显肿大、胸骨后甲状腺肿、有气管压迫症状、甲亢症状控制不满意等情况时，更宜采用气管内插管全身麻醉。术前应对患者进行细致的气道评估，明确是否存在困难通气或困难插管的风险，准备合适的气道管理工具，避免意外发生。

三、术中麻醉管理

术中应该密切关注心血管系统和体温。甲亢患者由于慢性低血容量和血管扩张，在麻醉时易诱发低血压。应维持足够的麻醉深度，避免气管插管和手术刺激引起的心动过速和高血压。氯胺酮、拟肾上腺素受体激动剂和其他可刺激交感神经的药物宜避免使用。对于术前可能存在 Graves 眼病的患者，应注意保护眼睛、避免角膜擦伤。

四、围手术期意外及并发症的防治

（一）甲状腺危象

甲状腺危象通常发生在术后 6～24h，也可见于术中。如不及时控制，甲状腺危象患者常会迅速衰竭甚至死亡。甲状腺危象与术前准备不充分，甲亢症状控制不理想有关，可在感染、手术、创伤、精神刺激等情况下诱发。表现为甲亢症状的急骤加重和恶化，以多系统受累为特征，包括高热、神志障碍（如躁动、谵妄、昏迷），部分患者合并恶心、呕吐等胃肠症状或呼吸困难。心脏方面表现为心动过速，心率可达 130 次/分以上，严重者可出现心律失常、充血性心力衰竭。治疗目标是降低甲状腺激素分泌和合成，减少其外周效应，改善全身失代偿症状，去除诱因及治疗并发疾病。应尽快使用抗甲状腺药物，首选丙硫氧嘧啶，随后给予鲁氏（Lugol）碘液，推荐联合糖皮质激素治疗，如氢化可的松或地塞米松。积极治疗感染等诱因，及时应用补液、降温、镇静、纠正水电解质紊乱等对症治疗。对于心动过速患者，可采用 β 受体阻滞剂控制心率。

（二）手术相关并发症

甲状腺部分切除术可能会发生一些潜在的外科并发症。喉返神经麻痹可出现声音嘶哑（单侧）或失音和喘鸣（双侧），如声带不能运动可能需要行气管插管或气管切开。气管软化的患者有发生术后塌陷而窒息的可能，在术前可根据临床表现和 X 线检查初步评估。对怀疑气管软化者需充分准备，术中应处理软化的管壁，并将其与周围组织缝合悬吊。在拔管前，在床旁准备再次插管及气管切开工具，待患者完全苏醒后拔除导管，并继续在恢复室充分观察直至排除气管梗阻可能。由于功能亢进的甲状腺组织血运丰富，手术后伤口早期出血是围手术期严重并发症，张力巨大的血肿可导致窒息性死亡。急救措施包括打开颈部伤口、清除血肿，必要时行气管插管。术后也可能发生喉水肿，与手术操作造成黏膜损伤水肿或气管插管相关，常于拔管后逐渐发生。可先予雾化吸入激素等处理，如呼吸困难不能缓解或紧急情况，则及时气管切开。

第 2 节 甲状腺功能减退患者的麻醉

甲状腺功能减退（甲减）是由各种原因导致的低甲状腺激素血症或甲状腺激素抵抗而引起的全身性低代谢综合征。患者临床表现为体重增加、畏寒、乏力、淡漠和便秘等非特异性症状。FT_4 水平降低可确诊为甲减，治疗主要采用甲状腺激素制剂进行替代治疗。

一、手术前评估和准备

未经治疗的严重甲减或黏液性水肿昏迷的患者需推迟择期手术。对于需要急诊手术的患者，必须在术前进行甲状腺激素治疗。甲减患者术前镇静时容易发生呼吸抑制，并且失去对低氧刺激引起的每分通气量增加的反应，故术前避免使用镇静药物。在手术当天早晨，应继续给予平时剂量的甲状腺素片。

二、术中麻醉管理

由于心输出量下降、压力感受器反射迟钝以及术中血容量减少，甲减患者对麻醉药物较敏感，容易发生低血压。此外，还需关注低血糖、贫血、低钠血症，舌体肥大导致的气管插管困难，以及基础代谢率低诱发的低体温等潜在问题。术中须严密做好各项监测，充分保温等措施。

三、术后管理

甲减患者可能因低体温、呼吸抑制或药物代谢减慢而导致苏醒延迟，必要时延长机械通气时间，直至苏醒并恢复正常体温。由于甲减增加了呼吸抑制的风险，非阿片类药物可能是术后镇痛较好的选择。

黏液性水肿昏迷是甲状腺功能严重减退引起的危及生命的并发症，表现为嗜睡、低体温、心动过缓、呼吸徐缓、血压下降，甚至昏迷、休克、死亡。其诱因包括严重的全身性疾病、甲状腺激素替代治疗中断、寒冷、手术、麻醉和使用镇静药等。一经诊断，应尽快予控制感染，治疗原发病，补充甲状腺激素，保温，补充糖皮质激素，以及提供呼吸支持等对症治疗。

第3节 肾上腺皮质功能异常患者的麻醉

肾上腺分成皮质和髓质两部分，肾上腺皮质由分泌盐皮质激素的球状带、分泌皮质醇的束状带和分泌性激素的网状带组成；而肾上腺髓质则主要由分泌儿茶酚胺的嗜铬细胞组成。

一、醛固酮增多症患者的麻醉

醛固酮是生理状态下最重要的盐皮质激素。醛固酮分泌过多称为醛固酮增多症，包括原发性和继发性两类。本节仅介绍原发性醛固酮增多症（原醛症）患者的麻醉管理。原发性醛固酮增多症是指肾上腺皮质分泌过多醛固酮，导致潴钠排钾、血容量增多、肾素-血管紧张素系统的活性受抑制，临床表现为高血压和低血钾的综合征。原醛症的主要类型为特发性醛固酮增多症与醛固酮瘤。

（一）术前准备

术前密切监测血压、血生化指标。螺内酯与醛固酮竞争性结合肾小管上皮细胞盐皮质激素受体，拮抗醛固酮效应，从而起到保钾排钠和降压的作用。术前宜用低盐饮食、口服螺内酯作准备，以纠正低血钾，并减轻高血压。由于螺内酯半衰期较长，在手术前1~2d宜停用螺内酯，由此可避免肾上腺腺瘤切除后发生的醛固酮减少症。术前应对包括心、脑等重要器官的功能进行评估，如存在功能障碍则麻醉风险显著增高，术前应予以优化处理。

（二）麻醉管理

肾上腺腺瘤或单纯肾上腺增生导致的原发性醛固酮增多症首选手术治疗。麻醉方法包括全身麻醉和椎管内麻醉。随着腹腔镜肾上腺切除手术的成功开展，更多患者接受全身麻醉。对于术前准备不充分的患者，要特别注意循环系统的变化，尤其术前已出现心律失常或心电图已有低钾表现的患者，更应注意血压与心律的改变，可行有创动脉血压监测。术中应注意行血气分析，有助于发现严重的低钾血症及监测补钾治疗的效果。全身麻醉过程中应避免过度通气，以减少由此导致的血钾进一步降低。硬膜外麻醉时，由于外周血管扩张，回心血量减少，易诱发低血压，应注意补充血容量及合理使用血管活性药物。同时要注意维持合适的麻醉平面，避免出现剧烈的血压波动。在高龄患者中，因多合并动脉硬化、心功能储备能力降低，更应强调维持循环系统的稳定性。术中在肾上腺周围操作时可发生一过性的血压增高，必要时予以对症处理。

二、库欣综合征患者的麻醉

库欣综合征是一组因下丘脑-垂体-肾上腺轴（hypothalamic-pituitary-adrenal，HPA）调控失常，肾上腺皮质分泌过多糖皮质激素而导致的临床综合征。主要临床表现：①向心性肥胖；②皮肤菲薄，可见紫纹，骨质疏松，严重者可出现病理性骨折；③糖耐量下降，约20%患者表现为糖尿病；④高血压；⑤酸碱平衡和电解质紊乱，可表现为代谢性碱中毒、低钾血症；⑥性腺功能障碍；⑦免疫功能下降；⑧少数患者有精神症状。

（一）术前准备

库欣综合征患者对手术耐受性差，肾上腺切除后又常出现糖皮质激素不足，因此术前准备尤为重要。术前需纠正机体的血糖及电解质紊乱。最常见的是低钾血症，应适当补钾；血糖增高或已有糖尿病者应做相应的处理，手术当日降糖药物应注意减量或停药，警惕肾上腺切除后低血糖的发生，严密监测血糖水平。合并高血压者应控制血压在相对正常、稳定的水平；有感染者应积极治疗。此外，手术后糖皮质激素水平迅速降低，如不及时补充，会发生肾上腺皮质功能低下或危象，因此，在术前应适当补充糖皮质激素。库欣综合征患者体内常呈高凝状态，围手术期深静脉血栓和肺栓塞发生风险增高，高危患者可予以低分子量肝素等抗凝药物及弹力袜、下肢压力泵等方式预防血栓栓塞性疾病的发生。由于该类患者反流误吸的风险增加，术前可考虑使用质子泵抑制剂等药物抑制胃酸分泌。

（二）麻醉管理

由于此类患者应激能力差，麻醉药物的用量较一般患者少，且应尽可能减少对循环、呼吸功能的影响。全身麻醉可用于库欣综合征的患者，适合于腹腔镜手术、小儿及不合作的成年患者，消除患者在手术探查时及侧卧折刀体位下的不适感；气管内插管可保持呼吸道通畅，便于呼吸管理；且术中血流动力学较稳定。由于依托咪酯长期使用对肾上腺皮质功能有潜在抑制风险，该类患者慎用。但需注意以下几点：①库欣综合征患者面颊肥胖、颈部短粗，可能存在插管困难，并因氧储备低，易发生低氧血症；②诱导期易发生呕吐误吸等并发症；③此类患者对失血的耐受性差，即使出血量不多，也常见血压下降，加上体位因素等影响甚至会有休克表现；④术中应严密监测血糖和电解质水平，维持水电解质平衡；⑤对于血压控制不佳的患者可行有创动脉血压监测；⑥麻醉恢复期拔管时易出现呼吸道梗阻、缺氧，需准备并及时置入口咽通气道或鼻咽通气道以维持气道通畅；⑦全麻后应转运至术后恢复室，待其完全恢复方可返回病房。此外还应考虑急性肾上腺皮质功能不全的可能性。

三、肾上腺皮质功能减退患者的麻醉

肾上腺皮质功能减退症按病程可分为慢性和急性。慢性肾上腺皮质功能减退症患者，一般起病隐匿，病情逐渐加重，主要表现为乏力、皮肤黏膜有特征性的色素沉着，食欲缺乏，体重下降，血压正常或偏低，血钾、钠水平尚可正常，但尿钠增加，尿钾减少。急性肾上腺皮质功能减退症又称肾上腺危象，多继发于Sheehan病，或慢性肾上腺功能不全患者在应激、手术、感染、创伤等情况下诱发，主要表现为严重的低血压或低血容量性休克、心动过速、四肢厥冷、发绀和虚脱，极度虚弱无力、萎靡淡漠和嗜睡，也可表现为烦躁不安和谵妄惊厥，甚至昏迷，急性腹痛、恶心呕吐并常有高热，儿童常以低血糖昏迷为表现。

（一）术前准备

对于肾上腺皮质功能减退症患者，术前需要根据患者临床症状、体征及24小时游离皮质醇水平综合评估糖皮质激素替代剂量是否合适，同时需纠正电解质紊乱等情况。

(二) 麻醉管理

手术应激会激活 HPA，该类患者在手术应激时通常无法产生足够的皮质醇激素，易发生肾上腺危象。因此除术前规律补充糖皮质激素外，可根据患者既往糖皮质激素服用剂量、HPA 抑制程度、手术类型及持续时间综合决定麻醉诱导期、维持期及恢复期的糖皮质激素替代用量。

由于此类患者应激能力差，麻醉药物用量应酌情减少，尽可能减少麻醉药对循环、呼吸功能的影响。手术期间严密监护，维持水电解质平衡，谨防肾上腺危象的发生。在发生严重应激时，应每天给予氢化可的松总量约 300mg。大多数外科手术为短暂应激，故可在数日内逐步减量，直到维持量。肾上腺危象的处理：当患者术中出现不可解释的低血压或休克，且常规纠正低血容量和电解质紊乱的措施无效时，应考虑为肾上腺危象的发生。应尽快结束手术，并立即静脉给予氢化可的松 100mg，然后每 6～8h 静脉给予氢化可的松 100mg，24h 内总量 300～400mg，待病情好转后再逐渐减量。

第4节 嗜铬细胞瘤切除术的麻醉处理

嗜铬细胞瘤由嗜铬细胞形成，90%见于肾上腺髓质，而肾上腺外嗜铬细胞瘤称为副神经节瘤，主要位于腹部，多在腹主动脉旁。内源性儿茶酚胺分泌过多是嗜铬细胞瘤的基本病理生理变化，由此产生高血压及心、脑、肾血管并发症和代谢性改变。由于肿瘤分泌不同比例的去甲肾上腺素和肾上腺素，故患者有多系统的临床表现。多以阵发性高血压为特点，收缩压往往高达 200～300mmHg，舒张压亦明显增高，伴头痛、多汗、心悸三联征表现，病程较长者也可呈现持续性高血压，常用降压药效果不佳。长期恶性高血压可引起儿茶酚胺性心肌病、冠状血管供血不足、肾功能障碍、视网膜炎、糖尿病等。嗜铬细胞瘤一旦确诊并定位，应及时切除肿瘤，否则有肿瘤突然分泌大量儿茶酚胺，引起高血压危象的潜在风险。

围手术期精神紧张、刺激、肿瘤部位的挤压等均可诱发儿茶酚胺的释放，出现严重高血压危象，甚至心力衰竭、脑出血等，而一旦肿瘤血流完全阻断，又会因儿茶酚胺急剧下降而导致严重低血压等循环紊乱。循环系统的急剧变化是围手术期风险的主要原因，如处理不当，患者可能面临生命危险。因此，对于嗜铬细胞瘤患者的手术麻醉管理，必须高度重视，制定周密的手术麻醉计划，确保患者的生命安全。

(一) 术前评估与准备

术前检查包括明确肿瘤分泌儿茶酚胺成分及比例（去甲肾上腺素、肾上腺素或多巴胺）；胸腹腔和盆腔的 CT 或 MRI 评估肿瘤大小、浸润程度及其与周围结构的关系；血细胞比容评估血液浓缩情况和术前血管内容量；血糖和糖耐量检测评估糖代谢情况；病程较长者还需评估心血管、脑、肾等靶器官受累功能。

充分的术前准备是手术成功的关键。术前准备充分的患者术中心率较稳定，循环系统波动相对较小，可减少急性心力衰竭、肺水肿等严重并发症的发生。

1. 控制高血压

（1）α 受体阻断药（推荐）：术前采用 α 受体阻断药使血压下降，减轻心脏的负担，使原本缩减的血管容量扩大，从而减少手术过程中的血流动力学波动及由此引起的靶器官功能损害。对于长期儿茶酚胺过量释放诱发心脏等脏器功能损害的患者，应适当延长术前药物治疗时间。酚苄明是长效 α 受体阻断药，作用时间较长，主要用于术前准备以解除末梢血管床的张力、控制高血压。酚妥拉明是常用的短效 α 受体阻断药，起效快，作用时间短，常用于嗜铬细胞瘤的诊断及控制突发高血压或危象。

（2）钙离子通道阻滞剂：多数情况下，单独使用钙离子通道阻滞剂不能预防嗜铬细胞瘤患者可能的血流动力学变化，但可作为联合用药控制血压。

2. 控制心律失常 心动过速（>100～120 次/分）或室上性心律失常等患者，需加用 β 受体阻断药。但在应用 β 受体阻断药之前，必须先给予 α 受体阻断药控制血压。这是因为单用 β 受体阻断药可阻断肾上腺素兴奋 $β_2$ 受体扩张血管的作用而使血压升高，甚至发生肺水肿、心肌梗死、高血压危象等致命并发症。β 受体阻断药如美托洛尔多从小剂量用起，短效的 β 受体阻断药艾司洛尔也是突发心动过速的常用应急药物。

3. 术前容量准备 嗜铬细胞瘤患者长期血压升高导致外周血管收缩，血管床缩小，循环血容量比正常减少 20%～50%。因此，术前需要纠正和改善因血管痉挛缓解后引起的体液相对不足，并可一定程度上预防因肿瘤切除后儿茶酚胺骤降诱发的低血压。对心功能下降或肾功能不全的患者扩容宜谨慎。

4. 术前准备充分的标准 推荐术前进行充分药物准备，一般为 2～4 周，符合以下四点表明术前药物准备充分：①血压稳定在 120/80mmHg 左右，心率维持在 80～90 次/分。②阵发性高血压发作频率减少，无心悸、多汗等表现，可有轻度鼻塞。③体重呈增加趋势，血细胞比容<45%，四肢末端发凉感消失或有微循环灌注良好的表现。④糖代谢异常及其他高代谢症候群异常得到改善。

（二）麻醉管理

全身麻醉是合适的麻醉方法，可避免紧张焦虑造成的儿茶酚胺分泌增多，方便对患者的呼吸循环进行管理，并且可为外科医师提供良好的手术条件。由于麻醉诱导过程中可发生剧烈的血流动力学波动，应在诱导前建立有创动脉压监测。注意维持足够的麻醉深度，气管插管前确保肌松药物充分起效，并给予足量的阿片类药物降低气管插管刺激。吸入麻醉药常用于术中以维持合适的麻醉深度，可抑制循环系统对体内儿茶酚胺的反应，降低血压和心率。此外可行中心静脉穿刺置管，监测中心静脉压，并将其作为主要血管活性药物的给药通路。

1. 高血压危象的处理 高血压危象是指收缩压高于 250mmHg，持续 1min 以上的高血压，常见于麻醉诱导期、手术体位、切皮、气腹、肿瘤探查时，当患者合并严重缺氧或 CO_2 蓄积时也可诱发高血压危象。刺激交感神经的药物或方式（如麻黄碱、氯胺酮和通气不足）、增加儿茶酚胺致心律不齐的药物（如氟烷）、抑制副交感神经的药物（如潘库溴铵）或引起组胺释放的药物（如阿曲库铵）可能升高血压，应慎用。麻醉过程中应密切观察血压、脉搏、心电图的变化，当血压升高超过基础水平的 1/3 或收缩压达到 200mmHg 时，除分析与排除诱发原因外，必要时应考虑暂停手术操作，积极采取降压措施，待血压平稳后再继续手术。根据情况静脉注射酚妥拉明 1～5mg，同时密切关注血压。当血压下降至 160/100mmHg 左右即停止注射，再静脉滴注酚妥拉明以维持血压。也可持续泵注硝普钠，从 0.5～1.5μg/（kg·min）的剂量开始，根据血压变化调整速率。其他药物如硝酸甘油、乌拉地尔、拉贝洛尔等也可用于控制血压。高血压合并心率增快，首先除外麻醉深度不足、缺氧及 CO_2 蓄积等其他因素，在给予 β 受体阻断药减慢心率之前应先用 α 受体阻断药控制血压。

2. 肿瘤切除后低血压的处理 肿瘤切除后的低血压，主要由于儿茶酚胺分泌随肿瘤切除而迅速减少，引起外周血管扩张，再加上血容量不足，导致低血压甚至休克。另外，麻醉药物的影响、心脏代偿功能不全、肾上腺素受体阻滞药的作用等均可诱发及加重低血压，通常在肿瘤血管被阻断时即开始。术中预防性扩容可以降低血管扩张后低血压的发生率与程度。在监测心功能的情况下尽量在肿瘤切除前均匀"逾量"补充，一般多于丢失量 500～1000mL。补液过程中需对心功能进行严密监测，以防出现肺水肿等情况。

部分嗜铬细胞瘤患者在肿瘤切除后出现低血糖，多发生在术后。如患者清醒，临床上可见到患者大汗、心慌、低血压等，如患者仍处于全麻恢复期，则多表现为循环抑制，且对一般处理反应迟钝，一经输入含糖溶液，症状立即改善。对这类患者，凡疑有低血糖发生时应立即行快速血糖测定。对已确定合并糖尿病的嗜铬细胞瘤患者，必须使用胰岛素时，在围手术期的用量应减半，并加强血糖监测。

(三)麻醉后处理

嗜铬细胞瘤患者在麻醉后仍可能发生复杂的病情变化,如血压波动、心律失常、心功能不全、低血糖、肾上腺功能减退等,因此术后仍需要严密监护,必要时转至ICU进一步监测和治疗。

第5节 糖尿病患者的麻醉处理

一、概述

糖尿病是一组由胰岛素分泌和(或)作用缺陷引起的以慢性高血糖为特征的代谢性疾病。糖尿病患者常有多尿、多饮、多食、体重减轻,即"三多一少"症状。目前糖尿病的诊断标准为:糖尿病症状+空腹血浆葡萄糖水平≥7mmol/L或任意点血糖≥11.1mmol/L(如无症状者,需另日重复测定血糖以明确诊断)。糖尿病可大致分为四型:1型糖尿病(胰岛素绝对缺乏)、2型糖尿病(胰岛素相对不足伴胰岛素抵抗)、其他特殊类型糖尿病及妊娠期糖尿病,其中1型和2型最为常见。

糖尿病慢性并发症包括糖尿病肾病、糖尿病视网膜病变、糖尿病神经病变、下肢血管病变和糖尿病足。急性并发症包括糖尿病酮症酸中毒(diabetic ketoacidosis,DKA)、高渗高血糖状态及低血糖发作等。糖尿病是心、脑血管疾病主要的独立危险因素。糖尿病患者发生心、脑血管疾病的风险比非糖尿病患者增加2~4倍。手术应激可使血糖急剧升高,感染、伤口愈合不良和术后管理的难度增加。1型糖尿病患者在重大手术时易出现代谢和内环境紊乱,因此尤其需要在围手术期控制高血糖。但过于严格的血糖控制亦可造成低血糖,导致心、脑血管事件的发生。因此,对围手术期血糖进行规范管理可提高糖尿病患者术后临床获益。

二、糖尿病患者的术前评估和准备

(一)术前评估

应对血糖控制以及可能影响手术预后的糖尿病并发症进行全面评估。术前应了解糖尿病类型、病程、目前的治疗方案、低血糖发作情况,特别是有无糖尿病并发症。糖化血红蛋白(HbA1c)是评估糖尿病患者血糖控制情况的主要指标,反映采血前3个月的平均血糖水平,HbA1c水平升高代表患者血糖控制不佳、围手术期相关并发症及不良预后风险增加。

评估糖尿病引起的靶器官损伤应重点检查肺、心血管系统和肾功能。糖尿病患者的术前胸片可能表现为心脏扩大、肺血管充血或胸膜渗出,心电图检查出现ST段和T波异常。病程长的糖尿病患者易合并冠心病等心、脑血管疾病以及糖尿病性心脏自主神经病变,围手术期可能出现恶性心律失常、无症状性心肌缺血和无痛性心肌梗死。且心肌缺血症状往往不典型、容易漏诊,应引起警惕。50%合并高血压的糖尿病患者可能存在隐匿的糖尿病自主神经病变,造成心脏对血管内容量变化的代偿能力减弱,诱导后易发生低血压甚至心源性猝死,尤其在使用血管紧张素转换酶抑制剂或血管紧张素受体拮抗剂的情况下。此外,自主神经功能失调可导致胃排空延迟(胃轻瘫)。对于肥胖的糖尿病患者,术前常需要使用抑酸剂和甲氧氯普胺。多数1型糖尿病患者在30岁时就出现肾功能不全。慢性高血糖还会导致组织蛋白糖基化,从而出现关节活动受限。术前应着重评估糖尿病患者的颞下颌关节及颈椎活动度,避免出现未预计的困难插管。约有30%的1型糖尿病患者可能出现插管困难。

合并糖尿病酮症酸中毒、高渗综合征是非急诊手术的禁忌。该类患者如需行急诊手术,注意评估血糖水平和有无酸碱、水、电解质紊乱。

(二)术前准备

应根据患者的个体化情况来制定血糖控制目标。对于择期手术患者,HbA1c应<8.5%。对多数糖尿病患者,围手术期血糖水平应<10.0mmol/L,同时避免低血糖发生。如患者存在严重合并症

或低血糖风险高,可将围手术期血糖控制目标放宽至 10.0~13.9mmol/L。胰岛素是围手术期唯一安全的降糖药物。根据患者的血糖情况、一般状况及手术类型决定是否停用口服降糖药物以及是否需要胰岛素治疗。二甲双胍、磺酰脲类、格列奈类和噻唑烷二酮类降糖药应在手术当天停用,二甲双胍有引起乳酸酸中毒的风险,对肾功能不全患者宜术前停用 24~48h。胰高血糖素样肽-1 受体激动剂(GLP-1RA)如司美格鲁肽会引起胃排空延迟,存在误吸和术后恶心呕吐的潜在风险。建议在手术当天暂停每日给药,在手术前 1 周暂停每周给药,必要时进行术前饮食调整(术前至少 24h 流质饮食)。钠-葡萄糖共转运蛋白 2 抑制剂(SGLT2i)如达格列净,其围手术期使用与正常血糖酮症酸中毒有关,应在手术前 3~4d 停用。停药期间监测血糖,使用常规胰岛素控制血糖水平。对于口服降糖药血糖控制不佳及接受大中手术的患者,应及时改为胰岛素治疗,基础胰岛素联合餐时胰岛素可以有效改善血糖控制。手术当天早上停用所有的速效或短效胰岛素,对于基础胰岛素的剂量调整,可给予原剂量 60%~80%的长效胰岛素或 50%中效胰岛素。对于需要禁食的手术,禁食期间注意血糖监测,必要时输注含糖液体。

三、糖尿病患者的术中麻醉管理

对于仅需单纯饮食治疗或小剂量口服降糖药即可使血糖控制达标的 2 型糖尿病患者,在接受小手术时,术中多无须使用胰岛素。糖尿病患者接受大中型手术时,需加强术中血糖监测,每 1~2h 监测 1 次血糖,1 型糖尿病患者应增加频率至每小时测定 1 次血糖。必要时静脉输注胰岛素,通常将短效胰岛素加入生理盐水,参照患者的血糖水平、术前胰岛素用量、手术刺激大小等因素来确定胰岛素的用量,可从 0.1U/(kg·h)的速度起始持续泵注胰岛素,密切监测,根据血糖水平调整输注速度,避免发生低血糖。由于胰岛素可促进钾离子进入细胞内,当静脉输注胰岛素时,应监测钾离子水平,并在液体内适当补充氯化钾。在未发生显著高血糖时,葡萄糖-胰岛素-钾联合输入是代替分别输入胰岛素、葡萄糖和氯化钾的简单方法,根据血糖和钾离子变化及时调整三者的比例。1 型糖尿病患者皮下埋置胰岛素泵者,如行门诊小手术,可不必调节泵的设置,但若拟行重大手术,仍需要停用胰岛素泵,使用术中静脉输注胰岛素控制血糖。

四、糖尿病患者的术后管理

术后因疼痛应激、感染、肠内外营养液输注,是血糖波动的高危时期,也是血糖管理的重要时期。在患者恢复正常饮食前仍予胰岛素静脉输注,术后胰岛素输注应继续维持 24h 以上,同时补充葡萄糖。积极预防术后恶心呕吐,尽早恢复正常饮食,根据进食情况逐步增加餐前短效胰岛素剂量。对于术后需要重症监护或机械通气的患者,通过持续静脉胰岛素输注将血糖控制在 7.8~10.0mmol/L。中、小手术后一般的血糖控制目标为空腹血糖 6.1~7.8mmol/L,随机血糖 7.8~10.0mmol/L。饮食正常规律、器官功能稳定后,如无禁忌证,在出院前 1~2d 恢复原有降糖方案。门诊手术术后监测直至排除低血糖风险后方可离院。皮下注射速效胰岛素 1.5h 内、常规胰岛素 3~4h 内有发生低血糖的危险,离院途中应随身携带含糖饮料。

五、糖尿病急性并发症处理

DKA、高渗性高血糖状态和低血糖发作是三种危及患者生命的糖尿病急性并发症。DKA 多见于 1 型糖尿病患者,2 型糖尿病患者亦会被某些诱因诱发。高渗高血糖状态多发生于老年 2 型糖尿病患者。

1. 糖尿病酮症酸中毒的处理 胰岛素严重缺乏或者活性显著降低时,葡萄糖生成增多而利用障碍,游离脂肪酸在肝脏氧化分解为酮体(乙酰乙酸和 β-羟丁酸),蓄积后出现酮症或者酮症酸中毒。酮症酸中毒诊断标准:血糖大于 13.9mmol/L;尿中出现酮体,血酮体升高;动脉血 pH<7.3。感染是导致 1 型糖尿病患者发生 DKA 的常见诱因。治疗原则:尽快补液以恢复血容量、纠正失水状态,降低血糖,纠正电解质及酸碱平衡失调,同时积极寻找和消除诱因,防治并发症。处理包括:①补液是治疗的关键环节,只有在组织灌注改善、恢复后,胰岛素才能充分发挥生物效应。通常使

用生理盐水，先快后慢，第 1~2 小时输注 1000~2000mL，以后根据血压、心率、尿量、末梢循环情况及有无发热、吐泻等决定输液量和速度。当血糖降低至 13.9mmol/L 后，改为输注 5%葡萄糖溶液，并按每 2~4g 葡萄糖加入 1U 短效胰岛素。②采用小剂量（短效）胰岛素治疗方案，即 0.1U/（kg·h）的胰岛素输注速度起始。血糖下降速度一般以每小时降低 3.9~6.1mmol/L 为宜，每 1~2h 复查血糖，若在补足液量的情况下 2h 后血糖下降不理想或反而升高，胰岛素剂量应加倍。③纠正电解质及酸碱平衡失调。由于经输液和胰岛素治疗后酮体水平下降，酸中毒可自行纠正，一般不必补碱。严重酸中毒影响心血管、呼吸和神经系统功能，应予相应治疗，补碱指征为血 pH<7.1，HCO_3^-<5mmol/L。补碱过多过快，可产生反常性酸中毒加重、组织缺氧加重、血钾下降等不利影响。DKA 患者有不同程度失钾，当葡萄糖转移至细胞内时，钾同时也转移至细胞内，如果不及时纠正，会迅速导致严重的低钾血症。血钾正常、尿量>40mL/h，也立即开始补钾。④处理诱发病和防治并发症。

2. 高渗性高血糖状态的处理 高渗性高血糖状态的患者，临床上以严重高血糖（>33.3mmol/L）、高血浆渗透压（>320mOsm/L）、脱水为特点，无明显酮症酸中毒。患者常有不同程度的意识障碍或昏迷，严重脱水可能造成肾衰竭、乳酸酸中毒、容易形成血栓、癫痫发作。本症病情危重、并发症多，病死率高于 DKA，强调早期诊断和治疗。治疗原则同 DKA，包括快速补液扩容、相对小剂量的胰岛素治疗和补钾治疗。本症失水比 DKA 更为严重，可达体重的 10%~15%，输液要更为积极小心，24h 补液量可达 6000~10 000mL。视病情可考虑同时给予胃肠道补液。对于补液的种类和浓度，目前多主张治疗开始时用等渗溶液如 0.9%氯化钠。

3. 低血糖发作的处理 反复发生低血糖，是胰岛素降糖治疗的预防重点。低血糖的危害超过高血糖。血糖≤2.8mmol/L 时出现认知功能障碍，长时间≤2.2mmol/L 的严重低血糖可造成脑死亡。低血糖重在预防和及时发现。衰弱、严重感染、肝肾功能不全的患者低血糖风险增加。长期未得到有效控制的糖尿病患者可能在正常的血糖水平即发生低血糖反应。脑损伤患者难以耐受 5.6mmol/L 以下的血糖水平。需要警惕的是，全麻患者的低血糖症状可能被掩盖，不易及时发现。应根据患者低血糖的水平仔细筛查引起低血糖的可能原因，决定输注的液体类型及监测血糖的频率。术中血糖<3.9mmol/L 时，建议 50%葡萄糖注射液 15g 静脉注射，并暂停胰岛素输注，15~30min 监测 1 次血糖；血糖为 3.9~5.6mmol/L，建议减慢胰岛素输注速度，每小时监测 1 次血糖；血糖为 5.6~10.0mmol/L，不需要特殊处理，每 1~2h 监测血糖 1 次。术前或术后如发生低血糖，对于可进食的清醒患者，口服 10~25g 快速吸收的碳水化合物（如含糖饮料）；不能口服的患者，静脉注射 50%葡萄糖注射液 20~50mL，之后持续静脉滴注 5%或 10%葡萄糖注射液维持血糖，每 15~20min 监测 1 次直至血糖≥5.6mmol/L。

（李　卉）

第 41 章 小儿患者手术的麻醉

本章要点：

- 小儿解剖与生理发育特点与成人差异显著，尤其是呼吸和心血管系统，如气道相对狭窄、呼吸肌力薄弱、肺泡体积小且数量少、呼吸储备功能有限，具有收缩功能的心肌细胞数量少且心室顺应性较差，心输出量依赖于心率。这对麻醉管理提出更高要求。
- 小儿长时间禁食禁饮易导致饥渴不适、低血糖与脱水等，应尽量缩短禁食时间，麻醉前 2h 可饮用清饮料（≤5mL/kg 或总量≤300mL）。
- 全身麻醉是小儿麻醉最常用的方法，且大部分手术需在喉罩通气或气管插管全身麻醉下进行。面罩吸入七氟烷诱导法和静脉诱导法是最常用的小儿麻醉诱导技术。
- 小儿围手术期液体治疗可通过 4-2-1 规则估算每小时生理需要量。大多数小儿术中常规补充无糖等张平衡盐溶液；新生儿和早产儿对葡萄糖有特殊需求，应注意监测血糖水平，指导葡萄糖液的输入。
- 小儿术后常见并发症包括低氧血症、苏醒期躁动和术后疼痛等，应尽早鉴别、及时处理。其中低氧血症最为常见，主要由于呼吸道梗阻、通气不足和氧供应不足所致。
- 伴有 OSAS 的肥胖小儿，建议使用短效麻醉药物，避免过量使用阿片类药物以免加重呼吸抑制，并加强围手术期气道管理，避免呼吸系统并发症。

小儿并非成人的缩小版，其在解剖、生理与药理等方面与成人存在显著差异，且年龄越小差异越大。小儿发育直至 10～12 岁时才接近成人。新生儿（1 个月以内）、婴儿（1～12 个月）、幼儿（1～3 岁）、学龄前儿童（3～6/7 岁）和学龄儿童（6/7～12 岁）手术对麻醉的要求各不相同。一般而言，年龄与麻醉风险成反比。深入了解小儿与成人之间的差异，是确保小儿麻醉安全的关键。

第 1 节 小儿解剖与生理发育特点

一、呼吸系统

小儿呼吸系统解剖和功能发育尚不完全。婴儿头大、颈短、鼻孔较狭窄、口小舌大、喉部位置较高（声门位于 C3～C4 平面），且上呼吸道较短，口咽部相对狭窄，睡眠时易舌根后坠，容易发生上呼吸道阻塞。婴儿通常经鼻呼吸，当鼻腔阻塞时，部分年龄不足 5 个月的婴儿不能转为经口呼吸，易导致呼吸困难。婴儿会厌形态各异，与喉入口的角度常影响气管插管。婴儿喉部呈漏斗状，6 岁前最狭窄处在环状软骨水平，其腔径约等于鼻孔大小，6 岁以后最狭窄处为声门。婴儿气管短且内径小，炎症或分泌物增多易致气道阻塞。左右支气管分叉位置相对较高，通常在胸骨上缘附近，插管时需避免插入过深进入一侧支气管。

新生儿胸廓小，呈桶状，胸骨与肋骨柔软，胸壁顺应性高，肋骨对肺的支撑性较差，胸内负压难以维持，呼气末易发生功能性气道闭合，导致肺泡动脉氧分压差较大。新生儿和婴儿的膈肌和肋间肌中 I 型肌纤维（具有重复运动的特性）数量较少，肌力相对薄弱，任何导致呼吸做功增加的因素均会引起呼吸肌疲劳，从而导致呼吸暂停、二氧化碳潴留甚至呼吸衰竭。直至 2 岁左右，I 型肌纤维数量才逐渐接近成人水平。

新生儿肺泡体积小、数量少，肺泡数量直至 8 岁才与成人接近。其肺泡表面积约为成人的 1/3，潮气量小，但氧耗量约为成人的 2 倍，因此，呼吸储备功能有限。按体重计算，新生儿无效腔量与成人相同，但呼吸道容积小，故麻醉时应尽量降低机械无效腔。正常婴幼儿呼吸频率约为成人的2倍，肺泡通气量高，功能残气量低。其外周呼吸道阻力占气道总阻力的比例较大，且阻力分布不均匀，当呼吸道阻力增加时，呼吸做功也会相应增加。早产儿的呼吸做功可达成人的3倍。寒冷刺激或气道阻塞时，呼吸做功增加，表现为呼吸频率加快。因此，麻醉期间应尽量避免增加机械通气无效腔量和气道阻力，机械通气时潮气量不宜过大，以防肺泡过度扩张或气压伤，且应注意保温。表41-1为新生儿呼吸参数。

表41-1 新生儿的呼吸参数

呼吸参数	数值	呼吸参数	数值
潮气量（mL/kg）	5~8.5	顺应性[mL/($cmH_2O \cdot kg$)]	1.5~2
肺泡通气量[mL/(kg·min)]	100~150	气道阻力[cmH_2O/(L·s)]	20~40
无效腔量（mL/kg）	2.2	PaO_2（mmHg）	50~70
呼吸频率（次/分）	40	$PaCO_2$（mmHg）	32~35
功能残气量（mL/kg）	30	pH	7.36
肺活量（mL/kg）	40		

二、心血管系统

新生儿出生后，在肺泡张开、血液接触氧气及脱离低阻力胎盘循环的综合影响下，肺循环阻力下降，体循环压力迅速上升，胎儿体、肺循环间经卵圆孔和动脉导管的右向左分流首先发生功能性闭合。但在早产、感染、缺氧、酸中毒、二氧化碳潴留、低温以及先天性心脏畸形等情况下，新生儿循环可迅速转回胎儿式循环，表现为肺动脉压增高超过体循环压力，使血液通过未闭的卵圆孔或重新开放的动脉导管发生右向左分流，引起严重的低氧血症。新生儿的心肌结构发育不完善，具有收缩功能的心肌细胞数量较少，心室顺应性较差，导致每搏量较小、心脏储备较低。心脏对容量负荷敏感，对后负荷增高耐受性差，心输出量更依赖于心率。缺氧、迷走神经兴奋或麻醉药过量时，出现心动过缓风险更高。新生儿外周血管阻力较低，动脉血压较低，与孕龄和出生体重呈正相关，随年龄增长，血压逐渐升高至成人水平。

小儿血容量绝对值小，尤其是婴儿少量出血即可导致血容量显著减少。大多数儿童可耐受小于全身血容量20%的失血量。新生儿血红蛋白主要为胎儿型血红蛋白（hemoglobin F，HbF），与成人型血红蛋白（hemoglobin A，HbA）相比，其氧亲和力高，导致氧解离曲线左移；约6个月后，HbA逐渐替代HbF，血红蛋白水平下降至110g/L。因此，6个月以内婴儿血红蛋白的释放氧能力较差。不同年龄组小儿的循环参数见表41-2。

表41-2 小儿循环参数

年龄	收缩压（kPa/mmHg）	心率（次/分）	心脏指数[L/(min·m²)]	氧耗量[mL/(kg·min)]	血容量（mL/kg）	血红蛋白（g/L）
新生儿	8.7/65	130	2.5	6	85	170
6个月	12.0/90	120	2.0	5	80	110
1岁	12.7/95	120	2.0	5	80	120
5岁	12.7/95	90	3.7	6	75	125
12岁	16.0/120	80	4.3	3	70	130

三、中枢神经系统

小儿中枢神经系统与成人存在显著差异。小儿脑脊液容量较小、脑内容物占颅内容量比例高，病理情况下更易发生脑疝。低龄儿童由于脑血管的自我调节范围窄，对低血压的耐受性差，易发生脑缺血，应及时予以纠正。新生儿已具备感知疼痛的中枢、末梢和传导系统，可对疼痛刺激产生生理与生化反应，故手术时需采取完善的麻醉与镇痛措施。早产儿和新生儿的中枢下行抑制系统尚不成熟，对伤害性刺激的敏感性更强，这导致他们对吸入麻醉药的最低肺泡有效浓度（MAC）需求更高。新生儿的血脑屏障通透性高，使用阿片类药物时应注意减量。胆红素也易进入血脑屏障，导致胆红素脑病。

四、消化系统

足月新生儿的肝功能尚不成熟，代谢相关的大部分酶系统虽已发育但尚未被激活。因此，新生儿的胆红素和药物代谢能力较低，易发生黄疸，药物在体内的消除半衰期易延长。随着年龄增长，肝血流增加，酶系统被激活，肝脏药物代谢能力迅速增强。新生儿血浆中白蛋白含量低，药物与白蛋白的结合率降低，使游离药物浓度升高。

新生儿出生时胃内 pH 呈碱性，在出生第 2 天降至大龄儿童的正常生理范围。婴儿吞咽和呼吸的协调能力在出生 4~5 个月后才完全成熟，因此新生儿胃食管反流率较高。如果胃肠道系统发育异常，症状通常会在出生后 24~36h 内出现，上消化道表现为呕吐和反流，下消化道表现为腹胀和胎便排出异常。

五、肾脏与液体平衡

新生儿肾脏灌注压低，肾小球滤过功能与肾小管重吸收功能至出生后 20 周才近乎发育成熟，2 岁左右肾功能才发育完全。因此新生儿对水和电解质的代谢能力相对有限，需精细调控输液量与补充电解质。

新生儿体液占体重的比例为 72%~78%，且细胞外液高于细胞内液，此比例随着年龄增长逐渐降低。小儿水转换率比成人大，婴儿转换率高达 100 mL/（kg·d），故婴儿容易脱水。

六、代谢与体温调节

小儿基础代谢率高，氧耗量高，故麻醉期间容易发生低氧血症，应常规吸氧。早产儿肝脏糖原储备少，蛋白质代谢能力弱，易发生低血糖。新生儿与婴儿对禁食禁饮耐受性差，机体糖和脂肪储备少，长时间禁食易发生低血糖和代谢性酸中毒，围手术期应注意加强血糖监测，必要时适当补充葡萄糖。

新生儿和婴儿皮肤薄，皮下脂肪少，体表面积与体重的比值大，体温调节机制发育不全，易出现低体温。3 个月内的婴儿寒战反应弱，对寒冷刺激的反应主要通过增加颈、上胸部及血管周围棕色脂肪的代谢产生热量，这一过程受交感神经调控。麻醉药物可影响多种体温调节机制，尤其是棕色脂肪代谢，可使体温进一步下降。体温降低可抑制麻醉药代谢，抑制呼吸与循环，从而增加术后通气不足、反流误吸的风险。因此，围手术期应加强体温监测，并可通过升高室温、使用保温毯（空气加温毯）和棉垫以及输液加温等措施维持体温。

第 2 节 小儿麻醉的药理学特点

影响小儿药物反应的因素较多，如身体组成成分（脂肪、肌肉与水的含量）、肝肾功能发育程度、蛋白结合率、心脏功能、心排血量分布情况、血脑屏障、体温及是否合并先天畸形等。此外，早产、营养不良、败血症、腹内压升高及充血性心力衰竭亦可影响药代动力学与药效动力学。

一、吸入麻醉药

小儿每分通气量与功能残气量比值较高，可使肺泡内吸入麻醉药浓度迅速升高或降低，因而起效和恢复均快速。吸入麻醉时需密切监测生命体征，以防血药浓度迅速升高产生的剂量依赖性呼吸循环抑制，确保麻醉安全。

1. 氧化亚氮 氧化亚氮具有一定的镇痛和遗忘作用，但麻醉效能弱，单独使用无法达到较深的全身麻醉。可导致含气间隙的体积扩大，因此禁用于肺囊肿、气胸、坏死性小肠炎、肠梗阻及中耳手术。

2. 异氟烷 异氟烷的血/气分配系数较低，麻醉起效与苏醒迅速，且肝肾毒性小。具有刺激性气味，易诱发屏气、咳嗽与喉痉挛等气道反应，因此不适用于小儿麻醉诱导，但可用于麻醉维持。可抑制新生儿的压力感受器反射，降低对血压变化的代偿能力，抑制对低血容量的反应。对呼吸循环的抑制作用较强，但不增强心肌对儿茶酚胺或茶碱的敏感性。可显著增强非去极化肌松药的作用，围手术期应减少肌松药用量。

3. 七氟烷 七氟烷具有特殊芳香味，对呼吸道刺激性小，小儿易于接受。血/气分配系数低，诱导快且平稳，恢复也快，已成为小儿麻醉优先选择的吸入麻醉药。麻醉效能较低，足月新生儿 MAC 值为 3.3%，1～6 个月婴儿为 3.2%，6 个月～3 岁小儿为 2.6%～2.8%，3～12 岁小儿为 2.3%～2.5%，因此小儿吸入麻醉诱导时需要较高浓度。吸入 3%～8%七氟烷 3～4min 可实现平稳且迅速的诱导，尤其适用于发绀型先心病小儿。对呼吸和循环系统的作用与异氟烷相似，可引起剂量依赖性呼吸抑制作用。

体内七氟烷约 3%会被代谢，转化为血无机氟离子的最高浓度出现在停止吸入后 2h。但该浓度低于引起肾毒性的阈值，且在儿童中可迅速下降。目前尚无七氟烷麻醉导致儿童肾毒性的报道，但已有肾功能损害的儿童需慎用。

4. 地氟烷 地氟烷具有较强的呼吸道刺激性，可致频繁屏气和喉痉挛，因此不适用于小儿麻醉诱导，而适用于麻醉维持阶段。血/气分配系数极低，诱导与恢复迅速，但 MAC 高，需吸入较高浓度以维持麻醉。代谢率低，无肝肾毒性。

二、静脉麻醉药

1. 丙泊酚 丙泊酚起效和恢复迅速，适用于小儿麻醉诱导与维持。丙泊酚在儿童中央室分布容积大，且清除快，所需的诱导剂量通常高于成人，需 2.5～3mg/kg 才能达到满意的麻醉效果。在新生儿中的药代动力学尚未完全阐明，但诱导剂量通常较小。可抑制气道反射，利于进行气管插管，并在恢复期保持良好的气道状态。由于丙泊酚麻醉后具有苏醒迅速而完全的优点，常用于日间短小手术的麻醉。静脉给药常有注射痛，易引起小儿恐惧和躁动，可选择较粗大的静脉注射或在丙泊酚内加入利多卡因以减轻注射痛。

2. 氯胺酮与艾司氯胺酮

（1）氯胺酮：镇痛效应强，可肌注作为小儿基础麻醉（指应用药物使患儿入睡但麻醉程度尚不足以施行手术或有创操作的方法）或静脉给药用于全身麻醉。静脉给药后小儿可出现短暂呼吸抑制或屏气，严重者需辅助呼吸。可增加呼吸道分泌物，建议预防性使用抗胆碱药，并及时清理呼吸道以防止气道梗阻。具有松弛支气管平滑肌的作用，可用于哮喘儿童。

氯胺酮适用于无须肌松的短小手术，如烧伤换药等体表手术，并被越来越多地用于术后镇痛。应用氯胺酮后的精神异常并不多见，但易出现苏醒期兴奋，偶见木僵状态，术前应用镇静药物可减少其发生。氯胺酮可引起颅内压升高，术前有癫痫、颅内高压和精神分裂症的小儿禁用。小儿基础麻醉可肌内注射 4～6mg/kg，或口服 6mg/kg。

（2）艾司氯胺酮：与氯胺酮的药理学机制相似，但效价更高（2 倍于氯胺酮），可安全有效地用于小儿术前用药、诊疗操作的镇静镇痛及麻醉中的辅助用药。

3. 咪达唑仑 咪达唑仑是美国食品药品监督管理局批准唯一能用于婴儿的苯二氮䓬类药物。咪达唑仑无注射痛，口服、肌内注射或静脉注射均有效，适用于小儿术前镇静、全身麻醉、麻醉辅助用药、诊疗操作的镇静和 ICU 镇静。

4. 右美托咪定 右美托咪定产生可唤醒的、类似自然睡眠的状态。右美托咪定镇静的主要优点是常规剂量下可保持正常的呼吸模式和每分通气量，并维持上呼吸道通畅。常用于小儿术前镇静、诊疗操作的镇静和 ICU 镇静等。

5. 依托咪酯 依托咪酯起效迅速，对呼吸和循环影响小，但可引起注射痛和肌震颤等。由于代谢快，常用于全身麻醉，但因麻醉深度不易控制且输注容量较大，较少用于小儿麻醉。

三、阿片类镇痛药

1. 吗啡 吗啡为强效阿片类镇痛药，常用于围手术期镇痛。易透过小儿血脑屏障，故小儿对其耐量小。新生儿的蛋白结合率为 18%～22%，明显低于成人（30%～35%），故易引起血药浓度增高。新生儿对吗啡的呼吸抑制效应较敏感，小婴儿吗啡停药后血药浓度下降延迟，因此 1 岁以内婴儿应慎用。

2. 芬太尼 芬太尼是婴幼儿最常用的镇痛药，起效迅速，作用时间中等，镇痛作用强。临床剂量的芬太尼对心血管系统影响较小，但过量或快速静脉注射时可导致心动过缓与呛咳，必要时需给予阿托品等药物干预。重复给药可导致药物蓄积，作用时间延长。3 个月以上的婴儿药物代谢较快，对呼吸抑制的敏感性较低，呼吸暂停发生率低于成人。多用于小儿麻醉诱导、维持和术后静脉镇痛，使用剂量需根据小儿年龄、手术方式、健康状况及麻醉辅助药物调整。

3. 阿芬太尼 阿芬太尼镇痛强度较芬太尼弱，具有作用时间短、恢复迅速且完全的优势。小儿的消除半衰期短于成人。可引起剂量相关的呼吸抑制或窒息，用于小儿时应密切监测生命体征，及时处理呼吸不良事件。此外，阿芬太尼常引起呕吐，应预防性使用止吐药。

4. 舒芬太尼 舒芬太尼镇痛强度更强，作用时间更长，主要用于小儿心脏手术的麻醉。大剂量舒芬太尼可抑制手术引起的代谢和内分泌反应。其药代动力学与年龄相关。小儿对舒芬太尼的清除能力强于成人。

5. 瑞芬太尼 瑞芬太尼是一种超短效的阿片类药物，静脉注射负荷剂量为 0.5～1μg/kg，维持剂量为 0.2～0.5μg/（kg·min）。

四、肌肉松弛药

（一）去极化肌松药

琥珀胆碱的婴幼儿药物分布容积较大，所需剂量大于成人，静脉注射 1.5～2mg/kg，30s 即产生作用，维持 3～6min。肌内注射同样有效，6 个月以上小儿为 4mg/kg，3～4min 可出现满意的肌松效果，维持 20min。琥珀胆碱静脉注射后可引起心动过缓甚至窦性停搏，预先给予阿托品可降低心律失常的发生率。由于琥珀胆碱的副作用较多，临床上已较少应用。

（二）非去极化肌松药

婴幼儿对非去极化肌松药的敏感性较大龄儿童和成人高，存在较大的个体反应差异。术毕肌松残余可能与酸碱失衡或低温相关，术中应加强监测，及时纠正。

1. 阿曲库铵与顺式阿曲库铵 阿曲库铵为中效非去极化肌松药，0.3～0.6mg/kg 静脉注射，起效迅速，肌松作用持续 15～30min。与大龄儿童相比，婴幼儿阿曲库铵分布容积更大、半衰期更短、清除速率更快。应用时血流动力学稳定，但大剂量或快速给药时可引起组胺释放，禁用于哮喘儿童。顺式阿曲库铵主要通过 Hofmann 消除，不为血浆胆碱酯酶水解，不引起组胺释放，无心血管不良反应，适用于小儿麻醉。插管推荐剂量为 0.15～0.2mg/kg。

2. 维库溴铵 维库溴铵为中效非去极化肌松药，推荐剂量 0.1mg/kg，作用维持 25～30min，无明显心血管副作用，过敏反应较少见。

3. 罗库溴铵 罗库溴铵为中效非去极化肌松药，起效迅速，适用于小儿麻醉诱导及短小手术，推荐剂量为 0.6mg/kg。心血管副作用和组胺释放反应罕见。

4. 米库氯铵 米库氯铵为短效非去极化肌松药，不经肝肾代谢，由血浆胆碱酯酶迅速水解，因此半衰期较短、清除率较高。推荐剂量 0.2～0.25mg/kg。与七氟烷或丙泊酚联用时，药物在前者的起效更快，作用时间更长。米库氯铵大剂量（0.4mg/kg）、快速静脉注射可引起组胺释放，常表现为短暂的皮肤潮红和血压降低，应缓慢分次给药。

第3节　小儿麻醉的术前准备

一、麻醉前访视与评估

麻醉前访视与评估是小儿围手术期麻醉管理的重要组成部分，除第6章所示内容外，还应采集产科和围产期相关情况（如出生时胎龄、体重和早产问题等）、新生儿期疾病和治疗史、近期上呼吸道感染史或疫苗接种史、先天性疾病情况与家族史，并关注特殊用药及手术麻醉史。体格检查还应重点关注小儿上呼吸道情况（有无牙齿、有无换牙、有无腺样体和扁桃体肥大、有无腭裂和有无特殊面型等）、心肺功能、消化系统、神经系统以及发热和脱水情况等。脱水程度可根据皮肤张力、囟门、眼球、神志、血压等体征进行估计（表41-3）。每脱水1%体重需输液10mL/kg，且应于麻醉前纠正。小儿常见的上呼吸道感染可增加围手术期并发症（如屏气、喉痉挛、支气管痉挛、肺不张和肺炎等）发生率。若上呼吸道感染累及气管且分泌物较多，或体温38℃以上或病情重且持续恶化，建议推迟择期手术。另外根据辅助检查结果了解患儿贫血、低血糖、低钙血症、低钾血症及凝血功能障碍等情况，以协助制定围手术期治疗方案。

表41-3　脱水程度估计

体征	脱水程度（占体重%）	体征	脱水程度（占体重%）
皮肤张力低、舌唇黏膜干燥	5	眼球凹陷、低血压	15
前囟凹陷、心动过速、少尿	10	昏迷	20

根据麻醉前访视结果与麻醉手术的危险程度，对患儿的全身情况和麻醉耐受性进行全面分析，以制定个体化的麻醉方案。此外，通过麻醉前访视了解患儿与家属的心理状态，详细沟通、解释麻醉方案与流程以及安全保障措施，可有效缓解患儿与家属的紧张和焦虑，增进信任度。

二、术前禁食禁饮

为了降低围麻醉期胃内容物反流误吸的风险，择期手术的小儿应遵循术前禁食禁饮的原则。但鉴于小儿尤其是婴儿长时间禁食禁饮易导致饥渴不适、低血糖与脱水等，应尽量缩短禁食时间。麻醉前2h可饮用的清饮料量应≤5 mL/kg（或总量≤300mL）。急诊小儿均应以饱胃对待。

三、麻醉前用药

麻醉前用药应基于小儿的病情、心理状态及拟定的麻醉用药方案，以达到术前镇静和抗焦虑作用，使其与家属顺利分离；同时减少口咽和呼吸道分泌物，阻断自主神经反射。常见的给药途径包括口服、滴鼻、肌内注射、静脉注射与直肠给药，但各有优缺点：口服起效慢但方便；滴鼻吸收快但可能刺激鼻黏膜引起不适感；肌内注射与静脉注射存在注射痛但起效迅速；直肠给药操作不便且可能引起不适，已较少使用。6个月以下的婴儿通常不建议给予麻醉前镇静药。采用氯胺酮麻醉时建议提前给予抗胆碱药以减少口咽和呼吸道分泌物，避免误吸、喉痉挛等风险。

第4节　小儿麻醉的术中管理

一、麻醉方法

（一）全身麻醉

全身麻醉是小儿麻醉最常用的方法。除小手术可采用面罩紧闭法吸入麻醉或静脉麻醉下完成，大部分手术需在喉罩通气或气管插管全身麻醉下进行。在小儿麻醉诱导中，面罩吸入七氟烷诱导法和静脉诱导法是最常用的技术。麻醉维持可选择吸入麻醉、全凭静脉麻醉或静吸复合麻醉方法。

1. 面罩吸入七氟烷诱导法 合作的小儿在入手术室后平卧位下采用面罩吸入诱导（氧气 1~2L/min+七氟烷），逐步升高七氟烷的吸入浓度（最高浓度为 8%），直至睫毛反射消失，随后维持浓度在 4%以下。紧张或不合作的小儿可采用坐位或抱坐位行面罩吸入诱导，即吸入高浓度麻醉药（氧气 6~8L/min+8%七氟烷）直至意识消失，后即改平卧位开放静脉通路并完成麻醉诱导。诱导期间需密切监测，如发现屏气、气道阻塞或喉痉挛等问题，应行加压辅助通气，必要时加深麻醉并尽快开放气道以维持呼吸道通畅。

2. 静脉诱导法 静脉诱导快速、可靠，适用于已建立静脉通道的小儿。但静脉通道的开放与维持常存在挑战，特别是年龄较小或不合作的小儿，可先予麻醉前镇静或基础麻醉后再实施。结合患儿病情与手术需求，选择合适的镇静药、镇痛药和肌松药诱导方案。

3. 静脉麻醉 可保留自主呼吸，适用于无须肌松的短小手术、门诊和日间手术的诊疗操作。常用的药物有氯胺酮/艾司氯胺酮、咪达唑仑、丙泊酚、阿片类药物等，需结合患儿病情、气道情况和手术操作需求进行个体化选择及组合。麻醉期间严密监测患儿生命体征变化，可给予面罩或鼻导管吸氧。同时，必须准备全套呼吸支持设备，以便能及时处理气道问题。

（二）区域（局部）麻醉

在合理应用基础麻醉后，小儿也可在区域（局部）麻醉下进行手术。常用的技术有椎管内麻醉与神经阻滞。常用药物有利多卡因、丁卡因、布比卡因及罗哌卡因。应监测患儿生命体征，并准备好麻醉机、急救用品、呼吸支持与全身麻醉的设备。

由于小儿个体较小，解剖结构更加精细，且区域（局部）麻醉常在复合基础麻醉或全身麻醉下实施，神经损伤难以被及时发现。超声引导技术能准确定位给药部位，降低不良反应的发生率，在小儿麻醉中已得到广泛应用。

（三）饱胃的处理

饱胃小儿麻醉诱导的处理原则与成人相似。由于小儿氧耗量相对较大，快速顺序诱导时，SpO_2 可迅速下降，诱导前需充分预充氧。即使不合作的小儿也需尽量缩短去氧合时间。待小儿意识消失后，可适当按压环状软骨以防止胃内容物反流。为避免引起胃内压力增高，快速顺序诱导气管插管时，禁忌按压上腹部。肌松药宜选择快速起效的非去极化肌松药。

（四）困难气道的处理

小儿因其气道解剖结构发育不全，易出现困难气道。使用可视喉镜能有效降低困难插管的发生率。若术前评估小儿存在喉镜暴露困难，可选择插管软镜引导，也可使用喉罩或经喉罩插管。会厌炎、气管支气管炎、喉内异物常表现为吸气相喘鸣，激惹或哭闹时可导致气道塌陷，增加气道梗阻风险，导致低氧血症与呼吸衰竭。在麻醉诱导时，减少刺激至关重要，面罩吸入七氟烷诱导法是较为安全的麻醉诱导方法。诱导期间应尽量维持自主呼吸，待小儿入睡后开放静脉通路；一旦出现喘鸣或喉痉挛，应适当增加气道压力。若小儿诊断为气管支气管炎或会厌炎，应选择无套囊气管导管，内径减少 0.5~1mm，并使用管芯提高插管成功率。若出现上气道完全堵塞、面罩通气失败或气管内插管失败等不能通气、不能氧合的危急情况，需紧急行气管切开术或环甲膜穿刺术予紧急供氧。

二、麻 醉 装 置

（一）气管导管的选择

适当的气管导管口径是以能通过声门及声门下区的最粗导管为准，加压呼吸时允许导管周围轻微漏气。儿童气管导管型号的选择与置管深度见表41-4。

1岁或矫正年龄1岁以上正常儿童还可用以下经验公式计算导管型号与置管深度：
导管口径（F）= 年龄（岁）+18
导管内径（ID，mm）= 年龄（岁）/4+4
置管深度（中切牙至气管中段的距离，cm）= 年龄（岁）/2+12

表 41-4　不同年龄儿童气管导管型号的选择与置管深度

年龄	导管口径（F）	导管内径（ID，mm）	置管深度（cm）	
			经口	经鼻
早产儿	10~12	2~2.5	8~10	10~12
足月儿	12~14	2.5~3	10	12
1~6个月	16	3.5	12	14
6~12个月	18	4.0	12	14
2岁	20	4.5	13	15
4岁	22	5.0	15	17
6岁	24	5.5	16	18
8岁	26	6.0	17	19
10岁	28	6.5	18	20
12岁	30	7.0	20	22
14岁	32	7.5	22	24

在小儿麻醉中，选用带或不带套囊的气管导管仍存在争议，但两者都可造成气管损伤，严重者可致声门下狭窄。使用带套囊的导管应比不带套囊的导管小半号，且套囊内压力应小于25cmH$_2$O。

（二）喉罩的选择

喉罩作为声门上通气装置在小儿麻醉中应用广泛。喉罩适用于短小手术的呼吸道管理，也可作为气管插管失败后的替代手段。目前临床上可供小儿麻醉使用的喉罩类型众多，包括Classic经典喉罩、Ambu喉罩、air-Q喉罩、具有胃食管引流功能的Supreme、ProSeal双管喉罩和免充气型i-gel喉罩以及可用于头面部手术的Flexible可弯曲喉罩等，各具特点和优势。可根据小儿发育情况、手术特点及类型选择合适的喉罩。

（三）通气装置

由于婴儿气道阻力相对较大，气管插管后首选控制呼吸。短小手术可选用喉罩通气。婴幼儿的生理无效腔较小，麻醉环路中机械无效腔的增加会显著提高其呼吸系统的总无效腔量，导致呼吸气体的大量重复吸入。因此，理想的小儿麻醉环路应具备轻便、呼吸阻力低、无效腔量小、顺应性低等特点，以适应自主、辅助或控制呼吸。目前成人使用的循环环路系统经过改良（即使用内径较小的螺纹管和容积较小的呼吸气囊）已广泛用于小儿麻醉。

目前绝大多数麻醉机均可用于小儿。定容型与定压型呼吸机均可用于小儿通气。体重10 kg以下的小儿常用定压型呼吸模式，尤其是气道阻力较高的小儿更适合选用此模式，以避免气压伤。

三、麻醉中监测

小儿麻醉期间生命体征变化迅速，因此麻醉中监测至关重要。除第12章提到的常规监测项目外，需根据小儿情况和手术类型确定是否需要额外的监测措施。小儿易发生术中低体温或高热，应重视体温监测，可将体温探头放置于鼻咽部、直肠、食管或鼓膜等部位。不适配的通气装置或参数设置易导致呼吸气体重复吸入或通气异常，应常规监测P$_{ET}$CO$_2$、呼吸环路内氧浓度与吸入麻醉药浓度、潮气量、呼吸频率及呼吸道阻力等。脑电双频谱指数与麻醉药物浓度和镇静程度具有一定的相关性，已被逐步用于小儿麻醉深度的监测。脑氧饱和度监测可提示围手术期脑氧供需情况，有助于减少神经功能损害。肌松监测可反映肌肉松弛程度，对手术结束后自主呼吸未能及时恢复的小儿，可帮助鉴别产生呼吸抑制的原因。袖带型号不匹配会导致血压偏高或偏低，可根据小儿大小选择合适的血压袖带，宽度应为小儿上臂长度的2/3。对于大手术或危重症，应连续监测其有创动脉血压、中心静脉压、尿量和动脉血气分析等。婴幼儿动脉内置管的并发症发生率较高，主要为缺血损伤或血栓形成。可通过颈内静脉、锁骨下静脉或股静脉置管监测中心静脉压。小儿锁骨下静脉穿刺气胸发生率较成人高，因此较少采用。

现代监测仪器虽然给临床麻醉带来诸多便利，但不能代替麻醉科医师对临床体征的密切观察。麻醉期间应持续观察小儿皮肤黏膜的颜色是否发绀或苍白、呼吸幅度、呼吸节律与脉搏强弱等。听诊器是最简单、最有价值的监测仪，置于胸前可持续监测心率、心律与心音。婴儿心音的强弱与每搏输出量相关，可间接反映心排血量。另外，听诊器可通过比较两肺呼吸音来判断气管导管的位置是否正确。

四、围手术期液体治疗

围手术期液体治疗的目的是提供生理需要量，补充术前缺失量和术中失液量。

1. 生理需要量　小儿体表面积相对较大、代谢率高。估算小儿的液体需要量时，需考虑代谢因素。小儿体重不同，每小时的生理需要量亦不相同，可通过4-2-1规则估算（见表15-1）。

2. 术前缺失量　主要系禁食禁饮所致，其估计量为禁食时间×每小时液体维持量；其50%应在术中第1小时内补充，第2、3小时内各补充25%。如果患儿术前禁食时间较短，或已接受静脉输液，则第1小时补液量可适当减少，应视具体情况进行调整。

3. 术中失液量　包括麻醉与手术创伤引起的损失量。麻醉引起的损失量与麻醉装置和麻醉方法有关。如高流量吸入气体未经加温加湿，会导致经呼吸道损失的液体量较多；区域（局部）麻醉导致阻滞区域的血管扩张，可引起回心血量减少。术中失液量与手术部位、手术时间及出血情况相关。手术创面蒸发丧失液和第三间隙缺失量的估算，一般小手术为2mL/（kg·h）、中等手术为4mL/（kg·h）、大手术为6mL/（kg·h），腹腔大手术和大面积创伤时失液量可高达15mL/（kg·h）。

围手术期输入液体的种类也至关重要。尽管术前禁食禁饮，但由于对麻醉和手术的应激反应可使血糖升高，故患儿极少发生低血糖。围手术期如使用5%葡萄糖液反而导致高血糖，进而增加并发症发病率和死亡率。因此，大多数患儿术中一般常规补充无糖等张平衡盐溶液（如乳酸林格液、醋酸林格液），但手术时间超过1h时应注意监测血糖。新生儿和早产儿对葡萄糖有特殊需求，术中低血糖易造成不可逆性中枢神经系统损伤。因此，应根据血糖水平指导这类患儿葡萄糖液的输入量。

小儿术中是否需要输血，应考虑失血量占总血容量的比例。小儿总血容量的估算方法：早产儿为100~120mL/kg，足月新生儿为80~90mL/kg，<1岁婴儿为75~80mL/kg，1~6岁儿童为70~75mL/kg，6岁以上儿童为65~70mL/kg。可根据下列公式推算出最大允许失血量（MABL）：

MABL=估计血容量×（术前血细胞比容-可耐受的血细胞比容）/术前血细胞比容

在呼吸循环功能正常的情况下，小儿能耐受的血细胞比容（hematocrit，HCT）的下限为25%。新生儿、早产儿及伴有明显心肺疾病（如发绀型先心病）的小儿，HCT应维持于30%以上（表41-5）。此外，1岁以上小儿血红蛋白值低于70g/L，或为70~100g/L但存在组织供氧不足的客观生理迹象时，应予输血。当失血量≤MABL时，输注平衡盐溶液量与失血量之比约为3∶1，输注胶体溶液量与失血量之比则为1∶1；而失血量>MABL时，需输血。

表41-5　小儿正常的HCT与可接受的HCT范围

年龄	正常HCT（%）	可接受的HCT（%）范围
早产儿	40~45	>35
足月儿	45~65	30~35

续表

年龄	正常HCT（%）	可接受的HCT（%）范围
3个月	30~42	>25
1岁	34~42	20~25
6岁	35~43	20~25

如小儿存在先天性凝血因子缺乏或手术创面异常渗血且凝血酶原时间>15s或活化部分凝血活酶时间>60s，则需输注新鲜冰冻血浆以补充凝血因子。术前血小板计数小于50×10^9/L，应考虑输注血小板。血小板计数在$(50\sim100)\times10^9$/L，应根据是否有自发性出血或伤口渗血情况决定是否输血小板。小儿输注5 mL/kg单采血小板可使外周血血小板数量增加$(20\sim50)\times10^9$/L。

第5节　小儿麻醉的术后管理

手术麻醉结束后，无论患儿意识完全清醒或还处于一定麻醉深度下，在其呼吸功能恢复正常前充分清理呼吸道分泌物，方可拔除气管导管或喉罩。转入恢复室后应继续密切监测患儿氧合、通气、循环、意识水平和体温。以下情况需要特别关注，及时处理。

一、低氧血症

低氧血症是小儿麻醉苏醒期最常见的并发症之一，主要由于呼吸道梗阻、通气不足和氧供应不足所致。将小儿肩部垫高、头偏向一侧或侧卧位有助于解除舌后坠引起的上呼吸道梗阻并使分泌物流出口外，也可放置口咽或鼻咽通气道。如发生喉痉挛时应托下颌并给予纯氧面罩加压通气；如缺氧症状不能缓解，应立即加深麻醉，再次气管插管通气。小儿苏醒期还易出现屏气，导致腹内压和胸内压升高、声门关闭，SpO_2快速下降。因此建议待小儿完全清醒后再拔管，并在拔管前充分清理呼吸道分泌物。此外，麻醉药物残余、切口疼痛及术后胃肠胀气均可影响小儿呼吸，导致术后通气不足，需对症处理。

二、苏醒期躁动

苏醒期躁动是指麻醉苏醒过程中小儿对周围环境的感知和注意力发生紊乱，导致定向力障碍和感知异常，表现为无法安抚的哭闹和手脚乱动，严重者可能拔出输液管或导尿管等。苏醒期躁动可导致心率增快和氧耗增加，严重时会因引发意外伤害而危及生命。术前分离焦虑、术中使用吸入麻醉药（特别是七氟烷）、氯胺酮、阿托品及疼痛刺激均可增加苏醒期躁动的发生率。适当的镇痛镇静和父母的亲情陪伴有助于减少苏醒期躁动的发生。

三、术后疼痛

小儿术后疼痛较难评估。3岁以下小儿可采用行为学和生理学参数[如FLACC(face, legs, activity, cry, consolability)量表]，3~5岁小儿可采用面部表情量表来评估疼痛强度，5岁以上小儿可使用视觉模拟评分法。轻中度疼痛可口服药物治疗，重度疼痛或7岁以上小儿可使用患儿自控镇痛，7岁以下可行护士或家长控制镇痛。此外，可以皮下或静脉使用阿片类药物（如芬太尼、吗啡、氢吗啡酮和哌替啶等），但需警惕呼吸抑制。如不能使用阿片类药物，非甾体类药物（如布洛芬、酮咯酸和对乙酰氨基酚）也可安全使用。周围神经阻滞、骶管或硬膜外阻滞也是有效的镇痛方法。

第6节　肥胖小儿的麻醉

一、病理生理学特点

目前国内均参考疾病预防控制中心制定的性别特异性与年龄相关的体重指数生长图对小儿超

重和肥胖情况做出判断。若小儿测量值达到或超过第 95 百分位数则为肥胖。

肥胖小儿由于体重和氧需求量增加，同时心脏负荷加重，久之可导致心脏结构和功能改变。肥胖也是儿童和青少年高血压最强的独立危险因素。肥胖可致交感神经系统活性增强、胰岛素抵抗以及血管结构和功能异常，这些可导致高血压，进一步加重心脏负担，增加心血管疾病风险。此外，肥胖还常导致高胆固醇和高甘油三酯血症，损害血管弹性和功能，诱发全身性炎症反应，危害心血管健康。

肥胖小儿的肺功能受限，表现为肺容量和通气能力下降。胸壁和腹部的脂肪沉积限制了胸廓活动，导致潮气量和肺活量减少；膈肌升高进一步压迫肺部，影响通气效能。慢性炎症增加气道阻力，降低通气效率。肥胖小儿由于上气道解剖结构改变和软组织增厚，常伴阻塞型睡眠呼吸暂停低通气综合征（obstructive sleep apnea hypopnea syndrome，OSAS），其特点是睡眠中上气道反复塌陷，导致呼吸暂停和低氧血症。头颈部脂肪沉积使解剖标志不清、短颈和下颌活动范围受限增加了插管困难的风险，加大气道管理难度。

肥胖小儿常见胰岛素抵抗，易发展为高血糖或糖尿病。可能存在甲状腺功能异常（如甲状腺功能减退），影响代谢率，导致体重增加和麻醉药代谢减慢；还可因生长激素和性激素水平改变导致身高增长受限、性早熟或青春期延迟。

二、麻醉要点

（一）术前评估

详细回顾病史，特别是 OSAS、高血压（诊断标准：学龄前儿童＞110/70mmHg、学龄儿童＞120/80mmHg、青春前期及青春期青少年＞140/90mmHg）和糖尿病等。体格检查需重点评估心肺功能、血压、血糖及甲状腺功能，强化气道评估以识别潜在的困难气道。对于高风险小儿，除常规实验室检查外，建议术前行心脏超声、肺功能检查及多导睡眠图以指导围手术期管理。

（二）麻醉准备

根据小儿情况合理使用麻醉前用药。OSAS 小儿应避免术前镇静，如需要建议使用低剂量咪达唑仑或右美托咪定。术前应与家属和小儿详细沟通麻醉计划、潜在风险及注意事项。

选择对心血管和呼吸系统影响较小的麻醉药物。确保手术室配备必要的麻醉与监测设备。准备好体位垫和防压疮设备，防止长时间手术导致的并发症。

（三）麻醉实施与管理

选择适当的麻醉诱导药物，注意剂量和给药速度。对于伴有 OSAS 的肥胖小儿，建议使用短效麻醉药物（如丙泊酚），避免过量使用阿片类药物以免加重呼吸抑制。

肥胖小儿的气道管理难度较大，需提前准备各种型号的气管导管、口咽通气道、面罩、直型喉镜及可视装备。如有困难气道，需备插管软镜，并考虑保留自主呼吸的浅镇静插管或清醒插管（注意完善气道表面麻醉）。加强术中监测，特别是血压、心率、SpO_2、$P_{ET}CO_2$。糖尿病小儿或长时间手术还需监测体温和血糖，必要时监测血气等。关注术中液体管理，避免血容量过多或不足，以防心力衰竭和肾功能不全。建议采用多模式镇痛方案，结合非甾体抗炎药、局部麻醉药和少量阿片类药物，以减少术后疼痛及不良反应。

小儿术后转入麻醉恢复室进行严密监护，及时处理各种不良反应，特别是呼吸道相关并发症和酸碱代谢失衡，待其完全清醒且呼吸功能稳定后方可转至普通病房。

（李佳佳　李　军）

第42章 老年患者手术的麻醉

本章要点：
- 衰老可导致各器官储备功能进行性下降，且同一个体不同器官之间及不同个体之间都具有一定差异。
- 衰老会改变麻醉药物的药代动力学和药效动力学，老年患者通常对麻醉药物更加敏感，临床麻醉剂量相对减少并有显著个体差异。
- 应对老年患者进行全面的术前评估，了解患者各器官功能储备状态，识别潜在风险，优化术前状态。
- 为老年患者制订个体化的麻醉计划，选择对其生理功能干扰小、终止麻醉后能迅速恢复的麻醉方法与药物。
- 全面的术前评估、精细的围手术期管理能减少老年患者术后并发症发生率，通过及时处理并发症提高其术后生存质量。

随着人均寿命不断提高，我国与世界其他国家一样面临人口老龄化问题。根据国家统计局发布的数据，截至 2023 年底，中国 60 岁及以上人口占全国人口的 21.1%，65 岁及以上人口占全国人口的 15.4%。外科手术患者中老年人的比例随之增加，其围手术期的并发症发生率与死亡率显著高于中青年。如何降低老年患者围手术期并发症发生率及死亡率，改善其术后生存质量是围手术期管理的一大挑战。

第1节 老年患者的病理生理学特点

老年患者衰老与疾病导致的病理生理学变化常常交织在一起。衰老表现为器官功能储备减少，易损伤增加及对应激反应能力降低，其机制迄今仍未完全明确。衰老的生理进程有很大的个体差异，而且同一个体内的各器官功能的衰退速度也不同，不同的器官系统有其特有的衰老模式。老年患者的病理生理学改变对麻醉管理有明显影响。

（一）循环系统

随着年龄的增长，心肌细胞死亡及代偿性增大，组织学改变为心肌细胞肥大，纤维组织、胶原蛋白和脂肪组织在心肌细胞间的沉积，导致心室壁增厚和弹性下降。因此，老年人心室顺应性下降，舒张期充盈压升高，易引起心室舒张功能障碍。老年人心室收缩力无明显下降，心室腔的舒张末期和收缩末期容积变化很小或略有增加。有些老年人左心室射血分数的降低和收缩期末心室容积的增加，可能与心脏的血管病变有关。老年人心输出量对运动的反应性下降，主要依靠 Frank-Starling 机制调节，对儿茶酚胺的依赖性比较小。老年人越来越依赖前负荷和心房收缩维持心输出量，循环血容量的轻度下降会导致心脏充盈不足，从而显著降低心输出量。因此，老年人心脏的上述改变使其围手术期易发生血压的剧烈波动。

老年心脏瓣膜病可由多种病因导致，其中退行性改变是主要原因。病变可以是单个或多个瓣膜的结构或功能异常。老年退行性心脏瓣膜病指心脏瓣膜随着年龄的增长而出现结缔组织退行性改变及纤维化，使得瓣膜增厚、变硬、变形及钙盐沉积，逐渐出现瓣膜钙化改变，而导致瓣膜狭窄和（或）关闭不全，主要累及主动脉瓣及二尖瓣。主动脉瓣狭窄患者需要依靠良好的心室舒张和正常的窦性心律维持心脏灌注，但是主动脉瓣狭窄可使左心室舒张压升高，从而引起冠状动脉灌注减少。因此，老年主动脉瓣狭窄患者应预防心肌缺血，尽量避免低血压和心动过速。

老年人心脏传导系统的退行性变或缺血性损伤对心率和节律的影响比较明显。心脏窦房结和房室结的自动节律性细胞减少，房室束分为左右束支的部位发生退行性改变和纤维化，因此老年人心脏易发生电轴左偏、左右束支传导阻滞。老年人心脏传导系统的末梢纤维的数量减少，心电图上主要常见表现为：PR 间期的延长，QRS 和 T 波幅度的降低，QRS 电轴左偏，QT 间期延长和 ST-T 波的改变，心率变异性降低，异位搏动的发生率增加，因此老年人更易出现房颤、房扑、房室传导阻滞和室性心律失常。心律失常可使老年患者心输出量显著下降。其中房颤是老年人中最常见的心律失常，房颤会进一步减少左心室充盈，导致心输出量减少。

老年人主动脉的弹力纤维和平滑肌纤维减少，基质胶原和钙增多，导致主动脉的弹性下降，使心脏后负荷增加；纤维蛋白和纤维蛋白原的增高、凝血因子浓度增高且易被激活、抗凝血酶降低、纤溶活性降低、血液黏滞度增加等，使其处于高凝状态；此外血浆蛋白和血脂异常可能引起红细胞变形能力下降，堵塞微循环，因此老年人易形成血栓，围手术期静脉血栓栓塞的发生率增加。

交感与副交感自主神经系统的调节能力随着年龄的增长而下降。老年人心血管系统对儿茶酚胺的反应性下降，心血管系统的反射性保护功能受损，因此老年人在发生低血压或体位性低血压的情况下，血压自行调节能力明显下降。老年人使用降血压药物后，如硝普钠，较少发生反射性心率加快。

老年人的心血管功能除受衰老进程的影响外，还常受到各种疾病的损害，如高血压、冠心病和糖尿病等。术前应重视心血管储备功能的评估，围手术期需关注心血管功能的变化并及时处理。

（二）呼吸系统

随着年龄的增长以及衰老进程发展，老年患者呼吸系统也发生了明显改变。其肺通气、换气功能及呼吸中枢的调节能力均出现下降。各种呼吸系统疾病和呼吸功能衰竭的发病率随着年龄的增长而增加。

在肺通气功能方面，老年人肺组织弹性下降，小气道闭塞的数量增加，肺内残存气体量增多，即残气量和功能残气量增高，而潮气量与肺总量变化不大。因此，残气量/肺总量值增大，肺活量随之而降低。随着年龄增长，呼吸肌的收缩速度和力量减退，肋间肌纤维化，胸壁僵硬，肺弹性回缩力下降和闭合气道增多，引起老年人肺顺应性降低和肺功能下降。在肺换气功能方面，老年人的呼吸膜增厚，气体交换面积减少，肺泡通气/血流值失调，导致肺换气功能下降。

老年人的呼吸中枢调节能力下降，睡眠时更为明显，且对低氧血症、高碳酸血症和运动负荷的呼吸反应均下降，麻醉药物如阿片类药物和苯二氮䓬类药物对老年人呼吸抑制作用增强。这些因素导致老年人在麻醉手术后更易发生低氧血症。

此外，老年人咽部肌肉群肌力减退，清除分泌物、咳嗽反应及吞咽能力均下降，上呼吸道保护性反射也减弱，因此老年人更容易发生反流误吸或术后肺炎。

（三）神经系统

脑萎缩是老年人常见的解剖学改变，正常的衰老过程中大脑神经元和突触减少，树突变小，导致大脑体积减小和神经元连接减少，神经元功能下降。因此老年人中枢神经系统抑制机制增强，兴奋性减弱，神经传导速度减慢，应答能力下降。主要表现为反应迟钝，视觉、听觉等多种感觉的灵敏性下降，记忆力、计算力、语言理解表达能力和学习能力均减退。

老年人周围神经传导速度变慢，导致其运动功能减退，表现为精细动作变慢、步态失衡、肌力减退等。老年人对手术或麻醉应激的适应调节能力下降，对麻醉药的敏感性升高，其围手术期神经认知障碍和谵妄的发生率增高。

（四）泌尿系统

随着年龄的增长，肾脏的体积逐渐缩小，主要以肾皮质减少为主。显微镜下主要表现为肾单位数量呈进行性下降；肾小球以及肾小球的入球动脉和出球动脉硬化。肾血流量和肾小球滤过率也随着年龄的增长逐渐下降。因此，老年人肾脏容易出现缺血性或肾毒性损伤。经肾脏排泄的药物容易在体内蓄积。大部分老年人的血清肌酐水平尚处于正常范围内，但老年人肌肉组织含量减少，肌酐产生的速率下降，老年人"正常"血清肌酐可能掩盖肾小球滤过能力的降低。老年人中常见的慢性疾病，如高血压、糖尿病和动脉粥样硬化等，可加重肾小球及血管硬化，损害肾脏的滤过功能。

老年人的肾素-血管紧张素-醛固酮轴反应迟钝，容量调节功能下降，可能导致电解质紊乱和酸碱失衡，容易发生低钠血症。老年人肾脏浓缩功能下降，对抗利尿激素反应降低，摄入水减少时可能发生高钠血症；手术应激所致抗利尿激素过度分泌或某些药物影响水的排出，可引起水潴留。此外，老年人有发生酸中毒的潜在风险。

（五）内分泌系统与代谢

神经系统与内分泌系统互相作用部位主要在下丘脑，老年人的下丘脑神经元减少，下丘脑中多巴胺和去甲肾上腺素含量减少，对肾上腺皮质激素和葡萄糖反应迟钝。老年人存在胰岛素抵抗或胰岛素分泌不足，导致糖耐量异常，易合并糖尿病。围手术期老年人因加强血糖监测，避免静脉输注大量高糖液体。老年人尤其是老年女性患者，甲状腺功能减退发生率较高。老年人甲状旁腺素水平升高，而降钙素水平降低，骨质疏松发生率增高。老年人的肾上腺皮质功能相应减退，在中等程度应激状态下仍能促进促肾上腺皮质激素和皮质醇的正常分泌，可以耐受中等程度的应激。若出现低下时，易发生低血压和心动过缓等。

由于甲状腺功能减退和交感系统活性下降，老年人基础代谢率降低，产热少，体温调节能力下降，加上肌肉含量减少，术中易发生低体温。低体温会增加寒战和心肌耗氧，以及术后肺部感染、静脉血栓、脓毒症、手术部位感染的发生率，导致术后苏醒和住院时间延长，甚至远期肿瘤复发率升高。此外，老年人在温热的环境下外周血管扩张反应也减弱。

第2节　老年患者药理学特点

老年患者的病理生理改变会引起药代动力学和药效动力学的变化，表现为麻醉药物起效慢、药效增强及作用时间延长，具体原因包括：

（1）肝脏功能性组织减少，肝血流量减少，肝酶活性降低。经肝代谢的药物生物转化和消除速率降低。因此主要经肝代谢的吸入麻醉药（氟烷和七氟醚）或静脉麻醉用药的降解速度下降。

（2）肾血流量减少，肾小球滤过率降低，因此药物的排泄半衰期明显延长。

（3）血浆蛋白尤其是白蛋白浓度减少，与药物结合能力下降，使血液中未与蛋白结合的游离药物成分浓度增加，导致药效增强。

（4）机体含水量及肌肉成分的减少，药物在细胞外液的分布容积减少致血药浓度的增高，消除时间延长。脂肪含量增加，药物在脂肪内蓄积增多，体内存留时间延长。

（5）心输出量减少导致吸入麻醉药从肺部血管的转运时间延长，吸入麻醉药进入肺毛细血管床的量增多，血药浓度增高，因此在心功能下降的老年患者将表现为吸入药物作用增强和起效延迟，但对于低溶解度的药物如氧化亚氮、地氟醚、七氟醚影响不大。静脉麻醉药因心输出量降低到达起效部位缓慢，起效延迟。

（6）功能残气量的增加使吸入麻醉药向肺泡的转送过程减慢，肺泡麻醉药浓度的上升速度相应减慢，而呼气末麻醉药浓度可因无效腔通气增加而升高。老年人通气与血流比例失衡，以及肺交换面积减少，使吸入麻醉药向血的转运能力下降。

（7）组织器官对麻醉药物敏感性增强，尤其是中枢神经系统，这种改变是药物感受器数量的变化，或是细胞信息偶联机制的变化导致的。因此，老年人对苯二氮䓬类药物、阿片类药物及吸入麻醉药的敏感性增强。

（8）老年人基础代谢率降低，药物的代谢和排泄能力也随之下降。

（一）吸入麻醉药

最低肺泡有效浓度（MAC）随着年龄增长明显降低。40岁以后吸入麻醉药的MAC值每10年降低4%~6%（表42-1）。老年患者常用的一些药物对MAC的影响较大，如钙通道阻滞剂、可乐定可降低MAC，降低中枢递质水平的甲基多巴、左旋多巴及利血平也可降低MAC。

表42-1 吸入麻醉药与年龄相关的MAC值

年龄（岁）	$10^{-0.00269(年龄-40)}$	$MAC^a_{年龄}$				
		氟烷	安氟烷	异氟烷	七氟烷	地氟烷
40	1.00	0.75^b	1.63^b	1.17^b	1.80^b	6.60
50	0.94	0.70	1.53	1.10	1.69	6.20
60	0.88	0.66	1.43	1.03	1.58	5.81
70	0.83	0.62	1.35	0.97	1.49	5.48
80	0.78	0.59	1.27	0.91	1.40	5.15
90	0.73	0.55	1.19	0.85	1.31	4.82
100	0.69	0.52	1.12	0.81	1.24	4.55

a $MAC_{年龄}$是根据此公式计算得出：$MAC_{年龄}=MAC_{40} \times 10^{-0.00269(年龄-40)}$，$MAC_{年龄}$表示特定年龄下的MAC，$MAC_{40}$表示40岁时的MAC。b 40岁时最低肺泡浓度值出自Nickalls和Mapleson的文章（2003）。

吸入麻醉药本身所引起的心肌抑制作用也影响药物的起效，因此加强老年人麻醉中的血流动力学管理十分重要。肾脏的改变使老年人对血浆中的无机氟化物敏感性增强，合并高血压或肾血管疾病的老年人使用吸入麻醉药时有一定的风险。

（二）静脉麻醉药

由于老年人的药理学特点，需要相应减少静脉麻醉药的剂量。丙泊酚达到相同的血浆浓度时，老年人比年轻人血压下降更显著，因此需缓慢注射负荷量，以减轻血流动力学波动。依托咪酯对老年人血流动力学影响较小。咪达唑仑可能导致老年人发生术后谵妄，存在谵妄易感因素时应慎重选择。

（三）阿片类药物

阿片类药物的药效学改变与年龄相关。阿片受体密度、受体亲和力以及整合酶活性都与年龄有关。阿片类药物敏感性的增加主要是由于药效学的变化。临床上用代表EEG抑制的半数有效浓度（EC_{50}）来衡量芬太尼的效能，从20岁到85岁，其EC_{50}降低近50%，因此老年人应用阿片类药物时应适当减少剂量。

阿片类药物与年龄相关的药代动力学变化，特别是其代谢产物的药代动力学变化，影响着老年人对于阿片类药物用药的选择。一些阿片类药物（可待因、吗啡、哌替啶）的代谢物仍具有药物活性，会产生许多不良反应。瑞芬太尼因其半衰期短且不受肝肾及年龄影响，是老年人的理想用药。

随着年龄的增长，阿片类药物呼吸抑制的发生率也在增加。哌替啶负性肌力和内在抗胆碱能属性与老年患者术后谵妄有密切关系，除了给予小剂量预防术后寒战外，其余情况不推荐应用。

（四）肌松药

肌松药的药效学并不随年龄的增加而发生明显改变，而其药代动力学随年龄增加会有显著改变：年龄增加导致的药物分布容积减小及清除率下降使血药浓度升高；与年龄相关的血浆胆碱酯酶水平下降使琥珀胆碱、米库氯铵等作用时间延长；氨基甾类非去极化肌松剂的作用依赖于肝肾功能，年龄增加会延长这类药物的作用时间；通过 Hofmann 消除的阿曲库铵和顺式阿曲库铵的作用时间不受年龄的影响。残余的神经肌肉阻滞对老年患者咽喉部功能的影响比较明显。

（五）局麻药

由于细胞膜通透性增加，局部血流减少和结缔组织疏松，使局麻药物易于扩散，老年人局麻用药量宜减少。老年人硬膜外阻滞时因药液不易通过椎间孔外泄，在椎间孔内扩散达到特定麻醉平面所需首次硬膜外给药剂量减少。老年患者体内药物的血浆清除率低，在连续硬膜外用药时，利多卡因或布比卡因可达到毒性血药浓度。尽管随年龄增加局麻药的清除率下降，但局麻药用量也减少，因此区域（局部）麻醉对老年人来说是较为安全的方法。

第3节 老年患者术前评估与准备

术前除了对老年患者常规进行 ASA 分级评估外，对其实施与衰老相关的更加全面的评估至关重要。老年状态综合评估是对老年患者的医疗状况、功能状态、认知功能、心理状态、营养状况和社会支持等进行多学科协作的全面评估。这一评估旨在了解患者器官功能储备状态，识别潜在风险，从而优化术前状态，包括进一步完善所需检查、调整用药方案、功能锻炼，尽可能提高老年患者对手术麻醉的耐受力，制定个性化的麻醉和围手术期管理计划，从而降低围手术期并发症风险和改善手术预后。

（一）围手术期老年状态综合评估与准备

术前应充分评估老年患者的认知功能，痴呆程度、谵妄风险和抑郁状态是评估认知功能时的重要考虑因素，且术前评估的结果可以作为术后评估时的基线值（表 42-2）。简易智力状态评估量表（Mini-Cog）是术前常用的快速痴呆筛选工具，蒙特利尔认知评估量表（MoCA）则用以明确是否存在认知功能减退。认知功能受损会增加术后并发症和死亡率的风险。

表 42-2 老年患者术前综合评估项目

项目		评估方法参考
认知功能	痴呆	用简易智力状态评估量表（Mini-Cog）进行筛查，如果阳性，则继续用蒙特利尔认知评估量表（MoCA）评估
	谵妄	（1）易感因素和诱发因素 （2）意识错乱评估方法（CAM）
	抑郁	老年人抑郁量表
功能状态		（1）日常生活活动（ADL）量表 （2）工具性日常生活活动量表（IADL）
营养状态		微型营养评定简表（MNA-SF）
衰弱状态		Fried 衰弱表型中的 5 条诊断标准

老年人日常生活能力包括日常生活活动能力和工具性日常生活能力，决定了其术前功能状态。常使用日常生活活动（ADL）量表和工具性日常生活活动量表（IADL）评估老年人术前功能状态。日常生活能力缺陷老年患者应接受进一步评估以及适当的术前治疗，尽量改善其术前功能状态。

老年人尤其是高龄老人术前常存在营养不良。微型营养评定简表（MNA-SF）是敏感性和特异性较强的术前营养状态评估工具，有助于发现营养不良及营养不良潜在风险，指导术前营养物质的补充。高危患者应在择期手术前请营养师指导实施围手术期营养补充方案。

（二）衰弱状态的评估与准备

衰弱状态是因生理储备下降而出现抗应激能力减退的非特异性状态，涉及多系统的生理学变化，包括神经肌肉系统、代谢及免疫系统改变，这种状态增加了死亡、失能、谵妄及跌倒等负性事件的风险。越来越多的证据表明老年患者术前的衰弱状态与术后不良事件明显相关，如术后并发症和发病率增加，住院天数延长，30d 内死亡率和长期死亡率增加等。经典的 Fried 衰弱诊断标准包括 5 条：①近 1 年意外减重 4.5kg，或随访时体重下降超过 5%；②握力下降；③疲劳感；④步行速度减慢（测量行走 4.5m 所用的时间）；⑤低体力活动水平（以每周消耗量衡量）。符合 3 项以上诊断为衰弱，符合 1~2 项诊断为衰弱前期，符合 0 项诊断为非衰弱。这一标准主要从生理层面界定衰弱，是其他评估标准的基础，简便易行，目前被广泛应用。

老年人的认知功能、功能状态、营养状态及衰弱状态都与围手术期不良事件发生率明显相关，逐渐成为老年人术前评估的重要内容，尤其是用于复杂手术前的评估。了解与评估术前的这些变量有助于勾勒出患者总体情况，进而确定老年患者的手术风险。此外，对老年患者的重要器官功能与合并症的评估与准备，及围手术期抗凝治疗策略亦非常重要。

第4节　老年患者围手术期管理

（一）麻醉方法的选择

在麻醉方法的选择上，尽量选择对老年患者生理功能干扰小、麻醉结束后能迅速恢复的麻醉方法。具体应该考虑：①麻醉科医师的经验及技术水平；②老年患者自身情况；③外科手术方式。既要有效抑制围手术期的应激反应，满足手术要求，也要尽量选择简单的麻醉方案，以减轻麻醉本身对老年患者的影响。在能够满足外科手术要求的基础上，结合老年患者的病情，优先选择区域（局部）麻醉，包括椎管内麻醉、神经阻滞等。如果选择全身麻醉，同时复合使用区域（局部）麻醉可减少全麻药物的用量，提高患者的苏醒质量和围手术期舒适度。

1. 区域（局部）麻醉　区域（局部）麻醉对老年患者的生理功能干扰少，可早期下床，有助于减少术后深静脉血栓以及肺部并发症等。老年患者使用局麻药时应减少剂量和浓度，采用最低肺泡有效浓度，避免局麻药中毒。患者紧张焦虑时可辅助小剂量镇痛镇静药物舒缓情绪，提高痛阈，但需注意对呼吸与循环的抑制作用；镇痛不全时复合全身麻醉控制呼吸更安全。

2. 椎管内麻醉　老年患者采用椎管内麻醉应注意以下几个问题：①当围手术期使用了抗凝或抗血小板药物时，如阿司匹林、氯吡格雷、利伐沙班、肝素等，需要权衡停用抗凝药物和椎管内操作的利弊，不可为了进行椎管内麻醉而强行停用抗凝药物。②老年患者由于韧带钙化、椎体肥大骨质增生以及体位等因素，椎管内穿刺往往比年轻人困难。③老年人的硬膜外隙变窄，容积减少；椎间孔闭缩，局麻药向椎旁间隙扩散减少。因而老年人对局麻药的需要量普遍减少，宜注入 2~3mL 试验剂量后分次少量追加，直至获得所需的阻滞平面。④由于老年患者对脊髓麻醉敏感性增高，麻醉作用起效快，阻滞平面广，麻醉作用时间延长，因此脊髓麻醉用药应酌情减量。⑤围手术期患者可产生紧张、恐惧等不良情绪反应，可使用小剂量镇静药，提高患者舒适度。⑥老年人在高平面和广范围的神经阻滞时，容易出现明显的呼吸和循环抑制，因此阻滞平面最好控制在 T8 以下，以不超过 T6 为宜。通过积极补液和适当使用心血管活性药物，椎管内麻醉对老年患者是比较安全的麻醉方法。

3. 全身麻醉　老年患者的全身麻醉多采用起效快、作用时间短、对循环抑制轻的药物，术中应加强呼吸和循环监测，尽量监测麻醉深度、肌松程度、脑氧饱和度等，指导合理用药，维持适当的麻醉深度。

老年患者麻醉诱导时应力求平稳，既要保证足够的麻醉深度，减轻气管插管等刺激的影响，也要防止麻醉过深、药物用量过大引起严重的循环抑制。老年患者对镇静镇痛药的敏感性增高，个体差异大，诱导时应缓慢注射，一般先从小剂量开始，逐渐加大用量，严密观察生命体征。完善的咽喉、气管内表面麻醉可以减轻插管时心血管应激反应，静脉给予β受体阻滞剂或者利多卡因注射液也有一定的作用。同时老年患者多存在血容量不足、自主神经调控能力降低等，诱导后可发生血压显著下降，缓慢给药的同时应及早应用小剂量心血管活性药物，如麻黄碱、间羟胺等，对于血容量明显不足的患者，诱导前应适当补液。

麻醉中尽量维持老年患者生命体征处于或接近其基础生理状态，根据手术刺激精细调整麻醉用药，控制合适的麻醉深度，保护重要脏器功能。老年患者在麻醉苏醒期容易发生各种意外事件，高质量的术前评估和术中管理是术后安全顺利苏醒的前提。老年患者术后苏醒延迟或呼吸恢复不满意者较常见，建议进入麻醉恢复室继续观察和呼吸支持，尤其是合并高血压、冠心病等心血管疾病与肺功能不全者。对于因麻醉药物残留而苏醒不满意的患者，可根据术中使用麻醉药物种类和时间、患者恢复情况等酌情、有针对性地使用拮抗药，如肌肉松弛剂拮抗剂舒更葡糖酸钠注射液、新斯的明等，阿片类拮抗剂纳洛酮、纳美芬等，镇静药拮抗剂氟马西尼等。

老年患者苏醒后，疼痛、气管导管或导尿管的刺激等各种原因会引起心率增快，血压升高，严重者可出现心律失常、心肌缺血等，心血管并发症发生率较年轻患者高，应给予适当的镇静镇痛药和（或）心血管活性药物。

（二）术中管理策略

1. 循环系统管理策略 循环系统管理的关键是维持血流动力学稳定和有效的循环灌注，保护心脏功能，维持器官组织的灌注和氧供需平衡。除了常规监测外，根据疾病情况和手术类型，还可加强连续监测有创动脉压、中心静脉压、每搏量变异度（stroke volume variation，SVV）、脉搏压变异度（pulse-pressure variation，PPV）及心指数（cardiac index，CI）、无创心输出量，进行床旁心脏超声或经食管超声心动图等监测，检测血心肌肌钙蛋白I、降钙素原、B型脑利钠肽前体等水平，及时评估患者的心脏功能状态和容量状况。

老年患者对血容量变化的耐受性比较差，应该精确计算出入量，既要及时补充生理需要量以及术中丢失量，又要避免过量输液，采用精细化和个体化目标导向液体管理。老年高龄患者术中更容易出现低血压或高血压，应根据患者术前的基础血压进行调节，合理使用血管活性药物，维持在基础血压的$1±10\%$以内，避免血压的剧烈波动和长时间低血压。心率应维持在术前基线水平的$1±20\%$以内，可降低急性心肌损伤的风险。

2. 呼吸功能管理策略 在加强呼吸功能监测的基础上，采用维持氧合的最低氧浓度，减少高浓度氧引起的肺不张和肺损伤。常规实施保护性肺通气策略，进行小潮气量通气、滴定PEEP和肺复张策略，维持良好的氧合，并避免出现肺泡过度扩张或塌陷，减少肺不张的发生。术中要及时清理气道分泌物，避免气道压力增高和术后肺部感染的发生。

3. 脑保护策略 术中常规行麻醉镇静深度监测和伤害性刺激指数监测，酌情使用近红外光谱无创脑氧饱和度、经颅超声多普勒及电生理学等监测。维持良好的脑灌注、氧供和内环境稳定，并保持合适的麻醉深度，有利于保障老年患者平稳度过麻醉期。

4. 肾保护策略 术中应加强内环境监测，维持水、电解质和酸碱平衡，积极诊断并纠正高钾血症、酸中毒、肺水肿等；避免使用肾毒性药物，调整经肾排泄药物的剂量；优化衰弱患者心输出量和肾血流量，密切监测患者单位时间尿量和尿色。

5. 体温管理 术中常规进行体温监测，采取有效保温措施，体温尽量不低于36℃。参见第13章第2节。

6. 肌松管理 老年患者肌松药代谢缓慢，易发生肌松药残余，气管导管带管时间延长，甚至在拔出气管导管后出现呼吸无力、低氧血症和高二氧化碳血症。因此，应选择起效快、作用时间短，对肝肾功能依赖小的肌松药。建议进行持续肌松监测，指导肌松药的合理使用。

(三) 术后常见并发症

老年患者的术后并发症可引起连锁反应而导致严重后果，影响患者的康复及预后。细致的观察、及早预防与处理、精细护理对老年患者术后并发症的防治至关重要。

1. 呼吸系统并发症 老年人术后发生肺部并发症的危险因素包括：高龄、慢性阻塞性肺疾病、营养不良、上腹部或胸部手术。老年患者呼吸道反射能力下降，拔管后比年轻人容易发生反流误吸；舌后坠或口腔分泌物过多引起呼吸道梗阻；排痰能力的下降加重肺部感染；术中镇痛药物的残余作用以及术后静脉镇痛可引起呼吸抑制。另外胸腹伤口的疼痛或包扎过紧、腹部膨隆膈肌上抬、电解质紊乱特别是低血钙时进一步减弱呼吸肌力量，从而导致通气不足。老年患者术后呼吸道感染引起急性呼吸窘迫综合征（ARDS），进而发展为脓毒症、多器官功能衰竭为老年患者术后死亡的常见原因。

减少老年患者呼吸系统并发症的重点在于预防，若患者术前有呼吸道合并症或者术中氧合功能明显低于术前，需有经验的麻醉科医生指导术前评估和准备，并决定拔除气管导管的时机。术后早期下床活动、呼吸功能训练等有助于减少术后肺部并发症的发生。

2. 循环系统并发症 老年人心脏结构与功能、心脏传导功能、血管和交感神经张力的病理生理改变，导致其术后循环系统并发症发生率较高，最常见的是血流动力学紊乱、心律失常和心肌缺血。若术前合并高血压、冠心病、心律失常和心肌缺血等，则术后更难维持循环稳定，应强调术前对合并症的积极治疗，术中对循环的精细化管理，术后加强监测，积极预防、尽早发现并及时处理并发症，必要时请心脏专科医师会诊协助诊治。

3. 中枢神经系统并发症 中枢神经系统并发症主要包括脑卒中、术后谵妄及术后认知功能障碍。术后谵妄与术后认知功能障碍更为常见，越来越受到麻醉科医生的重视，其相关定义、危险因素以及治疗与预防等详见第19章第2节和第3节。

第5节　合并神经系统疾病老年患者的麻醉管理

老年人常见的神经系统疾病是阿尔茨海默病、帕金森病、脑血管疾病等，这些疾病通常与年龄相关，随着年龄的增长患病风险增加。合并神经系统疾病老年患者的麻醉管理除了遵循老年患者麻醉管理原则外，还要关注合并的神经系统疾病对麻醉和手术的影响。本节重点介绍合并阿尔茨海默病和（或）帕金森病老年患者的麻醉管理要点。

(一) 合并阿尔茨海默病老年患者的麻醉管理要点

阿尔茨海默病（Alzheimer's disease，AD）是一种神经系统退行性疾病，临床表现以认知障碍、记忆力损害、日常生活能力下降以及多种神经精神症状的人格和行为改变为主要特征。

1. AD患者的术前评估与准备 麻醉前评估重点为AD患者的识别和评估。对于可疑或高危患者可采用Mini-Cog进行筛查。对已经确诊AD的患者应进行全面的术前访视，重点评估患者的认知功能、衰弱状态、治疗用药及合并症的情况。AD患者如使用乙酰胆碱酯酶抑制剂，应注意胃肠道不良反应。

2. 术中AD治疗药物与麻醉药物相互作用

（1）乙酰胆碱酯酶抑制剂代表药物为多奈哌齐、利凡斯的明。此类药物可增加肌松药的敏感性，并显著影响AD患者中肌松药的作用时间，如琥珀胆碱起效时间缩短，作用时间延长；对使用胆碱能或β受体阻滞剂的患者可增加胆碱能药物副作用，如心动过缓。

（2）NMDA受体拮抗剂代表药物为二甲金刚胺。此类药物可增加抗胆碱能不良反应和多巴胺能激动作用，降低巴比妥类和神经安定药物的作用。

（3）神经安定药物代表药物有利哌酮、奥氮平。此类药物可抑制α肾上腺素能、胆碱能和多巴胺能受体，导致血管扩张，术中易发生低血压。

（4）苯二氮䓬类药物：代表药物有阿普唑仑、劳拉西泮等，它们可增强麻醉药物的镇静作用。

（5）5-羟色胺再摄取抑制剂或非三环类抗抑郁药：包括舍曲林、西酞普兰、曲唑酮。此类药物可减少儿茶酚胺再摄取、降低间接拟交感作用、增加直接拟交感作用，增加阿片类、镇静催眠药的作用，应避免与 5-羟色胺能激动剂合用。

（6）抗惊厥药代表药物为卡马西平、吡唑坦等，它们与巴比妥类、肌松药和阿片类药物存在相互作用。

3. AD 患者的疼痛评估　中重度认知障碍的老年患者不能清楚地表达疼痛，可使用不依赖患者陈述的疼痛评估量表，如老年痴呆症疼痛评估量表进行疼痛程度的评价。另外，AD 患者的看护者熟悉患者的生活习惯与行为，可依据患者行为、情绪判断疼痛程度，在进行疼痛评估时应综合考虑。

（二）合并帕金森病老年患者的麻醉管理要点

帕金森病（Parkinson's disease，PD）是一种运动障碍性疾病，常见于老年患者。PD 患者黑质-纹状体通路中的多巴胺能神经元逐渐减少，基底核中 γ-氨基丁酸（GABA）神经元的活性增加。这种神经退行性病变的临床表现为运动迟缓、肌张力增高、姿势不稳及静止性震颤。导致患者发音过弱、吞咽困难以及步态异常，甚至生活不能自理。帕金森病影响多系统器官，病情复杂多变，麻醉管理要遵循个体化原则，应避免使用诱发和加重 PD 症状的药物。

1. 术前评估与准备　PD 患者由于咽部肌肉功能障碍、吞咽困难、呼吸肌强直和气道分泌物多，常发生反流误吸和呼吸道梗阻等。应详细询问病史，评估是否为困难气道及有无合并肺部感染。完善术前胸部影像、肺功能等检查，嘱患者行呼吸功能和吞咽功能锻炼。

PD 患者由于自主神经系统功能障碍，常发生心律失常、体位性低血压。治疗 PD 的药物（如左旋多巴等）可能引起体位性低血压，并可能掩盖患者合并高血压的表现。

PD 患者由于消化道运动障碍引起胃排空时间延长，所以术前要严格禁食禁饮，必要时延长禁食禁饮时间。

PD 治疗药物左旋多巴的半衰期较短，停药后病情易复发，因此术前不停用。手术时间较长时可将药物带入手术室，术中术后通过胃管及时补充。

2. PD 治疗药物与术中用药对麻醉的影响　选择区域（局部）麻醉时，术后恶心呕吐发生率低，可很快恢复口服用药。选择全身麻醉时应注意合理选用麻醉药物，并密切关注其对中枢神经系统、呼吸与循环系统的影响。

血管活性药物麻黄碱可间接促进多巴胺的释放，造成血压骤升；肾上腺素会增加外周多巴胺的肾上腺素能作用，可诱发严重高血压，应谨慎使用；利血平能阻止多巴胺能神经末梢囊泡对多巴胺的储存，对帕金森病患者血流动力学产生不良影响。阿托品、去氧肾上腺素、去甲肾上腺素可正常使用。

左旋多巴使心脏应激性增高，周围血管张力改变和排钠增多，血容量减少，易引起术中血压波动、心律失常。长期应用左旋多巴的患者，麻醉诱导时可能发生明显的低血压或高血压。

3. 术后并发症　PD 患者拔管后易发生喉痉挛，应及时补充 PD 治疗药物。术后易发生吸入性肺炎及呼吸衰竭。停用 PD 治疗药物可能导致血压异常升高，使用 PD 治疗药物后会引起体位性低血压。由于 PD 患者消化系统功能障碍，其术后恶心呕吐的发生率较高。帕金森病导致脑功能状态下降还可引起术后苏醒延迟、术后谵妄、短期认知功能障碍等。而且术后帕金森病病情可能加重，处理不当可导致住院时间延长。

（欧阳文　李云丽）

第43章　肥胖患者手术的麻醉

本章要点：

- 肥胖可通过体重指数、腰臀比等指标来评估及分类，肥胖可引起各系统的病理生理改变，包括心血管系统、呼吸系统、内分泌系统等。
- 对肥胖患者的麻醉，必须在麻醉前进行全面的术前评估，除常规麻醉前评估外，还需重点关注气道情况、心肺功能、是否合并阻塞型睡眠呼吸暂停低通气综合征以及术前用药等。根据患者情况做好麻醉前准备，如体位准备、反流误吸的预防等。
- 选择适合肥胖患者的麻醉方法需要综合考虑患者的身体状况、手术类型、术前评估结果及潜在的麻醉风险。其中，减重手术（如胃旁路手术、袖状胃切除手术等）对于肥胖患者是一个重要的治疗选择，通常采用全身麻醉，麻醉时需注意患者可能存在气道管理困难、通气管理困难及麻醉药物剂量的问题。
- 区域阻滞常用于肥胖患者，以降低全身麻醉药或阿片类药物诱发呼吸抑制相关的风险。但肥胖患者的解剖标志不明显，使得区域麻醉的实施难度增加，超声引导可提高穿刺成功率。

目前世界近 1/3 的人口被归为超重（overweight）或肥胖（obese）。肥胖对身体几乎所有的生理功能均产生不利影响，并对公共健康构成重大威胁。肥胖患者可能有多种并发症，包括糖尿病、高脂血症、心血管疾病、OSAS 等。肥胖患者手术的麻醉需要全面评估和个体化处理。术前详细评估心肺功能和代谢状态；术中选择合适的麻醉方法并加强监测，重点关注呼吸、心肺功能和合并症的管理；术后注重疼痛管理和呼吸支持，鼓励早期活动，以减少术后并发症。

第1节　肥胖的生理改变

一、肥胖的定义

世界卫生组织将超重和肥胖定义为对健康构成风险的异常或过度的脂肪沉积，可通过体重指数、腰臀比等指标来评估及分类。

体重指数（body mass index，BMI）是目前用于表示整体肥胖程度的简单指标，BMI 的计算方法是体重（kg）/[身高（m）]^2。亚洲人群的 BMI 分类标准与 WHO 针对全球人群的标准有所不同，更能准确地反映亚洲人群中与肥胖相关的健康风险。BMI 分类详见第 6 章第 1 节。

腰臀比是评估肥胖的重要指标之一，用来评估体脂的分布。腰臀比的计算公式是腰围/臀围，腰围是经脐部中心的水平围长，或肋最低点与髂嵴上缘两水平线间中点线的围长，在呼气之末、吸气未开始时测量。臀围是臀部向后最突出部位的水平围长。中心性肥胖的腰臀标准比为：男性腰臀比大于 0.90，女性腰臀比大于 0.85。腰臀比越高，表示腹部脂肪堆积越多，代谢综合征、心血管疾病等慢性病及过早死亡的风险越高。相比单纯的 BMI，腰臀比更能反映脂肪在腹部的集中程度，是评估内脏脂肪的重要指标。

二、肥胖患者的病理生理改变

（一）肥胖对心血管系统的影响

肥胖患者发生心血管疾病的风险升高，包括高血压、冠心病、脑血管疾病、心力衰竭和心房颤动。BMI 与心血管疾病发生率呈线性相关。肥胖患者的心血管生理改变包括：循环血容量增加、外周血管阻力增加、每搏输出量增加，以及左心室肥厚等。长期心输出量增加可导致左心室肥厚甚至衰竭或右心衰竭（特别是伴有 OSAS 所致缺氧和高碳酸血症的患者）。

（二）肥胖对呼吸系统的影响

肥胖相关呼吸改变的原因包括肺容量和胸壁运动的物理变化，以及机体的代谢需求增加。这些改变可引起呼吸功增加、氧耗量增加、二氧化碳生成增加和肺通气-血流比不匹配，最终导致呼吸频率增加，功能残气量（functional residual capacity，FRC）和补呼气量下降。FRC 减少到一定程度就可使部分小气道和肺泡在自主呼吸时保持闭合，导致肺通气-血流灌注失匹配。所有患者的肺容量下降和肺内分流在全身麻醉诱导时都会恶化，但在肥胖患者中严重得多，仰卧位和 OSAS 会加重这些反应。因此肥胖患者在呼吸暂停期间血氧饱和度下降更快。

（三）肥胖对代谢、内分泌的影响

肥胖与糖尿病、代谢综合征、代谢相关脂肪性肝病、肥胖相关性肾小球病等疾病相关且互为诱因。肥胖患者的胰岛受体数量和亲和力降低，容易对胰岛素不敏感或是发生胰岛素抵抗，促进糖尿病的进展。肥胖患者还存在糖皮质激素升高和生长激素降低，促进血糖升高和脂肪合成，进一步促进肥胖的形成。此外，肥胖可以导致肾小球的滤过压升高，肾血流量增加、滤过分数和肾小管对钠重吸收的增加，引起肾小球肥大和硬化样改变。

（四）其他影响

肥胖对神经系统也存在影响，高血脂、低氧血症和高碳酸血症可以减少大脑神经元氧合能力，抑制神经元活性而导致认知能力降低和嗜睡等症状。肥胖可影响患者的免疫功能，可能导致胸腺、脾脏、外周血的 $CD4^+$ T 细胞、$CD8^+$ T 细胞的下降，容易伴发感染和伤口愈合延迟。

第 2 节　肥胖患者的麻醉管理

相比于正常体重的患者，肥胖患者术前往往存在一些异常生理状况，如并存高血压、糖尿病、冠心病、OSAS、胃食管反流及心肺功能不全等，因此其围手术期并发症的发生率和死亡率显著增加。为了确保患者的安全以及良好的预后，必须对所有患者进行全面的术前评估，制定严谨而周密的术前合并症治疗计划以及详尽的术中及术后管理方案。

一、麻醉前评估及准备

对肥胖患者进行术前评估可以降低患者手术麻醉的风险，提高围手术期的效率，减少相关并发症的发生。术前评估应重点关注患者气道情况和心肺功能，同时关注有无糖尿病、高血压及 OSAS 等。

（一）麻醉前评估要点

1. 气道评估　检查张口度、Mallampati 分级、甲颏距离、颈部活动度、颞颌关节活动度、颈围大小等，并注意患者是否存在颜面畸形，如小下颌畸形、下颌后缩畸形等，上呼吸道解剖异常，口咽腔狭小、扁桃体腺样体肥大、舌体肥大等。

2. 心肺功能的评估　对患者进行常规心电图检查，必要时行动态心电图及心脏彩超等检查，了解心血管相关病史或症状，评估心功能。肥胖患者的心电图通常存在 QRS 波低电压、左室肥厚或劳损、左房异常及下壁和侧壁导联 T 波低平等异常表现。肥胖患者出现日间的慢性低氧血症常提示患者存在肺动脉高压和肺源性心脏病。慢性低氧血症可通过测定患者吸空气时的脉搏氧饱和度进行判定，血细胞比容升高也可提示慢性低氧血症的存在。

检查肺功能、动脉血气以及屏气试验，评估患者的肺功能及其储备能力。术前动脉血气基础值的测定有助于判断患者 CO_2 清除能力，对术中和术后的通气治疗具有指导作用。但需注意部分肥胖患者立位或坐位时通气功能尚能接近水平状态，在条件允许的情况下应在仰卧位下采血。另外，对所有肥胖患者可通过了解吸烟史，以及是否有咳嗽、喘鸣或劳累后呼吸困难等体征，判断是否并存肺部疾病，肥胖患者如合并慢性阻塞性肺疾病（COPD）会严重影响气体交换和肺功能，不利于术中和术后麻醉管理。

3. 是否伴有 OSAS 肥胖患者术前应充分关注是否合并 OSAS 的情况。可通过询问患者是否有夜间打鼾、呼吸暂停、睡眠中觉醒以及日间嗜睡等病史，明确患者是否伴有 OSAS 及其严重程度。STOP-Bang 问卷是一种简便且有效的筛查工具（表 43-1），用于识别 OSAS 风险患者，通过 STOP-Bang 问卷，可以快速初步筛查出高风险的 OSAS 患者，进而决定是否需要进一步的睡眠监测和诊断。采用多导睡眠图检测呼吸暂停-低通气指数，该指数大于 30 意味着严重的睡眠呼吸暂停，预示麻醉诱导时可能发生迅速而严重的氧饱和度下降。OSAS 患者若需用持续正压通气压力 >10cmH_2O，则提示存在面罩通气困难的可能。

表 43-1　STOP-Bang 问卷

S（snoring）：你打鼾吗？（你或其他人是否听到你打鼾？）	低风险：总分为 0～2 分
T（tiredness）：你白天是否经常感到疲劳、困倦或昏昏欲睡？	中等风险：总分为 3～4 分
O（observed apnea）：有人观察到你在睡觉时有停止呼吸的现象吗？	高风险：总分为 5～8 分，或有 2 个以上临床问题为"是"（如 S、T、O、P）且颈围超过 40cm 或 BMI 超过 35kg/m^2
P（pressure）：你是否有或正在治疗高血压？	
B（BMI）：你的体重指数（BMI）是否超过 35kg/m^2？	
A（age）：你的年龄是否大于 50 岁？	
N（neck circumference）：你的颈围是否超过 40cm（15.75in）？	
G（gender）：你的性别是否为男性？	

判断肥胖患者有无 OSAS 对患者围手术期安全至关重要：一方面，OSAS 患者可能存在喉镜插管困难及面罩通气困难，加上此类患者氧储备降低，极有可能出现严重低氧血症。另一方面，OSAS 患者对催眠药的呼吸抑制作用和阿片类药物的呼吸道肌肉张力影响作用都更加敏感。患有 OSAS 的肥胖患者术后经静脉或椎管内使用阿片类药物可能引起致命性的呼吸系统意外。因此，此类患者在术后需要经静脉或椎管内使用阿片类药物镇痛时，应予严密监护。

4. 术前用药史 需询问患者是否服用减肥药物以及采用过哪些减肥治疗措施。由于部分减肥药安非他命和氯苯吲哚具有一定的拟交感作用和（或）内源性儿茶酚胺耗竭作用，使用这类药物的患者在麻醉诱导和维持中，出现严重低血压或高血压的风险增加。新型减肥药 GLP-1 受体激动剂，如司美格鲁肽，可延长胃排空时间。对于每天服用 GLP-1 受体激动剂的患者应在手术当天停药，对于每周用药的患者应在手术前 1 周停药。对于未按建议停用 GLP-1 的患者应采取反流误吸的预防措施。

（二）麻醉前准备

1. 麻醉前用药 苯二氮䓬类药物可用于术前镇静和抗焦虑，但由于肥胖患者发生上呼吸道梗阻的可能性增加，因此术前用药中应尽量避免使用或小剂量使用。患者入室后可使用小剂量的咪达唑仑，以达到适当镇静、抗焦虑的作用，但应严密监护，保持患者呼吸道通畅。

2. 对反流误吸的预防 由于肥胖患者更容易发生胃食管反流，围手术期对反流误吸的预防措施非常重要。除严格遵守术前禁食规定外，由于肥胖患者胃容量和酸度增加，术前使用 H_2 受体阻滞剂或质子泵抑制剂可减少胃酸分泌，降低误吸的风险，尤其在饱胃、合并食管裂孔疝或 2 型糖尿病时建议使用。

3. 对深静脉血栓的预防 肥胖是深静脉血栓形成（deep vein thrombosis, DVT）的高危因素，而 DVT 的发生是病态肥胖患者术后早期猝死的主要原因之一。围术期预防 DVT 可采取机械预防措施，如间歇性气压装置、弹力袜等。对术前及术后长期卧床的患者，也可用药物进行预防性抗凝治疗，如低分子量肝素、新型口服抗凝药（如利伐沙班、达比加群等），使用时需考虑手术出血风险，同时需根据患者的体重和肾功能调整药物剂量。

4. 体位准备 肥胖患者的麻醉体位管理非常重要，因为他们的体型和体重会对呼吸、循环和麻醉操作产生影响。患者入手术室后，应采用头高脚低位或斜坡位，将患者的头部和上半身抬高，使上半身与床面形成一个角度（25°～30°），可以使用多个枕头、垫子或特制的床进行支撑。在此基础上，还可进一步调整患者的体位，使得患者的外耳道与胸骨的上缘（胸骨切迹）在同一水平线上，如图 43-1 所示，这有助于维持气道通畅，便于气管插管。通过抬高头部和上半身，减轻膈肌对胸腔的压力，改善患者的通气，降低反流误吸风险。

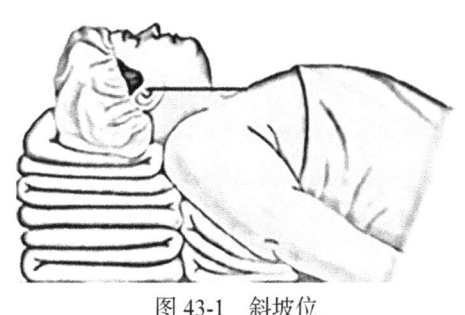

图 43-1 斜坡位

二、围手术期麻醉处理原则

选择适合肥胖患者的麻醉方法需要综合考虑患者的身体状况、手术类型、术前评估结果以及潜在的麻醉风险。全身麻醉适用于大多数手术类型，但可能存在气道管理困难、通气困难以及麻醉维持时药物剂量不当等问题，术后也可能出现呼吸抑制、低氧血症和通气不足等问题。根据手术类型，也可选择区域麻醉，可避免全身麻醉带来的气道管理问题，对心肺功能影响较小，但肥胖患者的解剖标志不明显，使得区域麻醉的实施难度增加。

（一）麻醉诱导及气管插管

肥胖患者颈短、脖粗、舌体肥大及咽部过多的组织堆积在咽侧壁，通常比正常人插管及通气困难，常规经口咽部判断插管困难程度的方法常不能发现这类插管困难。因而所有肥胖患者均应做好困难气道的充分准备，包括视频喉镜下插管、插管软镜引导插管、喉罩通气、气管-食管联合通气导管、双人手法通气以及有紧急气道处理经验的麻醉科医师在场等。对高度怀疑插管困难的患者，采用清醒插管或者快速诱导插管应取决于术前对气道的充分评估及麻醉科医师的技术和经验。大多数肥胖患者采用快速诱导、视频喉镜明视插管多无问题，但面罩手法通气常较困难。部分需要双人通气，有时甚至需要第三者辅助封闭面罩。在实施清醒气管插管时，上呼吸道完善的表面麻醉和神经阻滞麻醉是麻醉前准备的必要措施。采用插管软镜明视插管可降低插管损伤和意外。

肥胖患者 FRC 相对减小，氧储备相对降低，且氧饱和下降后即使面罩纯氧通气，其上升速率也较正常体重者缓慢。围手期发生肺不张的可能性更大，持续时间也更长。在纯氧去氮氧合的前提下，停止通气后患者 SpO_2 从 100% 降至 90% 的时间，正常 BMI 人群可达 6min，而肥胖患者常短于 3min。因此，对肥胖患者施行快诱导气管插管操作时应尽量不超过 3min。患者耐受无通气的时间随超重程度加重而缩短。面罩通气使用 $10cmH_2O$ 持续气道正压（continuous positive airway pressure，CPAP）或呼气末正压可延长肥胖患者无通气时间，同时有利于减少插管后的肺不张。

肥胖患者气管插管操作时，易将导管误插入食管，如采用听诊法作鉴别，可能因胸腹部脂肪过厚而难以及时发现。呼吸末 CO_2 分压监测是早期发现导管误入食管最为灵敏的指标。特殊情况下，插管软镜可用于明确气管导管的位置。

（二）麻醉维持

1. 麻醉药物的用法用量 肥胖引起多方面药代动力学影响，肥胖患者增加去脂体重、增加心输出量和血容量并改变局部血流量,这些会影响许多药物的血浆峰浓度、清除率和消除半衰期。肥胖患者的全身麻醉药物选择指导原则为尽量使用脂溶性相对最小的短效药物,以便迅速恢复患者的意识、保护性反射和活动能力。

(1) 静脉麻醉药:丙泊酚是一种亲脂性药物,但其在肥胖患者体内的分布容积并未增加。建议丙泊酚给药时先按照理想体重(ideal body weight, IBW)决定初始负荷剂量,再根据总体重决定持续输注剂量。

(2) 阿片类药物:瑞芬太尼为高脂溶性药物,但分布容积与BMI并无明显相关性,用药剂量应根据患者的IBW加以计算。舒芬太尼基于实际体重给药可以准确反映其实际血药浓度。阿片类药物使用时建议根据麻醉镇痛效果滴定来尽可能减少用量,以避免相关不良反应。

(3) 肌松药:非去极化肌松药的极化和亲水特性可能限制它们的分布容积。应用非去极化肌松药时,应以IBW指导给药。肥胖患者的假性胆碱酯酶和细胞外液量增多,琥珀胆碱需根据总体量给药。

(4) 吸入麻醉药物:地氟烷苏醒迅速而平稳,较适合于肥胖患者的麻醉。七氟烷在苏醒时间、维持血流动力学的稳定性等方面可能优于异氟烷。地氟烷和异氟烷对肥胖患者术后苏醒时间和苏醒质量的影响尚未见有明显的差异。

2. 肥胖患者的通气管理 肥胖患者的通气管理需要关注的两个最主要的问题是气道压力和肺氧合功能。患者全麻机械通气下出现气体交换功能障碍、血氧分压下降等常见并发症,主要与肺不张有关。由于患者的胸壁和肺总顺应性下降及FRC降低,并且在麻醉诱导前可能已存在一定程度肺不张,腔镜手术的患者由于腹内压升高,术中肺不张可能进一步加重。当肥胖患者接受控制通气时,我们推荐采用保护性肺通气策略以避免肺损伤。这种策略包含低潮气量(TV)、降低吸入氧浓度(FiO_2)、适当给予PEEP,间断施以肺复张手法。建议潮气量设置为6~8mL/kg IBW。调整呼吸频率以维持血二氧化碳分压正常,可接受不伴肺高压的患者出现允许性高碳酸血症。建议根据患者耐受程度使用中等氧浓度的气体通气(FiO_2 0.3~0.4),同时给予个体化水平PEEP以优化平台压和驱动压以及肺顺应性。间断行肺复张有助于使萎陷的肺泡复张。在肺复张的过程中易出现一过性前负荷下降及低血压,对循环不稳定的患者应谨慎。

(三) 区域阻滞麻醉

区域阻滞和镇痛技术常用于肥胖患者,这样可以降低使用全身麻醉药或阿片类药物诱发呼吸抑制相关的风险。肥胖患者的解剖标志不明显,使得区域麻醉的实施难度增加。超声引导下的区域麻醉可以提高穿刺成功率。

(1) 椎管内麻醉:椎管内麻醉对呼吸动力影响小,可避免全麻药物对呼吸的影响(尤其是有OSAS的患者),维持缺氧时的觉醒反应。无论采用硬膜外还是蛛网膜下隙阻滞技术,都应考虑局麻药和阿片类药物的剂量。过多脂肪堆积增加了硬膜外隙的压力,因硬膜外间隙减小,相同药量下麻醉平面相对更广,故药量应适当减小。蛛网膜下隙麻醉时麻醉平面较易扩散,故药量应酌减。

(2) 神经阻滞:在肥胖患者中的优势是减少术后疼痛和术后对阿片类药物的需要量,但由于定位不清存在较高的阻滞失败率及并发症发生率。因此需要在超声、神经刺激器的辅助下和严密的监护条件下完成神经阻滞。

三、全麻后气管拔管与术后镇痛

(一) 全麻后气管拔管

肥胖患者拔管后发生气道阻塞的危险性显著增高。气道阻塞除可致患者出现严重的低氧血症外,由于气道梗阻使患者在自主呼吸时产生明显的气道内负压,因而负压性肺水肿的发生率也显著增加。因此应该严格掌握肥胖患者的拔管指征:①患者完全清醒;②肌松剂及阿片类药物残余作用完全消失；③吸入40%氧气时，PaO_2>80mmHg，SpO_2>96%，$PaCO_2$<50mmHg，潮气量>5mL/kg；④循环功能稳定。

病态肥胖患者术后都应在ICU或PACU中拔管，并至少监护过夜。拔管时应常规做好放置口咽或鼻咽通气道的准备，并准备好行双人面罩辅助通气。如不能确定患者在拔管后是否能良好地通气且对重新插管没有把握时，可在患者耐受的情况下通过气道交换导管或插管软镜拔出气管导管，并做好紧急气道处理的一切准备。肥胖患者的肺不张在术后24h后仍持续存在，因而即使拔管早期自主呼吸良好的患者，也应考虑夜间采用无创CPAP辅助通气，以保持口咽部气道的开放。

（二）术后镇痛管理

肥胖患者术后由于疼痛、排痰困难、呼吸不敢用力，使肺活量、潮气量及最大通气量进一步降低，术后易并发肺部感染、肺不张。术后镇痛有利于改善呼吸功能，减少术后呼吸系统并发症。术后镇痛需要重点管理的是那些接受开腹或开胸手术的患者。总体原则为采用低阿片化的多模式镇痛策略，尤其针对OSAS患者及上呼吸道手术的肥胖患者，应尽可能避免或减少使用阿片类药物。

第3节 肥胖患者减重手术的麻醉

减重手术（如胃旁路手术、袖状胃切除手术等）对于肥胖患者是一个重要的治疗选择。麻醉方法通常采用全身麻醉。

一、术前评估

接受减重手术的患者建议行多学科协作（MDT）术前评估。MDT应包括减重外科医生、护理团队、营养师、心理医生、具有减重手术管理经验的麻醉科医师和合并症相关的内科医生。

许多肥胖患者都有未诊断的肥胖相关疾病，术前应进行全面的病史采集和体格检查，以评估合并症（如高血压、糖尿病、OSAS、心肺相关疾病）以及患者是否适合手术。已接受治疗的OSAS患者应携带自己的CPAP机器入院，以便术后使用。评估气道的困难程度，包括颈围、下颌活动度、Mallampati分级等，预测插管的难易程度。

二、术中麻醉管理

（一）麻醉前准备

减重手术患者在没有反流误吸的其他危险因素时，如胃食管反流、胃轻瘫或肠梗阻，则麻醉前2h起禁食清流质，麻醉前6h起禁食固体食物，麻醉前8h起禁食高蛋白或油腻食物即可。随着床旁超声在手术室中的用途越来越多，也可采用胃部超声来评估患者的胃容量。其余麻醉前准备，包括醉前用药、对反流误吸的预防、对深静脉血栓的预防和体位的准备同前述。

（二）麻醉诱导

由于肥胖患者在诱导后呼吸暂停时可迅速发生低氧血症，麻醉诱导前必须充分预给氧。预给氧时应使用面罩紧密贴合面部给予纯氧，设置新鲜气流量尽量减少面罩内重复呼吸，并使呼气末氧浓度>80%，以尽量延长安全的呼吸暂停时间。诱导麻醉药物的选择及用法如前所述，但需注意静脉诱导药物快速重分布可能是肥胖患者在诱导麻醉期间发生术中知晓的诱因。可采用快速起效的神经肌肉阻断药（琥珀胆碱或罗库溴铵）进行快速顺序诱导气管插管，以缩短诱导到插管的时间，在此期间可能需要面罩通气。对术前存在OSAS的患者需警惕面罩通气困难，诱导插管前应做好困难气道的预案。

(三) 麻醉维持及术中管理

使用吸入麻醉剂（如七氟醚或地氟醚）和静脉麻醉剂（如丙泊酚），结合镇痛药物如芬太尼或瑞芬太尼维持麻醉深度。可使用脑电双频指数或其他麻醉深度监测工具，确保麻醉深度适当。与开腹手术相比，行腹腔镜减重手术的肥胖患者更易发生术中气管导管移位，这种移位多在气腹充气或改变头部位置时发生。术中应密切注意患者气道压力和通气量的变化，积极鉴别并纠正。减重手术患者术中通气与前述肥胖患者术中通气管理相同。在胃旁路术和袖状胃切除术中，可能需要经口置入大口径（通常为34Fr）的胃管，以便外科医生清晰地标识需要分离和吻合的胃部解剖结构。此外，根据外科医生的要求，为检测吻合口是否存在漏液，可能需要麻醉科医生通过插入的大口径胃管向胃残端注入含有亚甲蓝的水溶液。任何亚甲蓝的溢出都会导致皮肤和毛发变色，因此应在手术前告知患者这一情况。强烈建议缺乏经验的麻醉科医师在亲自操作之前，先观察这些操作步骤，因为存在潜在的严重风险，如纵隔和胃穿孔。

三、术后管理

(一) 苏醒和气管拔管

在麻醉复苏阶段，肥胖患者需特别关注通气功能异常及呼吸系统相关的并发症。拔管时可参照前述拔管指征。拔管后应持续监测脉搏氧饱和度直至满足离室标准。在PACU如果患者仍处于镇静状态或吸氧后仍缺氧，则应高度怀疑通气不足。若患者处于镇静状态，且需反复唤醒并指导其进行深呼吸时，需警惕镇静药物（如苯二氮䓬类或阿片类）引发的呼吸抑制风险。临床处理应遵循以下原则：①优先评估并调整镇静、镇痛药物剂量；②依据患者病情及临床指征，及时使用特异性拮抗剂（如氟马西尼逆转苯二氮䓬类药物作用，纳洛酮拮抗阿片类药物效应）；③持续监测血氧饱和度及呼吸频率等生命体征。对于镇静状态下发生上呼吸道梗阻或通气不足的患者，可通过置入口咽通气道（需确保足够镇静以避免呕吐反射）或鼻咽通气道开放气道。如果这些措施的效果均不理想，可辅以无创通气(noninvasive ventilation, NIV)，可采用CPAP或双水平气道正压通气(bilevel positive airway pressure ventilation, BiPAP)]，或经鼻高流量湿化氧疗(high-flow nasal cannula oxygen therapy, HFNC)，以减少二次气管插管风险。减重术后患者在PACU使用CPAP或其他NIV模式时，吻合口漏发生率未见显著升高，但仍需结合患者个体情况（如气道保护能力、血流动力学稳定性）及多学科团队评估后实施，需注意NIV需严格把握适应证，关注患者耐受性及胃胀气风险，必要时行有创机械通气。

患者平静状态下吸入空气时的氧饱和度恢复到术前水平，且无临床意义的低氧血症（SpO_2 < 90%）和气道梗阻，方可考虑离开PACU。对于确诊OSAS或可能有OSAS的患者，决定是否可以离开PACU还要考虑能否使用CPAP、对阿片类药物的需求及合并症。OSAS患者的术后管理详见其他章节。

(二) 术后镇痛管理及早期康复

术后应采用低阿片化多模式镇痛策略，包括使用非阿片类镇痛药，如对乙酰氨基酚和非甾体抗炎药；联合使用区域麻醉技术，如切口局麻药浸润、椎管内镇痛和外周神经阻滞等。联合应用非阿片类药物可有效减少术后阿片类药物的使用，包括静脉利多卡因、氯胺酮、α_2受体激动剂等。在充分镇痛的基础上，鼓励患者早期下床活动，有助于减少术后肺部并发症及血栓相关并发症，有利于肠道功能早期恢复。此外还应注意术后恶心呕吐的预防，可考虑使用多联止吐药。

（黄 河 陈元敬）

第44章 创伤患者的手术麻醉

本章要点：

- 创伤患者的救治包括现场评估与治疗、复苏、手术、重症监护及康复，准确的病情判断和及时处理，可提高患者的救治成功率。
- 两个及以上解剖部位出现损伤，其中至少一处可危及生命者称为多发伤；同一部位发生多个损伤者称多处伤；同时或相继遭受两种以上（含两种）不同性质致伤因素作用引起的损伤，且有一处危及生命，称为复合伤。
- 创伤患者的病情特点：病情紧急、危重、复杂，疼痛剧烈，多为饱胃状态；麻醉管理中需重点关注循环衰竭及反流误吸等严重并发症。
- 创伤患者的麻醉前评估与救治：因病情紧急，术前可能无法保证充分的评估及准备时间，常需要评估、准备、处理同步进行。应重点评估及纠治危及生命的重要问题，包括气道及通气顺畅，循环及容量治疗，机体暴露与伤残情况控制，维持患者内环境稳定，防治凝血功能障碍，同时充分镇痛。
- 创伤患者的麻醉管理原则：选择合适药物及正确剂量比药物种类更重要。麻醉诱导的重点在于防治低血压及反流误吸，注意保护重要脏器功能，包括循环、呼吸、血液、神经及肾功能。

创伤严重时可导致出血、多器官功能障碍及心脏停止，是全球范围内引起死亡的主要原因之一。创伤患者的救治包括现场评估与治疗、复苏、手术、重症监护及康复，这一过程中的生命支持与监测治疗是麻醉学科的重要分支，诸多伤情处理原则与麻醉生命调控知识相关，准确的病情判断和及时处理，可提高患者的救治成功率。创伤救治遵循抢救生命优先原则，完整、快速的伤情评估对患者治疗及预后有重要意义。

第1节 创伤患者概述

一、创伤患者的分类

我国创伤发生的常见原因有交通事故、高处坠落、机械意外损伤等。

（一）根据患者伤口是否开放分类

1. **开放性创伤** 擦伤、撕裂伤、切割伤、砍伤和刺伤等。
2. **闭合性创伤** 挫伤、挤压伤、扭伤、震荡伤、闭合性骨折、闭合性内脏伤等。

（二）根据损伤部位分类

按解剖部位划分损伤，可分为颅脑损伤、颌面颈部损伤、胸部损伤等。两个或两个以上解剖部位出现损伤，其中至少一处可危及生命者称为多发伤。同一部位（如腹部）发生多个损伤者称多处伤。

（三）根据损伤的性质分类

同时或相继遭受两种以上（含两种）不同性质致伤因素作用引起的损伤，且有一处危及生命，称为复合伤，如交通事故中的冲击伤同时伴有烧伤时。

二、创伤评分系统

创伤患者需要进行系列评估以判断伤情和确定治疗方案。院前急救系统可提供患者的基本信息、损伤机制、生命体征及明显损伤部位。根据损伤部位、严重程度、生命体征变化等,国内外提出了众多评分系统,但尚无普适统一的评分系统,常需要采取多种评分方法判断病情。

常用的创伤评分系统分为院前评分和院内评分两部分。院前评分用于患者的去向及伤情处理;院内评分可用于评估患者预后。

(一)院前评分

修正创伤评分法(revised trauma score,RTS)是常用的院前创伤评分系统,以格拉斯哥昏迷程度评分(GCS)为基础,结合心血管和呼吸情况进行评定,主要包括呼吸频率、收缩压、格拉斯哥昏迷程度评分(表44-1)。三项指标计分相加,总分越小,伤情越重。RTS≤11分为严重创伤患者,建议送往创伤中心或综合医院。

表44-1 修正创伤评分

评分	呼吸频率(次/分)	收缩压(mmHg)	GCS评分
4	>29	>89	13~15
3	10~29	76~89	9~12
2	6~9	50~75	6~8
1	1~5	1~49	4~5
0	0	0	3

(二)院内评分

1. 简明损伤定级标准(AIS) AIS是对器官、组织损伤进行量化的方法。按损伤程度、对生命威胁大小将每个器官的损伤评为1~6分。标记为AISX,(X为1~6或9)。目前执行的是AIS-90版的评分原则。

表44-2 AIS-90的评分原则

分数(分级)	意义	举例	标记
1	轻度伤	一般区域皮肤损伤	AIS1
2	中度伤	浅表脾损伤	AIS2
3	较重伤	脾包膜下损伤	AIS3
4	严重伤,但无生命危险	脾段破裂	AIS4
5	危重伤,具有死亡可能	脾门破裂	AIS5
6	极重伤,基本无法抢救	脑干伤、躯干离断	AIS6
9	有伤不详(NFS)	资料不详,无法评分	AIS9

注:NFS指伤势缺乏进一步描述,评分从低。

2. 创伤严重度评分法(ISS) 以解剖损伤为基础,相对客观、易计算,可预测伤员的存活概率,适合多发伤的综合评定,用于评估伤情、预测预后,是迄今应用最广的院内创伤评分系统。

ISS将人体划分为头颈部、面部、胸部、腹部和盆腔脏器、四肢及骨盆(但不包括脊椎)、体表6个方面。计算时,将6个分区中损伤最严重的3个分区中各取一最高AIS值,求其各自平方和予以相加即为该伤员的ISS值。ISS的分值范围为1~75分,≤16分为轻伤,>16分为重伤,死亡率为10%,>25分为严重伤,死亡率更高。

三、创伤患者的病情特点

创伤患者起病较急,严重者病情复杂、危重,同时可能合并其他基础疾病,治疗难度较高。多数创伤患者需手术治疗,正确的麻醉处理包括以下五个方面:①对患者病情严重程度进行准确与恰当的评估;②术前采取措施增强机体器官功能;③选择恰当的麻醉方法与麻醉药;④麻醉全程严密监测并纠正重要器官功能异常;⑤积极防治术后并发症。

严重创伤患者的病情特点:

1. 病情紧急　对于严重创伤患者,必须抓紧手术时机。术前可能无法进行详细的病史采集与麻醉评估,须在准备手术的同时边了解、边处理,如气道管理和容量复苏等。一旦患者出现"死亡三角",即低体温、凝血障碍、代谢性酸中毒,死亡率明显增高。

2. 病情严重　严重创伤患者常伴有大量失血和(或)体液丢失,引起低血容量休克。严重胸部、颅脑创伤患者,病情发展迅速,可因窒息、缺氧死亡。对严重创伤患者必须强调早期进行呼吸、循环支持,现场急救、转运途中积极进行复苏处理,为挽救患者生命争取时间。

3. 病情复杂　严重创伤多为多发伤。据统计,胸部创伤患者约80%合并头部创伤,14%合并腹部创伤,26%合并四肢创伤。多发伤增加病情复杂性和处理难度,使患者死亡率增高。老年创伤患者因其常合并心、肺疾病,伤情处理过程中的难度更高,预后较差。

4. 疼痛剧烈　创伤引发的疼痛不仅使患者不堪忍受也影响脏器功能。如胸部疼痛可显著减低肺通气量,导致气道内分泌物潴留,增加肺部感染概率。因此,创伤救治过程中应重视镇痛治疗。

5. 饱胃　创伤患者多非空腹,疼痛、休克和药物等因素影响胃排空时间,增加呕吐风险,发生反流误吸会加重肺部损伤,救治过程中应高度警惕。

第2节　创伤患者的麻醉前评估与救治

手术是创伤患者治疗的重要措施,把握手术时机可能挽救患者生命。麻醉科医生在接到手术通知后,应立即和相关科室沟通,获取患者初步伤情评估信息,包括气道、呼吸、循环、伤残情况(如颈椎损伤、神经系统评估等)和暴露情况(如低体温、烟雾吸入、中毒等),然后迅速制定患者麻醉前的气道及循环管理计划,以及生命支持治疗方案,同时安排患者尽快手术。

一、气道与通气管理

气道梗阻是创伤患者可预防的主要死因,因此需要重点评估气道及通气情况,保证气道通畅及充分氧供,有效的通气可减少因缺氧和高碳酸血症引起的意识水平下降及死亡。

1. 所有创伤患者均应视作饱胃状态,需警惕反流误吸风险。气道操作前应清理口鼻内的分泌物、血液及其他异物(脱落的牙齿、义齿等)。可使用鼻导管、面罩对患者辅助供氧,使其SaO_2>90%或PaO_2>80mmHg,如因舌后坠引起上气道梗阻,可放置鼻、口咽通气道,但需注意鼻腔出血及刺激呕吐的风险。

2. 多发伤患者在诊断不明确前应假定存在颈椎损伤,应避免移动患者颈部,气道操作前需使用颈托使颈椎相对固定,保持头部正中位。颈托可能影响喉镜置入及气管插管,因此需在插管前备好困难气道工具如可视喉镜、可视硬镜、插管软镜等。

如果患者进入手术室时已留置气管导管,需进行双肺听诊及呼气末二氧化碳分压监测,再次检查气管导管位置、大小、深度、有无漏气及是否通畅,必要时可予以更换。

3. 多发伤患者必须警惕潜在的肺部损伤,尤其是胸部有明显创伤的患者。机械通气可能加重原有的肺部损伤,引起致命性的张力性气胸。机械通气后,需监测潮气量、气道峰压、肺顺应性等指标的变化。张力性气胸征象包括不对称胸廓运动、皮下气肿、呼吸音减弱或消失、气道峰压明显增高、血压持续下降等。胸片见患侧肺萎缩,胸腔大量积气,纵隔向健侧移位可进一步明确诊断。肺部超声显示胸膜滑动症消失,也可诊断气胸。张力性气胸的治疗原则为立即排气,降低胸膜腔压力。

4. 当患者疑似出现气道损伤时，需谨慎进行气管插管，必要时联合耳鼻喉科、胸外科等相关科室明确诊断。插管软镜对诊断气道损伤具有重要价值，但未离断的气管损伤并不容易发现，且检查过程中有再次损伤的风险。该类患者麻醉诱导时需尽量保留自主呼吸，避免使用抑制呼吸的麻醉药物，如能找到气管破口，可尝试从破口插入气管导管进行机械通气。如患者氧合难以维持，人工气道建立困难时，可考虑体外循环（CPB）或体外膜肺氧合（ECMO）技术。

二、循环与液体治疗

严重创伤患者可能出现血流动力学紊乱和器官功能障碍等组织灌注不足的休克表现，最常见的创伤性休克为出血引起的循环血容量减少。围手术期管理过程中应积极识别休克诱因，同时采取有效的抗休克治疗。

1. 创伤患者的休克分类

（1）低血容量性休克：创伤引起低血容量性休克的原因主要为出血，常见的出血部位包括开放性伤口（如头皮裂伤、开放性骨折），胸腔和（或）腹腔出血，骨盆骨折等引起的腹膜后出血。非出血原因包括胃肠道丢失、皮肤丢失（烧伤，高热）、第三间隙丢失等。

血容量补充是创伤患者围手术期处理的重点问题，需结合患者的表现及必要的检查做出全面分析，表 44-3 列出的检查项目对临床估计有一定参考价值。

表 44-3 失血程度及分型

项目	分型		
	I	II	III
呼吸抑制	无	轻度	严重
血气分析	正常	$PaO_2\downarrow$	$PaO_2\downarrow\downarrow$
		$PaCO_2\downarrow$	$PaCO_2\uparrow\downarrow$
血压	无变化	下降	测不出
中心静脉压	正常或↑	↓	↓↓
脉搏	正常或↑	增快	显著增快
尿量	正常	减少	无尿
意识情况	清醒	定向障碍	昏迷、躁动
失血量估计	<10%	>30%	>50%

（2）心源性休克：由于基础疾病或创伤诱发，因心脏泵功能障碍引起的心输出量减少，包括心肌运动障碍（如心肌缺血、心肌挫伤）、严重心律失常（如快速型房颤，室性心动过速和室颤，完全性房室传导阻滞）、瓣膜功能障碍（如急性瓣膜反流，重度瓣膜狭窄）等。

（3）分布性休克：包括感染性休克及非感染性休克，感染性休克在创伤早期较少见，但多为创伤后几周内导致患者死亡的直接原因，最常见于腹部穿透伤和烧伤患者。非感染性的分布性休克包括全身炎症反应综合征、神经源性休克（脊髓损伤引起的交感神经张力下降）、过敏性休克等。

（4）梗阻性休克：包括肺动脉栓塞（如长骨骨折引起的脂肪栓塞，下肢静脉血栓脱落，静脉空气栓塞）、张力性气胸，心脏填塞等。

2. 创伤患者的液体治疗 液体治疗的目的是补充血容量，保证组织灌注，改善微循环，维持重要器官氧供。一般建议留置 2 个 16G 以上的静脉套管，条件允许时应及时放置中心静脉导管，用于快速输液、输血，以及血管活性药物泵注通道和中心静脉压监测。

液体治疗的种类一般选择平衡盐溶液，如林格液；胶体溶液可有效增加血管内容量，维持血浆胶体渗透压，但可能存有潜在的肾损伤。液体治疗过程中可选择血管活性药物如去氧肾上腺素、去甲肾上腺素维持灌注压，但当出血未控制时，应采取维持脏器功能的最低血压，以免加重出血。大量液体输注后会造成血液稀释，导致凝血功能紊乱（复苏相关凝血病），因此应及时输注血制品。

三、稳定内环境与疼痛管理

创伤患者由于失血、失液以及疼痛引起的神经-内分泌系统激活，可能产生不同程度的内环境紊乱，包括低体温、代谢性酸中毒、电解质异常等。积极调整内环境，有助于脏器功能恢复。

低体温会加重凝血障碍和多器官功能障碍，应快速除去湿衣物，积极采用保温毯和主动加热装置，加温静脉液体和血液制品等保温措施。

酸中毒会引起心肌抑制、儿茶酚胺效果降低、心律失常，加重凝血功能障碍等。结合血气分析结果，及时调整灌注压，适当补充 5% $NaHCO_3$，减少酸中毒对机体的不良影响。

创伤及医源性有创操作（如气管插管、胸腹腔穿刺等）引起的疼痛会消耗机体各系统、器官的储备能力，通过静脉注射镇痛药物或损伤部位神经阻滞缓解疼痛，有利于患者减轻焦虑、激越状态，配合诊疗，促进康复。

阿片类药物仍然是很多危重患者的主要镇痛药物。但由于其安全性问题，包括意识水平和呼吸驱动下降、低血压、肠梗阻、恶心和呕吐、尿潴留、瘙痒等，建议采用多模式镇痛，即联合应用非阿片类镇痛药（如非甾体抗炎药、氯胺酮等）和区域阻滞镇痛技术，改善镇痛效果，减少有效镇痛所需阿片类药物的剂量，以及降低阿片类药物相关副作用风险。

第3节 创伤患者的麻醉管理

一、创伤患者的麻醉管理原则

经过评估，创伤患者需要手术治疗时，麻醉科医生应迅速响应，做好麻醉前物品、药品和设备准备等预案。如果麻醉科医生在创伤救治初期即参与诊疗，可优化术前准备工作，包括气道、循环管理及血液保护措施。

麻醉管理一般需遵循以下原则：
1. 确保患者气道通畅，保证充分氧供。
2. 完善生命体征监测，及时发现生命体征变化，早期判断，有效处理。
3. 开放足量有效的静脉通道，补充循环血容量，支持心脏泵功能，维持循环稳定。
4. 有效保温，监测并调整内环境，改善微循环。
5. 积极防治"创伤死亡三角"：低体温，酸中毒，凝血功能障碍。
6. 缓解患者疼痛，尽量消除患者紧张、恐惧情绪。

二、麻醉方法选择

麻醉方法选择可根据受伤部位、手术范围及患者配合程度等因素综合考虑。

（一）区域（局部）麻醉

局部浸润和神经阻滞麻醉对循环、呼吸的影响最小，可用于轻症的肢体创伤患者。麻醉前应确认患者的凝血功能是否正常，超声辅助下行神经阻滞可精确定位，使阻滞效果更确切，穿刺损伤血管神经的风险更小。休克患者的分布容积减小，需更谨慎地控制局麻药物剂量，以防局麻药毒性反应。

椎管内麻醉适用于胸腹部以下部位手术，对呼吸干扰较小，可用于需保留自主呼吸的轻、中度创伤患者。椎管内阻滞时，即使硬膜外使用小剂量局麻药，其引起的交感神经抑制也可导致明显低血压，因此原则上在休克控制前应避免椎管内麻醉。

创伤导致的疼痛可能影响椎管内麻醉操作时体位的摆放，穿刺难度增加。如果对患者实施镇静，可能增加呕吐误吸的风险。此外，创伤患者常发生凝血功能紊乱，椎管内穿刺出血的风险明显增加，因此椎管内麻醉的实施需严格把握适应证。

(二) 全身麻醉

全身麻醉后患者意识消失，充分镇痛、肌肉松弛也可为外科提供更佳的术野。

1. 麻醉诱导　严重创伤患者，麻醉诱导的核心问题在于血压维持及避免反流误吸。

(1) 维持血流动力学稳定：理论上依托咪酯对交感神经和压力感受器的影响较小，可用于血流动力学不稳定患者。丙泊酚因其剂量依赖性动静脉舒张和降低心肌收缩力的作用，麻醉诱导时应小剂量分次使用。氯胺酮具有拟交感神经兴奋作用，可引起心率增快，血压上升，且具有中度镇痛作用，适用于创伤患者的镇静、镇痛。阿片类药物镇痛效应明显，对心血管系统无直接影响，可用于严重创伤患者，但需注意其可能引起的呛咳反应、呼吸抑制及胸壁强直，可能加重患者缺氧。使用肌松药可减少镇静药物用量，避免深度麻醉带来的循环抑制，还利于术野显露。琥珀胆碱会引起胃内压升高，增加误吸风险；还可能引起高钾血症，不适用于大范围组织损伤、烧伤和肾功能不全患者。对于严重创伤患者，使用非去极化肌松药更为合适，罗库溴铵、维库溴铵和顺式阿曲库铵均可安全使用。

麻醉诱导期间应密切监测患者生命体征，准备好血管活性药物，避免严重低血压的发生。

(2) 避免反流误吸：创伤患者的禁食时间不可控，严重高颅压、胃肠道损伤、麻醉药物引起的恶心呕吐及正压辅助通气等均可能引起胃内容物反流和误吸，因此麻醉诱导过程中需采取相应措施加以避免。包括充分预给氧，避免正压面罩通气，按需放置胃管，降低胃酸浓度，调整患者体位，必要时环状软骨压迫等。

2. 麻醉维持　创伤患者手术期间应采取多种麻醉药物复合的麻醉方法，减少单一药物大剂量应用时引起的不良反应。吸入麻醉药有剂量依赖性心肌抑制作用，因此创伤者使用的初始浓度应低于非创伤患者。任何麻醉药物均应从小剂量开始使用，随后逐步调整药物剂量以维持适当的麻醉深度，避免低血压导致的器官灌注减少。使用苯二氮䓬类药物如咪达唑仑可在浅麻醉状态时降低术中知晓风险。如果情况允许，可采取全麻复合区域阻滞，减少全身麻醉药物用量，并增强术后镇痛效果。

(三) 麻醉过程监测

创伤患者麻醉的监测：

1. 基本监测　常规心电图 (ECG) 监测、无创血压 (NIBP) 监测、脉搏氧饱和度 (SpO_2) 监测。机械通气患者需监测呼气末二氧化碳分压以及每分通气量、吸气峰压、平台压、肺顺应性等呼吸力学参数。

2. 有创动脉压及中心静脉压　创伤患者可能出现外周血管极度收缩，袖带血压难以准确及时测量，此时使用动脉内直接测压更为适合，并利于血气分析时的血样采集。中心静脉压可用以监测容量状态及右心功能。

3. 尿量　尿量是反映循环储备和器官灌注的指标，当 $<0.5mL/(kg \cdot h)$ 时应继续加强抗休克措施。若经过适当液体复苏后尿量仍然偏低，应警惕肾功能不全的发生。

4. 体温　创伤患者由于伤口暴露、大量失血等原因常发生低体温，引起凝血功能紊乱、心律失常及感染。术中需调整手术室环境温度，加强主动保温措施如使用升温毯、液体加温仪和输注温热液体等，减少患者失温。

5. 血气分析和凝血功能监测　血气分析可提供患者血红蛋白、酸碱程度及电解质和乳酸水平等信息，为血制品输注、纠正电解质、调整内环境等治疗策略提供依据。

术中即时凝血功能监测对创伤患者的意义重大，其中血栓弹力图 (thromboelastography, TEG) 可提供有关凝血启动、凝血强度和纤溶的多种信息。TEG 指导下的输血策略可更有效地恢复患者凝血功能，减少因大量输血引起的不良反应。

6. 其他监测项目

（1）心排血量监测：肺动脉导管、热稀释法、脉搏波形设备（如 FloTrac）等方法可监测每搏量，提供更多血流动力学参数，更准确地评估患者病情及疗效。

（2）超声监测：TTE、TEE、肺部超声、腹部超声可帮助麻醉科医师分析呼吸、循环和全身状态，有助于术中病情判断及处理。

三、麻醉期间的器官功能保护与治疗

通过对创伤患者术中生命体征的密切监测，麻醉科医师可积极有效地保护患者重要组织器官功能，减少术后并发症，提高救治成功率。

（一）循环管理

1. 维持良好的组织灌注 麻醉期间可使用适当的液体扩容及血管活性药物维持血压，同时对患者进行主动保温。

2. 维护正常的心脏功能 由于休克引起的内源性儿茶酚胺增加及酸中毒，创伤患者极易发生心功能障碍，包括心律失常和心肌抑制。严重心律失常会降低心排血量，心肌抑制后泵功能减弱，发生严重低血压。维护正常的心脏功能须及时去除诱因，充分供氧，纠正电解质紊乱，保证适当的心脏前、后负荷，选择合适的血管活性药物。

3. 改善微循环 微循环障碍严重干扰能量代谢，当循环容量补足，组织灌注充分后，可给予适当药物如东莨菪碱、酚妥拉明、前列地尔等改善微循环血流。药理剂量的糖皮质激素也有良好的改善微循环效果。

（二）呼吸管理

1. 充分氧供 当创伤患者循环血量明显不足或合并呼吸幅度或频率变化时，通气与血流比例失常。如果伴有胸部损伤，会显著影响患者呼吸功能，导致氧合难以维持。应在保证气道通畅前提下积极调整呼吸参数、氧浓度及维持循环稳定，以免缺氧引起一系列损害。

2. 肺保护性通气 麻醉期间肺保护性通气的目标是减少呼吸机相关肺损伤的主要触发因素，即肺泡过度扩张和周期性肺不张。低潮气量和降低平台压和（或）驱动压可避免肺泡过度扩张，PEEP 或肺复张操作可预防或逆转肺不张。严重休克患者中，正压通气和 PEEP 增加胸廓内压力，降低静脉回流、心输出量和血压，此时应在减少肺部损伤与防止血流动力学不稳定间维持平衡。

（三）血液功能保护与输血

严重创伤后常发生凝血功能障碍，包括急性创伤性凝血病（组织损伤、创伤性休克、组织低灌注）、复苏相关的凝血病（凝血因子消耗和稀释、低体温、酸中毒）、创伤诱导的凝血病（纤溶亢进、低凝状态）和弥散性血管内凝血。创伤后凝血功能障碍加重患者出血，出血引起的血小板数量下降及功能异常造成止血机制紊乱，影响救治效果。

创伤患者血液功能保护的前提是采取损伤控制性复苏，即严重创伤性休克患者的复苏过程中，采用允许性低血压复苏策略，尽可能减少治疗过程中的损伤，预防已存在的创伤性休克和凝血功能障碍的恶化，并最终有效控制出血的策略。一旦获得有效止血，应迅速逆转休克，纠正低凝状态，补充血管内容量缺失，维持合适的氧供和心输出量，从而达到减少损失和改善创伤患者预后的最终目的。治疗方式包括通过损伤控制手术（控制出血与感染）、控制性降压（控制 SBP≤90mmHg）、快速复温、限制晶体胶体输入、基于比例的血液复苏及治疗凝血病，减少损伤、出血，以改善患者预后。

（四）其他脏器功能监测与保护

1. 神经功能监测与脑功能保护 维持良好的灌注压对脑功能保护必不可少，病情需要时可使用经颅多普勒超声监测脑血流。颈内静脉血氧饱和度下降可能提示脑供氧不足和（或）脑氧摄取增加。术中监测并调整患者 $PaCO_2$ 水平，避免高血糖，适当亚低温，使用吸入麻醉药均可提高脑组织对缺血耐受性。

2. 肾功能监测与保护 创伤患者由于循环血量减少，可能引起急性肾损伤和肝功能异常，术中需密切监测尿量和电解质。使用超声计算肾脏阻力指数可能会比少尿更早提示肾功能损害。如果患者出现急性肾损伤证据，应避免使用肾毒性药物和羟乙基淀粉。

四、创伤患者麻醉后复苏

急诊创伤手术一般以损伤控制为主，重症患者仍需维持气管插管和镇静联合控制性通气转运至ICU 进一步治疗。转运过程中，应持续监测心电图、脉搏氧饱和度和动脉血压。除控制性通气和血流动力学支持，严重创伤患者在术后还需要纠正严重的酸碱失衡和电解质紊乱、恢复正常体温及凝血功能，尽量减轻继发性中枢神经系统损伤。

第4节 常见创伤患者的手术麻醉方法

一、颅脑创伤患者的手术麻醉

我国因创伤而致命的患者中，半数以上与颅脑损伤相关。颅脑损伤后引起脑血流改变、颅内压升高和脑水肿，继而导致系列临床症状，当颅内压进一步升高形成脑疝，压迫生命中枢，可能导致死亡。颅脑创伤患者的麻醉管理目标为维持生命体征，限制继发性脑损伤。麻醉的管理要点主要在于降低颅内压、维持脑灌注、优化氧合和血压，以及控制体温、血糖、癫痫发作和其他潜在的继发性脑损伤（详见第27章第5节）。

二、胸部创伤患者的手术麻醉

（一）胸部创伤患者的特点

胸部创伤，包括气道梗阻、张力性气胸、心脏压塞、开放性气胸、大量血胸和连枷胸、创伤性主动脉损伤等，术前评估时应尽可能进行排查。

气胸是胸部创伤的常见并发症，开放性气胸时胸膜腔与外界相同，胸部钝伤可造成脏胸膜破裂导致闭合性气胸。正压通气时，闭合性气胸可能转化为张力性气胸，引起患侧肺明显萎陷，纵隔移位和上腔静脉受压，继而引起回心血量减少和心输出量急剧下降。怀疑张力性气胸时应立刻在患侧锁骨中线第2肋间进行穿刺排气减压。

严重的闭合性胸部损伤可能导致多根多处肋骨骨折，使局部胸壁失去肋骨支撑而软化，并出现连枷胸。连枷胸指骨折的肋骨节段出现矛盾运动，即在吸气软化区胸壁向内运动，呼气时向外运动。患者常合并其他胸部创伤，如肺挫伤、气胸和血胸等。连枷胸的治疗主要是正压通气和（或）手术矫正消除连枷节段，减少疼痛引起的胸壁僵硬。

心脏压塞可见于穿透性创伤，也可发生在胸部钝性创伤。当心包积液快速超过 75～100mL 就可发生心脏压塞，典型表现为 Beck 三联征，即颈静脉怒张、低血压和心音遥远，此时患者 CVP 明显升高而血压较低。超声心动图有助于明确诊断，可在超声引导下进行心包穿刺，但当怀疑心脏大血管破裂时，心包穿刺引流可能引起回心血量升高，心排血量增加，血压升高，进一步加重破口撕裂，引起致命性出血。

血胸的临床表现与气胸相似，患者可能出现呼吸困难，患侧呼吸减弱，超声和 CT 检查可明确诊断。当胸腔积血＞500mL 或＞200mL/h 且持续 4h 时应进行开胸探查，此时患者处于失血性休克状态，改变体位和胸腔压力变化可能发生严重低血压。

创伤性主动脉损伤的发生机制主要是由快速减速引起，常见于主动脉峡部。对于主动脉损伤，术前应及时进行 CT 扫描明确损伤部位。一旦确诊主动脉损伤，需开始严格的血流动力学管理，包括严格的血压及心率控制和疼痛管理。根据损伤部位和范围的不同，主动脉修复手术的方式也有不同，腔内修复技术对患者血流动力学影响较小，但不适用于所有损伤类型；开放性主动脉修复术较为经典，但手术难度高，麻醉管理也更为复杂。

（二）胸部创伤患者的麻醉管理

胸部创伤患者常合并血流动力学异常及呼吸功能障碍，麻醉过程中需谨防舌后坠，口腔分泌物、异物等引起的气道梗阻问题，并避免严重低氧血症、低血压和心搏骤停。

1. 单肺通气技术 胸部创伤常需开胸探查，单肺通气技术可利于术野暴露，避免两肺交叉污染。气管插管过程中，患者可能因饱胃发生反流误吸，需尽量减少支气管导管对位时间，保证支气管软镜可用，术中可行支气管软镜检查气管及支气管损伤情况。如果患者在手术后仍需要保留气管导管，术毕应将双腔支气管导管更换为单腔气管导管。

2. 肺保护性通气 需要紧急手术的钝性胸外伤病例中，约65%合并肺挫伤。肺挫伤后，肺泡毛细血管膜完整性受损，导致肺实质与肺泡内出血和水肿，并伴有表面活性物质分泌减少及肺内分流。肺泡内发生积血和水肿时，功能性肺容量减小。该类患者机械通气时，需密切关注呼吸参数及血气变化，逐步调整氧浓度、潮气量和PEEP，在改善氧合的同时，防止进一步加剧肺损伤。补液过多可能增加血管外肺水。

3. 疼痛管理 胸部创伤患者术后因为疼痛导致呼吸受限、膈肌功能障碍、肺机械力学受损，会引起咳嗽减少，导致纤毛清除黏液不充分，增加肺部感染风险及机械通气与监护室停留时间。推荐使用多模式镇痛方案提高镇痛效果、减少阿片类药物剂量。

区域阻滞可有效缓解胸部术后疼痛，包括胸段硬膜外镇痛、椎旁神经阻滞、竖脊肌平面阻滞、前锯肌平面阻滞和肋间神经阻滞等。对胸部创伤患者而言，在休克和凝血功能障碍纠正前应谨慎穿刺。

三、腹部创伤患者的手术麻醉

（一）腹部创伤患者的特点

腹部创伤后的实质脏器破裂可能会引起大量出血导致低血容量性休克。空腔脏器损伤可能会导致穿孔、感染，甚至引起腹腔间室综合征。该类患者病情危重，明确诊断后应及时手术。

腹腔间室综合征指由于胃肠道本身损伤引起的缺血、缺氧，以及肠道免疫功能改变，导致黏膜屏障功能减弱，肠道菌群失调，细菌移位；也可由于创伤、出血、炎症等原因，导致腹腔压力增加，进而影响其他脏器功能。

（二）腹部创伤患者的麻醉管理

损伤控制手术旨在处理直接危及生命的状况以维系患者生命，而对这些创伤和其他非危及生命创伤的确定性治疗（如脏器修复重建）应推迟到患者复苏后的恰当时机进行。腹部创伤损伤控制性手术的目的是控制出血、减少感染，暂时性关闭腹腔，以预防腹腔间室综合征，为后续治疗创造条件。

全身麻醉适用于伴有大出血、感染的严重腹部创伤患者。气管插管前留置胃管进行胃肠减压，可改善胃肠供血，降低反流误吸风险。肝、脾破裂患者应准备自体血回收装置，如发现胃肠道破裂，则不能使用血液回输。术中需积极维持患者灌注压和氧合，但大量液体复苏可能导致胃肠黏膜水肿，加重肠道菌群移位。血制品输注前，应尽量限制液体输注。术前诊断腹腔间室综合征的患者，打开腹膜腔时，腹腔压力骤降会引起严重低血压，应嘱外科医生缓慢剪开腹膜，并做好快速补液和血管活性药物治疗的准备。

四、挤压综合征患者的手术麻醉

（一）挤压综合征患者的特点

挤压伤的典型病例常见于因在车辆下、地震灾害或其他原因引起的重物压迫及人群踩踏事故。躯干、肢体或身体其他部位长时间受压造成的软组织、肌肉和神经损伤，挤压力解除后，受累区域肿胀，可能出现静脉回流受限，肌肉坏死和神经功能障碍，严重时可发生骨筋膜室综合征。挤压综合征是肌肉损伤的全身性结果，表现为横纹肌溶解，坏死组织毒素释放与急性肾损伤。

（二）挤压综合征患者的麻醉管理

为减少肢体损害及挤压综合征进一步发展，患者常需尽快手术治疗。如患者无休克表现，下肢手术可考虑进行椎管内麻醉。当患者出现呼吸抑制或其他休克症状，应采取气管插管全身麻醉。

挤压综合征的救治过程中，需警惕横纹肌溶解引起的急性肾小管坏死。容量复苏在挤压解除之前开始或在解除后尽快开始，目标是增加肾灌注及尿流率以排出造成梗阻的管型。液体种类一般选择晶体溶液，可使用袢利尿剂增加尿量。碳酸氢钠可碱化尿液，减少肌红蛋白沉积堵塞肾小管。麻醉过程中需密切监测患者尿量、尿色及心电图改变，同时还需警惕液体超负荷，尤其是老年及儿童。

当患者已出现急性肾损伤时，需谨慎进行液体复苏，避免使用肾毒性药物。高血钾患者及时给予高糖+胰岛素及钙剂，必要时行床旁肾替代治疗。

（张鸿飞　黄　灿）

# 第 45 章 血液系统疾病患者手术的麻醉

本章要点：
- 凝血过程是一系列凝血因子相继激活的过程，通常分为内源性凝血、外源性凝血和共同凝血三条途径。
- 术前应基于患者的病史、体格检查以及拟实施手术方案进行综合评估；术中应关注患者失血量、伤口渗血程度、术中抗凝药物使用等情况，及时进行凝血功能监测，并根据需要进行成分输血。
- 对于凝血功能异常的患者，不宜选择需要穿刺的麻醉方法。某些血液系统疾病的患者即使没有明显的凝血功能障碍，在全身情况不佳或进行较大手术时，仍应选择全身麻醉以确保安全。
- 长期需要抗凝或抗血小板治疗的患者围手术期需平衡术中出血与术后血栓的风险来调整药物的使用。

血液系统疾病是指原发或继发、主要累及血液和造血器官的疾病，以血液、造血器官以及出、凝血机制的病理变化为其主要特征。血液系统疾病患者手术种类包括：①诊断性手术，如淋巴结、各种组织活检或外科手术探查获取病变组织做病理检查而诊断疾病，如淋巴瘤、浆细胞瘤等；②治疗血液系统疾病的手术，如巨脾及脾功能亢进引起血小板减少或全血细胞减少，以脾切除作为治疗的手段；③血液病患者并发的各种外科疾病需要进行手术治疗；④围手术期发生血液系统并发症，又分为消耗性凝血病（严重肝病、病理产科、创伤、手术中和手术后发生急性出血等原因导致的凝血功能异常）和稀释性凝血病（输入大量液体或库存血后导致的凝血功能异常）。

第 1 节 血液系统疾病的病理生理学特点

一、血液系统疾病的概念及分类

血液系统疾病分为原发和继发性血液病。原发性血液疾病是指血液、造血器官和出、凝血机制本身的异常；继发性血液病则指人体其他各个系统和器官的疾病所造成的血液异常，如慢性肝病、慢性肾病、慢性感染、结缔组织病及恶性肿瘤等。

血液系统疾病病因错综复杂，可分为以下几类：①红细胞疾病，以急/慢性贫血、红细胞增多症等为主；②白细胞及造血干细胞疾病，多为恶性血液病，如白血病、恶性淋巴瘤、多发性骨髓瘤、再生障碍性贫血、阵发性睡眠性血红蛋白尿等；③脾大合并功能亢进，进而导致一种或多种血细胞减少并发骨髓造血细胞增生；④凝血异常相关性疾病，包括遗传性或获得性血管壁、血小板、凝血因子和纤溶系统异常，进而导致出血、弥散性血管内凝血及血栓形成，以及围手术期发生的血液系统并发症，如消耗性或者血液稀释导致的凝血功能障碍。

二、血液系统疾病常见的症状和体征

血液系统疾病临床表现多样，常见症状包括贫血、出血、发热、肝脾和淋巴结肿大。

（一）贫血

贫血是各种红细胞疾病最常见的临床症状，是指循环血液的血红蛋白量、红细胞数和血细胞比容低于正常的病理状态。贫血引起的症状与组织和器官慢性缺氧及缺氧导致的代偿相关。皮肤、黏

膜苍白是贫血患者的普遍体征。严重的贫血可有活动后乏力、心悸和气促，长期严重贫血可引起贫血性心脏病。

常见病因包括：

1. 缺铁性贫血 指缺铁引起的小细胞低色素性贫血。可表现为儿童发育障碍、皮肤/黏膜组织变化，部分患者有异食癖。

2. 巨幼红细胞贫血 由叶酸/维生素 B_{12} 缺乏或某些药物影响核苷酸代谢导致细胞核脱氧核糖核酸合成障碍所致的大细胞性贫血。其临床特点除贫血的一般症状外，尚有精神异常如抑郁、幻觉、焦虑不安、行为异常，以及神经系统症状如肢体麻木等。

3. 溶血性贫血 自身免疫性溶血性贫血是溶血最为常见的原因，可继发于淋巴瘤及结缔组织疾病，主要由于免疫识别功能紊乱，自身抗体识别、吸附并攻击红细胞引起细胞破坏，进而导致溶血。此外，溶血还可以继发于红细胞异常，如遗传性球形红细胞增多症（红细胞膜异常的遗传性溶血性贫血）；红细胞葡萄糖-6-磷酸脱氢酶缺乏症（红细胞内戊糖磷酸途径遗传性缺陷导致的溶血性贫血）；镰状细胞贫血和地中海贫血（血红蛋白病所致的溶血性贫血）。

4. 再生障碍性贫血 各种致病因素导致造血干细胞异常、骨髓微环境缺陷或免疫功能异常，从而引起造血功能衰竭，以致红骨髓被脂肪代替，呈现出全血细胞减少的一组综合征。临床特点是进行性贫血、出血和反复感染。

（二）出血

出血由机体止血和凝血功能障碍所引发，表现为自发性或受伤后难止的出血。常以皮肤、黏膜出血为共同特征，表现为皮肤瘀点、瘀斑、紫癜或血肿，也可出现鼻和牙龈出血、月经过多，甚至是内脏出血，如血尿、消化道出血、颅内出血等。与毛细血管结构、血小板数量和功能异常、凝血功能障碍密切相关。造血干细胞的多种疾病常可影响止血和凝血功能，可引起出血倾向的临床表现。

（三）发热

发热往往是恶性血液系统疾病如淋巴瘤、白血病、噬血细胞综合征及粒细胞缺乏症等疾病的首发表现。可能是因粒细胞减少、免疫功能减退引起的病原体感染所致，也可能是血液系统疾病本身引起的非感染性发热，如淋巴瘤和噬血细胞综合征可以有不明原因的长期发热。霍奇金淋巴瘤常引起特征性周期热。

（四）淋巴结、肝、脾肿大

淋巴结、肝、脾肿大是血液系统疾病的另一常见体征，多见于血液系统肿瘤的浸润或骨髓病变引起的髓外造血，如淋巴瘤、淋巴细胞白血病、髓系白血病等。溶血性贫血尤其是血管外因素（即红细胞被单核-吞噬细胞系统破坏，以遗传性溶血性贫血多见，主要是脾脏破坏红细胞）以及脾功能亢进等都可致脾肿大。

三、血液系统疾病的治疗

（一）病因治疗

针对致病因素的治疗，使患者脱离致病因素的影响。

（二）维持血液成分及其功能正常

1. 补充治疗 补充铁剂治疗缺铁性贫血；补充叶酸或维生素 B_{12} 治疗巨幼红细胞贫血；补充维生素 K，促进肝脏合成凝血因子 Ⅱ、Ⅶ、Ⅸ、Ⅹ 等。

2. 造血细胞因子的应用 应用雄激素刺激造血治疗慢性再生障碍性贫血；使用促红细胞生成

素治疗肾性贫血；使用粒系集落刺激因子和血小板生成素促进造血系统恶性肿瘤化疗后粒细胞和血小板减少的恢复等。

3. 脾切除　去除体内最大的单核吞噬细胞系统的器官，减少血细胞的破坏与潴留，从而延长血细胞的寿命。脾切除对遗传性球形红细胞增多症所致的溶血性贫血有确切疗效。

4. 成分输血治疗　严重贫血或失血时输注红细胞；血小板减少有出血危险时补充血小板；血友病 A 有活动性出血时补充凝血因子Ⅷ等。

（三）抗凝及溶栓治疗

如弥散性血管内凝血（disseminated intravascular coagulation，DIC）早期为防止凝血因子进一步消耗，采用肝素抗凝。后期高凝时，为防止血小板异常聚集，可使用双嘧达莫等药物。一旦血栓形成，可使用尿激酶、组织型纤溶酶原激活物等溶栓，以恢复血流通畅。

第2节　围手术期出、凝血功能的监测及常用血制品和药物

正常机体的凝血、抗凝血和纤溶系统之间处于动态平衡，血管内皮及血小板等也参与其中，以保证机体的止血和血流通畅。某些导致凝血、抗凝和纤溶功能障碍、血管结构或功能异常、血小板质或量异常的因素，均可使凝血与抗凝功能紊乱，出现出血倾向。

一、凝血机制简述

正常机体的止血包括三个过程：①血管收缩；②血小板激活、黏附、聚集于损伤血管的基底膜，并形成松软的血小板血栓；③凝血系统激活，纤维蛋白原变为不溶性的纤维蛋白凝块与血小板共同作用形成止血栓，达到有效止血的目的。凝血系统激活的同时，抗凝血系统和纤溶系统也被激活，这样既可达到局部止血的作用，又可防止凝血过程的扩大，保证正常的血液循环。

凝血过程非常复杂，经典凝血过程的"瀑布学说"是 1964 年 Macfarlane 等提出并逐步完善的。该学说认为凝血过程是一系列凝血因子相继激活的过程，通常分为内源性凝血途径、外源性凝血途径和共同凝血途径。凝血因子是指血浆和组织中直接参与凝血过程的各种物质。目前已发现的凝血因子有 14 种，大多在肝脏合成，并以酶原的形式存在于血浆中。其中Ⅲ因子来自组织，又称组织因子（tissue factor，TF）。因子Ⅱ、Ⅶ、Ⅸ、Ⅹ合成依赖维生素 K，称为维生素 K 依赖性凝血因子。除Ⅳ因子是 Ca^{2+} 外，其他因子均为蛋白质。如图 45-1 所示，内源性凝血途径主要由启动因子Ⅻ因子（FⅫ）与带负电荷的高分子量激肽原（high-molecular-weight kininogen，HMWK）接触后激活，

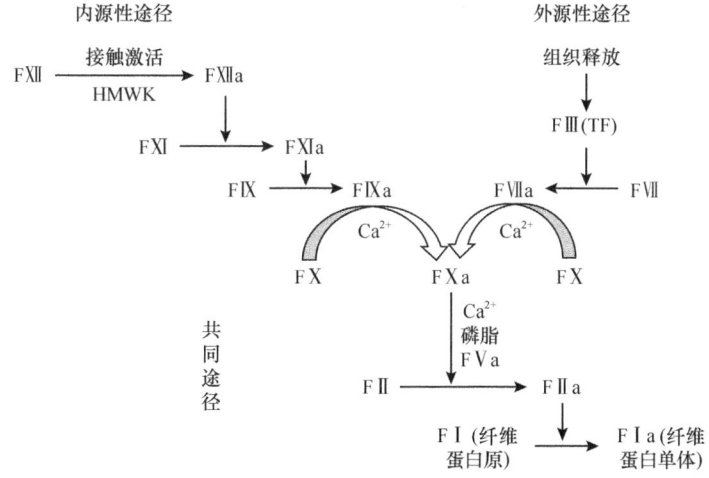

图 45-1　凝血瀑布反应三阶段原理图

经级联反应并最终激活X因子（FX）。外源性凝血途径的启动因子是来自组织的Ⅲ因子。血管损伤后Ⅲ因子进入血液，与激活的Ⅶ因子一起形成复合物，在 Ca^{2+} 的存在下激活X因子。共同途径是指X因子的激活到纤维蛋白形成的过程。形成的纤维蛋白和血小板及激活的纤溶系统相互作用下达到局部止血的作用。

二、围手术期出、凝血功能监测

围手术期凝血功能监测是血液病患者围手术期安全的重要保证。表 45-1 列出的是临床常用的出、凝血检测项目及其意义。近年来，血栓弹力图（thromboelastography，TEG）作为一种监测全血凝血状态的方法，被广泛用于围手术期即时的凝血监测，进而指导成分输血和相关药物使用。麻醉科医师应该掌握常见的出、凝血检测项目及其意义，对围手术期出、凝血指标的变化做出正确的判断以指导治疗。

表 45-1　临床常用的出、凝血检测项目及意义

检查项目	正常值	临床意义
血小板计数（PLT）	$(100\sim300)\times10^9/L$	增多：原发性血小板增多症和反应性血小板增多 减少：原发性和继发性血小板减少症
凝血酶原时间（PT）	11～13s 较正常对照值延长 3s以上为异常	反映外源性凝血系统中凝血因子是否缺乏 延长：Ⅰ、Ⅱ、Ⅴ、Ⅶ和Ⅹ因子缺乏，肝病、维生素K缺乏、纤溶亢进等 缩短：先天性Ⅴ因子增多症、口服避孕药、高凝状态和血栓性疾病
活化部分凝血活酶时间（APTT）	32～43s 较正常对照值延长 10s以上为异常	反映内源性凝血系统中凝血因子是否缺乏 延长：Ⅷ、Ⅸ和Ⅺ因子缺乏，凝血酶原或纤维蛋白原严重减少，纤溶亢进使纤维蛋白原降解增加，应用肝素等抗凝药，循环抗凝物质增加 缩短：血液高凝血状态
纤维蛋白原（Fg，FIB）	2～4g/L	增高：糖尿病、急性感染、休克、大手术后、恶性肿瘤以及血栓前状态 减低：纤溶亢进、DIC重症肝病等
纤维蛋白降解产物（FDP）	1～6mg/L	增高见于原发或继发性纤溶亢进或溶栓治疗
激活全血凝血时间（ACT）	70～130s	反映体内肝素和类肝素物质。如未用肝素情况下 ACT 延长，表示体内类肝素物质增多，如严重肝病
国际标准化比值（INR）	1.5～2.0	用于血栓栓塞性疾病、口服抗凝药物效果的检测 增高：数值超过 4，引起出血风险明显增加 降低：数值少于 2，提示不能提供有效的抗凝
D-二聚体（D-Dimer）	<0.5mg/L	增高：提示患者体内形成血栓的可能性比较大；妊娠、感染、恶性肿瘤、脑血栓、糖尿病等也会出现增高

注：各项参考值因实验室的分析方法不同而有所差异，以实验室出具参考值为准。

三、围手术期常用血制品和止血药物

输注血液制品是围手术期血液病患者治疗的重要手段。成分输血已成为血液治疗的一项重要进展，其基本原理是输注患者所缺乏的特定血液组成部分，以恢复全血的生理效应，减少输血带来的并发症。常见的血液制品包括红细胞、血小板、血浆制品，具体详见第16章。围手术期常见止血药物如下：

1. 维生素K　促进凝血因子Ⅱ、Ⅶ、Ⅸ、Ⅹ在肝脏的合成。术中常用的是维生素 K，数小时即可发生作用，对于华法林过量或鼠药中毒患者效果明显。

2. 氨基己酸（6-aminocaproic acid，EACA）、氨甲苯酸（又称止血芳酸）和氨甲环酸（止血环酸、凝血酸）　三种药物都是赖氨酸的衍生物，抑制纤溶酶原（plasminogen）的激活，使纤溶酶原不能被激活为纤维蛋白溶酶，从而抑制纤维蛋白溶解，达到止血作用。不适用于非纤维蛋白溶解所致的出血。其中氨甲环酸能够透过血脑屏障，且效价更高。

3. 酚磺乙胺（又称止血敏或止血定）　不仅可使血小板数量增加，而且可使血小板的功能和

黏合力增强，从而缩短凝血时间。术前或术中静脉注射。

4. 血凝酶（又称立止血） 血凝酶是由巴西矛头蝮蛇的毒液中提取的一种巴曲酶制剂，具有类凝血酶样作用及类凝血激酶样作用，可缩短出血时间，减少出血量，常用于血小板性和凝血因子减少性出血，但其促凝血作用要求体内有一定数量的血小板存在。急性出血时，可静脉注射，一次2克氏单位（KU），5～10min 生效，持续24h。非急性出血或防止出血时，可肌内或皮下注射，1次 1～2KU，20～30min 生效，持续48h，1d 总量不超过 8KU。

5. 凝血活酶（凝血活素） 促进凝血酶原转变为凝血酶，用于凝血酶原降低所致的出血。

第3节 血液系统疾病的术前评估及术前准备

血液系统疾病病种多，病情多样，患者常并存贫血、出凝血障碍或感染等病情，且往往继发心、肺、脑、肾等重要器官的病理生理改变，因此对麻醉和手术的耐受性显著下降。术前麻醉科医师应获取患者病史、体格检查、实验室检查等各种资料，了解病情及治疗情况，对患者的全身状况和各个器官的功能状态做出评估和相应的术前准备。

一、红细胞疾病

（一）术前评估

红细胞疾病多以贫血为主要症状。贫血程度的标准如下：血红蛋白＞90g/L 且低于正常参考值下限（我国海平面地区，成年男性＜120g/L，成年女性＜110g/L，孕妇＜100g/L）为轻度贫血；血红蛋白在 60～90g/L 为中度贫血；血红蛋白在 30～59g/L 为重度贫血；血红蛋白＜30g/L 为极重度贫血。轻度贫血患者的代偿能力较好，手术风险相对较低；而严重贫血患者对缺氧的耐受性差，且贫血引起的缺氧可导致中枢神经组织损害及贫血性心脏病等，手术风险相对较高。

（二）术前准备

贫血患者进行择期手术时，术前应尽可能纠正贫血。如缺铁性贫血患者予以补充铁剂和治疗原发病；自身免疫性溶血性贫血患者予以肾上腺皮质激素等；新发巨幼红细胞贫血患者择期手术应推迟，补充叶酸和维生素 B_{12} 纠正相关因素，一般需 1～2 周后方能手术。对严重贫血者，应输注红细胞纠正贫血，改善机体缺氧状态。采取分次、小量、成分输血，以防心衰。慢性贫血患者机体已具备良好代偿，即使血红蛋白 60g/L 也能耐受小手术，但通常应将血红蛋白补充到 80g/L 以上。老年或合并心血管疾病患者术前血红蛋白最好大于 100g/L，以防止术中出血引起心、脑、肾等重要器官缺血。急性再生障碍性贫血患者一般为择期手术禁忌。

二、恶性血液病

（一）术前评估

恶性血液病包括白血病、恶性淋巴瘤、多发性骨髓瘤等。术前评估要关注疾病的分期与治疗效果、外科疾病的紧急程度、患者的体能情况，肿瘤对重要器官的压迫等。

（1）急性淋巴细胞白血病是由于未分化或分化较差的淋巴细胞在造血组织（特别是骨髓、脾脏和淋巴结）无限增殖所致的恶性血液病。主要表现为发热、出血和贫血，淋巴结及肝脾大。血液学检查显示贫血及血小板减少，白细胞可正常、减低或增高。

（2）慢性淋巴细胞白血病是影响 B 淋巴细胞系的恶性肿瘤，在骨髓内产生大量不成熟的淋巴细胞，抑制骨髓的正常造血，并且通过血液在全身扩散。主要表现为疲乏无力、消瘦、体重减轻、出汗或全身症状，淋巴结、肝、脾肿大。血象为白细胞增多，形态似正常小淋巴细胞，偶见少数幼淋巴细胞。

（3）淋巴瘤分为霍奇金淋巴瘤和非霍奇金淋巴瘤。霍奇金淋巴瘤是淋巴系统恶性增殖性疾病，与免疫功能低下及病毒感染有关。首发症状常为无痛性颈部或锁骨上淋巴结进行性肿大，其次为腋下淋巴结肿大。非霍奇金淋巴瘤的发生与病毒、遗传、免疫功能紊乱等多种因素有关，对各器官的压迫和浸润较霍奇金淋巴瘤多见，常以高热或各器官、系统症状为主要临床表现。

（二）术前准备

恶性血液病如果处于缓解期或部分缓解期时，手术风险相对较小。而急性白血病患者除非急症手术抢救生命，否则不宜行一切手术干预。行急症手术时应做好术前准备。术前评估白细胞数量、血红蛋白、血细胞比容、血小板、电解质、肝肾功能的水平；完善胸片或胸部 CT 检查，掌握纵隔和肺部情况。合并严重贫血者，优先输注去白细胞的浓缩红细胞；血小板低于 $50 \times 10^9/L$ 时，首选人类白细胞抗原相容性血小板；出现高白细胞血症（白细胞大于 $100 \times 10^9/L$）时，推荐使用血细胞分离机，以清除过高的白细胞（M_3 型不首选），同时给予化疗和水化治疗。淋巴瘤要评估淋巴结的大小、对器官的压迫和功能的影响，以及对麻醉操作的潜在影响（如对口咽和气道的压迫导致插管和通气困难），必要时可使用激素及环磷酰胺进行减瘤。

三、凝血异常相关疾病

血管结构和功能的异常、血小板数量和功能的异常、凝血系统、抗凝系统和纤溶系统功能的异常，均能使机体的凝血与抗凝血功能平衡紊乱，增加出血风险或导致血栓形成。围手术期最为关注的是各种原因导致的凝血因子、血小板异常相关疾病。

（一）凝血因子异常

1. 术前评估 凝血因子异常分为遗传性凝血因子异常和获得性凝血因子异常，常见疾病如下。

遗传性凝血因子异常通常是单个凝血因子缺乏，包括：①血友病：分为血友病 A 和血友病 B，分别由因子Ⅷ（FⅧ）和因子Ⅸ（FⅨ）缺陷所致，其中血友病 A 占 80%。临床特点主要为持续而缓慢的渗血，常因轻度外伤、拔牙、局部注射或小手术等而诱发。出血形式有皮肤黏膜出血、深部肌肉血肿、关节出血及内脏出血等。②血管性血友病：是血管性血友病因子（von Willebrand factor，vWF）基因缺陷而引起的出血性疾病。vWF 生成减少或功能异常使血小板黏附和聚集功能障碍。临床主要表现为出血倾向，其中皮肤紫癜、黏膜出血特别是牙龈出血和鼻出血最为常见。

获得性凝血因子异常常是几个因子同时缺乏，较遗传性者多见，也更为复杂，并伴有血小板减少和功能异常、抗凝物表达异常及血管壁异常，临床上常伴有首发疾病的症状和体征。常见的获得性凝血因子异常包括（表 45-2）：

（1）药物诱导的凝血障碍：药物是围手术期患者发生获得性凝血障碍最重要的原因。除了肝素和华法林等抗凝剂外，口服抗凝剂和抗血小板药物种类的增加使围手术期管理变得更加复杂。了解这些药物的作用和其拮抗策略对于减少术中出血至关重要。

（2）肝脏疾病的凝血异常：肝脏几乎能合成所有凝血因子以及纤溶酶原和纤溶酶，还可清除循环中被激活的凝血因子及纤溶酶原的活化物。严重肝脏疾病时，凝血因子的合成减少，消耗增加以及血小板减少及其功能异常，同时又使类肝素物质、纤维蛋白降解产物和凝血活酶抑制物等抗凝物质增多。胆道梗阻时会影响维生素 K 的吸收，导致维生素 K 依赖的Ⅱ、Ⅶ、Ⅸ、Ⅹ凝血因子以及蛋白 C 与蛋白 S 的合成受阻，使凝血过程发生障碍。

（3）DIC：是一种由Ⅲ因子（TF）/Ⅶa 因子复合物引起的病理性止血过程，可导致外源性凝血途径过度活化，并在血管内产生凝血酶。许多潜在的疾病均可导致 DIC，包括创伤、羊水栓塞、恶性肿瘤、脓毒症或输血的血型不相容。多数情况下，DIC 在临床上表现为弥散性出血障碍与广泛微血管血栓形成导致的凝血因子和血小板消耗有关，并由此引发多器官功能障碍。

（4）体外循环相关凝血障碍：转流前后肝素及鱼精蛋白的使用给凝血系统带来极大影响；体外

转流管路液体的预充会造成血液稀释和血小板减少；血小板黏附在管路表面会进一步减少血小板数量，并导致血小板功能障碍；体外循环期间的低体温可导致血小板聚集、凝血因子产生减少和凝血酶活性的降低；体外循环也可能导致纤溶亢进。

（5）创伤相关凝血障碍：包括术前和术中大出血引起的消耗性凝血障碍、酸中毒、低体温以及大量输库存血和输液引起的稀释性凝血障碍，称为创伤诱导的凝血障碍或急性创伤性凝血障碍，可在创伤后早期观察到凝血失调和纤溶增加。

表 45-2 凝血异常的常见病因

遗传性凝血因子异常	获得性凝血因子异常
血友病 A	药物性凝血异常（肝素、华法林、口服抗凝剂、抗血小板药物）
血友病 B	肝脏疾病
血管性血友病	弥散性血管内凝血
低（无）纤维蛋白原血症	围手术期抗凝异常（心肺转流术）
V 因子缺乏	消耗性的凝血异常（血栓性血小板减少性紫癜）
VIII 因子缺乏	稀释性的凝血异常（大量输液、输注库存血引起凝血酶原、血小板稀释）
遗传性出血性毛细血管扩张症	维生素 K 缺乏
蛋白 C 缺乏	创伤引起的凝血障碍
抗凝血酶 III 缺乏	

2. 术前准备 未纠正的凝血障碍是手术禁忌，即使是拔牙术等小手术也应尽量避免。择期手术需要有 1 周内的凝血功能结果。①轻、中度血友病 A 患者推荐使用 1-去氨基-8-D-精氨酸加压素，可使 FVIII 的凝血活性增加 2～4 倍，但此药对重型血友病 A 患者无效。②替代治疗：血友病患者术前准备主要是补充凝血因子，使之达到一定水平，以纠正凝血障碍，防止出血过多。当实施拔牙或脓肿切开等小手术时，应将 FVIII 浓度提高到 30% 以上。创伤较大的手术 FVIII 浓度要 >60%，且术后维持 30% 以上持续 10～14d，至创口愈合。对于骨科大手术，如膝关节、髋关节置换，替代治疗应持续 4～6 周。对于存在可能危及生命的出血倾向的心、脑血管大手术，如颅内出血和主动脉夹层，FVIII 浓度要 >100% 以上。血友病 B 患者手术要求 FIX 浓度 >60%，术后至少维持 20% 以上达 10～14d，骨科大手术应适当延长。术前替代治疗可选择新鲜血、新鲜冰冻血浆、冷沉淀及浓缩 FVIII。③血管性血友病患者术前禁用阿司匹林、双嘧达莫、吲哚美辛、保泰松、前列腺素 E 及右旋糖酐等药物，以免促发本病发作或加重出血症状。④获得性凝血异常的术前准备主要包括：积极治疗原发疾病，如补充维生素 K 和改善肝功能；评估出血与血栓的风险，调整抗凝药物的剂量与停药时间，必要时改为低分子量肝素替代疗法；对于凝血功能明显障碍且有出血症状，可输注新鲜冰冻血浆、血小板或凝血酶原复合因子浓缩制剂，改善凝血功能。⑤对于创伤引起的凝血障碍，术前应尽可能纠正酸中毒，并进行体温复苏、成分输血、避免血液过度稀释。

（二）血小板异常

1. 术前评估 血小板异常可导致出血倾向，轻者皮肤黏膜出血，重者内脏甚至颅内出血。手术前要了解血小板异常的病因和相关疾病的治疗。血小板异常包括血小板数量减少和功能缺陷，常见原因有：①原发性血小板减少，特点是外周血小板减少，急性发作期可低至 10×10^9/L，慢性型为 $(30～80) \times 10^9$/L；血小板寿命缩短，其表面相关 IgG、IgM 和 C3 增高；骨髓巨核细胞正常或增多，脾脏无明显肿大。②继发性血小板减少，特点是有引起血小板减少的原发疾病；血小板数明显减少、出血时间延长、血块收缩不佳，但凝血正常。③血栓性血小板减少，特点是血小板减少，微血管病性溶血，并有神经系统症状。④血小板无力症，特点是出血时间延长，血小板计数、大小、形态及寿命均正常，严重出血可表现为新生儿紫癜、儿童期鼻出血、牙龈出血及月经过多等，外伤、手术及分娩也常引起严重出血。⑤巨大血小板综合征，特点是出血时间延长、轻中度血小板减少伴巨大血小板、凝血酶原消耗不良、血块退缩正常。⑥药物引起的血小板减少和功能不全，如阿司匹林和氯吡格雷等不仅可以影响血小板的数量，还可以导致血小板收缩无力。⑦稀释性血小板减少，常见于体外循环大量的预充液、大量输液和库血导致的血液稀释等。

2. 术前准备 血小板异常患者的术前准备主要是针对不同原因引起的血小板减少进行相应治疗，以减少围手术期出血的风险。原发性血小板减少的患者需用糖皮质激素抑制抗体生成、改善毛细血管脆性和刺激骨髓造血；对用糖皮质激素无效的患者则可用免疫抑制剂。继发性血小板减少主要是去除或治疗原发病。功能良好的血小板计数超过 $80 \times 10^9/L$ 手术时出血的风险低，低于 $50 \times 10^9/L$ 伤口存在渗血可能，小于 $20 \times 10^9/L$ 则常伴有严重出血。一般手术要求血小板计数大于 $50 \times 10^9/L$，脑部、眼科手大于 $100 \times 10^9/L$。通常术前血小板计数 $< 50 \times 10^9/L$ 时，应考虑输注血小板。须注意的是若为血栓性血小板减少性紫癜要慎重输注血小板；血小板功能异常的患者如术中出现不可控的创面出血，即使血小板计数正常，也是输血小板的指征。对于药物引起血小板功能低下的患者，如果实施较大创伤的手术，术前应停药数天，如氯吡格雷和阿司匹林应停用 1 周。1U 浓缩血小板由 200mL 全血制备，血小板含量 $\geq 2.0 \times 10^{10}/U$，每单位浓缩血小板可使成人的血小板数量增加 $(4\sim6) \times 10^9/L$。成年患者输注 $2\sim5U$ 浓缩血小板，就可使出血异常获得纠正。术前如无明显出血可尽量减少血小板的输注，应在手术开始前或术中以患者能够承受的最快速度进行输注。

第 4 节 血液系统疾病患者手术的麻醉选择及管理

一、麻醉前用药

如果患者术前十分紧张、焦虑，可酌情使用麻醉前镇静药，其他患者均不必须使用麻醉前用药，可在患者入手术室开放静脉后，在监测生命体征的情况下，根据需要静脉用药，并且需要细致认真地观察，避免药物的不良反应。

二、麻醉方法的选择及注意事项

1. 全身麻醉 凝血功能异常的患者不宜选择包含穿刺操作的麻醉方法，而应选择全身麻醉。有些血液系统疾病患者即使没有明显凝血功能障碍，如果全身情况差或进行较大手术时，仍以选择全身麻醉为安全。全身麻醉时，避免经鼻腔插管，经口插管如声门暴露困难时，避免用暴力或反复操作，应改用经纤维支气管镜引导气管插管，或视频喉镜下的明视气管插管，以免损伤并引起上呼吸道出血。使用喉罩可减少黏膜损伤，选用大小合适的型号，用润滑剂涂抹，轻柔操作，避免黏膜下血肿的发生。颌面、颈部放疗的患者，麻醉前要检查口咽、张口、颞下颌关节的功能情况。一些白血病患者，如单核细胞白血病和淋巴细胞白血病可引起扁桃体和腺样体肿胀，造成气管插管困难，并存在出血风险。对于白血病和淋巴瘤等可能合并纵隔肿物的患者，应注意肿物对气管、支气管及上腔静脉的压迫，严重者全身麻醉诱导使用肌松剂后可能出现气道完全梗阻，必要时应清醒插管，建议使用加强气管导管，插管深度要保证导管尖端至狭窄部位以下。

2. 椎管内麻醉和神经阻滞麻醉 对于无出凝血功能障碍的患者，根据手术需要可选择椎管内麻醉和（或）神经阻滞麻醉。通常情况下，椎管内麻醉安全的血小板计数在 $80 \times 10^9/L$ 以上，且血小板功能正常。血小板计数 $50 \times 10^9/L \sim 80 \times 10^9/L$ 时，基本可成功实施神经阻滞麻醉。但目前安全神经阻滞麻醉的最小血小板计数范围仍未明确。对于血液系统疾病患者进行穿刺麻醉的顾虑是，因凝血功能异常或白细胞减少等情况引起穿刺局部血肿或感染。因此血液病患者在进行椎管内麻醉和（或）外周神经阻滞麻醉时，应严格无菌操作、操作轻柔、避免反复穿刺。以下几种情况禁忌使用椎管内阻滞：巨幼红细胞贫血患者，由于维生素 B_{12} 缺乏可能伴有严重神经系统病理改变；多发性骨髓瘤可使椎体骨质破坏而压迫神经；腰背部接受放疗的患者，皮肤受损、组织水肿、易出血等。

3. 局麻+镇静镇痛　对于手术时间较短（半小时以内）的浅表手术可以选择局部浸润麻醉下镇静和镇痛的麻醉方法。如咪达唑仑、瑞马唑仑或丙泊酚，与阿片类镇痛药或（艾司）氯胺酮复合应用。术前要严格禁食，术中常规吸氧、监测呼吸，出现舌后坠和呼吸抑制时，要托下颌开放上呼吸道，必要时使用声门上通气装置，如口/鼻咽通气道、喉罩、面罩等人工辅助通气。

三、麻醉药物的选择

常用的全身麻醉药物、镇痛药、肌松药及局部麻醉药都可用于血液系统疾病的患者。具体麻醉药物的选择和使用剂量应根据患者病情、心肺功能、活动耐量、肝肾功能、手术大小等仔细考虑。

许多血液系统疾病患者因疾病本身或放化疗的影响，存在心、肺、肝或肾功能不全，应选择对心血管抑制轻的药物及肝肾毒性小的药物。可选用依托咪酯、咪达唑仑、芬太尼和舒芬太尼等。瑞芬太尼、瑞马唑仑、阿曲库铵和顺式阿曲库铵不依赖肝肾代谢，可安全用于肝肾功能较差的患者。

氧化亚氮（N_2O）可氧化维生素 B_{12} 分子中的钴原子，从而抑制蛋氨酸合成酶的活性。故对于已存在维生素 B_{12} 缺乏的巨幼细胞贫血患者，吸入 N_2O 可导致术后巨幼细胞贫血加重和严重神经功能缺陷，全身麻醉时需禁用 N_2O。对于获得性凝血异常的患者，应考虑麻醉药对原发疾病，或原发疾病对麻醉药的特殊效应及代谢动力学等影响。如肝功能严重损害患者，其肝脏对麻醉药的代谢消除作用减弱，因此对麻醉药的需要量减少、药物作用时间延长。

非甾体抗炎药（NSAID）是围手术期常用的解热镇痛药，其中非选择性 NSAID 对血小板聚集有明显影响，禁用于血小板异常患者。而选择性环氧合酶2（cyclooxygenase-2，COX-2）抑制剂则无明显影响。

四、激素的应用

许多血液系统疾病在治疗中常应用肾上腺皮质激素。如果患者长期应用激素，可致正常的下丘脑-垂体-肾上腺系统的功能受抑制，围手术期有出现肾上腺皮质功能不全的风险。通常围手术期要补充糖皮质激素，以预防肾上腺皮质功能不全，提高手术麻醉安全性。如果是短小手术，可以只在手术当天静脉补充氢化可的松 50～100mg。如果拟实施较大手术，可于手术前一晚静脉补充氢化可的松 50～100mg，手术当日补充 100～200mg，并持续用至术后 1～2d。遇手术创伤大、术中出血多、循环不稳定的患者应加大激素的用量，手术当日氢化可的松 100～200mg，每 6～8h 重复应用。也可以使用其他激素，如甲泼尼松 20～40mg 或地塞米松 10～20mg。

五、围手术期液体管理

血液系统疾病患者应遵循围手术期的液体管理原则，合理应用液体治疗，维持机体有效循环血量及血流动力学稳定，维持水电解质及内环境平衡，保证组织氧供。因血液系统疾病患者有其独特病理生理表现和治疗特点，需再结合其具体临床情况针对性处理。

血液系统疾病患者多伴有贫血，应注意评估慢性重症贫血引起的心脏损害，如心率快、心律失常、心脏增大及心功能不全等。如果输液或输血速度过快，可能会造成心力衰竭和肺水肿。此外，贫血患者术前准备时为纠正贫血而行输血治疗，可能处于容量过负荷状态，麻醉科医生应加强监测，随时关注患者出入量及循环状态，调整液体治疗的速度及种类。对于采用过化疗（尤其使用心脏毒性药物如蒽环类化疗药等）、放疗（尤其是胸部放疗）的血液病患者也应评估心脏功能，关注液体治疗与心血管功能状态的平衡。

血液病患者术中常需输注血液制品，原则是成分输血、按需补充。根据患者病情及检查结果选择红细胞悬液、单采血小板、白蛋白、血浆或凝血制品等。值得注意的是，有些特殊血液病患者需要特殊的血液制备，如溶血性贫血的患者需输注洗涤红细胞、移植患者需使用少白细胞、红细胞或辐照红细胞血等。

六、术中监测

血液病患者术中监测包括生命体征监测和出、凝血功能监测。生命体征监测除了常规循环系统和呼吸系统（血压、心率、脉搏氧饱和度、呼气末二氧化碳分压等）外，体温的监测也尤为重要，应给予保温措施，避免发生低体温。对于有大出血风险伴凝血功能障碍的患者，应在超声引导下行动、静脉穿刺置管，避免盲探和反复穿刺导致的出血和血肿等不良事件。对于长期贫血伴心功能不全的患者应监测心功能，防止大量输血输液导致心衰。监测血气，及时纠正酸、碱及电解质紊乱。对于有凝血功能障碍或术中大量失血的患者根据手术需要随时检测血小板计数、PT、APTT、ACT、纤维蛋白原及其降解产物，了解患者的凝血功能状态。根据凝血功能检测指标选择相应的血制品。除了血常规和凝血五项检查，血栓弹力图可分析血液凝固及溶解的全过程，对机体的凝血状态具有较好的评估价值，可指导围手术期输血和抗纤维蛋白溶解药物的使用。

七、麻醉并发症的预防及处理

血液病患者麻醉并发症多因贫血、出凝血障碍、血容量变化或机体免疫力下降引起。预防麻醉并发症应从原因入手，贯穿于整个围手术期。

术前充分准备、选择合适的麻醉方法、操作尽量避免或减少损伤，术中良好管理、全面监测，患者苏醒期及术后的管理也是预防麻醉并发症的重要环节。对出凝血功能异常患者拔管时，尽可能避免气管内及鼻腔吸引，确实需要时应降低吸引压力，避免负压过大或反复吸引导致黏膜出血、血肿。避免在明显凝血功能障碍时拔出硬膜外导管，应待凝血功能改善后再拔出。对免疫力低下的易感患者，应避免保留硬膜外导管用于术后镇痛。对患再生障碍性贫血、恶性血液病等免疫功能极差的患者，术后极易感染甚至引起脓毒血症，因此术后最好进入无菌隔离病房，并进行增强免疫和抗感染能力的治疗。术后根据检测结果及时纠正贫血、凝血功能障碍和血容量不足。

（张燕玲　谭胜蓝）

第46章 高原地区患者手术的麻醉

本章要点：
- 医学上将海拔2500m以上的地区称为高原地区。高原地区相较于平原气压及氧分压更低，且具有紫外线强、寒冷、干燥等环境特点，易导致机体出现各种病理生理改变，甚至引发各种高原病。
- 麻醉评估除按常规手术麻醉的要求进行外，评估重点还在于密切结合高原环境对人体的影响，包括患者对高原的习服和适应情况、并发症的严重程度和治疗效果，准确判断患者围手术期对麻醉的耐受能力，特别是对低氧的耐受性和并发症的风险。
- 高原地区麻醉管理的主要问题是气压、氧分压低，患者的肺内氧储备显著降低容易导致缺氧，同时对麻醉药的耐受性总体下降，因此，麻醉药物和麻醉方法的选择关键是避免低氧血症的发生。

医学上将海拔2500m以上的地区称为高原地区，医学上的高原概念是以高原环境对人类生存所产生的影响来定义的。高原地区气压及氧分压相较于平原更低，且具有紫外线强、寒冷、干燥等环境特点，易导致机体出现各种病理生理改变，甚至引发各种高原病，故要求麻醉科医师对其特殊性应有充分的理解，以便于做好麻醉前评估和准备工作，安全实施麻醉。

第1节 高原低氧对机体的影响

一、高原的气候特点

高原地区具有气压及氧分压低，紫外线强、电离辐射强、寒冷、干燥、昼夜温差大等特点。

二、高原习服与适应

1. 高原习服 高原习服指从平原进入高原后，经过一段时间的适应，能维持正常生活和劳动能力的过程。高原习服能力的大小，还与进入高原的方式、速度、个体的易感性相关。进入高原前进行适当的体育锻炼，进入高原后保证充足的睡眠、避免劳累、情绪稳定都对提高高原习服能力有一定的作用。该改变具有可逆性，不具有遗传性。

2. 高原适应 高原适应指世居高原者通过世代自然选择，保留的解剖、生理、生化的改变，这些变化都具有遗传性。我国的藏族居民普遍具有良好的高原适应性，对于低氧环境的耐受能力较平原地区居民高。他们的胸廓及肺泡发育良好，肺活量较大，心储备能力强，这些都是高原适应的结果。

三、高原低氧环境对机体的影响

1. 呼吸系统 虽然高原环境空气中氧气与氮气的比例不变，但低气压使氧分压降低，进而引起肺泡氧分压和动脉氧分压降低，氧气难以扩散至肺毛细血管，引起低压性低氧血症。高原低氧可刺激颈动脉体外周化学感受器，引起过度通气（每分通气量和肺活量均增大），导致动脉血二氧化碳分压（$PaCO_2$）降低，平原地区二氧化碳兴奋呼吸中枢的机制无法发挥作用。高原反应严重者，由于缺氧性肺动脉高压、肺毛细血管网压力增高、血管通透性增加、肺泡液体清除功能降低、氧化应激和炎症反应等，易诱发高原肺水肿。

2. 循环系统 初入高原者，可出现心率增快、血压增高、心输出量增加等表现，且与海拔高度呈正相关。久居或世居高原者由于长期处于低氧环境，血液黏滞度增加，常伴有肺动脉高压，并继发右心室肥厚，出现不同程度的三尖瓣反流。低氧也能影响窦房结功能，使心脏窦房结兴奋性降低，传导性减慢，出现心动过缓。

3. 血液系统 低氧可刺激促红细胞生成素（erythropoietin，EPO）生成，使机体红细胞和血红蛋白增加，以提高机体氧分压。随着海拔增高，红细胞和血红蛋白量不断增加，导致血液黏滞度增高，右心负荷过重，血栓形成的危险性倍加。血小板被激活可致其聚集和消耗增加，脑卒中、心肌梗死、心律失常、肺栓塞和心源性猝死等风险增加。久居高原者，血容量可达100mL/kg。

4. 消化系统 初入高原者，由于胃肠道蠕动减慢，胃排空减缓，易出现消化不良、腹胀、便秘和食欲降低等症状。久居或世居高原者，由于胃酸减少，胃排空时间延长，易出现消化性溃疡。由于血液黏滞度增高，血流减缓，肠系膜血栓发生率较平原居民高。

5. 中枢神经系统 初入高原者，可出现高级神经活动障碍，首先出现记忆力减退、逆行性遗忘、注意力涣散、工作效率下降等表现。随着海拔增高，还容易出现反应能力下降、运动协调障碍、痛觉、触觉迟钝，甚至晕厥、昏迷。

6. 泌尿系统 高原低氧促使儿茶酚胺、肾素分泌增多，缺氧引起垂体后叶抗利尿激素分泌增加，加上血液浓缩、无形失水较多及血液重分布等因素，使肾血流量减少，导致少尿。

7. 其他系统 高原低氧环境还可影响机体的多种功能，由于紫外线强，高原患者白内障发生率较高。高原缺氧使妊娠期高血压综合征的发病率增加，机体摄取氧和运送氧的能力下降，机体活动耐量可出现显著下降。

第2节 常见高原病

一、急性高原病

急性高原病指人体进入高海拔地区（>2500m）后，短期内出现的一系列临床综合征。急性高原病分为三型：急性高原反应或急性高山病、高原肺水肿、高原脑水肿。

（一）急性高原反应或急性高山病

急性高原反应或急性高山病（acute mountain sickness，AMS）多在进入高海拔地区数小时（一般为4～12h）后出现，经过高原习服后，症状可逐渐消失，少数患者可能需要临床治疗。

（1）发病机制：可能与肺血氧合下降、脑血流量增加有关。

（2）症状：头痛、眩晕、食欲减退、恶心、呕吐、心慌、气促、胸闷、乏力、失眠等。

（3）体征：心动过速，口唇、甲床发绀，面部及下肢水肿。

（4）预防及治疗：主要预防措施是缓慢升高海拔，同时应做好防寒保暖措施，避免过度劳累。氧疗为主要治疗方法，经鼻导管吸氧将患者的脉搏氧饱和度维持在90%以上。严重患者可采取无创机械通气甚至有创机械通气以维持氧合，并迅速将患者转移至低海拔地区。

（二）高原肺水肿

高原肺水肿指初到高原者或重返高原者，因快速暴露于高原低氧环境导致肺小动脉收缩，进而出现肺动脉高压和相应的临床综合征。

（1）发病机制：外周血管收缩，导致肺血容量增多；肺毛细血管及肺泡通透性增高；肺动脉或肺小动脉收缩，肺动脉压增高，致漏出液增多；合并左、右心功能不全。

（2）症状：呼吸困难、发绀、胸闷压塞感、咳嗽、咳粉红色泡沫痰、乏力或活动能力降低。

（3）体征及检查：查体可发现一侧或双侧肺野出现湿啰音或喘鸣、呼吸频率过快及心动过速。胸部X线为主要诊断依据：以肺门为中心向单侧或两侧肺野呈点片状或云絮状浸润影，呈弥漫性、不规则分布，也可融合成大片状阴影。

（4）预防及治疗：预防见急性高原反应。对症治疗以及氧疗为主要治疗方式，症状较重者可适当镇静并保持绝对卧床休息，同时注意排痰。若出现呼吸衰竭应尽快行气管内插管或气管切开机械通气支持治疗。

（三）高原脑水肿

高原脑水肿是一种以脑昏迷为主要特征的急性高原病，急性高山病患者出现精神状态改变及共济失调应高度怀疑此病。

（1）发病机制：低氧血症导致脑细胞能量代谢障碍，脑微循环压力增加，毛细血管通透性增加，进而出现脑间质水肿和脑细胞肿胀，颅内压增高。

（2）症状：剧烈头痛、呕吐、表情淡漠、精神忧郁或欣快多语、烦躁不安、步态蹒跚、共济失调。随之神志恍惚、意识朦胧、嗜睡、昏睡以致昏迷，也可直接发生昏迷。

（3）体征及检查：查体偶可见视神经乳头水肿和（或）视网膜出血、渗出。腰椎穿刺可能有颅内压升高，MRI 和 CT 检查出现脑水肿相关改变。

（4）预防及治疗：预防原则与急性高原反应相同。治疗措施包括吸氧（以 $SpO_2 > 90\%$ 为目标），必要时可行高压氧舱治疗；使用脱水剂减轻脑水肿及降低颅内压；应用激素和能量合剂；防止出血和控制感染。

二、慢性高原病

慢性高原病分为：慢性高山病或蒙赫病即高原红细胞增多症、高原肺动脉高压（或高原心脏病）两类。

（一）高原红细胞增多症

高原红细胞增多症是一种常见的慢性高原病，以体内红细胞和血红蛋白代偿性增多为临床特征。

（1）发病机制：低氧刺激骨髓红细胞生成增加，以增加对组织的供氧，是一种适应代偿现象。

（2）症状：头晕、头痛、呼吸困难、乏力、睡眠障碍和手足烧灼感。

（3）体征及检查：体征有发绀（尤其是在黏膜）、杵状指和血管扩张；检查提示红细胞增多，男性 $Hb \geq 210g/L$，女性 $Hb \geq 190g/L$，$HCT \geq 60\%$。

（4）治疗：间断吸氧；静脉放血伴或不伴等容血稀释；乙酰唑胺安全性好，可有效降低红细胞增多，改善肺循环。

（二）高原心脏病

高原心脏病因低氧直接或间接引起的一种心脏疾病，出现肺动脉压力增高、右心室肥大、低氧血症，伴或不伴血红蛋白增多等症状。

（1）发病机制：发病的主要环节是低氧引起肺动脉高压，持久增高的肺动脉压导致右心室后负荷加重和生理性肥大。低氧进一步加重，肺动脉压长期维持在高水平上，使右心室由生理性肥大向病理性肥大转化，最终造成心力衰竭。肺动脉高压的形成与下列因素有关：①肺血管收缩；②肺血管壁增厚；③红细胞增多。

（2）症状：头昏、头痛、心慌、气促、呼吸困难、失眠、乏力和水肿等，病情重者可发生心力衰竭，出现以右心衰竭为主的症状和体征。

（3）体征及检查：体征包括心界扩大，在心前区、肺动脉瓣区、胸骨左缘或三尖瓣区可闻及吹风样收缩期杂音，肺动脉瓣区第二心音亢进或分裂。心电图检查可表现为电轴右偏，极度顺时针向转位；肺型 P 波，呈尖峰 P 波，右心室肥厚或伴有心肌劳损，右束支传导阻滞；还可见持续性心动过速或过缓以及多发性早搏。超声心动图示右心室及右心房增大、右心室流出道及主肺动脉增宽、右心室前壁及室间隔增厚，测得平均肺动脉压 $>30mmHg$，或肺动脉收缩压 $>50mmHg$。

（4）治疗：①充分休息，特别是心力衰竭者应卧床休息。②病情轻者应间断吸氧；心力衰竭者要持续吸氧，氧流量为 2L/min，氧浓度不宜过高，避免抑制呼吸中枢。③降低肺动脉压是治疗本病的关键措施。④对心力衰竭者，除上述措施外，应采用强心利尿、低盐饮食、降低心脏前后负荷和活血化瘀等方法。⑤改善心肌供血供氧，促进心肌代谢。⑥控制感染。

第3节 高原地区手术的麻醉管理

一、一般原则

（一）初入高原者

高原地区的主要问题是大气氧分压降低，围手术期缺氧可能性大，对高原初入者更是如此。机体对急性低氧血症的代偿反应是心率和呼吸增快，麻醉药如阿片类药物，对心动过速和呼吸深快均有抑制作用，同时，患者对麻醉药物敏感性增加，麻醉后苏醒时间延长，自主呼吸尤其在无吸氧条件下可能导致严重后果，因此围手术期的关键是避免低氧血症的发生。如有条件，全身麻醉下行机械控制呼吸，术后辅以氧气吸入可减少麻醉并发症的发生。

（二）高原世居者

高原世居者对缺氧耐受力较强，其主要问题是在高原习服过程中所发生的生理改变，如血细胞压积增高，肺动脉高压、$PaCO_2$ 及血中碳酸氢盐浓度降低。麻醉处理的关键是将患者 PaO_2 和 $PaCO_2$ 水平保持在术前基础水平，而不是传统意义上的正常水平，为术后顺利恢复到空气环境创造条件。高原地区病人除长期生活于低氧环境外，常普遍有饮酒、抽烟等习惯，使各组织器官，尤其是中枢神经系统和肝脏对静脉麻醉药的耐受力低下。

二、麻醉前准备

（一）麻醉前评估

除按常规估计外，还需紧密结合高原环境对人体的影响作出正确估计，特别应注意下列情况：

1. 病人对高原的适应程度 适应高原能力较好的情况包括青年、世居、健康、瘦体型、低海拔、缓慢进入高原、精神状态稳定等；适应高原能力较差的情况包括老年、新迁入、体弱多病、胖体型、高海拔、急速进入高原、精神状态不稳定等。凡有高原适应不良及一定程度高原反应的病人，提示机体在围手术期耐受低氧的能力差，麻醉前对此潜在因素应作充分考虑。

2. 具体病情的判断 病期和病程；各器官波及的程度和现状；治疗措施及对治疗的反应；须紧急麻醉和手术的原因；是否合并高原疾病（如高原性心脏病，肺水肿，脑病，血压异常，雪盲和红细胞增多症）等，都对病人处理有一定的影响，需全面衡量，正确评估。

3. 手术情况 手术属择期还是急症，与病人的预后关系很大。择期手术前有充裕的时间，除常规准备外，还需对不同程度的高原反应做好充分的纠正。此外，需了解手术术式、范围、难易度、时间长短、手术者熟练程度，以及血源、氧源等条件是否满意，术前应做好充分的准备和检查。急诊手术前无充裕的准备时间，但仍应尽可能掌握全面的资料，做正确判断和充分准备。

4. 术前禁食水 高原地区居民习惯高脂肪饮食,胃排空时间延长,择期手术的患者应严格禁食水。

5. 麻醉条件 首先要考虑麻醉实施者的实际经验和应变意外的能力，还需考虑设备、药品的供应条件，是否受高原交通不便的影响而供应不足，或已超过有效期等。

（二）麻醉方法选择

1. 区域（局部）麻醉

（1）神经丛及神经阻滞可酌情选用，但必须防止阻滞不全，患者因疼痛、挣扎，既增加氧耗量，又不能满足手术要求和避免各种不良反射，特别在高原低氧环境下更增添危险性。换言之，在高原环境中采用局部麻醉技术，并非绝对安全可靠。

（2）椎管内麻醉：要严格控制阻滞平面，平面过高抑制呼吸和循环的危险性远胜于平原地区，对此应有足够的认识。应强调在不具备有效给氧的条件下，不宜选用此类麻醉。

2. 全身麻醉 以气管插管、静吸复合麻醉多用，适用于高原大手术病人，尤其对体弱、休克、病情复杂，并存有高原疾病的病人较为安全。

（三）麻醉前用药

用药的种类和原则与平原地区相同，但应充分注意高原低氧的影响，剂量应适当酌减，避免用药过量。

三、高海拔环境对麻醉器械和药品的影响

1. 对挥发性麻醉药的影响 高原的气压较低，吸入麻醉药容易挥发，故挥发器输出的实际麻醉蒸气浓度要比挥发器刻度所指示的浓度为高，但吸入麻醉药气体分压不变，故其麻醉效能不受海拔的影响。

2. 对流量计准确性的影响 高原的气体密度低，气体的浮力降低，因此玻管式转子或浮球流量计均存在实际输出流量高于流量计设定流量的情况。

3. 对氧化亚氮（N_2O）的影响 相同 N_2O 浓度在高原地区麻醉效能减低，加之流量有误差，海拔超过 2000m 时不宜选用 N_2O 麻醉。

4. 对麻醉气体监测的影响 现代麻醉工作站或麻醉气体检测仪通常监测的是吸入麻醉药的百分比浓度和 MAC 值，而非麻醉药物的分压。在高原地区，麻醉药物浓度实测值通常高于蒸发器的设定值。

5. 对局麻药的影响 高海拔对局麻药的起效时间、作用时间及阻滞作用等无明显影响。

四、麻 醉 实 施

1. 全身麻醉 ①久居高原的患者因高原紫外线强烈导致皮肤黝黑，可妨碍肉眼判断是否缺氧，当还原血红蛋白增高时即可表现发绀，但不一定存在严重低氧；②患者对麻醉药的耐受性总体下降，同时肺内氧储备显著降低，重点要防止围手术期低氧，应避免通气不足、药物过量、呼吸抑制（易见于硫喷妥钠、氯胺酮、地西泮、芬太尼等药物）、呼吸道梗阻、肌松药残余效应、高热或低血压等诱发或加重低氧的因素；③麻醉或休克期，患者对体液和酸碱紊乱的耐受能力较差，因此围手术期应尽量维持内环境稳定；④麻醉后必须继续氧疗 24~48h，以预防低氧和低血压等并发症；⑤必须等患者完全清醒后才能拔除气管导管，拔管后鼓励患者尽量咳嗽排痰，并早期活动；术后应控制麻醉性镇痛药用量，宜选用硬膜外镇痛及神经阻滞镇痛。

2. 区域（局部）麻醉 高海拔对局麻药的起效时间、作用时间及阻滞作用等无明显影响，但高原患者对镇静、镇痛药物的耐受性下降，在处理局麻药阻滞作用不全，或局麻药中毒、过敏、气胸、误注入蛛网膜下腔等并发症时所用的药物，有加重低氧的可能。因此，应尽量避免或酌情使用此类药物，尤其是阿片类镇痛药。

实施椎管内麻醉时需：①严格控制麻醉平面，防止过高，并常规吸氧；②在不具备维持呼吸功能设备（包括气管插管、机械呼吸等）的条件下，不宜选用椎管内麻醉；③手术结束时，如果麻醉平面仍在 T7~T8 以上者，不应中断吸氧，也不宜送回病房；④各项生命体征指标达正常范围，并稳定一段时间后，考虑送回病房；⑤高原环境的低温，易致硬膜外导管变硬发脆，置管拔管时容易发生断管意外，每根导管只能作一次性使用，不应反复消毒使用。

3. 体温保护 高原寒冷环境下更应做好围手术期体温保护，可采取各种被动保温和主动保温的措施。严重低体温患者应在严密监测下缓慢复温，以免因外周血管迅速扩张引起"复温性"低血压，或因外周寒冷血液快速回流入心脏导致严重心律失常。高原地区有时因设备不足，在手术室内往往借用炭火或电炉取暖，要加强防燃、防爆措施。

4. 容量管理 高原地区术中止血困难，出血增加，可能与静脉压增高、血容量增大、血管扩张和毛细血管密度增加有关。

5. 控制体温管理、控制性低血压 体外循环低温心内直视手术已在我国高原地区开展，机体的全身病理生理变化比平原地区施术者大，要谨慎处理药物选择、降温、转流、手术、监测和复苏复温等环节。控制性降压在高原地区则极少选用。

6. 监测 高原地区病人由于全身各系统都已有不同程度的改变，因此，必须重视麻醉中及麻醉后的各项监测，应结合病情及当地条件，作出适当选择，其原则同平原地区。

五、麻醉后处理

1. 拔管时机 由于高原地区病人麻醉后出现低氧可能性更大，全麻拔管应掌握更严格的拔管指征，应等待病人完全清醒后拔出气管导管，拔管后鼓励病人尽量咳嗽排痰，防止肺部出现并发症。

2. 术后镇痛 术后疼痛将增加患者氧耗，影响睡眠及早期活动，且容易产生焦虑抑郁情绪，不利于患者恢复。术后推荐使用多模式镇痛策略，尽量减少阿片类镇痛药的使用。局部麻醉和区域阻滞技术可单独或复合应用于术后镇痛。

3. 加强监测 在高原地区，机体对低氧的代偿反应是过度通气，使肺内氧分压增高，术中麻醉药可抑制机体的代偿反应，由于麻醉药的残留作用，在麻醉后可导致严重低氧血症。低氧血症所致易怒、躁动和意识模糊，往往易被误认为由疼痛引起，从而追加镇痛药，使问题更严重化，应该注意鉴别。因此，一定要加强对病人的监测，发现问题，作出正确的判断，并及时处理。

4. 术后急性高原病 高原低氧环境对手术后病人极为不利，并发症发生率明显高于平原地区。因此，必须重视术后处理，危重病人最好移入麻醉恢复室或 ICU 进行监护处理，待病人情况允许时，再送回普通病房。

5. 转运治疗 对病情复杂的择期手术，在技术设备条件明显不足的情况下，应尽可能将病人转运至海拔较低的地区实施手术。

（拉巴次仁　毛奕汀）

第 47 章 精神疾病患者手术的麻醉

本章要点：

- 精神疾病患者对麻醉药物的敏感性和药代动力学可能与非精神疾病患者存在差异。一般不建议术前停用抗精神病药物，以防止既往精神症状复发或加重。
- 锂盐是传统的情绪稳定剂，但治疗窗非常窄，需要密切监测以防中毒。锂中毒的临床表现为意识模糊、肌力减弱、心电图异常、低血压及发声不清等，极易与麻醉状态混淆。
- 第一代抗精神病药常引起锥体外系反应，而第二代抗精神病药物的锥体外系副作用风险较低。
- 吩噻嗪类第一代抗精神病药通过阻断外周 α 肾上腺素受体，可能导致围手术期低血压。某些抗精神病药和三环类抗抑郁药（TCA）可引起 QT 间期延长。
- 增加 5-HT 水平的药物如 5-HT 选择性再摄取抑制剂（SSRI）、5-HT 去甲肾上腺素再摄取抑制剂（SNRI）、TCA 以及其他增加 5-HT 水平的药物如单胺氧化酶抑制剂（MAOI）或具有 MAOI 活性的非抗抑郁药，与曲马多或昂丹司琼联合使用时，可能发生 5-羟色胺综合征。
- 电休克治疗使用短效镇静药和肌松药实施全身麻醉。颅内占位性病变或其他导致颅内压增高为相对禁忌证。需重点评估患者的心血管和呼吸系统功能。
- 长期药物滥用可以引起神经系统病变，及心肺肾等重要脏器功能损害，应加强血流动力学的管理和器官功能的保护。此类患者的麻醉和术后镇痛应该尽量避免使用潜伏期短、起效快的阿片类药物。用于普通人群术后镇痛的用药剂量可能在药物依赖人群中难以产生良好的镇痛效果。

在世界范围内，精神疾病患病率呈上升趋势，约每 8 个人中就有 1 个人患有精神疾病。精神疾病药物不仅具有药效强、不良反应多的特点，其中的很多药物还与围手术期使用的麻醉药和其他药物存在不同程度的相互作用，而且精神疾病患者的精神状态会影响他们对麻醉药物的反应。因此，麻醉科医师需要在围手术期对精神疾病患者进行全面的评估与个体化的麻醉管理，尽可能使患者感觉安全与舒适，提高精神疾病患者的麻醉质量和安全性。

第 1 节 常见精神疾病患者的分类和治疗

精神障碍是一类具有诊断意义的精神疾患，其临床特征主要表现为认知、情绪和行为方面的一系列改变，并可伴有痛苦体验和（或）器官功能损害。合并精神障碍的患者其麻醉管理具有独特性和复杂性。麻醉科医师需要掌握精神疾病的主要特点及其治疗药物与麻醉药物之间的相互作用，以避免围手术期不良反应的发生。

一、抑郁障碍

（一）抑郁障碍的定义及临床表现

抑郁障碍的患者常陷入与实际处境不相符的、持续的心境低落和兴趣丧失，出现注意力不集中、记忆力下降、决策能力降低等认知功能障碍，进而出现睡眠障碍、食欲改变、疲劳和体力下降等身体症状，并伴有焦虑或激越，甚至出现幻觉、妄想等精神病性症状和自杀倾向。

（二）抑郁障碍患者常用的治疗及不良药物反应

抑郁症的治疗包括心理治疗、药物治疗和电休克治疗。在抑郁患者的治疗过程中如出现精神症状，还需要合并使用抗精神药物。常用的抗抑郁治疗药物包括：

1. 5-HT 选择性再摄取抑制剂（selective serotonin reuptake inhibitor，SSRI） 如氟西汀、舍曲林、帕罗西汀、西酞普兰等，该类药物通过抑制 5-HT（5-Hydroxytryptamine，5-HT）再摄取来增加脑内 5-HT 水平，从而改善抑郁障碍症状。常见不良反应包括胃肠道症状、激越、坐立不安、性功能障碍、偏头痛和紧张性头痛等。

2. 5-HT 去甲肾上腺素再摄取抑制剂（serotonin-noradrenalin reuptake inhibitor，SNRI） 如文拉法辛、度洛西汀等。这类药物抑制 5-HT 和去甲肾上腺素的再摄取，对症状有更全面的改善作用。常见不良反应包括恶心、呕吐、激越症状和性功能障碍等。此外，SNRI 还可能引起血压升高、心率加快、口干、多汗和便秘等与去甲肾上腺素能系统相关的不良反应。

3. 三环类抗抑郁药（tricyclic antidepressants，TCA） 如阿米替林、多塞平等。这类药物通过抑制去甲肾上腺素和（或）5-HT 的再摄取来发挥抗抑郁作用，常见不良反应包括抗胆碱能作用（口干、便秘、视物模糊和排尿困难等）、抗组胺能作用（嗜睡和体重增加等）、心血管系统反应（体位性低血压、缓慢性心律失常和心动过速等）以及神经系统反应（肌阵挛、癫痫和谵妄等），是二线推荐药物。

4. 单胺氧化酶抑制剂（monoamine oxidase inhibitors，MAOI） 不可逆的 MAOI 如苯乙肼、反苯环丙胺，可逆的 MAOI 如吗氯贝胺等。这类药物通过抑制单胺氧化酶来增加脑内 5-HT、去甲肾上腺素和多巴胺的水平，常见不良反应包括与含酪胺的食物（如奶酪、香蕉等）相互作用导致高血压危象、食欲增加、性功能障碍等。由于其安全性和耐受性问题，是三线推荐药物。

5. 其他新型抗抑郁药 如米氮平、安非他酮、曲唑酮等。

二、精神分裂症

（一）精神分裂症的定义及临床表现

精神分裂症患者表现为涉及感知、思维、情感、认知和行为方面的异常，以精神活动和环境不协调为特征，是最常见的重性精神疾病之一。精神分裂症的临床症状包括阳性症状和阴性症状。阳性症状包括幻觉、妄想、思维紊乱和异常行为。阴性症状表现为情感迟钝、意志减退、社交退缩、语言贫乏以及活动量减少，反映了患者情感表达和社交能力的减退。

（二）精神分裂症患者的常用治疗药物及不良反应

抗精神病药物能够有效控制阳性症状如幻觉和妄想，同时对阴性症状和认知症状等也有一定的改善作用。

1. 第一代抗精神病药

（1）氯丙嗪：可能导致嗜睡、口干、视物模糊和便秘等，QT 间期延长（属于引起 QT 间期延长的高风险药物）。长期使用可能引发锥体外系副作用，如震颤和肌肉僵硬。

（2）氟哌啶醇：能有效控制阳性症状，但容易引起严重的锥体外系副作用，包括不自主运动、肌肉僵硬等。

2. 第二代抗精神病药 第二代抗精神病药与第一代相比，锥体外系副作用和 QT 间期延长的风险较低，但仍有其他副作用。如喹硫平常见的副作用包括嗜睡和体重增加。

三、双相情感障碍

（一）双相情感障碍的定义及临床表现

双相情感障碍患者的典型特征是发作性病程，躁狂和抑郁交替出现或循环反复。在躁狂期间，患者情绪高涨、思维奔逸、活动增多，可能表现为过度活跃、话多、睡眠需求减少等症状；在抑郁期间，则表现为情绪低落、自责、注意力不集中、睡眠障碍等。每次发作的症状往往持续一段时间。

（二）双相情感障碍患者的常用治疗药物

1. 心境稳定剂是治疗双相情感障碍的主要药物

（1）锂盐：作为一线治疗药物，锂盐能够有效预防躁狂和抑郁发作。不良反应主要包括恶心、呕吐、腹泻、多尿、多饮、肌肉震颤、乏力及心电图改变等。锂盐的治疗窗非常窄（血锂治疗浓度范围为 0.4～1.2mmol/L），其治疗剂量与中毒剂量较接近，当血锂浓度超过 1.4mmol/L 时即可产生中毒症状。中毒时可出现意识障碍、共济失调、高热、昏迷、反射亢进、心律失常、血压下降和少尿等症状，严重者将导致循环衰竭、肾衰竭、神经系统异常甚至死亡，需立即停药并及时抢救。锂中毒的临床表现易与麻醉状态混淆，应结合血锂水平进行判断。锂盐还可延迟肌松药起效并延长其作用时间。

噻嗪类利尿剂可增加锂盐在近端小管的重吸收进而增加中毒的可能。非甾体抗炎药和血管紧张素转化酶抑制剂会增加锂中毒的风险。因此在使用锂盐治疗时，禁止使用噻嗪类利尿剂，同时严密监测心电活动防止出现恶性心律失常。

（2）丙戊酸：广泛用于控制急性躁狂发作，并可预防可能发生的情绪波动。其不良反应包括胃肠道症状、体重增加、震颤等。

（3）卡马西平：尤其适用于难治性躁狂症状或锂盐和丙戊酸无效的情况。常见不良反应包括镇静、恶心、视物模糊、皮疹、再生障碍性贫血和肝功能异常等。

（4）拉莫三嗪：主要用于预防抑郁发作，对躁狂的预防效果较弱。主要的不良反应是皮疹。

2. 第二代抗精神病药 第二代抗精神病药在治疗双相情感障碍时，更多用于控制躁狂症状，常用药物包括：

（1）奥氮平：可有效控制躁狂症状，不良反应包括体重增加、胰岛素抵抗、血糖和血脂异常以及催乳素水平升高等。

（2）利培酮：对躁狂期的症状控制同样有效，常见的不良反应有体重增加、胰岛素抵抗和运动障碍。

3. 抗抑郁药 当患者主要表现为抑郁障碍时，可能会使用抗抑郁药治疗。

四、焦虑障碍

（一）焦虑障碍的定义及临床表现

焦虑障碍在临床上主要分为广泛性焦虑障碍和惊恐障碍两种形式，对患者的日常生活和造成显著影响，需要临床干预和治疗。焦虑障碍的临床表现多样，通常包括以下几个方面：

1. 情绪和身体症状 强烈的紧张感和焦虑感，心悸和心跳加速，呼吸急促或气促，出汗和颤抖，消化不良、胃部不适或恶心，头痛、肌肉紧张和疲劳等。

2. 行为表现 规避导致焦虑的情境或活动，依赖特定的习惯或行为来缓解焦虑，如反复洗手、检查或重复动作，社交退缩和孤立等。

3. 认知症状 难以集中注意力，担心失控或发疯，感觉即将死亡或持续的悲观情绪等。

（二）焦虑障碍患者的常用治疗药物及不良反应

1. 抗焦虑药物

（1）苯二氮䓬类药物：如阿普唑仑、劳拉西泮等，能够快速缓解焦虑和紧张情绪，但易产生依赖性和戒断症状。

（2）有抗焦虑作用的抗抑郁药：SSRI 和 SNRI 目前已在临床上广泛应用。TCA 如丙米嗪、阿米替林等对广泛性焦虑也有较好疗效。

2. β 受体阻滞剂 如普萘洛尔用于控制焦虑障碍患者的生理症状，如心悸、手颤等，副作用包括疲劳、低血压、心动过缓等。

3. 部分 5-HT_{2A} 型拮抗药如丁螺环酮，是非苯二氮䓬类抗焦虑药，不会产生镇静和药物耐受及依赖。

4. 具有 GABA 能特性的药物，如加巴喷丁、普瑞巴林和丙戊酸钠也对焦虑症有效。

表 47-1　常用精神疾病药物类型及其副作用

作用	药物类别	常用药物	副作用
抗焦虑抗抑郁	SSRI	氟西汀、舍曲林和帕罗西汀	头痛、恶心、烦躁和失眠
	SNRI	文拉法辛、度洛西汀	头晕、口干、性功能障碍、高血压等
	TCA	阿米替林、丙咪嗪、普罗替林、阿莫沙平、多虑平	明显的抗胆碱能（抗心绞痛）作用：口干、视物模糊、胃排空时间延长、便秘和尿潴留，严重者还可能出现 QT 间期延长、心律失常、心动过速等
	MAOI	苯乙肼、吗氯贝胺	体位性低血压、激动、震颤、癫痫发作、肌肉痉挛、尿潴留、麻痹和黄疸。最严重的副作用是服药后出现的高血压危象
	苯二氮䓬类	阿普唑仑、劳拉西泮	易产生依赖性和戒断症状
抗躁狂	第一代抗精神病药	氯丙嗪、氟哌啶醇	锥体外系反应，如不自主运动、震颤、肌僵硬、QT 间期延长
	第二代抗精神病药	奥氮平、利培酮	体重增加、血糖和血脂异常、胰岛素抵抗和运动障碍、QT 间期延长
	心境稳定剂	锂盐、丙戊酸、卡马西平、拉莫三嗪	皮疹、肝肾功能异常、体重增加、震颤、甲腺功能减退等

第 2 节　常见类型精神疾病患者的麻醉管理

常见类型精神疾病患者的麻醉管理策略贯穿术前评估、麻醉方法和药物的选择、术中管理和术后监护全程，需整合精神科、麻醉科及外科团队，既要控制围手术期精神症状，又要降低药物相互作用的风险。需要有效评估和及时处理特殊情况，确保手术过程的顺利进行，以及最大限度地减少不良事件的发生。

一、麻醉前访视与评估

麻醉科医生不仅要获取患者的病史和用药史，还需要评估患者的身体现况和麻醉风险，并制定个性化的麻醉方案。

（一）病史采集和评估

详细询问患者的基本情况和病史等。详细了解患者正在使用的药物，包括心血管系统用药及抗精神病药物，以及对药物的反应。

不同药物类别对麻醉和围手术期管理的影响复杂多样，需结合患者用药史、药物相互作用及国际指南进行个体化调整。重点关注以下方面：①药物相互作用（如 SSRI 与曲马多联用引发 5-羟色胺综合征）；②特殊药物管理（锂盐需监测血药浓度，MAOI 是否术前停药）；③心血管与呼吸系统副作用（如 QT 间期延长、高/低血压、呼吸抑制）；④滥用药物患者的耐受性与戒断风险，以帮助麻醉科医生制定更安全的围手术期管理策略。

一般不建议术前停用抗精神病药物，以防止既往精神症状复发或加重。术前停用精神疾病类药物或减量可能导致术后谵妄、精神病急性复发（如幻觉、激越）或胆碱能反跳综合征（躁动、意识混乱、自主神经功能紊乱和肌肉痉挛）等。不停药或减量又可能导致围手术期 QT 间期延长（氟哌啶醇风险最高）、与麻醉药物产生协同镇静作用或神经阻滞剂恶性综合征等不良反应。同时，由于锂盐容易中毒，MAOI 容易引起术中血压较大波动等问题，所以对于拟行择期手术的患者是否术前停药或减量，需考虑停药可能带来的精神症状加重和药物相互作用带来的风险，权衡利弊决定。

对患者进行全面的体格检查，评估患者的全身状况和手术风险。根据患者的病情和手术类型，进行必要的辅助检查。心律失常高危患者行术前 ECG 检查及术中持续 ECG 监测。长期服用抗精神病药物的患者，可能存在肝、肾功能损害，术前检查需予以关注，术中注意肝、肾功能的保护。

（二）术前准备

精神疾病患者可能在围手术期出现精神状态的波动，包括焦虑、躁动、恐慌、混乱、妄想或攻击行为等。因此，术前应充分评估患者的精神状态，并与精神科医师密切合作，制定预防和干预措施，讨论患者的潜在风险、应对策略以及术后管理计划。对于可能存在潜在攻击性的精神疾病患者，应在术前给予适当约束，可以考虑术前使用镇静药物，同时确保足够的工作人员在场。对于拟行急诊手术的躁狂患者，可使用苯二氮䓬类药物或氟哌啶醇进行镇静。

所有医疗操作都需有患者或其法定代理人的知情同意。对于无法自行做出决定的患者，应按照法律规定和医院政策，通过适当的法定程序获取同意。

精神疾病患者对环境变化可能特别敏感，包括手术室环境和术后恢复室环境。应使用柔和的照明，减少噪声，尽量使患者感到安静、舒适和安全。

二、麻醉方法和术中麻醉管理

（一）麻醉方法及麻醉药物的选择

精神分裂症患者常不能很好地合作，且可能由于长期服用氯丙嗪等药物而导致循环不稳定，因此一般选用全身麻醉。在麻醉过程中，应根据麻醉镇静深度的监测以及生命体征，适当调整麻醉药物的剂量。

尽量避免使用能够通过血脑屏障的抗胆碱能药物如阿托品、东莨菪碱、苯海拉明等，这类药物可能导致患者术后出现严重的意识错乱。注意肝、肾功能的保护。氯丙嗪类药物与巴比妥类静脉麻醉药合用，除了可能导致镇静时间延长，也可降低惊厥阈值，产生肌颤现象。恩氟烷有降低惊厥阈值的作用，且与氯丙嗪合用时，可能增强对中枢神经系统抑制，增加癫痫发作和肌颤的风险。因此，长期服用氯丙嗪类药物的患者，应避免使用恩氟烷麻醉。

近年来，艾司氯胺酮在围手术期的抗抑郁效果和镇痛特性被广泛关注，但有精神病或精神分裂症病史的患者、有物质使用障碍病史的患者应谨慎使用氯胺酮。

使用锂剂治疗的患者需减少肌松药剂量（如罗库溴铵推荐减少 30%~50%），使用肌松监测设备（如 TOF 刺激器）评估阻滞深度；非去极化肌松药的拮抗可能需要更高剂量新斯的明，或优先使用舒更葡糖钠。

（二）抗精神疾病类药物对心血管系统的影响

如第一代抗精神病药吩噻嗪类药物（氯丙嗪、奋乃静等）可显著地阻断外周 α 肾上腺素受体，可能导致体位性低血压。长期服用此类药物的患者，在全身麻醉诱导期或椎管内麻醉时，血管扩张更加明显，可能出现严重低血压。此时若使用麻黄碱、多巴胺或肾上腺素，由于 α 肾上腺素受体被阻滞，药物的 β 受体效应占主导作用，表现为更明显的低血压以及心动过速。因此，长期服用吩噻嗪类药物的患者在麻醉期间出现低血压时，优先补充血容量并选择不依赖 α 受体的升压药如去甲肾上腺素、血管加压素，并适当补充血容量。

第一代和第二代抗精神病药均可能导致 QT 间期延长，诱发心律失常。第一代抗精神病药氟哌啶醇为极高风险药物，其他如硫利达嗪、氯丙嗪和第二代抗精神病药如舍替啶、齐拉西酮、氨磺必利等为高风险药物。因此术中避免使用其他可能延长 QT 间期的药物（如氟哌利多、昂丹司琼、红霉素等）。

TCA 阻断 α 肾上腺素受体，可导致体位性低血压、心动过速、头晕等，在老年人或患有充血性心力衰竭的患者中更为多见。TCA 可致 QT 间期、PR 间期和 QRS 间期延长，引起二度或三度房室传导阻滞，因而禁用于已有心脏传导阻滞的患者。对于服用此类药物者，需要调整可能影响心脏传导的药物使用，同时术中密切监测血压和心电图。

虽然 SSRI 一般对血流动力学影响较小，但某些药物（如艾司西酞普兰和西酞普兰）可能会导致 QT 间期延长，增加心律失常风险。SNRI 还可能导致心动过速，特别是文拉法辛，通过去甲肾上腺素再摄取抑制而引起剂量依赖性血压升高。因此长期服用 TCA、SSRI 和 SNRI 类药物的患者在麻醉期间均可能出现血流动力学剧烈波动，应用血管活性药物时均首选直接扩张血管或缩血管药物，并应从小剂量开始。

MAOI 通过抑制 MAO，减少胺类神经递质的降解，增加细胞内胺类神经递质（多巴胺、肾上腺素、去甲肾上腺素和 5-HT）的浓度，并提高突触间隙去甲肾上腺素的利用率。所以长期服用该类药物的患者慎用哌替啶、间接拟交感药（如麻黄碱、肾上腺素），应用血管活性药时应从小剂量开始，以免出现高血压危象；如出现明显高血压，应使用直接扩血管的酚妥拉明降压。

三、术后苏醒

抗精神病药物与麻醉药物可产生协同作用，患者常表现为苏醒延迟。然而，为了防止术后躁动的发生，一般不主张积极使用催醒药物，应在维持其镇静、镇痛的基础上，平稳苏醒。精神疾病患者的术后恢复过程中更容易出现认知功能障碍、情绪不稳定等并发症，需要密切监测和有效管理，以减少不良事件的发生。

（一）呼吸系统

应确保患者呼吸道通畅，自主呼吸完全恢复方可拔管。

（二）意识状态评估

1. **神经系统评估** 观察患者的意识状态、反应能力和神经系统功能，评估麻醉深度和苏醒程度。
2. **疼痛评估** 根据患者的言语、面部表情和生理指标等反应，评估患者是否存在疼痛或不适感，并及时进行镇痛治疗。

（三）其他管理

1. **恢复环境** 确保术后恢复室环境安静，减少干扰和刺激。
2. **镇痛治疗** 选择适当的镇痛药物和途径，控制术后疼痛。
3. **术后随访** 记录患者的恢复情况，记录麻醉和手术对患者术后的精神疾病可能造成的影响。

第 3 节 精神疾病患者药物相关的临床综合征

一、5-羟色胺综合征

5-羟色胺综合征是由神经递质 5-HT 的异常增加而引起的一种严重药物反应。通常发生在同时使用多种药物或剂量过高的情况下，尤其是在抑郁障碍治疗中使用 SSRI、SNRI 或 TCA 和其他增加 5-HT 水平的药物如 MAOI 或具有 MAOI 活性的非抗抑郁药（如利奈唑胺）联合使用时。镇痛药物如曲马多、哌替啶等阿片类药物可能增加 5-HT 水平；止吐药物如昂丹司琼也具有一定的 5-HT 能作用；这些麻醉药物可能通过直接或间接途径影响 5-HT 代谢，增加 5-HT 综合征的风险。

该综合征临床表现包括精神状态变化（如激越、混乱）、自主神经功能不稳定（如体温过高、出汗、腹泻）和神经肌肉过度活跃（如震颤、肌阵挛）的特征性三联征。

5-HT 综合征的治疗包括：立即停用所有相关药物，使用苯二氮䓬类药物（如地西泮）等镇静剂来缓解严重的神经精神症状和震颤，以及对症支持治疗。严重病例可使用 5-HT 受体拮抗剂（如赛庚啶）进行治疗。

二、神经阻滞剂恶性综合征

神经阻滞剂恶性综合征（neuroleptic malignant syndrome，NMS）通常由第一代抗精神病药物（如氯丙嗪、氟哌啶醇等）、第二代抗精神病药物（如奥氮平、喹硫平等）或其他多巴胺受体拮抗剂（如甲氧氯普胺）引起。NMS 的发病机制主要与多巴胺受体，尤其是 D_2 受体阻断引起的体温调节失控、肌肉强直、高代谢状态以及自主神经系统功能紊乱等有关。

NMS 的临床表现包括体温过高、严重的肌肉僵硬、精神状态改变（如意识模糊、昏迷或谵妄等）和自主神经功能障碍（如血压不稳定、心动过速、出汗、尿潴留）等。NMS 与恶性高热的诱发因素不同，但临床症状相似，需注意鉴别。

神经阻滞剂恶性综合征的治疗包括：立即停用抗精神病药物，使用苯二氮䓬类药物（如地西泮）和（或）肌松药如丹曲林钠，缓解肌肉强直和减少肌肉产热；采取积极措施降低患者体温；补液及其他对症支持治疗；密切监测生命体征，必要时使用 β 受体阻滞剂或钙通道阻滞剂来控制心率和血压稳定；使用多巴胺激动剂（如溴隐亭）对抗多巴胺受体阻断的作用。

第4节 电休克治疗的麻醉管理

一、概 述

电休克治疗（electric shock therapy，ECT）是给予脑中枢神经系统适量的电流刺激，引发大脑皮质的电活动同步化，即诱发一次癫痫放电，引起患者短暂意识丧失和全身抽搐发作，对严重抑郁障碍、双相情感障碍中的抑郁发作以及某些精神分裂症患者的情感症状有显著的治疗效果。早期的 ECT 没有使用麻醉药物，患者治疗后常常会产生严重的定向障碍和认知功能损伤。使用全身麻醉的 ECT 称为改良电休克治疗（modified electric convulsive therapy，MECT），与传统 ECT 相比，在不影响治疗效果的同时，减少患者内心恐惧，也降低了全身强直性肌肉抽搐导致并发症的发生率，患者认知功能损伤显著改善，是目前用于重度抑郁患者二线治疗的主要形式。

二、电休克治疗的麻醉管理

MECT 使用短效肌松药和镇静药物，对癫痫发作持续时间影响较小，实现患者的快速苏醒。麻醉科医生须仔细评估风险因素和可能的并发症，选择合适的麻醉药物与方案，控制血流动力学反应，让合并多种共存疾病的患者安全地进行 MECT。

（一）麻醉前访视与评估

对患者进行全面的麻醉前评估，包括禁饮禁食时间等。对于反流误吸风险较高的患者，应考虑气管内插管。重点评估患者的心血管和呼吸系统功能，以确保他们能耐受 MECT 期间的心血管和呼吸系统变化。相对禁忌证包括嗜铬细胞瘤、颅内占位性病变或其他导致颅内压增高的情况，急性脑梗死患者建议推迟至 1 个月后进行。近期发生过心肌梗死、严重心律失常、心衰也应视为相对禁忌。排查患者是否有使用琥珀胆碱的禁忌证。

特殊患者与电休克治疗：若患者正在使用深部脑刺激器，应咨询专科医生并关闭刺激器；佩戴起搏器和其他心脏装置的患者可安全接受 MECT 治疗，但应与心内科医师充分沟通，将起搏器调整为非同步模式以评估病情严重程度和接受全身麻醉的风险。心脏移植术后的患者可以安全实施 MECT，其迷走神经对心脏支配的缺失反而使他们可以安全适应该治疗。

（二）电休克治疗的麻醉管理要点

1. 抗精神病药物可以继续服用，但当日早晨应服用的药物建议在 ECT 治疗完成后给予。
2. 常规监测 ECG、SpO_2、NBP，治疗前静脉注射抗胆碱能药物如格隆溴铵或阿托品。

3. 麻醉诱导多采用静脉注射丙泊酚 1~2mg/kg 或依托咪酯 0.2~0.3mg/kg 和琥珀胆碱 0.5~0.8mg/kg。可考虑静脉注射瑞芬太尼 0.5~1 μg/kg，以减少镇静药的用量并利于控制 ECT 后的血压。高龄或心功能较差的患者麻醉药物减量。肾功能不全等的患者尽量避免使用琥珀胆碱，以防高钾血症，优先选择非去极化肌松药。

4. 用纯氧过度通气直到开始 ECT。由于 ECT 持续时间短，一般较少考虑麻醉维持。放置牙垫，防止牙龈和嘴唇咬伤。ECT 治疗后使用面罩通气控制呼吸直至恢复自主呼吸。

5. 密切监测患者生命体征，ECT 引起心率增快或血压升高时，可静脉注射艾司洛尔或拉贝洛尔等对症治疗。当副交感神经处于支配地位时患者可出现心动过缓甚至心搏骤停。应及时发现并处理并发症。

6. 若患者苏醒后伴有躁动和定向障碍，可应用小剂量咪达唑仑或右美托咪定进行治疗。

（三）电休克治疗的不良反应及处理

电休克治疗中不良事件较少见，且程度通常较轻。ECT 最常见的副作用是短暂的头痛和认知障碍。锂盐治疗常引起 ECT 后意识障碍和谵妄。如果出现癫痫持续状态，需要及时使用苯二氮䓬类药物或丙泊酚直至癫痫发作终止。

ECT 期间发生的血流动力学变化通常会在癫痫发作后几分钟内自行恢复。在苏醒期间，可能会发生心肌梗死、脑卒中。如果怀疑这些诊断，应立即进行心脏病学或神经病学评估。

第5节 药物滥用患者的麻醉

一、概　述

药物滥用（drug abuse）是指出于非医疗目的反复使用一种或多种具有依赖性的精神活性药物（或物质）的行为。长期药物滥用会导致药物依赖，并引起脑功能及结构的改变，最终表现为以失去控制地使用某种成瘾物质为特征的一种慢性、复发性脑病。充分了解药物滥用导致的病理生理改变，加强围手术期的监测，重视对药物依赖人群的麻醉管理可以最大程度减少相关并发症的发生。

具有依赖性的药物分为麻醉类药物和精神类药物两大类。麻醉类主要包括阿片类、可卡因类和大麻类药物。阿片类是危害性最大、滥用最广的药物。精神类药物对大脑中枢神经系统产生兴奋或者抑制效应，包括咖啡因、酒精、甲基苯丙胺、苯二氮䓬类、巴比妥类和致幻剂等。

二、药物滥用所致的病理生理变化

长期药物滥用对机体造成非常严重的影响，主要包括：

1. 导致严重的精神依赖，产生常见的心理和精神障碍，包括心境障碍、人格障碍、认知障碍、双相障碍、神经官能症和精神病样改变等。

2. 长期滥用毒品可引起神经元的变性、凋亡及功能丧失，甚至导致神经功能障碍及其相关并发症。例如，长期滥用海洛因等阿片类药物可引发脊髓炎、神经根炎和神经炎，导致四肢对称性无力，甚至呼吸肌麻痹。

3. 导致免疫系统功能紊乱，诱发自身免疫性疾病，更容易患病毒性肝炎、肾小球肾炎、肾病综合征、急性肾衰竭和泌尿系统感染等。阿片类药物依赖可造成机体非特异性免疫功能损害，可能是造成感染性疾病高发的主要原因之一。

4. 引起心肌损害、心内膜病变和心包病变，诱发缺血性、感染性或中毒性心肌病等。静脉注射药物容易引发血管炎症和静脉血栓，累及相应脏器，导致肾衰竭、复发性肺水肿和周围神经炎等。海洛因依赖者的微循环血流减慢、淤滞，血液黏滞度、血脂和微循环的异常可能导致心脑血管疾病高发。

5. 海洛因可导致呼吸道上皮细胞的损伤,常见的相关疾病包括急/慢性呼吸道炎症、慢性阻塞性肺疾病、肺炎、海洛因性肺水肿和肺结核等。

三、药物滥用者药物依赖治疗期的麻醉管理

(一) 麻醉原则

1. 尽量选择或主要依靠区域(局部)麻醉等非全身麻醉方法完成手术。
2. 长期滥用药物的患者围手术期可能出现心肌缺血、心律失常、肝衰竭和肾衰竭等并发症。应加强血流动力学的管理和器官功能的保护。
3. 对于出现戒断症状的患者,应积极使用药物治疗其戒断症状。如阿片类药物依赖患者可尝试使用阿片类药物治疗,酒精依赖患者可使用苯二氮䓬类药物(如咪达唑仑)进行替代性治疗。
4. 麻醉和术后镇痛应该尽量避免使用潜伏期短、起效快的阿片类药物,因为此类药物更易导致药物依赖。
5. 对于神志不清的患者,可能存在饱胃状态,应先行胃肠减压和其他预防反流误吸的措施后,再行快速顺序诱导的气管插管。
6. 全身麻醉期间进行麻醉深度监测,可适当加大麻醉药物的剂量。

(二) 阿片类药物滥用患者的麻醉管理

对于阿片类药物成瘾的患者建议使用吸入麻醉药进行麻醉维持,但长期使用阿片类药物会导致对其他中枢神经系统抑制药的交叉耐药,降低对吸入性麻醉药的敏感性,所以患者可能需要更高的吸入麻醉药浓度。围手术期需要继续使用阿片类药物维持治疗或美沙酮替代治疗。阿片受体拮抗剂(如纳洛酮)仅用于阿片过量抢救,但需谨慎滴定剂量以免诱发戒断反应。

相反,急性阿片摄入会减少对麻醉药的需求。若术中发生低血压,可能与患者血容量不足有关,应以扩容治疗为主。

阿片类药物成瘾患者术后疼痛程度增加,使用 μ 受体激动剂(如美沙酮)或 μ 受体部分激动剂(如丁丙诺啡)联合哌替啶或其他阿片类药物可以达到满意的术后镇痛效果。其他镇痛方法还包括持续区域阻滞、椎管内注射阿片类药物和经皮神经电刺激等。

(三) 酒精滥用患者的麻醉管理

急性酒精中毒患者可能神志不清,且存在饱胃的风险。在麻醉诱导前,可先用纳洛酮催醒患者,待其清醒后使用止吐药物。最好先行胃管冲洗引流,然后再进行快速顺序诱导的气管插管。长期反复使用酒精、巴比妥类药物、非巴比妥类镇静药物以及苯二氮䓬类药物可以导致交叉耐受,应增加麻醉药物的剂量。

对于酒精依赖患者,围手术期可使用苯二氮䓬类药物替代治疗,并预防性应用抗癫痫药物,以避免患者发生谵妄。

当患者在术后苏醒期易发生躁动和谵妄,应密切监测患者状况,适当进行约束,并适时使用苯二氮䓬类药物进行治疗。此外,酗酒患者应注意补充 B 族维生素和叶酸,以防止发生 Wernicke 脑病(表现为严重定向力障碍、淡漠、注意力不集中、嗜睡或昏迷)。

(四) 苯二氮䓬类和巴比妥类滥用患者的麻醉管理

苯二氮䓬类药物滥用者的麻醉管理与巴比妥类药物滥用者相似,需进行常规的支持治疗。苯二氮䓬类药物本身具有抗癫痫作用,因此这类药物被用来预防和治疗癫痫。当使用特异性拮抗剂氟马西尼时,可能会逆转苯二氮䓬类药物的镇静和抗癫痫作用,增加癫痫发作的风险。因此需谨慎使用氟马西尼,尤其是对于有癫痫发作史或正在接受苯二氮䓬类药物治疗癫痫的患者。

（五）其他特殊药物滥用的麻醉管理

1. 可卡因成瘾患者 患者存在心肌缺血及心律失常的风险，慎用任何可能增加交感神经系统活性药物。准备硝酸甘油以防心动过速或高血压导致的心肌缺血。可卡因滥用常导致血小板减少，应密切监测出血和凝血功能。

2. 苯丙胺成瘾患者 对于长期使用苯丙胺作为临床治疗用途（注意力不足过动症、嗜睡症和肥胖症等）的患者，手术前不需要停药。苯丙胺类兴奋剂（如"冰毒""摇头丸"）急性中毒的患者可能出现高血压、心动过速和高热，并增加挥发性麻醉药的需求，并可能引起颅内高压和心搏骤停，需严密监测血压和体温。慢性苯丙胺滥用可明显降低对麻醉药的需求，可能与中枢神经系统中儿茶酚胺的消耗有关。顽固性低血压可能与循环内儿茶酚胺耗竭有关，需使用直接作用于血管的升压药，如去氧肾上腺素和肾上腺素。警惕体位性低血压的发生。

3. 致幻剂滥用患者 没有特异性的解毒药，可使用苯二氮䓬类药物控制躁动和焦虑，以支持治疗为主。致幻剂延长阿片类药物的镇痛作用和呼吸抑制作用，可使用利尿剂并酸化尿液促进药物排出。

（六）药物滥用患者的疼痛管理

用于普通人群术后镇痛的用药剂量可能在药物依赖人群中难以产生良好的镇痛效果，可在以下方面加强疼痛管理：

1. 全面评估疼痛需求 包括疼痛类型、程度、持续时间及疼痛相关的情绪和功能影响，特别关注戒断症状引起的疼痛，采取相应的疼痛管理措施。

2. 采用多模式镇痛 或适量加大镇痛用药剂量，制定个性化的治疗方案。

3. 特殊考虑因素 ①患者可能存在的药物交叉耐受性，应调整药物治疗方案，避免过度使用特定类型的药物。②避免使用潜在的滥用药物。

4. 提供心理治疗和支持 帮助患者舒缓因疼痛和戒断引起的情绪和心理压力，增强疼痛应对能力。

（戴茹萍　曾　昵）

第48章 罕见病患者手术的麻醉

本章要点：

- 罕见病是发病率极低、患者数量相对较少、治疗难度大的一类疾病总称。用于预防和治疗罕见病的药物称为"孤儿药"。
- 恶性高热是一种主要发生在围手术期的罕见病，临床表现包括肌肉僵硬、呼气末 CO_2 分压升高、体温升高、心动过速及代谢性酸中毒等高代谢危象。
- 丹曲林钠可显著降低骨骼肌细胞内 Ca^{2+} 浓度，缓解恶性高热临床症状，是治疗恶性高热的特效药和"孤儿药"。
- 重症肌无力是一种由自身抗体干扰神经-肌肉接头处神经冲动传递导致的自身免疫病。因该类患者对非去极化肌松药敏感性增加，给药剂量应减至正常的 1/8～1/2，或根据肌松监测结果调整给药剂量。
- 肌萎缩侧索硬化又称为"渐冻症"，是一种罕见的进行性瘫痪性疾病，施行全身麻醉时应密切关注呼吸并发症风险，根据患者情况及手术类型选择个体化麻醉方案。

罕见病患者围手术期的麻醉管理因其疾病的多样性和复杂性而充满挑战，需根据具体的罕见病种类进行个体化麻醉管理。本章在简要概述罕见病分类的基础上，以恶性高热、重症肌无力、肌萎缩侧索硬化为例，介绍罕见病的病理生理学特点、临床表现以及麻醉管理策略。鉴于嗜铬细胞瘤与内分泌相关的特殊病理生理特点，详见第 40 章第 4 节。其他罕见病的麻醉管理可参考相关章节，本章不做重点阐述。

第1节 罕见病及分类

一、罕见病与"孤儿病"

罕见病又称"孤儿病"，是指患病人数占总人口比例极低的疾病，其定义在不同国家和地区略有差异。根据世界卫生组织的定义，罕见病是指患病例数占总人口 0.65‰～1‰的疾病，即每 10 000 人中有 6.5～10 人患病。《中国罕见病定义研究报告》在借鉴国际经验的基础上，提出了罕见病的定义标准，将"新生儿发病率小于 1/10 000、患病率小于 1/10 000、患病人数小于 14 万的疾病"列入罕见病范畴。罕见病通常病情复杂，可涉及多个系统、多个器官，病程往往呈慢性、进行性进展，且绝大部分为遗传性疾病。由于罕见病的种类繁多，目前已发现超过 7000 种罕见病。全球范围内罕见病的患者占总人数的 6%～8%，我国现有各类罕见病患者约 2000 余万人，每年新增患者超过 20 万人。罕见病多为慢性、严重性疾病，常常危及生命。

用于预防和治疗罕见病的药物称为"孤儿药"。单一罕见病患病人数相对少且市场需求小，导致孤儿药的研发成本高、周期长，临床试验受试者招募困难，研发和生产这类药物缺乏经济效益和药品定价高等困难。

二、罕见病分类

罕见病可由遗传、环境等因素或免疫、感染、肿瘤等疾病引起，可分为以下几类：

（一）根据遗传或环境因素分类

1. 遗传性罕见病　由遗传因素或基因突变引起，如恶性高热、镰状细胞贫血等。

2. 获得性罕见病　由环境因素或其他非遗传因素引起，如重症肌无力、自身免疫性脑炎、原发性硬化性胆管炎等。

（二）根据发病机制分类

1. 代谢性罕见病　与代谢过程异常有关，如苯丙酮尿症、卟啉病等。

2. 免疫性罕见病　与免疫功能异常有关，如重症肌无力、多发性硬化等。

3. 结构性罕见病　器官发育或组织结构异常，如马方综合征、成骨不全症等。

4. 罕见的肿瘤　如嗜铬细胞瘤、黑色素瘤、视网膜母细胞瘤、横纹肌肉瘤等。

第2节　恶性高热

恶性高热（malignant hyperthermia，MH）曾被认为是全身麻醉的严重并发症，现已被确认为常染色体显性遗传性罕见病。全球范围内，恶性高热在麻醉手术患者中的发病率为 1/150 000~1/10 000。儿童发病率较高，男性发病率略高于女性。

一、病因和发病机制

（一）病因

1. 遗传因素　恶性高热与兰尼碱受体1（ryanodine receptor 1，*RYR1*）和钙电压门控通道亚基α1S（calcium voltage-gated channel subunit alpha1 S，*CACNA1S*）等基因突变有关。*RYR1*基因编码骨骼肌细胞肌浆网膜上的Ca^{2+}通道蛋白，参与调节细胞内Ca^{2+}释放和肌肉收缩。*CACNA1S*基因编码骨骼肌细胞T管膜上的L型电压门控钙通道α1S亚单位，在骨骼肌细胞兴奋-收缩耦联过程中起关键作用。

2. 麻醉因素　挥发性吸入麻醉药（乙醚、氟烷、七氟烷、恩氟烷、异氟烷、地氟烷等）和去极化肌松药（琥珀胆碱）是恶性高热的主要触发药物，可导致Ca^{2+}通道异常开放和骨骼肌强直收缩，引发恶性高热。

3. 其他因素　高温环境、剧烈运动、手术和创伤应激等刺激也可诱发恶性高热。

（二）发病机制

恶性高热的发病机制与骨骼肌细胞内Ca^{2+}通道异常开放和细胞内Ca^{2+}浓度异常升高有关，导致骨骼肌强直收缩，体温急剧升高和代谢性酸中毒等全身反应。

1. 基因突变　*RYR1*和*CACNA1S*等基因突变导致骨骼肌细胞Ca^{2+}通道构象改变，使通道的开放状态和敏感性增加。

2. Ca^{2+}异常释放　Ca^{2+}通道异常开放导致骨骼肌细胞肌浆网内Ca^{2+}释放显著增加，过量Ca^{2+}进入胞质触发骨骼肌强直收缩。

3. 高热反应　骨骼肌过度收缩导致体温急剧升高，产生大量乳酸等酸性物质，造成代谢性酸中毒。

二、临床表现、诊断和鉴别诊断

（一）临床表现

早期表现包括肌肉僵硬、心动过速、不明原因的高碳酸血症和体温升高（表48-1）。核心体温增速可达到每 5min 升高 1℃。尿色加深通常提示患者已发生肌肉损害甚至横纹肌溶解出现肌红蛋白尿。通气量不变的情况下，呼气末 CO_2 分压（$P_{ET}CO_2$）突然升高 2~3 倍是恶性高热早期症状。

实验室检查通常表现为混合性酸中毒，伴高钾血症、高镁血症和混合静脉血氧饱和度降低。血清肌红蛋白、肌酸激酶、乳酸脱氢酶和醛缩酶水平通常升高。在未使用琥珀胆碱的情况下，血清肌酸激酶峰值（通常在麻醉后 12~18h 测量）超过 10 000IU/L 时，需高度怀疑恶性高热。急性发作期后，警惕患者可能迅速出现急性肾损伤和弥散性血管内凝血等严重并发症。

（二）诊断

1. 临床诊断 恶性高热临床评估常用恶性高热临床评分（表 48-2），根据评估总分分为：1 级（0 分）、2 级（3~9 分）、3 级（10~19 分）、4 级（20~34 分）、5 级（35~49 分）和 6 级（≥50 分）。总分达到 50 分"几乎能肯定"为恶性高热。根据家族史指标及评分判断患者是否具有恶性高热易感性。恶性高热易感性指患者可能携带特定的遗传突变，当暴露于某些触发因素时发生恶性高热的风险增加。

表 48-1 恶性高热的临床表现

临床表现
代谢显著增加
CO_2 产生增加
氧耗增加
混合静脉血氧分压降低
代谢性酸中毒
发绀
交感神经兴奋性增加
心律失常（心动过速）
高血压
肌肉损害
咬肌痉挛
全身僵硬
血清肌酸激酶升高
高钾血症
高钠血症
高磷血症
肌红蛋白血症和肌红蛋白尿
体温升高
发热
出汗

表 48-2 恶性高热临床评估指标及分数

项目	指标	分数
肌肉僵硬	肌肉僵硬（不包括低体温引起的寒战、吸入全身麻醉期间或苏醒后即刻发生的寒战）	15
	静脉注射琥珀胆碱后出现咬肌痉挛	15
肌溶解	静脉注射琥珀胆碱后血清肌酸激酶＞20 000IU	15
	未用琥珀胆碱时血清肌酸激酶＞10 000IU	15
	围手术期尿液呈可乐样颜色	10
	尿肌红蛋白＞60μg/L	5
	血清肌红蛋白＞170μg/L	5
	全血/血浆/血清 K^+＞6mmol/L（无肾损伤时）	3
呼吸性酸中毒	有效控制呼吸时呼气末 CO_2 分压（$P_{ET}CO_2$）＞55mmHg	15
	有效控制呼吸时动脉血 CO_2 分压（$PaCO_2$）＞60mmHg	15
	自主呼吸时 $P_{ET}CO_2$＞60mmHg	15
	自主呼吸时 $PaCO_2$＞65mmHg	15
	异常高碳酸血症（由麻醉科医师判断）	15
	异常呼吸过速	10
体温升高	异常体温快速升高（由麻醉科医师判断）	15
	围手术期体温异常升高＞38.8℃（由麻醉科医师判断）	10
心律失常	异常窦性心动过速	3
	室性心动过速或室颤	3
家族史	一级亲属（父母、子女、亲兄弟姐妹）有恶性高热家族史*	15
	非一级亲属有恶性高热家族史*	5

续表

项目	指标	分数
其他指标	· 动脉血碱剩余低于−8mmol/L	10
	· 动脉血 pH＜7.25	10
	· 静脉注射丹曲林钠能快速纠正代谢性和（或）呼吸性酸中毒	5
	· 有恶性高热家族史，患者本人麻醉过程出现上述指标之一（不包括静息血清肌酸激酶升高）*	10
	· 有恶性高热家族史，静息状态时血清肌酸激酶升高*	10

注：每个项目中只记最高分项，不重复计算。"其他指标"内小项均应加入总分。

*仅用于恶性高热易感性诊断，不用于恶性高热发作诊断。

2. 实验室诊断 离体骨骼肌收缩试验（in vitro contracture test，IVCT）和咖啡因-氟烷骨骼肌收缩试验（caffeine-halothane contracture test，CHCT）用于检测患者骨骼肌对触发药物（咖啡因和氟烷）的反应，以明确恶性高热及易感性的诊断。

3. 基因检测 适应证包括家族中有明确的致病基因突变导致恶性高热的患者（携带遗传性致病基因突变的高风险患者可诊断为恶性高热易感者）；临床上明确（IVCT 或 CHCT 阳性）或疑似恶性高热症状的患者。恶性高热的外显率约为 50%～70%，即 1/2～2/3 的 *RYR1* 或 *CACNA1S* 基因突变携带者在暴露于触发因素时会表现出恶性高热症状。对于恶性高热相关基因突变携带者，需警惕其暴露于特定麻醉环境时发生恶性高热的风险；但未检测到相关基因突变时，仍无法排除恶性高热风险。是否进行基因检测要基于临床指征，有条件者应进行 IVCT 或 CHCT 以明确诊断（图 48-1）。

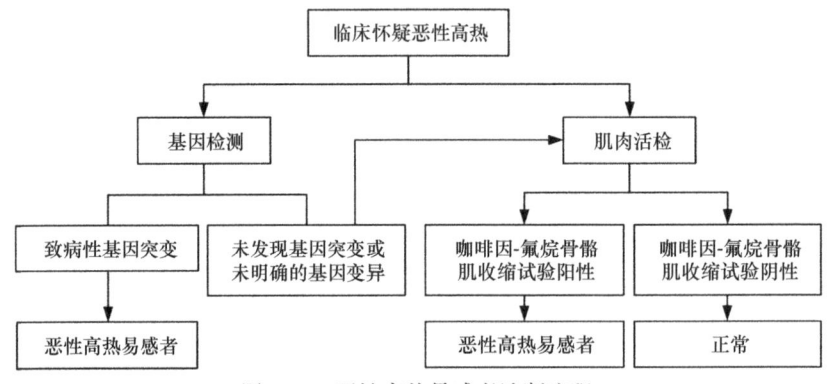

图 48-1 恶性高热易感者诊断流程

（三）鉴别诊断

1. 高碳酸血症 临床中最常见易与恶性高热混淆的疾病是腹腔镜手术时 CO_2 气腹造成的高碳酸血症，出现 $P_{ET}CO_2$ 升高可伴有心动过速。

2. 甲状腺危象 未诊断或症状控制差的甲亢患者，可能在麻醉和手术刺激后出现甲状腺危象，表现为心动过速、快速型心律失常（如房颤）、高热（通常≥40℃）、低血压，甚至出现充血性心力衰竭。低钾血症更为常见。恶性高热通常在术中发生，而甲状腺危象常发生在术后。

3. 嗜铬细胞瘤 嗜铬细胞瘤虽然会导致血压急剧升高和心动过速，但不伴有 $P_{ET}CO_2$ 和体温的急剧升高。极少数患者可因儿茶酚胺释放导致代谢和产热增加，同时血管收缩导致散热减少而出现高热（＞38℃）。

4. 脓毒症 脓毒症与恶性高热的相似表现包括发热、呼吸急促、心动过速和代谢性酸中毒，但脓毒症通常伴有明显的感染灶，且病程进展相对较慢。

5. 抗精神病药恶性综合征（neuroleptic malignant syndrome，NMS） 这类综合征的特点是高热（体温通常＞38℃）伴有锥体外系征的肌强直（运动障碍）和意识改变（如谵妄、意识模糊）

等。通常出现在使用抗精神病药（如氯氮平、氟哌啶醇、利培酮）或多巴胺受体阻滞剂（如甲氧氯普胺、吩噻嗪类）治疗的患者。

三、麻醉管理

（一）术前评估

1. 病史和家族史 仔细询问患者本人及其家属是否有恶性高热发作史，包括既往麻醉过程中是否经历过不明原因高热、肌强直或心律失常等症状。对患者进行详细的体格检查，重点关注肌肉系统。某些先天性肌肉病如中央轴空病、多轴空病、中心核肌病、先天性肌营养不良以及先天性脊柱侧凸等疾病与恶性高热关系密切。

2. 基因检测 若患者或家族成员中曾有恶性高热发作病史，可在术前进行基因检测以明确是否存在 *RYR1* 或 *CACNA1S* 等基因突变。

3. 实验室检查 某些患者可能存在静息状态下血清肌酸激酶水平升高，但术前肌酸激酶水平正常的患者并不能排除恶性高热易感性，应进行 IVCT 或 CHCT 以明确恶性高热易感性。

（二）术前准备

1. 避免触发药物 将麻醉机更换为无挥发性吸入麻醉药污染的专用麻醉机，确保麻醉回路、钠石灰罐和管路完全清洁。

2. 准备丹曲林钠 确保手术室内充足的丹曲林钠储备，以便在恶性高热发作时能够迅速使用。

3. 多学科团队协作 麻醉、外科、护理和重症监护团队共同制定应急预案，确保所有人员了解恶性高热抢救流程、人员分工并落实药品取用、配制等细节。

4. 术前宣教 与患者及其家属进行风险沟通，解释恶性高热的风险、术中应急抢救措施，术后需要在麻醉恢复室或麻醉重症监护病房进行密切监测。

（三）麻醉管理

1. 麻醉方法 恶性高热易感者应尽量选择局部或区域阻滞麻醉。若必须采用全身麻醉，麻醉诱导和维持可使用静脉麻醉药、阿片类镇痛药、非去极化肌松药等，避免使用琥珀胆碱和挥发性吸入麻醉药等可能触发恶性高热发作的药物。

2. 麻醉药物 以下药物可安全用于恶性高热易感者：

（1）局部麻醉药：利多卡因、罗哌卡因、普鲁卡因、丁卡因、丁哌卡因等。

（2）静脉麻醉药：丙泊酚、咪达唑仑、依托咪酯、氯胺酮、地西泮、苯巴比妥、硫喷妥钠等。

（3）阿片受体药：芬太尼、舒芬太尼、瑞芬太尼、吗啡、纳洛酮等。

（4）非去极化肌松药：维库溴铵、罗库溴铵、顺阿曲库铵等。

3. 术中监测

（1）核心体温。

（2）$P_{ET}CO_2$。

（3）心电图。

（4）血气分析和电解质。

（5）肌强直。

（6）血清和尿肌红蛋白。

（四）急性发作期治疗

1. 立即停止触发药物 一旦怀疑发生恶性高热，应立即停用可能触发恶性高热的麻醉药，使用纯氧进行过度通气，气体流量至少 10L/min，纠正低氧血症和排出过多 CO_2。

2. 丹曲林钠治疗 丹曲林钠是治疗恶性高热的特效药，应在诊断恶性高热后尽早静脉注射丹曲林钠。欧美等国家要求麻醉科常规储备至少 36 瓶（20mg/瓶）丹曲林钠。根据我国国情及恶性高热流行病学特点，麻醉科应至少储备 1 人份首剂量（6 瓶，20mg/瓶）丹曲林钠，并保证后续抢救用药的可及性，即恶性高热抢救的"消火栓"模式。国产注射用丹曲林钠规格为 20mg 的冻干粉剂。推荐首剂量为 1mg/kg，每次追加 1mg/kg，持续给药至症状消退或达到最大剂量 7mg/kg。

3. 对症支持治疗

（1）降温：快速降温是治疗恶性高热的重要措施。将冰袋置于患者的大血管处，如腋窝、腹股沟和颈部，或使用冷却毯覆盖患者身体进行降温，重症患者可使用冰盐水灌洗胃、膀胱、直肠等体腔部位，使体温降至接近 38℃，并注意防止体温过低。

（2）维持呼吸和循环稳定：监测 $P_{ET}CO_2$，调整呼吸机参数。输注晶体溶液维持血容量，酌情使用血管活性药物以维持循环稳定。必要时给予相应的抗心律失常药。

（3）纠正电解质和酸碱平衡紊乱：丹曲林钠治疗可有效降低血钾水平。必要时可用 10 U 胰岛素加入 50mL 50%葡萄糖溶液中静脉泵注以纠正高钾血症。必要时给予碳酸氢钠静脉滴注以纠正代谢性酸中毒。

（4）肾功能保护：维持尿量＞2mL/（kg·h）预防肾损伤，酌情给予甘露醇和呋塞米等利尿剂。给予碳酸氢钠碱化尿液保护肾脏，防止肌红蛋白尿导致肾损伤。

（五）恢复期管理

1. 重症监护治疗　恶性高热可反复发作，患者术后需转入重症监护治疗病房，持续监测体温、血气分析、电解质、肌红蛋白、肌酸激酶、凝血功能等指标并对症治疗，防治弥散性血管内凝血等并发症。

2. 血液净化治疗　根据病情进展情况，积极采取连续肾脏替代治疗（continuous renal replacement therapy，CRRT）和血浆置换等血液净化治疗措施，维持机体内环境稳定，防治肾衰竭。

3. 基因检测及家系研究　患者病情平稳后转回病房继续相关治疗，开展基因检测及家系研究。

第3节　重症肌无力

重症肌无力（myasthenia gravis，MG）是一种罕见的慢性神经肌肉病，我国重症肌无力发病率约为 0.68/10 万，女性发病率略高于男性。重症肌无力患者最常见的手术类型是胸腺切除术，其他手术类型包括合并重症肌无力接受普外科或妇产科手术等。在特殊情况下，重症肌无力患者可能需要气管切开等辅助手术。

一、发病机制

（一）抗体介导的自身免疫反应

患者体内产生抗乙酰胆碱受体（acetylcholine receptor，AChR）、肌肉特异性受体酪氨酸激酶以及低密度脂蛋白受体相关蛋白 4 等抗体，影响神经-肌肉接头的功能，干扰神经冲动的传递，引起骨骼肌无力和易疲劳。

（二）胸腺异常

某些重症肌无力患者合并胸腺异常，如胸腺增生或胸腺瘤。这些异常的胸腺组织中富含 B 细胞和 T 细胞，可能是自身抗体产生的主要来源。

（三）其他因素

某些基因型（如人类白细胞抗原基因的特定亚型）与重症肌无力的易感性有关。感染、药物、手术、妊娠等因素可能通过影响免疫系统反应或影响神经-肌肉接头的功能，诱发或加重重症肌无力症状。

二、临床表现和诊断

（一）临床表现

典型症状包括部分或全身骨骼肌无力，活动后症状加重，休息后症状减轻。常见的临床表现还包括眼外肌受累（如眼睑下垂）、复视以及延髓支配肌和呼吸肌无力。Osserman 分型法根据骨骼肌受累范围和严重程度将重症肌无力分为以下类型：

Ⅰ型：眼肌型，病变局限于眼外肌，表现为上睑下垂和复视。

Ⅱa 型：轻度全身型，病情进展缓慢，症状较轻，对药物治疗有效。

Ⅱb 型：中度全身型，肌无力症状明显，表现为四肢、面部和咽喉肌无力，药物治疗效果欠佳。

Ⅲ型：急性重症型，病情进展迅速，症状通常在 6 个月内急剧加重，呼吸肌受累明显，表现为呼吸困难，容易发展为肌无力危象。此类型患者常合并胸腺瘤。

Ⅳ型：晚发重症型，长期病程，迅速进展为严重的全身性肌无力，呼吸肌、吞咽肌、咽喉肌受累严重，可能需要气管切开和呼吸支持。患者常合并胸腺瘤，死亡率高。

（二）诊断

诊断主要依靠病史、体格检查和辅助检查。

1. 抗体检测 血清抗 AChR 抗体或抗肌肉特异性受体酪氨酸激酶抗体。

2. 电生理检查 重复神经刺激试验和单纤维肌电图，用以评估神经肌肉传导功能。

3. 胸腺影像学检查 胸部 CT 或 MRI，用以评估胸腺异常。

三、麻醉管理

（一）术前评估和准备

1. 病史采集 详细询问首次诊断时间，症状的发展和变化、严重程度和发作频率。是否有胸腺瘤、呼吸肌受累程度、是否发生过肌无力危象，以及其他相关的并发症。详细记录正在使用的所有药物，特别是抗胆碱酯酶药、免疫抑制剂以及其他治疗手段（如免疫球蛋白或血浆置换疗法）。询问患者既往手术史及麻醉方法、用药反应以及是否发生过麻醉相关并发症。

2. 体格检查 评估肌力、肌肉耐力和疲劳度，特别是眼外肌、面部肌肉、咽喉肌和四肢近端肌肉的功能。评估呼吸肌的力量和耐力，以及呼吸功能、胸廓活动受限等情况。

3. 实验室和辅助检查 评估肺活量、呼吸肌力量（如最大吸气压力和最大呼气压力）、动脉血气分析，了解呼吸功能。胸部 CT 或 MRI 检查，明确是否有胸腺瘤。血常规、肝肾功能、甲状腺功能、血清电解质等检查评估全身状况。

4. 药物管理 术前继续使用抗胆碱酯酶药治疗至术日晨，以维持最佳的肌肉功能状态。根据病情和手术需求，调整免疫抑制剂的使用。必要时在术前静脉应用免疫球蛋白或行血浆置换治疗。避免可能加重肌无力的药物，包括氨基糖苷类抗生素如庆大霉素等。

5. 其他准备 确保患者术前营养状态良好，必要时给予营养支持治疗。评估感染风险，必要时术前使用抗生素预防感染。对有焦虑和抑郁情绪的患者进行心理评估和支持，必要时给予心理干预或镇静剂治疗。

（二）麻醉方法和术中监测

1. 麻醉方法 尽可能选择区域（局部）麻醉。局麻药的选择和剂量应根据手术类型和时长进行调整，对使用抗胆碱酯酶药的患者应首选酰胺类局麻药（如罗哌卡因、布比卡因及利多卡因）。

超声引导下的神经阻滞技术可以提高麻醉效果和安全性。但应注意，臂丛神经阻滞（锁骨上及肌间沟入路）可能引起阻滞侧膈肌麻痹，呼吸功能不全患者可能难以耐受。对于手术持续时间长或呼吸功能不全的患者，应考虑术中气管插管和机械通气，以确保术中和术后的呼吸支持。

全身麻醉时应尽可能避免药物对于延髓支配肌和呼吸肌的长期抑制。挥发性吸入麻醉药的肌松效应呈剂量依赖性，术后待药物排出后肌力即可恢复，无须逆转药物。此外，可选择丙泊酚、依托咪酯或氯胺酮等静脉麻醉药进行麻醉诱导。慎用苯二氮䓬类等可能引起肌无力加重的麻醉药。多模式镇痛可以减少阿片类镇痛药的用量及副作用。瑞芬太尼可安全地用于重症肌无力患者。

重症肌无力患者对非去极化肌松药极为敏感，常规剂量可能导致过度的肌肉松弛和呼吸抑制。因此，使用非去极化肌松药时应减量，或根据肌松监测结果小剂量滴定给药。若拟于术后尽早拔除气管导管，尽量使用甾体类非去极化肌松药，如罗库溴铵和维库溴铵，给予舒更葡糖钠进行拮抗。重症肌无力患者对去极化肌松药（如琥珀胆碱）的反应性降低，使用时应增加剂量（1.5~2.0mg/kg）。因在使用抗胆碱酯酶药治疗的患者中其作用时间延长，且重复给药会改变去极化肌松药的药理作用，目前国内已不用该类药物。

2. 术中监测　除常规监测外，建议行神经肌肉传导监测，确保麻醉深度和肌松程度适当。

（三）术后管理

1. 术后复苏　手术结束后首选舒更葡糖钠逆转甾体类肌松药的作用。因使用新斯的明拮抗残余肌松作用，可能产生胆碱能危象，故应谨慎使用。拔除气管导管前，应使用定量肌松监测确保四个成串刺激比值＞0.9，结合非定量监测及临床表现（如抬头、握手等）进行综合评估。密切监测患者的呼吸功能和肌力恢复情况，必要时给予适当的支持性治疗。对于呼吸功能受损的患者，应考虑保留气管导管，继续使用机械通气直至患者能够自主呼吸。需要术后机械通气的标准包括重症肌无力病程超过6年、存在肺部疾病、肺活量小于2.9L或在正常值50%以下、溴吡斯的明每日用量超过750mg等。

2. 术后镇痛　选择不干扰神经肌肉传导的镇痛方式和药物，如区域（局部）麻醉或非阿片类镇痛药。多模式镇痛方式可有效减少单一药物的副作用。

3. 防治并发症

（1）肌无力危象：肌无力危象是重症肌无力患者术后可能出现的严重并发症，表现为肌无力症状急剧加重，尤其是呼吸肌无力，导致急性呼吸功能不全。手术应激、感染、药物调整或停药等因素都可能诱发肌无力危象。对于呼吸衰竭患者，及时进行气管插管和机械通气。调整抗胆碱酯酶药和免疫抑制剂用量，必要时进行血浆置换或静脉注射免疫球蛋白。预防和治疗术后感染，避免感染诱发肌无力危象。

（2）胆碱能危象：通常由于抗胆碱酯酶药（如溴吡斯的明）过量或积累，导致术后出现肌痉挛、唾液和泪液分泌过多、腹泻、心动过缓等症状。预防措施包括密切监测症状和体征，调整抗胆碱酯酶药用量，避免药物过量；若怀疑胆碱能危象，应及时停用抗胆碱酯酶药，给予阿托品等抗胆碱药进行对症治疗。

第4节　肌萎缩侧索硬化

一、概　　述

肌萎缩侧索硬化（amyotrophic lateral sclerosis，ALS）又称为"渐冻症"，是一种罕见的进行性瘫痪性疾病，其特点是运动皮层、脑干和脊髓的上、下运动神经元退行性病变。上运动神经元受累导致肌力减退、肌痉挛、肌张力增高和出现Babinski征，下运动神经元受累导致肌无力、肌萎缩和肌束颤动。脑干受累可导致球部麻痹症状，表现为言语不清、饮水呛咳及吞咽困难。呼吸衰竭是最常见的死亡原因。90%~95% ALS病例呈散发性，目前已发现100多种基因突变与ALS发病有关，但具体机制尚不清楚。散发性ALS病例平均发病年龄为50多岁，家族性病例发病年龄更早。ALS首发症状到诊断时间约为12个月，诊断主要基于临床检查。头部和脊柱成像、肌电图和实验室检查可用于排除结构性病变以及导致瘫痪的其他原因。目前尚无治愈ALS的药物。

二、麻醉管理

ALS患者使用镇静与麻醉药时误吸及呼吸抑制风险较高；使用琥珀胆碱时有致命性高钾血症风险，且由于运动神经元病变，对非去极化肌松药反应具有不确定性。全身麻醉可能引发呼吸并发症，导致呼吸肌无力和呼吸衰竭、脱机困难等。因此，应尽可能选择区域（局部）麻醉或椎管内麻醉，以减少呼吸并发症风险。全身麻醉应尽量使用短效麻醉药，并减少阿片类镇痛药、镇静药和肌松药用量。

椎管内麻醉可能导致低血压和心动过缓，由于ALS患者存在不同程度的自主神经功能障碍，可能加剧心血管并发症等反应。实施椎管内麻醉前保持最佳的液体平衡可能减轻血流动力学波动。各种区域（局部）麻醉技术已成功用于ALS患者的麻醉管理，如硬膜外麻醉下实施开放性阑尾切除术或腹股沟疝修补术、椎旁神经阻滞用于胃造瘘管置入术、腰丛神经阻滞和坐骨神经阻滞以及腰麻-硬膜外麻醉联合技术下实施股骨骨折修复术等。总之，是否选择全身或区域（局部）麻醉应权衡利弊、根据患者情况实施个体化方案。

第5节　其他罕见病患者的麻醉管理

罕见病患者由于其特殊的病理生理变化，需进行多学科综合评估和个体化管理。术前进行全面评估，详细了解患者的病史，包括确诊时间、主要症状、治疗和并发症情况等。

多学科会诊能够全面评估患者的状况，特别是与罕见病相关的特定器官功能改变，准备需要的特殊监测和支持设备。例如，马方综合征患者可能存在下颌前突和高腭穹等解剖异常，增加气道管理难度，需制定详细的困难气道等管理预案，术中避免导致血压骤升的麻醉药物，防止主动脉夹层和其他血管并发症。黏多糖贮积症患者可能存在气道和骨骼异常，需特别注意气道管理和呼吸支持。

由于罕见病患者可能对某些药物的代谢和反应不同，术中应根据患者的具体情况选择合适的麻醉药物与剂量，避免使用可能加重病情或引起严重副作用的药物，如针对进行性肌营养不良和先天性肌无力综合征患者，应避免使用琥珀胆碱和挥发性吸入麻醉药，密切监测呼吸功能，并备好呼吸支持设备。

加强术中监测，预防和及时处理异常情况，如特发性肺动脉高压患者应避免增加肺血管阻力的因素（如低氧血症和高碳酸血症），术中需严密监测血流动力学，并准备急性右心衰竭抢救药物。先天性脊柱侧凸、成骨不全症及纤维性骨营养不良等患者由于骨骼畸形和脆弱性，术中需特别小心体位摆放和操作，避免骨折和其他损伤。

（郭向阳　曲音音）

参 考 文 献

邓小明, 姚尚龙, 于布为, 等, 2020. 现代麻醉学. 第 5 版. 北京: 人民卫生出版社.

郭曲练, 姚尚龙, 2016. 临床麻醉学. 第 4 版. 北京: 人民卫生出版社.

国家急诊专业质控中心, 北京市急诊质量控制和改进中心, 中国医疗保健国际交流促进会急诊医学分会, 等, 2024. 阿片类药物在急危重症中的应用专家共识. 中华急诊医学杂志, 33(2): 162-171.

韩如泉, 王保国, 王国林. 2018. 神经外科麻醉学. 第 3 版. 北京: 人民卫生出版社.

郝伟, 陆林, 2018. 精神病学. 北京: 人民卫生出版社.

黄宇光, 薛张纲, 2020. 腹腔镜手术麻醉管理: ERAS 临床实践. 上海: 上海科学技术出版社.

克莱夫·B. 科利尔. 2021. 硬膜外麻醉: 影像、问题和解决方法. 徐铭军, 赵娜, 译. 天津: 天津科技翻译出版有限公司.

克里斯·道斯, 钱德拉·库玛, 伯纳黛特·万玲, 2018. 老年患者麻醉教程. 邵建林, 王天龙, 彭沛华, 译. 上海: 世界图书出版公司.

李梦琪, 程智刚, 朱筱烨, 等, 2023. 急性术后疼痛管理现状与对策. 中国医师杂志, 25(11): 1601-1604.

刘大为, 2017. 实用重症医学. 第 2 版. 北京: 人民卫生出版社.

刘进, 熊利泽, 2022. 麻醉学. 第 2 版. 北京: 人民卫生出版社.

刘友坦, 郭荣鑫, 陈向东, 等, 2023. 老年患者手术室外麻醉/镇静专家共识. 临床麻醉学杂志, 39(6): 659-662.

迈克尔·格鲁博. 2022. 米勒麻醉学. 第 9 版. 邓小明, 黄宇光, 李文志, 主译. 北京: 北京大学医学出版社.

孙铭阳, 张加强, 2021. 麻醉重症监护病房建设与管理: 实践与考量. 中华麻醉学杂志, 41(7): 769-771.

王国林, 李文志, 米卫东, 2024. 老年麻醉学. 北京: 人民卫生出版社.

吴新民, 王月兰, 孙永涛, 2021. 阻塞性睡眠呼吸暂停患者围术期麻醉管理专家共识 (2020 修订版). 临床麻醉学杂志, 37(2): 196-199.

于钦军, 王伟鹏, 2022. 临床心血管麻醉实践. 第 2 版. 北京: 清华大学出版社.

中国体外循环专业委员会, 2021. 中国体外循环专业技术标准(2021 版). 中国体外循环杂志, 19(2): 67-72.

中国研究型医院学会神经再生与修复专业委员会心脏重症脑保护学组, 2019. 心脏外科围手术期脑保护中国专家共识(2019). 中华危重症急救医学杂志, 31(2): 129-134.

中国医师协会心血管内科医师分会超声心动图专业委员会, 2021. 中国成人心脏瓣膜病超声心动图规范化检查专家共识(2021). 中国循环杂志, 36(2): 109-125.

中国医师协会心血管外科医师分会瓣膜病专业委员会, 2022. 心脏瓣膜外科抗凝治疗中国专家共识(2022). 中华胸心血管外科杂志, 38(3): 164-174.

中华医学会呼吸病学分会, 2021. 中国肺动脉高压诊断与治疗指南(2021 版). 中华医学杂志, 101(1): 11-51.

中华医学会麻醉学分会, 2017. 成人手术后疼痛处理专家共识. 临床麻醉学杂志, 33(9): 911-917.

中华医学会外科学分会, 中华医学会麻醉学分会, 2021. 中国加速康复外科临床实践指南(2021)(一). 协和医学杂志, 12(5): 624-631.

左云霞, 张马忠, 王天龙, 2024. 儿科麻醉学. 北京: 人民卫生出版社.

James E Cottrell, Piyush Patel, 2018. Cottrell and Patel 神经外科麻醉学. 韩如泉, 周建新, 主译. 第 6 版. 北京: 人民卫生出版社.

John F. Butterworth, David C. Mackey, John D. Wasnick, 2020. 摩根临床麻醉学. 第 6 版. 王天龙, 刘进, 熊利泽, 主译. 北京: 北京大学医学出版社.

Lany F Chu, Ardrea J, Fuller, 2017. 实用临床麻醉学. 金鑫主译. 北京: 北京科学技术出版社.

Peter Slinger, 2018. 胸外科麻醉原理与实践. 第 2 版. 吴镜湘, 邱郁薇, 朱宏伟, 主译. 郑州: 河南科学技术出版社.

R.M.皮诺, 2023. 麻省总医院临床麻醉手册: 原书第 10 版. 王俊科主译. 北京: 科学出版社.

Aldecoa C, Bettelli G, Bilotta F, et al., 2024. Update of the European Society of Anaesthesiology and Intensive Care Medicine evidence-based and consensus-based guideline on postoperative delirium in adult patients. Eur J Anaesthesiol, 41(2): 81-108.

Allman K, Wilson I, O'Donnell A, 2016. Oxford Handbook of Anaesthesia. 4th edition. Oxford: Oxford University Press.

参考文献

Belohlavek J, Smalcova J, Rob D, et al., 2022. Effect of intra - arrest transport, extracorporeal cardiopulmonary resuscitation, and immediate invasive assessment and treatment on functional neurologic outcome in refractory out - of - hospital cardiac arrest: A randomized clinical trial. JAMA, 327(8): 737-747.

Dean, B A, George, A G, 2020. Gregory's Pediatric Anesthesia. 6th ed. Hoboken: Wiley-Blackwell.

Fuchs - Buder T, Romero C S, Lewald H, et al., 2023. Peri - operative management of neuromuscular blockade: A guideline from the European Society of Anaesthesiology and Intensive Care. Eur J Anaesthesiol, 40(2): 82-94.

Halvorsen S, Mehilli J, Cassese S, et al, 2022. 2022 ESC Guidelines on cardiovascular assessment and management of patients undergoing non - cardiac surgery. Eur Heart J, 43(39): 3826-3924.

Hardman J G, Hopkins P M, Struys M M R F, 2017. Oxford Textbook of Anaesthesia. Oxford: Oxford University Press.

Kaplan J A, Reich D L, 2023. Kaplan's Cardiac Anesthesia: In Cardiac and Noncardiac Surgery. 8th edition. Amsterdam: Elsevier.

Lei G, Wu L, Xi C, et al., 2023. Transnasal humidified rapid insufflation ventilatory exchange augments oxygenation in children with juvenile onset recurrent respiratory papillomatosis during surgery: A prospective randomized crossover controlled trial. Anesth Analg, 137(3): 578-586.

Nickalls R W D, Mapleson W W, 2003. Age-related iso-MAC charts for isoflurane, sevoflurane and desflurane in man. Br J Anaesth, 91(2):170-174.

Oprea A D, Keshock M C, O'Glasser A Y, et al., 2022. Preoperative management of medications for psychiatric diseases: Society for Perioperative Assessment and Quality Improvement Consensus Statement. Mayo Clin Proc, 97(2): 397-416.

Panchal A R, Bartos J A, Cabañas J G, et al., 2020. Part3: Adult basic and advanced life support: 2020 American Heart Association Guidelines for Cardiopulmonary Resuscitation and Emergency Cardiovascular Care. Circulation, 142(16_suppl_2): S366- S468.

Raja S N, Carr D B, Cohen M, et al., 2020. The revised IASP definition of pain: concepts, challenges, and compromises, Pain, 161(9): 1976-1982.

Yang W, Wang G, Li H, et al., 2021. The15° reverse Trendelenburg position can improve visualization without impacting cerebral oxygenation in endoscopic sinus surgery—A prospective, randomized study. Int Forum Allergy Rhinol, 11(6): 993-1000.

中英文名词对照

中文	英文	英文缩写
阿尔茨海默病	Alzheimer's disease	AD
阿芬太尼	alfentanil	
阿托品	atropine	无
艾司洛尔	esmolol	无
氨基己酸	6-aminocaproic acid	EACA
靶控输注	target-controlled infusion	TCI
丙泊酚	propofol	
残气量	residual volume	RV
插管软镜	flexible intubation scope	FIS
潮气量	tidal volume	V_T
持续气道正压通气	continuous positive airway pressure	CPAP
出血性卒中	cerebral hemorrhagic stroke	
创伤的超声重点评估	focused assessment with sonography for trauma	FAST
磁共振成像	magnetic resonance imaging	MRI
促红细胞生成素	erythropoietin	EPO
促肾上腺皮质激素	adrenocorticotropic hormone	ACTH
大量输血方案	massive transfusion protocol	MTP
代谢当量	metabolic equivalent	MET
单胺氧化酶抑制剂	monoamine oxidase inhibitor	MAOI
单肺通气	one lung ventilation	OLV
导管内径	inner diameter	ID
低钾血症/高钾血症	hypo-/hyperkalemia	
低体温	hypothermia	
低血容量	hypovolemia	
第1秒用力呼气量	forced expiratory volume in one second	FEV_1
动脉血二氧化碳分压	arterial partial pressure of carbon dioxide	$PaCO_2$
动脉血压	arterial blood pressure	ABP
动脉血氧分压	partial pressure of arterial oxygen	PaO_2
毒素	toxins	
短暂性脑缺血发作	transient ischemic attack	TIA
短暂性神经综合征	transient neurologic symptoms	TNS
多巴胺	dopamine	
多巴酚丁胺	dobutamine	
多模式镇痛	multimodal analgesia	
多器官功能障碍综合征	multiple organ dysfunction syndrome	MODS
多学科协作	multidisciplinary team	MDT
恶性高热	malignant hyperthermia	MH
腭垂腭咽成形术	uvulopalatopharyngoplasty	UPPP

中文	英文	缩写
儿童终末期肝病模型	pediatric end-stage liver disease model	PELD
二尖瓣钳夹术	Mitra Clip	
非甾体类抗炎药	non-steroidal anti-inflammatory drugs	NSAID
肺动脉楔压	pulmonary artery wedge pressure	PCWP
肺复张方法	recruitment maneuver	RM
肺栓塞	pulmonary embolism	PE
肺血栓栓塞症	pulmonary thromboembolism	PTE
肺总量	total lung capacity	TLC
芬太尼	fentanyl	
辅助/控制机械通气	assist/control ventilation	A/C
改良电休克治疗	modified electric convulsive therapy	MECT
高分子量激肽原	high-molecular-weight kininogen	HMWK
高级生命支持	advanced cardiovascular life support	ACLS
高频喷射通气	high frequency jet ventilation	HFJV
高频通气	high frequency ventilation	HFV
高血压	hypertension	HTN
格拉斯哥昏迷评分	glasgow coma score	GCS
更倾斜的特伦德伦堡位	steep Trendelenburg position	
功能残气量	functional residual capacity	FRC
骨水泥植入综合征	bone cement implantation syndrome	BCIS
冠心病	coronary artery disease	CAD
冠状动脉旁路移植术	coronary artery bypass graft	CABG
国际标准化比值	international normalized ratio	INR
喉痉挛	laryngospasm	
喉头水肿	larynx edema	
呼气末二氧化碳分压	partial pressure of end-tidal carbon dioxide	$P_{ET}CO_2$
呼吸末正压	positive end expiration pressure	PEEP
环甲膜穿刺置管和气管喷射通气	transtracheal jet ventilation	TTJV
环氧合酶	cyclooxygenase	COX
患者自控硬膜外镇痛	patient controlled epidural analgesia	PCEA
患者自控镇痛	patient controlled analgesia	PCA
活化部分凝血活酶时间	activated partial thromboplastin time	APTT
机械辅助控制通气	assisted mechanical ventilation	AMV
机械控制通气	controlled mechanical ventilation	CMV
肌萎缩侧索硬化	amyotrophic lateral sclerosis	ALS
基础生命支持	basic life support	BLS
激活全血凝血时间	activated coagu-lation time	ACT
急性肺水肿	acute pulmonary edema	APE
急性高山病	acute mountain sickness	AMS
急性冠状动脉综合征	acute coronary syndrome	ACS
急性呼吸窘迫综合征	acute respiratory distress syndrome	ARDS
急性肾损伤	acute kidney injury	AKI
急性术后疼痛	acute postoperative pain	APP
急性心肌梗死	acute myocardial infarction	AMI

脊髓麻醉	spinal anesthesia	
脊髓-硬膜外联合麻醉	combined spinal and epidural anesthesia	CSEA
计算机断层扫描	computing tomography	CT
加速术后康复	enhanced recovery after surgery	ERAS
间断性肾脏替代治疗	intermittent renal replacement therapy	IRRT
监护麻醉	monitored anesthesia care	MAC
近红外光谱	near-infrared spectroscopy	NIRS
经口内镜食管下括约肌切开术	peroral endoscopic myotomy	POEM
经尿道前列腺切除术	transurethral resection of prostate	TURP
经皮冠状动脉介入治疗	percutaneous coronary intervention	PCI
经皮主动脉瓣置换术	transcatheter aortic valve replacement	TAVR
经食管超声心动图	transesophageal echocardiography	TEE
经胸超声心动图	transthoracic echocardiography	TTE
静脉 PCA	patient controlled intravenous analgesia	PCIA
局部麻醉药	local anesthetics	LA
局部脑氧饱和度	regional cerebral oxygen saturation	rSO_2
局麻药全身毒性反应	local anesthetic systemic toxicity	LAST
控制性低中心静脉压	controlled low central venous pressure	CLCVP
控制性降压	controlled hypotension	
快速顺序诱导	rapid-sequence intubation	RSI
困难面罩通气	difficult mask ventilation	DMV
困难气道	difficult airway	
困难气管拔管	difficult extubation	DE
困难气管插管	difficult intubation	DI
理想体重	ideal body weight	IBW
利多卡因	lidocaine	无
连续性肾脏替代治疗	continuous renal replacement therapy	CRRT
连续硬膜外输注	continuous epidural infusion	CEI
连续硬膜外阻滞	continuous epidural anesthesia	
良性前列腺增生症	benign prostatic hypertrophy	BPH
颅内压	intracranial pressure	ICP
氯胺酮	ketamine	
麻黄碱	ephedrine	无
麻醉后出院评分系统	post-anesthetic discharge scoring system	PADSS
麻醉恢复室	post anesthesia care unit	PACU
麻醉性镇痛药	narcotic analgesics	
麻醉药	Anesthetic	
麻醉重症监护与治疗病房	anesthesia intensive care unit	AICU
脉搏压变异度	pulse-pressure variation	PPV
脉搏氧饱和度	pulse oxygen saturation	SpO_2
脉压	pulse pressure	PP
慢性肾脏疾病	chronic kidney disease	CKD
慢性阻塞性肺疾病	chronic obstructive pulmonary disease	COPD
每搏量	stroke volume	SV

中文	英文	缩写
每搏量变异度	stroke volume variation	SVV
美国麻醉科医师协会	American Society of Anesthesiologists	ASA
美国心脏协会	American heart association	AHA
咪达唑仑	midazolam	
弥散性血管内凝血	disseminated intravascular coagulation	DIC
目标导向液体治疗	goal-directed fluid therapy	GDFT
脑电双频指数	bispectral index	BIS
脑电图	electroencephalogram	EEG
脑梗死	cerebral infarction	
脑灌注压	cerebral perfusion pressure	CPP
脑血流量	cerebral blood flow	CBF
内镜黏膜下剥离术	endoscopic submucosal dissection	ESD
内镜下逆行胰胆管造影术	endoscopic retrograde cholangiopancreatography	ERCP
凝血酶原复合物	prothrombin complex concentrate	PCC
凝血酶原时间	prothrombin time	PT
纽约心脏学会	New York Heart Association	NYHA
帕金森病	Parkinson's disease	PD
平均动脉压	mean artery pressure	MAP
平台压	plateau pressure	P_{plat}
七氟烷	sevoflurane	
气道交换导管	airway exchange catheter	AEC
气管导管	endotracheal tube	
前列腺素	prostaglandin	PG
强直后计数	post-tetanic count	PTC
去甲肾上腺素	noradrenaline，norepinephrine	无
去氧肾上腺素	phenylephrine	无
全凭静脉麻醉	total intravenous anesthesia	TIVA
全身麻醉药	general anesthetics	
缺血性卒中	cerebral ischemic stroke	
缺氧	hypoxia	
缺氧性肺血管收缩	hypoxic pulmonary vasoconstriction	HPV
人工智能	artificial intelligence	AI
容量控制通气	volume controlled ventilation	VCV
瑞芬太尼	remifentanil	
瑞马唑仑	remimazolam	
三环抗抑郁药	tricyclic antidepressants	TCA
深静脉血栓形成	deep venous thrombosis	DVT
神经激肽1	neurokinin 1	NK1
神经认知恢复延迟	delayed neurocognitive recovery	dNCR
神经认知障碍	neurocognitive disorder	NCD
神经阻滞剂恶性综合征	neuroleptic malignant syndrome	NMS
肾上腺素	adrenaline，epinephrine	无
肾素-血管紧张素-醛固酮系统	renin-angiotensin-aldosterone system	RAAS
视觉模拟评分法	visual analogue scale	VAS

中文	英文	缩写
收缩压	systolic blood pressure	SBP
收缩压变异度	systolic pressure variation	SPV
舒芬太尼	sufentanil	
舒张压	diastolic blood pressure	DBP
输血相关性急性肺损伤	transfusion-related acute lung injury	TRALI
输血相关性循环超负荷	transfusion-associated circulatory overload	TACO
术后 FEV1 预计值	predicted postoperative FEV1	ppoFEV1%
术后恶心呕吐	postoperative nausea and vomiting	PONV
术后认知功能障碍	postoperative cognitive dysfunction	POCD
术后一氧化碳弥散量预计值	predicted postoperative diffusing capacity for carbon monoxide	ppoDLCO
术后谵妄	postoperative delirium	POD
术前预防性镇痛	preventive analgesia	PA
术中知晓	anesthesia awareness	
数字评定量表	numerical rating scale	NRS
双腔支气管导管	double-lumen endobronchial tube	DLT
双水平气道正压通气	bi-phasic positive airway pressure ventilation	BiPAP
顺式阿曲库铵	cis-atracurium	无
四个成串刺激	train-of-four stimulation	TOF
酸中毒	acidosis	
糖化血红蛋白	glycated hemoglobin	HbA1c
糖尿病	diabetes mellitus	DM
糖尿病酮症酸中毒	diabetic ketoacidosis	DKA
体外膜肺氧合	extracorporeal membrane oxygenation	ECMO
体重指数	body mass index	BMI
通气/血流比值	ventilation/perfusion ratio	V/Q
同步间歇指令通气	synchronized intermittent mandatory ventilation	SIMV
外周血管阻力	systemic vascular resistance	SVR
围手术期神经认知功能障碍	perioperative neurocognitive disorder	PND
无创血压	noninvasive blood pressure	NIBP
无创正压通气	non-invasive positive pressure ventilation	NPPV
无法进行有效通气，无法维持氧合	can't intubation，can't oxygenation	CICO
无脉性室性心动过速	pulseless ventricular tachycardia	PVT
吸气峰压	peak pressure	P_{pk}
吸入麻醉药	inhalation anesthetic	
吸入氧浓度	fraction of inspired oxygen	FiO_2
下丘脑-垂体-肾上腺轴	hypothalamic-pituitary-adrenal	HPA
心电图	electrocardiograph	ECG
心肺复苏	cardiopulmonary resuscitation	CPR
心肺脑复苏	cardiopulmonary cerebral resuscitation	CPCR
心肺转流术	cardiopulmonary bypass	CPB
心肌梗死（冠状动脉栓塞）	thrombosis-coronary	
心室颤动	ventricular fibrillation	VF
心输出量	cardiac output	CO
心脏风险指数	cardiac risk index	CRI

中文	English	缩写
心脏压塞	tamponade	
心指数	cardiac index	CI
新鲜冰冻血浆	fresh frozen plasma	FFP
修订心脏风险指数	revised cardiac risk index	RCRI
修正创伤评分法	revised trauma score	RTS
血管紧张素Ⅱ受体阻滞剂	angiotensin II receptor blocker	ARB
血管紧张素转换酶抑制剂	angiotensin-converting enzyme inhibitors	ACEI
血管性血友病因子	von Willebrand factor	vWF
血红蛋白	hemoglobin	Hb
血尿素氮	blood urea nitrogen	BUN
血容量	blood volume	
血栓弹力图	thromboelastography	TEG
血栓素A2	thromboxane A2	TXA2
血细胞比容	hematocrit	HCT
血液管理	patient blood management	PBM
压力控制通气	pressure controlled ventilation	PCV
压力支持通气	pressure support ventilation	PSV
眼压	intraocular pressure	IOP
氧合指数	oxygenation index	OI
氧化亚氮	nitrous oxide	N_2O
药物滥用	drug abuse	
一氧化碳弥散量	diffusing capacity for carbon monoxide	DLCO
依托咪酯	etomidate	
胰高血糖素样肽-1	glucagon-like peptide-1	GLP-1
乙酰胆碱	acetylcholine	ACh
乙酰胆碱受体	acetylcholine receptor	AChR
异氟烷	isoflurane	
意识模糊评估法	confusion assessment method	CAM
硬脊膜穿破后头痛	post dural puncture headache	PDPH
硬膜外麻醉	epidural anesthesia	
用力肺活量	forced vital capacity	FVC
右美托咪定	dexmedetomidine	
诱导	induction	
院内心搏骤停	in-hospital cardiac arrest	IHCA
院外心搏骤停	out-of-hospital cardiac arrest	OHCA
张力性气胸	tension pneumothorax	
镇静药	sedatives	
整形外科	plastic surgery	无
支气管胸膜瘘	bronchopleural fistula	BPF
脂肪栓塞综合征	fat embolism syndrome	FES
中心静脉血氧饱和度	central venous blood oxygen saturation	ScvO2
中心静脉压	central venous pressure	CVP
终末期肝病模型	model for end-stage liver disease	MELD
重症肌无力	myasthenia gravis	MG

中文	English	缩写
重症监护病房	intensive care unit	ICU
蛛网膜下腔麻醉	subarachnoid anesthesia	
主动脉内球囊反搏	intra-aortic balloon pump	IABP
主要心血管不良事件	major adverse cardiovascular events	MACE
椎管内麻醉	intrathecal anesthesia	
自控硬膜外镇痛	patient-controlled epidural analgesia	PCEA
自体输血	autologous transfusion	
自主循环恢复	restoration of spontaneous circulation	ROSC
阻塞型睡眠呼吸暂停低通气综合征	obstructive sleep apnea hypopnea syndrome	OSAS
组织因子	tissue factor	TF
最大耗氧量	maximal oxygen consumption	VO_{2max}
最大自主通气量	maximal voluntary ventilation	MVV
最低肺泡有效浓度	minimum alveolar concentration	MAC
3 分钟谵妄诊断量表	3-Minute diagnostic interview for CAM-defined delirium	3D-CAM
5-HT 去甲肾上腺素再摄取抑制剂	serotonin-noradrenalin reuptake inhibitor	SNRI
5-HT 选择性再摄取抑制剂	selective serotonin reuptake inhibitor	SSRI
5-羟色胺	5-Hydroxytryptamine	5-HT
6 分钟步行试验	6-minute walk test	6MWT
γ-氨基丁酸	γ-aminobutyric acid	GABA